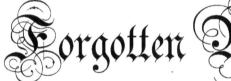 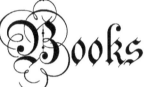

ISBN 978-0-267-75871-5
PIBN 11002125

1 MONTH OF
FREE
READING

at

www.ForgottenBooks.com

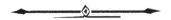

By purchasing this book you are eligible for one month membership to ForgottenBooks.com, giving you unlimited access to our entire collection of over 1,000,000 titles via our web site and mobile apps.

To claim your free month visit:

www.forgottenbooks.com/free1002125

English
Français
Deutsche
Italiano
Español
Português

www.forgottenbooks.com

Mythology Photography **Fiction**
Fishing Christianity **Art** Cooking
Essays Buddhism Freemasonry
Medicine **Biology** Music **Ancient
Egypt** Evolution Carpentry Physics
Dance Geology **Mathematics** Fitness
Shakespeare **Folklore** Yoga Marketing
Confidence Immortality Biographies
Poetry **Psychology** Witchcraft
Electronics Chemistry History **Law**
Accounting **Philosophy** Anthropology
Alchemy Drama Quantum Mechanics
Atheism Sexual Health **Ancient History**
Entrepreneurship Languages Sport
Paleontology Needlework Islam
Metaphysics Investment Archaeology
Parenting Statistics Criminology
Motivational

BULLETINS

DE LA

SOCIÉTÉ DE PÉDIATRIE

DE PARIS

BULLETINS

DE LA

SOCIÉTÉ DE PÉDIATRIE

DE PARIS

TOME SEPTIÈME

PARIS

G. STEINHEIL, ÉDITEUR

2, RUE CASIMIR-DELAVIGNE, 2

1905

SOCIÉTÉ DE PÉDIATRIE

DE PARIS

LISTE DES MEMBRES

Le 31 décembre 1905.

MEMBRE HONORAIRE

M.DESCROIZILLES, médecin honoraire de l'hôpital des Enfants-
Malades, 29, avenue de l'Opéra.

MEMBRES TITULAIRES.

Médecins.

MM.

APERT, médecin des hôpitaux, 14, rue Marignan.

AVIRAGNET, médecin de l'asile Ste-Périne, 1, rue de Courcelles.

BARBIER, médecin de l'hôpital Hérold, 15, rue d'Edimbourg.

BÉCLÈRE, médecin de l'hôpital St-Antoine, 122, rue de la
Boëtie.

BLACHE, 5, rue de Surène.

BOULLOCHE, médecin de la maison municipale de santé, 5 ,rue
Bonaparte.

COMBY, médecin de l'hôpital des Enfants-Malades, 60, boulevard Haussmann.

GILLET (Henri), 33, rue St-Augustin.

GRANCHER, professeur de clinique infantile, médecin de l'hôpital des Enfants-Malades, 36, rue Beaujon.

GUINON (Louis), médecin de l'hôpital Trousseau, 22, rue de
Madrid.

HALLÉ (J.), ancien chef de clinique des maladies de l'enfance,
100, rue du Bac.

HUTINEL, professeur à la Faculté, médecin de l'hospice des
Enfants-Assistés, 7, rue Bayard.

JOSIAS, médecin de l'hôpital Bretonneau, 3, rue Montalivet.

Le Gendre, médecin de l'hôpital Lariboisière, 95, rue Taitbout.

Leroux (Charles), médecin du dispensaire Furtado-Heine,
14, rue Chauveau-Lagarde.

Leroux (Henri), médecin de l'hôpital St-Joseph, 42, rue de
Grenelle.

Lesage, médecin de l'hôpital Hérold, 49, rue de Lille.

Lesné, médecin des hôpitaux, 2, rue Miromesnil.

Marfan, professeur agrégé, médecin de l'hôpital des Enfants-
Malades, 30, rue la Boëtie.

Méry, professeur agrégé, chargé du cours de clinique infantile, 75, boulevard Malesherbes.

Moizard, médecin de l'hôpital des Enfants-Malades, 24, rue
de Clichy.

Netter, professeur agrégé, médecin de l'hôpital Trousseau,
129, boulevard St-Germain.

Nobécourt, chef de laboratoire à l'hospice des Enfants-Assistés, 14, rue Clément-Marot.

Queyrat, médecin de l'hôpital Cochin, 25, boulevard de La
Tour-Maubourg.

Renault (J.), médecin des hôpitaux, 3, rue d'Argenson.

Richardière, médecin de l'hôpital des Enfants-Malades, 18,
rue de l'Université.

Rist, chef de laboratoire à l'hôpital Trousseau, 51, rue
Galilée.

Sevestre, médecin de l'hôpital Bretonneau, 37, rue de Rome.

Thiercelin, chef de clinique à la Faculté, 37, rue des Mathurins.

Tollemer, chef du laboratoire de l'hôpital Bretonneau, 82,
rue Taitbout.

Triboulet, médecin de l'hôpital Debrousse, 25, av. d'Antin.

Variot, médecin de l'hôpital des Enfants-Assistés, 1, rue
de Chazelles.

Zuber, ancien chef de clinique des maladies de l'enfance, 14,
rue du Regard.

Chirurgiens.

BEZANÇON (PAUL), 51, rue Miromesnil.

BROCA (AUGUSTE), professeur agrégé, chirurgien de l'hôpital des Enfants-Malades, 5, rue de l'Université.

COUDRAY, 55, rue des Mathurins.

JALAGUIER, professeur agrégé, chirurgien de l'hospice des Enfants-Assistés, 25, rue Lavoisier.

KIRMISSON, professeur de clinique chirurgicale infantile, chirurgien de l'hôpital des Enfants-Malades, 42, boulevard des Invalides.

LANNELONGUE, professeur à la Faculté, 3, rue François Ier.

MAUCLAIRE, professeur agrégé, chirurgien des hôpitaux, 40, boulevard Malesherbes.

Mme NAGEOTTE WILBOUCHÉWITCH, 82, r. N.-D.-des-Champs.

SAINTON (HENRI), 2, boulevard Raspail.   '

VILLEMIN, chirurgien des hôpitaux, 5, rue du Général Foy.

MEMBRES CORRESPONDANTS FRANÇAIS.

Médecins.

ASTROS (D'), médecin de l'hôpital de la Conception, professeur de clinique médicale infantile à l'Ecole de médecine, 18, boulevard du Musée, Marseille.

AUSSET, professeur agrégé, médecin de l'hôpital Saint-Sauveur, 153, boulevard de la Liberté, Lille.

BALLENGHIEN, Roubaix (Nord).

BAUMEL, professeur de clinique infantile à la Faculté de médecine, 4, rue Baudin, Montpellier.

BÉZY, médecin des hôpitaux, chargé du cours de clinique infantile à la Faculté, 12, rue St-Antoine, Toulouse.

BRETON, 15, place Darcy, Dijon.

DECHERF, 31, rue du Dragon, Tourcoing (Nord).

HAUSHALTER, professeur agrégé, chargé du cours de maladies des enfants, 15, rue de la Ravinette, Nancy.

MANTEL, 9, place Victor-Hugo, St-Omer (Pas-de-Calais).

Moussous, professeur de clinique médicale infantile à la Faculté, médecin des hôpitaux, 11, rue du Jardin-Public, Bordeaux.

Rocaz, ancien chef de clinique de la Faculté, 112, cours d'Aquitaine, Bordeaux.

Weill (Ed.), professeur de clinique médicale infantile à la Faculté, 38, rue Franklin, Lyon.

Chirurgiens.

Frœlich, professeur agrégé à la Faculté, 22, rue des Bégonias, Nancy.

Ménard, chirurgien en chef de l'hôpital maritime, Berck-sur-Mer.

MEMBRES CORRESPONDANTS ÉTRANGERS.

Arcy Power (D') (Londres).
Avendano (Buenos-Ayres).
Baginsky (Berlin).
Barlow (Londres).
Bokay (Buda-Pest).
Carawasilis (Athènes).
Cardamatis (Athènes).
Combe (Lausanne).
Concetti (Rome).
Escherich (Graz).
Espine (D') (Genève).
Ferreira (Clemente) (Sao Paulo).
Filatow (Moscou).
Fischl (Prague).
Gibney (New-York).
Griffith (Philadelphie).
Heubner (Berlin).

Hirschsprung (Copenhague).
Hoffa (Berlin).
Imerwol (Jassy).
Jacobi (New-York).
Johannessen (Christiania).
Lorenz (Vienne).
Martinez y Vargas (Barcelone).
Medin (Stockholm).
Monti (Vienne).
Papapanagiotu (Athènes).
Picot (Genève).
Ranke (Munich).
Rauchfuss (St-Pétersbourg).
Soltmann (Leipzig).
Stooss (Berne).
Thomas (Genève).
Wolff (Berlin).

SOCIÉTÉ DE PÉDIATRIE
DE PARIS

SOMMAIRE. — *Discussion* : A propos de la communication de MM. Moizard et Grenet : que doit-on entendre par le mot : Aphte ? MM. Comby, Variot, Apert, Rist. — M. Louis Tollemer. Abcès prélaryngien pendant la convalescence d'un croup tubé. *Discussion* : M. Comby. — M. Louis Tollemer. Cornage congénital, avec malformation cardiaque congénitale. *Discussion* : M. Variot.

_____

Que doit-on entendre par le mot aphte (*suite*).

M. Comby. — Dans la partie critique de son travail, M. Grenet a bien montré la confusion qui résultait de l'emploi du terme *aphte* pour désigner une foule de stomatites très diverses ; vouloir établir l'existence d'une *stomatite aphteuse banale*, indépendante de la fièvre aphteuse des bovidés, c'est perpétuer cette confusion. La plupart des faits, sinon tous les faits, visés par MM. Moizard et Grenet, pour légitimer cette terminologie, ont trait à la *stomatite herpétique*, qui est de beaucoup la plus commune des stomatites de l'enfance. Tantôt cette stomatite s'accompagne d'herpès labial ou pharyngé, et elle est alors facile à reconnaître. Tantôt les vésicules sont cantonnées à la cavité buccale et c'est alors qu'on parle d'aphtes. Dans tous les cas, rien ne permet de distinguer objectivement la stomatite herpétique de la stomatite aphteuse banale de MM. Moizard et Grenet.

Je crois qu'il y aurait intérêt à renoncer définitivement à l'emploi de ce mot aphte et à réserver le nom de *stomatite aphteuse* à la fièvre aphteuse, à la *cocotte* des bovidés transmise à l'enfant.

M. Variot. — Il semble bien que les aphtes, dans la stomatite aphteuse typique de l'enfance, diffèrent des éléments éruptifs qui peuvent apparaître sur la muqueuse buccale, au cours des éruptions herpétiques intéressant le pharynx ou les lèvres ou d'autres régions de la peau.

Dans la stomatite aphteuse, les vésicules et les érosions subséquentes ne sont pas groupées comme les vésicules d'herpès, mais disséminées et espacées sur la muqueuse de la langue, des joues, du palais, etc. ; de plus, les éruptions aphteuses se montrent parfois avec un caractère contagieux et plusieurs enfants sont simultanément atteints dans une famille. Nous ne connaissons pas d'ailleurs les agents de la contagion. Je pense donc, avec MM. Grenet et Moizard, que la stomatite aphteuse doit garder son individualité clinique et doit être distinguée des stomatites herpétiques plus ou moins semblables ; ces dernières coexistant avec des placards herpétiques dans le pharynx ou sur le tégument externe.

M. APERT. — Les discussions sur la nomenclature médicale sont des plus utiles. Les nomenclatures vicieuses entraînent un cortège de fausses interprétations qu'il devient ultérieurement très difficile de corriger. Le terme *aphte* est un de ceux qui prêtent le plus à confusion ; bien des auteurs l'ont employé dans un sens très vague et il est arrivé ainsi à être appliqué à des faits très disparates. MM. Moizard et Grenet ont grandement raison d'attirer l'attention sur ce point.

Une bonne nomenclature exige qu'un mot désigne seulement une même chose, rien que cette chose, et toujours cette chose. Ce serait facile si le progrès de nos connaissances en médecine ne venait à chaque instant modifier notre façon de comprendre les faits, et changer les idées que nous nous faisons sur les rapports qu'ils ont entre eux. Au début du siècle dernier, les médecins groupaient les faits morbides d'après les apparences de leurs manifestations extérieures ; actuellement nous les groupons d'après la nature (connue ou supposée) de leur agent causal ; nous croyons à la spécificité morbide, affirmée d'avance par le génie de Bretonneau et de Trousseau, et démontrée par les découvertes pastoriennes, même pour les affections dont le microbe reste inconnu. Le malheur est que pour désigner la maladie spécifique nous sommes parfois obligés, faute d'un terme nouveau, d'avoir recours à des termes anciens. Nous en sommes, pour le mot *aphte*, au point où en sont actuellement les Allemands pour le mot *diphtérie* ; il désigne chez eux, non la maladie à bacille de Löffler, mais toute affection à fausse membrane fibrineuse. Cette manière de faire est évidemment vicieuse et il y aurait, je crois, tout intérêt à réserver complètement le mot *aphte* aux manifestations de la *fièvre aphteuse*, maladie commune à l'homme et au gros bétail, et dont la spécificité ne fait aucun doute depuis les travaux de M. Nocard.

Il est rare, il est vrai, d'en rencontrer chez l'homme des cas dont il soit possible d'affirmer sûrement la nature. J'en ai pourtant observé un.

Un jeune homme de 20 ans fut pris un jour de fièvre vive avec douleurs dans la gorge, dans la bouche et sur les lèvres, bientôt suivies d'une éruption sur ces parties de larges boutons jaunâtres qui s'ulcérèrent. Cette stomatite d'aspect spécial, survenant chez un jeune homme en pleine santé, me surprenait fort, et je n'aurais sans doute pas pensé à la stomatite aphteuse, si une éruption semblable, à la pulpe des doigts et des orteils, pareille à celle que les bovidés atteints de fièvre aphteuse ont autour des sabots, n'était venue signer le diagnostic.

Certes, la plupart des cas de stomatite aphteuse spécifique ne peuvent actuellement être diagnostiqués avec cette certitude. Beaucoup sont atténués et revêtent l'aspect d'une stomatite banale. Cela ne doit pas nous empêcher de *réserver le nom de stomatite aphteuse aux stomatites de la fièvre aphteuse légitime*. Avant que l'examen bactériologique ne nous ait fourni les moyens de diagnostiquer avec certitude l'angine diphtérique, nous employions pourtant en France, grâce à Bretonneau et à Trousseau, ce terme dans son sens spécifique. Nous devons faire de même pour la stomatite aphteuse, tout en avouant que dans bien des cas nous n'avons pas encore les moyens de la reconnaître avec certitude.

M. Rist. — Pendant l'été de 1903 j'ai observé à la consultation de l'hôpital Trousseau, un nombre tout à fait inusité de stomatites aphteuses. Les enfants qui en étaient atteints avaient sur la muqueuse buccale et linguale des vésicules aphteuses typiques, d'abord blanchâtres, et claires, entourées d'une auréole congestive, puis jaunâtres. L'éruption était accompagnée de fièvre et d'un état saburral banal : anorexie, vomissements, diarrhée légère. L'évolution de cette petite maladie, qui avait un caractère nettement infectieux, se faisait en trois ou quatre jours et se terminait toujours par la guérison. Fréquemment plusieurs enfants d'une même famille étaient atteints en même temps. Le plus grand nombre des petits malades provenaient de la banlieue est de Paris : Montreuil, St-Mandé, Vincennes. J'ai appris depuis qu'il y avait eu dans ces localités une épizootie de fièvre aphteuse dans les étables. L'été dernier, je n'ai pas revu de ces cas de stomatite aphteuse épidémique.

On ne peut se défendre de rattacher ces faits à une infection spécifique. Mais la preuve expérimentale de son origine bovine est très difficile à fournir. L'examen bactériologique ne donne aucun renseignement, puisque l'agent pathogène de la fièvre aphteuse des bovidés est un microbe invisible non cultivable, passant à travers les filtres. Seule l'inoculation pourrait résoudre le problème : mais elle n'est pas facile à pratiquer, puisque les animaux de laboratoire n'y sont pas sensibles. Il faudrait employer de grands animaux, tels que le mouton ou le bœuf, ce qui n'est pas à la portée de tout le monde.

Abcès prélaryngé apparu pendant la convalescence d'un croup tubé,

par M. Louis Tollemer.

L'observation que j'ai l'honneur de présenter à la Société est analogue à celle que M. Apert nous a communiquée à la précédente séance. De tels faits sont très rares, au moins dans le croup diphtérique. La cause de cette rareté est obscure et peut-être pourrait-on la trouver dans la distribution anatomique des lymphatiques du larynx.

Jeanne G..., 22 mois, entre à l'hôpital Bretonneau, au Pavillon de la diphtérie, le 20 septembre 1901 à 5 heures du soir. Elle est malade depuis trois jours et la toux est rauque depuis le début de la maladie : elle a des accès de suffocation depuis le matin.

Il n'y a pas de diphtérie dans l'entourage, ni dans la maison.

L'enfant présente du coryza purulent ; l'examen de la gorge fait voir, sur chaque amygdale une plaque blanchâtre typique, couvrant la face interne de l'amygdale. Pas de plaques ailleurs. Il y a peu de réaction des ganglions sous-angulo-maxillaires et pas du tout d'engorgement péri-ganglionnaire. Le tirage susternal et diaphragmatique est intense, température : 37°.

L'enfant est tubée à 6 heures avec le tube Froin : le tubage est difficile et il y a rejet de fausses membranes pendant les tentatives d'introduction : le tubage est fait avec le tube Froin au-dessous de l'âge de l'enfant. Une injection de 20 centimètres cubes de sérum antidiphtérique est immédiatement pratiquée.

L'examen bactériologique donne, pour la gorge, du bacille diphtérique moyen, du pneumocoque et du streptocoque et, pour le nez, du bacille diphtérique moyen et du streptocoque.

21 *septembre*. — La température est le matin de 39°, le soir de 38°6 et l'on constate des signes de broncho-pneumonie à la base droite. Cataplasmes sinapisés, julep codéine. L'urine renferme des traces d'albumine.

22. — La gorge est nettoyée ; les symptômes pulmonaires diminuent : T. matin 38° 2, soir 37° 4.

23. — Bon état. T. matin 37° 3, soir 37° 8.

Le détubage est pratiqué à 10 heures du matin, sans difficulté. La durée du tubage a donc été de 64 heures. Le tube ne présente pas de taches noirâtres.

Du 23 septembre au 2 octobre l'état de l'enfant est bon, quoiqu'elle ait présenté trois fois une température un peu supérieure à 38°. Elle est passée à la salle des convalescents. L'albumine a disparu de l'urine le 26.

3 octobre. — Treizième jour du séjour à l'hôpital. On perçoit le matin, exactement au devant du larynx de l'enfant, une tuméfaction du volume et de la forme d'une demi-noix insérée sous la peau. Cette tumeur est extrêmement molle, compressible, et semble même réductible, son contenu paraissant en partie pouvoir pénétrer dans la profondeur, sous l'influence de la compression.

La peau qui la recouvre est normale et n'est altérée ni dans sa couleur ni dans son épaisseur. T. matin 37° 2, soir 37° 5.

Etat général bon.

4. — L'état général est moins bon, le pouls est mou, filiforme. T. matin 37° 4, soir 37° 8.

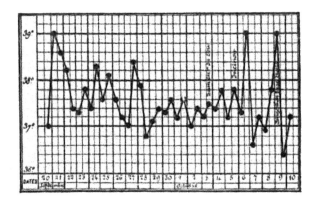

Le volume de la tuméfaction a sensiblement augmenté, elle fait une saillie arrondie du volume d'une noix.

5. — T. matin 37°2, soir 37° 5. L'enfant est abattue. On fait une injection de sérum artificiel (100 cent. cubes) et on incise l'abcès. Il contient environ dix grammes d'un pus légèrement verdâtre : l'examen bactériologique (direct, culture et inoculation) montra qu'il s'agissait d'un pus à pneumocoque pur.

La cavité de l'abcès fut explorée et on put s'assurer qu'elle était bien fermée et ne communiquait pas avec le larynx, qu'elle était superficielle.

6. — T. matin 37° 2, soir 39°; bon état.

7. — T. matin 36° 4, soir 37° 2.

8. — T. matin 36° 9, soir 37° 8.

9. - T. matin 38° 9, soir 36°2 ; foyer de râles crépitants à la base droite. Pansement. L'abcès est en bonne voie de guérison. ·

Du 10 au 18 l'enfant va bien, quoique présentant un peu de fièvre le soir. Le 18, la température est le soir de 39°, le 19 au matin elle est de 37° 2 et le soir de 39°6. Le 20, la température est le matin de 39°2 et apparaît un érythème morbilliforme, d'origine sérique qui dure 36 heures Le 21, la température est normale et reste telle jusqu'à la sortie de l'enfant le 1er novembre.

A quoi est due la production de cet abcès ? Très probablement au tubage : celui-ci avait été difficile et le tube est resté en place pendant 64 heures. Faut il faire jouer un rôle à cette longue durée de l'intubation ? C'est possible ; toutefois nous ferons remarquer que très probablement le séjour du tube dans le larynx n'a pas provoqué de grands dégâts de la muqueuse ; en effet, le tube n'était pas oxydé ainsi que cela a lieu souvent en cas d'ulcération, et, chose importante à mon avis, on n'a pas été obligé de retuber l'enfant, ainsi que cela a lieu si souvent au-dessous de 2 ans, en cas d'ulcération du larynx.

La suppuration du ganglion de Poirier-Gouguenheim paraît avoir été la cause de la production de cette tumeur. Peut-être pourrait-on chercher la cause de la rareté de cette suppuration dans les variations individuelles de la disposition des lymphatiques et des ganglions du larynx : cette variation nous a paru grande dans divers cas où nous avons essayé d'étudier le trajet des lymphatiques de la muqueuse laryngée. Toutefois si les ulcérations de la muqueuse laryngée étaient la cause de ces abcès, ceux-ci devraient évidemment être très fréquents.

Nous devons, en terminant signaler l apparition tardive (13e jour après le tubage) de la collection purulente : existait-elle les jours précédents à un degré moindre ? C'est peu probable, et son accroissement rapide permet de le supposer. A noter encore l'absence complète de réaction de la peau qui la recouvrait, ce qui pourrait être dû au fait qu'il s'agissant d'un pus peu septique, à pneumocoque, et l'évolution presque apyrétique de cette suppuration.

M. Comby. — A l'occasion du fait que vient de nous présenter M. Tollemer, je rappellerai que l'adénite prélaryngée (ganglion de Gouguenheim ou de Poirier), peut se rencontrer en dehors de la diphtérie. Tout récemment j'ai vu, à l'hôpital, un petit garçon de deux ans qui présentait, au devant du larynx, sur la ligne médiane, une tuméfaction arrondie de la grosseur d'une noisette. Cette grosseur était toute récente ; elle avait succédé à une rhino-pharyngite grippale suivie de laryngite simple.

L'enfant a parfaitement guéri après incision de l'abcès qui s'était formé.

Cornage congénital avec malformation cardiaque congénitale,

par M. Louis Tollemer.

B... Germaine, enfant que je présente à la Société, est née le 24 mai 1904, elle est donc âgée de 7 mois. Elle me fut amenée un mois après sa naissance, le 26 juin, à cause du bruit continu qu'elle faisait en respirant : son poids était alors de 2.470 grammes ; il était, le 29 novembre, de 4.480 grammes ; elle a été élevée au sein et depuis 15 jours la mère s'aide d'un biberon par jour. Sauf un peu de diarrhée ayant amené une diminution de poids de 100 grammes vers le milieu d'octobre, le développe-ment de l'enfant a été à peu près régulier.

Antécédents. — Il n'y a aucun antécédent héréditaire à signaler : la mère, âgée de 28 ans, est bien constituée, vigoureuse ; elle a été ané-mique vers l'âge de 18 à 20 ans. Le père est âgé de 32 ans, il est bien portant et sobre. Il n'y a aucune hérédité cardiaque ou autre du côté des grands-parents ou des collatéraux.

Un autre enfant, garçon, âgé de 15 mois, est mort il y a un an de broncho-pneumonie, de nature *peut-être* tuberculeuse.

La grossesse dont le résultat fut la naissance de G... a été bonne, à part un peu de constipation : l'accouchement a été facile et normal, néanmoins l'enfant est née violette et la respiration ne s'est établie régulièrement qu'au bout de deux heures d'efforts, flagellation et bains sinapisés, tractions rythmées de la langue. Dès les premières inspirations G... a présenté du cornage caractérisé par un bruit inspiratoire rauque, avec dépression sus et sous-sternale. Ce bruit était continu même dans le sommeil, mais il a diminué d'intensité vers le milieu du 6e mois et actuellement il ne se produit plus que dans des circonstances spéciales.

L'enfant paraît extérieurement bien constituée : elle est un peu petite, potelée. Les téguments et les muqueuses sont de coloration rosée, normale. Toutefois je ferai remarquer que la mâchoire inférieure présente une brièveté extrême allant jusqu'à une véritable malformation. Le rebord alvéoaire inférieur est à un demi-centimètre en arrière du rebord alvéolaire de la mâchoire supérieure, lorsque la bouche est fermée ; il n'y a pas encore de dents.

A l'état de repos la respiration est normale, sans caractères spéciaux actuellement : mais si l'on examine l'enfant, si on l'irrite, si elle crie, pour une cause quelconque, le bruit de stridor apparaît : il est constitué par un bruit rauque, uniquement inspiratoire, très intense, et sa production s'accompagne d'une dépression sus et sous-sternale. En même temps la coloration de la peau et des muqueuses change ; de rosée elle devient légèrement bleutée, mais il n'y a pas de cyanose à proprement parler, celle-ci n'apparaît que si les cris de l'enfant se prolongent un certain temps et elle est toujours peu accentuée.

Le bébé est très irritable, ce qui complique beaucoup son examen. Elle a spontanément, à des intervalles variables, parfois tous les jours, parfois tous les deux ou trois jours, une crise convulsive spéciale. Elle se tord, présente des mouvements cloniques légers des membres, la bouche se tord, les yeux se tournent : l'enfant se raidit, devient noire, dit la mère, et tombe en résolution. Elle émet alors des gaz par la bouche et l'anus. Nous n'avons jamais observé ces phénomènes par nous-même.

L'examen des organes internes est négatif pour tous les viscères, en particulier pour les poumons, sauf pour le cœur. Celui-ci est manifestement hypertrophié, et sa matité est très accrue.

De plus, lorsqu'on peut ausculter le cœur dans les périodes de calme de l'enfant, on constate, dans la région précordiale et dans la région interscapulaire, un souffle qui est constant et qui a toujours gardé les mêmes caractères à tous les examens. C'est un souffle systolique, intense, un peu roulant, surtout dans la moitié supérieure de la matité cardiaque, où l'on peut percevoir un léger frémissement. On entend ce bruit avec les mêmes caractères dans la région interscapulaire à gauche de la colonne vertébrale. Il est très faible dans l'aisselle.

Cette observation nous semble comporter quelques remarques intéressantes. Il s'agit évidemment d'un syndrome des plus complexes dans lequel le cornage (ou stridor) congénital coexiste avec une maladie de Roger : une communication interventriculaire nous paraît exister chez cet enfant.

Si nous rapprochons l'existence de cette malformation congénitale du cœur et de la légère difformité de la mâchoire inférieure de l'existence du cornage congénital, il nous sera permis d'en tirer quelques conclusions sur la pathogénie de celui-ci. Tout d'abord nous insisterons sur la nature évidemment congénitale du stridor, qui a fait son apparition avec la première inspiration et qui a été continu pendant plusieurs mois. Ces constatations rapprochées des précédentes nous permettent d'admettre qu'il s'agit d'une malformation de la partie sus-glottique ou de la partie glottique du larynx. Nous n'avons pu nous assurer positivement, de visu ou par le toucher, de la défectuosité de l'un ou l'autre des éléments constituant ces régions ; ce que nous pouvons dire c'est que cette enfant avait le pharynx d'une étroitesse remarquable. Le fait que le stridor, de continu qu'il était à la naissance, est devenu intermittent est en faveur de cette pathogénie ; les parties supérieures du larynx en se développant progressivement se prêtant moins à la production du bruit inspiratoire, celui-ci ne peut se faire que si certaines contractions dues à l'effort ou à la colère viennent de nouveau réaliser les conditions indispensables à sa production.

M. Variot. — L'enfant que vient de nous présenter M. Tollemer semble atteint incontestablement d'un *stridor laryngé* congénital qui, d'abord continu et très inquiétant pour les parents, par l'intensité du bruit, est devenu intermittent Il ne s'est reproduit que lorsqu'on a déshabillé l'enfant, lorsqu'on l'a irrité. Lorsqu'il est calme dans la journée, et la nuit durant le sommeil, il n'y a pas de bruit stridoreux.

Le cornage vestibulaire a donc diminué tandis que l'enfant s'est développé ; de plus il est nettement inspiratoire. Quant à la coexistence d'une lésion congénitale du cœur caractérisée par les signes d'auscultation que nous signale M. Tollemer, elle paraît très extraordinaire ; jamais nous ne l'avons rencontrée dans aucun stridor laryngé. La cyanose du visage qui se produit seulement au moment des cris et des efforts est peut-être facilitée par la malformation des replis ary-épiglottiques.

SOMMAIRE. — M. Variot. 1° Enfant atteint de maladie de Barlow élevé heureusement au lait stérilisé ; 2° Radiographies (d'hypotrophie infantile prolongée). *Discussion* : MM. Marfan, Variot. — M. Richardière. L'ictère et le rôle du foie dans les vomissements à répétition de l'enfance. — M. Hallé. Intoxication par l'encre violette chez un jeune enfant. *Discussion* : MM. Variot, Hallé. — M. Roussel. Etude sur le lait.

Note sur l'élevage d'une petite fille atteinte de scorbut infantile grave,

par MM. G. Variot et André Thomas.

Il s'agit d'une petite fille dont nous avons relaté le cas en décembre 1903 à la Société médicale des hôpitaux. Elle avait été nourrie à l'anglaise, avec *Allenbury's Milk Food* et présentait au complet la symptomatologie du scorbut, y compris les décollements épiphysaires et les ecchymoses orbitaires. Voici des radiographies qui ont été faites à l'instigation du chirurgien, alors que l'on croyait à un décollement épiphysaire. On y distingue nettement un diastasis du péroné à gauche, très écarté du tibia.

L'enfant était née à huit mois ; à l'âge de 9 mois 1/2 elle ne pesait que 7 livres 200.

Nous tentâmes de lui donner une nourrice bretonne, mais la petite malade avait des selles vertes et digérait mal le lait de femme.

Nous fûmes plus heureux avec le lait d'ânesse qui fut commencé le 23 décembre 1903, et continué pendant un mois. En six semaines ou deux mois, les hématomes sous-périostiques se résorbèrent complètement.

Voici la série des poids. Dès le 20 janvier, on a donné du lait stérilisé industriellement : une tétée, puis deux, puis une tétée alternant avec le lait d'ânesse.

```
4 février 1904 . . . . . . . . . .    4 k. 340
18 février  —  . . . . . . . . . .    4 k. 625
8 mars      —  . . . . . . . . . .    4 k. 982
7 avril     —  . . . . . . . . .      5 k. 636
20 mai      —  . . . . . . . . . .    6 k. 088
13 juin     —  . . . . . . . . . .    5 k. 620
```

Départ pour Deauville, suppression du lait d'ânesse. Depuis le mois de mars, l'enfant ayant déjà percé six dents, on donne dès le mois de mars, une purée de pommes de terre très claire avec un peu de jus de viande. A Deauville, on essaie le lait de vache frais, mais l'enfant a la diarrhée et son poids baisse.

On fait revenir du lait industriel de Paris qui la constipe un peu, mais dont elle s'accommode bien, puisque son accroissement est assez rapide.

```
5 juillet . . . . . . . . . . . . .   6 k. 045
26 juillet. . . . . . . . . . . .     6 k. 360
22 août. . . . . . . . . . . . . .    7 k. 200
20 septembre . . . . . . . . . .      7 k. 650
11 octobre . . . . . . . . . . . .    7 k. 830
22 novembre . . . . . . . . . .       8 k. 316
13 décembre . . . . . . . . . .       8 k. 481
```

Nous avons revu l'enfant à cette époque, elle est âgée de 22 mois et ressemble à un joli bébé de un an, frais et rose. Aucun vestige de rachitisme ni au thorax, ni aux épiphyses. L'hypotrophie est notable, mais l'état général est excellent et l'élevage peut être considéré comme en très bonne voie. L'enfant se tient bien debout, mais ne marche pas encore seule.

Nous avons été très satisfait de l'usage du lait stérilisé industriel comme aliment habituel et prolongé.

Cet exemple montre que le scorbut infantile le plus grave dans ses manifestations, peut guérir même chez les enfants très débiles ; cette petite fille ne pesant que 7 livres 200 à 9 mois 1/2 était donc très atrophique.

Etude radiographique du squelette de la main dans trois cas d'hypotrophie infantile,

(*Atrophie infantile prolongée*)

par M. G. VARIOT.

J'ai l'honneur de présenter à la Société les radio-photographies des mains et des pieds de trois enfants très retardés dans leur accroissement. Ce sont des petites filles hospitalisées à la salle Gillette, à l'Hôpital des Enfants et leurs radio-photographies ont été exécutées au laboratoire de l'hôpital Necker, par M. Contremoulins, en même temps que celles d'enfants normaux de un, deux et trois ans, pour nous servir de type de comparaison.

L'une de ces fillettes est âgée de 16 mois et ne pèse que 4 k. 750, Lucienne G...

L'autre, Georgette C..., pesait 6 k. 700 à 18 mois.

La troisième, Paulette G..., pesait 13 livres 100 à 3 ans moins trois mois ; son observation est insérée dans les Bulletins de notre Société (1904) avec le diagnostic d'atrophie infantile prolongée.

Désormais j'emploierai la dénomination d'*hypotrophie infantile* pour distinguer ce syndrome dont j'ai déjà donné une description dans nos Bulletins et dont je me propose d'approfondir l'étude (1).

L'examen radiographique du squelette permet de constater chez les hypotrophiques :

(1) Après mûre réflexion j'ai renoncé à créer un néologisme pour désigner ces enfants retardés dans leur développement par le même mécanisme physiologique que les nourrissons du premier âge atteints d'atrophie, c'est-à-dire à la suite de troubles gastro-intestinaux et d'une alimentation défectueuse. Je conviens que le terme *d'atrophie infantile prolongée* que j'ai proposé, très exact d'ailleurs, est trop long et mal commode à manier. Le mot de *Bradytrophie* a été employé par M. Bouchard pour distinguer le type de nutrition des arthritiques, il prêterait à confusion. Il me paraît préférable d'employer le mot d'*Hypotrophie*, proposé par MM. Gillet et Tollemer, qui s'applique très bien au syndrome dont j'ai cherché à fixer les caractères cliniques et anatomiques. Avec le qualificatif d'infantile, l'Hypotrophie passera aisément dans le langage de la pédiatrie pour dénommer cette variété prolongée d'atrophie.

1° Que le tissu osseux des diaphyses est plus spongieux, moins calcifié et intercepte par suite moins les rayons X que chez les enfants normaux du même âge ;

2° Les points d'ossification, dans les cartilages épiphysaires, sont retardés dans leur apparition et l'on peut fixer avec précision la durée de ce retard.

MM. Charrin et Le Play qui poursuivent expérimentalement sur les animaux des recherches parallèles aux observations cliniques que j'ai entreprises sur l'enfant depuis bientôt dix ans, ont relevé que les os des animaux rendus atrophiques par les injections sous-cutanées de poisons extraits de l'intestin des enfants affectés de gastro-entérite, étaient mous et spongieux et que l'analyse chimique démontrait leur pauvreté en sels calcaires. Chez les enfants hypotrophiques, la radiographie nous montre de même que les os sont peu opaques et que l'ossification périostique et interstitielle est encore à l'état embryonnaire.

Le métacarpe et les phalanges de Lucienne G... qui ne pèse que 4 k. 750 à 16 mois, sont presque aussi clairs devant l'écran fluorescent que sur un nourrisson de trois mois. La substance calcaire est encore peu abondante dans les diaphyses et la moelle est toujours prédominante.

Il nous a paru très commode et très pratique, pour relever avec exactitude le retard dans l'apparition des points d'ossification, de faire radiographier les mains avec les doigts étendus, le carpe et les segments adjacents des os de l'avant-bras et aussi les pieds, le tarse et les extrémités inférieures des os des jambes. Nous avons choisi ces parties un peu complexes du squelette parce que, de un à quatre ans, se montrent successivement et à intervalles bien déterminés, les points d'ossification complémentaires dans les cartilages épiphysaires des métacarpiens, des premières, deuxièmes et troisièmes phalanges et dans le carpe.

A un an, chez le nourrisson *normal*, nous apercevons très distinctement toutes les diaphyses des métacarpiens et des phalanges, mais aucun point osseux complémentaire épiphysaire ; nous voyons deux points d'ossification dans les os de la rangée inférieure du carpe ; un point à l'extrémité inférieure du radius. De plus, le tissu des diaphyses a déjà une certaine opacité sur les radio-photographies.

Chez Lucienne G..., âgée de 16 mois et ne pesant que 4 k. 550, toutes les diaphyses de la main sont d'une remarquable *transparence* et l'on entrevoit seulement un point d'ossification dans le carpe ; il n'y en a pas encore d'apparence au radius. De plus, les diaphyses des métacarpiens sont réduites d'un quart dans leur longueur par rapport à celles de l'enfant normal de un an ; de même pour l'épaisseur. Il est à noter que Lucienne G... n'offre aucun vestige de rachitisme. Le squelette de sa main est moins avancé que celui de la main d'un enfant normal de quatre mois.

Georgette C..., pesant 6 k. 700 à 18 mois, est un peu moins avancée dans son ossification de la main que l'enfant type de un an. Elle n'a encore aucun point épiphysaire, ni aux métacarpiens ni aux phalanges ; deux points d'ossification seulement bien apparents dans le carpe, mais pas encore de point osseux à l'épiphyse radiale. Le degré d'ossification de cette enfant hypotrophique, en le superposant à celui d'un enfant normal de un an, paraît un peu retardé ; il correspond vraisemblablement à l'état du squelette d'un nourrisson de dix mois·

Georgette C... n'est pas du tout rachitique.

Enfin, Paulette G... qui pesait 13 livres 100 à 3 ans moins 3 mois, nous montre une ossification des pieds et des mains qui se superpose presque exactement à celle d'un enfant normal de 2 ans ; c'est-à-dire qu'on aperçoit les points d'ossification complémentaires à l'extrémité inférieure des trois premiers métacarpiens et à l'extrémité supérieure des trois ou quatre premières phalanges ; en plus, trois points d'ossification dans le carpe et un point à l'extrémité inférieure du radius.

Si l'on examine le squelette de la main d'un enfant normal de trois ans, on voit déjà les points d'ossification épiphysaire sur tous les métacarpiens et à l'extrémité supérieure de toutes les phalanges, sauf la troisième de l'index et la troisième et la quatrième de l'auriculaire.

J'ajoute que chez Paulette G... il y a un faible degré d'altération rachitique des épiphyses radiales qui sont un peu élargies et dont la ligne de démarcation dans le cartilage épiphysaire est peu nette.

En somme, bien que le développement du squelette montre un ralentissement moindre que ne semblerait l'indiquer la faiblesse du poids, néanmoins l'insuffisance du processus d'ossification des épiphyses explique bien la réduction de la taille chez les enfants hypotrophiques. — La radiographie est une excellente méthode analytique pour nous permettre de saisir *in vivo* les modifications et altérations des os, au cours de l'hypotrophie infantile ; nous avons ainsi des données très positives et très rigoureuses sur le retard d'accroissement de l'appareil locomoteur en attendant des recherches anatomiques et histologiques plus précises sur les divers tissus et organes.

Pour ce qui est des fonctions digestives et des processus intimes de la nutrition, je rappellerai que l'assimilation chez les enfants hypotrophiques a une activité tout à fait insolite pour leur âge quand on les place dans des conditions convenables ; c'est-à-dire quand on les suralimente.

Paulette G... a gagné 1.600 grammes de poids en trois mois et 6 centimètres de taille depuis que je l'ai présentée à la Société. Elle a reçu du lait, de l'œuf, de la purée de pommes de terre et de la pulpe de viande de bœuf crue.

Lucienne G... s'accroît de 20 à 25 grammes par jour ; mais il a fallu que nous portions ses tétées à 115 grammes de lait stérilisé industriel pur ; 7 à 8 prises par jour. Pour des raisons que j'ai exposées longuement ailleurs, la suralimentation s'impose dans ces circonstances (1). A onze mois, le poids de cette enfant hypotrophique était de 3 k. 100 ; nous sommes parvenus à la faire croître jusqu'à 4 k. 750   et son élevage marche assez bien depuis qu'elle est débarrassée d'une pyodermie fort grave qui a

---

(1) La ration alimentaire des nourrissons atrophiques (*Gazette des Hôpitaux*, 10 janvier 1905).

mis sa vie en danger. Elle ne prend que du lait industriel qu'elle utilise fort bien.

Il ne faudrait pas trop généraliser ce que nous avons dit de ce ralentissement dans la croissance des organes chez les enfants hypotrophiques.

Nous avons mentionné antérieurement que le système nerveux, le cerveau surtout, échappe en quelque sorte à cet arrêt temporaire du développement.

Paulette C..., malgré son faible poids, parlait très bien, marchait, était aussi raisonnable qu'un enfant de son âge.

Lucienne G... qui ne pèse que 4 k. 550, a déjà beaucoup de connaissance ; elle a les mêmes caprices qu'un enfant de un an ; elle rit, est malicieuse, etc.

Un autre organe, le cœur, paraît aussi faire exception à la règle ; vous pouvez voir sur cette grande radiographie totale du tronc de Lucienne, que l'ombre du cœur occupe une assez large place dans le thorax ; dès mes premières recherches avec M. Chicotot en 1898, nous avions relevé le volume un peu anormal du cœur chez les enfants atrophiques et cette observation a été confirmée par les recherches expérimentales de MM. Charrin et Le Play sur les animaux.

M. MARFAN. — Le nom de *bradytrophie* (1) a été déjà employé par MM. Bouchard et Landouzy pour désigner le ralentissement spécial de la nutrition qui est l'arthritisme. Les radiographies que nous présente M. Variot sont fort intéressantes à étudier : mais il faut remarquer que Paulette est nettement rachitique, que ce n'est pas une atrophique pure. Il faudrait, pour établir la comparaison des lésions osseuses rachitiques et des lésions osseuses atrophiques, radiographier des rachitiques non atrophiques, des rachitiques atrophiques et des atrophiques simples : alors seulement on pourrait faire le départ de ce qui revient au rachitisme ou à l'état atrophique.

(1) Terme employé primitivement par M. Variot dans sa communication.

M. Variot. — La critique par M. Marfan du terme de *brady-trophie* appliqué aux enfants atteints d'atrophie prolongée, montre combien il est difficile de satisfaire tout le monde, quand on veut créer un néologisme pour désigner un syndrome dont l'étude approfondie est un peu nouvelle.

Il n'y a encore rien de définitif dans cette dénomination pour désigner cette variété prolongée d'atrophie : peut-être adopterai-je le terme d'*Hypotrophie* qui a ses avantages.

M. Marfan fait remarquer que l'on doit faire une part au rachitisme dans les altérations du squelette de Paulette G..., bien que cette enfant n'ait que des vestiges légers de cette dystrophie osseuse; celle-ci est apparente sur les radiographies, j'en ai fait mention dans ma communication. Je crois avoir répondu à l'avance aux *desiderata* formulés par M. Marfan. La meilleure preuve que chez Paulette, le processus atrophique est très prédominant, c'est que son poids n'était que de 13 livres à trois ans ; et elle marchait à cet âge. Les épiphyses n'étaient que légèrement atteintes, puisque sa taille s'est accrue de six centimètres en trois mois.

Le processus d'ossification épiphysaire est ralenti chez les grands rachitiques. La petite Georgette, dont les points d'ossification sont en retard de 6 à 8 mois, n'était nullement rachitique.

. L'accroissement très rapide du poids et de la taille (6 cent. en 3 mois) montre bien qu'il s'agit de rachitisme très léger et que l'état d'atrophie était lié à une alimentation défectueuse comme je l'avais supposé. D'ailleurs ni chez Lucienne, ni chez Georgette qui toutes deux sont atteintes d'atrophie simple, sans vestiges de rachitisme, les retards de l'ossification ne sont manifestes, aussi bien au niveau des diaphyses qu'au niveau des épiphyses.

L'Ictère et le rôle du foie dans les vomissements à répétition de l'enfance,

par M. RICHARDIÈRE,

—

Pendant ces dernières années, l'attention des médecins s'occupant particulièrement de médecine infantile a été attirée à diverses reprises sur l'affection singulière, décrite pour la première fois, en 1861, par Lombard dans la *Gazette médicale de Paris*, et actuellement connue sous le nom de vomissements à répétition de l'enfance, vomissements cycliques, vomissements arthritiques, vomissements avec acétonémie.

Les symptômes de cette affection ont été étudiés avec précision par quelques-uns de nos collègues, parmi lesquels il faut citer particulièrement Comby et Marfan ; son évolution bien connue est assez caractéristique pour que son diagnostic soit facile dans la grande majorité des cas.

Cependant en lisant les discussions des sociétés médicales et quelques thèses récentes, on voit appliquer la dénomination de vomissements à répétition à des faits qui ne rentrent certainement pas dans le cadre de cette affection. D'un autre côté, il semble que parfois on attache une importance trop grande à tel ou tel symptôme secondaire et que, ce symptôme faisant défaut, on refuse d'admettre la valeur de faits authentiques de vomissements à répétition.

Il importe donc d'être bien fixé sur ce qu'on doit entendre sous le nom de vomissements à répétition. La question limitée par une courte description du syndrome, il sera plus facile de discuter la nature de certains faits, qui me paraissent mettre en évidence le rôle joué par le foie dans la pathogénie de cette affection.

La dénomination de vomissements à répétition me paraît devoir être réservée aux cas dans lesquels un enfant est pris, à plusieurs reprises différentes, séparées par un temps variable, de crises se présentant dans les conditions suivantes :

Sans cause apparente, sans qu'on puisse invoquer un écart de régime quelconque, un enfant est pris brusquement de vomissements de nature variable (alimentaires, bilieux ou aqueux). Ces vomissements se reproduisent avec une fréquence variable soit spontanément, soit sous l'influence de mouvements ou de tentatives d'ingestion d'aliments et de liquides.

Les vomissements ont lieu, souvent, sans nausées prémonitoires, et se font sans effort, par régurgitation, comme dans la méningite tuberculeuse. Très rapidement, presque dès le début de la crise, l'enfant présente un état d'abattement extrême.

Son facies est grippé ; ses yeux sont cernés. Le ventre se creuse ou tout au moins se rétracte.

Cet état dure un nombre de jours variable, de deux à plusieurs jours. Parfois, il peut durer deux et trois semaines (obs. IV).

Puis les vomissements s'arrêtent brusquement et la convalescence se fait avec autant de rapidité que la crise a été soudaine.

Avec cet état si spécial, la répétition des crises est un autre élément, non moins important du syndrome.

Les autres symptômes sont accessoires et paraissent avoir moins d'importance, car parfois absents chez le même enfant pendant une crise, ils peuvent être observés dans une ou dans plusieurs des crises ultérieures.

Parmi ces symptômes, qu'on peut considérer comme secondaires, figure l'état de la température le plus souvent normale, mais parfois très élevée les premiers jours et dépassant 39 et même 40 degrés.

Le fonctionnement des voies digestives (diarrhée ou constipation) est également variable.

L'odeur aigrelette de l'haleine et l'acétonurie, d'une réelle fréquence, peuvent faire totalement défaut chez des enfants manifestement atteints de crises de vomissements à répétition.

II

Parmi les symptômes secondaires ou consécutifs, il en est un qui ne semble pas avoir été souvent observé : c'est l'ictère, déjà signalé cependant par Comby et par Marfan. Dans deux faits de vomissements à répétition que j'ai observés cette année, l'ictère a joué un rôle capital dans l'évolution de la crise et si je crois intéressant de rapporter ces faits avec quelques détails, c'est que la présence de l'ictère paraît mettre en évidence le rôle joué par le foie dans la production du syndrome vomissements à répétition.

Voici ces deux faits :

Obs. I. — Alfred V... Entré le 2 novembre salle Blache.

Père et mère bien portants.

Une sœur, âgée de 8 ans, bien portante.

Alfred V..., enfant bien développé, de taille au-dessus de la moyenne, n'a jamais eu de maladie grave.

Sa mère nous dit que, depuis quatre à cinq ans, l'enfant présente plusieurs fois par an des crises de vomissements, se répétant presque toujours dans les mêmes conditions.

Il est pris brusquement, sans cause appréciable, de vomissements, qui durent de deux à quatre jours. Ces vomissements sont alimentaires au début, puis bilieux ou aqueux. Ils se reproduisent à toute tentative d'alimentation et même sans ingestion d'aliments, déterminant un grand état d'abattement. Quelquefois, ces vomissements s'accompagnent de fièvre.

La crise cède toujours brusquement.

Ces derniers mois, les crises de vomissements ont été plus particulièrement fréquentes ; elles se reproduisaient toutes les cinq ou six semaines.

La maladie, pour laquelle l'enfant entre à l'hôpital, a débuté par une de ces crises de vomissements et les parents ont, tout d'abord, pensé qu'il s'agissait d'une crise semblable aux précédentes.

Cependant, les vomissements se sont prolongés plus longtemps que d'ordinaire. Ils ont duré pendant six jours, toujours avec les mêmes caractères, d'être provoqués par toute tentative d'alimentation et aussi de survenir spontanément.

Au bout de six jours est apparu un ictère, qui a décidé les parents à conduire leur enfant à l'hôpital.

État actuel. — L'enfant a une température normale, qui est restée normale, pendant tout le séjour à la salle Blache.

Ce qui frappe immédiatement, c'est un ictère extrêmement foncé, olivâtre, comme dans la rétention biliaire par obstruction.

Les urines sont ictériques et présentent la réaction de Gmelin (800 gr. dans les premières vingt-quatre heures). Les matières fécales, décolorées, ont l'apparence du mastic.

Le foie est volumineux et déborde les fausses côtes de plusieurs travers de doigt ; il n'est pas douloureux spontanément, ni à la palpation. A aucun moment, il n'y a eu de douleurs dans la région hépatique.

La rate est normale.

En dehors de l'ictère et de l'hypertrophie du foie, il n'y a pas de symptôme appréciable.

Les vomissements ont cessé depuis l'apparition de l'ictère.

La langue est normale.

L'enfant est plutôt constipé.

Le cœur, les poumons sont normaux.

Pas d'hémorrhagies ni de symptômes nerveux.

Le 5. — La teinte ictérique commence à s'atténuer.

1 litre 100 d'urine.

La réaction de Gmelin a disparu.

Le foie a diminué de volume.

L'analyse des urines a donné les résultats suivants le 3 *novembre* :

Résidu fixe	10 gr. 35
Cendre	6 » 90
Urée	11 » 50
Chlorures	4 » 60
Phosphates	2 » 10
Albumine	néant
Glycose	»
Acétone	‿
Réaction de l'indican	»
Réaction de Gmelin . . . . , ...	positive

Le 7. — La teinte jaune de la peau a considérablement diminué. Les urines sont pâles ; les matières sont redevenues colorées. Le volume du foie a sensiblement diminué ; l'organe dépasse à peine les fausses côtes.

Le 8. — Etat général excellent. Encore un peu de subictère. 2 litres d'urine claire et normale.

Le 10. — L'ictère a presque complètement disparu. L'enfant peut être considéré comme guéri. La réaction de Lieben est négative.

Le 20. — L'enfant guéri avait repris l'alimentation normale

Ce jour-là, pour la première fois, les urines présentèrent une réaction de Lieben positive, qui resta positive pendant deux jours seulement.

J'ai revu cet enfant un mois après sa sortie de l'hôpital.

Son foie avait alors un volume normal.

Les urines ne renferment pas d'acétone appréciable par la réaction de Lieben. Le sérum sanguin ne renfermait pas de pigment biliaire, appréciable par la réaction de Gmelin.

Obs. II. — Suzanne F... Enfant de 7 ans.

Père arthritique, légèrement obèse, asthmatique.

Mère lymphatique.

Un frère et une sœur bien portants.

Suzanne F... n'a jamais fait de maladie grave ; elle a eu quatre fois des crises de vomissements à répétition.

Ces crises sont survenues, sans cause appréciable, l'enfant ayant une alimentation normale et très surveillée ; elles n'ont pas été provoquées par des écarts de régime.

Pendant ces crises, l'enfant vomissait avec une extrême fréquence à toute tentative d'alimentation et, aussi, spontanément.

Les vomissements étaient d'abord bilieux, puis aqueux.

L'enfant très abattue paraissait chaque fois dans un état grave.

D'ailleurs, les vomissements cessaient aussi brusquement qu'ils avaient commencé.

Jamais il n'y a eu d'autre symptôme ni de complication appréciable.

En *octobre* 1904, Suzanne F... est prise, semble-t-il, d'une nouvelle crise de vomissements, que les parents comparent aux crises précédentes.

Elle vomit tantôt de la bile verte, tantôt un liquide clair, qui paraît purement aqueux. Les vomissements ont lieu sans effort. Il suffit que l'enfant s'assoie sur son lit ou fasse un mouvement pour que les vomissements apparaissent. Toute ingestion, même d'eau pure, les provoque infailliblement. J'ai vu l'enfant vomir en ma présence et je n'ai pu me défendre de comparer ces vomissements à ceux de la néningite tuberculeuse.

D'autre part, la température après être montée à 37°5 et à 38°2 le premier jour, était redevenue normale.

Le pouls régulier oscillait entre 50 et 100.

Le ventre rétracté n'était pas douloureux.

L'enfant n'accusait aucun malaise, sauf l'état nauséeux.

L'haleine n'avait pas l'odeur aigrelette.

Trois jours après le début de cette crise, je constatai très nettement une augmentation notable du volume du foie.

Le cinquième jour, début d'un ictère qui, en vingt-quatre heures, devint extrêmement foncé. Il s'agissait d'un ictère olivâtre, avec pigment biliaire dans les urines et décoloration complète des matières.

En même temps que l'ictère apparut, les vomissements cessèrent brusquement d'une manière définitive. L'enfant put commencer d'abord à prendre de l'eau d'Evian, puis du lait ; elle garda ces liquides sans difficulté. Avec cet ictère, il existait une augmentation de volume très appréciable du foie, qui débordait les fausses côtes de 3 travers de doigt.

L'ictère dura dix jours sans modification, puis pâlit et s'effaça en quelques jours.

Le volume du foie diminua de même progressivement et il reprit son volume normal.

L'examen des urines a été fait une fois et a montré que la réaction Lieben était positive.

III

Avant de discuter ces deux faits et de chercher à les interpréter au point de vue de la pathogénie des vomissements à répétition de l'enfance, une première question se pose, qui doit être immédiatement résolue : c'est de savoir si ces deux observations concernent bien des faits indiscutables de vomissements à répétition, tels que nous les connaissons actuellement.

Il ne me semble pas qu'il puisse y avoir de doute à cet égard.

Les deux enfants avaient déjà eu, l'un et l'autre, des crises, qui étaient certainement des crises de vomissements à répétition.

L'enfant V... avait déjà eu des crises nombreuses, qui avaient été particulièrement fréquentes dans les mois qui ont précédé la crise suivie d'ictère. La mère de l'enfant et l'enfant lui-même, fort intelligent, faisaient un récit fort précis des crises antérieures.

Chaque fois, l'enfant était pris brusquement de vomissements se répétant pendant plusieurs jours et amenant le rejet de bile ou de liquide, d'apparence aqueuse.

Les vomissements, après une durée de quelques jours et après avoir amené un état d'abattement extrême, se terminaient d'une façon absolument brusque.

Ce tableau est bien celui de la crise de vomissements à répétition. Il a été réalisé au début de la crise suivie d'ictère, de telle façon qu'on a cru à l'évolution d'une crise analogue aux précédentes. L'ictère a été le seul symptôme qui n'ait pas été observé dans les crises antérieures.

L'enfant S... de l'observation II avait déjà eu quatre crises, qui avaient été soignées par un de nos collègues des hôpitaux. Quand la mère a vu apparaître les vomissements qui ont précédé l'ictère, elle n'a pas mis un instant en doute qu'il s'agissait d'une crise analogue aux précédentes.

D'ailleurs, j'ai vu cette enfant pendant les cinq jours qui ont précédé l'ictère et le tableau clinique était absolument celui du syndrome vomissements à répétition : vomissements survenant à

tout moment, souvent sans cause et provoqués par toute ingestion de liquide ; abattement de l'enfant, rétraction du ventre, etc.

Quelques particularités cliniques sont à relever dans ces deux
faits, si semblables l'un à l'autre. Notons tout d'abord l'arrêt
brusque des vomissements au moment où l'ictère a fait son apparition et leur cessation dès lors définitive.

L'ictère fut un ictère extrêmement foncé avec pigment biliaire
dans les urines et décoloration des matières. Un semblable ictère,
paraît ne pouvoir s'expliquer que par une angiocholite passagère
avec obstruction des voies biliaires.

L'obstruction a dû être très passagère puisque les matières
fécales redevinrent colorées après trois ou quatre jours.

Dans un de ces faits (obs I), l'acétonurie a fait défaut pendant
la crise. Dans l'autre fait, on a constaté une acétonurie peu importante. Aucun de ces deux enfants n'avait l'odeur spéciale de
l'haleine.

Chez l'enfant de l'observation I, la réaction de Lieben fut négative pendant toute la durée de l'ictère et ne fut constatée que
très passagèrement pendant la convalescence, plus de dix jours
après la disparition de l'ictère.

L'enfant de l'observation II présenta pendant l'ictère une
réaction de Lieben positive, mais le trouble déterminé par le
réactif iodé était peu considérable et bien que l'acétone n'ait pas
été dosé, on peut admettre que les urines n'en renfermaient
qu'une faible quantité.

IV

La constatation d'un ictère à la suite des vomissements à répétition n'est pas nouvelle et sa constatation par plusieurs auteurs montre que les faits observés par moi ne sont pas exceptionnels. En effet, Comby et Marfan ont vu, chacun de leur côté
un ictère catarrhal bénin suivre et terminer une crise de vomissements à répétition.

D'autre part, en étudiant les observations de crises de vomissements à répétition dans lesquelles il n'y a pas eu d'ictère, on

voit souvent signalés des symptômes qui dénotent la participation du foie à la production de ce syndrome.

Gilbert et Lereboullet ont signalé cette coïncidence dans leur mémoire sur les flux cholémiques, présenté à la Société médicale des hôpitaux. Une des conclusions de leur mémoire était que la notion des flux bilieux dans la cholémie familiale permettait d'éclairer la pathogénie des vomissements à répétition de l'enfance.

Parmi les observations annexées à leurs mémoires, il en est quelques-unes où le syndrome (vomissements à répétition) se manifeste par tous les symptômes, et où la participation du foie est évidente.

Telle est l'observation IX de leur mémoire dans laquelle il s'agit d'un enfant de 5 ans sujet aux vomissements presque depuis sa naissance. En août 1901, cet enfant a une crise qui dure sept jours et s'accompagne d'une fièvre élevée. Les vomissements sont aqueux, puis bilieux. En même temps, l'enfant a une douleur vive dans la région du foie.

L'enfant garde une teinte jaune, surtout au moment des crises.

Cet enfant n'a jamais eu de jaunisse vraie, mais il a de temps en temps de l'urticaire.

De même un enfant de 12 ans, cité dans l'observation XII, est pris tous les quatre à cinq mois, de vomissements bilieux intenses, répétés, de bile pure. Cet enfant qui a une odeur aigrelette de l'haleine a le teint un peu jaune et une réaction de Gmelin nette.

On a objecté aux observations de Gilbert et Lereboullet que les flux bilieux de la cholémie familiale différaient des vomissements à répétition de l'enfance par la nature des vomissements.

Surtout bilieux dans la cholémie familiale, les vomissements seraient presque exclusivement aqueux dans le syndrome vomissements à répétition.

En réalité cette objection paraît sans valeur, car si les vomissements sont parfois uniquement aqueux, le plus souvent ils sont à la fois aqueux et bilieux, dans des crises dont il est impossible de méconnaître la nature.

Il arrive aussi qu'après avoir été purement bilieux, les vomissements deviennent ultérieurement des vomissements aqueux.
Quelques enfants présentent ainsi dans le cours de leurs crises
les vomissements dont l'aspect et la nature varient.

J'ai observé un enfant qui, après avoir eu des vomissements
bilieux au début, n'avait plus dans la suite de sa crise que des
vomissements aqueux. Chez cet enfant, qui paraissait profondément abattu, on essaya l'alimentation par le rectum à deux reprises différentes et chaque fois l'administration d'un lavement
alimentaire fut suivie de vomissements bilieux.

Obs. III. — François G..., 11 ans.

A eu cinq ou six fois des vomissements qui se reproduisent presque toujours dans les mêmes conditions.

L'enfant est pris de fièvre. Plusieurs fois, il a eu 39 et 40 degrés.
Bientôt après la fièvre du début, apparaissent des vomissements souvent formés de bile pure, à laquelle succèdent des vomissements
aqueux.

L'enfant est presque immédiatement très abattu avec le ventre rétracté, les yeux cernés, l'aspect cholériforme.

Les vomissements durent deux ou trois jours pendant lesquels il
est impossible de faire avaler une simple cuillerée d'eau sans en
provoquer le rejet immédiat. Après quelques jours les vomissements
cessent brusquement. J'ai recherché une seule fois la réaction de
Rieben ; elle a été positive.

Pendant une crise, cet enfant reçut à deux reprises un lavement
alimentaire, composé de 200 grammes de lait et d'un jaune d'œuf.
Quelques heures après le lavement, les vomissements, qui étaient
aqueux, changèrent de caractère ; de purement aqueux ils devinrent
nettement bilieux.

Un symptôme fréquemment observé dans les vomissements à
répétition paraît aussi en rapport avec la participation du foie :
c'est l'augmentation du volume de l'organe.

Cette augmentation de volume n'a pas échappé à M. Marfan,

qui l'a notée dans cinq de ses observations. Elle est fréquemment signalée dans les observations de MM. Gilbert et Lereboullet.

Elle existait à un haut degré chez les deux enfants dont j'ai rapporté les observations. On peut la voir aussi chez des enfants qui n'ont jamais eu d'ictère, dont le teint reste parfaitement normal et les urines claires pendant toute la durée de la crise.

L'augmentation de volume du foie était encore évidente dans les deux cas suivants :

Obs. IV. — Chez une enfant âgée de 12 ans, fille d'un de nos collègues, que plusieurs d'entre nous ont observée, une crise de vomissements à répétition est survenue après une appendicite refroidie, alors que l'enfant allait être opérée.

Cette enfant avait des vomissements composés parfois de bile pure, extrêmement abondants.

Le foie était manifestement augmenté de volume.

Cette enfant avait à un haut degré l'odeur chloroformique de l'haleine et les matières vomies renfermaient de l'acétone.

Obs. V. — Valentine A..., 10 ans.

A eu sept crises de vomissements. J'en ai observé six ; la septième a été observée par notre confrère le docteur Doyon, d'Uriage. Les crises apparaissent généralement tous les huit et neuf mois, elles sont apyrétiques, caractérisées par des vomissements sans efforts, qui se reproduisent plusieurs fois par jour.

Très rapidement, l'enfant est abattue et prend l'aspect cholériforme.

Les vomissements ont un aspect variable : alimentaires au début, puis tantôt bilieux, tantôt aqueux.

A plusieurs reprises j'ai constaté l'augmentation de volume du foie, sans qu'il y ait jamais eu d'ictère.

L'acétone n'a jamais été rencontré dans les urines.

V

J'ai voulu montrer, dans ce travail, que l'opinion de Gilbert et de Lereboullet, qui admettent un rapport entre les vomisse-

ments à répétition de l'enfance et les flux bilieux de la cholémie
familiale, était vérifiée par l'observation d'un assez grand nombre de cas, et que le rôle du foie dans la genèse des vomissements
à répétition pouvait se manifester par assez de symptômes, pour
qu'il fût impossible d'en nier l'importance.

Les deux faits dans lesquels les crises de vomissements à répétition furent suivies d'ictère intense, sont également en faveur de
a théorie, proposée par un médecin des hôpitaux de Bordeaux,
e docteur Lamarque Dormoy (*Gaz. hebd. des sciences médicales
de Bordeaux*, 1er mars 1903), qui admet que les enfants atteints
de ces vomissements ont un foie héréditairement insuffisant et
qui le prouve en montrant que la plupart de ces petits malades
expulsent fréquemment des mucosités nettement teintées de bile
jaune. Cet auteur déclare aussi avoir trouvé le foie gros dans son
ensemble dans tous les cas et souvent douloureux. Parmi les sujets qu'il a observés, plusieurs avaient une hérédité hépatique
chargée : tous ont présenté d'une façon passagère une légère
teinte ictérique nette, surtout au niveau de la face.

Il manquait à cette observation l'apparition de l'ictère. C'est
et ictère déjà signalé par Comby et Marfan, dont j'ai voulu
montrer la réalité.

Ainsi se trouvent réalisés tous les symptômes qui mettent en
évidence le rôle du foie dans les vomissements à répétition.

L'ictère complète la série des manifestations hépatiques qu'on
put observer dans ce syndrome.

Les vomissements bilieux, l'augmentation du volume et la
douleur du foie, la teinte subictérique des téguments, les poussées
urticaire sont les petits signes de l'hépatisme dans les vomissements à répétition. Ces signes, considérés isolément dans chaque
cas particulier pourraient paraître négligeables si, dans d'autres
faits, ils n'étaient soulignés et expliqués par l'apparition d'un
ictère vrai.

La fréquence des petits signes de l'hépatisme démontre que
chez beaucoup de malades le foie est atteint presque certainement d'une façon légère.

La présence de l'ictère prouve que, chez d'autres, le foie est certainement et plus profondément atteint.

Le rôle du foie dans la production des vomissements à répétition, étant évident, une question secondaire se pose : celle de savoir si l'atteinte du foie est primitive ou secondaire à des troubles intestinaux.

Le plus souvent, la lecture des observations montre que les enfants sont atteints en pleine santé, sans qu'il y ait eu aucun malaise antérieur, dénotant un trouble quelconque dans les fonctions digestives. Le plus souvent, il s'agit d'enfants dont l'estomac et les intestins fonctionnent régulièrement dans l'intervalle des crises.

Il est absolument exceptionnel que les crises elles-mêmes soient provoquées par des écarts de régime ou par une alimentation défectueuse.

La plupart des enfants que j'ai observés étaient soignés par des parents intelligents, qui surveillaient minutieusement l'alimentation de leurs enfants et s'étonnaient de voir les crises se reproduire malgré une excellente hygiène alimentaire.

On sait que dès que les vomissements ont cessé, l'appétit revient presque immédiatement, les nausées ne se reproduisent plus, et la digestion se fait normalement. Quant aux fonctions intestinales, même s'il y a eu de la constipation pendant la crise, elles redeviennent normales, dès la fin des vomissements.

Cette disparition brusque des troubles digestifs est absolument contraire à ce que nous observons dans les affections gastro-intestinales de l'enfance, dans lesquelles les retours offensifs des symptômes gastriques ou intestinaux sont fréquents et facilement provoqués par le moindre écart de régime pendant la convalescence.

Dans ces conditions, il semble légitime d'admettre que le foie est primitivement touché et que les troubles digestifs sont des symptômes secondaires.

L'acétonurie, signalée par M. Marfan, dans les vomissements à répétition, est-elle en rapport avec l'état du foie ou en est-elle indépendante ?

Si on se rappelle l'importance de l'acétonurie dans le diabète,
ιladie dans laquelle les troubles anatomiques et physiologiques
foie ne sont plus à démontrer, on conçoit *à priori* la possibi-
í d'admettre que l'acétonurie soit due à des troubles hépati-
es, et qu'elle soit un symptôme de l'insuffisance hépatique.

Tous les physiologistes admettent actuellement que l'acétone
ιvient de la désintégration des tissus et passe ensuite dans le
ιg pour s'éliminer par les émonctoires naturels. Il est donc
ssible qu'à l'état normal le foie joue un rôle dans l'élimination
l'acétone comme dans l'élimination de toutes ou presque toutes
matières excrémentielles. A l'état physiologique, le foie peut
rêter ou transformer presque complètement l'acétone. Altéré,
peut le laisser passer en quantité anormale.

Ce rôle du foie dans l'élimination de l'acétone pourrait expli-
er l'acétonurie dans les vomissements à répétition. Si on admet
χ le professeur Vergely et avec plusieurs physiologistes (Lorenz,
ιch et Hasse, von Jaksh, etc.) que l'acétone et les corps acéto-
ιues ont leur origine dans le tube digestif, probablement par
ιtion des microbes sur les matières albuminoïdes et sucrées de
masse alimentaire, on conçoit aisément qu'à l'état normal le
e puisse arrêter ou transformer l'acétone ou les corps acétoni-
es. Troublé dans ses fonctions ou lésé anatomiquement, le foie
ιremplirait plus son rôle d'arrêt ou de transformation à l'égard
l'acétone et laisserait passer cette substance en quantité anor-
ιle dans le sang et de là dans les urines et dans l'air expiré.

Le rôle du foie ainsi mis en évidence, l'altération de cet organe,
ɔore inconnue dans sa nature, qui provoque la crise des vomis-
nents à répétition, peut reconnaître plusieurs causes et donner
ι plutôt à un syndrome qu'à une maladie spéciale.

Dans une première série de faits, les crises se produisent chez
ι enfants dont les réactions hépatiques ont pour cause le tem-
ιament bilieux, la cholémie familiale ou l'arthritisme.

Dans une deuxième série de faits, assez rares, les réactions
foie sont vraisemblablement la conséquence des troubles in-
ιinaux et plus particulièrement de la constipation.

Enfin, dans une troisième série de faits, les réactions hépatiques sont provoquées par le début d'une maladie infectieuse quelconque qui trouble momentanément les fonctions du foie. Dans cette dernière catégorie se rangent les faits de crises de vomissements à répétition, survenant au début de la grippe, de la rougeole, au début et dans le cours d'une appendicite.

Parmi toutes les maladies infectieuses, la scarlatine est celle qui provoque le plus facilement les réactions hépatiques. Son début est presque toujours marqué par des vomissements. Dans quelques cas de scarlatines graves ou malignes, les vomissements du début se répètent avec une telle fréquence et une telle intensité qu'ils rappellent les crises des vomissements à répétition.

Il semble bien qu'il y ait une réelle analogie entre ces états morbides, analogie complétée parfois au début de la scarlatine par l'apparition d'un ictère pendant ou après les vomissements.

Intoxication par l'encre violette chez un jeune enfant,

par M. J. HALLÉ.

Les accidents dus à l'absorption de l'aniline sont maintenant bien connus et on sait de quelles multiples façons il est possible de s'intoxiquer ; les faits rapportés dans ces dernières années sont très instructifs, mais nous ne croyons pas inutile de rapporter l'histoire de l'empoisonnement d'un très jeune enfant avec de l'encre violette, parce qu'elle montre quelle faible dose de poison suffit pour amener à cet âge des accidents graves, et inquiétants.

Vers 9 heures du matin, une petite fille de 16 mois, très bien portante, sans aucune tare rachitique, profite de l'absence de la personne qui devait la surveiller pour monter sur une chaise et atteindre un très petit godet plein d'encre violette posé sur une table et servant d'encrier à une sœur plus âgée. La domestique, en rentrant dans la pièce quelques minutes après, trouve l'enfant avec de l'encre sur les lèvres et les doigts, la bouche encore toute violette, et le petit encrier vide à terre. Elle essaie de cacher l'accident, tente de nettoyer la bouche de l'enfant avec du lait, ne par-

nent pas à la faire vomir en lui mettant le doigt dans le pharynx
et comme l'enfant ne paraît pas incommodée, elle attend le retour
de la mère qui rentre deux heures après.

La mère de l'enfant est plus heureuse dans ses tentatives de
vomissements : elle obtient une première évacuation de l'estomac,
par le procédé digital, et l'enfant rend des grumeaux de lait et des
fragments violacés de taille variable ressemblant à de l'encre desséchée. Chose remarquable, les matières vomies n'ont pas la coloration violette ; il faut étendre d'eau les fragments recueillis
pour bien les voir se dissoudre à nouveau. L'administration d'un
peu d'eau tiède ramène un second vomissement avec une certaine
quantité de sable violet.

C'est seulement vers deux heures de l'après-midi, cinq heures
après l'absorption de l'encre, qu'apparaissent les signes d'une intoxication assez grave. L'enfant subitement devient très pâle, trem-
ble, vomit plusieurs fois des matières liquides, cette fois un peu
teintées en violet. Le reste de l'après-midi, l'enfant reste très fatiguée, abattue, couchée en chien de fusil sur son lit. Vers le soir
elle est prise d'une violente diarrhée et rend des matières fécales
d'un aspect très particulier ; selles absolument décolorées, rappelant les évacuations dans le choléra, absolument liquides avec
des petits grains riziformes, et répandant une odeur intolérable.
En même temps la température atteint et dépasse 39°.

Je vois l'enfant à ce moment et je prescris des lavages d'intestin, l'administration d'eau albumineuse et d'un peu de lait coupé
qui n'est gardé qu'en partie. Les lavages ramènent des matières
atrocement fétides. Le lendemain, l'état général reste très médiocre, la fièvre persiste, la peau est sèche et comme farineuse ; les
deux mains présentent un léger œdème qui demande cependant à
être recherché. Les extrémités ont une très légère tendance à la
cyanose ; la diarrhée persiste avec les mêmes caractères. On continue les lavages d'intestin, et comme les vomissements ont cessé,
fais prendre à l'enfant du lait et de l'eau albumineuse. Dans
l'après-midi, une détente se produit dans l'état général, l'abattement diminue, l'enfant s'intéresse un peu à ce qui l'entoure.

Les lavages ramènent des matières moins fétides. Dans la nuit, les urines, rares jusque-là, redeviennent abondantes, les matières absolument décolorées depuis la veille prennent une très légère coloration bilieuse. Le lendemain, l'enfant est sans fièvre, a repris vie et gaieté et tout danger peut être considéré comme écarté.

Cependant, à partir de cette intoxication, la santé de cette enfant eut à subir plusieurs assauts très sérieux qui ont peut-être leur origine dans l'intoxication antérieure et qui méritent d'être signalés. Cette petite fille devint extrêmement nerveuse et impressionnable, à partir de cet accident, et quelques jours après l'absorption de l'encre d'aniline, à l'occasion d'une chute insignifiante, fut prise d'un accès de spasme de la glotte qui la laissa sans vie pendant près de quinze minutes. Sans la respiration artificielle et l'insufflation de bouche à bouche qui lui fut pratiquée par la mère, comme suprême moyen, il est probable qu'elle aurait succombé. Les semaines suivantes, d'autres accès revinrent ; dans l'un, la perte de connaissance dura au moins dix minutes. Personnellement, j'ai eu occasion d'assister à l'une de ces crises vraiment effrayantes. Les tractions rythmées, les flagellations, la respiration artificielle permirent d'abréger certains accès. Généralement, ils étaient causés par une minime contrariété, un choc ou une chute ; ils finirent par s'espacer, être très légers, se réduire à un simple sifflement sans perte de connaissance, et actuellement, un an après, la santé de l'enfant est excellente.

Nous avons demandé aux parents de l'enfant l'encre violette qui a été la cause de cet empoisonnement et pu nous assurer qu'elle était bien à base d'aniline. Les réactions que M. Chassevant a bien voulu faire devant nous, ne laissent aucun doute à ce sujet.

Nous avons procédé avec elle à des expériences sur deux cobayes qui en ont absorbé une certaine quantité par la bouche. Un des cobayes qui avait avalé une faible dose n'a pas paru incommodé ; l'autre qui avait reçu une dose plus forte, environ deux centimètres cubes, a eu une diarrhée abondante, puis s'est rétabli.

Nous n'avons pas cru utile de pousser plus loin ces recherches expérimentales, mais nous voulons revenir sur les points qui paraissent intéressants à relever dans cette observation :

1° La faible quantité d'encre violette qui suffit à causer une intoxication grave chez un jeune enfant. On peut évaluer au plus à un centimètre cube la quantité d'encre que contenait le petit godet en verre qui servait d'encrier, et on peut être certain que la moitié à peine de cette faible dose a été ingérée ;

2° Il faut faire remarquer que les vomissements en cas d'absorption d'encre violette ne sont pas colorés ; mais que l'encre se précipite sous l'influence des sucs gastriques et est rejetée sous la forme de sable et de fragments, ce qui peut égarer le diagnostic ;

3° Notons le caractère de la diarrhée, diarrhée d'une fétidité extraordinaire, avec décoloration complète des matières, indiquant, comme un arrêt total de la sécrétion de la bile et des fonctions hépatiques ;

4° Signalons enfin les accidents nerveux graves survenus à la suite de cette intoxication aiguë. Pour notre part, nous sommes très porté à admettre que l'aniline n'est pas étrangère à ces manifestations qui débutèrent après l'ingestion d'encre violette.

M. VARIOT. — La communication de M. Hallé est d'autant plus intéressante qu'elle nous éclaire sur une variété d'intoxication très rare chez l'enfant aussi jeune. Je demanderai si cet enfant n'offrait pas quelques vestiges de rachitisme et si, de ce fait, il n'était pas prédisposé au laryngo-spasme.

Il serait important d'être fixé sur ce point pour savoir dans quelle mesure les suites éloignées de l'intoxication ont pu avoir comme manifestation ces accès de spasme glottique.

M. HALLÉ. — Il s'agissait d'un enfant en parfait état, aucunement rachitique, je pense que le spasme glottique a été causé par

Étude sur le lait,

par M. Roussel, chimiste.

M. Roussel étudie successivement :

1° L'influence du temps écoulé entre la traite et la consommation, sur les éléments phosphorés du lait ;

2° L'action de la température sur la composition des éléments phosphorés du lait ;

3° La variation de a proportion des gaz et leur rôle dans la conservation des éléments phosphorés ;

4° L'action de l'oxygène, de l'eau oxygénée et de l'acide carbonique sur les éléments phosphorés.

De ces recherches, il conclut :

Sur le premier point:

1° Les éléments phosphorés solubles et insolubles augmentent ;

2° Une partie des éléments phosphorés organiques est décomposée.

Sur le second point :

L'altération des composés est minima de 0 à 3°.

Sur le troisième point :

1° Le lait trait doucement renferme plus de gaz que le lait trait violemment ;

2° Le lait, privé de ses gaz par le vide, perd davantage de phosphates solubles, et ses composés organiques sont touchés ;

3° Le chauffage du lait chasse, suivant ses conditions, tout ou partie des gaz.

Sur le quatrième point :

Si on n'envisage que la conservation des composés phosphorés dans le même état qu'au moment de la traite, l'influence de l'oxygène et de l'eau oxygénée sur les lécithines est indifférente ; elle est légèrement avantageuse pour la solubilisation des phosphores minéraux. L'acide carbonique a sur la solubilisation des phosphates minéraux et la conservation des lécithines une influence manifeste qu'il serait utile de mettre a profit.

Cette influence toutefois n'est pas assez énergique pour empêcher complètement l'altération des composés phosphorés par la chaleur. Elle est donc incapable de contrebalancer l'action altérante des procédés de stérilisation par la chaleur.

La présente étude donne une explication nouvelle de l'altération des éléments physiologiques du lait et justifie la critique dont les procédés de conservation par la chaleur ont été l'objet.

Cette explication entraîne également la condamnation de la traite par le vide, elle assigne en effet aux gaz du lait un rôle nettement protecteur vis-à-vis des phosphates plus solubles et des lécithines. Il y a donc lieu d'empêcher soigneusement la déperdition des gaz pendant la traite, la conservation et la distribution du lait.

La prochaine séance aura lieu à l'hôpital des Enfants-Malades, le mardi 14 février 1905, à 4 h. 1/2 du soir.

Nouvelle contribution à l'étude des vomissements paroxystiques avec acétonémie,

par M. A.-B. MARFAN.

Dans notre dernière réunion, M. Richardière a fait une intéres-
ante communication sur l'*Ictère et le rôle du foie dans les vomis-
ments à répétition de l'enfance*. Je désire répondre à quelques-
es de ses remarques ; je désire aussi préciser certains points
mon ancien travail et apporter quelques faits nouveaux.

I. — Ainsi que nous l'apprend le Dr Northrup, dans son arti-
du *Traité des maladies de l'Enfance* (2e édit., t. II, p. 191),
crises essentielles de vomissements chez les enfants ont été
mentionnées d'abord par des médecins français, Gruère (1838-
41) et surtout Lombard (1861). Mais elles n'ont attiré l'atten-
n qu'après les travaux des médecins américains ; particulièrement ceux de J.-M. Snow (1893) et de Withney (1896). J'ai observé
premiers cas de cette affection en 1893 et je croyais qu'elle
vait pas encore été décrite lorsque j'ai eu connaissance des
vaux de nos confrères d'outre mer par une revue de M. Comby,
rue en 1899.

Ce qui m'avait frappé, c'était la constance et le degré de l'acé-
némie dans ces crises de vomissements. Comme ce fait n'était
signalé dans les observations américaines, j'ai pu douter

quelque temps de l'identité des vomissements paroxystiques avec acétonémie et des vomissements cycliques. Aujourd'hui, je crois qu'aucune raison sérieuse ne s'oppose à l'acceptation de cette identité ; il est vraisemblable que les appellations de *vomissements périodiques*, *vomissements cycliques*, *vomissements à répétition*, *vomissements paroxystiques avec acétonémie*, s'appliquent à une seule et même affection (1).

Permettez-moi maintenant de rappeler les faits nouveaux que renfermait le mémoire que j'ai publié dans les *Archives de médecine des Enfants* sur les vomissements à répétition (2).

1° Chez les enfants ayant une crise de vomissements à répétition, il existe toujours de l'acétonémie. Celle-ci se révèle par l'odeur spéciale de l'haleine (odeur de chloroforme mélangé d'un peu de vinaigre), par l'odeur semblable des urines fraîchement émises, et surtout par la recherche directe de l'acétone dans les urines au moyen de la réaction de Lieben.

Fait à remarquer, il n'y a pas de rapport entre l'élimination d'acétone par les voies respiratoires et l'acétonémie ; il arrive parfois que l'odeur acétonique est à peine appréciable et que l'urine renferme des doses considérables d'acétone (1 gr.50 dans un cas) ; l'inverse peut s'observer aussi.

La diacéturie, mise en évidence par la réaction de Gerhardt, accompagne en général l'acétonurie, mais elle peut manquer dans quelques cas, même quand on la recherche sur les urines fraîchement émises.

---

(1) Toutefois, si on en juge par une analyse parue récemment dans le *Bulletin médical*, M. Snow semble disposé à admettre deux espèces de vomissements a repétition : d'une part, des crises de vomissements avec acéto. nemie ; d'autre part, des crises de vomissements déterminés par une hyperchlorhydrie intermittente paroxystique (*Americ. Journ. of the med. sci.*, déc. 1904). Cette manière de voir devra être vérifiée. Mais, pour ma part, dans toutes les crises typiques de vomissements essentiels chez les enfants qu'il m'a été donné d'observer, j'ai retrouvé les mêmes caractères et j'ai toujours rencontre l'acétonémie.

(2) A. B. Marfan, Vomissements avec acétonémie chez les enfants, *Archives de medecine des Enfants*, 1er novembre 1901.

Jusqu'à mon mémoire, l'acétonémie dans les vomissements périodiques n'avait été signalée qu'une seule fois et accidentellement, dans une observation de M. Griffith. A peu près dans même temps que paraissaient mes recherches, M. Valagussa publiait quatre observations de vomissements cycliques chez les enfants ; dans trois d'entre elles, l'acétonurie est signalée ; mais auteur ne s'y arrête guère ; il émet en passant la supposition qu'elle est due au jeûne (1).

2° J'ai démontré que l'acétonémie qui accompagne les crises e vomissements paroxystiques n'est pas une conséquence de l'inanition ; en effet, l'acétonémie est en général appréciable dès le début de la crise et parfois elle a pu être constatée la veille ou avant-veille ; dans quelques cas, elle persiste après la disparition des vomissements, voire même plusieurs jours après la reprise de l'alimentation.

On n'est pas autorisé pour cela à considérer les vomissements comme la conséquence d'une intoxication par l'acétone (pas plus que d'une intoxication par les acides qui lui sont souvent associés, acide diacétique et acide oxybutyrique B) ; rien ne prouve qu'il en soit ainsi et beaucoup de raisons plaident contre cette manière de voir.

Nous devons donc regarder les vomissements et l'acétonémie comme deux symptômes associés, comme deux conséquences concomitantes d'une même cause. Nous devons dire qu'il y a des vomissements *avec* acétonémie et ne pas parler de vomissements *sans* acétonémie. J'ai insisté là-dessus dans mon premier mémoire ; j'y reviens parce que je n'ai pas été toujours compris.

3° Ces vomissements paroxystiques avec acétonémie frappent souvent les enfants d'une même famille et quelquefois la crise

(1) Le mémoire de M. Valagussa a paru dans « Il Policlinico », *Lezione pédia*, novembre 1902, c'est-à-dire un an après le mien. Mais, dès 1901, M. Valagussa en fit faire des « tirages à part », qu'il adressa à divers savants ; son travail put donc être analysé avant d'avoir paru dans le recueil italien. J'en ai eu connaissance par l'analyse qu'en ont donnée les *Archives de médecine des Enfants* dans le numéro de novembre 1901, c'est-à-dire dans le numéro même où mon mémoire a paru.

éclate en même temps, ou à peu de jours de distance, chez des frères ou des sœurs.

4° Chez les enfants prédisposés, la crise peut éclater à l'occasion d'une autre maladie, au début d'une rougeole, d'une colite dysentériforme, d'une méningite tuberculeuse ; ces *formes associées* donnent naissance à des tableaux cliniques complexes dont la nature n'est pas toujours facile à démêler. Je vais montrer dans un instant que l'appendicite et les vomissements périodiques peuvent exister chez le même sujet et que cette association peut être la source de difficultés presque insolubles.

Les faits précédents ont été confirmés, dans leur ensemble, par les études de MM. Lamarq-Dormoy, Edsall, Pierson, Mirallié. Toutefois, M. Richardière, dans son mémoire, fait une réserve sur la constance de l'acétonémie. Je l'ai toujours rencontrée lorsque l'analyse a été faite pendant la période de vomissements ; or, dans une des observations de M. Richardière, les urines furent examinées après la cessation des vomissements et alors que s'était établi un ictère.

De plus, il importe de le remarquer ici, le degré de l'acétonurie, est très variable : elle est parfois très légère, parfois très accusée. On peut d'ailleurs constater un *défaut de proportion entre les vomissements et l'acétonémie.* Il y a des cas où l'acétonémie est très accusée et où les vomissements sont un symptôme effacé ; il ne se produit que deux ou trois vomissements précédés et suivis d'un état nauséeux plus ou moins prononcé. Dans d'autres cas, les vomissements sont fréquents, durent plusieurs jours et l'acétonémie est à peine appréciable. Il s'agit pourtant bien de la même affection, puisque ces deux formes cliniques peuvent se succéder chez le même sujet

II. — Aujourd'hui, malgré quelques divergences de détail, le type clinique des vomissements à répétition de l'enfance est bien établi. Mais la nature et la cause de cette affection ont donné lieu à des opinions tout à fait contradictoires, et le travail de M. Richardière vient ranimer la discussion là-dessus.

On ne peut considérer les crises de vomissements comme dépendant d'une *affection primitive de l'estomac* ou du tractus gastro-intestinal. L'absence habituelle de tout autre trouble digestif que le vomissement, le défaut de modifications objectives de l'estomac et de l'intestin, la terminaison si brusque des accidents, l'absence des causes habituelles des affections aiguës de l'estomac, l'inefficacité du régime alimentaire pour prévenir le retour des crises : tout, en somme, concourt à écarter cette manière de voir.

Les vomissements paroxystiques peuvent, il est vrai, s'observer chez des enfants dyspeptiques ; mais ils peuvent se montrer aussi chez des sujets dont la digestion est ordinairement très bonne. Ces vomissements paroxystiques avec acétonémie ne sont pas plus le fait d'une affection primitive de l'estomac, que les vomissements de la migraine ou ceux de l'anesthésie chloroformique.

M. Krotkow a soutenu que les vomissements paroxystiques avec acétonémie étaient la conséquence d'une pseudo-méningite engendrée elle-même par un empoisonnement alimentaire. Cette hypothèse est contredite par le caractère familial, par la fréquence des rechutes chez certains sujets, par la terminaison brusque des vomissements, en un mot par tous les caractères de l'affection (1).

Pour MM. Gilbert et Lereboullet la *cholémie familiale* est une des causes, sinon la cause unique des vomissements paroxystiques, lesquels seraient dus à des flux bilieux. M. Laracq-Dormoy et M. Richardière pensent aussi que cette affection est due à un *trouble hépatique*. Je ferai d'abord remarquer que, dans ces crises de vomissements, la constipation est la règle et que les matières vomies sont parfois incolores ; on ne peut donc parler de flux bilieux.

D'autre part, le vomissement bilieux est un fait banal ; il peut se produire dans nombre d'affections qui n'ont pas leur siège dans le foie, telles la méningite, l'appendicite, la péritonite, la colique néphrétique. L'augmentation de volume du foie dans les

(1) Krotkow, Contribution à l'étude des vomissements acétonémiques, chez les enfants, *Semaine médicale*, 12 octobre 1904.

crises de vomissement est un phénomène inconstant. L'ictère, survenant après la crise, est exceptionnel et il peut n'être ici qu'une complication secondaire comme il l'est dans d'autres affections, dans la pneumonie par exemple. Enfin, les stigmates de la cholémie familiale font souvent défaut. En somme, il est possible que les crises de vomissements aient une origine hépatique ; mais cela n'est pas démontré. Dans un grand nombre de cas, aucun procédé d'exploration ne révèle une affection du foie.

La manière ingénieuse dont M. Richardière comprend les rapports de l'acétonémie et du trouble hépatique se heurte à plusieurs objections. Aucune expérience, que je sache, n'a démontré directement que le foie est à l'état normal, un lieu de destruction de l'acétone. D'autre part, la formation de l'acétone dans le tube digestif, admise par les anciens auteurs, est aujourd'hui niée presque unanimement.

La majorité des auteurs (Rachford, Comby, Holt, Valagussa) regarde les vomissements à répétition comme une manifestation paroxystique de l'*arthritisme* ou de l'*uricémie*, manifestation comparable aux crises de migraine et aux accès de goutte.

Ne parlons pas d'uricémie, dont la signification, après avoir paru claire et précise, est devenue vague et obscure. En ce qui concerne l'arthritisme, si on désigne par là une disposition à certaines affections, qui coïncident souvent chez le même sujet ou chez les sujets d'une même famille, telles l'asthme, la migraine, les hémorrhoïdes, les lithiases, l'eczéma, si on comprend ainsi l'arthritisme, je reconnais, avec M. Comby, que les enfants atteints de vomissements paroxystiques sont le plus souvent issus de parents arthritiques. Mais, cette constatation, intéressante en elle-même, n'explique pas les vomissements à répétition ; on n'explique pas la goutte ou la migraine en disant que ce sont des maladies arthritiques.

M. Rotch regarde les vomissements à répétition comme le résultat d'une névrose de l'estomac ; mais il reste à trouver la cause de cette névrose.

Que les vomissements paroxystiques sont une *forme larvée*

d'appendicite, c'est ce qui n'a jamais été dit publiquement, mais c'est ce que certains chirurgiens pensent ou ont pensé. Il est facile de démontrer que cette manière de voir est erronée.

A la fin de 1901, quelques jours après la publication de mon premier mémoire, M. Brun me demanda de voir un enfant de 7 ans, à qui il avait enlevé l'appendice en février de la même année. Or, cet enfant avait à ce moment une crise typique de vomissements avec acétonémie. Cette crise rappelait celles qu'il avait eues auparavant et qu'on avait attribuées à une appendicite. Comme, à l'opération, les lésions de l'appendicite avaient été trouvées très légères, on peut se demander s'il n'y avait pas eu une erreur de diagnostic.

M. Hutinel a signalé un cas tout à fait analogue : persistance des crises de vomissements après ablation de l'appendice (1).

Mais l'observation suivante est peut-être plus intéressante encore, parce que, tout en démontrant l'indépendance des deux affections, elle nous les présente associées sur le même sujet.

Il s'agit d'une fillette âgée aujourd'hui de 6 ans. A l'âge de 23 mois, elle eut une maladie fébrile qui débuta par des vomissements répétés et prolongés et se poursuivit par des accidents de colite membraneuse. A partir de ce moment l'enfant reste constipée et expulse quelquefois des glaires, rarement des muco-membranes.

A l'âge de 3 ans et 2 mois, survient une crise de vomissements incessants, qui dure 5 jours et demi ; cette crise a commencé par une brusque élévation de température (40°), suivie d'une chute rapide. Aucun autre trouble intestinal qu'un peu de constipation ; aucun phénomène objectif du côté de l'abdomen et du foie ; *absence complète de douleur abdominale* ; odeur acétonique très accusée ; réaction de Lieben et réaction de Ghrardt positives. J'ai pensé à l'appendicite le premier jour ; mais dès le second, j'ai fait le diagnostic de vomissements avec acétonémie.

Malgré la surveillance très sévère du régime alimentaire, deux cri-

---

(1) Louis Géard, *Essai sur les vomissements avec acétonémie*, Thèse de Paris, mars 1904, n° 244, p. 93,

ses semblables, mais plus légères, sont survenues durant l'année
suivante.

Le 1er décembre 1903, l'enfant ayant 4 ans 1/2, apparaissent brusquement les symptômes suivants : fièvre intense, vomissements,
douleur abdominale vive à la pression, mais diffuse, sans aucune
prédominance à droite ; ventre légèrement ballonné. Il y avait donc
une péritonite aiguë ; chez une enfant de cet âge et dans les conditions où nous observions, cette péritonite ne pouvait guère avoir
d'autre cause qu'une appendicite avec phénomènes douloureux anormaux ; il fallait donc admettre ce dernier diagnostic. La malade soignée par M. Boulloche et par moi, fut vue par M. Broca ; nous fu-
mes tous d'accord sur l'existence de l'appendicite. Celle ci céda très
vite ; le troisième jour, tout avait à peu près disparu. Mais après avoir
observé ces accidents, je me demandai si la crise de vomissements
que j'avais observée plus d'un an auparavant et qui m'avait laissé dans
l'incertitude le premier jour, n'avait pas été la manifestation d'une
poussée d'appendicite.

Quoi qu'il en soit, après cette dernière crise, la malade fut vue par
MM. Broca, Jalaguier et Walther, lesquels furent d'accord pour conseiller l'ablation de l'appendice à froid. La fillette entra, vers la fin de
janvier 1904, dans une maison de santé, où M. Walther devait l'opérer au premier jour. Elle y était depuis 48 heures environ, lorsqu'elle fut prise de vomissements avec odeur acétonique de l'haleine
très forte, avec une légère constipation, sans douleur abdominale, sans
aucun phénomène objectif, avec une température de 38° le premier
jour. La crise dura deux jours et demi. Cette fois, il ne me parut pas
douteux qu'il s'agissait d'une crise de vomissements avec acétonémie.
M. Walther pensa à une poussée légère d'appendicite ; M. Jalaguier
inclinait à accepter mon opinion.

L'opération fut pratiquée le 1er février 1904, par M. Walther. L'appendice présentait : un peu de gonflement des follicules, dont l'un portait un petit point rougeâtre au centre, il y avait des traces d'adhérences péritonéales : dans le méso, se trouvait un ganglion gros comme
un petit haricot, que M. Walther enleva. L'appendicite était donc incontestable. Mes incertitudes recommencèrent.

Au mois de mai, l'enfant se plaint de la jambe droite et boite en marchant. Une radiographie montra qu'il y avait à la partie supérieure du péroné une fracture dont la cause ne put être découverte.

Le 25 octobre 1904, neuf mois après l'ablation de l'appendice, la mère s'aperçoit dans la matinée que la fillette exhale une odeur qui présage une crise de vomissements : c'est l'odeur d'acétone qu'elle a appris à reconnaître dans les crises antérieures. Le soir du même jour, les vomissements éclatent et la température monte à 38°. La crise, dura 48 heures avec 12 vomissements par jour environ ; les vomissement ont rejeté d'abord des aliments, puis un liquide presque incolore, enfin vers la fin un liquide jaunâtre. Cette crise a eu lieu à la campagne ; je n'ai pas pu voir l'enfant ; mais la mère m'a tenu au courant de ce qui se passait.

Cette crise est évidemment une crise de vomissements paroxystiques avec acétonémie.

J'ai soigné l'enfant au mois de novembre dernier pour une poussée de prurigo. A ce moment voici ce que j'ai constaté : foie et ventre normaux et sans aucune douleur, selles normales et régulières ; léger clapotage gastrique ; aucun stigmate de cholémie ; enfant très gaie, mais se fatiguant très vite.

Il y a donc eu, chez cette fillette, coexistence d'appendicite et le vomissements avec acétonémie : les deux maladies n'avaient aucune relation, puisque les vomissements ont reparu après ablation de l'appendice. Ce cas et les deux que je signalais il y a un instant suffisent donc à prouver que les vomissements à répétition ne représentent pas une forme larvée de l'appendicite. Mais il résulte de ces faits que le diagnostic de ces deux affections, relativement facile dans les cas typiques, pourra être presque impossible dans certains cas. Cette question du diagnostic méritera d'être étudiée plus tard d'une manière détaillée. Je veux la laisser de côté aujourd'hui.

De cette discussion, je puis donc conclure, comme dans mon premier travail, que les vomissements paroxystiques avec acétonémie représentent une affection spéciale, bien définie au point de vue clinique, mais dont la cause n'est pas connue.

III. — Pour terminer, je désire m'expliquer sur le *traitement alcalin intensif* des vomissements paroxystiques La question est intéressante, non seulement pour la thérapeutique, mais pour la pathogénie.

C'est dans le diabète sucré que l'acétonémie a été d'abord la plus étudiée ; dans cette maladie, elle précède et accompagne souvent un accident grave, le coma diabétique. Au début, on attribuait celui-ci à une intoxication par l'acétone ; cette pathogénie est aujourd'hui abandonnée et le coma diabétique est regardé comme la conséquence d'une intoxication acide dont l'acétonémie n'est que le témoin. En effet, dans les urines diabétiques qui renferment de l'acétone, on trouve toujours ou presque toujours de l'acide diacétique (acide acétyl-acétique) et de l'acide o xybutyrique B. On tend à admettre que ces trois corps dérivent les uns des autres, ce qui explique leur association habituelle ; l'oxydation de l'acide oxybutyrique B donne de l'acide diacétique et de l'eau ; l'acide diacétique se décompose en acétone et acide carbonique. L'acide oxybutyrique serait donc le premier terme de la série. Sa provenance est encore inconnue : les uns le regardent comme issu de la désintégration des matières albuminoïdes, d'autres de celle des graisses ; d'autres en font un produit de synthèse.

Quoi qu'il en soit, dans le diabète, l'acétonémie est un phénomène qui accompagne et qui révèle une acidose des humeurs. On tend généralement à admettre qu'il en est de même dans l'acétonémie qui ne dépend pas du diabète. Dans les vomissements paroxystiques, la présence de l'acétone dans les urines est à peu près constante, celle de l'acide diacétique très fréquente ; je n'ai pas fait rechercher l'acide oxybutyrique B. Mais dans la pensée que l'acidose est un des éléments qui se combinent aux vomissements paroxystiques, j'ai essayé de traiter ceux-ci par l'administration des alcalins, j'ai d'abord employé la magnésie calcinée, dont je faisais prendre 1 gramme, soit 5 fois 0,20 centigrammes en 24 heures (1). Les résultats m'avaient paru assez favorables

(1) M. Edsall croit avoir lu dans mon mémoire que je conseille 0,02

pour que j'aie conseillé de persister à donner cet alcalin, même quand les vomissements en rejetaient une partie.

M. Edsall (1) a pu s'assurer comme moi que l'acétonémie est la règle dans les crises de vomissements cycliques ; il en conclut que l'acidose doit toujours exister dans ces crises ; et, en fait, dans les deux cas où elle fut recherchée, la présence de l'acide oxybutyrique dans les urines fut constatée.

En se fondant là-dessus, M. Edsall (2) n'hésite pas à admettre que c'est, non pas l'acétonémie, mais l'intoxication acide qui est la cause des vomissements ; et il conseille de traiter ceux-ci par de fortes doses de bicarbonate de soude : 20 *grains* toutes les deux heures, soit 120 *grains* en doses successives dans les vingt-quatre heures (c'est-à-dire 1 *gr.* 30 toutes les deux heures et à peu près 8 *grammes* en doses successives dans le vingt-quatre heures) ; le traitement doit aller jusqu'à déterminer une réaction alcaline des urines. Il déclare que ce traitement lui a donné des résultats excellents et que, employé au début, il est susceptible de faire avorter la crise : cette efficacité du traitement alcalin intensif lui paraît une preuve en faveur de la théorie de l'acidose.

Ces vues de M. Edsall sont-elles justes ? Admettons, avec lui et la majorité des auteurs, que l'acétonémie est liée étroitement à l'acidose et que la constatation de la première permet de conclure à l'existence de la seconde. Il faut démontrer que l'acidose est bien la cause des vomissements. Or cette démonstration n'est pas faite.

Remarquons d'abord qu'il est fréquent de constater chez l'en-

milligrammes de magnésie cinq fois par jour, et cette dose lui paraît à la droit si faible qu'il suppose qu'il y a eu erreur d'impression et que si voulu dire 0,20 centigrammes cinq fois par jour, dose que M. Edsall trouve encore trop faible. M. Edsall n'a probablement connu mon mémoire que par une analyse inexacte, car il ne renferme pas d'erreur d'impression sur ce point, p. 638, ligne 11, il y a bien : « 0,20 centigrammes par fois en vingt-quatre heures. »

(2) EDSALL. Communication préliminaire sur la nature et le traitement des vomissements périodiques chez les enfants. *American Journ. of the med.*, avril 1905.

fant, l'acétonémie et l'acidose, sans qu'il se produise des vomissements, par exemple au cours des états fébriles.

Examinons maintenant le grand argument de M. Edsall, l'efficacité du traitement alcalin intensif.

Le bicarbonate de soude à haute dose serait capable de supprimer ou tout au moins d'atténuer les vomissements ; il pourrait même, administré tout à fait au début, faire avorter la crise.

J'ai employé ce traitement dans quatre cas : une fois, j'ai prescrit les mêmes doses de bicarbonate de soude que M. Edsall ; le patient vomit le remède qui parut même augmenter l'intolérance gastrique

Dans les trois autres cas, je me contentai de faire prendre 0 gr. 25 toutes les heures (environ 12 fois en 24 heures) ; le résultat fut peu appréciable dans un cas ; dans les deux derniers, la crise s'atténua et finit très vite. Ce traitement mérite donc d'être essa .

Mais, même en admettant qu'il soit efficace, cela ne signifierait pas que les vomissements sont dus à l'acidose ; car les alcalins peuvent agir favorablement sur les échanges nutritifs autrement qu'en neutralisant les acides des humeurs ; les actes vitaux ne doivent pas toujours être assimilés strictement à ceux qui se passent dans une cornue. Les enfants qui sont sujets aux vomissements paroxystiques se trouvent très bien de la médication alcaline, même en dehors de leurs crises ; depuis longtemps, j'ai coutume de les alcaliniser durant une semaine par mois, et j'ai remarqué que cette pratique éloigne les crises et les rend légères et courtes. D'autre part, ce qui prouve bien que la question est obscure, c'est que, dans le coma diabétique dont l'origine acido-toxique est généralement admise, le traitement alcalin intensif ne donne presque jamais des résultats satisfaisants.

En somme, rien ne prouve que ce que je disais de l'acétonémie ne soit applicable à l'acidose. Vomissements, acétonémie et acidose, ne sont peut-être que des symptômes associés, que des conséquences concomitantes d'une même cause, encore inconnue.

Vomissements cycliques chez les enfants,

par le Dʳ J. Comby.

J'ai eu l'occasion d'étudier les *vomissements périodiques* ou *cycliques* dans plusieurs publications : Revue générale des *Archives de médecine des Enfants* (1809, p. 340), thèse du Dʳ Solélis sur le *Vomissement périodique chez les enfants* (Paris, 23 novembre 1899), communication à la Société médicale des hôpitaux (1901) sur *Quelques syndromes arthritiques chez les enfants*, mémoires sur l'*Uricémie et l'arthritisme chez les enfants* (*Arch. de méd. des Enfants*, 1901, 1902).

J'ai adopté dans ces divers travaux, l'opinion des auteurs américains (Whitney, Rachford, etc.), tendant à admettre que ce syndrome a pour cause une intoxication générale, mécanique ou diathésique, qui le rapproche des autres paroxysmes arthritiques (l'accès de migraine, l'accès de goutte, l'accès d'asthme).

Les faits nouveaux que j'ai recueillis et dont je vais vous donner la substance, n'ont pu que me confirmer dans cette opinion.

J'ai pris des notes sur 34 cas inédits observés depuis 1900. Sur ces 34 cas, 32 ont été recueillis en ville, dans des familles neuro-arthritiques, entachées de goutte (migraine), gravelle, asthme, eczéma, névroses, etc. Deux seulement ont été recueillis à l'hôpital, chez une fillette de 12 ans qui n'était pas de souche arthritique, mais offrait un bel exemple d'appendicite chronique méconnue et chez une autre de 5 ans, de souche neuro-arthritique.

Une fille de 12 ans entre le 10 janvier 1905, dans mon service, à l'hôpital des Enfants-Malades. Parents bien portants sans tare arthritique. Née à terme, nourrie au sein par sa mère, l'enfant a marché à 13 mois. Rougeole, scarlatine, diphtérie dans les premières années. Depuis l'âge de 4 ans vomissements paroxystiques revenant périodiquement, tous les deux mois (6 fois par an en moyenne). Ces vomissements, qui s'accompagnent de constipation, de fièvre, de douleurs abdominales, durent trois ou quatre jours. En comptant six crises par an, nous arrivons à un total de près

de 50. Le 7 janvier 1905, nouvelle crise semblable aux précédentes, et que nous avons pu observer. Nous avons constaté, outre
les vomissements incoercibles et la constipation, une douleur très
vive dans la fosse iliaque droite, et bientôt la formation d'un
boudin qui ne permettait plus de douter de l'appendicite.

Voilà donc un cas d'appendicite chronique à rechute qui s'est
traduit pendant 8 ans par des vomissements périodiques. Ce cas
n'est pas unique, tous les chirurgiens, qui voient beaucoup d'appendicites, en ont observé de semblables et j'en ai moi-même
rencontré un second cas (petit garçon de 7 à 8 ans qui a guéri de
ses vomissements cycliques après l'opération de l'appendicite). Il
y aura donc lieu, désormais, en présence des vomissements cycliques, de songer à l'appendicite.

Si je déduis les deux cas dont je viens de parler, je trouve 32
autres cas de vomissements périodiques dans lesquels vraisemblablement il ne pouvait être question d'appendicite, mais seulement d'arthritisme à un très haut degré. Si je voulais tirer
une conclusion de cette statistique, je dirais que plus de 6 fois
sur 100, les vomissements cycliques sont dus à l'appendicite.

Les vomissements cycliques débutent rarement dans la première
enfance ; j'ai cependant compté un cas avant un an ; le début des
crises a eu lieu 5 fois dans la seconde année, 11 fois entre 2 et
3 ans, 8 fois entre 3 et 5 ans, 7 fois entre 5 et 10 ans, 2 fois entre
10 et 15 ans. Le maximum de fréquence se place entre 2 et 7 ans ;
c'est dans la seconde enfance, après le sevrage, avant l'achève-
ment de la seconde dentition, que les premières crises se montrent
le plus fréquemment. Au point de vue du sexe il y a une remarque à faire. Sur 34 cas, j'ai compté 24 filles pour 10 garçons. La
migraine aussi est plus fréquente chez les filles que chez les garçons et cette prédominance sexuelle plaide en faveur de l'assimilation entre la migraine et les vomissements cycliques. Ces deux
syndromes sont des manifestations équivalentes de la diathèse
arthritique.

· L'hérédité neuro-arthritique est d'ailleurs signalée dans toutes
mes observations, sauf celle de la fillette atteinte d'appendicite

dont j'ai parlé au début. J'ai retrouvé la goutte ou le rhumatisme chez les ascendants 10 fois, la migraine chez la mère ou chez le père 13 fois, l'asthme 6 fois, l'eczéma, 5 fois, les névralgies 3 fois, etc.

Plusieurs enfants sont signalés comme grands mangeurs de viande. J'ai rencontré chez 2 l'eczéma, chez 8 la dilatation de l'estomac, chez 2 l'hypertrophie du foie, chez 1 le déplacement du rein droit.

Sur mes 34 derniers cas, je n'ai rencontré de manifestations hépatiques notables que dans deux cas.

J'ai pourtant recherché l'état du foie dans tous les cas. Mais je n'ignore pas que d'autres ont noté l'hypertrophie, et même à l'autopsie la stéatose du foie. Je ne nie donc pas la possibilité des troubles hépatiques, mais, vu leur rareté, je ne crois pas qu'ils jouent un rôle pathogénique quelconque dans la production et l'évolution des vomissements à rechute.

Si le foie ne m'a pas semblé habituellement malade, en revanche le tube digestif a été presque toujours atteint. L'entérite muco-membraneuse, avec expulsion de glaires, de mucosités, de sang, de fausses membranes, est signalée 8 fois. La constipation, presque constante, est expressément mentionnée 30 fois sur 34 cas ; une fois seulement il est dit que les enfants n'avaient pas de constipation habituelle.

Dans un cas, l'enfant avait l'habitude d'ingérer toute sorte de corps étrangers, et notamment de la terre (géophagie).

Chez trois enfants, j'ai observé la coïncidence de végétations adénoïdes volumineuses ; chez cinq autres, une angine aiguë avec tuméfaction des amygdales et points blancs précédant habituellement les crises de vomissements.

La température du corps n'a pas été prise par les parents dans tous les cas ; 12 fois elle est signalée comme élevée, les chiffres de 39°, 39°5, 40° ayant été atteints. Dans 6 cas, il est dit que les vomissements ont évolué sans fièvre, et dans les autres cas, il est impossible d'affirmer que la fièvre ait été absente. Il en résulte que la fièvre paraît accompagner la plupart des cas. Deux de mes malades avaient rendu du sable dans leurs urines.

Au début, les vomissements sont presque toujours alimentaires, et les parents croient à une indigestion. Puis les matières rendues sont muqueuses ou bilieuses. Parfois il y a des filets de sang; c'est deux de mes cas l'hématémèse est signalée.

L'odeur urémiforme ou acétonique de l'haleine et des matières vomies est notée 11 fois sur les cas. Une fois, la mère dit que l'odeur de l'haleine était alliacée, et une autre fois qu'elle rappelait l'odeur d'une pomme acide.

Le diagnostic pour les premiers accès est très incertain. On a pensé à une à une méningite, 4 fois à l'appendicite, 4 fois à la migraine, 1 fois à la péritonite, 1 fois à l'occlusion intestinale.

Le pronostic quoad vitam est bon dans l'immense majorité des cas; cependant un de mes malades est mort dans une crise où avec ... il ... après avoir vomi du sang et caillots.

La mortalité dans ma statistique serait donc de près de 300. Le 10e congrès général de Philadelphie a rapporté 2 cas de mort dans ses observations personnelles d'ailleurs très peu nombreuses ... un ... observé par Rush et un 4e par Langmead ...

Les vomissements à répétition ne sont donc pas toujours d'une absolue bénignité: outre l'appendicite qu'ils peuvent masquer, et dont à première vue ils simulent, ils peuvent eux-mêmes entraîner quelquefois la mort.

En résumé, il semble résulter des cas récents que j'ai recueillis depuis à ... comme des autres cas que j'avais recueillis auparavant que le ... vomissement cyclique ou périodique des enfants quand il n'est pas symptomatique de l'appendicite, est une des nombreuses expressions cliniques de la diathèse ... comparable à la migraine. En effet, il ne s'observe pour ainsi dire pas à l'hôpital dans la clientèle pauvre; il est très fréquent de le rencontrer dans la clientèle riche, chez les ... Il peut alterner ou se succéder, chez le même enfant, avec d'autres manifestations arthritiques comme la migraine. Il est plus fréquent chez les filles que chez les garçons.

Les troubles digestifs prolongés et en particulier la constipation, parfois aussi l'entérite muco-membraneuse, sont très fréquemment observés. L'hypertrophie hépatique et l'ictère sont très rares, et il est probable que le foie doit être mis hors de cause dans la pathogénie de ce curieux syndrome. Au point de vue thérapeutique, ce qui m'a le mieux réussi, c'est le régime végétarien associé aux alcalins et à l'hydrothérapie, dans l'intervalle des crises

A propos des vomissements périodiques acétonémiques,

par M. Broca.

J'ignore si quelques chirurgiens ont pour pensée de derrière la tête, comme le craint M. Marfan, d'attribuer à l'appendicite tous les cas de vomissements périodiques acétonémiques. Mais ma pensée de devant la tête est que parmi ces vomissements il en est, plus nombreux qu'on ne le pense, qui relèvent d'appendicites méconnues : M. Marfan vient de nous dire qu'il l'admet, M. Comby aussi, et avec plus de fréquence ; je me borne à aller un peu plus loin que M. Comby dans mon appréciation sur cette fréquence.

Déjà l'an dernier, quand je vous ai entretenus de symptomatologies parfois très inquiétantes, où l'élément réflexe semble prendre le pas sur l'élément inflammatoire, engendrées par certaines appendicites chroniques et l'ayant toujours été, je vous ai signalé deux observations de vomissements incoercibles, sans trace de péritonite, guéris à la minute, pour ainsi dire, par l'ablation de l'appendice. Chez ces deux malades, qui me furent tous deux confiés par M. Variot, les signes locaux de l'appendicite étaient bien insignifiants : chez l'un — assez ancien il est vrai — ni Variot ni moi n'y avions pensé avant l'opération : chez l'autre, nous trouvâmes à un très léger degré les signes physiques de l'appendicite chronique, et nous y songeâmes surtout à cause de l'histoire de notre premier malade, si bien que M. Kirmisson, consulté avant moi, avait refusé d'opérer, croyant à une méningite. Or voici cette enfant : elle est en santé florissante et n'a plus eu un seul vomissement depuis le mois de mars dernier, où je lui ai réséqué l'appendice.

Cette question des vomissements incoercibles n'est pas identique. je le sais, à celle des vomissements périodiques acétonémiques. Mais pour ceux-ci, voici une observation tout à fait typique.

Au printemps 1903, je fus consulté pour une enfant de 5 ans 1/2, atteinte d'une légère scoliose rachitique : je n'en fus pas autrement surpris, car. son père étant de mes amis, je connaissais en gros tout un passé médical capable d'expliquer cette insuffisance squelettique. Je savais que l'enfant avait eu. dès son entrée dans le monde, une mauvaise nourrice et des troubles digestifs. à 3 mois une broncho-pneumonie grave, et qu'au total son état gastro-intestinal continuait à rendre son alimentation difficile. Mais de tout cela je ne connaissais pas les détails et voici ceux que j'appris quand, intervenant médicalement, je posai des questions précises.

A partir de l'âge de 10 mois. l'enfant avait commencé à souffrir d'embarras gastriques qui rendirent son sevrage laborieux, et ces troubles prirent tout de suite une allure périodique, avec des crises qui jusqu'à l'âge de 5 ans se reproduisirent de deux en deux mois. Chaque crise commençait par des vomissements accompagnés d'un état alarmant de collapsus. avec abaissement considérable de la température on l'a vu à 35/4 : au bout de quelques heures, la température s'élevait, montant jusqu'à 40° une poussée de gros boutons herpétiques aux membres se produisait souvent. et enfin au bout de 6 à 8 jours l'état redevenait normal. A partir de l'âge de 5 ans. les crises s'espacèrent. ne survenant plus que tous les 5 à 6 mois.

Je me garderais de rien conclure sur cette symptomatologie à laquelle je n'ai pas assisté, si l'enfant n'avait été suivie de très près par M. Marfan d'abord, puis. de concert avec lui. par M. Boulloche ; si ces deux médecins, dont la compétence en l'espèce est si grande, n'avaient tous deux diagnostiqué. pendant six ans, des vomissements périodiques avec acétonemie.

Quoique, je le répète je ne conteste pas la **réalité de cette affec-**

tion dont je n'ai aucune expérience personnelle, j'avoue que j'aime assez à palper moi-même, d'une main chirurgicale, le ventre des enfants qui vomissent sans motifs ; et chez celle-ci je sentis un cæcum gargouillant, manquant un peu de souplesse ; il me parut, en outre, qu'à la palpation profonde je trouvais en cette région une très légère sensibilité, avec une toute petite défense musculaire. Et, sans oser contredire avec témérité mes si distingués collègues, je prédis aux parents plutôt un peu étonnés, que j'aurais peut-être bien, un jour ou l'autre, à aller chercher l'appendice. En tout cas, je demandai à être convoqué d'urgence à la première crise.

Ce ne fut pas long : le coup de téléphone fut pour le lendemain. Cette fois, je fus presque affirmatif, car l'enfant, très intelligente et très précise, me dit que dans le ventre elle souffrait à droite plus qu'à gauche ; que vers le point de Mac Burney je lui faisais, en appuyant, plus mal que dans le reste de l'abdomen. Et l'attaque survenant dès le lendemain d'une palpation profonde, prolongée, ne fut pas sans influer sur mon jugement, car je ne pus m'empêcher d'admettre que j'avais, par des tiraillements, des pressions, réveillé une inflammation latente.

De l'odeur acétonémique de l'haleine je ne tins pas grand compte, car je la crois tout à fait banale dans les appendicites avec vomissements et langue saburrale.

Mon diagnostic n'eut pas grande faveur : seul le père, opéré lui-même d'appendicite il y a quelques années, eut tendance à s'y rallier. Il était d'ailleurs bien entendu que le doute était permis et que, dès lors, avant de proposer une opération, il convenait d'attendre une atteinte mieux caractérisée.

En mars 1904, nouvelle crise, sans rien de net : les vomissements ne furent accompagnés d'aucune douleur abdominale, et la fièvre ne dura que 24 heures. Mais en juillet il n'en fut plus de même ; cette fois il y eut, pendant la crise, des douleurs vives dans la fosse iliaque droite, et les parents, alors en villégiature, soumirent mon diagnostic, comme probablement exact, au Dʳ Grandhomme (de St-Germain) ; mais celui-ci, influencé par les

accès auxquels, depuis plusieurs années il avait assisté, ne s'y
rallia pas plus que, quelques mois auparavant, Marfan et Boulloche.

Or, quelques jours plus tard, les hésitations durent cesser : le
12 août à midi, vomissements, vive douleur dans la fosse iliaque
droite, langue blanche et haleine acétonémique, température à
39°2, pouls à 136°, et cette fois le Dr Pascal (de Trouville), chirurgien de son métier, déclara quelques heures plus tard qu'il
existait dans la fosse iliaque un gros plastron inflammatoire.

Les accidents locaux s'amendèrent très vite, mais à partir de
ce moment tous les essais d'alimentation, même légère, provoquèrent des rechutes, et finalement j'opérai le 14 septembre.

Il existait des lésions appendiculaires anciennes et très accentuées : la pointe de l'épiploon induré s'enroulait autour de la
base de l'appendice court, gros, blanc, dur, fibreux et oblitéré
sous la bague épiploïque, atteint, sur le reste de son étendue, de
folliculite hémorrhagique. La masse inflammatoire ainsi constituée était située juste au détroit supérieur, au niveau de la symphyse sacro-iliaque, en un point où l'on ne peut avoir de renseignements bien précis ni par la palpation simple, ni par le toucher
rectal, et cela explique l'absence des signes physiques habituels
de l'appendicite à toutes les crises, sauf la dernière. Et même à
celle-ci la symptomatologie locale fut anormale, en ce sens qu'à
plusieurs reprises, pendant le mois de crises subintrantes qui
précéda l'opération, le Dr Pascal, un de mes collègues qui un jour
fut consulté d'urgence, et moi-même constatâmes la formation
étonnamment rapide et la disparition non moins rapide, d'une tuméfaction iliaque pour ainsi dire en accordéon ; et mon collègue,
après s'être demandé, à sa première visite, s'il n'allait pas être
nécessaire d'inciser d'urgence un abcès, se demanda le lendemain, ne sentant plus rien de gros, s'il n'y avait pas eu simple
stase stercorale dans le cæcum et si, dès lors, une appendicite
était bien en cause. Je rassurai le père sur ces oscillations, car
bien des fois déjà j'ai noté variabilité semblable, due à des lym-
phangites de l'épiploon, et nous savons, d'une manière générale,

que l'épiploïte est un l'élément capital dans le « plastron » de l'appendicite aiguë. L'état anatomique des parties a confirmé mon hypothèse.

Mais ceci n'est que du hors-d'œuvre dans la discussion actuelle, quoique l'adhérence épiploïque, tiraillant l'estomac, ait peut-être été pour quelque chose dans la forme clinique des accidents, où les vomissements furent si prédominants ; ce n'est sûrement qu'un des éléments de la question, car dans l'autre observation dont j'ai à vous entretenir il n'existait rien d'analogue. Le fait certain est que les lésions appendiculaires étaient la cause des vomissements périodiques, car depuis le 14 septembre dernier il n'y a plus eu aucune alerte, quoique l'enfant ne suive plus aucun régime alimentaire spécial.

Ultérieurement, y aura-t-il, comme chez la fillette dont nous parlait M. Marfan, une reprise de vomissements ? Il serait imprudent de le nier, quoique l'état général de l'enfant se soit considérablement amélioré. C'était une hypotrophique, comme dit Variot, avec peau sèche, rugueuse, facilement eczémateuse ; et depuis l'opération sa peau est devenue normale, ses digestions sont excellentes et la proportionnalité évidente entre les lésions et la symptomatologie est en faveur de l'idée que la guérison sera définitive. En tout cas, elle le fut chez un garçon dont j'ai publié l'histoire il y a quelques années (*Revue mens. des mal. de l'Enfance*, décembre 1902) et chez lequel un médecin des plus distingués se refusait à expliquer par une appendicite « des embarras gastriques » fréquents, très courts, avec fièvre et vomissements : on ne trouvait pas, en effet, les signes locaux habituels, réduits à une médiocre douleur à la pression pendant quelques heures, et cependant je réséquai un appendice gros, dur, partout adhérent, caché dans le haut du petit bassin, devant la symphyse sacro-iliaque.

Chez l'enfant dont M. Marfan nous a parlé, il n'existait que de la folliculite hémorrhagique, sans réaction péritonéale. De même chez une fillette qu'il y a peu de temps j'ai opérée, et dont l'histoire clinique est fort analogue à celle de ma première malade.

Cette fille de 4 ans, auprès de laquelle je fus appelé par mon

élève et ami le Dr Bretonville (de Vincennes), fut élevée au sein
jusqu'à l'âge de 19 mois, mais quoique les tétées fussent régulièrement espacées, elle eut des régurgitations fréquentes, et même
souvent des vomissements vrais, éloignés du repas ; ce fut en
outre de tout temps une constipée opiniâtre. Née avant terme, à
8 mois, elle ne se mit à profiter que vers le 5e mois, et parut
engraisser, malgré l'intervention toujours fréquente de ces vomissements, parfois accompagnés de forte élévation de température.

Au sevrage, qui eut lieu à 19 mois, l'alimentation fut très
difficile : tout provoquait des vomissements, il fallait revenir au
lait. En outre, apparurent à ce moment des syncopes, avec pâleur
du visage, yeux cernés, langue saburrale, fortes chutes de température ; et souvent il y eut des selles muco-membraneuses. L'enfant, en somme, ne supportait guère que le lait et le bouillon de
poulet.

Après l'âge de 2 ans — où une pneumonie mit les jours en danger
ger — les crises de vomissements s'espacèrent, mais s'accompagnè-
rent d'une douleur de ventre jusqu'alors inconnue.

En septembre 1904 seulement intervient le Dr Bretonville, à
l'occasion d'une crise violente, avec vomissements d'abord alimentaires, puis bilieux, constipation absolue, température entre 40
et 41°, odeur de l'haleine très forte et identique à celle des
crises acétonémiques. Mais dans l'abdomen partout sensible,
M. Bretonville trouva, par la pression, une douleur bien plus
vive au point de Mac Burney, à ce niveau un peu de défense musculaire : et il diagnostiqua une appendicite chronique, avec poussées de folliculite, sans empâtement, sans péritonite. L'accès fut
calmé en quelques jours par la diète hydrique et la glace sur le
ventre, puis, les parents répugnant à une opération, un régime
sévère, lait, purées, œufs, compotes de fruits, fut institué : répit
de 3 mois. Et comme les digestions se faisaient bien, on essaya,
au repas de midi, la sole et la cervelle : tout de suite, nouvelle
crise, identique à la précédente, vite calmée, sans empâtement.

Je fus appelé le 24 janvier, après cessation des accidents aigus.
Je confirmai le diagnostic, et nous conclûmes à ne pas reculer

l'opération, l'en   alimenter de façon substan-
tielle, étant déjà   26 janvier, je réséquai donc
un appendice non adhérent, mais atteint de folliculite hémorrba-

Je signalerai en passant ce fait que certains malades atteints
d'appendicite, même au degré de simple folliculite, ne peuvent,
après une crise déterminée, supporter aucune alimentation. Ce
fut le cas pour les deux malades dont je vous ai entretenus aujourd'hui, pour une autre dont je vous ai parlé il y a quelques
mois, et je possède plusieurs   alogues. Sitôt après
. l'alimentation — dirigée comme pour tous les autres
opérés — a pu devenir normale. Ma petite malade a quitté la
maison de santé le 15 février, se nourrissant d'une façon qu'on
n'avait jamais pu réaliser depuis sa naissance. Elle supporte très
bien, outre toutes les purées de légumes, les soles, cervelles,
blancs de poulet, et elle n'a pas eu un seul vomissement.

Pour elle, je le répète, je ne parle pas encore de guérison définitive : le temps écoulé n'y suffit pas. Mais il y a eu une assez
grande et assez brusque amélioration pour qu'on ne puisse contester le rôle au moins partiel de l'appendicite dans la sympto-

M. MARPAN. — Je suis très heureux d'avoir attiré sur ce sujet
l'attention de la Société et d'avoir entendu l'avis de MM. Comby
et Broca ; leurs communications nous montrent quelles difficultés
extrêmes, comme je l'ai dit, présente parfois le diagnostic entre
les vomissements incoercibles et l'appendicite.

M. RICHARDIÈRE. — Un mot seulement aujourd'hui pour dire
      cités, un au moins n'était pas de l'ap-
pendicite ; car   subi cette opération il y a deux ans et il
a eu depuis de nouvelles crises.

Fistule lactée cervicale chez un nourrisson,

par M. G. VARIOT.

J'ai fait insérer récemment dans le *Bulletin de la Société de Pédiatrie*, l'histoire d'un nourrisson atteint de division congénitale du voile du palais et présentant un écoulement de lait très évident par le conduit auditif à la suite d'une otite.

Les hasards de la clinique viennent de me mettre sous les yeux un autre fait très exceptionnel : il s'agit d'une fistule *œsophago-cutanée* qui permettait l'échappement du lait sur la peau du cou.

Le 23 janvier 1905, sur la recommandation du Dr Borst de Plancher-les-Mines, les parents m'apportaient la petite Julia M., âgée de 4 mois. Depuis trois jours, la mère s'est aperçue que le lait coule par l'ouverture persistante d'un abcès sur le côté gauche du larynx ; la brassière et les vêtements de l'enfant sont mouillés chaque fois qu'elle prend le biberon.

Le père et la mère paraissent sains ; c'est leur première enfant. Comme ils tiennent un débit de vins, la petite Julia M... fut envoyée en nourrice au biberon dès sa naissance à Plancher-les-Mines.

Elle eut d'abord des glandes sous la mâchoire à droite et un abcès qui s'ouvrit ; on voit encore une cicatrice cutanée et on sent au palper une induration lobulée profonde des ganglions de la région sus-hyoïdienne droite.

D'autres glandes se produisirent à gauche et un nouvel abcès s'ouvrit près du larynx de ce côté. L'état général de l'enfant devint inquiétant et le Dr Borst prévint les parents qui ramenèrent la petite malade à Paris le 15 janvier.

L'enfant m'a paru très déprimée, les yeux enfoncés avec une mauvaise nutrition ; elle ne pèse que 3 kilos 800 à 4 mois ; elle est donc très atrophique et très cachectique.

Dans les premiers jours qui suivirent le retour, l'abcès se vidait bien, dit la mère, et il sortait du pus ordinaire. Ce n'est que le 20 janvier que l'écoulement de liquide devint bien plus abondant, et qu'on s'aperçut que le lait sortait par la plaie dès que l'enfant faisait des mouvements de déglutition, que les vêtements étaient mouillés.

Je fis donner le biberon devant moi et tout de suite, je vis le petit cloaque cervical se remplir de lait, dès les premières gorgées avalées, et même le lait déborder sur la peau du cou.

L'écoulement de lait était tellement évident, que je pus le faire constater le 24 janvier à tous les médecins et aux étudiants qui assistaient à ma conférence clinique à l'hôpital des Enfants-Malades.

La plaie située sur le côté gauche du larynx, en avant du muscle sterno-mastoïdien, a un centimètre et demi de hauteur sur un centimètre de largeur environ ; elle est limitée par une peau amincie, décollée ; on voit distinctement les muscles dénudés du cou et au fond de la plaie des ganglions assez gros.

J'ai tenté d'introduire un petite sonde molle en caoutchouc par le pertuis d'où je voyais sourdre le lait, au fond du petit cratère ainsi formé ; mais je n'ai pas réussi à faire pénétrer le bout olivaire de ma sonde ni dans l'œsophage, ni dans le pharynx : il me fut donc impossible de préciser exactement si l'orifice interne de cette fistule siégeait sur la partie inférieure du pharynx ou sur l'œsophage. Elle doit être près du larynx. Car il arrive souvent que l'enfant est prise de toux et menace d'étouffer, dit la mère, quand elle commence d'avaler, comme si le lait s'engageait aussi un peu dans le vestibule laryngien.

Etant donné que je présumais que le pharynx ou l'œsophage devaient être ramollis, amincis et friables, puisqu'ils avaient été érodés et perforés par le processus d'un abcès ganglionnaire, je n'ai pas voulu donner le conseil de nourrir l'enfant à la sonde dans la crainte d'agrandir la déchirure par une fausse route.

J'ai conseillé de tenir la plaie aussi propre que possible, en la lavant à l'eau bouillie, en la couvrant d'une pommade aseptique et en appliquant des tampons de coton hydrophile fréquemment renouvelés surtout après la tétée.

Le vendredi 28 février, l'enfant fut conduite à l'hôpital Bre tonneau où elle fut examinée par nos collègues MM. Villemin et Félizet.

On renonça, d'après les renseignements qui nous ont été fournis, à tenter l'occlusion de l'ouverture de l'œsophage. On se contenta de passer par le nez une sonde en caoutchouc rouge qu'on enfonça par l'œsophage jusque dans l'estomac et on conseilla de nourrir l'enfant en versant les doses de lait dans un petit entonnoir.

Le dimanche matin, 19 janvier, l'enfant fut rapportée salle Gillette dans un état des plus graves. Elle avait été prise de suffocation dans la nuit et le père avait dû enlever la sonde. Depuis lors, l'enfant n'avait pas bu. Après avoir enlevé le pansement sur la plaie cervicale, nous vîmes que celle-ci était agrandie, les muscles du cou, les ganglions, la partie latérale du larynx étaient découverts. On donna le biberon à l'enfant et aussitôt un flot de lait s'échappa par cette ouverture béante.

Il y avait des signes de broncho-pneumonie bilatérale avec souffle, râles sous-crépitants, accélération considérable de la respiration. Les parents ne voulurent pas laisser l'enfant à l'hôpital : depuis ils m'ont écrit qu'elle avait succombé dans la soirée. Elle ne pouvait plus rien avaler. Tout refluait par la fistule.

L'autopsie n'a pu naturellement être faite et nous ignorons les détails du processus destructif.

Il est probable que MM. Félizet et Villemin n'ont pas essayé de suturer la fistule œsophagienne à cause de la friabilité des tissus.

Mélanodermie congénitale,

par M. G. VARIOT.

Enfant âgé de 4 mois, né à terme.

La mère est bien portante et n'a jamais fait de fausses couches.

Le père est bien portant et n'est pas buveur.

Deux autres petites filles, nées à terme, sont parfaitement normales.

La mère n'a eu pendant sa grossesse aucun trouble d'imagi-
nation. Elle dit simplement que pendant les deux derniers mois,
on enfant remuait énormément, et que ces mouvements l'incom-
modaient beaucoup.

L'accouchement fut fait au forceps, et le médecin fut très surpris de voir l'enfant présenter une énorme plaque noire qui lui
couvrait l'abdomen, les flancs et le dos. Il crut au premier abord
qu'il s'agissait de sphacèle des téguments, et c'est avec ce diagnostic que l'enfant fut envoyé à M. Variot qui reconnut une mélanodermie congénitale.

En examinant l'enfant, on voit qu'il présente une large plaque
noire s'étendant dans le dos, depuis la 5° vertèbre dorsale jusqu'à
la partie moyenne des fesses, et couvrant en avant tout l'abdomen, depuis la région épigastrique jusqu'à la ligne horizontale
sus-pubienne.

Cette plaque est de couleur chocolat, avec des points plus foncés,
d'autres plus clairs.

Dans la région lombaire, la mélanodermie s'accompagne d'une
véritable pachydermie, l'épaisseur des téguments atteignant en
certains points plus de un centimètre.

Cet épaississement se retrouve, bien que moins marqué, à la
limite de la plaque, et l'on peut, en ce point, glisser le doigt sous
les téguments et apprécier facilement l'épaisseur de ce bourrelet
périphérique.

Il existe d'autres plaques noires rondes, peu étendues, sur les
bras, les jambes, la face interne du tibia, mais en ces points la
peau n'est pas épaissie.

Sur la face antérieure des cuisses, sur le thorax, l'avant-bras,
front, les régions occipitale et pariétale, on trouve d'autres
points noirs très petits semblables à de petits nævi pigmentaires.
Ce cas est tout à fait semblable à celui que j'ai publié dans les
Archives de Physiologie du 15 août 1887, avec une planche chro-
molithographique représentant l'enfant et des préparations microscopiques de la peau dessinées par Karmanski. L'étude histologique de la peau que j'ai faite à cette époque m'a permis d'éta-

blir que la pigmentation anormale est due non seulement à une accumulation de pigment dans les rangées profondes du corps muqueux, de Malpighi, mais aussi à des îlots de cellules du derme infiltrées de granules pigmentaires.

J'ai présenté quelques autres cas de mélanodermie congénitale à la Société d'Anthropologie en 1889 avec des figures dans un mémoire qui a pour titre : *Recherches sur les nœvi pigmentaires circonscrits et diffus*, en assimilant la grande plaque de mélanodermie congénitale au grain de beauté, au nævus qui est en quelque sorte la réduction du même processus anatomique.

Nous avons revu cet enfant le 22 février de cette année ; son poids n'a pas augmenté bien qu'il soit nourri au sein. L'épaississement si marqué de la peau dans la région dorso-lombaire s'est plutôt accentué ; de plus il y a des ulcérations assez étendues sur les ... de l'abdomen et en arrière. Le derme à nu, dépouillé de l'épiderme est d'une coloration rouge un peu noirâtre. Il est à craindre que cette plaque de mélanodermie ne soit le siège d'un processus sarcomateux. Nous tentons avec mon collaborateur M. ... un traitement méthodique et bien mesuré par les rayons X.

On passe ... Mme Nageotte-Wilbouchewitch inti-...

Ischium juvénile généralisée,

par M. PAUL BEZANÇON.

Mme Nageotte-Wilbouchewitch, notre confrère, a communiqué à la Société l'intéressante histoire d'un certain nombre d'enfants qu'elle a pu examiner et suivre ; elle vous a présenté l'un d'eux, une fillette de quatre ans, offrant un nouveau type clinique, à côté d'une autre enfant normale servant de terme de comparaison. Ces enfants, atteints à des degrés divers, présentent plusieurs caractères communs. Ils ont la tête baissée, le dos cyphotique, le ventre proéminent ; leurs bras paraissent trop longs, leurs coudes sont un peu fléchis ; ils ont l'air « gauche », marchent lourdement et sans grâce, parfois ils manquent même d'équilibre. Si on leur ordonne de lever les bras verticalement en passant par l'abduction complète, ils n'y arrivent pas ; les bras restent en route, sans y atteindre. Si on immobilise leur rachis en les fixant à un plan vertical, les mouvements des bras paraissent encore plus restreints ; certains ne peuvent les lever que jusqu'à l'horizontale. Si on les couche par terre sur le dos et qu'on veuille leur faire faire le même mouvement que debout, ils n'y parviennent pas davantage et si on appuie sur les bras pour les faire toucher le sol, le mouvement ne s'obtient qu'à l'aide du rachis qui se cambre aux lombes. Ces enfants ne peuvent rapprocher les coudes dans le dos ; il y en a même qui ne peuvent mettre les mains derrière la nuque, sont incapables de mettre une cravate, de s'habiller, de se coiffer ; ce sont alors presque des infirmes.

Les membres inférieurs sont aussi atteints. Debout, l'enfant ne peut élever le membre inférieur tendu jusqu'à l'horizontale, il y arrive seulement lorsque le genou est plié. Couché sur le dos et soulevant sa jambe, il n'arrive qu'à un angle de 60° (parfois de 45° seulement), avec le sol, alors qu'un enfant normal atteint et dépasse 90° ; il peut s'asseoir dans son lit ou sur le sol, sans plier les genoux et si on essaie de vaincre la résistance qu'ils offrent, on provoque de la douleur. Lorsque des enfants ainsi faits sont atteints de maladies fébriles, il ne faudrait pas, remarque Mme Nageotte, conclure trop vite au signe de Kœrnig et penser à une méningite.

La cyphose du rachis chez ces enfants est difficilement réductible ; elle est parfois totale, sans ensellure compensatrice et donne au tronc un manque d'équilibre très gênant. L'état du thorax chez quelques-uns d'entre eux est très spécial : son ampliation est très faible ; même dans les grands efforts, le bruit expiratoire s'entend à peine, il semble que ces enfants ne puissent pas respirer, leurs côtes étant comme ankylosées. Aussi sont-ils lents, faibles, « mous » comme le disent leurs parents tant au point de vue physique qu'à celui de l'intelligence ; quelques-uns sont infantiles ou arriérés, ce sont des *minus habentes*. A côté des cas de roideur généralisée et extrême, il existe d'ailleurs de la roideur partielle, plus ou moins prononcée chez des sujets normaux à d'autres points de vue, et dont l'intelligence est intacte.

Cette roideur n'est pas congénitale, elle est précoce ; Mme Nageotte dit l'avoir vue se développer chez plusieurs sujets (de sept ans, de onze ans par exemple) qu'elle avait connus souples et normaux ; nous avons pu voir et examiner l'un de ces enfants chez Mme Nageotte.

L'étiologie de l'affection ne peut encore être précisée ; l'auteur a remarqué pourtant que le début se fait au moment de la plus grande croissance, que les garçons sont plus atteints que les filles ; et la classe aisée, sédentaire, peu agissante, est plus atteinte que la clientèle de l'hôpital.

L'hérédité joue un rôle notable dans sa production ; notre confrère a trouvé dans la famille de ces enfants, accumulés, la neurasthénie, l'aliénation, l'hystérie, le rhumatisme chronique et déformant ; eux-mêmes ont eu souvent des douleurs rhumatismales ou de l'arthrite sèche. Parfois l'hérédité similaire existe même : tel est né d'un homme syphilitique « et se mouvant tout d'une pièce » ; le père d'une autre se rappelle qu'il n'a jamais pu s'asseoir dans son lit, ce que sa fille est aussi incapable de faire. L'affection est donc familiale.

Sa physiologie pathologique est obscure. Dans quelques cas graves, on peut admettre des malformations articulaires et ligamenteuses ; dans les cas ordinaires, c'est aux muscles qu'il faut penser : il n'y a pas de contracture, ni d'hypertonicité musculaire ; les réflexes sont normaux. Tout se passe, remarque Mme Nageotte, comme si les muscles étaient devenus « trop courts ou trop peu extensibles par suite de dysharmonie entre leur croissance et celle des os ». Il serait intéressant de compléter l'examen de ces enfants en recherchant ce que deviennent les mouvements sous chloroforme.

Ces enfants, qui ne sont pas toujours considérés comme des malades, doivent être soignés. Il faut lutter contre l'état d'asphyxie

filles on devra veiller à
isse se faire et vienne
nanière générale, le dé-
proportionné à celui de

tion que Mme Nageotte
énéralisée ; elle appelle
echerches de nos Collè-
et intéressant travail à

candidature au titre de

21 *mars à* 4 *h*. 1/2 *à*

PRÉSIDENCE DE M. BROCA.

Sur les vomissements à répétition.

M. RICHARDIÈRE. — Après l'argumentation qui a été faite de
la communication sur le rôle du foie dans les vomissements à
répétition de l'enfance, un fait est acquis, c'est que ce syndrome
e doit pas être considéré comme une forme larvée de l'appendi-
te.

Les différences symptomatiques entre les crises d'appendicite
les crises de vomissements à répétition sont assez tranchées dans
plupart des cas pour que le diagnostic en soit d'ailleurs facile.
Dans les crises de vomissements, il y a prédominance des vomissements, absence de douleurs abdominales, rétraction du ven-
e. Il y a aussi le collapsus rapide et enfin la terminaison brus-
ue avec retour presque immédiat à la santé.

Dans les crises d'appendicite, il est rare que les vomissements
ient aussi fréquents et aussi spontanés. Sauf en cas de périto-
ite, le collapsus n'existe pas, et alors le ventre est plutôt bal-
onné. Enfin, dans l'appendicite, la terminaison se fait lentement
t la convalescence est toujours longue, avec persistance fréquemment prolongée de la douleur localisée.

S'il a pu y avoir des doutes dans quelques cas, et nous avons
ous vu des cas de ce genre, c'est que chez les enfants sujets à des
rises de vomissements à répétition, il semble qu'une crise d'ap-
endicite, survenue accidentellement, puisse provoquer une crise

de vomissements à répétition. Tel a été le cas de la fille d'un de nos collègues des hôpitaux, que j'ai vue en consultation avec les docteurs Hutinel et Moizard.

L'ablation de l'appendice qui a été faite dans quelques cas semblables a montré que l'opération ne faisait pas cesser les crises de vomissements à répétition. Elle a prouvé ainsi la parfaite indépendance de l'appendicite et des crises de vomissements à répétition, dans les faits cités par M. Marfan, par M. Hutinel dans la thèse de Céard, et dans un fait que j'ai observé moi-même.

L'appendicite mise hors de cause, quelle est, en clinique, la caractéristique des vomissements à répétition. Marfan la place dans la présence de l'acétonémie, qui serait constante.

L'acétonémie est certainement fréquente dans ces vomissements. On ne peut cependant dire qu'elle soit constante. Elle faisait défaut chez le malade de l'observation I que j'ai cité dans mon travail. M. Marfan m'a objecté que, dans ce cas, les vomissements avaient cessé quand la recherche de la réaction de Lieben a été faite. A cela je répondrai qu'ils n'avaient cessé que depuis 48 heures et que l'enfant ne pouvait être considéré comme guéri puisqu'il était encore en pleine jaunisse. D'ailleurs, j'ai observé un autre enfant qui a eu deux crises typiques de vomissements. Dans une de ces crises, la réaction de Lieben existait, assez peu intense à vrai dire. Dans l'autre crise, elle faisait totalement défaut.

Ce qui m'empêche de faire de l'acétonémie la caractéristique des vomissements à répétition, c'est la fréquence même de l'acétonurie en dehors de ces vomissements. A l'occasion de ma communication, j'ai fait rechercher l'acétonurie chez un grand nombre de petits malades de mon service et on a pu constater la réaction de Lieben dans les maladies les plus diverses (infections gastro-intestinales, chorée, rougeole, pleurésie, etc., etc. Mêmes recherches avec les mêmes résultats avaient été faites par Céard dans le service de M. Hutinel.

Enfin ce qui ne permet pas de caractériser les vomissements à répétition par la présence de l'acétonurie, c'est que d'autres formes de vomissements symptomatiques peuvent s'accompagner

l'acétonémie. Ce fait a été établi pour l'appendicite et pour la méningite tuberculeuse.

Je désire maintenant répondre quelques mots aux critiques qui ont été faites de mon opinion sur le rôle du foie dans la production des vomissements à répétition.

Je n'ai pas dit que le rôle du foie expliquait tout et que toutes ces crises étaient dues à une altération du foie.

J'ai soutenu seulement que dans certains cas le rôle du foie, qu'il soit primitif ou secondaire, était incontestable.

Comment nier ce rôle dans les cas où on trouve l'augmentation le volume du foie, que j'ai presque toujours observée, que MM. Gilbert et Lereboullet ont trouvée si fréquemment et que M. Marfan lui-même a constaté dans 5 cas sur 20. Il me semble qu'il y a plus qu'une coïncidence dans cette fréquence de l'hypertrophie hépatique.

La participation du foie est encore plus manifeste dans les cas où aux vomissements succède un ictère foncé avec décoloration des matières, comme le fait a été constaté dans mes deux observations. Elle est aussi manifeste dans les observations de MM. Comby, Marfan, Gilbert et Lereboullet, Lamacq-Dormoy, dans lesquelles on a noté un ictère catarrhal.

Un fait me paraît donc acquis, c'est que, dans certains cas, les vomissements à répétition sont en rapport avec une altération du foie.

D'autre part, les observations de nos collègues Broca, Marfan et Comby, ont montré qu'à l'occasion d'une crise d'appendicite, il pouvait y avoir un syndrome rappelant la crise de vomissements à répétition. J'ai observé même coïncidence chez une enfant, qui eut une crise grave de vomissements à répétition pendant la convalescence d'une appendicite.

Dans une troisième catégorie de faits, on a observé des crises de vomissements à l'occasion d'une grippe, d'une fièvre éruptive telle que la rougeole et la scarlatine.

Dans d'autres faits, les crises surviennent sans cause appréciable, chez des enfants manifestement arthritiques, sujets à la cholémie familiale, fréquemment migraineux.

On voit donc que les crises peuvent se produire dans des conditions différentes, sans qu'en dehors de la fréquence des vomissements, de leur répétition et souvent aussi du collapsus rapide qu'ils déterminent, il y ait une caractéristique spéciale de ces vomissements.

Que conclure de ces faits ? sinon, que les vomissements à répétition ne constituent pas une maladie autonome mais un syndrome, susceptible chez des enfants prédisposés de se manifester dans les circonstances les plus diverses (hépatisme, appendicite, maladie aiguë, arthritisme, nervosisme, etc., etc.).

Dans l'espèce, la prédisposition me paraît être l'arthritisme et le nervosisme des enfants.

Je conclurai donc en disant que, pour moi, les vomissements à répétition n'existent pas en tant que maladie autonome, car ils n'ont ni caractéristique ni cause spéciale. Ils s'observent chez des enfants de souche arthritique, particulièrement nerveux et ils peuvent se produire parfois indépendamment de toute maladie intercurrente, parfois aussi sous l'influence du foie ou de la cholémie familiale, de l'appendicite ou d'une quelconque des maladies de l'enfance.

M. Apert. — M. Marfan a signalé à la dernière séance que la crise de vomissements acétonémiques peut éclater, chez les enfants qui y sont sujets, à l'occasion d'une cause provocatrice accidentelle, rougeole, colite dysentériforme, méningite tuberculeuse. M. Richardière vient de citer des faits analogues pour la scarlatine. La dentition peut jouer le même rôle, comme le prouve l'observation ci-après, concernant une enfant qui a eu trois crises de vomissements acétonémiques, suivies les trois fois immédiatement d'une éruption dentaire.

Obs. — Petite fille, née à terme, hérédité arthritique, mère atteinte d'entéro-colite à grandes membranes ; l'enfant est d'une excellente santé habituelle ; les éruptions des incisives se sont faites en temps normal et sans incident.

A 14 mois, pour la première fois, crise de vomissements acétoné-

tiques ayant débuté le 15 mars 1903, en pleine santé ; toutefois la
tille au soir, 14 mars, l'enfant avait absolument refusé toute nour-
ture, ce qui ne lui arrivait jamais.

Le 15, à 7 heures du matin, absorption de 200 grammes de lait ; l'en-
tnt les rejette immédiatement, mais se remet à jouer et ne semble
as malade, température : 37° ; à 8 heures, 100 grammes de lait et
00 grammes d'eau qui sont conservés ; à midi, 200 grammes de lait
ur, il est toléré ; à 4 heures, 150 grammes de lait, immédiatement
omi ; l'enfant reste gaie, 37° 2 ; à 6 heures, 75 grammes de lait et
5 grammes d'eau rejetés quelques minutes après l'absorption. Dans
soirée l'enfant est laissée à la diète et a par moment des nausées ;
uit calme.

Le lendemain, 16, au réveil, 0 gr. 02 de calomel dans un peu d'eau ;
mmédiatement nausées, vomissements. La diète est continuée toute
matinée. A midi, M. Marfan voit l'enfant, constate l'odeur d'acé-
ne dans l'haleine et pose le diagnostic de vomissements acétonémi-
ues qui est justifié par la constatation d'acétone dans l'urine. D'après
s prescriptions, l'enfant prend toutes les trois heures un peu d'eau
s Célestins légèrement sucrée et additionnée de magnésie ; chaque
sorption est suivie de mouvements nauséeux, mais finalement le
quide est conservé.

Le lendemain 17, le lait coupé de trois quarts, puis de moitié eau
t supporté, et l'enfant revient rapidement à la santé ; on s'aperçoit
ors que l'enfant, qui n'avait jusqu'alors que huit dents, vient de
rcer ses deux premières molaires inférieures.

En avril 1903, éruption de la molaire supérieure droite, puis quel-
ue temps après de la gauche sans incidents.

En juillet 1903, nouvelles crises de vomissements qui se présente
et à fait comme la première, et qui dure comme elle 36 heures.

lendemain on note l'apparition de la canine inférieure droite ; les
tres canines sortent peu après sans incident.

En avril 1904, troisième crise pour la sortie des secondes molaires,
chacune de ces crises l'enfant présente la même odeur acétonique
l'haleine.

Depuis la fin de la dentition aucune crise n'a reparu, et la santé

s'est maintenue parfaite. Il n'y a plus eu jamais aucun trouble digestif,
aucun vomissement.

Permettez-moi d'ajouter un mot à propos des rapports entre
les vomissements paroxystiques et l'appendicite. Je n'ai jamais
observé la coexistence des deux affections, mais mon expérience
clinique est encore restreinte, et plusieurs cas probants qui vous
ont été rapportés prouvent que cette coexistence est possible ;
mais je crois qu'on a tendance à exagérer cette fréquence, de
même que celle de la coexistence de l'appendicite et de l'entérocolite muco-membraneuse. Un traité classique tout récent imprime
que toutes les fois que dans l'entérocolite mucomembraneuse il y
a douleur au point de Mac Burney, il faut dire appendicite et se
comporter en conséquence (1). Il est certain que si l'on se contente
de ce signe pour porter le diagnostic d'appendicite on doit rencontrer à chaque instant l'appendicite dans les affections du tube
digestif, vomissements paroxystiques, entérite mucomembraneuse, fièvre typhoïde et autres. Je ne saurais assez protester contre
cette façon de comprendre l'appendicite ; on aura la déception de
voir les malades privés de leur appendice continuer à avoir des
crises soit d'entérocolite, comme j'en ai vu en un an quatre ou
cinq exemples à ma consultation de Tenon, soit de vomissements
paroxystiques comme plusieurs cas vous en ont été cités par M. Mar
fan et M. Richardière. Les chirurgiens qui ont opéré dans ces circonstances se croient justifiés par l'extraction d'un appendice congestionné et atteint de folliculite ; mais ce sont là des lésions tout à
fait banales (2), qu'on trouve très accentuées dans toutes les ma-

---

(1) « L'entérocolite pourrait être prise pour une appendicite, mais il ne
faut pas oublier que l'entérocolite existe souvent avec l'appendicite. Dès
qu'il y a des douleurs au point de Mac Burney il faut dire appendicite. » !
Et ailleurs : « Il ne faut pas oublier que l'entérocolite est une cause fréquente d'appendicite et le médecin fera bien de se comporter comme pour
l'appendicite » !!!. Brun et Veau, article Appendicite, du *Traité des maladies
de l'enfance*, t. V, 1905, p. 463 et 469.

(2) A l'appui, voici quelques constatations empruntées aux auteurs qui ont
le mieux étudié l'histologie normale et pathologique de l'appendice, MM. Le-

dies aiguës, qu'on trouve même sur des sujets sains, et à plus
rte raison en cas d'affections gastro-intestinales.C'est abuser des
ots qu'appeler appendicites de semblables lésions. Le terme
l'appendicite doit être réservé aux lésions susceptibles d'aboutir
des conséquences graves (abcès pariétal, infection péritonéale
vec ou sans perforation, toxi-infection généralisée), conséquen-
es dont la menace, non seulement justifie, mais ordonne l'inter-
ention immédiate ; la paroi appendiculaire est alors le siège
e migrations microbiennes, conséquences de la cavité close, et
organisme est en imminence d'infection. Ces considérations me
ortent à admettre que, pour les vomissements paroxystiques
mme pour l'entérite mucomembraneuse, trop de médecins ont
ndance à admettre l'appendicite là où elle n'existe pas ; certes
vaut mieux admettre dix fois une appendicite qui n'existe pas
ue commettre une fois l'erreur inverse ; mais il y a de là un
me à enseigner que toutes les fois qu'il y a douleur au point
e Mac Burney, il faut dire appendicite et se comporter en con-
quence, et il m'a paru utile de relever ces phrases, imprimées

lle et Weinberg (*Archives des sciences médicales*, 1897) :
« Pour ce qui est des follicules eux-mêmes, on peut affirmer que rien
est plus difficile que la description de leur état normal, peu d'appendices
sentant les caractères d'une intégrité parfaite du système folliculaire.
me chez les enfants, il n'est pas rare de trouver des follicules plus volu-
ineux, plus enkystés par du tissu conjonctif dense, que ne le comporte-
it une normalité vraisemblable » (p. 364).
« Nous avons eu l'occasion d'examiner les appendices de deux femmes
ont succombé à l'infection puerpérale, de deux enfants morts de scarla-
ne hypertoxique, et de deux cas de tétanos ; or dans ces six observations,
muqueuse de l'appendice était régulièrement le siège de lésions aiguës,
liculaires, identiques aux folliculites aiguës simples que nous avons dé-
tes précédemment (dans des appendices enlevés pour appendicite). Rien
manquait au tableau, pas même les lymphatiques sous-folliculaires,
s-muqueux, intermusculaires et sous-séreux, farcis de globules blancs
entourés de nombreux éléments diapédésés. Le méso était de même
jours hyperhémié » (p. 400).
« Il suffit parfois de la ligature de l'appendice avant son extirpation pour
cumuler les globules blancs dans les voies lymphatiques surdistendues
le trajet des vaisseaux et des sinus périfolliculaires devient aussi apparent
l'après une injection anatomique » (p. 363).

dans un traité didactique nous intéressant spécialement en tant que médecins d'enfants (1).

M. MARFAN. — M. Richardière avance que, dans les crises de vomissements à rechutes, l'acétonémie n'est pas constante. Je réponds que je l'ai toujours rencontrée. Il y a là une divergence qui porte sur un fait ; des recherches ultérieures pourront seules montrer où est la vérité.

Je n'ai pas dit que l'acétonémie pouvait servir de critérium pour reconnaître ces vomissements à répétition. Je sais trop pour cela que l'association des vomissements et de l'acétonémie peut s'observer dans d'autres circonstances et qu'elle n'a, par elle-même, aucune signification précise. Mais, ayant constaté que l'acétonémie est constante dans les crises essentielles de vomissements à rechutes de l'enfance, je l'ai faite entrer dans la définition de ce syndrome qu'elle contribue ainsi à spécifier. Je me suis expliqué là-dessus dans mon premier mémoire (p. 650 et 615).

Deux cas d'hypotrophie infantile. — Réflexions sur les conséquences de ce syndrome,

par le Dr VARIOT.

J'ai l'honneur de présenter à la Société deux enfants affectés d'hypotrophie d'origine gastro-intestinale.

Le premier est un petit garçon de 21 mois, qui a fixé l'attention de notre collègue M. Lesné pendant qu'il remplaçait mon ami M. Richardière à la salle Blanche ; l'autre est un garçon de 3 ans 9 mois que j'ai reçu dans ma salle Damaschino.

Avant d'entrer dans les détails descriptifs de ces deux faits, je rappellerai que l'hypotrophie, le retard du développement total de l'organisme est un syndrome extrêmement commun dans la

(1) M. Dieulafoy, dans son *Manuel de Pathologie interne*, 14ᵉ édition, tome II, p. 469-471, insiste sur le diagnostic de l'appendicite et de l'entéro-colite, assez pour qu'il soit inutile d'y revenir. Je ne puis ici que renvoyer à cet article, ainsi qu'aux leçons cliniques du même auteur.

population infantile pauvre de Paris et que cet état constitue une véritable tare qui diminue la résistance vitale, quels que soient les germes infectieux qui envahissent les organes.

Dans la première enfance de 0 à 1 an, c'est surtout la balance qui nous sert à déterminer le degré d'atrophie après les troubles gastro-intestinaux, et, à ce point de vue, on peut dire en général que les nourrissons ont *l'âge de leur poids* ; dans la deuxième enfance, la pædiométrie (1), l'emploi de la toise deviennent indispensables pour préciser la même notion et il est plus juste de dire que les enfants ont *l'âge de leur taille.* Il est assez fréquent de rencontrer des enfants d'un faible poids qui sont amaigris à la suite de maladies aiguës et dont le squelette est normal. Ces enfants sont des amaigris et non des hypotrophiques.

Sans vouloir affirmer d'une manière absolue que la résistance des jeunes enfants aux diverses causes de mort est proportionnelle à leur poids et à leur taille, il est bien certain cependant que dans les *Gouttes de lait,* ce sont surtout des atrophiques que nous perdons et que les beaux nourrissons échappent à des accidents qui emportent des enfants n'ayant pas le poids et le développement de leur âge.

S'il est vrai que les nourrissons ont l'âge de leur poids quant à la résistance vitale, on ne doit donc pas s'étonner de les voir succomber en plus grand nombre quand leur développement est plus faible ; de même qu'on voit la mortalité d'autant plus grande que les enfants sont plus jeunes.

Sur 148.000 décès de 0 à 1 an, en France, il y en a 85.980 dans les trois premiers mois et seulement 62.400 dans les neuf derniers mois de la première année.

Il paraît très probable que les nourrissons qui n'ont pu atteindre le poids et le développement qu'ils doivent avoir à trois mois, courent des risques d'autant plus grands qu'ils restent plus débiles, que leur masse est moins forte.

Ce qui est vrai pour la première année de la vie, doit l'être aussi pour les années qui suivent.

(1) De παιδιον (petit enfant et μετρον, mesure).

D'après les tables de la commission de la dépopulation :
La mortalité de 0 à 1 an est de 167 p. 1000.

Dans la 2ᵉ année — 49   »
— 3ᵉ année — 25,4 »
— 4ᵉ année — 16,9 »
— 5ᵉ année — 13,2 »

Il n'est donc pas indifférent, quant à ses chances de mort, qu'un enfant ait 2, 3, 4 ou 5 ans. Or, nous voyons assez souvent des enfants qui, par leur taille, sont en retard d'une année et plus quant à leur développement total. S'ils sont assaillis par des maladies graves, tout porte à croire qu'ils réagiront comme des enfants de leur taille et non de leur âge réel : ce que nous savons déjà du processus de l'hypotrophie nous montre qu'il consiste essentiellement dans un arrêt bien réel du développement de tout l'organisme.

Voici en abrégé les deux observations cliniques des enfants hypotrophiques que je mets sous les yeux de la Société :

I. — Camille S... est un petit garçon âgé maintenant de 21 mois ; depuis deux mois il était entré à la salle Blache dans le service de M. Richardière qui a bien voulu me le céder pour que je puisse l'étudier à loisir. M. Lesné qui remplaçait M. Richardière a fait radiographier les membres de cet hypotrophique et nous n'y voyons pas d'altérations ni de déformations rachitiques du squelette sur les radiographies.

C'est donc un exemple d'hypotrophie à peu près pur ; ce type est assez rare, car nous savons bien que les processus du rachitisme et de l'hypotrophie sont habituellement combinés ; mais ils peuvent être aussi absolument distincts comme j'en ai déjà montré quelques exemples. Voyez d'ailleurs par comparaison cet enfant rachitique âgé de 16 mois avec un chapelet costal qui se dessine sous la peau du thorax, avec des épiphyses très volumineuses, des diaphyses incurvées, une fracture de l'humérus droit, etc. ; ce rachitique avec ses lésions osseuses si évidentes et si prédominantes ne ressemble en rien à notre petit hypotrophique dont le squelette est bien modelé, quoique très réduit dans son développement.

Son poids est de 6 kil. 830.

Le poids physiologique à 21 mois devrait être de 11 kilos.

Sa taille est de 65 centimètres. .

La taille normale devrait être de 77 centimètres d'après nos tables.

La taille réelle de cet hypotrophique est donc celle d'un enfant de 7 mois ; le retard d'accroissement pour la taille équivaut à 14 mois.

Il a cependant 4 dents incisives.

Son teint est pâle ; son abdomen très développé ; le foie un peu gros et débordant.

Pendant son séjour à la salle Blacho il a eu des alternatives de diarrhée et de constipation, avec les selles glaireuses et fétides. Il est atteint de gastro-entérite chronique. Il ne paraît pas d'ailleurs être un enfant tuberculeux.

Ses père et mère sont bien portants ; une autre fille de 4 ans est un peu retardée aussi dans son développement.

Pas de fausse couche. Cet enfant est né à terme avec un beau poids de naissance, paraît-il.

Elevée au sein par sa mère jusqu'à 16 mois ; première dent à 17 mois ; dès lors mange de tout comme ses parents. Ces écarts de régime ont suffi à entretenir la gastro-entérite actuelle ; il n'y a pas eu d'autre maladie infectieuse qui ait entravé la croissance. Il s'agit donc bien ici d'un cas d'hypotrophie en rapport avec les stagnations de poids prolongées comme on les observe dans les gastro-entérites alors que les processus de chymification et d'assimilation sont profondément troublés.

II. — Le second cas concerne un enfant âgé de 3 ans 9 mois, couché à la salle Damaschino Il est très petit, il marche, est gai, intelligent et mange assez bien. Il n'est nullement difforme ; aucune déformation rachitique du squelette.

Son poids est de 10 kil. 600, au lieu de 14 kilos poids moyen à cet âge.

Sa taille est de 83 centimètres, au lieu de 93 centimètres

Sa taille correspond donc à celle d'un enfant de deux ans et trois mois ; il est en retard de 18 mois pour la croissance du squelette en longueur.

La mère est une fille-mère très malheureuse qui a déjà perdu trois enfants, un serait mort de diarrhée, deux de méningite.

Celui-ci est né à terme, aurait été élevé à l'allaitement mixte; dès six mois il avait des bouillies ; il est bien probable qu'il a dû fréquenter les crèches. A l'âge de trois ans il est déjà resté six semaines à l'hôpital pour une maladie indéterminée.

Tout nous porte à croire, vu la misère de la mère, que cet enfant a pâti et n'a pas reçu les aliments convenables à son âge ni comme quotité, ni comme quantité.

Ces deux faits, bien que relatifs à des enfants d'âge très différents, me paraissent rentrer dans le cadre de l'hypotrophie d'origine gastro-intestinale par inanition chronique et serviront à affermir nos connaissances sur cet état morbide.

Un cas de maladie de Barlow,
par R. Meslay.

Le 15 février dernier, je fus appelé par un confrère pour soigner un bébé de 11 mois, atteint de [paralysie généralisée aux quatre membres et pour laquelle je fus prié d'établir un traitement électrique.

Voici d'après les renseignements fournis par les parents, l'histoire de la maladie ; le bébé (fille) est né à terme le 20 mars 1904 ; le poids de naissance est de 4 kil. 100. Il s'agit d'un premier né, de parents bien portants ; la mère a perdu récemment une sœur d'une maladie qualifiée de langueur et, du côté du père, il faut noter un frère mort d'une affection nerveuse à 30 ans et une sœur morte tuberculeuse. Pendant 8 jours, l'enfant a pris le sein de sa mère ; puis, le lait ayant disparu à l'occasion d'une poussée fébrile rattachée à la grippe, l'enfant reçut uniquement du lait bouilli. Au dire des parents, l'enfant fut trop alimentée dès les trois premières semaines ; les biberons furent d'emblée donnés à 100 grammes toutes les deux heures, dont seulement 25 grammes d'eau de coupage et la mère assure que tout se trouvait réglé de telle façon que l'enfant absorbait près d'un litre de lait dans les 24 heures. Au départ de la garde (4e semaine), l'enfant avait de « l'embarras gastrique » et le régime ayant été réduit, ce fut peu de chose. En fin du juin, à 5 mois, le poids était de 5 kil. 300. Avec les chaleurs viennent les troubles digestifs, selles blanchâtres, peu abondantes, difficiles à obtenir, puis 3 jours de diarrhée. L'avis du médecin est de changer le lait bouilli pour du lait stérilisé ; on s'adresse d'abord à la ferme d'Arcy ; les troubles digestifs vont plutôt en s'aggravant ; au début de juillet le poids tombe à 5 kilogrammes. La marque Val Brenne est alors substituée à la précédente et de suite les digestions deviennent excellentes ; l'enfant progresse sans la moindre rechute jusqu'à son 10ᵉ mois, c'est-à-dire en décembre 1904 ; le lait fut administré pur à partir du 5ᵉ mois, et, par doses progressivement croissantes ; la quantité pour 24 heures atteint au mois de décembre 1 litre 1/4 , à ce moment, l'enfant pèse 8 kil. 300. Les premières dents sont sorties aux dates suivantes : en octobre (7ᵉ mois) les deux incisives inférieures ; à 9 mois sa première incisive supérieure et quelques jours après, la 2ᵉ incisive supérieure, puis la 3ᵉ.

C'est en fin de décembre que les troubles sont apparus ; tout d'abord les jambes deviennent molles, ne s'agitent plus aussi activement et même elles sont douloureuses.

5 janvier, l'appétit devient irrégulier ; il se perd pendant quelques jours.

10. — Apparition de la 3ᵉ incisive supérieure. Pendant tout ce temps, les jambes sont complètement immobilisées et extrêmement douloureuses ; quand on tente d'examiner l'enfant, elle pousse des cris déchirants.

En même temps, les jambes se gonflent surtout au-dessus des chevilles.

20. — Les douleurs de jambes paraissent moins fortes, mais un fort accès de fièvre se produit, ainsi que la nuit suivante ; les lèvres sont alors tuméfiées ; les urines tachent les couches en jaune rouge ; elles sont émises en faible proportion ; les selles, d'abord bien digérées et jaunes, deviennent difficiles, foncées avec mauvaise odeur.

25. — Le bras droit ne fonctionne qu'avec gêne. Cette gêne gagne bientôt le bras gauche ; l'enfant ne peut pas avancer les bras ni les détacher du corps.

— Cependant on peut prendre les membres supérieurs, les faire mouvoir en tous sens, sans que l'enfant éprouve de douleurs contrairement aux membres inférieurs ; ceux-ci restent absolument inertes.

A cette époque se seraient manifestées sur les avant-bras des plaques rouges plus ou moins violettes.

Depuis plusieurs semaines on présente à l'enfant 7 biberons par 24 heures ; elle n'en prend complètement que 3 ; les autres ne sont bus qu'au tiers ou à moitié, et pour remplacer ce manque de lait les parents donnent de la farine lactée une fois par jour. La 4e incisive du haut perce en fin de janvier.

Quelques jours après (début de février) les gencives sont tuméfiées, violacées au pourtour des petites dents ; elles sont douloureuses et quand l'enfant a pris la tétine du biberon quelques minutes elle la rejette sans vouloir la reprendre.

Le traitement consiste alors en quelques laxatifs (lavements, suppositoires, magnésie), bains vineux, frictions alcoolisées.

C'est en cet état que je la trouve le 15 février, étendue inerte, à plat sur un coussin et immobile des quatre membres. On fait des bras ce que l'on veut, tandis qu'aux jambes les mouvements communiqués ont pour effet de faire violemment crier le bébé. Ces deux membres inférieurs sont tout œdémateux surtout dans le segment de la jambe et spécialement à gauche ; ils sont tout déformés par cet œdème et se présentent en abduction, flexion de la jambe sur la cuisse, de cette dernière sur le bassin avec rotation légère en dehors.

Venu pour faire une séance d'électrisation, j'indique les places à donner aux plaques d'un appareil à courant continu de Chardin et je ne revois l'enfant que six jours après : le 19 février l'enfant a sorti ses septième et huitième dents ; elle refuse une grande partie de ses biberons et ne prend pas plus de 600 grammes de lait avec sa bouillie de farine lactée de la valeur d'un biberon ; la pâleur augmente et les yeux se creusent. C'est à cette seconde visite que les parents me mettent au courant de la marche exacte de la maladie. En palpant les membres inférieurs, je note un gonflement volumineux, globuleux des extrémités des os au voisinage des genoux, aux deux articulations tibio-tarsiennes, surtout à droite. Aux membres supérieurs, toujours plus ou moins inertes je ne note rien de semblable par la palpation. Les urines tachent les couches en rouge cerise.

En apprenant que l'enfant est depuis plusieurs mois à l'usage exclusif de lait stérilisé et de farine lactée, la notion de scorbut infantile auquel je commençais à penser, prend corps dans mon esprit et le diagnostic de maladie de Barlow se pose. Toutefois, étant donné la rareté relative de cette affection et le petit nombre de cas qu'on peut en observer, je demande que ce diagnostic soit confirmé. Le 22 février, je présente la malade à M. le Dr Guinon qui, confirmant le diagnostic sur les symptômes ci-dessus et d'après un vrai chapelet sterno-costal avec l'aspect spécial des gencives et l'hématurie, applique le traitement suivant : 3 cuillerées à café de jus d'oranges par 24 heures ou à son défaut jus de raisin ; petite purée de pommes de terre alternant avec une soupe à la farine d'orge ou d'avoine ; suppression de tout lait stérilisé et farine lactée ; 1 biberon de lait cru chaque matin ; le reste simplement bouilli.

Le traitement a commencé le 23 février avec 685 grammes de lait frais, la purée de pommes de terre de 130 grammes, les 3 cuillerées à café d'orange. Il a été continué sans changement et sans aucune difficulté jusqu'au 9 mars. De ce jour-là, on a donné quelques bouillies au bouillon de légumes et à l'heure actuelle l'enfant le continue (18 mars) avec 1.000 grammes de lait, une bouillie au bouillon de légumes et la purée de pommes de terre alternant. Les membres supérieurs ont recouvré l'intégrité de leurs mouvements ; les membres inférieurs remuent bien et l'enfant est capable de s'asseoir sur le tapis et de se traîner ; il n'y a plus trace d'œdème ; les gonflements osseux juxta-articulaires ont sensiblement diminué (moitié) ; il n'existe plus de douleur ; les urines sont absolument claires ; les gencives normales supportent le contact de la tétine sans la moindre difficulté ; les petites molaires sont sur le point de percer ; enfin l'enfant a recouvré son entrain. Pendant trois jours, il y a eu un peu de diarrhée qui a fait remplacer le jus d'orange par celui de raisin ; au bout de ce temps on est revenu au premier que l'enfant prend encore sans la moindre difficulté ni inconvénient.

M. Guinon. — Voici un exemple de plus d'un lait que nous

connaissons comme très bien supporté par le tube digestif des enfants et qui, néanmoins, donne lieu à la maladie de Barlow.

M. VARIOT. — Le lait Val Brenne n'est pas le seul qui ait été incriminé dans la production du scorbut infantile à Paris. Le plus grand nombre des cas connus sont imputables au lait maternisé par la méthode de Gærtner, quelques autres au lait de la marque Nestar conservé par l'oxygène sous pression. Notre collègue M. Avirarnet a bien aussi rapporté un cas qu'il a imputé au lait Gallia, mais j'ai critiqué cette observation dans laquelle on relève des températures de 39° et 40°, des abcès, des éliminations de séquestres et tout un cortège d'accidents qui ne rentrent pas dans le cadre du scorbut infantile mais plutôt dans celui de l'ostéomyélite.

Depuis douze ans que je manie le lait (Gallia, stérilisé à 108°, plus de 150.000 litres sur plus de 3.000) enfants, jamais je n'ai rencontré un seul cas de maladie de Barlow. Quant au lait Val Brenne il a déjà été mis en cause par notre collègue M. Comby et plus tard par M. Apert qui soigna plusieurs nourrissons à la consultation de l'hôpital Tenon. atteints de scorbut et qui recevaient ce lait. M. Breton (de Dijon) relata un fait semblable avec ce même lait.

Le lait Val Brenne n'est pas *mouillé* comme l'avait d'abord avancé M. Comby, mais il est pulvérisé, sous une très forte pression, au travers d'une filière très fine sur un butoir d'argent. Ainsi la cuticule des globules butyreux est brisée. le beurre est émulsionné et ne peut plus se baratter pendant les transports, mais il est bien probable que cette opération physique qui consiste à pulvériser le lait dans l'atmosphère, l'altère chimiquement par oxydation de l'oléine ? et ce qui est certain c'est que sa valeur alibile est modifiée.

M. DECHERF lit un travail *sur l'emploi du babeurre dans les gastro-entérites.*

Rapporteur : M. AUSSET.

M. Zuber communique un cas de *syphilis pulmonaire chez une fillette de* 13 ans.

Rapporteur : M. Apert.

M. Armand-Delille présente *un cas de maladie de Raynaud.*

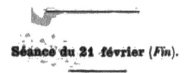

Séance du 21 février (*Fin*).

Rhumatisme, endocardite et pelvi-péritonite chez des fillettes atteintes de vulvite blennorrhagique,

par le Dr E. Rist,

La vulvite blennorrhagique est une affection extrêmement fréquente dans la clientèle de nos hôpitaux d'enfants. Elle est fort difficile à guérir radicalement, et résiste avec une déplorable ténacité aux tentatives thérapeutiques les plus efficaces en apparence. Peu dangereuse par elle-même, elle expose l'enfant qui en est atteinte à des complications sérieuses, qui sont, je crois, moins rares qu'on ne l'admet généralement. Elles sont, en effet, souvent méconnues, parce qu'elles empruntent le masque d'affections très différentes, que l'on observe communément chez l'enfant. C'est pourquoi j'ai pensé qu'il n'était pas sans intérêt de rapporter à titre d'exemples la relation de deux cas que j'ai eu l'occasion de suivre récemment dans le service de mon maître, M. le Dr Guinon, à l'hôpital Trousseau.

Obs. I. — La jeune Germaine N..., âgée de 10 ans, est entrée à l'hôpital le 22 novembre. Malade depuis quatre jours, elle a commencé par avoir des douleurs dans les jambes et dans le ventre, de la céphalée, quelques vomissements. A son entrée, elle a de la fièvre (38° 8), et ses douleurs se sont localisées dans le genou gauche. L'articulation est légèrement gonflée et contient du liquide en petite quantité ; la palpation réveille des sensations douloureuses surtout au niveau des insertions ligamenteuses. Le premier bruit cardiaque est éteint à la pointe. Il y a des traces d'albumine dans les urines. L'enfant est mise au repos au lit, et on lui ordonne de l'aspirine à la dose de 4 grammes par jour.

Au bout de trois jours, la fièvre et les douleurs ont disparu, mais les signes d'endocardite persistent.

L'enfant que l'on pensait avoir été atteinte de rhumatisme articulaire aigu franc, semblait être guérie, et l'on se disposait, après une quinzaine, à la rendre à ses parents, lorsque se développèrent chez elle avec une certaine brusquerie, le 5 décembre, des signes de péritonite : fièvre, vomissements, accélération du pouls, avec douleurs et ballonnement du ventre. La palpation de l'abdomen ne révélait aucune localisation appendiculaire ; il était douloureux dans toute son étendue, dur et mat dans la région sus-pubienne. Le toucher rectal faisait percevoir une masse indécise dans le cul-de-sac de Douglas. C'est à ce moment que l'on s'aperçut que l'enfant était atteinte d'un écoulement purulent vulvaire, abondant, où l'examen bactériologique fit découvrir des gonocoques à l'état de pureté.

L'état général devenant très alarmant, les vomissements augmentant de fréquence et rendant toute alimentation impossible, le facies se grippant, et le pouls battant à plus de 120 par minute, nous demandâmes à M. Faure, alors chirurgien de l'hôpital, de voir la malade, et une intervention immédiate fut décidée.

La laparotomie médiane sous-ombilicale ne fit découvrir aucun foyer purulent dans la cavité abdominale. Les anses intestinales étaient turgescentes et congestionnées. Les annexes étaient le siège d'une congestion intense. Dans le cul-de-sac de Douglas on voyait quelques petites fausses membranes jaunes et visqueuses où l'examen microscopique révéla la présence du gonocoque en petites quantités. On fit un drainage large, au Mikulicz, de la cavité abdominale laissée ouverte.

L'amélioration, légère au début, devint ensuite très sensible. La plaie opératoire se cicatrisa rapidement et l'enfant était le 25 janvier, com-

systolique d'insuffisance mitrale.

La survenue de cette pelvi-péritonite blennorrhagique nous fit réformer notre diagnostic primitif, et il nous paraît évident que notre malade avait eu un rhumatisme blennorrhagique avec endocardite de même nature.

Obs. II. — Chez notre seconde malade, Claire M...., nous avons observé le même complexus symptomatique, avec cette différence que les éléments s'en sont présentés dans un ordre chronologique inverse. C'est une fillette de 10 ans 1/2, que sa mère amenait à l'hôpital parce qu'elle avait, tous les mois environ, une « crise nerveuse », durant un jour environ, et s'accompagnant de douleurs de ventre et de vomissements.

Entrée le 15 décembre à l'hôpital, elle paraît être parfaitement bien portante pendant quinze jours. On découvrit seulement qu'elle avait une vulvite à gonocoques. Brusquement, le 29 décembre, elle fit une ascension thermique à 40° 2, et en même temps commença à se plaindre de vives douleurs abdominales. Le ventre était ballonné, tendu, uniformément douloureux, mais avec deux maximum au niveau du cæcum et de l'angle gauche du côlon. Langue sèche, couverte d'un enduit fuligineux, vomissements, accélération du pouls, facies péritonéal. En même temps que s'installaient ces symptômes, l'enfant fit une crise nerveuse de nature nettement hystérique.

M. Rieffel, qui vit l'enfant alors, pensa d'abord à une appendicite et conseilla d'attendre avant d'opérer, et d'instituer un traitemen médical : lait, opium et glace sur le ventre. Sous l'influence de cette thérapeutique, l'amélioration fut rapide. Au bout de quatre jours, le palper abdominal avait cessé d'être douloureux, et le toucher rectal permettait d'établir l'existence d'un léger empâtement douloureux, gros comme une noix, dans la région annexielle droite.

Le 23 janvier, l'enfant, s'étant levée pour la première fois, fit une ascension thermique à 39°, et l'on constata en même temps un gonflement douloureux du poignet gauche, puis de l'articulation métacarpo-phalangienne du pouce du même côté. Le lendemain on notait un bruit de frottement péricardique à la base du cœur et un assourdissement du premier bruit à la pointe.

Un traitement au salol fit assez rapidement rétrocéder ce rhumatisme blennorrhagique ; mais l'enfant conserve aujourd'hui les signes d'une insuffisance mitrale.

On peut se demander en présence de ces faits, qui sont loin d'être rares, si un nombre assez important de cas de rhumatisme articulaire chez les filles ne doivent pas être rattachés à l'infection blennorrhagique, et si celle-ci ne joue pas dans l'étiologie des cardiopathies valvulaires datant de l'enfance un rôle plus fréquent que l'on n'est accoutumé à l'admettre. Il est remarquable, de voir en effet que ce rhumatisme blennorrhagique des petites filles n'offre pas les caractères de fixité et de ténacité qu'on lui reconnaît d'ordinaire chez l'adulte. Il guérit rapidement, et les médicaments salicylés paraissent exercer sur son évolution une heureuse influence. L'erreur est donc facile, et, si l'on tient compte de la fréquence très grande de la vulvite à gonocoques chez les fillettes qui sont soignées dans nos hôpitaux parisiens, on peut admettre que les occasions de la commettre sont nombreuses.

Une autre question que je voudrais soulever, est celle de l'opportunité de l'intervention chirurgicale dans ces cas de pelvi-péritonite blennorrhagique. Notre première malade a parfaitement guéri après laparotomie, Mais M. Faure se demandait avec nous si l'évolution n'eût pas été la même sans opération ; l'état du péritoine constaté pendant l'intervention était loin de montrer l'urgence de celle-ci. D'autre part, notre deuxième malade qui avait présenté des symptômes tout aussi alarmants, n'a eu, du fait de l'abstention chirurgicale, à souffrir aucun préjudice ; elle a guéri très promptement. Néanmoins, on a cité, rarement il est vrai, des cas mortels. Il serait donc très précieux de savoir quelles sont les indications opératoires chez ces malades.

M. Broca. — Je tiens à dire que je crois en principe mauvais le traitement de la péritonite à gonocoques des petites filles par la laparotomie. Cette péritonite est assez fréquente dans nos services de chirurgie, où trois ou quatre fois par an j'en vois, avec le diagnostic d'appendicite. Quelqu'alarmant qu'ait été l'ensemble symptomatique, toutes les fillettes que j'ai observées ont guéri spontanément ; seule a succombé une enfant que j'ai opérée il y a une douzaine d'années, à mon corps défendant d'ailleurs.

M. Variot. — M. Rist se demande s'il convient d'intervenir dans les péritonites à gonocoques chez les petites filles. Il y a quelque temps, M. Northrup a rappelé l'histoire de deux sœurs dont l'une fut laparotomisée, car on fut très effrayé de l'évolution initiale des accidents ; l'autre sœur fut aussi atteinte de péritonite, ne fut pas opérée et guérit.

J'ai vu à la salle Gillette deux sœurs de huit et dix ans, dont j'ai publié l'histoire dans la *Gazette des hôpitaux* et qui furent atteintes de péritonite au cours de vulvite. Toutes deux guérirent malgré des accidents très graves au début ; en trois jours la fièvre était tombée et la convalescence fut très rapide.

D'après mon expérience et d'après mes lectures, je pense qu'il est préférable de ne pas intervenir chirurgicalement dans la péritonite blennorrhagique.

C'est une maladie à grand fracas, mais qui se termine bien en général.

M. Netter. — J'ai observé huit cas de péritonite blennorrhagique, la plupart succédant à la scarlatine. Quelques-uns des cas furent graves. Aucun cas ne fut opéré et tous guérirent. Je me suis toujours félicité de n'avoir jamais poussé à l'intervention

M. Comby. — J'ai publié autrefois l'histoire de huit cas de péritonite gonococcique, dont deux très graves, pour lesquels j'avais consulté M. Brun. Le chirurgien, croyant à de l'appendicite, refusa d'intervenir à cause de la petitesse du pouls et de la faiblesse des malades. Cependant toutes ces fillettes ont guéri sans opération. Je crois qu'il ne faut pas toucher à ces péritonites.

M. Rist. — Connaît-on des cas de mort dans ces péritonites ?

M. Comby. — On n'en connaît guère qu'un seul, publié par Baginski ; mais c'était un cas complexe, ainsi je me rappelle, entre autres détails, que l'ovaire baignait dans le pus, etc.

M. Broca. — Je suis heureux d'être du même avis que mes collègues. Je n'ai opéré qu'un cas de péritonite blennorrhagique ; il y a douze ans de cela ; je l'opérai presque malgré moi, parce qu'on insista pour m'y pousser et aussi parce que l'enfant avait un aspect *cyanique* particulier, que j'ai retrouvé depuis dans d'autres cas semblables et qui me semble un peu spécial ; l'enfant mourut. Depuis je me suis toujours abstenu et je m'en suis bien trouvé. On a rappelé tout à l'heure un cas mortel rapporté par Baginski ; cela est possible, mais c'est un cas extraordinaire. Presque tous les cas analogues guérissent, donc il n'y faut pas toucher. L'intervention leur fait courir plus de risques que l'affection abandonnée à elle-même.

CORRESPONDANCE :

M. Zuber pose sa candidature au titre de membre titulaire de la Société.

M. Decherf pose sa candidature au titre de membre correspondant.

Reçu de M. Rudolf Fischl :

1º Infections septiques du fœtus, du nouveau né et du nourrisson ;

2º Contribution à l'extirpation expérimentale du thymus chez les jeunes animaux, etc.

ançon sur un tra-

», lire « CYPHOTI-

ril à 4 h. 1/2 à

Présidence de M. BROCA.

Méningite cérébro-spinale guérie sans séquelles,

par MM. Sevestre et A. Saillant.

La fillette de 9 ans que nous avons l'honneur de présenter à la Société a été amenée à l'hôpital Bretonneau, salle Jules Simon, le 27 février 1905 à midi.

Aînée de deux autres enfants, l'un de quatre ans ans et demi, l'autre de treize mois, elle est née à terme de parents bien portants et a été élevée au sein jusqu'à dix-sept mois. A part une varicelle et une coqueluche qu'elle fit presque simultanément à l'âge de 6 ans, elle n'a jamais été malade.

Dans la nuit du 25 février elle a été prise d'une céphalalgie violente avec vomissements et mal de gorge.

Actuellement, l'enfant se plaint surtout de la gorge et d'une douleur très intense dans le bras droit.

Examen. — La malade est très abattue ; le visage est pâle et les yeux profondéments excavés. Aucune éruption sur le corps. Le ventre est souple ; le foie ne déborde pas les fausses côtes et la rate n'est pas perceptible.

L'attention est immédiatement attirée vers le bras droit dont la fillette se plaint sans cesse. Ce bras peut être mobilisé dans tous les sens sans qu'on provoque de douleurs ; mais la pression même légère au niveau de la tête humérale arrache des cris ; il semble que l'extrémité humérale soit légèrement augmentée de volume ; pas de rou-geur de la peau, pas de ganglions axillaires douloureux.

La gorge est uniformément rouge, l'amygdale droite est un peu tuméfiée. Langue saburrale.

D'ailleurs, rien dans le poumon ni au cœur qui bat régulièrement.

En faisant asseoir la malade on remarque une légère raideur des muscles de la nuque et du dos qui ne permet pas d'étendre complè-tement les jambes sans provoquer de douleurs.

Urines normales.

Le diagnostic posé est celui d'ostéomyélite aiguë. M. le docteur Felizet appelé, en présence de la température qui est à 37°2, conseille l'expectative.

1er mars. — La température est à 39°3, le pouls régulier ; il n'y a pas eu de vomissements, mais la constipation a persisté. L'enfant se plaint davantage de sa tête, mais le signe de Kernig n'est pas plus accentué.

En revanche des douleurs sont apparues au niveau des genoux ; l'épaule est moins douloureuse.

Diagnostic : Rhumatisme articulaire aigu.

Dans l'après-midi, la température monte à 40° 4 ; la malade est très agitée et se plaint violemment de la tête.

A 5 heures elle se lève et sur le champ apparaît un strabisme con-vergent extrêmement marqué.

Le diagnostic de méningite s'impose et la ponction lombaire ramène un liquide purulent qui donne au frottis des polynucléaires et des diplocoques à la fois extra et intra-cellulaires qui ne prennent pas le Gram.

2. — A la suite de la ponction, l'agitation et la céphalalgie ont presque disparu. Mais les contractures augmentent : la nuque est rigide et le signe de Kernig extrêmement marqué. Le strabisme ne s'est pas amendé ; pas d'inégalité pupillaire, pas d'herpès labial.

Le pouls est irrégulier.

L'enfant a conservé toute sa lucidité et répond bien aux questions qu'on lui pose.

Une purgation administrée la veille a produit quatre selles jaunes liquides.

Ponction lombaire : liquide très louche, sans forte tension, donnant après deux ou trois minutes de centrifugation un culot purulent considérable ; l'examen microscopique montre des polynucléaires et des méningocoques très nombreux. Bains chauds à 36° toutes les six heures et 0, 20 de calomel en quatre prises.

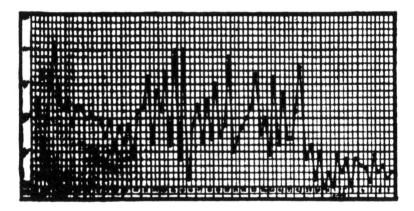

3. — Abattement extrême. Strabisme moins accentué. Le Kernig persiste et le pouls est toujours irrégulier.

La malade urinant dans les bains, les urines ne peuvent être recueillies intégralement, mais elles n'atteignent pas un litre.

Ponction lombaire, 25 centimètres cubes : liquide louche, forte tension, nombreux polynucléaires et méningocoques.

L'ensemencement sur sérum solidifié fait lors de la première ponction donne une culture pure de méningocoques.

Calomel 0, 15 en trois prises.

4. — Amélioration notable, la malade est plus éveillée et le strabisme est en voie de régression. Mais le moindre mouvement imprimé à la tête arrache des cris.

Ponction lombaire, 40 centimètres cubes : liquide moins louche, culot moins considérable : polynucléaires et méningocoques en grand nombre.

Les jours suivants le strabisme disparaît, l'enfant fait d'elle-même quelques mouvements et arrive même à s'asseoir seule dans son lit, les jambes fléchies. Le pouls devient régulier ; la constipation est combattue par des lavages d'intestin.

Isolée dans un box jusqu'à ce jour, la fillette est mise dans la salle commune.

10. — Etat satisfaisant. La douleur de l'épaule droite et des genoux a reparu hier ; elle a cédé aux applications de salicylate de méthyle.

11. — Un vomissement alimentaire. La malade est abattue. Le pouls est à 136 avec quelques irrégularités.

Pas de céphalée. Le signe de Kernig a presque complètement disparu.

Calomel 0, 20 en quatre prises ; les bains sont continués.

13. — La température est montée bien au-dessus de 39° ; l'état général est mauvais. L'enfant est très abattue, et demeure enfouie sous ses couvertures sans pouvoir regarder le jour. Elle pousse continuellement des cris aigus provoqués par une céphalée martelante qui ne la quitte plus. Néanmoins elle a conserve toute sa lucidité.

14. — L'état général est toujours très mauvais ; l'enfant a été isolée hier et on a fait l'obscurité dans sa chambre.

La photophobie et la céphalée sont toujours aussi intenses.

Le Kernig est très marqué et l'enfant, couchée en chien de fusil, se refuse à tout mouvement.

Pouls petit et rapide, mais régulier.

Pas de strabisme, pas d'herpès labial.

Ponction lombaire. 10 centimètres cubes de liquide louche, culot long à se former ; nombreux polynucléaires, quelques lymphocytes, pas de microbes.

15. — A la suite de la ponction une détente s'est produite et ce matin le pronostic paraît moins sombre.

L'enfant est toujours profondément abattue, se refuse à regarder le jour et à faire le moindre mouvement ; mais la céphalalgie est beaucoup moins marquée.

Les urines, qui n'atteignent pas un litre, sont normales. Ponction lombaire, 40 centimètres cubes : liquide plus trouble que celui de la veille, renfermant de rares méningocoques, de nombreux polynucléaires et quelques lymphocytes.

Calomel 0, 30 en quatre prises.

16 et 17. — Deux ponctions lombaires de 30 centimètres cubes chacune : le liquide, légèrement trouble, renferme des polynucléaires, des lymphocytes et quelques méningocoques.

La céphalée et la photophobie s'atténuent ; le Kernig est toujours très marqué. Pouls régulier.

18. — La céphalée a disparu ; le Kernig est atténué.

Ponction : 18 centimètres cubes de liquide presque clair avec des polynucléaires, de nombreux lymphocytes et de rares méningocoques.

Les jours suivants, oscillations thermiques et alternatives dans l'état général.

La céphalée, les irrégularités du pouls reparaissent certains jours.

23-25-26. — Ponctions lombaires ; liquide de moins en moins trouble avec polynucléaires, nombreux lymphocytes ; on ne trouve plus de méningocoques.

A partir du 27 amélioration progressive : l'enfant va régulièrement à la selle sans lavage d'intestin ; le pouls devient régulier ; la céphalalgie et les contractures disparaissent.

La dernière ponction faite le 27 donne un liquide citrin renfermant des lymphocytes et quelques polynucléaires.

La malade amaigrie, les traits tirés, demande à passer dans la salle commune. Les bains sont supprimés.

30. — On commence l'alimentation et le 8 *avril* on lève l'enfant. La température se maintient à 37° et l'état général s'améliore de jour en jour.

Le urines restent rares ; depuis la seconde crise 'elles n'ont guère dépassé un demi-litre.

Cette observation présente plusieurs particularités intéressantes que nous relèverons rapidement.

Le diagnostic était fort délicat au début et l'existence d'une

douleur très accentuée au niveau de l'épaule droite était bien faite
pour l'égarer et faire penser à une lésion de l'extrémité supérieure
de l'humérus, particulièrement à une ostéomyélite ; puis l'apparition de douleurs dans les genoux, en même temps que diminuait
la douleur de l'épaule, devait faire songer au rhumatisme. Mais
bientôt la constatation du strabisme, jointe à l'existence de la céphalalgie et du signe de Kernig, montrait qu'il s'agissait en réalité
d'une méningite cérébro-spinale ; ce diagnostic était d'ailleurs
confirmé par la ponction lombaire qui ramenait un liquide purulent dans lequel le microscope décelait des polynucléaires et des
méningocoques très nombreux.

Les ponctions répétées les jours suivants amenèrent presque
chaque fois un amendement assez notable des symptômes et, au
bout de 8 à 10 jours, la maladie parut s'améliorer. Elle ne tarda
pas cependant à reprendre avec une nouvelle intensité, déterminant des symptômes beaucoup plus graves. Fait assez particulier,
pendant cette rechute, les ponctions lombaires ramenaient un
liquide progressivement moins trouble, puis de plus en plus clair;
on constatait à mesure la disparition des méningocoques puis des
polynucléaires, les lymphocytes existant presque seuls dans le
liquide citrin de la dernière ponction. Il y eut en tout 12 ponctions qui donnèrent au total 350 centimètres cubes de liquide. Il
n'est pas douteux que presque toujours ces ponctions furent suivies
d'une amélioration, malheureusement passagère ; et il nous a
bien semblé que concurremment avec les bains chauds elles ont
contribué à la guérison.

Parmi les symptômes observés, nous noterons la conservation
de l'intelligence qui persista pendant toute la maladie ; malgré
ses souffrances, souvent fort vives, l'enfant répondait nettement
aux questions qu'on lui posait.

La quantité des urines, pendant toute la maladie, a été assez
peu abondante et n'a jamais atteint un litre. On n'a pas observé
en particulier de crises polyuriques analogues à celles qu'ont signalées Lœper et Gouraud et dont Letulle et Lemierre ont rapporté
récemment un nouvel exemple.

Enfin, et c'est un fait sur lequel **nous insisterons particulière-ment, la malade a guéri d'une façon complète,** sans conserver aucun **symptôme,** aucune séquelle, comme il est arrivé dans certains **cas, et comme** nous le voyons en ce moment même sur une fillette **de 11 ans,** entrée ces jours-ci dans le service pour une hémiplégie gauche avec contractures, consécutive à une méningite aiguë **traitée en ville.**

M. VARIOT. — Je puis rapprocher de l'observation de M. Sevestre un fait qui présente de grandes similitudes concernant une petite fille de 8 ans soignée à la salle Gillette. Elle entra pour des douleurs très intenses dans la hanche et le genou datant de quelques jours avec une fièvre modérée, 38° et 38°5. Les douleurs de la hanche droite sont très fortes, la cuisse est en demi-flexion, les muscles contracturés, le genou assez tuméfié, extrêmement douloureux à la pression. L'attitude du membre est celle de la coxalgie. Les jours suivants le salicylate de soude et la pommade au salicylate de méthyle furent impuissants à diminuer les douleurs.

L'état resta stationnaire pendant une dizaine de jours ; alors survinrent des vomissements répétés, presque incoercibles, avec céphalée violente et tenace, raideur légère de la nuque, et signe de Kernig bien net. On pratiqua une ponction lombaire qui donna un liquide très trouble avec grande prédominance de polynucléaires. On prescrivit les bains chauds et on répéta les ponctions lombaires au grand bénéfice de l'enfant. Les douleurs articulaires étaient beaucoup atténuées en même temps que se montraient les troubles méningés.

La température s'éleva par grandes oscillations, atteignant 40°, 40°6 même, avec des rémissions de un jour ou deux à 39°, en même temps que nous retirions du liquide louche par les ponctions lombaires. L'enfant était à peu près guérie des accidents méningés lorsqu'elle contracta la rougeole. Cette maladie éruptive eut une évolution favorable et n'entrava pas la guérison qui est définitive, d'après ce que m'apprit M. Richardière.

M. Sevestre. — Dans notre observation la douleur était intense dans l'épaule et l'enfant était très difficile à examiner. Son état fut très grave pendant quinze jours.

Pelvipéritonite gonococcique aiguë, ohez une jeune fille de 15 ans. — Guérison sans intervention,

par M. le Dr Mauclaire.

Je désire rapprocher l'observation suivante des cas semblables déjà rapportés ici récemment et émettre cependant des conclusions contraires à celles qui ont été admises en général.

Obs. — H. B.., âgée de 15 ans, entre le 18 février 1905 à l'hôpital Hérold-St-Louis. Ultérieurement elle affirma avoir été violée (?) cinq jours auparavant. Elle entre à l'hôpital pour une large plaie de la région

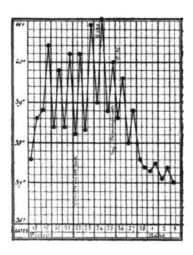

fessière, tout près du sillon interfessier, plaie qui serait survenue dans une chute sur un vase de nuit (?). Actuellement cette plaie ne présente aucune rougeur au niveau de ses bords. Le matin la température de la malade est 37°6 et le soir 38°6.

Les 19, 20 et 21, la malade est fatiguée ; elle a 38° 4 le matin et approximativement 40° le soir ; la plaie cependant paraît normale.

Le 22. — Vomissements alimentaires. L'enfant se plaint d'une douleur abdominale un peu au-dessus de l'arcade crurale, au niveau de l'orifice interne du canal inguinal. L'abdomen n'est pas ballonné, légère submatité à la partie inférieure de la fosse iliaque droite.

Le 23. — La température monte le soir à 40°8. A ce moment seulement on s'aperçoit que la malade tache son linge. Elle a une vulvo-vaginite très intense, l'écoulement est très abondant et verdâtre. L'enfant dit qu'il est survenu 48 heures après avoir été violée. Actuellement la miction est très douloureuse. La douleur abdominale inférieure est aussi très vive. Le faciès est fatigué mais non grippé. Une vessie de glace est appliquée sur le ventre. Des injections vaginales de permanganate au millième furent faites matin et soir.

Le 24 au soir, la température monte à 41°2 ; le pouls est à 130. Au toucher rectal on ne sent pas de collection dans le pelvis.

État saburral. Constipation, vomissements, mais le faciès n'est pas altéré. Même traitement.

Le 25. — Amélioration évidente au moment où j'allais me décider à intervenir par une laparotomie exploratrice.

La douleur abdominale est moins vive ; la température est encore de 38°8 le matin, 40° le soir.

Le 26. — Température, 38°6 le matin et 39°6 le soir. L'état général est meilleur.

L'examen du pus vulvo-vaginal fait par M. de Fourmestraux, interne du service, y décèle des gonocoques.

Le 28. — La température devient normale.

L'écoulement vulvo-vaginal commence à diminuer. Il n'y a plus de douleur abdominale.

La malade quitte l'hôpital le 12 mars.

La lecture des observations déjà publiées nous montre que dans les infections gonococciques péritonéales chez l'enfant, il faut bien distinguer les trois formes suivantes : les *pelvi-péritonites*, les *péritonites sous-ombilicales* et les *péritonites généralisées*. La diffusion de la douleur dans le pelvis chez notre malade démontre bien qu'il ne s'agissait pas d'une simple salpingite. L'absence de douleur ombilicale et sus-ombilicale démontrait que l'infection et la réaction péritonéale étaient limitées au pelvis. C'est pourquoi j'ai hésité à intervenir.

Un point intéressant, c'est celui du traitement. Beaucoup d'auteurs (Comby, Netter, Variot, Guinon, Broca) se sont montrés dans les discussions récentes partisans de l'abstention chirurgicale parce que la péritonite gonococcique a un début brusque, des symptômes généraux graves, mais l'amélioration est précoce, inespérée et définitive. Le traitement serait donc « exclusivement médical ». Ce n'est pas mon avis, bien que la guérison ait été obtenue sans opération dans le cas rapporté ci-dessus. *Certes, pour les formes légères, le traitement médical est évidemment indiqué,* mais pour les formes avec symptômes alarmants, je crois que le traitement chirurgical peut avoir ses indications.

En effet, si on étudie de près les observations publiées on voit que souvent il ne s'agit pas d'infection péritonéale gonococcique pure, car dans le pus péritonéal on a trouvé des gonocoques associés au staphylocoque, ou au streptocoque (Loven, Baginsky) (1).

En outre, je rappellerai les sept cas mortels signalés ici par Aguinet (2) (cas de Loven, Huber, Baginsky, Caillié, Steven, Charrier), plus le cas rapporté ici par Broca.

Je pense qu'il faut être moins optimiste et je préfère la formule opportuniste de M. Sevestre (3), d'après laquelle « il faut intervenir si la situation est menaçante et ne pas attendre qu'elle soit compromise. Si la laparotomie fut souvent suivie de mort, c'est qu'elle a été faite trop tard ».

Il faut donc, à mon avis, se conformer aux indications générales de l'intervention dans les cas de péritonites et se baser par conséquent sur la généralisation du ballonnement, de la douleur, l'intensité des vomissements, le facies, l'existence d'une collection pelvienne, etc.

(1) Cités par Dubreuil, Thèse Paris, 1904, p. 24, 29 et 55.
(2) Aguinet, *Société de Pédiatrie*, 1901, rapport de M. Comby.
(3) Sevestre, *Société de Pédiatrie*, 1902.

Sur les sept cas dans lesquels la laparotomie a été faite il y a
q guérisons (Huber, Braquehaye, Sevestre, Legueu, Rist-
me, Northrup) et deux morts (Huber, Broca).

Sur les huit cas de mort la laparotomie n'a été faite que deux
s (Huber, Broca). Dans ces huit observations on a trouvé le
s souvent une péritonite généralisée, ou du pus dans les trom-
s (Loven), dans le cul-de-sac de Douglas (Baginsky), etc.

Ce qui m'étonne, c'est que la majorité des membres de la Société
l toujours vu guérir, sans intervention, les cas observés. Mais il
a paru utile d'attirer encore l'attention sur ces péritonites go-
cocciques infantiles, car jusque maintenant elles ont été parfois
sfondues avec des péritonites appendiculaires et opérées comme
les. Des observations nouvelles montreront bien si la guérison
s intervention est la règle, *pour les formes graves* qui sont
idemment moins fréquentes que les formes légères.

M. COMBY. — Pourquoi M. Mauclaire qui est interventionniste
ns la péritonite gonococcique des petites filles n'a-t-il pas opéré
petite malade puisque sa température a été très élevée, 41° et
-dessus ? C'était, semble-t-il, le moment de mettre en pratique
théorie.

M. RIST. — Je ferai remarquer que dans la plupart des examens
striologiques qui ont été faits du pus des péritonites gonococ-
ques, le gonocoque existait à l'état de pureté : le staphylocoque
s'est rencontré qu'exceptionnellement.

M. RICHARDIÈRE. — J'ai eu l'occasion d'observer quatorze ou
inze péritonites gonococciques, chez des fillettes : toutes ont
éri sans que j'aie fait intervenir le chirurgien.

M. MAUCLAIRE. — Cependant les cas de mort sont plus nombreux
'on ne l'a dit dans la discussion qui a eu lieu ici : j'ai pu réunir
cas de mort dont deux après laparotomie.

M. BROCA. — M. Richardière oublie une erreur de diagnostic
ni nous est commune, sur une fillette que nous croyions atteinte

d'appendicite, et que je n'ai pas opérée parce que, comme Brun
dans un cas dont a parlé M. Hallé, l'état m'a paru trop grave.
Or le lendemain amélioration, puis guérison rapide. Et malgré
la communication de M. Mauclaire je persiste à croire, comme
tous nos collègues lors de notre dernière discussion sur ce point,
qu'il ne faut pas laparotomiser les petites filles pour péritonite
blennorrhagique. Il y a des morts, et M. Mauclaire parle de sept
cas de lui connus : je demanderai quelle y est la proportion des
cas opérés et non opérés.

D'ailleurs, tant que pour démontrer les indications possibles
de la laparotomie, M. Mauclaire nous communiquera des cas
guéris médicalement, il nous sera facile de rester tout à fait d'accord.

M. Variot. — Un cas classique quand on parle du traitement
de la péritonique gonococcique est celui de Northrup : je rappellerai qu'il concerne deux jumelles, dont une fut opérée et guérit.
et dont l'autre ne fut pas opérée et guérit également. J'ai pu observer un fait analogue où il s'agissait de deux sœurs, non jumelles.
Lorsque la péritonite se déclara chez la première nous pensâmes
à une intervention chirurgicale : mais elle guérit en 48 heures.
Huit jours après, sa sœur fut atteinte et guérit rapidement.

M. Rist. — Ce qui vient compliquer la question, c'est qu'on ne
peut pas toujours savoir quel est l'état exact et la nature réelle
des lésions. Dans mon cas le toucher rectal donnait la sensation
d'une trompe grosse comme une mandarine et cependant l'opération ne permit pas de reconnaître une collection purulente dans
la trompe. Au contraire, on a communiqué dernièrement à la
Société de Pédiatrie de Londres une observation analogue dans
laquelle l'opération fit voir qu'il existait une salpingite suppurée
avec collection.

M. Sevestre. — Les cas peuvent être très compliqués. J'ai vu
il y a quatre ou cinq ans un cas complexe dans lequel la péritonite gonococcique coïncidait avec une appendicite.

. MAUCLAIRE. — Ma communication a surtout eu pour but de
ir contre l'opinion que la mortalité était rarissime dans la
tonite gonococcique des petites filles et qu'il ne faut jamais
er. Je répondrai à M. Comby que je n'ai pas opéré ma ma-
, quoique son état fût grave, parce que j'avais suivi la dis-
ion qui a eu lieu à la Société de Pédiatrie : j'ai temporisé et
élioration s'est produite alors que j'étais prêt à opérer. L'ex-
ation a réussi, mais dans les cas déjà cités elle a été suivie de
l.

. BROCA. — M. Mauclaire vient donc de résumer le débat en
disant que chez sa malade il aurait sûrement opéré, vu la
ité des symptômes, s'il n'avait été influencé par notre dis-
ion. D'où son abstention et son succès. On ne saurait donc
que notre discussion n'a servi à rien, et nous sommes sûrs
urd'hui d'avoir au moins une conversion à notre actif, celle
. Mauclaire.

. MAUCLAIRE. — Il est évident que je n'ai pas eu la naïveté,
me me le fait dire M. Broca, de présenter mon cas en faveur
théorie de l'intervention puisqu'il a guéri médicalement.
us étant mis à part et revenant sur la question avec des élé-
ls d'appréciation un peu moins vagues, je rappelle qu'il y a
pas une mais plusieurs observations de péritonites gonococ-
es mortelles. C'est pourquoi j'estime qu'il ne faut pas refuser
malades le bénéfice possible d'une intervention chirurgi-
quand les symptômes sont très alarmants. Je ne pense pas,
ne M. Broca, que dans ces cas l'intervention fera courir au
de plus de risques que l'affection abandonnée à elle-même,
que sur sept observations d'intervention, il y a cinq guéri-
.

Un cas d'achondroplasie fruste,
par MM. NOBÉCOURT et PAISSEAU.

depuis les travaux de Parrot, de Kaufmann, de Porak et de

bien d'autres, l'achondroplasie du fœtus et du nouveau-né est bien connue, si depuis l'article de M. P. Marie on a appris à distinguer d'une façon précise l'achondroplasie de l'adolescent et de l'adulte, il est permis de se demander, si, à côté des cas typiques, il n'en existe pas d'autres plus ou moins frustes ou atypiques, présentant certains des caractères pathognomoniques tandis que d'autres manquent. Il nous paraît intéressant, à ce point de vue, de présenter à la Société une malade âgée de 12 ans que nous avons pu observer dans le service du professeur Hutinel.

Hau... Marguerite, âgée de 12 ans, entre à l'hospice des Enfants-Assistés le 17 mars 1905.

Ce qui frappe immédiatement chez cette enfant, c'est le volume énorme du crâne, la petitesse de la taille, un embonpoint considerable, la difficulté de la marche.

La petitesse de la taille est due à la brièveté des membres inférieurs, car le tronc a conservé ses dimensions normales. Cette micromélie porte exclusivement sur les membres inférieurs ; les membres supérieurs sont d'apparence et de dimensions normales. Les membres inférieurs ne présentent pas de courbures osseuses au niveau des diaphyses, mais il existe un degré très appréciable de genu valgum : l'enfant marche les jambes déjetées en dehors. Il n'existe pas de déformations rachitiques. Il y a une ensellure lombaire très exagérée.

L'augmentation de volume de la tête ne porte que sur sa portion crânienne ; les bosses frontales et pariétales sont fortement saillantes, avec une légère asymétrie, le côté gauche étant plus volumineux que le côté droit. La face est au contraire relativement petite ; le nez aminci à son origine est volumineux et épaté à son extrémité : la voûte palatine n'est pas ogivale, les dents sont régulièrement implantées. La face, de même que le crâne, est légèrement asymétrique la bouche étant un peu déviée du côté droit.

L'examen de l'œil, pratiqué par M. Poulard, ne révèle aucun trouble dans la conformation des globes oculaires et dans leur motilité ; il n'y a pas de lésions du fond ni des milieux de l'œil.

L'obésité de la malade est extrêmement marquée : les membres sont

uis, volumineux ; la peau est lisse, tendue, dure, rappelant assez
n l'aspect du trophœdème ; il est difficile de discerner la part qui
ient au développement du système musculaire et du système adi-
x dans l'augmentation de volume des membres.

es seins sont particulièrement développés et ressemblent à ceux
ne femme adulte ; le système pileux est complètement développé
niveau des organes génitaux et sous les aisselles.

a démarche est incertaine et difficile ; la malade marche lentement
péniblement. Cependant la force musculaire est à peu près conser-
; les réflexes achilléens sont normaux, mais les réflexes rotuliens
exagérés des deux côtés ; le réflexe des orteils se fait en extension ;
'y a pas de trépidation épileptoïde.

Vous retrouvons chez cette enfant quelques-uns des principaux
nptômes mis en relief par M. Marie dans l'achondroplasie.

Tout d'abord, la taille est notablement inférieure à la normale :
mesure 1 m. 288. Or Quételet donne comme moyenne pour
enfants de 12 ans 1 m. 40, et la taille de la malade correspon-
it à celle d'un enfant de 9 ans 1/2 d'après les tableaux du
me auteur (1 m. 25 à 9 ans, 1 m. 30 à 10 ans). Chez trois filles
 même âge et de tailles moyenne, grande et petite, prises comme
ne de comparaison, nous avons trouvé 1 m. 46, 1,40, 1,36.

Cette petitesse de la taille ne tient pas à une diminution de la
jueur du tronc : chez notre malade, mesurée de la fourchette
nale au pubis dans le décubitus dorsal, celle-ci est de 40 cen-
Mres ; chez les sujets pris pour terme de comparaison elle est
4, 42, 40 centimètres. Sous ce rapport cette malade rentre
à la règle.

a diminution de la taille porte en effet exclusivement sur la
inution de la longueur des membres inférieurs qui mesurent
grand trochanter à la malléole externe 0 m. 595 contre 71, 73,
antimètres chez les témoins. Par contre la longueur du mem-
supérieur est à peu près normale : les mains tombent au
au habituel et la longueur mesurée de l'acromion à l'extré-
du médius est de 57 centimètres contre 60, 60, 59 centimè-
chez les sujets normaux.

Aux membres supérieurs le rapport entre les différents segments n'est pas modifié et se comporte comme chez les sujets normaux du même âge.

	Malade	Témoins		
Bras.	22 cent.	23 cent.	23 cent.	22 cent.
Avant-bras. . . .	19 »	20,5	21,5	21 »
Main	16 »	16,5	15,5	16 »

La main ne présente pas de particularités, les doigts sont bien allongés, en fuseau.

Aux membres inférieurs la jambe a sensiblement la même longueur que la cuisse, contrairement à ce qui a lieu chez deux des témoins, mais comme cela existe chez le troisième témoin.

	Malade	Témoins		
Cuisse	30 cent.	36 cent.	34 cent.	33 cent.
Jambe.	29,5	44	38	33
Pied.	13	21	20	20

Le pied est très raccourci, épais, la voûte plantaire très effacée.

Enfin la tête mesure 62 centimètres de circonférence au lieu de 52 centimètres (chiffre moyen) ; la cause de cette hypertrophie crânienne bien supérieure à la normale même de l'adulte est difficile à préciser : en rapprochant ce fait des troubles nerveux constatés au niveau des membres inférieurs, dont l'ensemble semble constituer une ébauche du syndrome de Little, peut-être pourrait-on penser à une ancienne hydrocéphalie.

En somme, cette malade présente comme symptômes attribuables à l'achondroplasie : le volume de sa tête, la petitesse de la taille due exclusivement à une diminution des membres inférieurs et une exagération très notable de l'ensellure lombaire.

Par contre, d'autres caractères importants de cette affection manquent : les membres supérieurs sont normaux ; à leur niveau comme aux membres inférieurs il manque le raccourcissement du segment rhizomélique. Ce fait se retrouve d'ailleurs chez un garçon de 12 ans observé par MM. Méry et Labbé.

Un symptôme intéressant est le poids de 44 kil. 500, tandis que

la moyenne à cet âge est de 27 à 29 kil., poids qui correspond à
celui d'un enfant de plus de 15 ans (43 kil. 620, Quételet). Ce poids
est très remarquable ; chez l'adulte achondroplasique cette obésité
a été mentionnée par M. Porak chez la femme tandis que M. Marie
ne l'a pas notée chez l'homme ; peut-être comme le fait remarquer
cet auteur, s'agit-il d'un attribut propre au sexe féminin. Chez
notre malade l'obésité fut précoce, puisque la mère comparait son
enfant à l'âge de 3 ans à un petit tonneau.

Cette obésité est intéressante à rapprocher de l'apparition précoce de la puberté : l'enfant est en effet réglée depuis l'âge de 11
ans ; l'appareil pileux est bien développé ; les seins ont commencé
à se développer depuis l'âge de 8 ans et sont actuellement très
volumineux, le mamelon est aréolé et très fortement pigmenté.
Or d'après la règle, la puberté ne s'établit qu'entre 13 et 15 ans
dans nos climats. Aucune de nos fillettes n'avait de poils ; leurs
glandes mammaires n'étaient pas développées et les menstrua-
tions n'avaient pas encore fait leur apparition.

L'intelligence est peut-être un peu lente, mais notre malade
a fait cependant preuve d'une précocité assez remarquable ; elle
joue assez rarement, se distrait de préférence en lisant et ne pouvant aller à l'école, elle a fait de son plein gré l'effort nécessaire
pour apprendre toute seule à lire et à écrire ; cet effort intellectuel a dû être d'autant plus considérable qu'elle est très mal
douée au point de vue de la mémoire qui est extrêmement restreinte pour tous les souvenirs récents et anciens ; la mémoire
des dates fait défaut d'une façon absolue ; elle est incapable de se
rappeler même approximativement l'époque toute récente de ses
premières règles (février), qui ont vivement inquiété ses parents
par leur abondance. Chez les achondroplasiques, l'intelligence
est normale, bien que, d'après M. Marie, elle soit un peu retardée
et rappelle celle d'un âge moins avancé.

L'étude de cette malade est complétée par l'examen radiographique des extrémités articulaires pratiqué au laboratoire de l'hôpital Necker.

Les caractères dominants fournis par cet examen, fait comparativement à un témoin de même âge, sont la transparence plus grande de certaines épiphyses, la persistance des cartilages juxta-épiphysaires avec absence ou développement incomplet des zones d'ossification. Ces caractères généraux sont particulièrement accusés au niveau des extrémités supérieure et inférieure du fémur, au niveau de l'extrémité supérieure des phalanges ; on les retrouve à un degré variable au niveau des autres jointures.

Dans l'achondroplasie type, l'examen radiographique a d'ailleurs donné des résultats différents aux auteurs qui l'ont pratiqué. Dans un cas, M. Variot note que les épiphyses restent cartilagineuses comme chez le fœtus, avec des rudiments insuffisants d'ossification; dans un autre cas, M. Méry, au contraire, constate que les cartilages épiphysaires existent mais présentent une épaisseur moindre, et que l'ossification est suffisante.

En ce qui concerne les diaphyses, elles sont en général légèrement élargies avec des renflements limités en certains points (humérus, radius).

Le bassin présente des particularités assez remarquables. Il est diminué dans tous ses diamètres, mais surtout dans son diamètre vertical. Il en est de même pour l'excavation, très diminuée dans son diamètre vertical et très élargie transversalement. La transparence est plus grande que normalement.

L'étiologie de ce cas nous a échappé. Il n'y a pas d'hérédité similaire ; les ascendants n'ont rien présenté de particulier ; le père et la mère sont bien constitués et bien portants ; cette dernière est strabique. La mère a eu avant la malade, trois grossesses normales ; les deux premiers enfants sont morts à 33 et 12 mois de maladies infectieuses (rougeole et variole) ; le troisième, mort à 6 semaines de débilité congénitale aurait eu une tête volumineuse. Une cinquième enfant est actuellement bien portante, normale et sans particularités.

L'histoire de notre malade semble faire remonter le début des accidents à la période intra-utérine. D'après les renseignements fournis par la mère, elle serait née 15 jours avant terme, à l'occasion d'un traumatisme, après une grossesse normale. L'accouchement a été laborieux, sans cependant nécessiter le forceps, les difficultés ayant été provoquées par le volume de la tête; on aurait en outre remarqué dès cette époque la brièveté des membres inférieurs ; la taille a toujours été au-dessous de celle de l'âge, l'obésité apparut d'une façon précoce.

La marche fut très retardée et l'enfant commença seulement à marcher péniblement vers cinq ans.

La santé générale, en dehors des troubles de la marche était bonne ; cependant la tête avait un volume énorme, l'enfant la portait difficilement et par intervalles il survenait des douleurs céphaliques extrêmement violentes, durant 2 ou 3 jours, pendant lesquels elle ne quittait pas le lit.

Il n'y a pas eu de maladies générales ou infectieuses méritant d'attirer l'attention.

On ne trouve donc rien dans l'histoire de cette malade qui puisse nous renseigner sur l'origine ou la nature de cette affection. Il n'y a pas en particulier de raisons d'invoquer une lésion du corps thyroïde. Sans doute l'obésité est en sa faveur, mais la précocité de la menstruation, l'état intellectuel l'éliminent plutôt.

Telles sont les brèves considérations que nous voulions faire au sujet de notre malade. Il nous semble qu'on doive la considérer comme une achondroplasique. Sans doute bien des caractères manquent. Mais il est permis de penser qu'à côté des achondroplasies typiques il y a des formes frustes, de même qu'à côté du myxœdème de l'adulte et de l'idiotie myxœdémateuse on rencontre des formes frustes qui paraissent bien distinctes au premier abord.

M. VARIOT. — Cet enfant ne me paraît pas devoir être classé dans le cadre de l'achondroplasie proprement dite. Les membres ne sont pas très courts, la main n'a pas la déformation spéciale en trident. La tête, il est vrai, a des caractères voisins de ceux de l'achondroplasie.

La radiographie ne montre pas la persistance anormale des cartilages épiphysaires. L'ossification dans la main est normale.

De même aux extrémités du radius et du cubitus. Le processus d'ossification n'est pas celui de l'achondroplasie ni dans la forme hypoplastique, ni dans la forme hyperplastique.

M. Guinon. — J'ai eu cet enfant dans mon service et bien que j'aie constaté quelque analogie avec l'achondroplasie, je ne l'ai pas classé dans cette maladie ; je voulais l'étudier pour la présenter à la Société quand elle a quitté mon service.

Petite épidémie de rubéole au pavillon de la scarlatine à l'hôpital des Enfants-Malades,

par M. G. Variot.

Il y a quelque temps notre collègue, M. Richardière, chargé d'assurer le service du pavillon de la scarlatine, a publié quatre observations de *rechute de scarlatine,* qui paraissent bien indiscutables d'après le tableau clinique circonstancié qu'il en a tracé (1).

Nous venons d'observer dans le même pavillon une série de faits qui, au premier abord, évoquent aussi l'idée de scarlatines à rechute, si l'on ne tenait compte que des caractères superficiels des exanthèmes. En étudiant de plus près ces éruptions et surtout en suivant leur ordre d'apparition, en déterminant les intervalles de temps précis qui se sont écoulés d'un cas à l'autre, nous sommes arrivés à nous convaincre rigoureusement que nous avons assisté au développement et à la propagation d'une petite épidémie de *rubéole* à type scarlatiniforme.

Dans les six observations que nous allons relater, et qui ont été enregistrées soigneusement par M. Chaumet, externe de mon service, les exanthèmes d'intensité et de durée variable rappelaient beaucoup ceux de la scarlatine ; nous n'avons pas noté de polymorphisme dans ces éruptions, peut-être parce qu'elles sont survenues chez des enfants qui tous avaient eu récemment un exanthème scarlatiniforme.

(1) Voir *La Clinique infantile* du 15 novembre 1903.

Plusieurs fois l'angine a été fort notable et la desquamation
de la langue tout à fait semblable à ce que l'on voit dans la scarlatine.

C'est donc bien plus en nous appuyant sur la notion étiologique,
en fixant la durée de l'incubation par la propagation de la maladie d'un enfant aux autres, qu'en nous appuyant sur les caractères objectifs des éruptions que nous avons cru pouvoir éliminer les
rechutes de scarlatine et conclure à la rubéole.

On verra par le détail des observations ci-dessous que, dans la
salle des filles aussi bien que dans la salle des garçons, la maladie
s'est propagée, après des intervalles de temps qui correspondent
exactement à la durée de l'incubation moyenne de la rubéole : de
plus, des enfants couchés dans des lits voisins ont été contaminés.

Le 1ᵉʳ cas dans la *salle des filles* (obs. I), s'est montré le 12 mars.
Le 2ᵉ cas le 24 mars (obs. II). Le 3ᵉ cas le 27 mars (obs. III),
dans le lit contigu du 1ᵉʳ cas.

Le 4ᵉ cas, éruption le 27 mars, évolution successive de scarlatine,
rubéole, varicelle et rougeole (obs. IV).

Le 1ᵉʳ cas, *salle des garçons*, l'éruption s'est montrée le 27 mars
(obs. V).

Le 2ᵉ cas, dans le lit contigu ; l'éruption s'est montrée le 1ᵉʳ avril
(obs. VI).

Obs. I. — L'enfant F... (Carméla), âgée de 8 ans et demi, est conduite
dans le service, le 16 février. Elle est au second jour d'une scarlatine
légère (5 jours avant ses deux sœurs étaient entrées au pavillon, pour
une scarlatine de moyenne intensité).

L'érythème a débuté la veille au soir ; en même temps l'enfant fut
prise d'un violent mal de gorge.

La température prise le lendemain à l'hôpital au moment de l'entrée est de 38°, l'érythème a, au dire de la mère, beaucoup diminué
depuis la veille ; il est encore bien caractérisé, et persistera tel, pendant 4 jours.

Les deux amygdales sont très rouges, tuméfiées surtout à droite où
l'on observe un enduit pultacé assez étendu (cocci à la culture).

Des deux côtés, deux ou trois ganglions sont nettement sentis à l'angle de la mâchoire.

La langue est blanche et commence à se dépouiller. L'état général est bon, le pouls à 120.

Les urines ne contiennent pas d'albumine.

Le cinquième jour, la desquamation du corps commence au pli de l'aine.

L'adénopathie sous-maxillaire disparaît rapidement, et le huitième jour, l'enfant passe à la salle de convalescence.

(Température normale, pas d'albumine.)

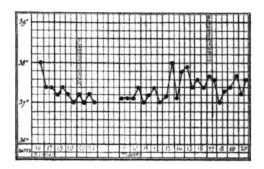

Cette convalescence se poursuit sans incidents jusqu'au 12 mars (26e jour de la maladie).

Déjà la veille, l'enfant avait été mal en train. Le matin du 12, avant la visite, elle fut prise de vomissements ; on constate en même temps que la face est rouge ; deux ou troix heures après, l'érythème a gagné le corps (il est scarlatiniforme, à placards granités).

La gorge est très rouge, la langue blanche ; au cou, on sent de petits ganglions, deux mobiles le long de la chaîne du sterno-mastoïdien, non douloureux. La maladie atteint son acmé le soir du 13 ; 3 jours après son début, l'éruption disparaît et le 5e jour on constate sur tout le corps une desquamation furfuracée, très évidente.

La maladie fut considérée d'abord comme une *récidive douleuse de scarlatine*.

Dès ce moment, on fait des restrictions, et l'on estime que l'on peut se trouver en présence d'une rubéole, mais que la preuve ne peut

tre faite que si un érythème semblable survient chez d'autres enfants
dans les limites de l'incubation de la maladie.

Il n'y a pas eu d'injections de sérum. — Régime lacté ; aucun
médicament administré dans les derniers jours :

Obs. II. — D... (Marie), âgée de 6 ans, est amenée au pavillon, au
2e jour d'une scarlatine. Le 7 mars, érythème intense, gorge peu
rouge sans exsudats.

Langue commençant à se dépouiller. T. 37° 6. Pas d'albumine.

Desquamation le 8e jour ; convalescence normale jusqu'au 18e jour
(24 mars). Ce jour la température s'élève.

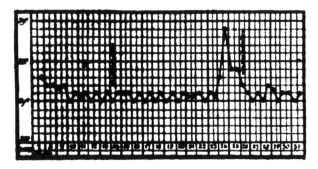

L'attention étant éveillée par la première éruption (obs. précédente)
on constate que le visage de l'enfant et le corps sont recouverts d'une
éruption scarlatiniforme très marquée (granitée sur fond rouge).

La langue est recouverte d'un enduit blanc. Les amygdales sont tuméfiées. Il y a un léger catarrhe oculo-nasal.

Au cou et aux aines, de nombreux glanglions, petits, mobiles,
indolores.

Le soir, la température atteint 38°8.

Le lendemain, 25 mars, il ne reste plus de traces de l'éruption. Les
papilles de la langue sont à nu.

État général très bon ; pas d'albumine. Le 26 (3 jours après le début),
il semble y avoir une recrudescence dans la desquamation de la scarlatine concomitante, qui conserve ses caractères.

Le 27, 4 jours après l'acmé, tout était normal. Pas d'injection de
sérum antérieure.

Obs. III (typique). — P... (Blanche), âgée de 7 ans et demi, est conduite du service de M. Broca où elle est en traitement pour un pied-bot, au pavillon de la scarlatine, le 21 février 1905.

L'érythème est bien caractérisé, il recouvre tout le corps, il est marqué au ventre surtout ; la gorge est rouge, sans exsudat. Langue blanche.

Température 37°. Pas d'albumine.

Desquamation en larges plaques le 9° jour.

Convalescence normale jusqu'au 35° jour.

Le matin de ce jour (27 mars), le visage de l'enfant est brusquement recouvert d'un érythème scarlatiniforme qui gagne rapidement tout le corps, surtout marqué à la partie sous-ombilicale, et plus particu-

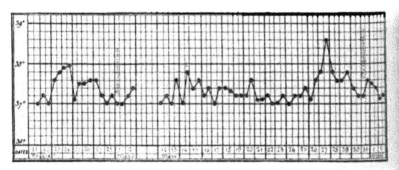

lièrement aux fesses à l'endroit de la pression et persiste lorsque l'enfant se couche sur le ventre).

La gorge est très rouge, la langue scarlatineuse, l'adénopathie est très marquée au cou dans la région sterno-mastoïdienne. De nombreux ganglions se rencontrent, en outre, au niveau de l'aine, au creux axillaire (surtout à droite).Tous ces ganglions sont mobiles, non douloureux ; les plus gros atteignent le volume d'une olive (à l'angle maxillaire).

Le soir, la température s'élève à 38°6.

Pas d'albumine.

Pendant 3 jours, le visage est resté rouge, tuméfié, vultueux.

Le 4° jour, en même temps, que l'éruption pâlissait, on pouvait voir apparaître une desquamation furfuracée différente de celle de la scarlatine alors presque terminée, sauf aux mains et aux talons.

La langue desquame, prend l'aspect framboisé le 5ᵉ jour.

L'état général est toujours resté parfait, même le soir du premier jour. (T. 38°6.)

Pas d'albumine dans les urines.

Sept jours après, la température était revenue à la normale et l'adénopathie avait presque complètement disparu (2 avril).

Si l'on examine les dates, on constate que l'érythème dont on vient de lire la description est survenu (27 mars) 14 jours après (12 mars) celui de F... Carmela qui occupait le lit immédiatement voisin.

N. B. — Il persiste encore aujourd'hui de la desquamation en larges plaques à la main droite, dans le pli interdigital des 2ᵉ et 3ᵉ doigts.

Une culture pratiquée avec du mucus pris au niveau du pharynx avait montré le 1ᵉʳ jour la présence de cocci.

Obs. IV. — T... (Juliette). L'enfant est conduite dans la nuit du 13 au 14 mars au pavillon Trousseau, au 3ᵉ jour d'une scarlatine légère.

L'éruption est encore visible au tronc et à l'abdomen, elle disparaît complètement le lendemain.

Desquamation le 15ᵉ jour (furfuracée).

Le 17ᵉ jour de la maladie, pendant la contre-visite, on constate que le visage de l'enfant est rouge, un peu vultueux.

Une éruption discrète en plaques légèrement surlevées recouvre le corps. Elle n'existait plus le lendemain. La température qui, depuis 2 jours était de 3/10 au-dessus de la normale, retombe le 28 mars à 37°.

(Cette éruption coïncide avec celle de P. (Blanche), survenue également le 27 mars.) (*Rubéole typique*).

Le matin du 1ᵉʳ avril, en prenant la température de l'enfant, on trouve sur l'abdomen une dizaine de vésicules espacées et à la face et au cou de petites macules saillantes.

Le soir, des vésicules très confluentes recouvraient tout le corps. On pouvait d'ailleurs observer des éléments éruptifs à toutes les périodes. Il s'agissait d'une belle éruption de varicelle succédant à la rubéole.

Le soir du 2 avril, la température monte à 40°2.

Les vésicules qui se montrent à partir de ce moment, très confluentes, restent quelques heures à peine au stade vésiculeux ; elles deviennent rapidement pustulleuses ; cependant, elles sont plus étalées que saillantes, et crèvent avant de s'ombiliquer nettement ; 6 jours après, la température est revenue à la normale. L'enfant voisin ayant présenté un exsudat à bacilles longs, on fait à l'enfant une injection préventive de 5 centimètres cubes de sérum antidiphtérique.

Pas de nouvel incident pendant 4 jours, lorsque le soir du 10, la température s'élève à 39°4. A ce moment, l'enfant se mit à tousser, les yeux sont larmoyants et nous vîmes se dérouler les symptômes d'une rougeole qui fut discrète et guérit très bien.

Obs. V. — B... (Emile), âgé de 9 ans, entré le 9 février 1905 salle des garçons. L'enfant est au 3° jour de sa scarlatine. L'exanthème est très intense, il recouvre tout le corps.

Les amygdales tuméfiées obstruent presque complètement l'isthme du gosier. Elles sont recouvertes d'îlots pultacés. Du côté droit, il y a un petit abcès amygdalien et une adénopathie intense.

L'enfant a le soir de son entrée un peu de délire (T. 38°4).

Dès le lendemain, pansements amygdaliens.

La fièvre tombe rapidement, la température est normale au bout de 5 jours.

Desquamation le 7° jour.

Pas d'incidents jusqu'au 30° jour. Ce jour-là, 9 avril, la température monte à 38°. Rien n'explique cette fièvre sinon une visite un peu prolongée (c'était un dimanche). A partir de ce moment, la température, qui était en plateau à 37°, oscille de 2 ou 3 dizièmes, et le 17 *mars* (38° jour), on trouve le malade recouvert d'un érythème scarlatiniforme ressemblant assez à celui observé lors de son entrée.

Les amygdales, toutefois, ne sont pas le siège d'exsudat, elles sont très volumineuses. L'adénopathie est moins marquée que la première fois.

L'éruption dure 4 jours.

Le 3ᵉ jour, la langue avait commencé à se dépouiller comme cela s'observe dans la scarlatine la plus franche.

Le 20 : température normale. Recrudescence de la desquamation.

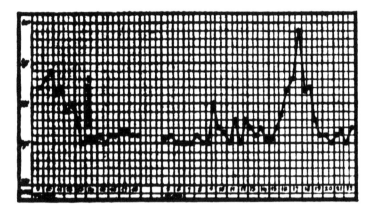

L'enfant, arrivé au 57ᵉ jour de sa convalescence, a été pris d'une angine à bacilles de Lœffler longs, qui a nécessité une injection de sérum ; il est aujourd'hui en bonne voie de guérison.

Au moment de la poussée de température du 17 mars, aucune injection n'avait été faite.

L'enfant au régime des convalescents ne prenait aucun médicament.

Obs. VI. — D... (René), 6 ans, entré le 7 mars salle des garçons, au second jour d'une scarlatine de forme moyenne. Erythème surtout marqué au niveau du tronc.

La gorge est très rouge, l'adénopathie cervicale volumineuse et douloureuse.

Pas d'exsudat.

Desquamation le 5ᵉ jour.

L'amygdalite persiste et nécessite un traitement local.

Température normale le 14ᵉ jour.

Jamais d'albumine.

Le soir du 1ᵉʳ avril, au 27ᵉ jour de la maladie, la température s'élève à 38°8. (Elle oscillait sans causes depuis 5 jours.) En même

temps, l'enfant était couvert d'un érythème scarlatiniforme ; il a été
extrêmement fugace, n'a duré que quelques heures, mais il était très
net au moment de la contre-visite. Le lendemain, il avait diminué,
mais la peau gardait encore l'empreinte des mains.

Adénopathie cervicale, et surtout inguinale. Ces ganglions sont
petits, mobiles, non douloureux. Ils persistent encore (10 avril).

Température normale 3 jours après l'acmé.

Pas de recrudescence de la desquamation de la scarlatine.

Cet érythème est survenu (1er avril), 16 jours après celui observé
chez B... (Emile) qui occupait le lit voisin.

Tout cet ensemble d'observations et l'ordre exact dans lequel
les faits se sont succédé, ne peuvent laisser aucun doute dans
l'esprit sur la nature des exanthèmes qui ont apparu chez tous
ces enfants convalescents de scarlatine. Il s'agit bien de rubéole
à type scarlatiniforme, qui a fait sa preuve en se propageant dans
le pavillon, suivant les délais habituels de l'incubation.

Il n'est pas rare de se trouver aux prises avec de petites épidémies de rubéole dans les familles, et j'ai moi-même relaté dans
le journal de M. Championnière une épidémie fort curieuse (juillet 1902) ; on voit aussi la maladie se développer dans les collè-
ges , mais il est bien exceptionnel de relever dans nos salles
d'hôpital des épidémies de rubéole.

Je pense que si nous avons pu voir se dérouler un certain
nombre de cas de cette maladie sous nos yeux, en fixant avec
précision le délai de l'incubation, c'est parce que nous gardons les
petits convalescents pendant six et sept semaines dans le pavillon
de la scarlatine.

L'incubation étant d'une quinzaine, en général, il est bien rare
qu'on puisse suivre des épidémies semblables soit dans les salles
de médecine générale, soit dans les pavillons de rougeole ou de
diphtérie, parce que les malades ne séjournent pas longtemps.

M. Sevestre. — J'ai eu ces temps derniers, dans mes salles de
rougeole et de scarlatine une véritable épidémie de rubéole. J'ai
pu constater aussi une récidive de scarlatine ; l'enfant était en-

re en état de desquamation quand une nouvelle éruption s'est
roduite : la première avait été vue par M. Josias qui avait le ser-
ice avant le 1ᵉʳ janvier.

M. GUINON. — J'ai vu dernièrement des rubéoles en ville et j'ai
iit le diagnostic grâce à divers signes, en particulier la des-
uamation rapide et générale de la face et parce que l'érythème
trouvait, non du côté de la flexion des articulations, comme
ans la scarlatine, mais du côté de l'extension comme dans les
ythèmes infectieux.

Puisqu'il est parlé ici de la rubéole, je demanderai à nos collè-
ues de me faire part de leurs observations, car le Dʳ Audéoud de
enève m'écrit pour me demander, à titre de renseignement, si
ous avons eu à Paris une épidémie de rubéole depuis septembre
rnier.

M. COMBY. — J'ai observé en ville, depuis 2 mois, six cas de
ubéole scarlatiniforme répondant à ce que Clement Dukes a décrit
n Angleterre sous le nom de fourth disease (quatrième maladie).
hez tous les malades, l'éruption a présenté le caractère scarlati-
eux ; petit pointillé rouge étendu à la face, au cou, au tronc, etc.
gorge a été peu atteinte, la langue ne s'est pas dépouillée et la
esquamation a été tantôt nulle, tantôt furfuracée. Fièvre insi-
nifiante et en tout cas éphémère. L'éruption ne durant pas plus
36 à 48 heures. Trois fois sur six, elle a laissé à sa suite des
énopathies cervicales notables ; dans un cas, les ganglions cer-
caux hypertrophiés et douloureux ont persisté plus de trois
maines. Pas d'albuminurie, aucune complication, guérison ra-
de.

Dans deux familles où deux enfants ont été pris successivement
a pu évaluer la période d'incubation.

1° Un médecin argentin en villégiature à Monte-Carlo télégra-
hie que sa fille aînée âgée de 6 ans a la scarlatine et qu'il la
mène à Paris. Elle présente à son arrivée une éruption scarla-
niforme avec léger mal de gorge, peu de fièvre (37°5), un état
néral excellent. Elle est isolée et traitée comme scarlatine. Des-

quamation furfuracée insignifiante. Sa sœur de 4 ans rentre à Paris quelques jours après et reste à l'hôtel, séparée de l'aînée, qui est dans une maison de santé. Or, 20 jours après le dernier contact, cette fillette présente une rubéole scarlatineuse qui évolue comme dans le cas précédent. L'incubation dans ce cas a donc été très prolongée.

2° Un garçon de 12 ans rapporte du collège une rubéole scarlatineuse qui laisse à sa suite d'énormes ganglions. Sa petite sœur, âgée de 2 ans, est prise de la même éruption 18 jours après. La sœur aînée, âgée de 15 ans, ne contracte pas la maladie. Mais il faut dire que, en septembre dernier, elle a été soignée à la campagne pour une rubéole morbilliforme. Elle était donc immunisée.

Tous ces faits, joints à ceux que nos collègues ont rapportés, montrent qu'il a sévi à Paris, dans ces derniers mois, une véritable épidémie de rubéole, et que cette rubéole a presque toujours affecté les caractères de la variété *scarlatiniforme* dont on a voulu faire une espèce distincte.

M. VARIOT. — Je ferai remarquer que, dans mes cas, j'ai observé de l'angine et de la desquamation de la langue, ce qui vient compliquer le diagnostic.

M. COCCOLATOS (de Constantinople) communique un travail intitulé : « Bronchopneumonie des enfants de nature tuberculeuse ».
Rapporteur : M. GUINON.

M. HALLÉ communique un travail sur un « phlegmon gangreneux au cours de la varicelle ».
Rapporteur : M. RIST.

M. MANTEL (de Saint-Omer) communique deux mémoires : 1° « Deux pleurésies sur une fillette de 9 ans » ; 2°« Purpura exanthématique.
Rapporteur . M. COMBY.

Rapport sur un mémoire de M. le Dr Decherf
(de Tourcoing), intitulé :

Traitement des gastro-entérites aiguës et chroniques chez les enfants par le babeurre,

par M. le Dr E. Ausset,

professeur à la Faculté de médecine de Lille.

M. Decherf nous a fait une intéressante communication sur emploi du babeurre dans les troubles gastro-intestinaux des enfants, dans laquelle il répond indirectement aux auteurs qui ont échoué avec le même procédé.

A son avis, tout réside dans le mode de préparation du babeurre. Il nous donne la façon dont le babeurre est préparé dans région de Roubaix-Tourcoing par les divers fermiers et le résultat d'analyses fort intéressantes pratiquées sur ce babeurre, qui semble n'avoir qu'une simple acidité et très peu de caséine. C'est ce babeurre que M. Decherf a toujours employé dans sa clientèle ; il se le procurait en le faisant acheter dans les fermes. Au reste, le babeurre est couramment employé dans le Nord pour la nourriture de la classe ouvrière.

M. Decherf s'est aussi servi du babeurre préparé dans la région de Dunkerque, préparation un peu différente, qui lui a donné entre ses mains et entre celles du Dr Flouquet d'excellents résultats, ainsi que le babeurre préparé dans une ferme des environs de Lille.

Il résulte de son observation, d'après lui, que le babeurre, où l'on n'ajoute pas d'eau, que l'on prépare en faisant fortement aigrir la crème en l'ensemençant avec une culture pure de ferment lactique ne peut donner de bons résultats, d'abord à cause sa forte acidité, et ensuite à cause de son excès de caséine. De l'avis de M. Decherf le babeurre serait un spécifique dans infections aiguës gastro-intestinales, et dans les entérites chroniques ; même s'il s'agit de choléra infantile, le babeurre donnerait d'excellents résultats. L'auteur nous rapporte même l'observation et la courbe d'un enfant atteint de choléra infantile qui s'aggravait par la diète hydrique et qui guérit par le babeurre.

Le travail de M. Decherf est des plus intéressant et l'auteur y fait preuve de qualités d'observation tout à fait précieuses. Mais il ne m'est pas possible de n'éprouver aucune crainte en face de ces petits malades, atteints par exemple de choléra infantile, que nous avons vu depuis longtemps et que nous voyons encore guérir si bien par la diète hydrique avec adjonction d'antisepsie intestinale, en face de ces petits malades, dis-je, auxquels on veut maintenant donner le babeurre de préférence à la simple eau bouillie.

Quoi qu'il en soit, Messieurs, nous avons à remercier vivement notre confrère, d'avoir bien voulu nous communiquer les résultats si intéressants de sa pratique ; nos petits malades et nous-mêmes ne pouvons toujours que profiter de l'intérêt attaché à de telles discussions.

Rapport sur un travail de M. Zuber intitulé :

Syphilis pulmonaire chez une fillette de 13 ans ; gomme volumineuse ramollie occupant tout le lobe inférieur du poumon droit et s'accompagnant de pleurésie séro-fibrineuse. Syphilis du rein et de la rate,

par M. APERT.

M. Zuber nous a lu sous ce titre un travail très intéressant. Il montre par un exemple typique, combien il faut se garder d'attribuer trop facilement à la tuberculose pulmonaire des affections ulcéreuses du poumon, qui relèvent en réalité de la syphilis, et qu'un traitement antisyphilitique guérit sûrement, complètement, quand il est appliqué en temps opportun.

Le fait est intéressant à cause de la rareté des cas de syphilis pulmonaire de la seconde enfance publiés jusqu'à ce jour. M. Zuber n'a pu en trouver qu'une dizaine parmi lesquels bien peu aussi complètement étudiés que le sien. Il est certain que des faits de ce genre sont facilement regardés comme des cas de tuberculose pulmonaire quand le médecin ne s'attache pas à une étude séméiologique précise mettant en relief des différences qui doivent attirer l'attention : prédominance des lésions à la base, discordance entre l'intensité des lésions locales et la conservation d'un bon état général, intégrité complète de l'autre poumon. En présence de tels symptômes il importe d'approfondir l'étude séméiologique du cas, en recherchant d'une part la tuberculose (examen de l'expectoration, inoculation au cobaye), d'autre part la syphilis (recherches des stigmates de l'hérédo-syphilis, examen des autres organes, antécédents). L'absence d'antécédents héréditaires et de stigmates d'hérédo-syphilis ne doit pas faire rejeter l'idée de syphilis, d'abord parce que les antécédents peuvent faire défaut même quand les parents sont parfaitement de bonne foi, ensuite parce que les cas de syphilis acquise accidentellement sont assez nombreux dans l'enfance pour qu'il puisse s'agir parfois de syphilis acquise. Le résultat négatif de l'enquête relative à la syphilis ne doit donc pas empêcher de donner le traitement antisyphilitique toutes les fois qu'une lésion pulmonaire ulcéreuse chronique se présente avec quelque caractère anormal faisant douter de sa nature tuberculeuse ; j'ajoute même que la présence du bacille de Koch ne doit pas empêcher d'instituer un traitement antisyphilitique intense quand les caractères des lésions pulmonaires sont ceux de la syphilis et qu'il existe des antécédents de syphilis héréditaire ou acquise. M. Dieulafoy a montré que la tuberculose pouvait se greffer secondairement sur une syphilis pulmonaire d'abord pure.

On ne saurait assez attirer l'attention sur ces faits puisque la vie des sujets dépend dans ces cas d'un diagnostic bien fait permettant d'appliquer à temps le traitement curateur. Nous re-

mercions M. Zuber de son instructive communication et propo
sons son impression in *extenso* dans nos Bulletins.

OBSERVATION. — *Syphilis pulmonaire chez une fillette de 13 ans.
Gomme volumineuse ramollie occupant tout le lobe inférieur
du poumon droit, et s'accompagnant de pleurésie séro-fibrineuse.
Syphilis du rein et de la rate.*

La rareté des faits publiés de syphilis pulmonaire dans la
seconde enfance nous engage à rapporter l'histoire d'une malade
que nous avons observée.

Cette enfant admise à l'hôpital pour des accidents pleuro-pulmonaires simulant la tuberculose, présentait plusieurs gommes
ulcérées au niveau des jambes. Elle succomba brusquement quelques jours après son entrée, au moment où le diagnostic de
syphilis tardivement fait allait permettre d'instituer le traitement spécifique. A l'autopsie on constate l'existence de lésions
syphilitiques étendues du poumon et de la plèvre, du rein et de la
rate. Voici cette observation :

Henriette B..., âgée de 13 ans, entre le 17 avril 1898, salle Parrot,
n° 2. Les renseignements sur ses antécédents héréditaires ou personnels font défaut. En effet, sa mère est morte jeune, son père, ar-
tiste dramatique, semble peu s'occuper de sa fille et l'enfant a été
recueillie par l'Orphelinat des Arts qui l'a placée en pension à Taverny. Le *début* de la maladie actuelle ne remonterait qu'à quelques semaines, au dire des personnes chez qui elle était placée en dernier
lieu. Elle a d'abord eu aux jambes une série de petites grosseurs qui
se sont ouvertes et ont suppuré, puis elle s'est mise à tousser et à
avoir de la fièvre. Depuis 15 jours elle a 39° tous les soirs, elle tousse
et crache. Le médecin qui l'a soignée à Taverny l'a considérée comme
atteinte de tuberculose.

A son entrée à l'hôpital on constate que l'enfant est grande et forte,
bien développée, nullement amaigrie. La figure est pâle, un peu violacée et bouffie. La malade est dyspnéique, elle a une toux fréquente,
pénible, et elle expectore des crachats jaunâtres, gommeux, striés de

sang, arrondis, qui adhèrent au fond du crachoir. La langue est blanche, humide ; l'anorexie est complète, mais il n'y a ni diarrhée ni vomissements. La fièvre est vive, la température est à 39° 8. Les urines peu abondantes, 500 grammes par 24 heures, renferment 3 à 9 grammes d'albumine par litre.

L'examen du thorax montre une voussure légère du côté droit, dilaté à la palpation et mesurant un centimètre de plus que le côté gauche. Il existe à la base droite une zone de matité absolue s'étendant jusqu'au-dessus de l'angle de l'omoplate en arrière, remontant dans l'aisselle et dépassant le mamelon en avant où elle se confond avec celle du foie. La partie supérieure du poumon droit est submate en arrière. A l'auscultation le murmure vésiculaire est complètement aboli à la base, obscur dans toute la hauteur du poumon en arrière. Au sommet de l'aisselle la respiration est bronchique, sans souffle vrai. Sous la clavicule le son à la percussion est légèrement skodique ; les vibrations vocales sont augmentées à la palpation. A l'auscultation il y a de la rudesse respiratoire avec quelques râles muqueux et sibilants. Ces signes sont ceux d'une pleurésie de la base avec congestion pulmonaire. Aussi une ponction exploratrice est-elle pratiquée, qui permet de retirer un demi-centimètre cube de liquide séro-sanguinolent. Du côté gauche la percussion et l'auscultation ne révèlent rien d'anormal.

L'examen du cœur ne dénote rien d'anormal.

Le foie est augmenté de volume et déborde le rebord costal de deux travers de doigt. L'abdomen n'est pas distendu, il n'y a pas d'ascite.

A l'examen de la peau on constate des lésions ulcéreuses au niveau des membres inférieurs. On trouve à la partie antérieure de la jambe droite quatre petites tumeurs ulcérées du volume d'une amande, creusées profondément à bords violacés, décollés, taillés nettement ; le fond est granuleux, gris jaunâtre, recouvert de débris jaunâtres. Une sérosité granuleuse suinte de l'ulcération. A la jambe gauche existent deux nodosités : l'une ulcérée, identique aux précédentes ; l'autre plus petite, dure, dans laquelle un coup de bistouri a été donné et qui laisse écouler de la sérosité.

Les caractères de ces gommes ulcérées font penser à la syphilis sans permettre d'écarter d'emblée l'idée de la tuberculose en faveur de laquelle plaide l'existence des accidents pleuro-pulmonaires qui dominent toute la situation. Il n'existe d'ailleurs aucun stigmate de syphilis héréditaire, ni malformations osseuses ou dentaires, ni lésions oculaires, ni surdité. L'absence de tout renseignement sur les antécédents héréditaires ou personnels de la malade rend le diagnostic de syphilis très difficile à poser autrement que par exclusion. Aussi la recherche du bacille de Koch s'impose-t-elle. Elle est pratiquée d'une part sur l'expectoration, d'autre part sur les débris d'une des gommes. Les résultats de l'examen direct sont négatifs. Un fragment de gomme est de plus inoculé à un cobaye, qui sacrifié ultérieurement n'a présenté aucune lésion tuberculeuse.

. L'état de la malade se maintient stationnaire pendant 3 jours, puis la température qui oscillait entre 38° et 39° tombe à la normale et la malade se sentit mieux. Mais la matité à la base droite avait augmenté et l'albuminurie était considérable : 7 à 9 grammes par litre, avec des urines réduites à 500 centimètres cubes. La bouffissure de la face était plus accusée. Le sixième jour après son entrée à l'hôpital la malade est prise de dyspnée avec angoisse et elle succombe dans la nuit.

AUTOPSIE. — A l'ouverture de la cage thoracique on trouve le poumon droit complètement entouré d'une coque pleurale épaisse, fibreuse, très adhérent à la base ; à ce niveau il y a des fausses membranes fibrineuses et un épanchement enkysté diaphragmatique séro-fibrineux. Le poumon gauche est au contraire libre, mais gonflé, volumineux, œdématié, et congestionné à la base. Il n'y a pas de liquide dans la plèvre gauche.

En faisant une coupe longitudinale du poumon droit on voit jaillir, à peine la coque fibreuse incisée, un flot d'un liquide puriforme, jaune sirupeux, filant, non fétide, qui remplit la partie inférieure du poumon. Tout le lobe inférieur est transformé en une masse spongieuse, gris jaunâtre, molle, se désagrégeant sous un filet d'eau, et donnant l'aspect de mousseline trempée dans du pus. Cette masse est limitée par une zone fibreuse blanchâtre peu épaisse, immédiatement en contact avec le parenchyme normal, sans zone d'induration

 landue autour de la lésion. Le reste du poumon est simplement congestionné. On trouve un peu au-dessus de la masse précédente un petit noyau du volume d'une cerise présentant le même aspect, mais à
un degré moins avancé de ramollissement.

A la coupe le poumon gauche est œdématié et donne issue par pression à du liquide spumeux très abondant.

On trouve les ganglions du hile et du médiastin volumineux, rougeâtres, sans tubercules ni masses caséeuses.

Le péricarde est normal. Le cœur est gros, le ventricule gauche
hypertrophié, l'aorte étroite. Pas de lésions des valvules.

Dans la cavité péritonéale on trouve quelques grammes de sérosité
citrine. Le foie est volumineux, pesant 2.360 grammes, hypertrophié
régulièrement, non déformé, sans aucune bride scléreuse ou cicatrice. A la coupe il est de consistance ferme, lardacé, de coloration
grisâtre, marbrée par places. Il s'en écoule peu de sang. Les reins
sont volumineux, mollasses ; ils pèsent 235 grammes chacun. Sur
coupe la substance corticale est élargie, blanchâtre, avec des stries
rougeâtres ; par place on trouve de petits nodules gommeux jaunâtres, entourés d'une zone rouge. La rate volumineuse, pesant 340 gr.,
présente à sa surface des dépôts blanchâtres fibreux ; elle est résistante, et dure à la coupe, le stroma a l'aspect scléreux ; on y
trouve de petit noyaux jaunes du volume d'un grain de mil, laissant
sourdre par pression un liquide jaune épais, gommeux. Il n'y a rien
à signaler au niveau des autres organes, notamment pas de tuberculose des ganglions mésentériques.

Le liquide jaunâtre prélevé au niveau de la gomme pulmonaire
ramollie, est examiné au point de vue bactériologique ; il ne renferme
bacille de Koch ni aucune forme microbienne. Des tubes ensemen-
cés pour la culture en milieu aérobie et en milieu anaérobie sont
restés stériles.

Si les faits de syphilis pulmonaire chez le fœtus et le nouveau-
né sont bien connus, en revanche les cas de pneumopathie syphi-
tique observés dans la seconde enfance sont rares.

Roussel dans sa thèse (*De la syphilis tertiaire dans la seconde*

enfance et l'adolescence, 1881), en rapporte une observation concernant une jeune fille de 15 ans qui, à la suite d'une syphilis
vaccinale, présenta des lésions tertiaires osseuses et cutanées et
des symptômes de phtisie pulmonaire (hémoptysies, signes de
caverne) qui guérirent par l'iodure de potassium. Il rappelle une
observation ancienne de Morton suivie également de guérison.

Lancereaux, dans ses *Leçons cliniques de l'Hôtel-Dieu* (1891),
relate deux faits personnels d'hérédo-syphilis pulmonaire concernant deux filles de 14 et 12 ans améliorées ou guéries par K. I.
Il cite un cas de Green (enfant de 6 ans) avec autopsie et un cas
de Greenfield (enfant de 1 an).

Dieulafoy (*Cliniques*, 1897-1898) a traité avec succès un enfant
de 3 ans 1/2 présentant une caverne de la partie moyenne du poumon et ayant tout l'aspect d'un phtisique. Il avait soigné antérieurement le père syphilitique.

Dans le chapitre de son *Traité de la syphilis héréditaire tardive*
consacré à la phtisie hérédo-syphilitique, le professeur Fournier dit
n'en avoir observé que 5 cas sur 212 cas de syphilis héréditaire
tardive chez l'enfant et l'adulte. Il fait remarquer que cette rareté
est due à la facilité avec laquelle des lésions limitées, circons-
crites peuvent passer inaperçues : ou, si elles donnent lieu à des
symptômes, ceux-ci sont méconnus souvent et mis sur le compte
de la tuberculose. Il faut, dit-il, un hasard, un incident fortuit,
l'invasion inattendue et toute éventuelle d'un symptôme patent
de syphilis (exostose, gomme, etc.), pour être conduit à soupçonner et à découvrir la syphilis comme cause de phtisie jusqu'a-
lors réputée tuberculeuse. D'où la nécessité d'ouvrir une enquête
complète dans tous les cas d'affection pulmonaire.

Cette enquête a donné dans l'observation classique de Dubous-
quet-Laborderie et Gaucher les résultats les plus complets. Il s'a-
gissait en effet d'une fillette de 8 ans présentant au sommet droit
de la matité, du souffle caverneux, du gargouillement avec une,
température de 39°, et pour laquelle le diagnostic de phtisie tuberculeuse avait été porté. L'apparition d'une gomme sternale,
l'existence de malformations dentaires firent penser à la syphilis
héréditaire, diagnostic que confirmèrent l'examen et l'interroga-

oire du père. Le traitement spécifique par le mercure et l'iodure
e potassium amena la guérison absolue.

Dans la plupart des faits publiés, le succès du traitement spéci-
que est venu ainsi confirmer le diagnostic.

Dans notre cas, en l'absence de stigmates d'hérédo-syphilis
t de tout renseignement sur les antécédents héréditaires ou per-
onnels de l'enfant, le diagnostic de syphilis fut moins facile et
asé uniquement sur le caractère des gommes cutanées et l'ab-
ence du bacille de Koch à leur niveau et dans l'expectoration.
uant au diagnostic entre la syphilis acquise ou l'hérédo-syphilis
rdive. toujours délicat lorsqu'on est en présence d'accidents ter-
aires chez de grands enfants, il est impossible à poser pour no-
e malade. D'ailleurs, la fréquence relative de l'hérédité ou de
contamination en bas âge dans l'étiologie de ces accidents ter-
aires de la seconde enfance n'est pas établie, et les cas de syphi-
s acquise sont assez nombreux dans la première enfance pour
e ce point de diagnostic doive rester souvent en suspens.

A propos de l'anatomie pathologique, nous ferons remarquer
e chez notre malade, contrairement à la plupart des autres
servations, les lésions scléreuses du poumon étaient peu accu-
s, tandis que les lésions destructives étaient très marquées.
s lésions scléreuses très accentuées dans le cas de Latty avaient,
ené une asymétrie atrophique du thorax. Dans notre cas la
rose était surtout nette au niveau de la plèvre très épaissie
adhérente.

CANDIDATURES :

M. le Dʳ HALLÉ, Mme le Dʳ NAGROTTE WILBOUCHEWITCH posent
ur candidature au titre de Membre titulaire.

M. le Dʳ MANTEL (de St-Omer) pose sa candidature au titre de
embre correspondant national.

M le Dʳ COCCOLATOS (de Constantinople) pose sa candidature au
re de Membre étranger.

*La prochaine séance aura lieu le mardi 16 mai 1905 à 4 h. 1/2
ir, à l'hôpital des Enfants-Malades.*

Présidence de M. A. Broca.

Présentation d'un pédiomètre pour mesurer le poids et la taille des enfants,

Par M. G. Variot.

Les recherches que je poursuis sur l'hypotrophie infantile
m'ont conduit à faire construire un instrument d'un maniement
très commode pour mesurer exactement le poids et la taille des
enfants, c'est le pédiomètre (1) que j'ai l'honneur de vous présenter.

Je me servais d'abord de la petite bascule qui nous est fournie
par les constructeurs français, sensible à 10 grammes et capable
de peser jusqu'à 100 kilos ; puis, après avoir obtenu ainsi le poids
des enfants dont je voulais évaluer le degré d'hypotrophie, je les
portais sous une toise ordinaire en bois pour mesurer leur taille.

J'ai pensé qu'il serait plus simple et plus pratique de réunir la
toise à la bascule, de manière à ne former en quelque sorte qu'un
même instrument.

La maison Mathieu a bien voulu se charger de me construire ce
pédiomètre dont vous voyez le prototype.

Je n'insisterai pas sur la description de la petite bascule que
vous connaissez tous, puisque vous l'avez dans vos salles.

(1) De παιδιον, petit enfant, et μετρον, mesure.

L'horizontalité du levier est obtenue à l'aide de deux poids cur-
seurs qui marquent les 10 kilos et les kilos et d'un cavalier qui
marque les grammes.

Pour sensibiliser un peu la bascule, j'ai fait ajouter au levier
terminal une aiguille assez longue, mobile sur un cadran : une
pièce de deux sous jetée sur le plateau fait osciller notablement
l'aiguille.

J'ai l'espoir que cette bascule pourra être sensibilisée à 5 grammes par le constructeur, et que le pédiomètre pourra servir aussi
de *pèse-bébé*, dans l'avenir.

La toise métallique que j'ai fait adapter sur la bascule consiste
dans une série de tubes d'acier qui s'engaînent comme ceux d'une
lunette d'approche : on lit sur chaque segment la graduation en
millimètres gravée très exactement au vernier jusqu'à 1 m. 88 et
une bague curseur à frottement dur porte une tige qui peut être
munie au besoin d'un niveau d'eau, pour mesurer très exactement
la taille.

La toise est articulée dans l'angle même de la bascule et peut
servir à volonté à mesurer les enfants du premier âge couchés si
elle est horizontale, ou les enfants plus grands si on la redresse
verticalement.

Le 0 de la toise est fixe à l'articulation, aussi bien dans la position horizontale que dans la verticale.

Un plateau métallique superposé au plateau de bois de la bascule peut être tiré pour permettre, au besoin, d'allonger les
jambes de l'enfant étendu.

Les figures ci-jointes représentent le pédiomètre avec la toise
en position horizontale ou verticale.

Tel est l'instrument-type construit sur mes indications par la
maison Mathieu ; mais nous allons nous attacher à le simplifier.
Nous substituerons une toise articulée en bois à la toise métallique tubulée qui serait trop dispendieuse et nous pensons que le
pédiomètre sera rendu ainsi d'un prix abordable pour les praticiens, sans rien perdre de sa précision.

Le pédiomètre sera contenu dans une petite caisse pour être

ısporté aisément et la caisse servira de support surélevé pour
liter le maniement de la bascule et de la toise.

'utre les renseignements très précieux que cet instrument nous
mira pour apprécier le coefficient de l'hypotrophie infantile,
s nous proposons d'en tirer parti pour dresser des tables scien-
ues de la croissance des enfants aux divers âges. Nous avons
commencé de mesurer les enfants de développement moyen
viennent accidentellement à l'hôpital et nous sommes auto-
par le préfet de la Seine à mesurer les enfants des écoles de la
: de Paris ; à côté de nos recherches pathologiques nous allons
: entreprendre un travail de pédiométrie normale indispen-
e.

n effet nous n'avons aucune table de croissance vraiment
ise concernant les enfants français et spécialement les petits
siens des deux sexes de 1 an à 15 ans. Si nous pouvons consi-
r comme exactes les tables de croissance établies par Bouchaud
les nourrissons, il n'en est pas de même de celles qui con-
ent les enfants de 1 an à 15 ans :

Tables de Bouchaud.

Ages en mois	Première année Croissance en longueur (mètre)	Croissance en poids (kilos)
Naissance.	0,500	3.250
1 mois.	0,540	4.000
2 —	0,570	4.700
3 —	0,590	5.350
4 —	0,605	5.950
5 —	0,615	6.500
6 —	0,625	7.000
7 —	0,635	7.450
8 —	0,645	7.850
9 —	0,655	8.200
10 —	0,675	8.500
11 —	0,685	8.750
12 —	0,698	8.950

Il est indispensable, disons-nous, de réviser les tables vagues et probablement inexactes de la croissance des enfants qui sont reproduites dans nos ouvrages de pédiatrie français.

Voici la table *extraite* de l'Anthropométrie de Quételet, ouvrage publié à Bruxelles et dont les documents ont été recueillis surtout en Belgique. Quételet prend comme taille moyenne de l'adulte 1 m. 686, celle des Belges. Ses mensurations ne s'appliquent donc pas aux Français dont la taille est notablement plus faible.

Table de l'Anthropométrie de Quételet.

Croissance de 1 à 16 ans.

Ages	Tailles moyennes		Ages	Poids (Hommes)
	Hommes	Femmes		
Naissance.	0.500	0,494	Naissance.	3,1
1 an	0.698	0,690	1 an	9,0
2 —	0.791	0,781	2 —	11,0
3 —	0.864	0,854	3 —	12,5
4 —	0.927	0,915	4 —	14,0
5 —	0.987	0,974	5 —	15,9
6 —	1.046	1,031	6 —	17,8
7 —	1.104	1.087	7 —	19,9
8 —	1.152	1,142	8 —	21,6
9 —	1.218	1.196	9 —	23,5
10 —	1.273	1,249	10 —	25,2
11 —	1.325	1.301	11 —	27,0
12 —	1.373	1.352	12 —	29,0
13 —	1.423	1,400	13 —	33,1
14 —	1.459	1,446	14 —	37.1
15 —	1.513	1,488	15 —	41,2
16 —	1.554	1.521		

Voici, d'autre part, un tableau de la croissance reproduit par M. Comby dans le *Traité des maladies de l'enfance* dont il dirige la publication avec M. Grancher :

u d'accroissement en longueur de 0 à 15 ans (Quételet).

Age	Taille	Accroissement annuel
Années	Mètre	Centimètres
—	—	—
0	0,50	0
1	0,70	20
2	0,80	10
3	0,88	8
4	0,95	7
5	1,01	6
6	1,07	6
7	1,13	6
8	1,19	6
9	1,25	6
10	1,30	5
11	1,35	5
12	1,40	5
13	1,45	5
14	1,50	5
15	1,54	4

al du gain en quinze ans 1.04

tableau est attribué par M. Comby à Quételet, mais si l'on
nte les chiffres pour chaque année avec ceux contenus dans
leau précédent on voit qu'ils sont loin d'être concordants. A
ns par exemple nous avons 130 cm. dans le tableau de
omby, et seulement 127 cm. pour les garçons et 124 cm.
les filles dans le tableau de Quételet.

tableau que l'on attribue à tort à Quételet se rapproche
oup des tables de croissance de Rowditch dressées en Amé-
dans l'Etat de Massachusets.

ici ces tables pour les deux sexes :

Accroissement de la taille (d'après Bowditch).

	Garçons	Filles
0	490	482
1	740	708
2	834	802
3	921	906
4	1,003	974
5	1,056	1,049
6	1,111	1,101
7	1,162	1,156
8	1,213	1,209
9	1,262	1,254
10	1,313	1,304
11	1,354	1,357
12	1,400	1,419
13	1,453	1,477
14	1,521	1,523
15	1,582	1,552

Mais nous ne saurions trop insister sur la différence de taille des enfants de race anglo-saxonne aux divers âges et des enfants français.

Il peut y avoir pour la même année des différences de 4 et même 5 centimètres suivant les races. Dans l'Encyclopédie de pédiatrie de Keating les tables de croissance de William Stephenson, aussi bien que celles de Morgan Rotch nous prouvent que si l'on veut transporter les chiffres de l'accroissement de taille d'un pays dans un autre pour les enfants, on commet d'importantes erreurs.

On ne doit pas non plus chercher à résoudre par des calculs vraiment trop faciles les problèmes concernant la croissance comme l'a fait M. Comby dans son article sur l'hygiène de l'Enfance (*loco citato*).

D'après cet auteur, le poids des garçons aussi bien que des filles serait à 15 ans douze fois plus grand que le poids de naissance.

Le poids des garçons à cet âge serait donc de 46 kilos et celui des filles de 36 kilos seulement, parce que ces dernières ont un poids de naissance notablement inférieur.

Mais il est bien probable que ces calculs donnent des résultats erronés. Déjà dans la table de croissance de Quételet on voit que la taille des filles à 14 ans égale temporairement celle des garçons. Dans la table de Bowditch à 13 et à 14 ans la taille des filles l'emporte sur celle des garçons.

Enfin William Stephenson nous donne les chiffres suivants concernant la taille et le poids respectifs des garçons et des filles anglais à 14 et à 15 ans.

Garçons. .	14 ans	Taille. .	59 pouces 60	Poids. .	93 livres 46
Filles . . .	—	—	59 — 27	—	97 — 50
Garçons. .	15 ans	Taille. .	62 pouces 87	Poids . .	104 livres 90
Filles. . .	—	—	61 — 1	—	105 — 44

D'après Stephenson le poids des filles serait donc à 14 et à 15 ans temporairement supérieur à celui des garçons, au lieu de peser 10 kilos de moins que ces derniers.

Tout en tenant compte des différences de race, il n'est pas probable que les fluctuations de poids dans les deux sexes soient assez fortes d'un pays à l'autre à l'époque de la puberté pour faire accepter les chiffres proposés par M. Comby. En relevant cette erreur, je montre du même coup la nécessité de dresser méthodiquement des tables de croissance rigoureuses en France et de poursuivre des recherches de pédiométrie normale.

M. Broca. — Je désire insister sur un fait que M. Variot a été premier à nous signaler : en établissant une moyenne de croissance entre diverses races, on part d'une donnée certainement inexacte, et mieux vaut prendre comme origine des recherches la table de race unique, celle de Quételet par exemple. Et j'ajoute qu'on aurait même tort de faire une moyenne entre les diverses races de la France : la croissance n'est pas la même pour un Flamand et un Basque. Sur l'instrument vendu dans le commerce, mettre une table de moyennes entre des Belges, des Allemands, des Anglais et des Américains, c'est prêter à l'erreur et tous les observateurs ne seront pas sur ce point avertis comme M. Variot qu'il s'agit d'un document sans valeur réelle, employé en attendant mieux comme point de comparaison.

M. Variot. — Je répète qu'il ne s'agit que d'une moyenne établie pour le moment à l'aide des documents que j'avais à ma disposition ; mais j'ai l'intention de chercher la vraie moyenne pour Paris : pour cela je ferai la moyenne dans les écoles de divers arrondissements, le 20e, dont la taille des enfants est si peu élevée, le 9e où elle représente la normale, et le quartier des Champs-Elysées ou la taille est très élevée. Je rappellerai que les anthropologistes admettent que lorsqu'on a mesuré et pesé 150 enfants d'un âge donné et pris au hasard, la moyenne obtenue des poids et des tailles est très voisine de la vérité et les causes d'erreur ne peuvent être que très minimes.

M. Guinon. — Les élèves de M. Grancher ont, ces temps derniers, fait cette recherche sur près de 2.000 enfants de 6 à 15 ans ; nous aurons ainsi des chiffres qu'il sera intéressant de rapprocher de ceux de M. Variot.

M. Variot. — Je désire dresser les tables non de 6 à 15 ans mais de 1 an à 15 ans ; je répète que nous ne les avons pas en France.

Quelques remarques sur la rubéole et la scarlatine,
par M. Sevestre.

Depuis quelques mois, la rubéole m'a paru être beaucoup plus commune que d'habitude et j'en ai observé soit en ville, soit surtout à l'hôpital, un assez bon nombre de cas. Pour les malades de l'hôpital, le diagnostic a pu, dans certains cas, être fait ou du moins soupçonné au moment de l'entrée et ces malades ont été isolés dès ce moment ; mais d'autres, qui avaient été considérés comme atteints de rougeole ou de scarlatine, avaient été placés ans les pavillons affectés à ces maladies. On sait du reste combien le diagnostic est souvent délicat, même lorsqu'on y pense et discussion qui a eu lieu à la dernière séance contribue à le montrer. En tout cas, dès que le diagnostic a été rectifié, les malades ont été isolés ; mais ils avaient déjà semé la maladie autour d'eux et, par contre, certains d'entre eux avaient pris la rougeole ou la scarlatine.

La durée de l'incubation a été généralement, comme je l'avais vu dans d'autres circonstances, de 15 à 16 jours. La fièvre était ordinairement peu intense et de courte durée ; l'éruption ressemblait le plus souvent à celle de la rougeole, plus rarement à la scarlatine, et dans d'autres cas participait à la fois de l'une et de l'autre ; il n'y avait pas de phénomènes de catarrhe. Mais le caractère le plus net était tiré de l'existence des adénopathies soit au cou le plus généralement, soit même dans d'autres régions, aux aines et aux aisselles, en particulier.

Malgré tout, comme je l'ai déjà dit, le diagnostic est souvent et difficile et l'on se trouve parfois très embarrassé pour classer une éruption. Sous ce rapport le fait suivant me paraît mériter d'être relaté ici, bien qu'il ne se rapporte pas directement à la question. Il y a quelques semaines, je trouvai un matin dans le service de la rougeole un enfant présentant une éruption qui ne me paraissait pas pouvoir être rattachée à la rougeole et que je considérai comme un cas de rubéole ; je fis isoler l'enfant, mais deux jours après, je constatai par le développement d'une éruption variole, qu'il s'était agi non pas de la rubéole, mais d'un rash variolique. Je ferai remarquer à ce sujet que l'enfant avait 3 ans et demi et présentait une cicatrice de vaccine.

A propos des *récidives de la scarlatine*, je rappellerai un fait qui me paraît se rattacher à cet ordre de faits.

Un enfant de 9 ans entra le 28 *décembre* dernier au Pavillon de la scarlatine, dirigé alors par mon collègue, M. Josias. Il avait été pris, un mois auparavant, de symptômes que l'on avait d'abord rattachés à la grippe, puis au rhumatisme, et comme il avait enfin présenté une desquamation très caractérisée, on l'avait à

son entrée mis dans le service de la scarlatine, d'autant que
son père aurait eu, quelque temps avant, une éruption rouge (?)

Lorsque je pris le service quelques jours après (1ᵉʳ *janvier*), la
desquamation était encore très nette, bien que le malade eût été
baigné, et ressemblait absolument à celle de la scarlatine. Le
malade présentait en outre dans les régions sous-maxillaires des
ganglions assez développés. Il est vrai que d'après les renseignements fournis par la mère il aurait eu déjà, un mois ou six
semaines avant la maladie actuelle, des adénites, dont une se
serait terminée par suppuration.

En tout cas, le diagnostic de scarlatine paraissait s'imposer.
La desquamation continua pendant quelque temps encore, puis
finit par disparaître, et vers le 20 *janvier*, le malade pouvait
être considéré comme guéri. Je me préparais à signer son exeat
le 22 *janvier*, lorsqu'on remarqua qu'il présentait à la face une
certaine rougeur sans caractère spécial et ne paraissant offrir
aucune importance ; la température ne dépassait pas 37° 5 dans le
rectum ; mais comme le malade accusait un certain malaise, il fut
conservé à l'hôpital. Dans l'après-midi, les phénomènes se caractérisèrent plus nettement et l'on constata sur la face et sur le tronc
le développement d'un érythème scarlatineux positif, coïncidant
avec une vive rougeur de la gorge ; la température était d'ailleurs
montée à 39°2.

Le 23 *janvier*, l'éruption avait envahi toute l'étendue de la
peau ; la gorge était d'une rougeur caractéristique ; la langue
couverte à son centre d'un enduit saburral assez épais, avec un
commencement de desquamation à la pointe et sur les bords.
T. 38°2 et le *soir* 39°2.

Les jours suivants, la température tomba à 37°9, puis 37°6
et 37°4. L'exanthème pâlit, puis disparut progressivement en
même temps que la langue se dépouillait. Enfin, dans les premiers jours de *février*, commença la desquamation qui évolua
d'une façon régulière et le malade quitta l'hôpital le 2 *mars*,
sans avoir présenté d'albuminurie ou aucun autre phénomène
particulier.

En somme il semble bien qu'il y ait eu dans ce cas rechute ou récidive de scarlatine. Pour la seconde atteinte, le diagnostic n'est pas douteux ; malheureusement je ne pourrais être aussi affirmatif pour la première, que je n'ai pas vue ; mais, d'après les renseignements qui ont été fournis et d'après les caractères de la desquamation, la chose est extrêmement probable.

J'ai dit que l'on pouvait admettre une rechute ou une récidive, car l'intervalle entre les deux atteintes ayant été de 7 à 8 semaines, il est assez difficile de formuler à ce sujet une appréciation positive ; cela a d'ailleurs assez peu d'importance, le fait à retenir est la succession des deux maladies.

M. COMBY. — Depuis notre dernière réunion, j'ai observé six nouveaux cas de rubéole, ce qui porte à 12 le nombre de mes cas personnels depuis le commencement de l'année. Deux fois il s'agissait de filles de 4 et 5 ans, et quatre fois de garçons de 5, 9, 11 15 ans. Dans quatre cas l'éruption a été polymorphe, rappelant à la fois la scarlatine en certaines régions et la rougeole en d'autres régions du corps. Ce mélange simultané chez le même malade, d'éruption scarlatineuse et d'éruption morbilleuse répond bien au type ancien décrit par les Allemands sous le nom de *rötheln* et que les Anglais désignent sous le nom de *german measles* (rougeole germanique).

Dans un cinquième cas la rubéole a été du type morbilliforme dans le sixième cas du type scarlatiniforme. Trois fois seulement sur six, il y a eu des adénopathies cervicales notables.

Toutes ces éruptions de rubéole avaient pour caractères communs : 1° apparition sans prodromes fébriles et sans catarrhe prémonitoire ; 2° fièvre peu élevée et peu durable ; 3° évolution rapide de l'éruption qui ne durait pas plus de deux jours en moyenne ; absence ou insignifiance de la desquamation.

De l'étude de l'épidémie parisienne actuelle, il semble résulter qu'on a eu tort de vouloir démembrer la rubéole ; car nous avons rencontré simultanément toutes les formes, y compris la forme scarlatineuse ou *quatrième maladie* (fourth disease), l'une engen-

drant l'autre, et la communauté d'origine venant attester l'identité de nature.

M. GUINON. — Le diagnostic de rubéole est toujours difficile et
délicat ; car on peut se demander s'il ne s'agit pas de rougeole
atténuée ou de scarlatine atténuée.

Toutefois, ces réserves faites, je crois avoir observé récemment
trois cas de rubéole à type scarlatiniforme dont voici la relation
un peu incomplète, parce qu'elle n'a pas été fixée au moment
même.

Le premier cas concerne une jeune femme de 30 ans qui fut
prise en pleine santé d'une éruption scarlatiniforme prédominant
à la face ; celle-ci était d'un rouge vif, avec un léger piqueté et
notablement gonflée. Sur le tronc rien ; aux membres, particulièrement aux genoux et au coude, il existait, je crois, une très
légère rougeur ; mais ce qui dominait, c'était le gonflement des
mains avec légère rougeur dorsale ; la malade, très nerveuse à l'ordinaire, était très agitée, dormait très mal, et cependant elle n'avait
ni angine, ni fièvre (la température n'ayant pas atteint 38°) ; mais
elle se plaignait de tension et de démangeaisons de la face et des
mains. Tout cela guérit en 5 jours sans aucune suite ; mais dès le
3° jour se produisait une desquamation furfuracée très rapide de
toute la face. Les ganglions du cou gonflèrent légèrement.

Les enfants de cette jeune femme avaient été séparés dans l'ap-
partement ; ils n'eurent aucun malaise.

Les deux autres cas se manifestèrent à quelques jours d'intervalle
sur une domestique et sur un garçon de 8 ans dont elle s'occupait.
Cette domestique, 25 ans environ, eut d'abord une angine pultacée légèrement fébrile pour laquelle je prescrivis des gargarismes ; au 3° jour apparurent des adénopathies du cou ; à ce
moment elle garda le lit et je constatai un érythème scarlatiniforme très léger sur le tronc et les membres. La jeune fille étant
partie dans sa famille, je la croyais atteinte de scarlatine quand
3 jours après l'éruption, le petit garçon présenta à son tour un
érythème scarlatiniforme sur la face et qui disparut en 2 jours.

sans aucun malaise et sans autre suite que la desquamation du visage. C'est à ce moment que je pensai à la rubéole ; j'ai appris que la domestique avait guéri en deux ou trois jours et n'avait pris aucune précaution ultérieure.

M. Sevestre. — Je ne pense pas qu'on puisse se baser sur le faible degré de la fièvre pour diagnostiquer la rubéole, car j'ai vu il y a quelques années des cas de rubéole indiscutable qui s'accompagnaient d'une fièvre très forte, dépassant 40° et de phénomènes généraux intenses, même de délire. Il est juste d'ajouter que dans l'épidémie actuelle, j'ai toujours constaté que la fièvre était légère et de courte durée. Malgré cela, le développement des ganglions était généralement très accentué ; cette adénopathie plus ou moins généralisée me paraît être l'un des symptômes les plus précieux pour le diagnostic.

M. Comby. — Actuellement, la rubéole évolue avec peu ou pas de fièvre. Mais je reconnais, d'accord avec M. Sevestre, qu'il n'en est pas toujours ainsi. Il y a 19 ans, j'ai reçu à l'hôpital St-Louis (service des varioleux) une jeune externe des hôpitaux envoyée comme atteinte de variole par son chef de service. Cette malade avait la face très rouge et tuméfiée avec une température de 40 degrés. Dès le lendemain, la fièvre était tombée, et la rubéole certaine. Donc le diagnostic est parfois très difficile ; la fièvre peut être très élevée, mais elle ne dure pas, et l'erreur est de courte

Un cas de chorée mortelle par méningite aiguë à staphylocoque,

par MM. E. Lesné et Gaudeau.

Dans la chorée la mort peut survenir chez des sujets qui ont présenté des manifestations viscérales (endopéricardite, etc.), qui peuvent être rattachées à la même étiologie que la chorée elle-même ; mais dans la majorité des cas on ne rencontre à l'autopsie aucune lésion viscérale.

Aussi nous a-t-il paru intéressant de rapporter le fait suivant observé dans le service de M. le Dᵣ Moizard et où la mort paraît avoir été causée par une méningite aiguë à staphylocoque.

Le jeune C..., âgé de 10 ans, entre le 25 mars 1905 à la salle Guersant pour une chorée.

Son histoire est la suivante : il est né à terme de parents bien portants qui auraient eu dans leur enfance la danse de Saint-Guy.

Il a un frère et une sœur plus jeunes que lui, et en parfait état de santé. Notre petit malade a été nourri par sa mère jusqu'à 18 mois ; il a eu sa première dent à 9 mois et a marché à 16 mois.

Sa première maladie fut une fièvre muqueuse à 3 ans, puis la rougeole à 6 ans ; pas de rhumatisme articulaire aigu.

Le début de la chorée a été classique : gauche et maladroit depuis une quinzaine, les premiers mouvements ont fait leur apparition la veille de son entrée, à la suite d'une frayeur.

Nous l'examinons le 26 mars 1905 ; l'enfant présente des mouvements choréiques généralisés très intenses ; pas de troubles de sensibilité ; les réflexes cutanés, tendineux et pupillaires sont normaux ; les bruits du cœur sont bien frappés sans adjonction de souffle ; les urines ne contiennent ni sucre ni albumine ; la température est de 37°.

Le traitement prescrit est le suivant : séjour au lit, régime lacté exclusif et liqueur de Boudin à doses progressivement croissantes (au début 1 gramme puis 1 gramme de plus chaque jour jusqu'à la dose de 20 grammes dans les vingt-quatre heures ; cette médication fut fort bien supportée sans le moindre signe d'intoxication).

Malgré ce traitement pas d'amélioration ; au contraire, les mouvements deviennent les jours suivants plus intenses et désordonnés et à partir du début d'avril ils persistent la nuit, empêchent le sommeil, et gênent l'alimentation. La température monte, il y a de l'incontinence des matières et des urines ; l'enfant est dans une sorte d'hébétude et répond mal aux questions qu'on lui pose ; aussitôt qu'on veut l'examiner, les mouvements deviennent de plus en plus désordonnés. On voit apparaître au niveau du dos et des fesses une rougeur due au frottement du corps sur les draps. On prescrit alors des applications a drap mouillé toutes les quatre heures, puis toutes les trois heures ; a bains tièdes sont impossibles à donner à cause de l'agitation extrême de l'enfant.

Les jours suivants on constate une légère amélioration en ce sens ue les nuits sont plus calmes, mais à partir du 10 avril, 17 jours près le début de la maladie, l'état s'aggrave, la température monte à 1, 39°, pour dépasser 40° le 14 avril ; le pouls, toujours régulier, suit la température et oscille entre 150 et 160, à la même date.

Dès le 13 avril, les mouvements choréiques diminuent, mais le malade tombe dans une sorte de torpeur, de prostration, ne répond pas ux questions, sans manie aiguë ni hallucinations ; dès qu'on le touche on voit réapparaître les mouvements choréiques très intenses.

Toute alimentation est pour ainsi dire impossible, aussi l'amaigrissement s'accuse-t-il de jour en jour. Il existe des ulcérations de la peau plus ou moins étendues au niveau de l'occipital, le long de la colonne vertébrale, sur le sacrum et les trochanters.

L'auscultation du cœur ne révèle toujours rien d'anormal en dehors de la rapidité des battements ; dans les deux poumons existent de gros râles bulleux de bronchite. On supprime la liqueur de Boudin, on continue les draps mouillés et on donne une potion contenant chloral bromure qui produit des nuits un peu plus calmes ; chaque jour une est faite une injection sous-cutanée de 500 grammes de sérum Michel.

Les jours suivants l'état s'aggrave encore et le 15 avril apparaît un nouveau symptôme absent les jours précédents : légère raideur de la nuque sans signe de Kernig, qui nous permet de penser à une réaction méningée ; la ponction lombaire, nous le verrons, vient confirmer le diagnostic de méningite.

Les mêmes signes persistent le 16 et le 17 : torpeur, subcoma avec agitation au moindre attouchement, raideur de la nuque sans signe de Kernig, sans vomissements, extension des ulcérations cutanées.

L'enfant est emmené par ses parents le 17 après-midi et meurt le lendemain.

Recherches de laboratoire. — Au cours de cette affection nous avons étudié les urines et le liquide céphalo-rachidien.

Les *urines*, normales comme quantité, 800 à 900 gr. par jour, examinées à diverses reprises, n'ont jamais renfermé ni sucre ni albumine : '
la proportion de chlorures, d'urée et de phosphates y était normale
pour une alimentation lactée ; mais, ce qui est du reste la règle au
cours des formes graves de chorée de Sydenham, l'acide urique était
sécrété en grande quantité.

> Le   9 avril . . . . 0 gr. 70 par litre
> Le 15   —   . . . . 0 gr. 90   —
> Le 16   —   . . . . 0 gr. 65   —

Quant au liquide céphalo-rachidien il fut examiné à plusieurs reprises :

Le jour de l'entrée 26 *mars*, 1ʳᵉ ponction lombaire. Liquide clair.
Pas d'hypertension. Pas d'albumine. Pas de réaction leucocytaire.

12 *avril.* — 2ᵉ ponction lombaire. Liquide clair sort en jet. Pas
d'albumine. Pas de réaction leucocytaire. Δ — 0,67.

> Chlorures en NaCl par litre. . . . . 8 gr. 33
> Urée par litre . . . . 0 gr. 58

15. — (Apparition de la raideur de la nuque). 3ᵉ ponction lombaire.
Forte hypertension. Liquide trouble très albumineux. Culot purulent
après centrifugation. Leucocytes très abondants sur les préparations,
presque uniquement des polynucléaires. Δ — 0,59.

> Chlorures en NaCl par litre. . . . . 7 gr. 30
> Urée. . . . . traces

De plus à cette ponction-là seulement on constate sur les lames de
nombreux cocci réunis en amas, tous extra-cellulaires, ressemblant à
du staphylocoque, diagnostic confirmé par les ensemencements qui
donnent des cultures pures de staphylocoque doré. Le grand nombre
de germes ici constatés a lieu de nous étonner, car on sait que le
liquide céphalo-rachidien est un mauvais milieu de culture.

Nous n'avons pas fait d'ensemencement du sang, mais vu l'infection considérable du liquide céphalo-rachidien, il est probable qu'il y
avait septicémie staphylococcique ; le staphylocoque a du reste été rencontré dans le sang des choréiques par Leredde, Triboulet, Meyer,
Ch. Leroux et Marié Davy.

Au point de vue clinique certains faits nous paraissent intéressants à noter dans cette observation.

Tout d'abord l'âge de l'enfant, car les chorées mortelles d'après Dieulafoy sont rares au-dessous de 12 ans.

La cause de la mort, si souvent ignorée quand il s'agit de chorée de Sydenham, a été ici très nettement une méningite très pauvre de signes cliniques, mais dont la réalité a été démontrée par la ponction lombaire pratiquée à plusieurs reprises, ponction qui a de plus permis de fixer l'apparition de cette complication chez cet enfant déjà fébricitant.

Le liquide céphalo-rachidien présentait tous les caractères signalés dans les méningites aiguës : polynucléose, présence d'albumine, liquide hypotonique, diminution des chlorures comme ont démontré Nobécourt et R. Voisin, et diminution de l'urée (contrairement à ce qui existe en général dans la méningite tuberculeuse) (1), tandis que les ponctions antérieures faites au cours de cette chorée non encore compliquée nous avaient fourni un liquide absolument normal.

Deux autres points enfin sont intéressants : et d'abord il s'agissait d'une méningite à staphylocoque doré (abondant sur les préparations et dont les cultures furent révélées pures) et l'on sait la rareté des infections méningées par ce germe dont il n'y a que quelques observations (Antony, Netter, Galippe, Le Gendre et Aussenat, Guibal, Lesné).

Le dernier point à discuter est le suivant : la méningite est-elle une des causes de mort dans la chorée de Sydenham ? A ce point les classiques nous donnent peu de renseignements et cependant en lisant les résultats nécropsiques de ces cas de chorée signalés par Cadet de Gassicourt où la mort serait due à un rhumatisme cérébro-spinal sans rhumatisme, en examinant les observations anatomiques de Raymond, de Balzer, de Dana, de Kimball, Thomson, de Richon, on est frappé de la fréquence avec laquelle ces auteurs ont noté la congestion cérébro-ménin-

1) C'est là un point sur lequel nous reviendrons.

gée, l'aspect dépoli de l'arachnoïde, l'œdème sous-arachnoïdien avec épaississement des méninges. Ne peut-il s'agir là de méningites aiguës séreuses congestives et œdémateuses sur lesquelles Hutinel et ses élèves ont attiré l'attention ? Nous pensons que l'infection méningée dans les chorées mortelles est peut-être moins exceptionnelle qu'on ne le dit en réalité, mais il s'agirait de méningites à signes cliniques très frustes ou voilés par l'état général du malade et que seule la ponction lombaire permet de déceler mieux peut-être encore que l'examen direct des méninges.

Quant à la porte d'entrée de l'agent pathogène on est en droit d'incriminer soit les érosions des muqueuses, soit les écorchures ou même les ulcérations de la peau si fréquentes dans les chorées graves et particulièrement dans le cas que nous venons de rapporter.

En résumé cette observation montre que dans la chorée, la mort peut être causée par une méningite ; dans notre observation il s'agissait d'une méningite à staphylocoque, diagnostic porté grâce à la ponction lombaire en l'absence d'examen anatomique.

Réflexions sur l'auto-intoxication digestive et son traitement,

' par M. Thomas (de Genève) (Résumé).

Le présent mémoire a pour but principal d'analyser les différents travaux qui ont pour objet l'auto-intoxication digestive, tout au moins les plus récents, et d'examiner leur influence en ce qui concerne le diagnostic et le traitement de cet état.

Si nous prenons la question dans son ensemble, nous voyons se produire une évolution très nette dans les idées théoriques et les applications thérapeutiques. A une époque encore peu éloignée, les troubles chimiques paraissaient l'agent causal, puis l'attention s'est portée sur les modifications de la motricité. Au début, c'était l'estomac qui était le grand coupable ; actuellement le gros intestin a pris sa place. La théorie chimique, appuyée sur l'existence de toxines, a de nouveau regagné du terrain ; seulement dans l'impossibilité où l'on se trouve de détruire ces corps fort mal connu du sujet, on a cherché à en diminuer le développement, soit par la médication proprement dite, soit par le régime alimentaire ; et les farineux sont actuellement prônés.

Il y a lieu de consulter entre autres le mémoire de Combe.

La question centrale est la suivante : L'auto-intoxication intestinale existe-t-elle : quel est son critère clinique et chimique ?

Dans l'impossibilité où, comme je le disais, on est actuellement de déterminer la présence et la nature exacte des toxines ou autres corps semblables, on a cherché à prendre comme guide de l'intensité des putréfactions intestinales, les substances de la série aromatique, provenant de la destruction des albuminoïdes. Les recherches déjà anciennes de Djouritch, Concetti, Kabane, Zambiresco, etc., nous ont montré que si l'indol, le scatol proviennent en effet des matériaux albuminoïdes, leur origine strictement digestive n'est pas absolument démontrée. Leur présence dans des affections très diverses de nature, accompagnées ou non de troubles digestifs, et aussi chez des individus qui ne présentent subjectivement et objectivement aucun symptôme pathologique, fait douter de leur valeur diagnostique dans le cas qui nous occupe. On peut, il est vrai, les regarder comme des substances témoins de l'état morbide ; mais vouloir les mesurer, avec les incertitudes de la chimie physiologique, n'est pas une conception juste.

Il serait cependant très désirable d'arriver à une connaissance et à une détermination quantitative et qualitative des corps toxiques ; car les procédés cliniques ne nous renseignent encore qu'imparfaitement. Il est à noter que l'injection chez le cobaye ou le lapin des substances aromatiques donne lieu uniquement à de la congestion du rein et du poumon ; l'animal s'affaiblit et meurt assez rapidement avec des doses relativement faibles (expériences personnelles inédites).

Cliniquement parlant, l'auto-intoxication se rencontre au cours d'affections de l'appareil digestif, et il est difficile alors de faire le départ exact entre ce qui lui appartient en propre et ce qui ressort de la maladie organique ou fonctionnelle. D'autre part il existe des états où l'on est en droit de supposer que l'intoxica-

tion est la cause réellement efficiente, tout en séparant nettement
ceux qui relèvent d'une intoxication exogène. Ces états se caractérisent par des symptômes généraux d'affaiblissement, d'anémie,
des troubles digestifs variés : vomissements de diverse nature
(acétonémique, cyclique, etc.), de la constipation alternant avec
des débâcles diarrhéiques avec ou sans glaires et fausses membranes ; des symptômes respiratoires (asthme dyspeptique de
Henoch, congestions pulmonaires), des phénomènes d'ordre circulatoire (arythmie), nerveux (terreurs nocturnes, modifications
du caractère), cutanés (éruptions diverses). Si nous rapprochons
ce tableau de celui que nous font connaître les expériences de
Charrin et Le Play par l'injection du contenu intestinal de l'enfant
à différents animaux, nous ne pouvons pas ne pas reconnaître
certaines ressemblances caractéristiques.

En analysant les causes étiologiques de l'auto-intoxication,
nous pouvons nous convaincre que certaines conceptions actuelles
restreignent trop le champ de nos investigations.

Il est certain qu'il faut au contraire considérer d'une part le
terrain, et d'autre part envisager le rôle de tous les organes digestifs et de leurs annexes. Nous voyons ainsi quelle prédominance
acquiert la constitution neuro-arthritique, non pas seulement en
tant qu'arthritisme dont nous ignorons quelles modifications précises il apporte à l'organisme, mais encore en ce qui concerne
le système nerveux. Il est capital, en pareille matière, de se souvenir que l'auto-suggestion joue un grand rôle, moins du fait de
l'enfant lui-même, que de celui de ses parents. C'est un point qui
a déjà été développé dans certaines critiques antérieures, mais
qu'on ne saurait passer sous silence. Quoi qu'il en soit, nous
voyons que si le rôle pathologique de l'estomac a diminué d'importance dans la genèse de ces troubles, celui de l'intestin tout
entier, celui du foie ont augmenté. Il a été fait jusqu'à présent
trop peu mention des données nouvelles relatives aux ferments;
sans doute c'est là un sujet qui sort seulement de l'obscurité.
Mais les découvertes de Pawlow et d'autres nous montrent le rôle
immense de ces sécrétions, leur adaptation aux conditions psy-

chiques, hygiéniques, de nutrition de l'individu. Suivant que leur action sera plus ou moins complète, les substances nutritives seront bien ou mal élaborées, et livreront ou non des matériaux suffisants à l'activité microbienne localisée dans le gros intestin. Il y a là matière à de nouvelles recherches tant au point de vue clinique, qu'en ce qui concerne la thérapeutique. En tout cas l'influence du système nerveux est puissante dans ces circonstances et imprime un caractère nettement individuel à ce phénomène comme à celui de l'absorption et de la résorption des toxiques.

Le degré d'insuffisance du foie, les méthodes de recherche nous montrent quelle importance revêt l'état de cet organe ; plus difficiles chez l'enfant, ces travaux n'en sont pas moins d'une grande utilité ; car la multiplicité grandissante des fonctions hépatiques nous fait pressentir quel rôle il joue dans la production des phénomènes toxiques. Il y a donc lieu de le soumettre à un examen minutieux, car de par l'hérédité déjà, il imprime à tout l'organisme une direction qui peut être bien différente selon les circonstances individuelles.

On a beaucoup insisté à propos de l'intestin sur ses troubles de motilité, spasme, atonie, etc. A côté de phénomènes dépendant de lésions organiques plus ou moins graves, il existe en effet même chez l'enfant des phénomènes de ce genre. Mais il est utile de montrer que le spasme est bien souvent hypothétique, surtout lorsqu'on veut lui attribuer la possibilité de créer des dilatations, au-dessus du point où il existe. La corde colique, l'S iliaque contracturé sont des phénomènes qui se rencontrent chez un grand nombre d'individus et ils dépendent bien souvent de l'excitabilité du sujet. Il reste encore à prouver qu'un spasme, accident nettement transitoire, peut réellement créer une dilatation durable. Car pour que l'auto-intoxication se développe, il faut des actions s'exerçant pendant un temps suffisamment long. Il faut surtout, et plus on étudie ces cas, plus on s'en convainct, il faut un terrain favorable ; l'état individuel est primordial.

La thérapeutique a, comme je le disais au début, subi des varia tions notables ; la diète lactée, qui paraissait autrefois le remède souverain, n'est plus autant considérée. On accuse volontiers le lait de beaucoup de méfaits ; ne serait-ce pas son mode d'emploi qu'il faudrait incriminer plutôt ? Poser la question, c'est la résoudre. Il est indubitable que dans certaines circonstances, au cours d'états aigus, le lait doit être laissé de côté. Mais il faut y revenir le plus tôt possible, malgré la peur des microbes dits protéolytiques qui s'en empareraient. Pur ou associé avec d'autres substances, il constitue encore le meilleur mode d'alimentation que nous puissions désirer. Dubois (de Berne) a admirablement démontré l'influence que peut avoir le médecin en pareil cas, et je le répète si ce n'est sur les enfants, moins accessibles à la persuasion, au moins sur les parents qui, par les erreurs hygiéniques ou thérapeutiques qu'ils commettent journellement, sont le plus souvent les auteurs responsables de ces troubles divers et des insuccès de la médication.

Les expériences sur l'influence des farineux dans la digestion nous renseignent très insuffisamment sur l'état des individus qui s'y prêtent, leur poids avant et après. leur constitution, la durée de l'expérience, etc. Si nous examinons quelle doit être la ration alimentaire de l'enfant, nous rappelant, fait capital, qu'il s'agit d'un être en voie de développement, qui a perdu de sa substance, nous constatons que le régime lacto-farineux présente un gros déchet par rapport à la quantité d'albuminoïdes strictement nécessaire. On a eu raison de protester contre l'abus de la nourriture azotée ; on aura toujours tort d'exagérer en pareille matière.

En fait, quand on examine avec soin les malades, on arrive à se convaincre qu'ils rentrent dans les classes suivantes :

1° Les individus atteints d'une affection des voies digestives, à traiter par les méthodes et régimes usuels.

2° Les individus qui ont souffert de troubles digestifs dans la première enfance et en présentent les reliquats ; ce sont des affaiblis musculaires et en ce qui concerne leurs sécrétions. Chez ceux-là. il faut examiner de parti pris l'ensemble de l'organisme ; la thérapeutique doivent avant tout porter son action sur leur système nerveux. Les bains de mer, les sources salines, le séjour d'altitude sont les meilleurs procédés, à une condition cependant, trop oubliée souvent, c'est qu'il ne s'y commette pas de fautes hygiéniques et qu'un régime convenable y soit suivi.

3° Les arthritico-nerveux, les névropathes en puissance ou déjà faits; le traitement en pareil cas est fort difficile, les régimes les plus divers produisent des succès miraculeux ou des insuccès non moins retentissants. C'est dans ces cas que doit s'exercer toute la sagacité du médecin; il est indispensable qu'il gagne assez la confiance de l'entourage pour être maître de ses actions. L'être humain n'est pas composé d'organes à cloisons étanches; c'est une aberration due à la spécialisation à outrance qui le fait considérer ainsi et amène à commettre les pires erreurs.

La diète hydrique, les décoctions de céréales sont le régime de choix des accidents aigus; plus tard le lait, quelques farines soigneusement choisies, le babeurre auront leur tour. Le bouillon, bien préparé, n'est point si dangereux qu'on a bien voulu le dire; ses qualités peptogènes, sa richesse en sels, le font recommander en prenant les précautions nécessaires. La viande crue râpée, le suc de viande ou de moelle, seront repris aussitôt que possible. Mais plus tard, il faut reprendre les azotés. Chez l'auto-intoxiqué, nous avons affaire à un terrain spécial, peut-être dans certains cas à des conditions anatomiques et physiologiques particulières; en tout cas, c'est l'individu dans son ensemble qu'il faut considérer, et en pareille matière plus que dans d'autres, il faut se souvenir que nous soignons des malades et non pas seulement des maladies.

Rapport sur un travail de M. le P. Mantel (de St-Omer).

par le Dr J. COMBY.

Messieurs,

M. le Dr Paul Mantel (de St-Omer), ancien interne des hôpitaux de Paris, envoie à l'appui de sa candidature deux intéressantes observations que je résumerai brièvement.

1° *Deux pleurésies chez une fillette de 9 ans.* — Une jeune fille de 9 ans, de famille saine, bien portante jusqu'alors, est prise d'un point de côté à gauche au mois de février 1899. Il y avait en même temps une douleur vertébrale et, l'auscultation étant négative, on pensa tout d'abord à un mal de Pott, puis à un zona. Pas de fièvre. Le 10 mars 39°2, toux, bronchite grippale. Le 15 mars, la bronchite a disparu et on constate les signes d'une pleurésie à gauche. Cette pleurésie évolue sans incident pendant trois semaines. Guérison.

Le 15 avril, pendant une leçon de piano, point de côté à droite, début d'une pleurésie de ce côté. Cependant pas de signes physiques jusqu'au 11 mai. A ce moment, violent accès de fièvre, bronchite généralisée ; le 16, on constate un épanchement qui se résorbe lentement, sans ponction, la guérison s'étant fait attendre jusqu'au milieu du mois de juin.

Voilà donc un cas très intéressant de pleurésie double successive précédée pour chaque épanchement par une longue période de douleurs névralgiques sans signes physiques. M. Mantel croit devoir éliminer la tuberculose pour rattacher la maladie à la grippe. La santé de l'enfant, six ans après, était parfaite.

2° *Purpura exanthématique.* — Dans cette seconde observation il s'agit d'un purpura ayant duré six mois chez une fillette de 8 ans. Nourrie au sein par sa mère, cette enfant jouit habituellement d'une bonne santé. En novembre 1895, émotion vive, le lendemain fièvre, purpura aux mains et aux jambes. Cette première poussée dura 15 jours. Dans la nuit du 5 au 6 décembre, douleurs abdominales violentes, fièvre, facies altéré, constipation, etc.

Le 8 *décembre.* — Douleurs abdominales suivies de vomissements et de mélæna. On trouve du sucre et de l'albumine dans les urines. Du purpura se voit sur les avant-bras, les pieds et les jambes. M. Mantel reconnaît un purpura infectieux et prescrit du perchlorure de fer et de l'ergotine.

Le 12. — Rechute du mélæna et du purpura.

Le 27. — 2° rechute.

Le 12 *janvier* 1896. — 3° rechute (réapparition des taches, des douleurs, des vomissements, du mélæna). Les urines contiennent du sang.

Le 16 *février*, on essaie de lever l'enfant et de la réalimenter ; nouvelle rechute.

Le 30 *mars*. — 5° rechute.

Le 6 *avril*. — 6° rechute. A partir de cette époque, amélioration, l'enfant a guéri et aujourd'hui elle est très vigoureuse. L'albuminurie et la glycosurie n'ont pas été retrouvées après la guérison.

Telles sont les intéressantes observations de M. Paul Mantel ; elles constituent un sérieux titre à l'appui de sa candidature.

Rapport sur un travail de M. Hallé intitulé :

Phlegmon gazeux développé au cours de la varicelle,

par le Dr E. Rist.

M. J. Hallé, dont le nom est étroitement associé à tous les travaux récents sur les suppurations à microbes anaérobies, et qui a publié sur cet important sujet de nombreuses et minutieuses recherches, est venu rapporter à la dernière séance de notre Société une observation dont l'intérêt, au double point de vue de la clinique et de la bactériologie, est considérable.

Il s'agit d'un phlegmon gazeux très étendu et gangreneux ayant eu pour point de départ un élément de varicelle siégeant au voisinage de la grande lèvre. La fillette atteinte de cette grave affection a fini par guérir grâce à un traitement chirurgical opportunément et énergiquement institué. Alors que dans la majorité des cas de phlegmon gazeux, on rencontre comme agent pathogène le bacillus capsulatus aerogenes de Welch et Nattali, on trouva dans le cas étudié par M. Hallé une association complexe de microbes anaérobies stricts qui sont, comme l'avait montré M. Hallé dans sa thèse, des hôtes normaux de la vulve et du vagin. Ainsi s'explique l'infection gangreneuse qui est venue compliquer cette varicelle. Antérieurement déjà, M. Hallé avait fait voir avec M. Veillon que la gangrène disséminée de la peau, telle qu'on l'observe parfois chez l'enfant, est due à des germes anaérobies. Il faut donc distinguer de la varicelle nécrotique qui n'est que l'exagération d'un processus normal en quelque sorte, la varicelle proprement gangreneuse, due à une infection secondaire par des germes anaerobies.

C'est ce que met excellemment en lumière le substantiel mémoire de M. Hallé, que je propose à la Société de Pédiatrie de publier in extenso dans ses Bulletins.

Phlegmon gazeux développé au cours de la varicelle,

par M. J. HALLÉ.

Les cas de phlegmon gazeux sont assez rares. Chez une enfant atteinte de varicelle nous avons pu, avec le Dr Veillon, en étudier une observation remarquable. L'histoire clinique de la petite malade et les résultats de l'examen bactériologique méritent d'être rapportés, parce qu'ils jettent, croyons-nous, un jour un peu nouveau sur l'histoire de la varicelle gangreneuse, et sur la pathogénie des phlegmons gazeux.

Le 16 décembre 1900, on amène à l'hôpital des Enfants, dans un état grave, une petite fille, Marie-Louise P..., âgée de 4 ans et demi, présentant un volumineux phlegmon ayant eu pour point de départ une bulle de varicelle siégeant sur la grande lèvre gauche.

Les antécédents de l'enfant sont bons : elle est grande et forte pour son âge ; elle n'a jamais eu de maladie grave. Le 9 décembre, les parents ont remarqué qu'elle présentait une éruption disséminée sur la peau, et ne voyant ni fièvre, ni état général inquiétant, n'ont pas cru devoir consulter un médecin. Cependant, dès les premiers jours certains éléments de la varicelle ont pris des caractères spéciaux qui existent encore en certains ▓▓▓▓▓▓▓▓▓▓▓▓▓▓▓▓ la ▓▓▓▓ caractéristique de la varicelle. ▓▓▓▓▓▓▓▓▓▓▓▓, la ▓▓▓▓ s'est ▓▓▓▓▓▓▓ de légères ▓▓▓▓▓▓▓▓ ▓▓ ▓▓▓ ▓▓▓▓▓▓▓ et ▓▓ ▓▓▓▓▓▓▓▓ ainsi des pustules ▓▓▓▓▓▓▓▓. ▓▓▓▓▓▓ ▓▓▓▓▓▓▓ ▓▓▓▓▓▓ encore au niveau du flanc et ▓▓▓▓ ▓▓▓▓▓.

Trois jours seulement après avoir remarqué le début de la maladie, les parents constatent qu'il existe de la rougeur et du gonflement entre les jambes de l'enfant, surtout du côté gauche. Le lendemain cette rougeur a ▓▓▓▓▓▓▓, la fièvre s'allume. L'enfant vomit, elle a des frissons et la langue devient sèche. En même temps, la rougeur qui la veille ne dépassait pas la grande lèvre, autour de trois éléments de varicelle légèrement ecthymateux, s'était étendue jusque vers la fosse iliaque gauche et la partie supérieure de la cuisse ; de plus au niveau de la grande lèvre étaient survenus en vingt-quatre heures un gonflement, et une induration phlegmoneuse si marquée que le médecin qui vint voir l'enfant ce jour-là pensa qu'une suppuration s'était faite déjà au niveau de la lèvre et fit au travers d'un élément varicelleux une petite ponction exploratrice qui ne ramena que quelques gouttes de sang. Le lendemain, l'état s'aggrava, devint très mauvais et les parents devant les progrès énormes du mal amenèrent l'enfant le 16 décembre, neuf ou dix jours après le début de la maladie.

A l'entrée, on se trouve en présence d'une fillette dans un état très grave : la fièvre n'est pas cependant très élevée (39°2), mais la faiblesse est grande, malgré une certaine agitation : la langue est sèche, rouge, desquamée, semblable à une langue de scarlatine grave ; la gorge est rouge ; sur les cuisses existe un érythème sous forme de plaques de taille variable à contours indécis, le pouls est rapide et faible ; l'auscultation des poumons et du cœur ne révèle rien d'anormal.

Sur les téguments, on constate les éléments d'une varicelle à la période de dessiccation : certains éléments sont même presque guéris, d'autres ont pris un caractère légèrement ecthymateux ; mais on a surtout l'attention attirée par l'énorme tuméfaction phlegmoneuse que l'on constate du côté gauche du corps, au niveau du ventre et de la cuisse. Cette masse phlegmoneuse diffuse dont le maximum d'intensité est au niveau de la grande lèvre gauche, comprend la grande lèvre, la région pubienne, le bas-ventre, la fosse iliaque et remonte jusqu'à l'ombilic. En bas elle s'étend à la face interne de la cuisse et occupe tout le triangle de Scarpa. Au niveau de toute cette vaste région, la peau est rouge, violacée, tendue, horriblement douloureuse spontanément et au toucher. Il existe quelques phlyctènes sur la grande lèvre gauche, et au milieu d'elles existe un petit pertuis, reste probable de l'incision faite par le médecin. De cet orifice arrondi, on peut faire sourdre une légère sérosité d'un jaune ambré. Ajoutons que du côté de la grande lèvre droite, il n'existe qu'une légère rou-geur.

En présence de ces signes, on porte le diagnostic de phlegmon ayant eu pour point de départ une bulle de varicelle de la grande lèvre : et on applique un très large pansement humide comprenant l'aine, le ventre, la cuisse et le périnée. Le soir du même jour, malgré une légère diminution de tension dans la masse phlegmoneuse, on note une température de 40°, l'état général est très mauvais.

Le 17 décembre, le lendemain, M. Langevin, interne du service, incise la grande lèvre croyant trouver du liquide ou du pus, mais malgré la profondeur et l'étendue de son incision, il ne rencontre qu'un tissu lardacé, œdémateux, saignant un peu, ne laissant même pas couler de sérosité. Une autre ouverture sans plus de succès est faite dans la région inguinale gauche : un drain est passé de l'une à l'autre, mais ne donne issue à aucune collection suppurée. On conti-nue les pansements humides, à l'eau bouillie très chaude ; on donne du Todd à l'intérieur, on fait dans le flanc droit une piqûre de sérum, tant l'état général qui accompagne cet énorme phlegmon est inquié-tant. Ces incisions furent faites le soir ; le lendemain matin, l'aspect du phlegmon était complètement modifié. Une odeur infecte de gan-grène incommodait les assistants, le pansement était traversé de suintement d'odeur fétide. Les plaies d'incision avaient pris un très mauvais aspect ; elles s'étaient agrandies ; elles s'étaient entourées d'une zone mortifiée de plus de 1 centimètre. De plus, en palpant la région malade, on sentait des décollements et de la crépitation gazeuse autour des incisions. Il s'écoulait déjà des foyers gangre-neux, un liquide d'odeur putride ; et cependant ce liquide n'était pas

du pus, mais une sérosité presque limpide. En même temps, du côté
de la grande lèvre, comme du côté de la fosse iliaque, la tuméfaction
phlegmoneuse de la veille avait pris un aspect menaçant. Au flanc,
la peau avait une couleur spéciale. A la rougeur de la veille, avait
succédé une teinte livide, le moindre attouchement provoquait les
cris de l'enfant ; le bord du phlegmon avait par places une coloration
violacée de mauvais augure. M. Langevin voyant le phlegmon envahir ainsi tout le flanc, pensa qu'une incision précoce pourrait être
utile, et fit une ouverture large et profonde, au point le plus tuméfié
de l'hypochondre gauche ; l'incision, comme les précédentes, ne ramena qu'un peu de sérosité et de sang, mais pas de pus. On continua
les pansements humides.

Le 19 décembre, l'aspect des plaies est lamentable. La petite malade
répand une odeur atroce. La grande lèvre, l'aine, une grande partie
de la paroi de la fosse iliaque gauche, une partie de l'hypochondre
gauche, ne forment qu'une seule plaie sphacélée d'où s'échappent par
les orifices des fragments de tissu cellulaire mortifiés. Il ne s'écoule
pas une goutte de sang de la plaie. De la fosse iliaque, le phlegmon a
envahi l'aine, tout le triangle de Scarpa ; la rougeur phlegmoneuse
avec ses caractères spéciaux s'étend maintenant jusqu'au milieu du
dos, et on sent facilement par places une crépitation gazeuse évidente.

Inutile de dire que l'état général est des plus mauvais. Cependant le
pouls reste assez bien frappé. On continue les injections de sérum,
l'alcool à l'intérieur ; localement, on fait plusieurs fois par jour des
lavages à l'eau bouillie salée, des attouchements de teinture d'iode
dans les plaies. Le 19 au soir, une nouvelle incision est faite, de
sorte que par la série des ouvertures, des drains communiquent depuis
la grande lèvre jusqu'à l'hypochondre en traversant l'aine, la fosse
iliaque et le flanc. Ce soir là, on note une assez grande quantité d'albumine dans les urines. A ce moment, l'état local est si déplorable,
l'état général si menaçant, qu'une mort certaine paraît proche. Le
lendemain, l'enfant est retrouvée vivante ; devant l'insuccès thérapeutique des jours précédents, on supprime les pansements humides et
on tente les pansements secs ; le soir, l'état local semble déjà un peu
modifié. La plaie suppure un peu et donne moins de sérosité ; une

partie des morceaux sphacélés de la grande lèvre se sont éliminés
ainsi que ceux du triangle de Scarpa, et au milieu de cette plaie
énorme, on aperçoit l'arcade de Fallope comme disséquée et la plus
grande partie du triangle de Scarpa préparée comme par un anato-
miste. La fosse iliaque ne crépite plus, mais par contre, la crépitation
ainsi que la tuméfaction ont encore gagné, et ont atteint jusque derrière l'aisselle gauche, où l'on pratique un peu en arrière, après avoir
prélevé dans une pipette un peu de sérosité, une nouvelle incision.
Le drainage s'étend ainsi dans cette énorme plaie de la grande lèvre
gauche au bord de l'omoplate du triangle de Scarpa à l'ombilic. On
continue les attouchements de teinture d'iode, les lavages à l'eau salée ; on tente quelques lavages avec une solution chaude de permanganate de potasse.

Le 21, l'état général est un peu moins précaire ; la langue est moins
sèche, le délire des jours précédents a disparu, le pouls est seulement
à 104 pulsations par minute. On assiste localement à la chute des es-
chares ; la plaie de la grande lèvre est détergée ; il n'existe plus de
fragments sphacélés qu'au niveau des plaies du dos et du flanc. On
cesse définitivement les pansements humides ; mais l'on continue la
teinture d'iode et les lavages au permanganate de potasse. A partir de
ce moment, un mieux réel se produit.

Le 22, l'odeur gangreneuse a presque disparu ; déjà au fond de
certaines plaies, on voit se former des bourgeons et une tendance à la
réparation ; en aucun point, il n'existe plus de crépitation gazeuse. La
fièvre diminue, et la diarrhée des jours précédents a cessé.

Le 23, il n'existe plus de fièvre ; avec une rapidité surprenante les
plaies ont tendance à se réparer et à se débarrasser des derniers
fragments nécrosés ; mais le lendemain la température s'élève à 40° et
on voit renaître du délire. La raison de cette nouvelle reprise des
symptômes généraux est facile à trouver, en examinant les plaies :
la cuisse gauche et la fesse sont envahies d'une rougeur érysipéla-
teuse, très nette avec un bourrelet à la limite d'extension. Cet érysipèle gagne le lendemain le genou gauche, puis la jambe et le pied ;
mais s'il donne lieu à une fièvre élevée, il ne paraît en rien gêner le
travail de réparation du côté des plaies multiples de l'abcès gangre-

eux ; c'est en effet avec une surprenante rapidité que l'on voit se combler ces énormes pertes de substance qui semblaient devoir demander plusieurs semaines pour se combler.

Le 1ᵉʳ *janvier*, la fièvre tombe, l'érysipèle de la jambe est presque nul ; et les plaies bourgeonnent déjà franchement.

Au milieu de janvier la réparation est telle qu'il n'y a plus que les plaies du flanc et la partie supérieure du triangle de Scarpa qui ne sont pas fermées.

Au milieu de février, l'épidermisation est presque complète ; les cicatrices que l'on craignait voir se rétracter sont remarquablement souples et quand l'enfant sort de l'hôpital (fin février) on peut considérer la guérison comme absolue et la réparation de la peau comme étant faite d'une façon inespérée.

Examen bactériologique. — L'examen bactériologique est fait sur deux échantillons de pus recueillis l'un le 18 décembre au niveau d'une incision faite dans la fosse iliaque, l'autre le 20 décembre dans la région de l'aisselle dans un point où il existe de la crépitation gazeuse. Cette seconde prise de pus est faite en traversant la peau à l'aide d'une forte pipette en verre stérilisée.

Le résultat de l'examen des deux échantillons de pus a été identique. Pratiqué séparément par M. Veillon et par nous, pour permettre un meilleur contrôle des résultats, il a permis de constater les mêmes espèces microbiennes, mais dans des proportions différentes, suivant le point où le pus a été prélevé.

Examen histo-bactériologique sur lamelles. — Le pus recueilli est un liquide blanchâtre, séro-purulent, mal lié, avec des grumeaux de petite taille. Il répand une odeur gangreneuse intolérable.

Sur lamelles, on constate que ce pus renferme peu de leucocytes, mais que ces éléments ont subi des modifications remarquables. La plupart sont fragmentés, à noyaux difficiles à colorer ; mais surtout ils sont remplis de granulations de taille variable. De nombreuses granulations graisseuses nagent dans le liquide ; ces globules forment par places de petits amas ou sont accolés aux leucocytes. Presque tout l'aspect du pus tient à la graisse qu'il contient et aux innombrables

germes qui y pullulent, plutôt qu'aux leucocytes qui y sont relativement très peu abondants.

Par coloration et sans coloration, on constate dans ce liquide une
abondance extrême de germes, que l'on peut après examen attentif
et après avoir coloré par la méthode de Gram ranger suivant leur
aspect et leur nombre dans les catégories suivantes :

Une espèce domine, c'est un bacille très court difficile à distinguer
de certains cocci, parfois plus allongé, et ne restant pas coloré par
la méthode de Gram.

Un coccus qui se groupe souvent par amas, plus gros que l'organisme précédent, très souvent en diplocoque rappelant l'aspect bien
connu du gonocoque. Cet organisme ne reste pas coloré après la méthode de Gram.

Un coccus plus coloré que le précédent, formant des chaînettes
bien nettes formées par des séries de diplocoque. Ce streptocoque qui
reste coloré au Gram, tranche par son aspect plus coloré, plus saillant
sur la préparation.

Les bacilles sont représentés par plusieurs formes dont chacune est
à peu près aussi abondante que la précédente, mais dont l'une ne paraît être que la forme longue du bacille signalé plus haut comme
espèce prédominante.

On trouve également un très fin bacille, très mince, à peine coloré,
presque droit ; et enfin une forme bacillaire formée de deux corps
microbiens effilés à leur extrémité et réunis au centre par une partie
plus épaisse ; un intervalle clair séparant les deux parties de l'organisme.

On n'observe pas nettement qu'aucune des espèces précédentes soit
animée de mouvement.

Cultures. — Les ensemencements sont faits en milieux aérobies sur
agar incliné, agar ascite de Wertheim, agar additionné de sang humain ; et en tubes contenant de l'agar sucré pour la recherche des
anaérobies (tubes de Liborius).

Les cultures en surface aérobies montrent le développement d'une
seule espèce qui est constituée par un streptocoque.

Ce streptocoque qui se rapproche beaucoup du streptocoque pyogène inoculé aux animaux (oreille du sang), se montre très peu virulent et produit ········· ··· ······ ·······, ······ ·· ··· ········ (une demi-seringue ·· ······ ·· ······ ·· ···· ·····).

Les ·········· pour la recherche des germes anaérobies faits sur de ········· ·····, ········· de s'assurer que les germes anaérobies ············ ·· ······· ······· ··· ······ ······· ···· le pus. C'est à peine si dans le premier tube on constate quelques colonies de ··········· ···· la zone supérieure aérée. A partir du deuxième tube, ······ ··· ······· ···· ········ dans la zone de l'anaérobiose.

Les ······· multiples, les réensemencements successifs permettent d'isoler à l'état de pureté et déterminer les espèces anaérobies suivantes :

1° Le ········ ········· (J. Hallé), décrit par l'un de nous, se retrouvant ici avec son polymorphisme dans les cultures, ses curieuses formes d'involution, et ses propriétés pathogènes. C'est l'organisme prépondérant ; c'est bien lui qui dans le pus donnait les aspects successifs du très court bacille et de la bactérie plus allongée à bouts arrondis ;

2° Le ··········· reniformis (Cottet) avec son apparence de pseudogonocoque, mais ayant comme caractère primordial d'être strictement anaérobie. Nous avons pu comparer notre échantillon avec des échantillons de ··········· reniformis fournis par Cottet et nous avons pu nous ······· de l'identité des deux organismes ;

6° La ········· ········ (J. Hallé). Cet organisme était en tous points identique à ····· ······· par l'un de nous dans le pus des bartholinites ;

4° Une ········· espèce anaérobie stricte n'a pas pu être étudiée complètement ; elle était constituée par un organisme grêle, très ramifié, branchu, et frêle, dont les rameaux portaient par places des masses arrondies. Ce germe a succombé dès les seconds ensemencements.

L'observation précédente présente un réel intérêt clinique et bactériologique qu'il nous faut maintenant faire ressortir.

Cliniquement, nous voyons que la varicelle, maladie généralement très bénigne, peut, en dehors de tout état cachectique antérieur, se compliquer d'un phlegmon gazeux et gangréneux. Chez
notre petite malade, le mal débuta au niveau d'un élément de
varicelle situé dans la région de la grande lèvre, et nous avons
noté avec quelle rapidité il s'est étendu à l'aine, au triangle de
Scarpa qu'il a disséqué, puis à l'hypochondre et de là au flanc et
jusque dans le dos en passant sous l'aisselle.

Nous n'insistons pas sur les caractères anatomiques de ce phlegmon. Ils n'avaient rien ici de spécial. Mais nous relevons cet
aspect si particulier du pus, qui est mal lié, avec une odeur gangréneuse et qui succède à une infiltration œdémateuse qui ne se
collecte pas. Notons que c'était surtout au niveau de la zone d'extension que l'on sentait la crépitation gazeuse. Remarquons enfin
que chez notre malade, malgré l'extraordinaire gravité de
l'état général et l'étendue du phlegmon la malade a guéri et
même que la réparation des tissus s'est faite avec une rapidité
remarquable et dans des conditions de cicatrisation vraiment impossibles à espérer tout d'abord.

Ces phlegmons gangréneux au cours de la varicelle sont assez
rares. Nous avons pu seulement en relever quelques cas. Notre
observation est la seule où nous ayons vu se produire la guérison.
C'est par la mort que se sont terminés les cas de Demme (1),
Lohr (2), Rogione (3) qui rappellent assez bien notre observation,
surtout celui de Lohr, où le phlegmon diffus mortel consécutif à
la varicelle est noté comme ayant tous les caractères si particuliers de ces phlegmons gangréneux. Le mal débuta derrière l'o-
reille, gagna la région mastoïdienne, puis la nuque. L'inflammation avait une dureté ligneuse, les incisions donnèrent seulement
d'abord issue à de la sérosité. Nous retrouvons bien là les caractères de ces phlegmons.

Ces faits de phlegmons gangréneux développés aux dépens d'un

(1) DEMME, *Bericht des Jennerschen Kinderspitals zu Bern*, 1892.
(2) LOHR, *Deutsche med. Wochen.*, 1890.
(3) ROGIONE, *Revue med. de la Suisse Romande*, 1882.

élément de variabilité qui conduisent à discuter ce qu'on entend par varicelle gangréneuse et indice comment nous envisageons la pathogénie de cette affection.

La littérature médicale est assez riche sur la varicelle gangreneuse. Qu'il nous suffise de rappeler les noms de Haward (1), Andrews (2), Steinforth (3), Scott Turner (4), Buckler (5).

Mais quand on dépouille les observations de certains auteurs, on voit que sous ce nom de varicelle gangreneuse on a parfois désigné des observations de varicelle qui méritaient à peine cette épithète. Certains appliquent ce nom à des varicelles dont les bulles en se desséchant prennent seulement à leur centre un aspect noirâtre, formant ainsi une minime eschare, qui sans suppuration spéciale, sans caractères gangreneux, et sans tendance à creuser et à s'accroître, guérissent rapidement en laissant seulement une minime cicatrice. Nous ne croyons pas que le terme de varicelle gangreneuse convienne à ces cas, car ils ne sont que l'exagération légère de ce qui se passe au niveau de tout élément de varicelle en voie de guérison. En effet, dans tout élément de varicelle, quand la bulle s'affaisse on peut dire qu'il existe toujours une véritable petite eschare. Le point central devient noirâtre, indiquant une petite zone nécrosée, souvent entourée d'une petite auréole de suppuration. Dans cet élément suppuré existent les germes ordinaires de la suppuration, mais le nom de gangrène ne convient pas, car il n'y a pas envahissement du tissu environnant par un processus de putréfaction. La guérison se fait sur place sans incident.

Il n'en est plus de même dans les observations de varicelle gangreneuse telles que celles décrites par Variot et Danseun, Marie Baudoin (6), Scott Turner, Buchler, faits dans lesquels on

(1) HAWARD, British med. Journ., mai 1883, p. 904.
ANDREWS, Transactions of the clinical Society of London, 1890, p. 79.
STEINFORTH, Medical Press and circular. London, 1890.
SCOTT TURNER, British med. Journ., 10 septembre 1898.
(5) BUCKLER, American Journal of medical sciences, septembre 1890.
(6) MARIE BAUDOIN, Contribution à l'étude de la varicelle gangreneuse. Thèse Paris, 1897.

voit à la bulle succéder une perte de substance taillée à l'emporte-pièce avec un fond sanieux, et où l'élément gangreneux a une tendance naturelle à s'accroître à la manière d'un ulcère rongeant. Dans ces faits, l'aspect clinique rappelle en tous points l'aspect des gangrènes disséminées de la peau, si bien décrit autrefois par Caillaut (1). On voit dans ces varicelles gangreneuses se développer au niveau de certains éléments de varicelle des ulcérations gangreneuses, de nombre variable, au nombre de vingt, trente et plus encore : elles sont groupées parfois dans certaines régions, au ventre, à la nuque, autour des parties génitales, dans les régions qui ont été soumises à une pression, comme celle résultant du port d'un appareil.

Ces cas méritent bien le nom de varicelle gangreneuse, et l'identité des lésions avec celles des gangrènes disséminées de la peau nous autorisent à penser que la pathogénie est la même que celle des gangrènes disséminées primitives de la peau chez les enfants. L'élément de varicelle devient seulement un lieu d'appel pour l'inoculation des germes anaérobies des suppurations gangreneuses. Dans un cas de gangrène disséminée primitive de la peau que nous avons rapporté avec le Dr Veillon (2), il s'agissait même d'un seul germe, le *Bacillus Ramosus* (Veillon), qui existait à l'état de pureté au niveau des points primitifs de gangrène.

Les considérations bactériologiques qui découlent de notre observation de gangrène gazeuse au cours de la varicelle viennent appuyer cette manière de comprendre la varicelle gangreneuse. En effet, dans le phlegmon gangreneux développé au cours de la varicelle, nous trouvons une prédominance extrême des germes anaérobies, qui n'étaient associés qu'à quelques streptocoques et nous avons là un fait confirmatif du rôle de ces organismes dans la genèse des processus gangreneux.

(1) Cu. CAILLAUT, *Traité pratique des maladies de la peau chez les enfants* Paris, 1859.

(2) A. VEILLON et J. HALLÉ, « Gangrène disséminée de la peau chez les enfants », *Annales de dermatologie et de syphiligraphie*, mai 1901.

D'autre part, si nous recherchons quels sont les germes anaérobies rencontrés dans ce phlegmon gazeux, nous voyons que la
flore bactérienne était la même au point primitif d'inoculation
au niveau de la grande lèvre, et au niveau du dos, limite extrême
d'extension du mal et que ces germes appartiennent spécialement
à la flore anaérobie de la région génitale. Le *Bacillus Fundulifor-*
mis et le *Bacillus Nebulosus* ont été décrits par nous dans le vagin
et dans les bartholinites et depuis, de nombreuses observations
ont montré le rôle de ces organismes dans les suppurations fétides et gangreneuses. Le *Diplococcus reniformis*, le troisième
germe rencontré dans notre cas, a été décrit par le Dr Cottet dans
les abcès urineux. Dès lors, il devient facile de se rendre compte
que c'est grâce au voisinage de la région vulvaire et vaginale que
cette enfant, probablement privée de soins de propreté, a pu
s'inoculer au niveau d'une bulle de varicelle et l'on comprend
ainsi aisément l'origine et la marche de ce phlegmon gazeux.

Enfin l'observation précédente, déjà remarquable à plus d'un
titre, a une portée plus générale et vient apporter une notion
nouvelle à la bactériologie des phlegmons gazeux.

Le fait précédent nous montre en effet un phlegmon gazeux
qui contenait comme germes quatre anaérobies stricts, dont trois
bien connus et un seul germe aérobie en proportion minime, un
streptocoque. Ce cas vient donc à l'appui des faits publiés dans
ces dernières années qui montrent qu'en dehors de la gangrène
gazeuse due au vibrion septique de Pasteur, il existe des phlegmons gazeux dus à d'autres germes anaérobies. Frænkel, Guillemot et Lejars, Guillemot et Soupault ont montré que souvent
ces phlegmons gazeux avaient pour agent pathogène la bactérie
qui porte à juste titre maintenant le nom de *Bacillus aerogenes*
capsulatus de Welch et Nuttal. Mais nous voyons par notre cas
que l'on peut rencontrer également comme agent des phlegmons
gazeux d'autres organismes anaérobies, et nous remarquons que
dans notre observation il s'agit justement de bactéries qui sont
souvent la cause des pleurésies putrides à épanchement gazeux,
comme nous l'avons montré avec Rist et Guillemot.

M. GUINON lit un rapport sur un travail de M. Coccolatos (d'Athènes).

Membres titulaires : deux places dans la section de médecine, une place dans la section de chirurgie.

Membres correspondants nationaux : deux places.

Les élections auront lieu à la prochaine séance.

La prochaine séance aura lieu le mardi 20 juin à 4 heures 1/2, à l'hôpital des Enfants-Malades.

Taille et poids des enfants,

par M. J. COMBY.

Dans la dernière séance, notre collègue M. Variot, à l'occasion la présentation d'un appareil dit *Pédiomètre*, a fait la critique s tables relatives au poids et à la taille des enfants que j'ai publiées dans le *Traité des maladies de l'Enfance*.

Il a insisté sur le désaccord existant entre ces tables et d'autres bles publiées ailleurs. J'aurais attribué à Quételet des chiffres i ne sont pas de lui, etc. Cela est bien possible. Mais cela ne ouve pas que les chiffres cités par moi et dont je me sers pour ppréciation du poids et de la taille soient inexacts.

J'ai l'habitude de mesurer et de peser les enfants soumis à mon

observation. Il y a longtemps que je me sers, tant en ville qu'à
l'hôpital, de la bascule que vous a présentée M. Variot, bascule
très précise et très pratique. Pour la taille, je me contente d'un
double mètre qui me donne des résultats très suffisants pour la
pratique courante. Or la comparaison de ces résultats avec les
tables critiquées montre que ces dernières méritent la confiance
que je leur ai accordée. Au point de vue anthropométrique, elles
sont peut être imparfaites. Mais, en attendant que M. Variot,
après des milliers de pesées et de mensurations faites avec son
pédiomètre, nous ait donné les tables rigoureusement exactes
qu'il nous promet, nous pouvons nous contenter des tables anciennes.

Les critiques de notre collègue sont peut-être justes, mais à
coup sûr prématurées, n'étant pas basées sur les nombreuses
recherches personnelles qui seules pourraient les autoriser.

La rubéole dans les écoles à Paris,

par M. H. GILLET.

L'épidémie de rubéole se fait sentir ces derniers temps dans
les écoles parisiennes. Voici quelques renseignements sur sa marche dans une circonscription du second arrondissement : la maladie ne frappe ni toutes les écoles, ni toutes les classes ; ainsi deux
écoles de garçons détachées du groupe scolaire principal restent
indemnes, tandis que, école maternelle, école de garçons et
école de filles de ce groupe principal, sont atteintes, les deux dernières uniquement dans les petites classes, en 8°.

Coïncidence déjà signalée par les auteurs, il y a en même
temps, quelques cas de rougeole indéniable, mais non en 8° ; seulement en 5°.

La forme qui semble prédominer est la rubéole à exanthème
morbilleux. Au début, l'attention a été attirée sur des enfants pris
sans prodromes très appréciables, d'éruption à aspect de rougeole boutonneuse ; l'éruption résumait seule toute la maladie. Il

n'y a pas plus de quelques jours que j'ai eu l'occasion d'examiner des enfants se présentant dans ces conditions :

On comprend que certains auteurs aient voulu faire rentrer ces cas dans la rougeole, bien que cette rougeole ne se soit manifestée que par l'éruption.

Nanisme avec obésité. — Présentation de l'enfant et de radiographies,

par M. L. TOLLEMER.

L'enfant que j'ai l'honneur de présenter à la Société est semblable, par sa taille qui est de 81 centimètres, et par son poids, qui est de 11 kil. 400, a un enfant âgé d'un peu plus de 2 ans (23 à 24 mois d'après les tableaux de croissance de M. Comby). Cependant elle est âgée de 7 ans ; depuis quatre années qu'elle est soumise à mon observation, sa taille a crû de 17 centimètres. Voici son observation :

Mariette G..., 7 ans. — *Antécédents familiaux* : Les grands-parents de l'enfant ont toujours été bien portants. Sa grand'mère maternelle est morte à 88 ans ; les autres encore vivants sont tous octogénaires.

Son *père* est âgé de 43 ans, il est bien constitué, n'a jamais été malade et n'a pas d'habitudes d'alcoolisme. Sa *mère* âgée de 41 ans est, elle aussi, bien portante ; elle a eu, il y a six ans, une fluxion de poitrine qui a guéri sans laisser de traces.

L'enfant a six frères et sœurs vivants qui ne présentent rien d'intéressant à noter, tous sont bien portants et bien constitués ; deux d'entre eux sont nés après elle. Un autre enfant est mort à 10 mois de convulsions.

La mère a fait 5 fausses couches d'âges variables, mais ne dépassant pas sept mois, les unes se sont produites avant, les autres après la naissance de notre malade.

L'examen et l'interrogatoire de la mère et du père ne nous ont rien fait découvrir qui puisse être rapporté à la syphilis, ni à la tuberculose chez eux et chez leurs parents.

Dans la famille de la malade tout le monde est de taille moyenne comme en témoignent les chiffres suivants :

Le père, 43 ans, a une taille de 1 m. 65.

La mère, 41   --   1 m. 56.

1 fille, 19   1 m. 60.

1 fils,   16   1 m. 47.

1 fils,   12   1 m. 39.

1 fils,   10   1 m. 25.

1 fille, 5 ans 3 m.   —   1 m. 04.

1 fille, 4 ans 3 m.   —   0 m. 98.

Une des cousines germaines du père était naine ; elle est morte à l'âge de 12 ans d'une brûlure accidentelle.

Une des tantes maternelles de la malade serait de très petite taille, mais on ne peut donner de renseignements précis à ce sujet ; cette parente se porte d'ailleurs très bien et a plusieurs enfants normaux.

Antécédents personnels. — L'enfant est née à terme le 13 mai 1898. La grossesse avait été normale, l'accouchement fut facile. La mère ignore quel était le poids de l'enfant à sa naissance, elle sait néanmoins qu'elle était petite. Mariette fut nourrie au sein jusqu'à 16 mois. Sa première enfance fut normale, mais un peu après l'âge de un an, les parents remarquèrent que le tissu cellulaire sous-cutané de l'enfant prenait un développement considérable et que sa peau prenait par places une consistance gélatineuse : la taille paraissait rester stationnaire. Rougeole et pneumonie à 2 ans.

L'enfant me fut amenée pour la première fois le 7 mai 1901. A ce moment sa taille était de 64 centimètres seulement et elle commençait à peine à marcher, on était obligé de la soutenir ; cependant la mère disait que l'enfant avait marché seule un mois avant, que c'était à la suite d'une chute qu'elle n'avait plus osé marcher seule.

A cette époque l'aspect était celui d'une obèse lilliputienne. La figure et la face postérieure des bras, des avant-bras, des cuisses et des mollets présentaient une rougeur très vive, sans trace d'inflammation de la peau. Le front est un peu saillant ; les deux plis nasogéniens sont très accusés par suite du développement des joues. Elle a un double menton de consistance molle et on peut, avec

ve facilité singulière, sentir les anneaux de la trachée depuis le la-
nx jusqu'à la fourchette sternale. Le tissu sous-cutané fait de gros
burrelets sur la poitrine, le ventre, les reins, les bras, les cuisses.
es tissus sont remarquablement mous. La circonférence au niveau
l'ombilic est de 49 centimètres et, au-dessous des seins de 48 cen-
mètres. La circonférence des cuisses est de 24 centimètres à la par-
t moyenne :

Elle a 12 dents ; les canines n'ont pas encore poussé. Pas de tra-
s de rachitisme.

L'enfant fut mise à l'extrait thyroïdien : elle maigrit vite et la rou-
ur des téguments s'atténua. Le 28 juin, sa taille était de 66 centi-
ltres ; le 24 février 1902 elle était de 70 centimètres ; à cette der-
bre date l'enfant avait 10 dents à la mâchoire supérieure, 8 dents
la mâchoire inférieure.

Depuis cette époque, l'enfant a pris à peu près régulièrement du
rps thyroïde (préparation des hôpitaux).

État actuel. — Aujourd'hui comme on peut le voir par la photogra-
le ci-jointe, qui représente Mariette près de son frère âgé de 12 ans,
spect général est celui d'un enfant bien portant de 2 ans à 2 ans 1/2.
y a une légère tendance à l'obésité et à l'adipose. La peau ne paraît
épaissie, elle est normale comme coloration, cependant un éry-
me mal caractérisé et localisé du côté de l'extension des membres
rait dès qu'on cesse le traitement thyroïdien, en même temps que
liposité s'exagère.

a taille de l'enfant est de 81 centimètres, son poids de 11 kil. 400.
a tête semble grosse par rapport au tronc, la racine du nez est un
déprimée, les bosses frontales et pariétales sont accentuées, la face
basse, le crâne large.

es mensurations faites sur le crâne ont donné les résultats sui-
ts : la courbure bi-temporo pariétale, prise entre les points d'inser-
a supérieurs des cartilages de l'oreille, est de 29 centimètres.

a courbure bi-pariétale, prise derrière la précédente, de la pointe
apophyses mastoïdes est de 35 centimètres.

a courbure antéro-postérieure du crâne, prise de la racine du nez
trou sous-occipital, est de 39 centimètres.

· Le maxillaire inférieur est large et carré sans exagération.

Les fontanelles sont soudées.

Le manque d'instruments a empêché la mensuration des angles et des indices crâniens.

La voûte palatine est légèrement ogivale. Les dents sont au nombre de 10 sur chaque mâchoire, quelques-unes sont en évolution La dentition est un peu irrégulière ; elle a été tardive, comme on l'a vu. et sembla s'accélérer sous l'influence du traitement.

Le thorax et les membres ne présentent aucune difformité. La longueur de la colonne vertébrale dans la station debout est de 32 centimètres. Le périmètre thoracique pris au niveau des mamelons est de 51 centimètres.

La distance entre le milieu de la poignée du sternum et l'extrémité externe de la clavicule est de 11 centimètres.

La longueur du tibia est de 16 cent. 1/2, celle du cubitus de 13 cent. 1/2.

Les extrémités osseuses des os longs ne paraissent pas hypertrophiées. Leur diaphyse ne présente pas de courbures anormales.

La marche et les mouvements s'accomplissent librement.

Système nerveux. — L'intelligence de la malade est celle d'une enfant normale de son âge, elle est vive, gaie, souriante, travaille bien à l'école et répond très bien aux questions qu'on lui pose ; elle écrit très bien pour une enfant de son âge.

Les organes des sens sont normaux, il en est de même de la sensibilité cutanée et des réflexes. L'enfant n'a jamais présenté ni paralysies, ni phénomènes convulsifs. L'oreille est bien conformée : la voix est grêle, à timbre de polichinelle.

Tous les organes sont sains : les bruits du *cœur* sont normaux. Le pouls est régulier, égal, peu marqué. il bat 84. La tension artérielle est égale à 12 ou 13, au sphygmomètre Potain.

Au début du traitement, l'état du *corps thyroïde* permettait de compter tous les anneaux de la trachée ; aujourd'hui il semble s'être un peu développé.

L'appétit est faible et néanmoins suffisant, étant donné la petite taille de l'enfant. Ses fonctions digestives s'accomplissent régulièrement

Le foie à la percussion déborde le rebord costal de deux travers de doigts.

Les urines ne contiennent ni sucre, ni albumine.

Les organes génitaux externes sont normaux.

Nous avons fait faire des radiographies du tronc et des membres de Mariette : on voit sur ces radiographies que l'état de l'ossification

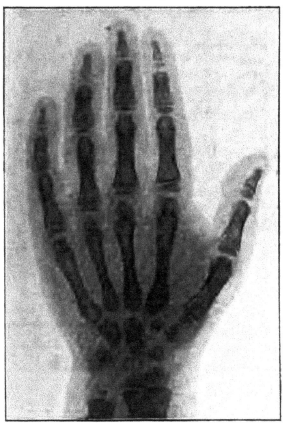

Fig. 1

est à peu près celui qu'il doit être pour un enfant de l'âge de celle-ci, 7 ans. Le squelette est bien proportionné dans son ensemble.

Cette enfant nous paraît intéressante à plus d'un titre. Lorsqu'elle me fut présentée pour la première fois, quoique sachant combien il est difficile d'affirmer la présence ou l'absence du corps thyroïde, je me rangeai à l'idée d'un myxœdème, irrégulier sans doute, étant donné l'intelligence probable de l'enfant : j'ai pu depuis, à maintes reprises, m'assurer par moi-même que son développement intellectuel est normal.

Quelles sont les causes de ce nanisme ? Il n'y a pas d'intoxication des parents, professionnelle ou autre qui puisse expliquer ce ralentissement général du développement. L'hérédité ne paraît

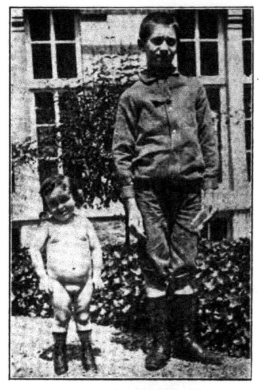

FIG. 2

pas intervenir : l'histoire familiale n'explique rien, 2 enfants nés après celle ci, sont normaux. Il faut donc chercher du côté des organes qui, à notre connaissance, peuvent agir sur la croissance et la nutrition : il y en a trois, l'hypophyse dont l'hypertrophie semble agir en augmentant la croissance (acromégalie) et dont peut-être une malformation pourrait l'entraver en agissant

n sens inverse, les glandes génitales et le corps thyroïde. Chez
Mariette l'usage du corps thyroïde a certainement eu un effet,
mais le résultat ne correspond pas aux résultats extraordinaires
parfois qu'il donne dans le myxœdème vrai : l'enfant n'a grandi
que de 17 centimètres en 4 ans. Y a-t-il à la fois insuffisance
thyroïdienne et insuffisance ovarienne ? C'est peu probable, car,
en admettant qu'une malformation ovarienne congénitale puisse
avoir une influence sur l'organisme d'une petite fille, cette
influence serait sans doute analogue à celle de la cryptorchidie
chez les garçons : or nous voyons ceux-ci se développer très suffisamment pendant l'enfance.

J'ai l'intention d'associer l'opothérapie ovarienne à l'opothérapie thyroïdienne, et j'espère pouvoir faire part à la Société du
résultat, s'il y en a un.

M. VARIOT. — La malade présentée par M. Tollemer ne semble pas une vraie myxœdémateuse, tout au moins d'après les
radiographies de la main et des membres. L'ossification est
normale et la formation des points d'ossification complémentaire est normale pour l'âge de l'enfant. Or dans le myxœdème vrai, d'après les travaux de l'école de la Salpêtrière, un des
caractères essentiels est un retard de l'ossification épiphysaire
tellement prononcé qu'on pourrait penser à l'achondroplasie
d'après les radiographies seules.

Je serais disposé à rapprocher cette petite fille d'un garçon
hypotrophique de 6 ans que je vous présenterai tout à l'heure et
qui est un cryptorchide.

On peut se demander ici si une malformation ovarienne impossible à déceler chez cette petite fille n'entrerait pas en ligne
de compte pour troubler la croissance et le développement.

Depuis Brown-Séquard on connaît bien la dissociation de la
sécrétion interne récrémentitielle, et de la spermatogénèse. La
cryptorchidie équivaut à une suppression de la sécrétion qui provoque le modelage et l'accroissement des membres et de tout l'or-

Hypotrophie avec débilité mentale. — Cryptorchidie,

par M. G. VARIOT.

J'ai l'honneur de vous présenter :

Le jeune Paul L..., âgé de six ans.

Le père (employé de bureau) bien portant.

La mère est morte en couches, il y a trois semaines, probablement d'éclampsie.

Aucune fausse couche n'a précédé la naissance de cet enfant.

Une sœur morte à 18 mois de gastro-entérite.

Une petite sœur de 3 semaines, bien constituée.

Aurait pris le sein jusqu'à trois ans.

A l'âge de 7 mois, fièvre indéterminée qui dure une dizaine de jours ; à partir de ce moment, l'enfant cesse de se développer.

A 2 ans, on enlève des végétations adénoïdes.

Il n'a jamais eu de gastro-entérite.

L'enfant a eu sa première dent à 2 ans.

N'a marché qu'à 4 ans.

Il a été amené dans le service, il y a 4 mois, où on a constaté son développement inférieur à la normale. En raison de son aspect rappelant celui du myxœdémateux, on le soumit au traitement des capsules d'extrait de corps thyroïde, qui n'améliorèrent en rien son état. Il y a 1 mois 1,2, on constata l'absence des testicules dans les bourses. Cette constatation modifia le traitement ; l'enfant reçoit aujourd'hui des capsules d'extrait orchidique.

État actuel — Taille, 0 m. 925, au lieu de 1 m. 06 environ.

Poids, 14 kil. 700, au lieu de 16 kilogs.

Les membres sont épais et raccourcis ; il y a un peu d'embonpoint.

Pas de déformation rachitique.

A parlé à 3 ans 1,2 ; il paraît comprendre, mais son allure est bizarre, « loustic », son facies rappelle celui de certains idiots.

Pas d'albumine, ni de sucre dans les urines.

La radio-photographie de la main ne montre aucun retard d'ossification épiphysaire, ce qui exclut l'idée d'un processus myxœdémateux. Il est probable que l'hypotrophie avec faiblesse intellectuelle est en rapport avec la cryptorchidie et l'absence de sécrétion testiculaire récrémentitielle.

Nous demanderons à M. Broca de vouloir bien pratiquer l'orchidopexie.

M. Apert. — L'aspect général de ces enfants me semble témoigner beaucoup plus de l'existence chez eux d'une dystrophie thyroïdienne que d'une dystrophie orchidienne. L'arrêt de la croissance, l'arrêt de la dentition sont le fait de l'insuffisance du corps thyroïde ; ils sont la règle chez les athyroïdiens ; au contraire, les jeunes sujets privés de leurs organes génitaux continuent à grandir et atteignent même des tailles supérieures à la normale par un allongement exagéré des membres ; les eunuques en sont la preuve. L'absence de myxœdème cutané et, chez l'un des sujets, la conservation de l'intelligence, ne sont pas pour nous étonner depuis que M. Thibierge nous a appris à distinguer des myxœdèmes frustes, souvent beaucoup moins accentués que dans les cas présents. La cryptorchidie n'est pas contraire à notre opinion, puisqu'elle est fréquente chez les myxœdémateux ; elle est bien, chez eux, secondaire au myxœdème, puisqu'elle guérit en même temps que lui par le traitement thyroïdien. L'amélioration notable obtenue par M. Tollemer sur son sujet par l'administration de corps thyroïde est du reste la démonstration la meilleure de l'état dysthyroïdien de son sujet.

M. Guinon. — J'estime que les deux enfants qu'on vient de nous présenter sont très différents.

La petite fille est une obèse retardée peut-être sous l'influence de l'insuffisance de développement du corps thyroïde, mais elle n'a rien de commun avec le myxœdémateux, elle rappelle un enfant dont j'ai publié l'observation avec Marfan et qui était très obèse, mais intelligent ; il mourut subitement et à l'autopsie on trouva un corps thyroïde extrèmement petit et à peine visible.

Au contraire, le petit garçon est un type d'idiot hypothyroïdien.

Je ne sais si la descente du testicule aura une influence sur son développement, mais je crois volontiers que chez lui c'est l'hypothyroïdie qui est le premier phénomène.

En général, dans ce type, l'usage du traitement thyroïdien améliore l'état cérébral et le développement.

M. Comby. — Je crois que l'enfant présenté par M. Variot n'est ni un myxœdémateux, ni un dystrophique par cryptorchidie.C'est un idiot mongolien, à tête ronde, à fente oblique des paupières, à main large et carrée, et à langue spéciale. Cette langue est dépouillée, sèche et présente des fissures longitudinales et transversales très remarquables. Les cheveux sont assez fins, il n'y a pas de masses pseudo-lipomateuses. L'enfant est d'ailleurs idiot, il rentre tout à fait dans la catégorie des idiots mongoliens. Il ne ressemble pas du tout à la petite malade présentée par M. Tollemer.

M. Broca. — Il me paraît certain que les deux enfants ne sont pas de même type : celui de M. Variot est un idiot ; celle de M. Tollemer, pas du tout. Chez les deux, il me semble que le rôle du corps thyroïde est sans doute possible, mais non démontré : et je ne crois même pas que l'amélioration par l'administration d'extrait thyroïde soit une preuve absolue qu'il s'agisse d'un certain degré de myxœdème. Le défaut de développement testiculaire est-il ici en cause ? Cela encore n'est pas démontré. Je veux bien, comme Variot m'y convie, descendre ce testicule pour voir ce qui se passera ensuite, mais je ne crois guère par là empêcher l'enfant de rester idiot : j'ajoute qu'à droite, je sens très nettement le testicule à la racine des bourses ; à gauche, je ne le sens pas.

M. Tollemer. — Je n'ai pas présenté 'enfant comme une myxœdémateuse parce qu'elle ne correspond certainement pas au type clinique du myxœdème ; mais peut-on affirmer que, même dans le vrai myxœdème congénital, la lésion du corps thyroïde soit toute la maladie ?

L'action même bienfaisante du corps thyroïde ne permet pas de dire que le nanisme de Mariette tient uniquement à l'absence de fonctionnement de son corps thyroïde. J ai donné du corps thyroïde à des cryptorchides qui ne présentaient aucun symptôme de myxœdème et j'ai vu les testicules descendre, comme l'a observé Apert chez les myxœdémateux cryptorchides : l'action du corps thyroïde sur la descente du testicule m'a paru s'exercer même dans la cryptorchidie unilatérale.

L'enfant que j'ai présentée est-elle, dans son sexe, comparable à un cryptorchide, a-t-elle de l'insuffisance ovarienne ? Je ne puis le savoir. Il est vrai de dire que les individus ou les animaux *normaux*, châtrés à une certaine époque de leur existence, se développent, en hauteur tout au moins : au contraire, les cryptorchides grandissent peut-être assez bien pendant leurs premières années, mais, *s'ils restent cryptorchides*, leur développement est entravé. Les cryptorchides, enfants anormaux congénitalement, se développent mal : ils ne sont pas comparables aux eunuques, devenus tels alors que le développement était normal et qui restent normaux, attributs virils mis à part.

Un cas d'hypotrophie d'origine gastro-intestinale chez un enfant de deux ans et trois mois. — Présentation de l'enfant et des radio-photographies de la main,

par M. G. VARIOT.

Claude B... est né à terme d'un père et d'une mère bien portants. C'est le deuxième de la famille, il a une sœur de 4 ans bien développée.

Le poids à la naissance aurait été de neuf livres et il fut envoyé en nourrice pour être élevé au sein.

Mais les parents s'aperçurent qu'à 9 mois il mangeait de la bouillie, des haricots, des soupes, etc. Ils le reprirent pour le replacer chez un oncle : il ne paraît pas non plus y avoir été bien soigné.

A 14 mois la mère le reprit et prétend l'avoir nourri de lait, d'œufs, de purée de pommes de terre, etc. : mais il était alors en très mauvais état.

Déjà en février 1905, nous l'avons eu dans la salle Damaschino ou il contracta la rougeole. Il avait alors deux ans exactement.

Sa taille était de 72 centimètres.

Son poids était de 7 kil. 780.

Sa taille était à peu près celle d'un enfant de 15 mois, avec un faible poids.

La radio-photographie de la main montrait un faible développement de tous les os, sans aucune apparence de pointe d'ossification complémentaire aux épiphyses des phalanges et des métacarpiens.

Il y a quinze jours, il rentre dans l'un des boxes de notre salle Gillette avec la coqueluche. Son âge est de deux ans et trois mois.

Sa taille est de 73 cent. 1/2.

Son poids de 7 kil. 800.

Il ne marche pas encore.

Sa coqueluche évolue assez favorablement, sans complication jusqu'à présent.

C'est un type d'hypotrophie simple sans aucun vestige de rachitisme. La radiographie nouvellement exécutée ne montre encore aucun des points d'ossification complémentaire aux épiphyses que vous voyez si nettement sur la main radiographiée d'un autre enfant normal de deux ans. Il y a un développement anormal de l'abdomen, en rapport avec la dilatation gastrique très prononcée chez lui.

Ce fait démontre une fois de plus :

1° Que le processus d'hypotrophie, d'arrêt de croissance peut être tout à fait indépendant du rachitisme ;

2° Que l'apparition des points d'ossification est en rapport avec la taille et non avec l'âge ; il est donc juste de dire que les hypotrophiques ont l'âge de leur taille.

Rapport des végétations adénoïdes avec ses troubles digestifs et les retards de la croissance chez les nourrissons,

par MM. VARIOT, médecin de l'hôpital des Enfants-Malades
et H. LE MARC HADOUR et P. ROGER.

L'enfant qui vient de naître est pendant des mois comme étranger au monde extérieur, il tète et il dort, son obligation physiologique essentielle est de croître et de prendre du poids.

Le nourrisson est une bouche affamée, et un intestin servis par les organes, et cela est si vrai, que c'est la question de sa nutrition qui réclame et retient la sollicitude du médecin.

La balance est en quelque sorte le baromètre de la santé du bébé, c'est elle que l'on interroge et qui répond : beau, variable ou mauvais ; c'est qu'en effet, pour l'enfant en bas âge, l'augmentation régulière du poids est l'obligation vitale, la dénutrition un danger grave, une menace de mort.

Ce n'est pas suffisant de donner à l'enfant du lait de bonne qualité, encore faut-il qu'il puisse l'absorber en quantité suffisante et le digérer.

La présence des végétations adénoïdes peut être une entrave à l'allaitement de l'enfant, cette affection banale peut devenir, de ce fait, une menace grave pour son existence même.

Quand un nourrisson tète, il doit faire un mouvement de succion qui ferme hermétiquement la bouche, il fait ventouse en quelque sorte, et, pendant cet acte, la respiration doit être exclusivement nasale.

Si des végétations adénoïdes rendent la respiration nasale impossible, l'enfant étouffe rapidement et quitte le sein ou le biberon pour respirer par la bouche ; il se fatigue à cet effort, s'irrite, s'énerve et finit par s'endormir de lassitude après avoir pris une quantité de lait tout à fait insuffisante ; si parfait que soit le lait qu'on lui offre, il ne prend pas de poids et dépérit.

Voici sur ce point une histoire caractéristique :

Un enfant, né à terme, dans d'excellentes conditions, est mis

au sein maternel, il n'augmente pas, tète mal et chaque tétée est
révélée trop faible à la balance, bien que la mère ait du lait.

Le médecin déclare que la mauvaise conformation des bouts de
sein est la cause du mal, et l'on choisit une solide nourrice brune,
bien conformée ; le résultat n'est pas meilleur, le poids reste stationnaire et l'enfant tète si mal que la sécrétion lactée se tarit ; il
est alors ramené à Paris en très facheux état, car le biberon n'est
pas plus heureux que les deux nourrices.

Le diagnostic de végétations adénoïdes est porté et confirmé
par l'opération, et une troisième nourrice, blonde cette fois, réussit à merveille, non qu'il faille accuser l'enfant de paresse ou de
mauvais caractère, mais simplement d'obstruction nasale qui
l'empêchait de téter.

Les deux premiers laits étaient excellents comme le troisième,
mais la quantité absorbée à chaque tétée était insuffisante ; et,
si une heureuse intervention n'était survenue, le nourrisson aurait succombé à l'athrepsie, réalisant tristement la fable antique
de Tantale.

Ce sont ces rapports de végétations adénoïdes avec les troubles
de la nutrition dans les premiers mois de la vie que nous désirons
faire ressortir ici.

Les végétations de la seconde enfance sont bien connues de tous
aujourd'hui, les familles même en font souvent le diagnostic devenu banal ; elles sont plus souvent négligées ou méconnues chez
le nourrisson, et cela à son grand détriment.

Elles sont négligées, disons-nous, parce que l'on ne soupçonne
pas la gêne considérable qu'elles apportent à la tétée ; elles sont
méconnues, parce que l'on a souvent le tort de les croire une exception dans le premier âge.

Les nourrissons présentent souvent des végétations adénoïdes.
l'hypertrophie de l'amygdale pharyngée peut être congénitale, et
se manifester dès les premières heures de la naissance : elle peut
être précoce et consécutive à un coryza, ou à une infection du pharynx nasal, et s'imposer à l'attention dès les premiers mois de
la vie.

L'on voit souvent chez les enfants qui font de la conjonctivite, dite du nouveau-né, une rhinite, qui s'accompagne d'un peu de dacryocystite, et qui reconnaît la même pathogénie que l'infection oculaire ; cette rhinite, souvent négligée, entretient une infection du rhino-pharynx qui, certainement, retentit sur le tissu lymphoïde de cette région et entraîne son hypertrophie.

Voici un enfant en bas âge, porteur de végétations ; ces végétations vont entraver sa nutrition par des mécanismes divers, simples ou complexes.

1° Les végétations entravent et gênent la tétée par simple obstruction mécanique des fosses nasales.

2° Les végétations sont souvent infectées, et en plus de la gêne mécanique intervient un facteur nouveau, l'ensemencement septique de l'intestin.

Chez l'enfant, les mucosités septiques du pharynx sont dégluties, et infectent le tube digestif, entraînant ainsi des troubles gastro-intestinaux, qui viennent aggraver encore la situation.

Nous verrons dans nos observations des diarrhées rebelles céder, comme par miracle, à l'ablation des végétations.

Le Dr Aviragnet, dans cette Société même, a fait magistralement ressortir le rôle des infections du rhino-pharynx dans les troubles gastro-intestinaux chez les enfants ; chez le nourrisson, les heureux résultats obtenus par l'intervention opératoire sont plus rapides encore que plus tard, peut-être parce que l'infection n'a pas encore eu le temps de s'enraciner et de toucher profondément les glandes et le foie.

3° Chez certains malades, de petites végétations peu infectées, trop peu volumineuses pour entraîner une obstruction nasale véritable, peuvent compromettre la nutrition par un mécanisme différent.

L'on sait la sensibilité des enfants aux manifestations réflexes, leur tendance aux spasmes et aux convulsions ; chez certains sujets nerveux de petites végétations entraînent, par irritation réflexe, de la toux spasmodique, coquelucheïde qui est suivie de vomissements alimentaires.

Ces petits malades vomissent tout ce qu'ils prennent, on le voit dépérir, arriver à l'athrepsie, sans que rien puisse leur faire remonter la fatale pente de la dénutrition, ni arrêter les vomissements ; rien, si ce n'est un curettage libérateur du rhino-pharynx qui, supprimant les végétations, fait cesser du même coup la toux réflexe et ses conséquences. Parfois le réflexe entraîné par l'irritation du pharynx, consiste en vomissements incoercibles, sans toux ; nous en citons une observation très caractéristique.

Nous avons de très nombreuses observations répondant à ces trois types ; nous ferons un choix des plus caractéristiques en les accompagnant d'un graphique de la courbe des poids avant et après l'intervention, qui fera ressortir mieux que de longs commentaires les résultats obtenus.

Voici un enfant qui pousse mal, son alimentation est bien réglée, rien n'explique ni son retard de croissance, ni ses troubles gastro-intestinaux ; il faut penser aux végétations adénoïdes.

L'attention appelée sur ce point, il sera facile de remarquer que le nourrisson lâche le sein ou le biberon après une courte tétée, pour faire une large inspiration par la bouche ; l'entourage signalera qu'il a de mauvaises nuits coupées de fréquents réveils, que son sommeil est agité et bruyant, qu'il ronfle ; le diagnostic d'obstruction nasale s'imposera.

En dehors des végétations adénoïdes, le nez du nourrisson peut être obstrué par des causes diverses, que nous devons signaler pour éviter une erreur de diagnostic et une intervention inutile.

1° Le coryza syphilitique. Chez les hérédo-spécifiques, l'on voit souvent se manifester dans les premiers jours de la naissance, un coryza intense avec jetage séro-sanguinolent fétide, qui entraîne de l'obstruction nasale et de la gène pour téter.

La présence des autres stigmates de l'affection héréditaire mettra sur la voie du diagnostic, ce jetage caractéristique est aussi très différent du mouchage muco-purulent ou simplement muqueux de l'adénoïdien.

2° Le coryza simple. Le coryza simple entraîne de l'obstruction nasale et donne lieu à un ensemble de troubles qui rappellent

ceux qu'engendrent les végétations, mais le coryza est un incident de courte durée, qui cède rapidement à quelques instillations
d'huile mentholée.

3° Les malformations congénitales. Certaines malformations
congénitales peuvent occasionner l'obstruction des fosses nasales :
citons l'imperforation des choanes, parfois bilatérale ; l'orifice
postérieur des fosses nasales est fermé par un diaphragme fibreux
ou même osseux et la respiration par le nez devient impossible.

Certains enfants présentent une étroitesse congénitale du pharynx nasal et des fosses nasales qui gène la respiration, cette malformation se voit chez les dystrophiques descendants d'alcooliques,
de tuberculeux et de tarés divers. Avec l'âge, ces cavités se développent, et la gêne, très grande dans les premiers mois, s'atténue
par la suite.

L'on rencontre aussi des malformations des ailes du nez: étroitesse des narines, flaccidité des ailes du nez qui, à chaque inspiration, se laissent déprimer, et viennent se rabattre en volet sur
l'orifice des fosses nasales.

Un simple examen, quand on est averti, permet d'éviter ces
causes d'erreur.

Certains enfants ont le nez parfaitement libre, et présentent
cependant de la gêne pour téter et de la béance buccale.

L'on constate alors à l'examen, une langue énorme, inhabile à
se mouvoir, remplissant la cavité buccale, impropre aux mouvements de succion ; il s'agit tantôt d'une macroglossie vraie, tantôt d'une hypertrophie de la base de la langue, qui est en rapport
avec certaines formes frustes de myxœdème infantile.

Le diagnostic de végétations posé, les causes d'erreur que nous
venons de signaler évitées, il faut intervenir.

Une intervention chirurgicale chez un nouveau-né, peut à priori
sembler imprudente ; dans l'espèce, l'opération est admirablement
tolérée ; elle doit seulement être précédée, comme chez l'enfant plus
âgé, d'une soigneuse antisepsie des fosses nasales et du cavum, qui
est très bien réalisée par des instillations d'huile mentholée au
centième.

Dans un pharynx bien désinfecté, l'on fait ce que l'on veut, le grattage ne s'accompagne ni de perte de sang notable, ni d'accident fébrile.

L'intervention donne les meilleurs résultats, et bien conduite, n'entraîne aucun risque.

Obs. 1. — *Végétations adénoïdes. Obstruction nasale. Arrêt de développement.* — Marie B..., 4 mois 1/2, née à terme, poids de naissance, 3 kil. 100 grammes, le père et la mère sont bien portants, l'enfant a deux frères aînés en parfaite santé. Dès les premiers jours de la naissance, Marie B... présente une grande difficulté pour téter, elle est nourrie au sein par sa mère, elle prend mal et lâche le sein à tout instant pour respirer, s'énerve, crie et refuse de téter après quelques courtes succions.

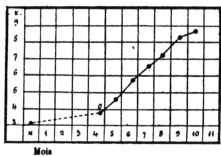

Mois

Fig. 1

La mère note du ronflement nocturne et de l'agitation pendant le sommeil.

Au bout d'un mois, l'enfant tète si mal que la sécrétion tarit, l'enfant est alors nourrie au lait stérilisé Gallia, et les tétées réglées par le Dr Variot à la consultation ; la mère est très soigneuse et intelligente, et suit très strictement les conseils qu'on lui donne.

La gêne respiratoire entrave la succion de la tétine et le nourrisson se fatigue avant d'avoir pris la ration suffisante, on essaye de parfaire à la cuiller.

Il n'y a pas de troubles gastro-intestinaux ; deux selles normales par jour.

Le poids de naissance était, nous l'avons dit, de 3 kil. 100 grammes ; à 4 mois 1/2, l'enfant, qui ne présente aucune autre tare que son obstruction nasale, pèse seulement 3 kil. 700 grammes ; elle a donc augmenté seulement de 600 grammes en 4 mois 1/2, alors qu'elle eut dû presque doubler son poids de naissance.

La situation est sérieuse et pleine de danger, il faut intervenir si l'on veut éviter la cachexie.

Le diagnostic de végétation est posé, le pharynx désinfecté pendant quelques jours avec de l'huile mentholée au centième et l'opération pratiquée en une séance à la curette ; l'on retire un gros paquet d'adénoïdes.

L'intervention est faite le 8 septembre ; dès les premiers jours, la respiration devient calme ; les nuits, autrefois traversées de réveils brusques et de colères, sont bonnes, et l'alimentation au biberon se fait facilement ; l'enfant tète bien sans reprises et prend avidement tout ce qu'on lui donne.

Le résultat est immédiat et rapide ; le 13 octobre, la petite malade a gagné 800 grammes, c'est plus en un mois qu'elle n'avait fait en 4 mois 1/2.

L'augmentation se fait ainsi régulièrement, et en mars, six mois après l'opération, le poids est de 8 kil. 500 grammes.

La courbe jointe à cette observation, permet de saisir d'un coup d'œil le résultat opératoire vraiment remarquable.

Obs. II. — *Végétations. Arrêt de développement. Diarrhée fétide.* — Pierre B..., 1 an. Enfant né avant terme, à sept mois, pesant 1 kil. 900, de parents bien portants, il y a un frère aîné de 4 ans, très vigoureux.

Nourri par la mère pendant huit mois, le petit malade qui, jusque-là, venait bien, est pris à l'âge de six mois d'un coryza intense, qui laisse après lui du bouchage nasal définitif, de la gêne pour téter et du ronflement nocturne.

L'enfant tète si mal que la mère perd son lait et l'on est obligé de donner le biberon. Depuis l'âge de sept mois, l'enfant étant encore au sein, s'est établie une diarrhée abominablement fétide avec trois ou quatre selles par jour.

Comme on le voit sur le graphique joint à l'observation, le poids avait régulièrement augmenté dans les six premiers mois, dès que paraît le bouchage nasal, il cesse de croître.

L'enfant est cependant régulièrement suivi et surveillé, il prend du lait stérilisé, toute la sollicitude de son entourage demeure sans résultat, et pendant six mois il reste stationnaire, augmentant en tout de 400 grammes pendant ce laps de temps.

Notre ami le Dr Roger le voit à ce moment, consulté pour cette situation grave : il porte le diagnostic de végétations adénoïdes et nous adresse le petit malade.

Pierre B... a exactement un an quand on nous le conduit, il paraît six mois, âge auquel il s'est arrêté pour ainsi dire, la face est jaune

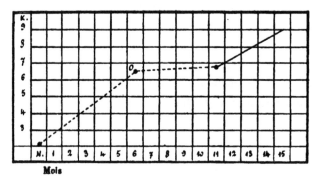

FIG. 2

et bistrée, les yeux saillants, l'ensemble est d'un petit vieux fané, le ventre est globuleux, les membres amaigris.

Les selles sont si fétides que la mère n'ose pas prendre les moyens de transport publics pour ne pas incommoder les voyageurs, et vient des environs de Paris en voiture.

L'opération est pratiquée au mois de décembre, l'on enlève de très volumineuses végétations.

Dès les premiers jours, l'enfant, depuis six mois arrêté, prend 350 grammes de poids, et dès le lendemain même de l'intervention, la diarrhée fétide cède pour ne plus reparaître.

Le résultat ultérieur est parfait, l'alimentation au biberon se fait facilement, le bébé s'éveille, le teint s'éclaircit, le poids monte rapidement ; en mars, 4 mois après le coup de curette, il est de 19 livres.

Un coup d'œil jeté sur le graphique résume cette opération et montre l'ascension brusque qui suit l'opération, contrastant avec le désespérant plateau qui la précède.

Obs. III. — *Végétations, obstruction nasale, diarrhée, bronchites.* — Jacques F..., six mois. Enfant, né à terme dans de bonnes conditions pesant 3 kil. 50 grammes à la naissance, nourri au sein.

Vers le premier mois, paraît la gêne respiratoire avec un gros coryza et de la toux, le poids diminue de 50 grammes. A partir de sept semaines l'enfant dort mal et l'augmentation de poids est irrégulière.

A 4 mois, diarrhée avec diminution de poids de 100 grammes.

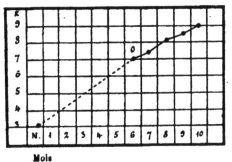

Mois

Fig. 3

A 5 mois, nouvelle bronchite, diarrhée et diminution de poids de 150 grammes.

Les six premiers mois sont ainsi traversés de crises de diarrhée et de bronchite.

L'enfant tète difficilement et abandonne souvent le sein, les nuits sont détestables, avec réveils, cris, agitations, étouffements, qui obligent à le promener des heures sur les bras.

Jacques F... nous est amené à six mois, il pèse 7 kilos, est pâle avec un facies infecté, le nez est rempli de muco pus, il y a un peu de fièvre.

L'enfant, après désinfection préalable, est opéré en une séance de grosses végétations secrétantes,

Dès le surlendemain, le poids augmente de 20 grammes, que nous avons opéré le bébé, il venait d'en perdre 240 en quelques jou

Les nuits, après l'intervention, deviennent bonnes, l'enfant d sans réveils brusques, sans étouffements et sans ronfler ; la diarrh cesse dès le huitième jour pour ne plus reparaître, elle est rempla par deux selles normales dans les 24 heures.

Le poids ne subit plus de fâcheuses variations comme avant grattage, mais augmente régulièrement ; à 10 mois, quatre m après l'opération, l'enfant pèse 18 livres.

Dans cette observation, nous avons noté 3 bronchites, liées à présence des adénoïdes, c'est là une complication fréquente sur quelle il y aura lieu de revenir.

Obs. IV (Observation due à l'obligeance du Dr Paul Roger). *Petites végétations adénoïdes, toux et vomissements réflexes.* — Al M..., âgée de 15 jours, vomit depuis sa naissance ; la mère, bo nourrice, donne cependant le sein de façon très régulière toute deux heures ; on essaye de faire prendre à l'enfant un peu d'eau Vichy, mais sans résultat, on tente d'espacer les tétées à 2 h. l les vomissements persistent toujours.

L'enfant est alors soumis à la diète hydrique, les premières pri d'eau sucrée bouillie sont conservées, mais bientôt les vomissem réapparaissent.

De guerre lasse, on tente de substituer au sein maternel, le stérilisé Gallia, qui ne réussit pas mieux ; l'intolérance gastri subsiste toujours.

Le lait cru a le même insuccès ; et le lait maternisé après quel courtes espérances fait aussi faillite.

Toute la gamme de la thérapeutique est vainement essayée, a lactique, papaïne, pancréatine, pepsine.

En contradiction avec ces vomissements, l'intestin fonctionne bien, les selles sont parfaitement normales, sans grumeaux et de leur jaune d'or.

Le Dr Roger soupçonnant quelque trouble réflexe, d'origine n pharyngienne, montre l'enfant au Dr Violet.

La respiration avait toujours été très calme, il n'y avait pas de ronflement ni de béance buccale.

Une pince à végétation est portée dans le pharynx nasal et ramène un peu de tissu adénoïdien, gros comme un pois à peine ; malgré le petit volume de ces végétations, le résultat est immédiat, et dès le soir même de l'intervention, les vomissements sont moins fréquents ; trois jours après, l'estomac garde le lait qu'on lui donne.

La petite intervention fut pratiquée à deux mois et demi, à ce moment le poids était à peu près celui de la naissance, pendant ces 10 semaines, l'enfant n'avait rien gagné.

Libéré de cette gêne, le bébé prend régulièrement du poids et, à 9 mois, pèse 9 kilos.

Les conclusions à tirer de cette rapide étude, c'est que les végétations adénoïdes peuvent tenir une grande place dans la pathologie de la première enfance et retentir de façon grave sur la nutrition des nourrissons ; il importe donc, de porter ce diagnostic, et d'intervenir en cas de besoin, les résultats post-opératoires sont en effet excellents.

Note sur l'action anti-émétisante et eupeptique du citrate de soude. — Erreur d'interprétation des médecins anglais sur les propriétés chimiques de ce médicament,

par M. G. VARIOT.

Nous avons présenté, avec mon collaborateur le Dr Lazard, à la Société des hôpitaux les heureux effets du citrate de soude pour arrêter les vomissements des nourrissons, soit au sein, soit au biberon, et nous avons signalé aussi son action eupeptique qui nous a paru manifeste dans certains cas.

Le maniement de ce médicament est des plus simples. Pour les nourrissons au sein il est administré par cuillerée à dessert ou à soupe avant les tétées ; pour les enfants au biberon on mêle la cuillerée de solution au lait de chaque biberon. Le titre de la solution est le suivant :

> Eau distillée . . . .   300 grammes.
>
> Citrate de soude. 5   »

fraîchement préparé par double décomposition avec du bicarbonate de soude et de l'acide citrique en proportions déterminées.

Dans la grande majorité des cas les vomissements les plus rebelles des nourrissons cèdent très rapidement, surtout s'ils sont
liés à la suralimentation. Chez les enfants au sein dont les vomissements ont une cause souvent obscure, l'intolérance gastrique
est de même entravée.

Enfin nous avons obtenu une meilleure utilisation du lait stérilisé industriellement chez quelques enfants qui ne s'accroissaient
pas très bien.

Wright et Poynton (de Londres) qui ont conseillé l'emploi systématique du citrate de soude dans l'allaitement artificiel, ont proposé une interprétation de l'action de cette substance médicamenteuse que nous avons reproduite sans contrôle dans nos publications antérieures sur ce sujet, notamment dans notre communication avec le Dr Lazard, à la Société des hôpitaux.

Aujourd'hui nous pouvons apporter quelques faits nouveaux
qui nous montrent l'erreur dans laquelle sont tombés les médecins anglais.

Loin de précipiter une partie des sels de chaux du lait de vache,
à la manière des oxalates, comme l'ont admis Wright et Poynton,
le citrate de soude dissout les phosphates de chaux en excès.

Ce n'est donc pas en diminuant la teneur du lait en sels calcaires solubles que le citrate de soude agirait pour favoriser la digestibilité du coagulum de caséine.

. L'action anti-émétisante du citrate de soude est probablement
semblable à celle du citrate de potasse dans la potion de Rivière ;
mais on ne peut faire intervenir le dégagement de gaz pour expliquer la sédation de l'intolérance gastrique.

Pour ce qui est de l'action eupeptique il faut se borner à la
constater sans que nous puissions en fournir l'explication for-
melle.

Mlle Aïbinger qui a entrepris des recherches spéciales pour sa thèse de doctorat sur ce sujet avec le professeur Gabriel Pouchet, mettra en lumière en s'appuyant sur des expériences bien conduites et sur des observations cliniques nombreuses :

1° Que le citrate de soude a une action dissolvante sur les sels de chaux du lait et non une action précipitante à la manière des fluorures et des oxalates ;

2° Que l'action la plus évidente du citrate de soude est anti-émétisante et qu'elle est très sûre soit chez les nourrissons au sein, soit chez les nourrissons au biberon ;

3° Que l'influence eupeptique de cette substance chimique semble bien incontestable dans certains cas. Mais que son addition systématique au lait pendant une période indéterminée ne saurait être recommandée, quoique l'acide citrique dans le lait soit un élément normal. Il n'est pas démontré que l'adjonction de citrate durant un long temps soit inoffensive. Toutes les modifications prolongées du lait dans l'allaitement artificiel devront être suspectes. Cette action eupeptique du citrate en présence des sucs gastriques semble en rapport avec la fluidité particulière du coagulum de caséine.

Gangrène et ulcérations pharyngo-laryngées post-rubéoliques,

par MM. Deguy et Le Play.

Nous présentons à la Société deux observations que nous considérons comme exceptionnelles parmi les complications de la rougeole.

Notre première observation, qui a trait à un cas de gangrène sus-laryngée, est un peu complexe.

L'enfant J. G..., âgé de 3 ans et demi, entre le 21 février 1905, dans le service de M. Comby. Sa mère, âgée de 29 ans, d'après les renseignements, paraît être tuberculeuse ; le père serait bien portant. Cet enfant maigrissait beaucoup, avait une diarrhée constante et toussait continuellement. La langue est un peu saburrale, mais il n'y

pas de vomissements. A l'auscultation du poumon, on constate
râles muqueux et ronflants disséminés ; l'enfant présente de l'h
trophie ganglionnaire cervicale et axillaire.

A l'entrée, la température était de 38° ; elle tombe rapidement
Vers le 3 *mars*, de grandes oscillations thermiques apparais
la température monte jusqu'au 8, où elle atteint 40° 6. A ce mo
une éruption morbilleuse nécessite son passage au pavillon
rougeole, où l'on injecte à titre préventif 10 centimètres cubes
rum antidiphtérique.

11. — La température est retombée à la normale.

15. — Au soir, élévation thermique à 39°4, et la températur
tinuera à se maintenir à peu près à ce niveau. Le même jour,
rait un érythème scarlatiniforme.

21. — La température atteint 40°4. L'enfant est traité par des
chauds.

25. — L'enfant est passé de la rougeole dans le service de M. C
sa température est à 39°. Il a subi un amaigrissement notabl
pèse plus que 9 kil. 200, au lieu de 12 kilogrammes à son e

A l'auscultation du poumon, on remarque des râles muque
séminés, prédominant surtout à droite.

Vers le 31, on commence à sentir une odeur extrêmement
de la bouche. La température tombe autour de 37°5. A l'exa
la bouche, on constate une ulcération gangréneuse de la f
terne des lèvres et de la commissure labiale ; le frein est d
Des phénomènes de tirage et d'asphyxie se produisant le 2 avri
fant est passé d'urgence au pavillon de la diphtérie où l'un d
pratique une intubation immédiate avec un tube court. Au bou
heure, l'enfant, respirant mal, est détubé, et une nouvelle intu
est pratiquée avec un tube long. Celui-ci ne le soulage pa
mort survient une demi-heure après.

L'odeur gangréneuse était extrêmement marquée. Le tubu
rendu difficile par une tuméfaction très perceptible de l'épiglo
en déterminait la chute au-dessus du larynx.

A l'autopsie, nous avons constaté les lésions suivantes : des
lations tuberculeuses, disséminées sur tout le péritoine, pri

ment autour du foie et de la rate ; les organes ne présentaient pas de lésions appréciables à l'œil nu ; quelques rares et très légères ulcérations intestinales au niveau du cæcum, sans caractères spéciaux. Rien d'anormal au cœur, ni au péricarde. Pas d'adhérences, ni d'épanchement, ni de granulations tuberculeuses au niveau des plèvres.

Les deux poumons sont farcis de granulations grises.

Les ganglions du hile, hypertrophiés, contenaient des granulations tuberculeuses, dont quelques-unes volumineuses, étaient en voie de caséification.

Les lésions les plus intéressantes siègent au niveau du larynx ; les régions glottique et sous-glottique sont saines ; tout est concentré dans la région sus-glottique. A ce niveau, on remarque que les replis aryténo-épiglottiques et les fossettes glosso-épiglottiques sont complètement gangrénées, présentant une coloration noirâtre et une odeur fétide, elles se désagrègent très facilement. L'épiglotte est extrêmement tuméfiée, d'un blanc mat, avec une bande oblique d'un rouge violacé, noirâtre. Les aryténoïdes sont englobés dans un tissu noirâtre, gangrené.

Des frottis directs, colorés par la méthode de Ziehl, ont permis de reconnaître l'existence de nombreux fusiformes, de spirilles, de cocci et de bâtonnets de divers ordres, en somme, toute la flore habituelle des suppurations putrides ou des foyers gangréneux. Nous n'avens malheureusement pas pu, involontairement, faire de cultures en milieux anaérobies.

Les coupes histologiques nous ont donné les résultats suivants :

Les tissus sont méconnaissables, leur structure est complètement modifiée. On y remarque une abondance considérable de micro-organismes de divers ordres, bâtonnets et cocci. Les artères sont le siège d'une oblitération totale, on peut assez facilement les reconnaître, et leurs parois sont infiltrées de nombreux spirilles et spirochaètes, nettement constatables par la coloration du bleu de méthylène. On constate donc en somme de la panartérite totale et oblitérante, et de la nécrose infectieuse de tous les tissus.

A la suite de ce fait, il nous a paru intéressant de rapprocher

l'observation suivante, d'un enfant qui est venu mourir dans le
pavillon de la diphtérie.

Cet enfant, âgé de 3 ans, avait eu une rougeole il y a un mois, qui
avait été suivie d'une convalescence longue et pénible, à tel point
que quinze jours après l'éruption, on constatait déjà des ulcérations
latérales qui gagnèrent rapidement la bouche et les amygdales.
Transféré au service des douteux, on y constata du jetage, des mucosités abondantes, descendant du pharynx nasal et quelques plaques
diphtéroïdes grisâtres sur la lèvre inférieure, les commissures labiales, la langue, les amygdales et le pharynx. Il y avait une abondante suppuration pharyngée qui rendait difficile l'examen de la gorge.
Mais on pouvait cependant constater l'existence d'ulcérations tére-
brantes et nécrosantes des piliers et des amygdales : à gauche, amygdale et piliers ont disparu et font place à des anfractuosités ; à droite,
le pilier antérieur a en partie disparu et présente une perforation
ovalaire à sa partie supéro-externe ; l'amygdale et le pilier postérieur
sont ulcérés. Il n'y a pas d'odeur fétide de l'haleine.

Des phénomènes de croup s'étant produits, l'enfant est conduit au
pavillon de la diphtérie, où une intubation d'urgence est pratiquée

L'auscultation du poumon révèle, à la base droite, la présence d'une
respiration soufflante.

L'examen bactériologique, fait au pavillon, nous a montré l'existence
de très nombreux streptocoques et de quelques rares bacilles courts,
qui, isolés et inoculés, n'ont manifesté aucune virulence.

L'enfant a succombé six heures après son entrée au pavillon.

A l'autopsie, nous n'avons trouvé aucune lésion viscérale intéressante à noter, sauf toutefois, un foyer de splénopneumonie avec deux
petits nodules tuberculeux d'aspect gommeux.

Les régions glottique et sous-glottique sont saines ; on remarque
simplement un léger œdème sus-glottique avec congestion de l'épiglotte et des replis aryténo-épiglottiques.

Il nous a paru intéressant de rapporter ces deux observations,
à cause de la rareté des phénomènes de gangrène de la région sus-

glottique et de l'épiglotte, consécutivement à la rougeole. A la suite de nos recherches, de pareils faits ne nous semblent pas avoir été souvent signalés. Au point de vue clinique, ils ont une grande importance, car, s'accompagnant de phénomènes de suffocation, ils nécessitent l'intubation ; en second lieu, l'odeur fétide spéciale fait penser à la gangrène pulmonaire. L'examen par simple frottis ayant montré la flore microbienne habituelle aux processus gangréneux, et l'existence de nombreux spirilles et spirochaètes, nous pensons que ces accidents gangréneux se sont produits à la suite d'infections parties de la bouche et propagées au larynx, suivant le mécanisme si clairement exposé par MM. Guillemot, Hallé et Rist (1) dans leur mémoire sur les pleurésies putrides.

D'autre part, il est intéressant de constater que, consécutivement à la rougeole, on peut observer des ulcérations nécrotiques et nécrosantes, au niveau du voile du palais et des amygdales. Nous avons vu en effet, dans un des cas, que les piliers étaient complètement détruits d'un côté, et que de l'autre côté, le pilier antérieur était perforé; de plus, l'épiglotte, était le siège d'un processus nécrotique en voie d'évolution. Ces complications au cours de la rougeole sont à rapprocher d'observations semblables rapportées au cours de la scarlatine par MM. Méry et Hallé (2), et par l'un d'entre nous à la suite de la diphtérie (3).

Sur le tubage prolongé,

par MM. Deguy et Le Play.

D'après la doctrine classique, lorsque l'on a maintenu tubé un enfant pendant cinq ou six jours, et que les phénomènes d'asphyxie persistent, on conseille de pratiquer alors la trachéotomie. Notre présente communication a pour but de montrer que l'on

(1) Guillemot, Hallé et Rist, Etude sur les pleurésies putrides. *Archives de méd. expérim.*, novembre-décembre 1904.

(2) Méry et Hallé, *Congrès de Madrid*, 1903.

(3) Deguy, Paralysies précoces du voile du palais dans la diphtérie. *Revue des maladies de l'enfance*, 1903.

peut prolonger le tubage pendant une période beaucoup plus
longue, et cela sans graves inconvénients, et en général avec
succès.

Il nous a même paru que, dans ces circonstances, les ulcérations laryngées pouvaient se cicatriser même avec la présence du
tube.

Nous rapportons ici quatre observations, où, systématiquement, nous avons répété les tubages jusqu'à disparition complète
des phénomènes de sténose.

Obs. I. — L'enfant L... Clémentine, âgée de 1 an, entre au pavillon
de la diphtérie le 28 *janvier* 1905, avec le syndrome croupal : toux
rauque, voix éteinte.

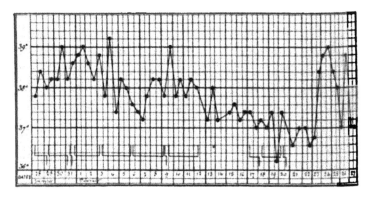

Fig. 1.

Les phénomènes de tirage nécessitent une intubation immédiate.
A l'examen de la gorge, on constate des fausses membranes sur les
amygdales avec une adénopathie simple. On injecte 20 centimètres cubes
de sérum. L'examen bactériologique montre la présence de bacilles
moyens.

29. — Les fausses membranes tendent à disparaître ; on fait une
nouvelle injection de 10 centimètres cubes de sérum. L'enfant a craché
son tube, et doit être retubé aussitôt. A l'auscultation, on constate
quelques râles muqueux à bulles fines, à la base droite. La température continue à s'élever, jusqu'à 39°.

31. — L'enfant crache de nouveau son tube, il est retubé aussitôt avec un tube long qui est rejeté quelques heures après. Nouvelle intubation, la seconde de la journée, avec un tube de M. Marfan, et l'on commence la balnéation chaude.

2 février. — La gorge n'étant pas encore complètement nettoyée, on injecte 5 centimètres cubes de sérum.

3. — La température oscillant toujours entre 38° et 39°, on tente de détuber l'enfant, mais il faut immédiatement recourir à une nouvelle intubation.

4. — La gorge est nettoyée, mais on constate l'existence de râles ronflants disséminés, on donne à l'enfant une potion à l'ergotine et à la noix vomique. Ces signes stéthoscopiques subsisteront pendant une huitaine de jours.

6. — Nouvelle tentative de détubage, suivie d'une réintubation immédiate.

8. — Eruption d'urticaire.

9. — L'enfant crache spontanément son tube et doit être réintubé immédiatement. Quelques instants après, nouvelle expulsion du tube ; on met alors un tube long.

12. — Au matin, on peut détuber l'enfant. La température est à ce moment normale, l'état général de l'enfant est satisfaisant.

On pensait alors ne plus avoir à intervenir, lorsque le 17, un nouvel accès de suffocation nécessite une nouvelle intubation. Le tube est rejeté le 18 ; le même jour, on est obligé de pratiquer une nouvelle intubation.

20. — Tentative de détubage, suivie d'une nouvelle réintubation. L'enfant, quelques instants après, rejette spontanément son tube. Depuis ce moment, il s'en passe définitivement.

Le seul incident consécutif est l'existence d'un foyer de broncho-pneumonie à la base gauche avec élévation de la température à 39° et qui avait complètement disparu le 2 mars.

L'enfant est sorti du pavillon, guéri, le 5 mars.

En résumé, cet enfant a été tubé 11 fois, représentant 20 jours de séjour du tube dans son larynx avec 7 expulsions spontanées, dont une fois avec un tube long. Au début, le tube ressortait toujours noir, indice de la présence d'ulcérations laryngées.

Obs. II. — L'enfant M..., âgé de 17 mois, entre au pavillon le 14 août 1904, avec des symptômes de croup, nécessitant une intubation immédiate, qui est pratiquée avec un tube long. Il avait reçu antérieurement en ville, le 5 *août*, 20 centimètres cubes de sérum, le 6, 10 centimètres cubes. A son entrée, le 14, il reçoit 20 centimètres cubes de sérum antidiphtérique.

L'examen bactériologique, plusieurs fois répété, ne révèle que la présence de cocci, l'absence de bacilles diphtériques étant d'ailleurs explicable par le fait que l'enfant, 9 jours avant son entrée, avait reçu 30 centimètres cubes de sérum.

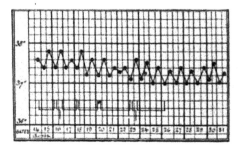

Fig. 2.

L'enfant n'a jamais présenté d'élévation thermique appréciable : la température rectale oscille entre 37°6 et 37°8 Il n'y a pas d'exsudat dans la gorge, pas trace d'angine.

16. — Détubage ; immédiatement après, nouvelle intubation avec un tube long, qui est rejeté presque aussitôt après. On retube de nouveau avec un tube court.

18. — Tentative de tubage ; nécessité de réintubation.

20. — Nouvelle tentative de détubage ; nouvelle réintubation.

23. — A nouveau tentative de détubage ; réintubation avec un tube long, rejeté quelques heures après. On retube pour la seconde fois dans la journée avec un tube court.

26. — Détubage définitif.

L'enfant sort complètement guéri le 8 septembre.

En résumé, 7 intubations ayant duré 13 jours, avec deux rejets spontanés du tube, et, chaque fois, du tube long.

Il faut remarquer que les tubes, qu'ils fussent ou non rejetés spontanément, étaient toujours complètement noirs, indice d'une ulcération profonde du larynx.

Obs. III. — L'enfant A... Marie, âgée de 3 ans, entre le 16 *septembre* au pavillon de la diphtérie, avec le syndrome toux rauque, voix éteinte, et un tirage continu, nécessitant une intubation immédiate.

On injecte 20 centimètres cubes de sérum. A l'examen de la gorge, on trouve un exsudat pseudo-membraneux assez limité sur les deux amygdales, et l'examen bactériologique dénote la présence de bacilles

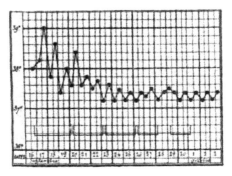

Fig. 3.

courts. La température est peu élevée, passant à peine 38°. Les urines contiennent des traces d'albumine.

17. — On refait 15 centimètres cubes de sérum ; la température va en décroissant progressivement.

19. — On injecte encore 20 centimètres cubes de sérum.

20. — On fait une première tentative de détubage, suivie d'une réintubation immédiate. On observe 0 gr. 50 d'albumine dans les urines.

23 seulement. — La gorge est complètement nettoyée ; on tente le détubage, mais on est obligé de le pratiquer à nouveau. Il n'y a plus d'albumine dans les urines

26. — Nouveau détubage, nouvelle réintubation.

28. — Détubage. L'enfant se passe de son tube, lorsque le 29, à 5 heures du matin, un accès nécessite une nouvelle intervention.

1er octobre. — On détube l'enfant définitivement. Le 9, il sort guéri de l'hôpital.

En somme, 5 tubages ayant duré 16 jours, sans rejet spontané du tube, qui, chaque fois, sortait noir, indice d'ulcérations profondes.

Obs. IV. — L'enfant V... Raymonde, entre le 30 *juillet* 1904, au pavillon de la diphtérie ; elle avait reçu, la veille, en ville, 10 centimètres cubes de sérum. Le tirage nécessite une intubation immédiate. On injecte 20 centimètres cubes de sérum. A l'examen de la gorge, pas d'exsudat.

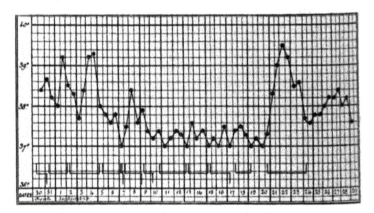

Fig. 4.

L'examen bactériologique révèle la présence de bacilles moyens. A l'auscultation du poumon, on remarque la présence de râles de bronchite généralisée disséminés.

La température oscille entre 38° et 39°. Il n'y a pas d'albumine dans les urines.

31. — Rejet spontané du tube ; réintubation presque immédiate.

2 *août.* — On injecte à nouveau 10 centimètres cubes de sérum.

5. — Tentative de détubage ; réintubation immédiate.

7. — Détubage ; retubage immédiat ; rejet spontané du tube, retubage.

9. — Rejet spontané du tube ; retubage.

10. — Rejet spontané du tube. L'enfant reste calme de 6 heures du matin à 9 heures du soir ; à ce moment, nouvelle crise d'asphyxie ; retubage.

La température est tombée à 37° et y restera jusqu'au 20.

13. — Tentative de détubage ; retubage immédiat.

15. — Même tentative, même insuccès.

17. — Rejet spontané du tube ; retubage avec un tube long.

19 au matin. — Détubage. L'enfant se passe de tube jusqu'au 20 à 9 heures du soir.

22. — La température monte à 39° 5 ; on constate de la congestion pleuro-pulmonaire à gauche.

24. — Détubage, qui, cette fois est définitif. Les jours suivants, les symptômes pleuro-pulmonaires persistent ; la température oscille autour de 38°.

3 octobre. — On constate des symptômes de pyo-pneumothorax.

6. — On fait une ponction exploratrice, suivie d'une évacuation de 50 grammes de liquide purulent et fétide.

7. — Élévation thermique et augmentation de l'épanchement.

8. — Empyème et mort quelques heures après.

En résumé, on a pratiqué 12 intubations ayant duré 26 jours, avec 5 rejets spontanés de tube, dont un rejet avec tube long. Les tubes sortaient toujours noirs. On a été parfois obligé de tuber avec des tubes d'un âge supérieur qui ont été rejetés aussi facilement que les autres.

Les observations que nous venons de présenter viennent porter atteinte à la doctrine classiquement admise au sujet de la prolongation du tubage. En effet, il est de notion courante que, lorsqu'un enfant est resté tubé pendant 7 à 8 jours et que le tube est noir, c'est qu'il existe des ulcérations laryngées, dont la présence du tube empêche la cicatrisation ; il semble alors dans ces conditions, plus raisonnable de faire la trachéotomie, afin de laisser le larynx au repos et permettre la guérison de ces ulcérations.

Nos observations prouvent que ces craintes sont exagérées, et que l'on peut, malgré la persistance du tubage, et la présence des ulcérations, espérer obtenir la guérison, en persistant dans l'intubation sans faire la trachéotomie. Il est cependant nécessaire, dans ces cas, d'opérer avec la plus grande douceur et l'on n'a même pas besoin de se servir de moyens accessoires, tels que l'enrobage du tube avec de la gélatine où serait incorporée une substance antiseptique.

Nous avons tenté ce fait plusieurs fois, en employant de la gélatine iodoformée, et nous n'avons pas obtenu de meilleurs résultats que par le tubage simple.

Notre communication est donc, jusqu'à un certain point, la réhabilitation du tubage prolongé, et une condamnation relative de la trachéotomie, qui nous semble ne devoir désormais être employée que dans des circonstances exceptionnelles.

M. Sevestre. — Je ne puis que féliciter M. Deguy des résultats qu'il vient de nous soumettre ; mais je dois avouer que je n'ai jamais été aussi favorisé. Aussi, à la suite d'observations répétées, alors même que j'avais M. Deguy pour interne, j'étais arrivé à cette conclusion que le tubage ne peut pas sans inconvénients graves être répété indéfiniment ; la durée de 6 à 8 jours, disais-je alors (1), ne doit pas être dépassée dans la diphtérie compliquée de rougeole ou de streptococcie, et même dans les cas de laryngite simple, surtout si le tube expulsé présente une coloration noire. En dehors de ces cas et surtout si le tube revient clair et brillant, le tubage peut être prolongé pendant quelques jours encore ; toutefois il est prudent de ne pas continuer les tentatives de tubage au delà de 10 à 12 jours au maximum. Si, après cette période, une intervention est encore nécessaire, au lieu de répéter le tubage, il me paraît préférable de recourir à la trachéotomie ; pratiquée à ce moment, elle peut offrir des chances de succès qu'elle ne donnerait pas à une époque plus tardive. Il n'est

(1) *Société médicale des hôpitaux*, séance du 17 mars 1899.

pas très rare de pouvoir au bout de quelques jours enlever définitivement la canule.

Les faits présentés par M. Deguy sont certainement favorables à l'opinion inverse. J'avoue cependant que je n'oserais appliquer cette pratique à tous les cas. On sait du reste qu'en médecine on ne doit jamais généraliser, mais qu'il faut être opportuniste et se diriger suivant les circonstances et d'après l'observation du malade.

Un cas de maladie de Roger avec autopsie,

par MM. Deguy et Le Play.

L'enfant M... Suzanne, âgée de 10 mois, entre le 3 novembre au pavillon de la diphtérie, pour des phénomènes de croup, avec toux rauque et voix éteinte.

On ne trouve rien de spécial dans ses antécédents. Les parents sont bien portants ; on ne décèle pas chez eux de symptômes actuels de syphilis. Une autre sœur est en bonne santé On n'a jamais remarqué depuis la naissance de l'enfant de troubles du côté du cœur.

L'enfant est tubé avec un tube long ; il reçoit 20 centimètres cubes de sérum antidiphtérique.

L'examen bactériologique révèle l'existence de bacilles courts : dans la gorge, on ne trouve pas d'exsudats. A l'auscultation du poumon, on constate quelques râles expiratoires, en arrière et à la base gauche.

Au cœur, on observe un souffle intense, systolique, à maximum au niveau du 3e espace intercostal, présentant tous les caractères du souffle de l'inocclusion interventriculaire.

On recherche, en outre, s'il existe des signes de spécificité héréditaire ; on remarque une hypertrophie splénique assez appréciable : la rate déborde, en effet, sensiblement les fausses côtes ; elle est perceptible à la palpation.

Les bosses frontales sont saillantes (front olympien) ; le nez est légèrement écrasé.

6 novembre. — On essaye de détuber l'enfant ; mais une nouvelle

intubation est nécessaire ; les râles muqueux deviennent plus abondants à l'auscultation : on institue la balnéation systématique avec le
bain sinapisé ; on administre à l'intérieur de l'ergotine et de la noix
vomique. La température continue à baisser pour arriver à la normale.

L'état reste stationnaire jusqu'au 18, sauf qu'on ne peut détuber
l'enfant ; à chaque tentative, le tube sort noir, et une nouvelle inter.
vention est nécessaire ; ainsi :

8. — 2ᵉ tentative de détubage, réintubation immédiate.

9. — Rejet spontané du tube, réintubation.

10. — Détubage, réintubation.

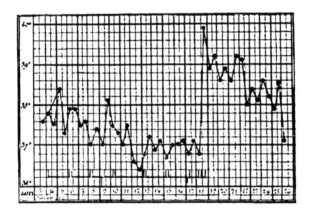

14. — Détubage, réintubation.

15. — Détubage, réintubation.

17. — Rejet spontané du tube ; réintubation.

18. — Tentative de détubage, on doit retuber presque aussitôt. La
température s'élève aussitôt après ; elle s'élève aux environs de 40°,
le pouls est faible ; on constate des râles de bronchite ramusculaire.
Le tube ne soulageant pas l'enfant, l'un de nous pratique la trachéotomie.

La température baisse les jours suivants, progressivement. La bronchite ramusculaire persiste, et le 26, neuf jours après la trachéotomie,
l'enfant succombe.

A l'autopsie, on constate les lésions suivantes :

Cœur. — Le cœur était petit et non dilaté. Les parois ventriculaires ne sont pas hypertrophiées ; il n'y a p' ª de thrombose cardiaque ; on note simplement une légère dilatation de l'oreillette droite.

Tout l'intérêt réside dans la perforation interventriculaire. Celle-ci est située au niveau de l'*undefended space*, c'est-ª ªire à la partie supérieure de la cloison, dans un espace triangulaire, ʾimité par la partie supérieure de la cloison interventriculaire, en bas, et latéralement, par la face inférieure des deux sigmoïdes : la sigmoïde mitrale à gauche, et la sigmoïde de la cloison à droite. A ce niveau, existe une perforation, laissant passer une allumette, et aboutissant dans le ventricule droit, un peu au-dessous de la ligne de jonction de l'oreillette et du ventricule, et en arrière de la petite valve, ou valve postérieure de la tricuspide.

Les valvules sigmoïdes et auriculo-ventriculaires sont parfaitement saines. On ne remarque, comme lésion appréciable, qu'un léger degré de sclérose, avec épaississement de l'endocarde, au niveau de la perforation.

En vue de la présentation des pièces, nous n'avons pas pratiqué de coupe histologique.

Larynx. — *Trachée*. — Il existe des ulcérations dans la région sous-glottique, lésions expliquant suffisamment la nécessité des tubages répétés.

Foie. — Rien de particulier.

Reins. — Rien à signaler

Poumons. — Lésions de bronchite ramusculaire banales.

Thymus. — Légèrement hypertrophié.

Rate hypertrophiée. — Cette hypertrophie de la rate a, d'ailleurs été bien mise en valeur par M. Marfan, qui a montré l'importance de ce signe dans la symptomatologie de la syphilis héréditaire (1). A la coupe, on voit que les corpuscules de Malpighi sont gros, très visibles, blanc grisâtre, et ont l'aspect de grains de semoule, farcissant l'organe.

L'examen histologique a révélé les lésions suivantes : l'artère sié-

(1) MARFAN, *Revue mensuelle des maladies de l'enfance*, mai 1903.

geant dans ces nodules est le siège de périartérite, avec épaississement et dégénérescence hyaline des parois, diminution du calibre de la lumière de l'artère, lésions que l'on rencontre d'ordinaire dans la syphilis héréditaire de la rate.

En résumé, cette observation nous a paru intéressante à publier à plusieurs points de vue : en premier lieu, l'innocuité absolue des injections de sérum dans les cardiopathies ; ensuite, la possibilité de tubages répétés, malgré la lésion du cœur ; il est vrai que, dans ce cas particulier, on a dû avoir recours à une trachéotomie consécutive, ce qui semble un peu en désaccord avec ce que nous avons exposé dans une précédente communication (1) ; mais, dans le cas présent, la broncho-pneumonie jouait un rôle prépondérant. La lésion du cœur était classique par ses symptômes et par son siège anatomique ; mais, on n'a jamais constaté de signe de décompensation cardiaque ; le ventricule droit n'était nullement hypertrophié. Au niveau de la perforation, l'endocarde était épaissi et sclérosé, indice de lésion symptomatique d'une inflammation antérieure, ayant vraisemblablement existé pendant la vie intra-utérine La cause qui nous paraît devoir être invoquée est la syphilis héréditaire, basée sur l'hypertrophie de la rate, facilement perceptible, le front olympien, l'écrasement de la racine du nez.

Des recherches histologiques ultérieures nous ont montré de lésions artérielles manifestes au niveau de la sclérose endocarditique. Cette observation vient donc confirmer l'étiologie hérédosyphilitique de certains cas de maladies de Roger, étiologie déjà affirmée par Edmond Fournier (2) et par l'un de nous (3), dans sa thèse inaugurale.

M. Comby. — J'ai publié (*Archives de méd. des enfants*, 1903, p. 743), un cas de *maladie de Roger* chez une fille de 2 ans 1/2

(1) Deguy et Le Play, Sur le tubage répété. *Soc. de Pédiatrie*, juin, 1905
(2) Edmond Fournier, *Des stigmates dystrophiques de l'hérédo syphilis*, Th. Paris, 1896.
(3) Deguy, *Le cœur et l'aorte des syphilitiques*, Th. Paris, 1900.

qui a succombé à la granulie. Cette enfant était en outre très retardée dans son développement et rachitique. Pas de cyanose, aucun signe réactionnel pouvant faire penser à une affection cardiaque.

Mais l'examen du cœur ne laissait aucun doute : frémissement cataire, souffle systolique très intense couvrant toute la région précordiale. Pendant la vie, nous fîmes sans hésitation le diagnostic de la maladie de Roger. L'autopsie ne tarda pas à confirmer le diagnostic, en nous montrant pour toute lésion un orifice à la base de la cloison interventiculaire, orifice admettant une sonde cannelée et faisant communiquer largement le ventricule gauche avec le ventricule droit.

J'ai observé trois autres cas de cette curieuse malformation, sans autopsie il est vrai, mais je n'hésite plus à faire ce diagnostic, me basant sur : l'absence de cyanose et de tout trouble circulatoire apparent, la présence de frémissement cataire et d'un souffle extrêmement rude et intense qui couvre toute la région précordiale. Ces derniers signes physiques s'observent dès la naissance, avant que l'enfant ait eu la moindre infection pouvant faire songer à une endocardite acquise. Tous mes malades étaient des nourrissons chez lesquels la maladie avait été découverte par hasard, en auscultant la poitrine ; aucun n'était amené pour une affection cardiaque. Tous étaient conduits pour de la toux, de la bronchite, de la diarrhée, etc.

La *maladie de Roger* est donc bien établie, sur une base à la fois clinique et anatomo-pathologique ; sa description fait grand honneur au vieux clinicien de l'Hôpital des Enfants.

M. Variot. — Je demanderai à M. Deguy si cet enfant avait des crises de cyanose. En effet, il arrive que tardivement des crises de cyanose se montrent chez quelques-uns de ces enfants, ce qui peut faire supposer que l'inocclusion du système ventriculaire peut coexister avec un rétrécissement assez peu prononcé de l'artère pulmonaire pour ne pas gêner notablement la circulation pulmonaire durant plusieurs années.

M. Marfan a cité des cas de ce genre et je viens d'en rencontrer un tout récemment. A trois ans seulement apparurent de temps à autre des crises cyanotiques durant un quart d'heure, après une course, un effort, etc.

M. Marfan. — On peut constater l'absence de cyanose au début de la maladie et la voir apparaître plus tard. J'ai eu l'occasion d'observer une enfant idiote qui, lorsqu'elle entra dans le service, ne présentait aucune cyanose : deux ou trois ans plus tard, elle en présentait une très nette. L'absence de cyanose tient à ce que le sang qui passe dans le cœur droit est du sang rouge : l'inverse se produit si une lésion du poumon vient changer le sens du courant sanguin dans la perforation, en augmentant la tension dans le cœur droit.

Athétose double familiale,

par MM. Jules Renault et Halbron.

Nous avons l'honneur de présenter à la Société deux sœurs, âgée l'une de 5 ans 1/2, l'autre de 20 mois, atteintes l'une et l'autre d'athétose double. Chez toutes deux les troubles moteurs se sont progressivement développés depuis la naissance, en même temps que se manifestait de plus en plus un défaut de développement intellectuel.

Ces deux enfants ont une hérédité très chargée du côté de leur père, ouvrier couvreur extrêmement alcoolique qui actuellement se grise à peu près tous les jours. Cet homme aurait en outre présenté des convulsions dans son enfance. La mère est bien portante, mais nous raconte qu'elle est très impressionnable. Nos malades ont une sœur âgée de huit ans, née alors que les habitudes d'intempérance du père étaient moins marquées, cette enfant est bien portante. Les deux enfants plus jeunes sont nées dans des conditions identiques : la mère eut des grossesses normales, sauf qu'elle éprouva des émotions très vives causées par les scènes de violence de son mari ivre. L'accouchement fut pénible, la période d'expulsion fut prolongée mais il n'y eut pas d'application de forceps. L'aînée présentait au moment de sa naissance une circulaire du cordon autour du front.

Leur développement physique se fit bien, mais jusqu'à 14 mois elles ne semblaient pas percevoir les objets et la mère les considérait comme aveugles. Elles commencèrent petit à petit à voir, mais la mère les amena à l'hôpital Trousseau, inquiétée surtout par l'aînée dont l'intelligence ne se développait nullement et qui ne pouvait pas marcher.

La plus grande, Clarisse, assez bien développée pour son âge, présentait en effet un facies hébété, semblait insensible à ce qui l'entourait et ne paraissait nullement comprendre ce qu'on lui disait. Disant uniquement papa et maman, elle ne savait pas s'expliquer par gestes ; tantôt elle avait des accès de rire bruyant, tantôt poussait des grognements. Les yeux normalement conformés présentaient du strabisme, mais ce strabisme était variable, plus marqué successivement d'un côté ou de l'autre. La figure était grimaçante, les commissures labiales alternativement déviées à droite ou à gauche ; l'enfant tirait fréquemment la langue, fermait et ouvrait les yeux. La tête était agitée, tournée dans tous les sens. Le corps était le siège de contorsions bizarres. C'était surtout aux membres que les mouvements étaient prononcés : bras et jambes étaient successivement pliés et allongés, les mains s'ouvraient et se fermaient, les doigts s'agitaient sans cesse. Quand l'enfant voulait prendre un objet, ses gestes étaient maladroits, la main planait avant de l'atteindre. Tous ses mouvements disparaissaient pendant le sommeil.

Nous devons dire que depuis un mois que Clarisse est à l'hôpital, il s'est produit une grande amélioration dans son état. Son intelligence s'est développée : elle comprend ce qu'on lui dit, fait des signes d'affirmation et de dénégation, on a pu lui donner des habitudes de propreté relative, et en même temps les mouvements semblent devenus moins fréquents et moins intenses. Les grands mouvements des bras ont presque complètement disparus, mais les jambes continuent à être agitées. Les mouvements des yeux persistent, ainsi que ceux de la face, qui est cependant moins grimaçante. Les yeux sont encore animés de mouvements de translation verticale et horizontale.

Les modifications sont moins marquées au niveau des mains ; la maladresse est seulement devenue moins grande.

L'enfant ne peut se tenir sur ses jambes. Nous avons pu nous
assurer qu'il n'existait aucune paralysie musculaire, la sensibilité
cutanée et les réflexes tendineux sont normaux. Il n'y a pas de
troubles trophiques.

La ponction lombaire nous a montré l'absence de réaction méningée.

La jeune sœur, Renée, présente des troubles tout à fait analogues,
mais moins accusés. Son jeune âge permet moins facilement de juger
de son développement cérébral : sa physionomie est cependant peu
animée, il est difficile d'attirer son attention. Elle ne parle pas du
tout. Elle présente comme sa sœur du strabisme intermittent, des
contractions fréquentes des muscles de la face. Son tronc et ses membres sont aussi le siège de mouvements étendus, assez lents et peu
fréquents. Ces mouvements donnent l'impression de maladresse et
d'effort.

Elle ne présente pas de troubles paralytiques, sensitifs, réflexes ou
trophiques.

Chez ces deux enfants les caractères de ces mouvements invo-
lontaires, répétés de façon irrégulière, ondulants comme forme.
exagérés comme violence, permettent de porter le diagnostic
d'athétose double. Les troubles cérébraux qui l'accompagnent.
intelligence réduite, langage rudimentaire, n'ont rien d'exceptionnel dans l'histoire de ce syndrome.

Ce qui nous a déterminé à présenter ces enfants, ce n'est pas
la rareté des cas d'athétose double : en effet, il en existe aujour-
d'hui un grand nombre dans la littérature médicale et il semble
même qu'on range dans ce groupe des faits fort dissemblables
par leur étiologie, leurs symptômes et leur évolution. Mais parmi
ces nombreux cas, extrêmement rares sont ceux où l'affection ait
frappé plusieurs enfants de la même famille ; encore certains
d'entre eux sont des cas d'athétose à début tardif.

Chez nos malades on retrouve réunies les causes les plus sou-

vent invoquées pour expliquer l'apparition de l'athétose double :
accouchement difficile et hérédité morbide. Nous avons vu en
effet que les deux accouchements furent marqués par une longue
période d'expulsion,et d'autre part que l'alcoolisme paternel peut
être la cause d'une tare cérébrale.

Enfin nous devons faire remarquer qu'il s'est produit chez
l'aînée de ces enfants une amélioration depuis son entrée à l'hôpital L'intelligence s'est développée et il y a en même temps
diminution des mouvements athétosiques. Il semble bien que
cette amélioration doive être attribuée au travail d'éducation psy-
chique et motrice auquel l'enfant a été soumis dans le service.

Un cas de syphilis pharyngée et pulmonaire ayant simulé de tous points la tuberculose,

par MM. Méry et E. Terrien.

L'observation suivante concerne un enfant de 9 ans porteur
d'une vaste ulcération pharyngée et de lésions pulmonaires accusées.

L'ulcération pharyngée, superficielle, accompagnée d'une adénopathie sous-maxillaire considérable, présentait de tous points les
caractères des ulcérations tuberculeuses. Tel fut également l'avis
du Dr Cuvillier dont la compétence en pareille matière est reconnue par tous. L'existence au sommet droit de signes de ramollissement venait d'ailleurs consolider singulièrement ce diagnostic.

Or, malgré ses caractères, malgré l'adénopathie concomitante,
malgré la coexistence des signes pulmonaires, l'ulcération pharyngée et sans doute aussi la lésion pulmonaire étaient de nature
syphilitique : et, sous l'influence d'un traitement mercuriel elles
ont guéri rapidement.

Voici en quelques mots cette observation :

Observation I (1). — L'enfant Jean R..., âgé de 9 ans, est reçu salle

(1) Observation recueillie par M. Mesnager, externe du service.

Bouchut à l'hôpital des Enfants-Malades le 15 mai 1905 sur la demande
de M. Cuvillier qui a constaté chez lui une ulcération pharyngée
d'apparence tuberculeuse et des signes non douteux de tuberculose
pulmonaire.

Antécédents. — Dentition facile ; a marché à 13 mois ; rougeole à
18 mois sans complications. A toujours été d'une constitution délicate.

Histoire de la maladie. — Depuis environ un an le caractère de
l'enfant s'est modifié ; il est devenu irritable et grognon. Il y a trois
à quatre mois il a commencé à se plaindre de la gorge ; il eut alors,
paraît-il, des abcès dans cette région pour lesquels on dut intervenir.
A cette époque une adénopathie sous-maxillaire volumineuse existait
déjà.

Enfin, depuis un mois environ, l'enfant maigrit, il a des sueurs
nocturnes, tousse et crache abondamment.

Examen de l'enfant. — Le 16 mai on examine l'enfant et voici ce
qu'on constate : un amaigrissement assez notable, une adénopathie
considérable, une ulcération pharyngée et des lésions pulmonaires
accentuées.

Adénopathie sous-maxillaire. Le développement des ganglions sous-
maxillaires est tellement considérable que le bas du visage en est
déformé : près de l'angle de la mâchoire du côté gauche on voit une
grosse masse dure, indolore, très peu mobile ; vers la ligne médiane,
sous le menton il existe une tuméfaction analogue, un peu moins
volumineuse, mais offrant exactement les mêmes caractères. Jamais
cette adénopathie ne fut douloureuse.

Examen de la gorge. — On est frappé tout d'abord par l'asymétrie
du voile du palais abaissé du côté droit, et semblant au contraire
soulevé légèrement du côté gauche. L'amygdale gauche est plus
grosse que la droite. Sur le fond du pharynx on constate l'existence
d'une *ulcération grisâtre*, irrégulière, à bords très minces et peu sur-
élevés, dont le fond est recouvert d'un enduit gris verdâtre ; à première vue on a l'impression de mucosités tapissant le fond de la
gorge et descendant du naso-pharynx. Cette ulcération n'est pas entourée de grains jaunâtres ; elle est étendue à presque tout le fond

du pharynx, mais surtout à gauche et dans le sens vertical, et cachée en partie en haut par le voile du palais. De plus, sur la luette, du côté gauche, existe une autre ulcération plus superficielle, s'étendant sur les 2/3 de la hauteur de la luette.

Ces ulcérations ne semblent pas très douloureuses, car le malade, qui n'a pas du tout d'anesthésie pharyngée, n'accuse ni mal d'oreilles ni douleurs à la déglutition ; celle-ci est seulement gênée, et comme conséquence on note une salivation presque continuelle.

Le Dr Cuvillier qui a examiné cette ulcération pharyngée fait le diagnostic d'ulcération tuberculeuse.

Examen du poumon, — L'exploration de la poitrine vient d'ailleurs confirmer cette opinion. La malade crache beaucoup, au point qu'on est obligé de vider son crachoir plusieurs fois par jour ; ses crachats sont épais, légèrement verdâtres, et nagent dans la salive. Au niveau du sommet droit on note : de la submatité avec résistance au doigt, tant dans la fosse sus-épineuse que dans la région sous-claviculaire ; des râles sous-crépitants abondants dans la fosse sus-épineuse, et donnant l'impression d'un ramollissement du poumon ; une respiration très affaiblie dans toute la hauteur du poumon droit; des râles de bronchite, sibilants et ronflants, localisés surtout dans la région du sommet.

26 mai. — L'état de l'enfant est stationnaire ; sa mère est venue le voir et a fourni quelques renseignements sur les antécédents : le père fut traité pour la syphilis il y a environ 8 ans ; pendant sa grossesse la mère fut traitée également, et il semble que dans les premiers mois qui suivirent sa naissance on eut recours aussi pour l'enfant au traitement mercuriel.

Ces renseignements concordent tout à fait avec deux constatations qu'on avait faites chez cette enfant : au niveau de l'œil droit on note de la kératite interstitielle avec un peu d'iritis, et les incisions médianes supérieures présentent une déformation spéciale, rappelant incomplètement la dent de Hutchinson : elles sont plantées obliquement, inclinées l'une vers l'autre, avec légère encoche sur le bord inférieur. Il n'y a pas de surdité.

On fait l'examen bactériologique des crachats ; ceux-ci ne contienneat pas de bacilles. On injecte de plus à l'enfant 1/10° de milligr. de tuberculine ; la réaction est négative.

On met alors l'enfant au traitement mercuriel : injections sous-cutanées de biiodure de mercure (1/2 cent. pendant 4 jours, 1 cent. les jours suivants).

1er *juin*. — Le malade parle et avale facilement ; l'état pulmonaire paraît s'améliorer : les signes stéthoscopiques sont les mêmes, mais les signes fonctionnels sont très atténués et l'enfant ne crache presque plus.

9. — L'état général s'est notablement amélioré ; l'*ulcération pharyngée* existe toujours mais très modifiée ; elle est très superficielle et change d'aspect ; elle se déterge, et sous une mince couche opaline on aperçoit le fond rosé de la muqueuse. L'enfant avale très facilement.

Le Dr Cuvillier, qui examine l'enfant, constate que cette ulcération est en voie de guérison manifeste.

L'*adénopathie sous-maxillaire* a diminué de plus en plus ; la figure a repris son aspect normal ; les masses ganglionnaires sont devenues plus mobiles ; au lieu de la masse confuse des premiers jours on dis-. tingue deux gros ganglions sous-maxillaires à gauche, un gros ganglion sous-maxillaire médian. Cette adénopathie est restée indolore.

Etat du poumon. — L'enfant ne crache pour ainsi dire plus ; cependant des signes physiques persistent encore : respiration soufflante au sommet droit en arrière ; submatité à ce niveau, quelques ronflements. Il n'y a plus de râles sous-crépitants.

16. — La gorge a repris son aspect à peu près normal ; ganglions du volume d'une noisette, durs, mobiles.

L'ulcération du pharynx continue à s'améliorer ; celle de la luette a presque disparu.

Etat du poumon. — L'expectoration a tout à fait disparu. On ne constate plus qu'une légère submatité dans la fosse sus-épineuse et un peu de bronchophonie. Il semble qu'un peu de dilatation bronchique avec sclérose pulmonaire ait persisté.

Dans cette observation il est intéressant de signaler certaines particularités assez anormales :

La lésion pharyngée ne rappelle en rien la gomme ulcérée et ses caractères sont bien plus ceux de l'ulcération tuberculeuse que ceux de l'ulcération syphilitique ;

L'adénopathie, si rare dans les lésions tertiaires, si fréquente au contraire dans les lésions tuberculeuses, est ici au maximum ; ·sans doute elle est la conséquence d'infections secondaires ; elle a en tout cas régressé à mesure que s'améliorait la lésion pharyngée.

Un symptôme, au contraire, manquait, qui est très fréquent dans les ulcérations pharyngées tuberculeuses ; la douleur insupportable, soit spontanément, soit dans les mouvements de déglutition.

Trophœdème acquis chez un enfant de six ans et demi,

par MM. BRONGNIART et ARTHUR DELILLE.

Nous avons l'honneur de rapporter l'observation d'un trophœdème acquis, survenu chez une petite malade, âgée de six ans et demi.

Z..., six ans et demi.

Antécédents héréditaires. — Le père a fréquemment de la bronchite. La mère jouit d'une bonne santé.

Un frère, âgé de 3 ans, aurait eu un abcès froid du cou il y a un an et demi.

Antécédents personnels. — Née à terme.

Nourrie au sein jusqu'à l'âge de trois mois.

Rougeole à l'âge de quatre ans.

Pendant le mois de juillet 1904, l'enfant eut une entérite grave qui se prolongea pendant plusieurs semaines. Vers le milieu d'août, alors que cette affection entrait à peine en voie de décroissance, la malade fut conduite au bord de la mer et y séjourna trois semaines, dans des conditions hygiéniques et alimentaires très défectueuses. Après ce laps de temps, elle partit dans les Vosges et pendant un mois et demi, elle y vécut en compagnie de plusieurs enfants de son âge, consacrant toutes ses journées à des jeux et des exercices en plein air : ses fonctions digestives restaient mauvaises et,non seulement on ne lui faisait suivre aucun *régime*, mais encore on lui donnait la nourriture habituelle des campagnes : lard, jambon, légumes, fruits.

Vers le 1er *octobre*, la mère constata un matin et par hasard, que la cuisse droite était œdématiée ; l'enfant n'éprouvait aucune gêne physique ni aucune douleur.

15 octobre. — La malade fut examinée par l'un de nous qui fit les constatations suivantes :

La cuisse droite présente un œdème dur,ne gardant pas l'empreinte du doigt, nettement limité en haut par le pli inguinal (les organes génitaux externes étant indemnes), se terminant d'une façon insensible vers le genou et présentant son maximum à la partie supéro-interne de la cuisse. La peau est blanche, lisse, sans vascularisation apparente et sans troubles de la sensibilité. Pas d'adénite inguinale. Les digestions sont pénibles et il y a des alternatives de diarrhée et de constipation ; aucune lésion viscérale.

Mensuration :

Cuisse droite : à la partie supérieure . . . . . .   36 centimètres.
   —   à la partie moyenne.   30   —
Cuisse gauche : à la partie supérieure   29   —
   —   à la partie moyenne.   24   —

Un régime alimentaire sévère fut prescrit en même temps que des massages légers, des douches tièdes, des exercices modérés.

Un nouvel examen pratiqué un mois après donna des chiffres un peu différents :

Cuisse droite : à la partie supérieure. . . . . . .   35 centimètres.
   —   à la partie moyenne. . . . . . .   29 cent. 5
Cuisse gauche : à la partie supérieure. . . . . . .   30 » 5
   —   à la partie moyenne. . . . . . .   26 »

Sous l'influence du régime, l'enfant avait augmenté de poids et l'œdème de la cuisse droite subi une légère régression.

Le même traitement fut continué.

État actuel de la malade (huit mois après le début de l'affection). — Aspect extérieur : pâleur des téguments, facies maladif. L'enfant est maigre ; les clavicules et les omoplates font fortement saillie. Le

thorax est légèrement aplati d'avant en arrière, et présente une scoliose à convexité droite.

La cuisse droite est notablement plus volumineuse que la gauche.

Cuisse droite : à la partie supérieure. . . . . 39 cm.

— à la partie moyenne . . . . 35 »

Cuisse gauche : à la partie supérieure . . . . 32 »

— à la partie moyenne . . . . 27 »

La cuisse droite est le siège d'un œdème dur, ne conservant pas
l'empreinte du doigt, non douloureux à la pression, nettement limité
en haut par le pli inguinal, se terminant d'une façon insensible vers
le genou qui est normal. La peau est blanche, lisse, sans circulation
superficielle et le maximum de l'œdème se trouve à la partie supéro-
interne de la cuisse.

La cuisse gauche, indemne lors du dernier examen, présente aujourd'hui un œdème de même nature mais beaucoup moins développé.

Cet œdème augmente légèrement dans la station debout prolongée ;
il serait plus considérable le soir que le matin. La température locale
est normale.

Les articulations du voisinage n'ont aucune lésion, il n'y a pas
d'adénite inguinale. Aucun trouble moteur.

Les fonctions digestives seraient régulières d'après les parents, mais
l'appétit resterait insuffisant et capricieux. Il n'y a aucune lésion viscérale.

La sensibilité est normale. L'enfant a un tempéramment émotif ;
l'intelligence est moyenne.

Notons en dernier lieu que le squelette n'a aucune asymétrie.

Nous nous trouvons donc en présence d'un *trophœdème acquis*
(œdème segmentaire), *survenu chez une petite fille à l'âge de six
ans, au déclin d'une entérite grave. Ce trophœdème a frappé
d'abord la cuisse droite, puis s'est montré cinq mois après au niveau
de la cuisse gauche.*

Nombreuses déjà sont les observations de trophœdème acquis
et non familial (Vigouroux, Prothon, Rapin, Hertoghe, Mabille,
Debove, Sicard et Laignel-Lavastine, Sainton et Roger Voisin,

etc...). On a pu invoquer dans certains cas l'action de maladie
infectieuses (fièvre typhoïde, rougeole, etc.) ; quand l'œdème
s'est développé au niveau des membres intérieurs (c'est-à-dire
chez la plupart des sujets), il a frappé au début soit tout le mem
bre inférieur, soit la jambe et le pied. Chez notre malade, il para
logique d'établir une relation de cause à effet entre l'entérite pro
longée et le surmenage d'une part, et l'apparition du trophœdème
d'autre part. En outre, fait que nous n'avons pas pu retrouve
ailleurs, les cuisses seules sont lésées et huit mois après le débu
de l'affection, les jambes et les pieds restent indemnes.

Disons enfin qu'aucun traitement n'a pu diminuer cet œdème
détail signalé dans toutes les observations antérieures.

Rapport sur un travail de M. Lesné intitulé :

Un cas de chorée mortelle par méningite aiguë
à staphylocoques,

par M. P. Nobécourt.

M. Lesné a publié, à la dernière séance de la Société, en colla
boration avec M. Gaudeau, un cas de chorée, dans lequel la mo
fut le résultat d'une méningite aiguë à staphylocoque doré. L'o
servation ayant été insérée *in extenso* dans les *Bulletins* (m
1905), je me bornerai à en signaler les points plus intéressant
Ils sont relatifs : 1° à la méningite à staphylocoques : 2° à
mort dans la chorée.

1° La méningite à staphylocoques est une affection ra
M. Lesné en a publié jadis une observation et en cite un certa
nombre recueillies dans la littérature médicale. Nous-même
avons observé récemment un cas, qui sera publié par P. Dar
dans le service du D′ Hutinel à l'hospice des Enfants-Assistés.
point de vue clinique, ces méningites n'ont pas de caractères pa
thognomoniques. La ponction lombaire seule permet de
connaître le germe qui les cause ; elle donne un liquide troub
très albumineux, riche en leucocytes polynucléaires et en stap

locoques ; ceux-ci sont très abondants sur les préparations faites
avec le culot de centrifugation, comme l'a noté M. Lesné et comme
nous l'avons vu également, avec M. Darré, dans le cas que je
viens de signaler.

2° La mort dans la chorée est un fait rare, puisque,d'après les
statistiques de Sée, de Triboulet, de Bonnaud, elle ne s'observe-
rait que dans 2 ou 3 0/0 des cas ; elle est surtout exceptionnelle
avant 12 ans, et ne survient guère qu'à la puberté et dans l'a·
dolescence. A ce titre le fait publié par M. Lesné, et qui a trait·
à un garçon de 10 ans, méritait d'être signalé.

Mais il importe, quand on parle de chorée mortelle,de préciser
la cause de la mort.

Tantôt elle est la conséquence d'une endo-péricardite, d'une
myocardite, d'une embolie ou d'une hémorragie cérébrales, d'une
broncho pneumonie, d'une infection purulente : il s'agit alors
d'une complication relevant du rhumatisme articulaire si fréquemment associé à la chorée ou d'une infection secondaire.

Tantôt elle survient au cours de troubles cérébraux graves, qui
paraissent être sous la dépendance directe de la chorée et qu'on
range sous la dénomination de psychoses choréiques. La pathogénie de ces faits est encore mal élucidée, et, comme on a trouvé
aux autopsies de la congestion cérébro-méningée et de l'œdème
sous arachnoïdien, on peut se demander, avec M. Lesné, s'il ne
s'agirait pas là de ces méningites aiguës séreuses sur lesquelles
M. Quincke et M. Hutinel ont attiré l'attention. L'hypothèse
demanderait à être vérifiée par l'étude systématique du liquide
céphalo-rachidien retiré par la ponction lombaire d'après les pro
cédés actuellement en usage (cytologie, dosage des chlorures, etc.).
Cependant il est probable qu'à côté des modifications des méninges il faut faire une part importante aux troubles fonctionnels
ou aux lésions des cellules de l'écorce cérébrale, tout au moins si
nous nous en référons aux conclusions que nous avons formulées
avec MM. Roger Voisin et Laignel-Lavastine à la suite de notre
étude des réactions méningées dans les broncho-pneumonies infantiles, maladies qui déterminent également de la congestion et
de l'œdème des méninges.

Pour nous en tenir à l'observation de M. Lesné, nous croyons avec l'auteur, que la méningite à staphylocoques doit être considérée comme une infection intercurrente distincte du processus choréique. La localisation des infections secondaires sur les méninges, au cours de la chorée, est d'ailleurs un fait exceptionnel contrairement à ce que l'on pourrait supposer *a priori*.

Pour les différentes raisons que nous venons de passer en revue l'observation que nous a présentée M. Lesné est d'un grand intérêt et constitue un titre sérieux à sa candidature.

Contribution au chapitre du détubage du larynx,

par le Dr G. CARAWASSILIS (d'Athènes).

Nous avons l'honneur de communiquer à la Société un cas rare, qui nous a montré que le détubage du larynx par le procédé de l'énucléation devient quelquefois impraticable.

Le 25 novembre 1904 nous sommes invité par deux confrères pratiquer le tubage sur une enfant P. Z..., âgée de 28 mois, atteint de croup. L'opération fut facilement exécutée avec le tube court nº et nous avons laissé à demeure le fil, attaché au tube.

Nous devons noter ici que dans notre pays il n'y a pas de pavillon de diphtérie et par conséquent nous faisons l'opération du tubage seulement en ville. Dans ces conditions nous enlevons le fil du tube lorsque l'état de la famille permet qu'un médecin expérimenté se veille de près l'enfant tubé ; au contraire nous laissons à demeure fil du tube afin que, si celui-ci vient à s'obstruer, l'entourage puisse détuber l'enfant en tirant le fil et par conséquent en enlevant le tube du larynx.

30 heures après le tubage, pendant lesquelles l'enfant allait bien on m'avertit qu'elle continue à respirer normalement par le tube mais qu'elle a coupé le fil avec ses dents et qu'elle l'a déglutí.

Comme on lui avait fait une injection de 30 centimètres cubes sérum antidiphtérique et son état étant satisfaisant, nous décidâmes d'essayer le détubage du larynx et pour cet effet nous nous sommes servis du procédé de l'énucléation, mais nous n'avons pas réussi à faire sortir le tube.

Après plusieurs tentatives infructueuses pour détuber l'enfant par le procédé susdit, nous nous sommes occupés à trouver la cause de cet échec ; pour cela nous avons mis d'abord la tête dans l'extension qu'elle présente au premier temps du procédé de l'énucléation ; puis nous avons ouvert la bouche avec l'ouvre-bouche et introduit notre index gauche pour chercher le tube, que nous avons trouvé à sa place dans le larynx. Au moment où l'index gauche se trouvait sur les aryténoïdes nous avons pressé la trachée extérieurement par le grand doigt de la main droite au-dessous du cricoïde au niveau de la partie inférieure du tube, nous sentîmes alors que le tube commençait à fuir du larynx sans pouvoir pourtant s'en dégager, parce qu'il en était empêché par l'épiglotte, qui entourait la tête du tube, comme nous avons pu nous en assurer avec l'index gauche, qui se trouvait à côté.

Après avoir repoussé le tube dans le larynx nous avons exploré avec l'index la forme anatomique et la direction de l'épiglotte, qui nous a paru grosse, incurvée et son bord libre incliné directement en arrière, faisant ainsi, pouvons-nous dire, un toit au-dessus de l'orifice du larynx. Nous avons compris alors que nous nous trouvions devant une anomalie anatomique et qu'il serait inutile de tenter de nouveau le procédé de l'énucléation pour détuber l'enfant.

Nous tâcherons de prouver par les arguments qui suivent que la seule cause qui nous a empêché de détuber l'enfant par le procédé susdit était, dans le cas actuel, l'anomalie de l'épiglotte.

1º Nous n'avons pas réussi à détuber l'enfant par le procédé de l'énucléation.

2º Nous avons suivi avec le doigt la montée du tube hors du larynx.

3º Ayant injecté dans le pharynx une solution mentholée huileuse pour rendre glissantes les parties environnantes, nous y avons introduit profondément le grand doigt et l'index de la main droite et nous avons réussi à attraper le morceau du fil avec lequel

le tube était lié et qui. comme nous avons dit, coupé par les dents
de l'enfant avait été dégluti. Ayant alors attrapé ce fil avec une
pince, nous avons cherché à enlever le tube, en tirant : mais
nous éprouvâmes assez de difficultés, le tube trouvant quelque
part de la résistance à sa montée ; enfin nous y avons réussi après
quelques tentatives.

Après le détubage l'enfant se portait bien ; elle avait seulement
une légère raucité de la voix et de la toux, laquelle a disparu
après quelques jours.

On pourrait nous faire observer qu'il ne s'agit pas d'une vraie
malformation congénitale, mais de phénomènes inflammatoires
provoqués par la maladie d'une part, et d'autre part par l'introduction du tube dans le larynx. Nous répondrons que :

a) Dans tous les cas où nous avons pratiqué le détubage du
larynx par le procédé de l'énucléation, et nous en pouvons compter un grand nombre, nous avons toujours réussi facilement
excepté le cas actuel, où ce procédé fût impraticable ; et cependant, on peut dire que dans tous les cas nous avions des phénomènes inflammatoires analogues ;

b) Ayant minutieusement examiné l'épiglotte à l'aide du doigt
avec mon confrère Karkar, 9 jours après le détubage, alors qu'il
n'existait plus de phénomènes inflammatoires locaux, nous avons
senti toujours la même anomalie ;

c) On a tenté au mois d'avril 1905, c'est-à-dire 5 mois après la
maladie, de faire examiner l'enfant par un spécialiste en laryngologie, le Dr Mangakis. Celui-ci ayant examiné son larynx au
laryngoscope a pu confirmer une inclinaison en arrière du bord
libre de l'épiglotte ; malheureusement il n'a pas réussi à faire un
examen minutieux à cause du jeune âge du sujet.

CONCLUSION. — De tout ce que nous avons exposé, nous tire-
rons la conclusion suivante :

On rencontre (1) dans la littérature médicale des malforma-

(1) F. MERKEL. *Anatomie Bardelben*, 1902. — SCHMIDT M. Kongenitale
Knorpelverbiegung der Epiglottis. *Verhandl. d. deuts. Gesellschaft fur Chir.*
XXI. Kongress, 1892, I, p. 97 ; II, p. 185.

tions diverses de l'épiglotte, trouvées à l'autopsie, parmi lesquelles nous pouvons, peut-être, ranger l'anomalie du cas actuel ;
en effet, l'examen a été fait sur le vivant et par conséquent nous
ne sommes pas certain de la vraie forme de l'épiglotte comme
on pourrait l'être en l'examinant sur le cadavre ; mais cela ne
nous empêche pas de croire, et c'est ce qui nous intéresse cliniquement, qu'il y a des circonstances vraiment rares où le procédé de l'énucléation devient impraticable.

Nous n'avons pas pu trouver d'observation analogue à la nôtre,
où l'épiglotte ait pu être considérée comme un obstacle au détubage du larynx par le procédé de l'énucléation ; et nous croyons
qu'en communiquant le cas actuel à notre Société, nous apportons une petite contribution au chapitre du détubage du larynx.

ELECTIONS :

Sont nommés :
Membres titulaires :
  Médecine : MM. HALLÉ et ZUBER.
  Chirurgie : Mme NAGEOTTE-WILBOUCHEWITCH.
Membres correspondants :
  MM. DECHERF et MANTEL.

La prochaine séance aura lieu le mardi 17 octobre 1903, à l'hôpital des Enfants Malades à 4 h. 1/2.

Présidence de M. Broca.

Le périmètre thoracique et l'amplitude respiratoire
chez les enfants,

par Mme NAGEOTTE-WILBOUCHEWITH.

Pour juger du développement plus ou moins normal d'un enfant, on a l'habitude de considérer sa taille et son poids en les comparant aux moyennes consignées dans des tableaux d'accroissement ; il me semble fort utile de compléter ces tableaux en y joignant les mesures du périmètre thoracique et de l'amplitude respiratoire correspondant aux divers âges ; c'est l'amplitude qui importe le plus, c'est d'elle que dépendent la santé pulmonaire et l'état général des enfants ; des mensurations nombreuses poursuivies depuis une dizaine d'années m'ont en effet démontré qu'il n'y a pas, chez les enfants, de parallélisme entre le périmètre thoracique et l'amplitude respiratoire ; il ne suffit pas de constater qu'un enfant a la poitrine large, il faut encore qu'il puisse s'en servir.

Lorsque j'ai commencé ainsi à mesurer la respiration des enfants personne ne le faisait à ma connaissance, et je pense que les

observations de mon atlas de gymnastique sont les premières
auxquelles soient annexées des séries de mesures thoraciques
prises à ce point de vue ; aussi, sans m'occuper des conseils de
revision et des compagnies d'assurance, ai-je pris les mesures
comme il m'a semblé logique de le faire, c'est-à-dire de la manière la plus simple et avec des points de repère sur lesquels il
est impossible de se tromper.

Pour mesurer l'amplitude respiratoire, je laisse l'enfant debout,
les bras tombant le long du corps ; un ruban métrique est placé
horizontalement, aussi haut que le permet l'aisselle, en passant
par conséquent en arrière sur les omoplates, en avant sur la
2e côte ; on peut se rendre compte de la respiration habituelle de
l'enfant en détournant son attention, mais chez les enfants non
exercés, non prévenus, l'amplitude respiratoire est alors si faible
et si inégale, variant de 1/4 de centimètre à 1 centimètre, qu'il
n'est guère possible de la noter ; les enfants prévenus de ce qu'on
cherche ne peuvent plus se laisser aller à respirer naturellement.
Il faut donc demander à l'enfant de respirer le plus profondément
possible et de faire ensuite une expiration complète. On note alors
les deux périmètres extrêmes qui montrent tout ce dont est capable la cage thoracique du sujet ; de cette façon seulement on
obtiendra des mesures comparables entre elles chez les enfants
de tout âge et chez un même enfant à différentes époques.

J'applique d'autre part le ruban métrique plus bas, toujours
horizontalement, en passant par l'appendice xyphoïde afin de
juger de l'expansion des côtes inférieures, si souvent défectueuse,
quelquefois au contraire prépondérante. J'obtiens ainsi deux
mesures, celle de l'Amplitude Respiratoire Axillaire (R. A.) et
celle de l'Amplitude Respiratoire Xyphoïdienne (R. X.).

Depuis quelque temps on mesure de tous côtés la cage thoracique des enfants, et comme il n'y a pas eu d'entente sur ce sujet
les mensurations sont faites très diversement ; les uns font écarter
horizontalement les bras des enfants, les autres les font même
lever verticalement afin de ne pas passer sur les omoplates ; les
points de repère pour le ruban métrique sont également variables.

Je ferai aux divers procédés un reproche commun, c'est que la position artificielle des bras et l'effort qu'elle demande gênent la respiration, surtout l'expiration, considérablement ; elles sont bien choisies pour mesurer le périmètre thoracique dans une phase de réplétion moyenne des poumons, non l'amplitude de l'excursion costale ; il est très facile de s'en convaincre en essayant sur soi-même. Lorsque les bras sont préalablement levés on ne peut plus inspirer une grande quantité d'air et lorsque dans cette même attitude on a cru faire une expiration complète, il suffit d'abaisser les bras pour expulser une nouvelle quantité d'air. Je n'insiste pas, ce sont des conséquences forcées de la disposition des côtes.

Comme point de repère du périmètre thoracique on prend communément le mamelon pour placer le ruban métrique immédiatement au-dessus, point de repère commode quand il s'agit de jeunes enfants ou d'hommes ; il a été adopté sans doute parce que ces mensurations ont été tout d'abord appliquées aux conscrits ; mais il n'est pas utilisable quand il s'agit de mesurer l'amplitude respiratoire des jeunes filles.

Plus de 1.000 mensurations doubles que j'ai faites sur 700 enfants m'ont montré qu'il y a une différence d'amplitude considérable entre les enfants non exercés à respirer, c'est-à-dire tous les enfants quelconques à leur première mensuration et les enfants exercés, faisant de la gymnastique ou uniquement quelques exercices respiratoires, c'est pourquoi j'ai dressé deux tableaux séparés pour ces deux catégories d'enfants ; le premier (T. I) donne les moyennes habituelles, insuffisantes, qui sont la conséquence de la vie sédentaire et malsaine de nos enfants ; le second tableau (T. II) donne les moyennes obtenues chez les mêmes enfants exercés durant les mois ou les années suivantes, moyennes que nous devons avoir pour but, non d'atteindre, mais de dépasser.

TABLEAU I

Amplitude respiratoire moyenne des enfants *non exercés*.

AGE	Taille	Resp. axill.		Ampl.	Resp. xyph.		Ampl.
1	70	45	cent.	»	46	cent.	»
2	80	48	»	»	48	»	»
3	90	50-52	»	2	50-52	»	2
4	96	51-53	»	2	50-52	»	2
5	103	53-55	»	2	52-54	»	2
6	111	54-56	»	2	52-54	»	2
7	117	57-60	»	3	54-57	»	3
8	123	58-62	»	4	55-58	»	3
9	129	59-63	»	4	56-60	»	4
10	134	62-65	»	3	57-61	»	4
11	139	64-67	»	3	59-61	»	2
12	144	68-71	»	3	61-65	»	4
13	148	69 73	»	4	62-66	»	4
14	151	73-76	»	3	64-66	»	2
15	155	75 78	»	3	66-69	»	3
16	156	75-79	»	4	66-70	»	4

TABLEAU II

Amplitude respiratoire moyenne des enfants *exercés*.

AGE	Resp. axill.		Ampl.		Resp. xyph.		Ampl.
*4	51-54	cent.	3	cent.	50-52	cent.	2
5	60-65	»	5	»	55-59	»	4
6	54-58	»	4	»	50-54	»	4
*7	57-60	»	3	»	52-56	»	4
8	59-63	»	4	»	55-59	»	4
9	60-64	»	4	»	56-60	»	4
10	63-68	»	5	»	59-63	»	4
11	64-69	»	5	»	60-65	»	5
12	67-72	»	5	»	62-66	»	4
13	70-75	»	5	»	64-69	»	5
14	72-78	»	6	»	65-70	»	5
15	73-78	»	5	»	65-70	»	5
16	74-79	»	5	»	65-70	»	5

Les mesures sont exprimées en centimètres.

(*) Au-dessous de 4 ans, il est difficile d'obtenir une respiration complète; de 4 à 7 ans, le nombre d'enfants exercés a été restreint et les moyennes sont à contrôler.

Les tableaux se rapportent à des filles uniquement parce que le nombre de garçons que j'ai mesurés est trop inférieur à celui des filles et je n'ai pas voulu encourir de critique de ce fait, en les réunissant dans une même statistique. Je puis dire néanmoins que jusqu'à 15 ans il n'y a pas de différence entre les deux sexes, quant au périmètre thoracique et à l'amplitude respiratoire.

La taille des enfants que j'ai mesurés est supérieure à celle du tableau de Quételet et je ne crois pas que ce résultat soit dû au nombre relativement faible des enfants mesurés, car je remarque depuis des années déjà que les enfants qui me semblent petits se trouvent avoir la moyenne de ce tableau. Le désaccord est beaucoup plus frappant pour les enfants de la clientèle privée ; ils se trouvent en moyenne d'un an, souvent de deux, en avance sur les enfants de leur âge si on s'en rapportait au tableau classique.

Le périmètre axillaire du thorax vide est de 45 centimètres à un an, il atteint 75 centimètres à 15 ans, en augmentant d'environ 2 centimètres par an ; le périmètre xyphoïdien passe de 45 ou 46 centimètres à 66 centimètres en augmentant de 1 cent. 1/2 par an.

L'amplitude axillaire chez les enfants non exercés est d'environ 2 cent. 1/2 avant 8 ans, de 3 cent. 1/2 à partir de cet âge. L'amplitude xyphoïdienne est de 2 centimètres avant 8 ans, de 3 à 3 1/2 après 8 ans.

Chez les enfants exercés le périmètre du thorax vide et son accroissement avec l'âge sont à peu près les mêmes, mais l'amplitude respiratoire est augmentée du double et elle va augmentant avec l'âge, 4 centimètres de 4 à 9 ans, 5 à 6 centimètres de 10 à 15 ans ; l'amplitude xyphoïdienne est également de 4 à 5 centimètres.

L'amplitude respiratoire augmente dans les deux sens, c'est à-dire par l'inspiration plus profonde avant tout, mais aussi par l'expiration plus complète ; il arrive même que les côtes se mobilisent d'abord dans le sens de l'expiration et qu'un enfant passe des chiffres périmètres 62-64 centimètres d'abord à 61-64, ensuite à 61-65, puis à 62-66 ; le premier pas, quoique fait par l'ex-

piration, est un progrès réel parce que l'amplitude a augme
en passant de 2 centimètres à 3 centimètres, donc la quan
d'air inspiré a augmenté également. C'est ainsi par exem
que la moyenne des enfants non exercés de 12 ans est de 68
tandis que celle des enfants excercés est de 67-72, c'est-à-
5 centimètres d'amplitude au lieu de 3, gagnés aux dépens
deux temps respiratoires.

Il est intéressant de noter que parmi les enfants non exe
la grande majorité n'ont qu'une amplitude de 2 centimètres ;
en a de 1 centimètre et la moyenne de 3 1/2 est due à quelq
cas tout à fait exceptionnels d'une amplitude de 6 et 7 centi
tres ou même 10 centimètres ; tandis qu'au contraire pour
enfants exercés un très grand nombre ont 6 et 7 centimé
d'amplitude, ceux de 8 ne sont pas exceptionnels et même
moyenne est rabaissée par quelques enfants dont l'amplil
respiratoire est restée à 2 et 3 centimètres. Les rapports entr
périmètre axillaire et le périmètre xyphoïdien ne sont pas
mêmes chez les deux groupes d'enfants ; chez les enfants
exercés le périmètre axillaire est souvent de 1, 2 ou 3 centim
seulement, supérieur au xyphoïdien ; chez les enfants exer
c'est-à-dire à l'état normal, la différence est de 4 centimètres
moins.

Comme pour la taille, il y a une différence sensible en faveur
enfants de la ville ; non pas en ce qui concerne l'amplitude
piratoire des enfants non exercés, car elle est presque aussi fa
en ville qu'à l'hôpital. Au contraire, les enfants exercés d
clientèle privée ont une amplitude de 1 à 2 centimètres supéri
à celle des enfants du même âge du service d'orthopédie de l
pital, quoique le périmètre de la cage thoracique soit peu d
rent chez les enfants exercés des deux catégories ; cela doit t
aux conditions d'existence plus hygiénique et aux exerc
mieux suivis en ville.

Les moyennes ne donnent jamais une idée suffisante des
sures, c'est pourquoi j'ai également dressé des tableaux
maxima et des minima pour chacune des deux catégories d

fants exercés et non exercés ; leur étude montre qu'il n'y a pas
de parallélisme entre le périmètre thoracique et l'amplitude respiratoire, pas plus d'ailleurs qu'entre la taille et l'amplitude ; les
enfants qui sont dans la moyenne comme taille ont tous les périmètres thoraciques possibles et la moyenne du périmètre peut
être atteinte par les enfants de toute taille ; ces différentes
moyennes concernant la taille, le périmètre et l'amplitude respiratoire se constituent pour ainsi dire indépendamment les unes
des autres.

Ainsi par exemple, pour un enfant non exercé de 12 ans, la
moyenne de la respiration axillaire est de 68-71 ; le plus grand
périmètre rencontré à cet âge a été de 83 centimètres, mais cet
enfant n'a qu'une amplitude de 2 centimètres (83-85), ainsi qu'un
enfant de 65 centimètres (65-67). Le maximum d'*amplitude* à cet
âge, 8 centimètres, a été atteint par un enfant de 65 centimètres
(65-73) et le minimum de 1 centimètre par un enfant large de
poitrine (71-72).

Il en va de même des enfants exercés, de ceux dont la cage
thoracique donne tout ce dont elle est réellement capable ; l'amplitude augmente beaucoup, mais la disproportion entre le périmètre et l'amplitude reste. Ainsi à 12 ans, la moyenne étant
67-72 1/2, le plus grand *périmètre* s'est trouvé être 81 (81-87),
mais la même amplitude de 6 centimètres est atteinte par un
enfant qui mesure 13 centimètres de moins, notamment 68-74.
L'enfant le plus étroit de poitrine atteint néanmoins 5 centimètres
d'amplitude (61-66), quoiqu'étant à 20 centimètres au-dessous du
premier. Le minimum d'amplitude est à un enfant qui a un
périmètre moyen, 67-70. Le maximum appartient à un enfant
du même périmètre, 67-75.

D'une façon générale ces tables montrent un fait assez étrange,
c'est que presque tous les petits périmètres ont une amplitude au-
dessus de la moyenne et quelques-uns ont même le maximum de
leur âge ; par contre, plus d'un périmètre considérable ou même
maximal n'a atteint qu'un minimum d'amplitude Ces remarques s'appliquent à la respiration xyphoïdienne aussi bien qu'à
la respiration axillaire.

TABLEAU III. — Maxima et minima. — Enfants non exercés.

Age	Taille	RESPIRATION AXILLAIRE								RESPIRATION XYPHOÏDIENNE							
		Périmètre max. et min. et amplitude correspondante				Amplitude max. et min. et périmètre correspondant				Périmètre max. et min. et amplitude correspondante				Amplitude max. et min. et périmètre correspondant			
		Pér. max.	A.	P. min.	A.	Périm.	A.max.	Périm.	A.min.	P.max.	A.	P. min.	A.	Périm.	A.max.	Périm.	A. min.
	max. min.																
3	96- 75	56-57	1	45-47	2					52-53	1	43-45	2				
4	106- 85	55-56 1/2	1 1/2	48-51	3	49-53 1/2	4 1/2	55-56 1/2	1 1/2	53-54	1	45-46	1	49-53	4	51-52	1
5	117- 91	62-64	2	51-53	2	53-57	4	51-52 1/2	1 1/2	55-58	3	46-49	2 1/2	50-54	4	54-55	1
6	119-102	60-62	2	51-52	1	52-56	4	56-57	1	57-58	1	46-49	3	49-54	5	57-58	1
7	132-108	61-63	4	52-55	3	55-60	5	59-59 1/2	1/2	61-63	2	49-52	3	55-61	6	52-52 1/2	1/2
8	136-111	62-66	2	51-53	2	61-68	7	60-62	1	61-64	3	47-52	5	51-56	5	54-55	1
9	141-115	65-67	4	56-60	4	61-67	6	65-67	2	57-60	3	52-56	4	57-64	7	58-59	1
10	148-106	75-79	4	58-60	2	59-64	5	64-65	1	69-72	3	49-49	1	57-64	7	56-57 1/2	1 1/2
11	153-122	78-80	2	52-54	2	67-74	7	75-76 1/2	1 1/2	69-72	3	48-50	2	61-68	7	68-69 1/2	1 1/2
12	163-122	83-85	2	56-58	2	65-73	8	71-72	1	77-80	3	54-59	5	65-72	7	65-66	1
13	166-125	81-84	3	55-56	1	63-73	10	55-56	1	73-78	5	54-56	2	63-70	7	59-60	1
15	163-130	82-84	2	60-62	2	70-77	7	71-72	1	74-77	3	57-60	3	69-77	8	61 1/2-62	1 1/2
15	166-131	84-86	2	60-65	5	77-84	7	77-79	2	74-76	2	57-62	5	64-71	7	70-71	1
16	175-143	83-86	3	68-73	5	72-82	10	79-80	1	78-81	3	57-71	4	64-71	7	65-65 1/2	1/2
adult.	180-150	79-83	4	70-75	5	72-78	6	77-79	1	70-73	3	61-65	4	68-74	6	64-66	2

TABLEAU IV. — Maxima et minima. — Enfants exercés.

Âge	Taille	RESPIRATION AXILLAIRE								RESPIRATION XYPHOÏDIENNE							
		Périmètre max. et min. et amplitude correspondante				Amplitude max. et min. et périmètre correspondant				Périmètre max. et min. et amplitude correspondante				Amplitude max. et min. et périmètre correspondant			
		P. max.	A.	P. min.	A.	Périm.	A.max.	Périm.	A.min.	P. max.	A.	P. min.	A.	Périm.	A.max.	Périm.	A. min.
6		62-68	6	53-57	4	62-68	6	57-59 1/2	2 1/2	54-61	7	50-54	4	54-61	7	50-52	2
7		64-70	6	53-57	4	64-70	6	55-57	2	59-63	4	50-54	4	52-57	5	52-55	3
8		70-76	6	52-56	4	70-76	6	56-58	2	64-68	4	49-54	5	58-65	7	52-54	2
9		64-68	4	55-61	6	55-61	6	62-65	3	62-66	4	51-57	6	55-61	6	54-56	2
10		68-74	6	58-62	4	61-68	7	66-67	2	64-67	3	54-58	4	57-64 1/2	7 1/2	59-61	3
11		75-79	4	59-65	6	82-71	9	67-70	3	68-72	4	56-62	6	59-67	8	61-63	2
12		81-87	6	59-64	5	67-75	8	72-75	3	72-78	6	52-55	3	66-75	9	65-67	2
13		81-84	3	61-67	6	64-72	8	76-79	3	73-78	5	55-60	5	62-70	8	67-70	3
14		81-84	3	59-65	6	75-83	8	69-70	1	78-82	4	61-68	7	61-68	7	62-64	2
15		83-88	5	65-70	15	70-77	7	70-72	2	75-78	3	59-63	4	61-71	10	61-63	2
16		83-88	5	65-71	6	79-87	8	83-86	3	76-77 1/2	1 1/2	57-63	6	69-77	8	67-70	3
17		77-83	6	66-71	5	71-88	7	73-77	4	69-74	5	59-66	7	67-74	7	65-68	3

J'ai déjà dit que dans tous les tableaux de cette étude je n'ai noté que l'amplitude maximale de chaque enfant ; je ne puis dire ce qu'elle est chez les enfants de 1 à 3 ans, car il n'est pas possible de s'entendre avec eux sur ce sujet ; aussi pour ces petits là n'ai-je donné que les périmètres axillaire et xyphoïdien, non l'amplitude. Chez les très jeunes enfants normaux le périmètre thoracique est un peu supérieur à l'autre, quelquefois égal ; chez les rachitiques, chez les dyspeptiques à gros ventre, chez presque tous les enfants chétifs, alités, le périmètre xyphoïdien l'emporte sur l'axillaire, parfois de 3, 4 centimètres. Chez ces enfants il est impossible de mesurer l'*amplitude respiratoire habituelle spontanée* de la cage thoracique, on ne voit rien bouger au niveau des côtes supérieures ; l'amplitude xyphoïdienne semble un peu supérieure, oscillant autour d'un demi-centimètre ; la respiration est diaphragmatique, l'épigastre et le ventre sont seuls animés de grands mouvements. Chez les enfants plus âgés l'amplitude habituelle est aussi dérisoire et il est vraiment étrange de constater combien la respiration fait peu mouvoir le thorax comparé au ventre. Cette remarque concorde d'ailleurs parfaitement avec ce fait qu'on ne peut souvent pas ausculter un enfant qui respire à sa guise, tellement il respire superficiellement, surtout aux sommets. Les grands enfants non exercés ont une amplitude habituelle qui varie entre 1/2 centimètre et 1 cent. 1/2.

La conclusion de tout ceci est que les enfants (et les adultes aussi bien) ne savent pas respirer, qu'ils prennent à chaque inspiration une faible partie seulement de l'air qu'ils devraient prendre et qu'il faut leur enseigner cette chose si simple qui devrait être dictée par l'instinct de la conservation.

Car il ne faudrait pas croire que la respiration habituelle soit suffisante et que je demande une exagération de cette fonction dans un but thérapeutique ; la preuve de l'insuffisance est que tous les enfants qui respirent superficiellement poussent de temps en temps de profonds soupirs ; que les enfants solides et normaux ont une amplitude considérable quel que soit leur périmètre thoracique, que l'amplitude augmente dans beaucoup de cas avec une rapidité surprenante sous l'influence de l'exercice et que le développement de la respiration, en l'absence de tout autre traitement, influe visiblement et rapidement sur la santé générale.

D'ailleurs, si les enfants exercés arrivent très souvent à une, amplitude de 6 à 8 centimètres, dans quelques cas même à 10 centimètres, cette amplitude se rencontre, exceptionnellement il est vrai, chez des enfants non exercés (Tableau III) ; il est donc permis de tendre à ce but, sans crainte de nuire à l'équilibre des fonctions pulmonaire, cardiaque, circulatoire.

Quelques exemples particuliers sont frappants.

Une enfant de 7 ans, de santé très fragile, a les mesures suivantes : Taille 116 1/2, r. a. 52-55, r. x. 49-52 ; au bout de deux semaines d'exercices, n'ayant point grandi, elle mesure r. a. 53 1/2-57, r. x. 50-54 ; il est bien évident que ce n'est pas par suite d'un accroissement réel de la cage thoracique que l'enfant a gagné 1 1/2 en quinze jours, c'est uniquement parce que la cage thoracique, très souple, a appris à s'emplir et a repris les dimensions auxquelles elle avait droit. De même une fille de 10 ans qui passe en quinze jours de 61 1/2-65 d'amplitude axillaire à 63 1/2-67 1/2. Un enfant de 4 ans, ayant un thorax en entonnoir, complètement bilobé, ne respire que du ventre ; l'amplitude axillaire maximale atteint à peine 55 1/2-56 1/2, la respiration xyphoïdienne 55-56 1/2 ; un mois plus tard l'amplitude a passé de 1 cent. à 2 1/2 pour le haut, 55 1/2-58, on a exprès développé l'amplitude supérieure seule ; à 5 ans il a 57-59 1/2 et l'amplitude xyphoïdienne est 56-59.

Une enfant de 12 ans d'excellente santé se voûte d'un façon inquiétante, sans se dévier. T. 144, r. a. 68-70, r. x. 64-66 ; 3 mois plus tard, T. 147, r. a. 68-74 r. x. 63-69 1/2 ; 10 mois après le début, T. 148, r. a. 74-79 r. x. 67-72 ; une autre fille du même âge nous donne les chiffres suivants : T. 139, r. a. 71-72, r. v. 69-71 ; cinq mois plus tard r. a. 69-74, r. x. 68-71. au bout de 8 mois, r. a. 71-76, r. x. 67-72.

Ces sauts durant les premières semaines et les premiers mois sont d'observation courante et l'état général, le moral offrent

souvent un changement correspondant ; ensuite, la cage th
cique ayant pour ainsi dire repris ses dimensions naturelles
progrès sont bien entendu plus lents, mais néanmoins im
tants. Au bout de quelques années, l'habitude de respirer am
ment est acquise et se maintient. Voici, à ce point de vue spé
l'histoire d'une enfant de 5 à 12 ans.

Il s'agit au point de départ d'une enfant de parents malin
petite et chétive elle-même, rachitique, ayant la moitié gauche
thorax plus volumineuse que la droite et par suite une tenda
l'enroulement de cette moitié autour de la droite.

<pre>
A 5 ans, taille . 1 m.   r. a. 51-54   r. x. 46-50
— 7 »   »   . . 1.11   »   55-58   » 50-55
— 9 »   »   . 1.24   » 58-62 1/2   » 53-58
— 10 »   »   . 1.29   » 68-69   » 55-61
— 11 »   »   . 1.37   » 65-72   » 57-64
— 12 »   »   . 1.42   » 60-72   » 55-65
</pre>

C'est actuellement une belle fille de 12 ans, d'une excellente
et d'une mine florissante ; la scoliose est insignifiante, n'ayant n
sité aucun corset ; grâce à la menace d'une déviation grave,
enfant vient faire des exercices à l'hôpital depuis 7 ans trois fo
semaine, et il est bien certain que c'est à sa scoliose qu'elle (
d'avoir atteint un développement auquel elle n'était pas destin
n'est pas inutile d'observer qu'elle n'est nullement en reta
l'école quoique n'étant pas bien douée, et c'est vrai pour tout
fillettes qui sont dans le même cas, elles ne perdent à ce systèm
leurs prix.

Une autre enfant légèrement déviée, a eu la même persévé
Après longue interruption des exercices à :

<pre>
11 ans. . . . . 1 m. 38 r. a. 66-68 r. x. 61-62
12 » . . . .   1.42   »   68-71   » 63-65
13 » . . . .   1.51   »   73 79   » 66-70
14 » . . . .   1.54   »   75-82   » 72-75
15 » . . . .   1.56   »   75-80   » 70-74
</pre>

la diminution est due aux études et concours de cette dernière qui ont obligé à négliger beaucoup l'hygiène de la jeune fille ; l'amplitude est néanmoins restée suffisante et la santé de l'enfant ne s'est jamais démentie depuis qu'elle a commencé à s'exercer régulièrement, tandis que ses poumons étaient très fragiles avant cette époque.

Dans ces deux cas, et il serait facile de multiplier les exemples, il s'agit de cages thoraciques souples, dociles aux exercices respiratoires et capables, avant toute éducation, d'une amplitude relativement bonne ; il s'agissait simplement d'apprendre aux enfants à se servir d'un appareil qui ne demandait qu'à bien fonctionner et qui ne rencontrait pas d'obstacle. Mais il n'en est pas toujours ainsi et l'éducation respiratoire est dans bien des cas longue et difficile, et certains enfants arrivent à peine à 3 ou 4 centimètres d'amplitude qu'ils ne peuvent dépasser, quelques-uns en restent à 2-3 centimètres ; ce sont quelquefois des enfants atteints de raideur juvénile, état que j'ai eu l'occasion d'étudier récemment. Plus souvent, il s'agit d'enfants obligés au port d'un corset d'attitude qui emprisonne la poitrine.

J'ai maintes fois mesuré des enfants qui portent un corset d'attitude en coutil baleiné toujours serré, plein devant — leur amplitude maximale, axillaire et xyphoïdienne n'atteint souvent pas 1 centimètre ! Les enfants qui sortent d'un corset plâtré inamovible sont dans le même état, avec 1/2 à 1 centimètre d'amplitude ; quand ils ont porté des corsets pendant plusieurs mois, il faut d'autres mois pour leur rendre 3-4 centimètres d'amplitude. Tous ces enfants ne respirent que par le diaphragme et juste ce qu'il faut pour ne pas s'asphyxier. Même lorsqu'un enfant est muni d'un corset à tuteurs, complètement ouvert sur la poitrine, l'immobilisation de la cage thoracique tend à diminuer l'amplitude respiratoire ; aussitôt qu'on néglige cette question, on voit des enfants de 12 à 15 ans se réduire, à une excursion de 2 à 3 centimètres, tandis qu'ils ont droit à 5 et 6. Le périmètre du thorax souffre aussi gravement, bien entendu. C'est là une question tout à fait capitale ; c'est pour cela qu'il faut être avare de corsets inamovibles, surtout dans les villes où le peu d'air que

prend l'enfant est vicié. C'est pour cela aussi qu'un corset amo-
vible, même lorsqu'il laisse la poitrine sans compression directe,
n'est inoffensif au point de vue de la santé générale, que s'il est
enlevé régulièrement pour permettre des exercices généraux et
respiratoires ; sans l'enlever d'ailleurs, l'enfant doit plusieurs fois
par jour s'appliquer à respirer à fond. Beaucoup d'enfants que
j'ai pu suivre ainsi pendant des années, se sont maintenus à une
amplitude de 4 à 6 centimètres. Aussitôt que pour une raison
quelconque les exercices sont négligés pendant quelques mois,
les enfants cèdent à la violence qu'exerce sur eux l'appareil quoiqu'ils n'en aient plus conscience, comme au début de son application, et non seulement leur amplitude respiratoire, mais encore
leur périmètre thoracique diminue. Rien n'est facile à enseigner
et à exécuter comme les exercices respiratoires, tous les médecins
qui auront songé à leur utilité, acquerront sans peine ces connaissances élémentaires dans les nombreux ouvrages parus sur
cette question.

M. Guinon. — Il importe que les observateurs pratiquent tous
le même mode de mensuration thoracique. Dans les écoles de la
Ville de Paris où M. Grancher et ses élèves le font quotidiennement, on prend comme niveau l'extrémité inférieure des omoplates et on laisse tomber les bras de l'enfaut ; on ne pratique qu'une
seule mensuration, et sans tenir compte de l'état d'expiration ou
d'inspiration, et je crois qu'on pourra avec avantage appliquer
la méthode que propose Mme Nageotte.

Pour ce qui est de l'amplitude respiratoire, je demande à
Mme Nageotte de compléter ses études en évaluant l'amplitude
respiratoire chez les enfants que nous considérons généralement
comme prédisposés à la tuberculose respiratoire, thorax étroit,
allongé, à système pileux très développé, et chez qui, la spiro-
métrie indique une diminution de la capacité pulmonaire.

Maladie d'Addison à marche aiguë sans lésions des capsules surrénales chez un enfant de 18 mois,

par MM. P. Nobécourt, chef du Laboratoire et M. Brelet, interne de l'Hospice des Enfants-Assistés.

Obs. — René R..., âgé de 18 mois, est amené à l'Hospice des Enfants-Assistés dans le service du professeur Hutinel, le 23 *août* 1905. Sa mère est actuellement soignée dans un hôpital de Paris pour tuberculose pulmonaire.

L'enfant n'est malade, en apparence tout au moins, que depuis peu de temps, car, le 16 août, rien de spécial dans son état n'attirait l'attention et il pouvait être envoyé au dépôt des Enfants-Assistés à Thiais. Il nous revient de Thiais avec le diagnostic de bronchite.

Voici les résultats de l'examen. Le petit malade pèse 7 kil. 200 ; il est amaigri ; la peau de son front vers la racine des cheveux est de teinte foncée, grisâtre ; de même la peau des aines, du bas-ventre mais à un degré beaucoup moindre. Il présente des déformations rachitiques : nouures aux poignets et aux chevilles, incurvation des membres inférieurs. Dans les aines et dans les aisselles, il existe quelques petits ganglions durs. L'enfant tousse et on entend à l'auscultation des râles sibilants dans les deux poumons. Le ventre est légèrement ballonné et on sent à la palpation des matières dures dans le gros intestin. La fièvre est légère : 38°6.

Le diagnostic porté est le suivant : bronchite généralisée, infection gastro-intestinale avec constipation, chez un sujet probablement tuberculeux.

Les jours suivants, à la suite du traitement habituel de l'infection digestive, les selles redeviennent normales. Mais la température reste au-dessus de 38°, l'amaigrissement s'accentue, l'état général s'aggrave, les signes de bronchite généralisée persistent ; l'enfant paraît donc de plus en plus suspect de tuberculose.

30 août. — La coloration foncée des téguments s'est notablement accentuée et attire de plus en plus l'attention. C'est une teinte gris noirâtre, généralisée, mais ayant son maximum au visage, aux bour ses, à la verge, aux aines. Les muqueuses labiale, buccale et conjonctivale ne sont pas pigmentées ; cependant la muqueuse de la lèvre inférieure a une teinte un peu plus foncée.

L'enfant est triste, abattu, indifférent à tout ce qui se passe autour de lui ; il ne réagit même pas quand on l'examine. Il semble donc bien exister un état marqué d'asthénie, autant qu'il est possible de l'apprécier chez un enfant de 18 mois. La température se maintient aux environs de 39°.

D'autre part, les signes d'auscultation des poumons se sont accentués ; en plus des râles de bronchite généralisée, on entend au sommet gauche une respiration soufflante, plus marquée vers la colonne vertébrale.

3 *septembre*. — La coloration de la peau se fonce de plus en plus ; l'enfant prend l'aspect classique du mulâtre. La rate est augmentée de volume, on la sent au palper qui dépasse le rebord des fausses côtes gauches.

8. — L'asthénie est extrême ; l'enfant blotti dans son lit ne fait aucun mouvement. Il a maigri de 600 grammes depuis son arrivée et ne pèse plus que 6 kil. 600.

10. — Les urines ne contiennent ni sucre ni albumine. Examen du sang :

Hématies	5.115.000
Leucocytes	14.500
Lymphocytes	13
Mononucléaires moyens.	4
Polynucléaires.	83
Eosinophiles.	0

Il n'existe pas d'éléments anormaux (coloration au triacide).

10 au 13. — L'état général décline et l'amaigrissement fait des progrès rapides. La température oscille entre 38° et 39°5. A l'auscultation des poumons, on entend une respiration soufflante aux deux sommets et des râles muqueux de haut en bas, surtout à gauche.

La pigmentation s'est encore accentuée ; les régions les plus foncées sont celles que nous avons déjà indiquées et, de plus, les plis de flexion du membre supérieur, la peau de l'abdomen.

14. — L'enfant est couché en chien de fusil ; la nuque est raide ; le signe de Kernig n'existe pas. Le pouls est fréquent (124), un peu irrégulier ; on note aussi des irrégularités du rythme respiratoire avec des pauses. Ces symptômes font penser à la possibilité d'une tuberculose méningée ; nous ne pouvons vérifier ce diagnostic par l'examen du liquide céphalo-rachidien, car plusieurs tentatives de ponction lombaire ne permettent pas d'en obtenir.

15. — L'état de l'enfant est à peu près le même que la veille. On constate cependant des symptômes nouveaux : tremblement des membres supérieurs, et contracture avec état cataleptique tel que le membre supérieur étant par exemple élevé conserve près d'une minute la position qui lui a été donnée. L'enfant semble ne plus voir. Les pupilles sont dilatées, ne réagissent pas à la lumière.

16. — L'enfant est dans le coma complet. La raideur de la nuque et des membres supérieurs fait contraste avec une flaccidité très marquée des membres inférieurs permettant de fléchir la jambe sur la cuisse et la cuisse sur le bassin à un degré extrême sans éprouver la moindre résistance. Le pouls est à 108, inégal. La respiration est accélérée (40 par minute), irrégulière. L'enfant meurt à 3 heures.

Autopsie le 18. — Les deux poumons sont remplis de granulations tuberculeuses récentes. Les ganglions du médiastin et tout particulièrement ceux du groupe intertrachéo-bronchique sont très augmentés de volume et constituent de grosses masses irrégulières, en partie caséifiées.

Le foie et la rate, cette dernière très hypertrophiée, contiennent de très nombreuses granulations tuberculeuses.

L'intestin ne présente aucune lésion tuberculeuse apparente, mais les ganglions mésentériques sont très volumineux, infiltrés de tubercules crus et caséeux. On trouve derrière le pancréas un groupe de ganglions dépassant le bord supérieur de cette glande et formant une masse ganglionnaire étendue transversalement au devant des première et deuxième vertèbres lombaires. Les capsules surrénales sont macroscopiquement saines ; elles pèsent l'une et l'autre 3 gr. 50. Leur intégrité a été confirmée par l'examen histologique.

A la base du cerveau, la pie-mère est épaissie, recouverte d'un exsudat fibrino-purulent ; on aperçoit le long des vaisseaux quelques granulations tuberculeuses.

En résumé, un enfant de 18 mois, rachitique et suspect de tuberculose, est amené à l'hôpital avec de la fièvre, de la bronchite et de l'infection intestinale. Dès l'entrée, l'attention est attirée sur la coloration des téguments. Les jours suivants, la fièvre persiste, les signes de tuberculose se dessinent, la pigmentation s'accentue et se généralise à toute la surface du corps, ayant son maximum au front, aux organes génitaux, aux plis de l'aine, mais respectant les muqueuses. En même temps, on note de la torpeur, de l'asthénie et le diagnostic de maladie d'Addison à marche aiguë est posé.

Finalement, l'enfant meurt au bout de 3 semaines après avoir présenté, pendant les derniers jours, des contractures et quelques autres symptômes de méningite tuberculeuse (raideur de la nuque, pouls irrégulier, troubles du rythme respiratoire).

A l'autopsie, on trouve des adénopathies tuberculeuses anciennes volumineuses du mésentère et du médiastin, et une tuberculose généralisée granulique de date récente. Les capsules surrénales sont saines.

Malgré cette intégrité des capsules surrénales et malgré l'existence de cette tuberculose aiguë granulique, qui a joué un rôle important dans la production des phénomènes observés, le diagnostic de maladie d'Addison nous paraît devoir être conservé. Ce diagnostic repose en effet sur des arguments cliniques et anatomiques.

Au point de vue clinique, l'aspect du petit malade était caractéristique. 1° L'asthénie était extrême ; elle s'expliquait sans doute en partie par la gravité de l'état général et la tuberculisation généralisée ; mais cependant elle était beaucoup plus marquée qu'on ne l'observe habituellement en pareil cas, car l'enfant restait immobile pendant des heures entières, blotti dans son lit, ne bougeant même pas quand on l'examinait.

2° La mélanodermie présentait le type classique de la mélanodermie addisonienne ; elle était généralisée à toute l'étendue des téguments, plus foncée en certains points d'élection. On observe, il est vrai, chez les tuberculeux des pigmentations plus ou moins marquées, que Guéneau de Mussy (1) avait signalées en particulier chez les malades atteints de tuberculose intestinale, que Laffitte et Moncany (2) ont récemment notées 7 fois sur 27 tuberculeux adultes. Mais cette pigmentation reste localisée, est beaucoup moins diffuse que dans la maladie d'Addison, n'occupe jamais le tégument tout entier et est beaucoup plus rare chez l'enfant que chez l'adulte. D'ailleurs il n'y a peut être qu'une différence de degré et non une différence de nature entre la mélanodermie des tuberculeux, associée parfois à l'asthénie et à d'autres éléments du syndrome addisonien, et la maladie d'Addison typique ; les phénomènes morbides sont attribuables dans un cas comme dans l'autre soit à une petite insuffisance surrénale (Laffitte et Moncany), soit à une lésion du plexus solaire (Laignel-Lavastine). Quant à l'absence de pigmentation des muqueuses notée dans notre observation, elle n'a pas la valeur diagnostique qu'on lui a attribuée autrefois ; elle peut manquer dans des cas de maladie d'Addison indiscutable et inversement accompagner la pigmentation cutanée des tuberculeux (Laffitte et Moncany l'ont notée 11 fois sur 100).

Au point de vue anatomique, le fait saillant était l'intégrité des capsules surrénales. La tuberculose de ces capsules est en effet la lésion habituelle peut-être plus encore chez l'enfant que chez l'adulte, et M. Comby a pu écrire (3) que « chez l'enfant la tuberculose est seule en question et la synonymie est parfaite entre maladie d'Addison et tuberculose surrénale ». Cependant cette règle comporte des exceptions ; il est des cas indiscutables dans lesquels les capsules surrénales ou bien présentaient des lésions autres que la tuberculose ou bien étaient saines. Pour

---

(1) Guéneau de Mussy, *Clinique médicale*, t. IV, p. 492.

(2) Laffitte et Moncany, *Société médicale des hôpitaux*, 13 novembre 1903.

(3) Comby, Maladie d'Addison, *Traité des maladies de l'enfance*, 2ᵉ éd., II, 1904.

nous en tenir à l'enfant, cette intégrité des capsules est notée dans le cas de Peacock (1), chez un enfant de 14 ans où il y avait un tubercule de la moelle allongée, dans les cas de Maisch (2), chez des garçons de 7 et 9 mois et dans le cas de Richon (3) chez une fillette de 10 ans.

Quand les capsules surrénales sont intactes, il est légitime d'attribuer les symptômes addisoniens et surtout la mélanodermie aux lésions du sympathique abdominal. En effet, surrénales, plexus solaire et fibres qui les relient aux centres supérieurs forment un système fonctionnel dont la lésion, qu'elle siège sur la surrénale ou sur son système nerveux régulateur a pour conséquence la mélanodermie (Laignel-Lavastine) (4). Les lésions du sympathique peuvent être provoquées notamment par les adénopathies mésentériques ; celles-ci existaient dans l'observation de Richon, où l'auteur a noté quelques lésions histologiques, dans celles de Brault et Perruchet, de Niezkowski, Jeannin et Gübler, citées par M. Brault (5). M. Brault admet volontiers « que toutes les adénites chroniques de la région cœliaque, solaire et prévertébrale, les tumeurs des mêmes parties puissent irriter les plexus nerveux qu'on y rencontre ». Dans l'observation que nous rapportons, le sympathique abdominal a été très vraisemblablement lésé par les adénopathies mésentériques, et en particulier par ce groupe de volumineux ganglions que nous avons signalés derrière le pancréas à la hauteur des premières vertèbres lombaires.

En dehors de ces constatations intéressantes à noter pour la conception pathogénique de la maladie d'Addison, il convient d'in-

(1) PEACOCK, cité par DEZIROT, *Étude sur la maladie d'Addison chez l'enfant*, Thèse Paris, 1898.

(2) MAISCH, Three cases, presenting indications of Addison's disease. etc... *The Post-Graduate*, septembre 1899.

(3) RICHON, Un cas de maladie d'Addison avec intégrité des capsules surrénales, *Arch. de méd. des enfants*, 1903, p. 350.

(4) LAIGNEL-LAVASTINE, *Soc. médicale des hôpitaux*, 29 janvier 1904.

(5) BRAULT, Maladie d'Addison, in *Traité de médecine* de BOUCHARD-BRISSAUD, t. V.

sister sur le jeune âge de notre malade. Si en effet, la maladie d'Addison n'est pas rare chez les enfants, et l'un de nous en a rapporté ici même (1) une observation avec M. Paisseau, elle se rencontre surtout à partir de 10 ans. Au-dessous de cet âge et surtout au-dessous de 5 ans elle est exceptionnelle. Dezirot dans sa thèse (1898) relate les seuls faits de Belaieff (1887) [garçon de 7 jours, mort à 53 jours] et de Pitmann (1865) [cancer d'une des capsules surrénales chez une fille de 3 ans]. Depuis, Maisch (1899) en a rencontré 2 cas chez des nourrissons de 7 et 9 mois, Fleming et Miller (2), 2 cas également chez des sujets de 2 et 3 ans, dont un frère âgé de 7 ans et la mère étaient également addisonniens.

M. Guinon. — D'une manière générale, je ne pense pas qu'il y ait à discuter sur la nature de la mélanodermie tuberculeuse chez l'enfant ; la tuberculose pulmonaire ne donne pas de pigmentation aussi accentuée ; les phtisiques adultes ne réalisent, en effet, la grande mélanodermie, qu'à une période avancée de leur maladie, avec des cavernes suppurantes et souvent de l'amylase viscérale ; l'absence ou la rareté de pareilles lésions chez l'enfant explique l'absence de la mélanodermie.

M. Gillet. — Après cette observation de maladie d'Addison sans lésion des capsules surrénales, j'en résumerai une autre semblable, mais chez un adulte.

Chez celui-ci lésions thoraciques extrêmes, poumon gauche, presque introuvable à l'autopsie, réduit à deux lames accolées à la plèvre entourant une vaste caverne de tout le poumon.

Mélanodermie généralisée avec variation de teintes, rien à la bouche, mais taches à la paume des mains.

Dans l'urine, peu d'urée ; avec l'acide nitrique disque noir vert et non bleu noir comme pour l'indican ; il s'agit peut-être de la pyrocatéchine qu'on a invoquée comme pathogénie.

(1) Nobécourt et Paisseau, Maladie d'Addison chez un enfant de 13 ans, *Société de Pédiatrie*, octobre 1904.

(2) Fleming et Miller, A family with Addison's disease, *Brit. med. Journal*, 21 avril 1900.

Le poids et les urines dans la rougeole,

par P. Nobécourt, G. Leven et Prosper Merklen.

(Travail du service et du laboratoire du Professeur Hutinel,
à l'Hospice des Enfants-Assistés).

Les recherches de ces dernières années ont montré que, por
être à même d'apprécier les modifications du poids, les élimina
tions urinaires et les rapports qui peuvent exister entre elles,
est nécessaire de tenir compte de manière précise des alimen
et des boissons ingérés. Jusqu'à présent on n'a pas suffisamme
pris en considération ces conditions d'expérience dans les r
cherches poursuivies au cours des fièvres éruptives. En nous pl
çant à ce point de vue, nous avons étudié la rougeole.

Plusieurs considérations nous ont engagés à nous adresser
cette maladie : l'évolution rapide de l'affection qui permet d'
suivre tout le cycle, l'absence fréquente de complications sur
joutées et susceptibles de fausser les résultats, le jeune âge d
sujets indemnes encore des tares multiples qu'on rencontre pl
tard.

Nos observations sont au nombre de treize. Elles ont trait
des enfants de 3 à 12 ans. On en trouvera le détail dans un m
moire qui sera incessamment publié dans la *Revue des malad
de l'Enfance*. Chaque jour les malades étaient pesés ; on mesur
leurs urines, on dosait l'urée et les chlorures des 24 heures.
même temps on notait soigneusement la quantité de lait ingé
seul aliment fourni aux malades ; cette quantité ne variait pas
général pour chacun de nos sujets pendant toute la durée
recherches, et même ceux d'entre eux que nous laissions boir
leur gré avalaient chaque jour des doses peu différentes les u
des autres. Les observations ont été poursuivies pendant 14 à
jours après le début de l'éruption. C'est au premier jour de
ruption que correspond dans notre travail le premier jour de
maladie.

1. Poids. — Sans contrôler à nouveau la chute de poids co

tatée par Meunier dans la période d'incubation, nous avons commencé nos pesées le premier jour de l'éruption. Dans la plupart des cas nous avons tout d'abord observé une baisse de poids plus ou moins appréciable. Puis à partir du cinquième au huitième jour le poids se relève le plus souvent, sans atteindre toutefois le poids primitif ; quelquefois il reste stationnaire ; rarement il continue à baisser. La diminution de poids du stade éruptif fait directement suite à celle de l'incubation comme nous l'avons vu chez quelques autres enfants avec M. Brelet. Cette courbe ne dépend pas de la quantité de lait ingérée ; nous l'avons relevée dans des observations à régime fixe comme dans des observations à régime variable.

2. Volume des urines. — Si l'on divise le cycle morbide en périodes de quatre jours correspondant à peu près à l'évolution de la maladie, on voit que l'émission de l'urine, indépendamment de certaines variations journalières, se comporte de la façon suivante. Pendant les quatre premiers jours, en pleine période éruptive, il y a d'ordinaire oligurie, surtout dans les formes graves et fébriles. Dans la deuxième phase (5e, 6e, 7e, 8e jours), alors que l'éruption est terminée, le taux des urines s'élève. Dans les deux dernières périodes (du 9e au 16e jour), quand la maladie est achevée en fait, il n'y a plus aucune règle générale. En somme, on constate de l'oligurie pendant la période fébrile, suivie de polyurie après la chute de la fièvre ; c'est là un type commun à nombre de pyrexies. Il est facile, en comparant l'évolution du poids et celle du volume des urines, de remarquer qu'il n'existe pas de corrélation entre ces deux phénomènes : pendant la première période le poids diminue et il y a oligurie ; pendant la seconde le poids augmente, en même temps que les urines deviennent plus abondantes.

3. Chlorures. — Le taux des chlorures urinaires varie avec la quantité des chlorures ingérés. Leur élimination se fait régulièrement, et on n'observe ni rétention ni crise comme il en existe dans d'autres maladies infectieuses. La chloruration de l'organisme n'influe en rien le poids et le volume des urines dans la

rougeole, tout au moins avec les faibles doses qu'y introd
régime lacté.

4. Urée. — L'urée subit des modifications notables du co
la rougeole, même chez des sujets dont le régime reste con
Dans la première phase elle est en petite quantité ; da
deuxième elle augmente progressivement pour atteindr
maximum du 9ᵉ au 12ᵉ jour ; puis elle revient à la nor
D'une façon générale l'augmentation de l'urée marche d
avec l'augmentation de poids et avec celle du volume des u
mais dans chaque cas particulier on ne peut établir de su
sition absolue.

En résumé, au cours des rougeoles normales il y a des
cations intéressantes à noter dans le poids du sujet, dans l
sion des urines et de l'urée ; l'élimination des chlorures n'
contraire pas influencée par la maladie.

Un cas de péritonite purulente généralisée
à pneumocoques,

par H. PATER,
interne à l'hôpital Trousseau.

L'observation que nous avons l'honneur d'apporter à la S
relate l'histoire d'une enfant soignée dans le service de
maître, M le Dʳ Guinon, et qui succomba à une péritonite
lente à pneumocoques.

L'affection n'est pas rare, nombreux sont les cas publiés
dix dernières années par la plupart des médecins et chiru
d'enfants. En apportant ici cette observation peut-être u
banale, nous voulons seulement insister sur quelques parti
tés de clinique et de diagnostic, déjà signalées d'ailleurs
nombreux auteurs qui se sont occupés de la question. Voic
observation :

Le 22 septembre dans l'après-midi, est amenée d'urgence à
tal Trousseau, une fillette de 6 ans 1/2, C..., avec le diagno

péritonite appendiculaire posé par un médecin de la ville. L'enfant, qui ne présentait rien de particulièrement intéressant dans ses antécédents, était au lit depuis 7 jours ; la maladie avait débuté par des douleurs vives dans le ventre, des vomissements et de la fièvre ; depuis le début, l'état de la malade allait toujours s'aggravant. Cet état se présentait, en effet, comme très critique ; la fièvre à 40°5, le facies péritonéal, le pouls petit et filant, l'état du ventre tendu et météorisé et dont la contraction permanente empêchait la palpation, tout semblait confirmer le diagnostic posé et commander une intervention immédiate qu'un de nos collègues se disposa à pratiquer dans le service du Dr Rieffel. Mais, presque au moment d'opérer, quelques particularités cliniques telles que l'existence de diarrhée, la lenteur d'évolution de cette péritonite généralisée, mirent notre collègue en défiance, et le firent pencher un instant plus tard vers le diagnostic de fièvre typhoïde.

La malade, transportée dans le service du Dr Guinon, y est vue par nous vers 6 heures de l'après-midi. L'abattement est extrême et rend tout interrogatoire à peu près impossible. Le facies est bien celui d'une péritonite ; les lèvres sont fendillées, la bouche sèche, sans fétidité, la langue est desséchée, rôtie même, très saburrale et brunâtre en son milieu, les narines sont pincées, l'œil est excavé, éteint et le visage d'une pâleur légèrement plombée. Une particularité est notée : c'est l'existence d'un herpès labial bilatéral des plus nets.

Le pouls est misérable, régulier, très rapide et presque incomptable (150 à 160). La respiration est brève, la voix faible et entrecoupée. Il n'y a pas de hoquet, mais des vomissements un peu verdâtres. Le ventre est le siège d'un météorisme généralisé considérable ; distendu dans toute son étendue, il résonne avec force à la percussion. Ni dans les flancs en position latérale droite ou gauche, ni dans les parties déclives dans le décubitus horizontal il n'existe de zone de matité permettant d'affirmer un épanchement abdominal. La zone de matité hépatique a disparu, elle est remplacée par une sonorité à timbre tympanique indiquant le refoulement du foie et du diaphragme par un développement gazeux sous-jacent. Dans de telles conditions, la palpation est impossible : il paraît évident qu'elle est douloureuse,

mais la tension et, semble-t-il, la contracture de la paroi empêch
de se rendre compte et de l'état intestinal et de l'état des fosses iliaqu
il ne paraît pourtant pas y avoir de fluctuation.

La rate est impossible à sentir et la percussion donne à son niv
le même tympanisme que dans le flanc droit. Il n'y a pas trace
taches rosées. L'auscultation pulmonaire ne décèle aucune sibila
mais toute la base droite sur une hauteur d'un travers de main
sente de la submatité, de la diminution du murmure vésiculair
quelques râles sous-crépitants disséminés ; il n'y a pas de sou
Les bruits du cœur sont faibles, réguliers, sans souffle orificiel.

La malade vient d'uriner spontanément et son urine, asses cla
ne renferme pas d'albumine, pas de sucre, pas de sang.

En somme, il n'existe pas un seul signe positif de typhoïda,
un syndrome péritonéal assez complet pour nous permettre d'affi
qu'il s'agit de péritonite généralisée. Le point de départ peut en
l'appendice, et pourtant deux particularités attirent notre atten
sur un facteur étiologique différent : d'abord, la lenteur d'évolu
de cette péritonite généralisée qui remonterait déjà à 7 jours plu
de plus, ce fait que la malade a des selles depuis le début nette
diarrhéiques, de coloration verdâtre, sans fétidité. Ce seul signe
fait penser à la péritonite pneumococcique.

La malade, vue le lendemain matin par le Dʳ Guinon, est nette
considérée par lui comme atteinte de péritonite généralisée à op
immédiatement, et notre maître veut bien accepter comme prob
le diagnostic de péritonite à pneumocoques que nous lui propo

L'intervention est pratiquée une heure plus tard, dans le servic
Dʳ Rieffel, par notre collègue Naudot qui veut bien nous donner
sujet quelques détails.

L'incision abdominale donne issue à une petite quantité de
épais jaune verdâtre ; on aperçoit aussitôt d'abondantes fausses m
branes de toutes tailles recouvrant les anses intestinales d'une
table couche sous laquelle l'intestin apparaît partout congestio
L'appendice pouvant être l'auteur de la péritonite, il est recher
il participe à la coloration rougeâtre du reste de l'intestin, ma
trouve libre d'adhérences et ne paraît pas macroscopiquement lé
est extirpé néanmoins.

Un examen direct du pus décèle à l'état de pureté le pneumocoque encapsulé de Talamon Frankel.

La malade dont l'état était si précaire survit 48 heures à l'intervention ; la température reste oscillante autour de 39° et 40°, le pouls, malgré sérum et injections diverses, ne se relève pas et la petite malade est emportée malheureusement le 25 septembre dans la nuit.

L'autopsie pratiquée par nous environ 30 heures après la mort, décèle les particularités suivantes : tout l'abdomen est rempli par des exsudats pseudo-membraneux verdâtres, épais, qui recouvrent complètement les anses intestinales, s'étendant en haut jusqu'au foie dont elles garnissent même la convexité, occupant dans sa totalité le petit bassin et jusqu'au cul-de-sac de Douglas. Il n'est pas un point de l'abdomen qui ne soit occupé par ces fausses-membranes, l'intestin au-dessous d'elles est congestionné et dilaté par les gaz qui le remplissent.

Le pus liquide est pour ainsi dire absent, et c'est plutôt une sorte de couche de beurre qu'on observe, formant un vaste placard recouvrant les anses intestinales, les agglutinant, et pénétrant dans les plus petits recoins de l'abdomen et de la cavité pelvienne même.

Le foie, assez volumineux, est recouvert de fausses membranes présentant sur la convexité du lobe droit une épaisseur de 3 millimètres environ. Il présente çà et là quelques taches pâles, correspondant sur la coupe à des points d'aspect un peu jaunâtre ; son parenchyme a une teinte anémique et paraît graisseux. La rate est grosse, molle, diffluente même et fortement congestionnée. Les reins ne présentent pas de modification appréciable. Dans le thorax, les plèvres sont saines, le péricarde l'est également. Les poumons ne présentent aucun foyer de pneumonie ; c'est à peine si le poumon droit, repoussé par le foie, refoulé en haut, est congestionné dans son lobe inférieur. Le cœur est normal.

Des frottis de fausses-membranes décèlent le pneumocoque à l'état de pureté, et la culture obtenue par ensemencement du pus péritonéal le soir de l'intervention, tue une souris en 24 heures.

Un examen microscopique de divers fragments prélevés à l'autopsie n'a rien montré de particulièrement intéressant ; disons pourtant que

le fragment pris à la base du poumon droit ne décèle que e la congestion, il n'y a pas de pneumonie et la recherche du pneumocoque
y est négative. De plus, des coupes pratiquées sur l'appendice iléo-cæ-
cal à divers niveaux montrent qu'il est absolument sain.

Si nous nous reportons à quelques travaux récents, en particulier à la thèse de M. Batisse (1), inspirée par M. Sevestre, nous
voyons que les péritonites à pneumocoques peuvent être groupées
en trois catégories : péritonites toxiques primitives, péritonites
localisées, péritonites purulentes généralisées.

C'est un cas du troisième groupe que nous rapportons ici, mais
avec cette particularité qu'il appartient à la classe des péritonites
primitives, sans foyer pneumococcique antérieur siégeant aux
poumons ou dans quelque autre viscère, et par conséquent tel
que ceux publiés par de nombreux auteurs, Broca, Brun, Michaut (2), Sevestre, Netter, Kirmisson, et d'autres en France, Ha-
genbach-Burckhardt (3) en Allemagne, Gaito (4) en Italie,
Bryant (5) en Angleterre, etc.....

Si nous recherchons la porte d'entrée du pneumocoque, nous
ne la trouvons pas. Nous avons en effet pu penser un instant pendant la vie de notre malade qu'il se passait quelque chose d'anormal à la base d'un poumon ; mais l'autopsie et les coupes histologiques faites à ce niveau nous ont montré qu'il ne s'agissait que
d'un peu de congestion, sans traces de manifestations pneumococciques.

Peut-être la présence d'herpès labial constatée chez notre malade dès son entrée, herpès dont on connaît les étroites relations
avec certaines infections pneumococciques, pourrait permettre
d'invoquer comme facteur primitif de la péritonite une angine
légère inaperçue ; l'agent de cette angine, le pneumocoque

(1) Batisse, Thèse Paris, 1903.
(2) Michaut, Thèse Paris, 1901.
(3) Burckhardt, Correspondenzblatt für schw. Aerzte, 1898.
(4) Riv. di clin. Ped., 1903.
(5) Brit. med. Journ., sept. 1901.

s'introduirait ultérieurement dans la circulation sanguine et ga-
gnerait par là le péritoine par un mécanisme assez généralement
accepté dans l'étiologie de ces péritonites.

Des particularités cliniques présentées par notre petite malade,
deux nous semblent seules à retenir : l'une concerne la diarrhée,
l'autre le diagnostic même de l'affection. En effet, le début brusque, la douleur plutôt diffuse, les vomissements, le ballonnement abdominal, tous les signes des péritonites à pneumocoques,
nous les retrouvons ici ; mais il en est un, classiquement décrit,
sur lesquels, avec le Pr Dieulafoy (1), on insiste généralement,
c'est la diarrhée.

C'est en effet un signe d'une importance extrême, nous ne dirons pas absolument pathognomonique, mais qui le devient lorsqu'il s'ajoute aux autres facteurs de diagnostic. C'est en tout cas
sur lui surtout que nous avons personnellement compté.

Quant aux erreurs de diagnostic auxquelles prête la péritonite
à pneumocoques, il en est deux que les auteurs signalent comme
fréquente ; c'est la confusion avec l'appendicite ou la fièvre typhoïde. Ces deux erreurs ont été successivement faites dans notre
cas. Ce sont là certes des erreurs possibles et d'éminents clini-
ciens les ont commises l'une et l'autre ; nous rappellerons seulement le cas de M. Sevestre (2), où le regretté Dr Brun pensa à
une appendicite et opéra sur le champ.

Nous ne pensons pas qu'il existe un seul signe permettant de
faire à coup sûr un diagnostic exact : la diarrhée seule et l'évo-
tion différente seraient les facteurs de ce diagnostic, encore que
la diarrhée ait pu, exceptionnellement il est vrai, se rencontrer
dans la péritonite appendiculaire, et que dans l'appendicite,
l'évolution puisse revêtir un masque assez variable et trompeur,
pour tout simuler. L'absence de contracture de la paroi abdominale qui, pour Batisse, est un bon signe en faveur de la péritonite
à pneumocoques nous paraît sans valeur. En effet, dans notre cas,

---

(1) Dieulafoy, *Manuel de Path. int.*, t. III.

(2) Sevestre, *Arch. méd. enfants*, août 1902.

la paroi était nettement contracturée et la palpation douloureuse à son niveau.

La présence d'un gros tympanisme abdominal, la résistance de
la paroi par défense musculaire, le début brusque permettent
d'ordinaire d'éliminer le diagnostic de fièvre typhoïde ; encore
faut-il penser qu'au cours de cette dernière affection, même légère, l'apparition d'une perforation avec péritonite sthénique
pourra induire en erreur.

Si enfin notre malade a succombé, il ne faut pas en être surpris ; au contraire, notre observation vient à l'appui de l'opinion
émise d'ordinaire : autant les formes de péritonite pneumococcique localisée sont relativement bénignes, autant les autres. formes septiques, formes purulentes généralisées sans tendance à la
localisation, sont comme l'ont montré en particulier Broca (1).
Brun (2), Sevestre, Bryant, d'un pronostic fort grave, sinon presque toujours mortel.

M. Broca. — Je crois, et j'ai dit déjà à plusieurs reprises, que
dans la péritonite à pneumocoques la laparotomie est plus nuisible qu'utile avant la formation abondante de pus, lorsqu'il n'y
a encore guère que de la congestion et des fausses membranes.
Ce cas, toutes réserves faites sur la gravité incontestable des péritonites à pneumocoques généralisées, ne modifiera pas mon opinion. Je ne dis pas que par l'attente la malade de M. Pater aurait
guéri ; je dis simplement qu'elle aurait eu plus de chances de guérir. A mon sens, il ne faut ouvrir le ventre, pour péritonite à
pneumocoques que lorsque le pus est reconnaissable par la fluctuation, quand il n'y a plus, à vrai dire, qu'à évacuer des pneumocoques prêts à mourir d'eux-mêmes. Auparavant, la mise à l'air
semble donner à la virulence du pneumocoque un coup de fouet
violent.

M. Sevestre. — Dans le premier cas de péritonite à pneumoco-

(1) Broca, *Gazette hebd.*, oct. 1900.
(2) Brun, *Presse méd.*, février 1901.

ques que j'ai observé en 1889 (1), chez une fillette de 8 ans, la ponction faite par M. Lucas-Championnière avait donné issue à 4 litres de pus et cette ponction avait été suivie à 15 jours de distance d'une évacuation complète de la poche par une large incision.

La malade avait guéri et je puis ajouter qu'elle s'est toujours très bien portée depuis et qu'elle s'est mariée cet hiver. Mais la ponction avait été faite le 25 juin, alors que le début de la maladie remontait au 19 mai (37 jours auparavant).

Ce fait qui est, je crois, le premier exemple de guérison de la péritonite à pneumocoques, tend donc à montrer aussi qu'il y a souvent dans ces cas, tout avantage à ne pas trop se presser et à attendre que le pus soit formé et même franchement collecté.

M. GUINON. — Malgré son allure classique, l'observation de M. Pater est intéressante ; en vous la faisant communiquer je désirais surtout provoquer votre avis sur les indications opératoires que MM. Sevestre et Broca viennent de préciser.

Le sérum marin en thérapeutique infantile,

par M. L. GUINON.

Depuis quelque temps on vante beaucoup les vertus de l'eau de mer, ramenée à l'isotonie préparée sous le nom de sérum marin et injectée sous la peau. Des idées théoriques et philosophiques ont conduit M. Quinton à la considérer comme efficace dans certaines maladies et à en conseiller l'emploi dans la tuberculose.

Pour nombre de maladies, on ne peut à priori se refuser à son emploi ; pour la tuberculose pulmonaire, c'est autre chose, car nous connaissons depuis longtemps le danger des injections de solutés salins qui élèvent la tension artérielle, élèvent la température et peuvent, semble-t-il, provoquer des poussées aiguës.

Toutefois, je priai mes élèves, MM. L. G. Simon et Pater d'in-

(1) *Bull. de la Soc. méd. des hôpitaux*, 1890, p. 476.

jecter avec prudence un « sérum marin » bien préparé à des e
fants choisis et apyrétiques.

Leurs observations et résultats ont été publiés dans la *Pre*
Médicale du 19 août 1903. Je ne veux pas les rapporter à nouvea
d'autant que je n'ai pas recueilli de nouveaux faits depuis lors.

Je me bornerai à dire que les résultats n'ont pas été favorabl

Toutefois il faut distinguer : pour la gastro-entérite, l'évolu
est trop la règle dans le milieu où nous agissons, pour me p
mettre de croire à l'inefficacité de l'eau de mer, loin de là et j'
time qu'il y a lieu de recommencer l'expérimentation sur u-l
rain.

Mais pour la tuberculose, je me crois au contraire obligé
conclure que les effets ont été mauvais et que sur deux cas,
an au moins a été rapidement aggravé ; c'était un garçon
14 ans, convalescent de pleurésie et en apyrexie ; il reçut trois
jections de 10 centimètres cubes, les deux premières deux je
de suite provoquèrent une ascension thermique de 39° et pl
La troisième pratiquée 6 jours plus tard, donna une hyperther
de 40°5 qui fut suivie d'une aggravation rapide avec excavat
des sommets, et certainement mort rapide, hors de l'hôpital.

J'ai voulu seulement attirer votre attention sur ces faits
sans vouloir déprécier en rien, un remède qui peut être excel
en thérapeutique infantile dans des cas à déterminer, je di
dans la tuberculose de l'enfant il peut être des plus danger

M. NETTER. — Depuis deux ans les publications se multipl
ayant pour objet d'établir l'efficacité du sérum marin
M. Quinton dans les maladies les plus diverses. Affections e
tales et tuberculoses médicales ou chirurgicales, infection
intoxications auraient bénéficié de cette médication. Aujourd
même à l'Académie de médecine, M. Porak nous rapportait
observations de MM. Macé et Quinton établissant que, chez
enfants prématurés, l'augmentation moyenne et quotidienn
1 gr. 64 sans traitement s'élève à 5 gr. 32 avec les injectio
sérum artificiel, à 9 gr. 07 avec les injections d'eau de mer.

Nous pensons que dans bien des circonstances il y a grand avantage à abandonner les injections d'eau salée simple qui ne sont pas sans inconvénients ; mais on peut les remplacer par un liquide plus simple et au moins aussi efficace que l'eau de mer.

M. Quinton a été amené à préconiser l'usage du sérum marin à la suite d'une conception théorique sans doute fort intéressante, mais qui n'a pas grand poids sur les médecins. Les animaux primitifs, dont dérivent les êtres vivants actuellement, vivaient dans l'eau de mer et les monères, dont l'agrégat constitue les animaux les plus compliqués, baignent dans une sérosité qui serait le vestige du milieu extérieur ancestral.

M. Quinton voit une confirmation de sa thèse dans l'analogie entre la composition chimique du sérum sanguin et de l'eau de mer, et cet argument chimique a certainement plus impressionné les médecins que les conceptions ontologiques.

Mais il est facile d'établir que si les sels du sérum sanguin sont représentés dans l'eau de mer, leur proportion est sensiblement différente.

Sidney Ringer a déjà montré en 1884 l'importance des sels de potasse et surtout des sels de chaux que le sérum renferme à côté du chlorure de calcium. Ces sels de chaux ne sont pas seulement nécessaires pour le bon fonctionnement du cœur, ils entretiennent l'irritabilité des fibres musculaires de la vie animale et organique, des divers éléments anatomiques. Le physiologiste américain Jacques Loeb et ses élèves ont montré que l'ion calcium exerce une sorte d'action antitoxique vis-à-vis de l'ion sodium.

L'analyse du sérum sanguin et l'expérimentation ont permis d'établir les formules des liquides les plus favorables à l'entretien des contractions ventriculaires, à la conservation de l'irritabilité cellulaire.

Voici par exemple la formule du liquide de Howell :

Eau distillée pure 1.000
NaCl. 7
$CaCl^2$. 0.26

KCl 0.3

NaHCo³. 0.2

Dans cette solution de rapport des trois chlorures est le sui
vant :

NaCl. 100 ; CaCl², 3,71 ; KCL, 4,29 ; CaCl² + KCl = 8.

Dans le sérum marin le rapport est de :

Na²O, 100 ; CaO5 ; K²O6,6 ; CaO + K²O = 11,6.

Comparons ces deux rapports à ceux que nous donne l'analyse
du sérum sanguin.

Sang de lapin :

NaCl. 100 ; CaCl², 2,61 ; KCl, 5,83 ; CaCl² + KCl = 8,44.

Sang du chat :

NaCl. 100 ; CaCl², 2,4 ; Ka, 5,9 ; CaCl² + KCl = 8,3.

Sang du chien :

NaCl, 100 ; CaCl², 2,6 ; KCl, 6,07 ; CaCl² + KCl = 8,7.

On voit que dans la solution de Howell les rapports des quantités de calcium et de sodium à la quantité de sodium sont sensiblement plus analogues à ceux que nous donne la composition du
sérum sanguin.

On ne contestera pas que la préparation de la solution de Howell soit des plus aisées et il est certainement plus facile de se la
procurer en tous lieux.

Pour notre part, depuis près de deux ans nous l'employons
systématiquement dans notre service à la place de la solution
salée dite physiologique et nous avons tout lieu de nous féliciter
de cette substitution. Nous croyons cette solution préférable au
sérum marin.

A l'appui de notre opinion nous pouvons citer l'avis de deux
physiologistes autorisés, les professeurs Hamburger d'Utrecht et
Hédon de Montpellier.

Les injections d'eau de mer de Quinton doivent leur efficacité,
d'après Hamburger, non pas seulement à leur isotonie, mais à la
présence des ions nécessaires à la vitalité des éléments anatomiques (1).

(1) *Osmotischer Druck und Ionenlehre*, Wiesbaden, 1904.

L'eau de mer comparée aux solutions de Locke et Howell s'est montrée sensiblement inférieure. Elle est impuissante à ranimer les contractions du cœur du lapin isolé et paraît exercer sur cet organe une action inhibitrice (Hédon, Fleig) (1).

Au moment de rédiger ces observations nous avons pris connaissance du mémoire de MM. Hedon et Fleig (2) dans lequel ces auteurs émettent au sujet du sérum marin une opinion semblable à la nôtre basée sur des expériences. L'eau de mer comparée au liquide de Locke s'est montrée sensiblement inférieure. Elle est impuissante à ranimer les contractions du cœur du lapin isolé et paraît exercer sur cet organe une action inhibitrice.

Nous signalerons ici la composition du liquide recommandé par Hedon et Fleig, dont la composition diffère peu de celle du liquide de Locke :

Eau	1.000
NaCl.	6
KCl	0.3
CaCl^2.	0.1
So^{4}Mg . . . . , . . .	0.3
Po^{4}HNa^2 . . . . , . .	0.5
Co^{2}NaH	1.5
Glycose	1

Oxygène à saturation.

En tenant compte de la proportion de Na dans les phosphate et bicarbonate de soude on arrive à un rapport identique de la soude, de la chaux et de la potasse.

Nous avons trouvé dans le 3° volume d'Engelmann une opinion sur l'effet du sérum marin se rapprochant sensiblement de celle que nous avons donnée.

(1) Hédon et Fleig.

(2) Hedon et Fleig, Action du sérum artificiel et du sérum sanguin sur le fonctionnement des organes isolés des mammifères. *Archives internationales de physiologie*, juillet 1905 et *Société de biologie*, février 1905.

Un cas de pleurésie séro-fibrineuse pneumococcique chez un nourrisson d'un mois et demi,

par MM. E. LESNÉ et TINEL.

La pleurésie n'est pas une affection exceptionnelle chez le nouveau-né, mais il s'agit presque toujours de pleurésie purulente comme l'indiquent les statistiques de Steffen, Israël, Lewis Smith et les observations de Billard, Rilliet et Barthez, Bouchut, Crisp, Weber, West, Sevestre, Macé, Roger, d'Astros, etc. La pleurésie séro-fibrineuse au contraire est assez rare, et Hervieux (1) dans un travail spécial sur la pleurésie du nouveau-né n'a signalé qu'un épanchement séro-fibrineux sur 14 observations de pleurésie. Schkarin (2) en a réuni 20 cas. Enfin Papapanagiotu (3) dans un mémoire intéressant sur la pleurésie du nouveau-né et du nourrisson en rapporte 22 cas chez des enfants dont l'âge varie de 2 jours à 18 mois. Apert (4), ici même, a relaté l'histoire d'un enfant de 26 mois porteur d'une pleurésie séreuse à grand épanchement. A partir de 3 ou 4 ans la pleurésie séro-fibrineuse devient plus fréquente, elle a été maintes fois constatée.

Obs. — Le petit malade que nous avons observé est un nourrisson de 1 mois et demi, Gabriel S... ; il est apporté par sa mère, le vendredi 15 septembre 1905 à la consultation des Enfants-Malades. Elle nous dit qu'il présente, à des intervalles variables, mais ordinairement plusieurs fois par jour, des accès de cyanose et de suffocation, et cela depuis sa naissance. De plus, la mère déclare que l'enfant a le cœur à droite, déplacement déjà constaté, dit-elle, à la Maternité où eut lieu son accouchement.

On ne trouve aucun antécédent pathologique du côté des parents;

---

(1) HERVIEUX, Pleurésie des nouveau-nés. *Gaz. des hôp.*, 1860.

(2) SCHKARIN, Eiterige pleuritiden bei Saüglingen.Bacteriologie. *Jahrb. f. Kinderheilk.*, 1900.

(3) PAPAPANAGIOTU, *Arch. de méd. des enfants*, août 1899.

(4) APERT, *Soc. de Pédiatrie*, 9 octobre 1900.

la mère n'accuse aucune maladie jusqu'à ce jour. Elle a eu 8 enfants dont 3 sont morts vers l'âge de deux ans et demi de broncho-pneumonie et de bronchite capillaire. Des cinq enfants restants, les quatre ainés sont bien portants.

Le dernier, qui fait le sujet de l'observation, est né le 1er août 1905.

La grossesse avait été normale, sans autre incident, pour la mère, que des traces d'albuminurie.

L'accouchement a été facile, sans intervention ; l'enfant est né à terme, bien constitué, pesant 3 kil. 575.

Dès le lendemain de la naissance, il se cyanose ; les jours suivants il tète mal et présente un peu de dyspnée ; c'est aussi dès le deuxième jour que, dans l'intervalle des mouvements respiratoires rapides, on parvient à constater les battements du cœur à droite du sternum. La cyanose et la dyspnée persistent, le 4e jour on met l'enfant en couveuse. Quelques jours après, la cyanose et la dyspnée n'existent plus qu'au moment des cris et efforts ; la température prise régulièrement est normale ; on supprime la couveuse.

Malgré cette apparente amélioration, l'enfant nourri au sein par sa mère et bien réglé, s'alimente d'une façon insuffisante, et n'augmente que lentement de poids après la chute initiale. Il sort de la Maternité, le 12e jour, pesant 3.450 grammes et ne présentant plus d'accès de cyanose qu'à l'intervalles assez éloignés.

Mais peu après, les accès ont augmenté d'intensité et de fréquence et la dyspnée a reparu déterminant la mère à venir consulter.

A l'examen, ce qui frappe au premier abord chez ce nourrisson, c'est un tirage sus et sous-sternal. Les espaces sus-sternal et sus-claviculaires se dépriment à chaque inspiration ; le tirage sous-sternal est surtout considérable, prédominant d'une façon manifeste du côté gauche. Il y a une immobilité presque complète des dernières côtes gauches et le thorax est bombé à ce niveau.

Les battements du cœur sont perçus sur le bord droit du sternum et sont normaux.

Le foie est à droite, légèrement abaissé de un travers de doigt environ.

L'examen du côté gauche du thorax révèle en avant l'absence
matité précordiale, la sonorité de l'espace de Traube, et seulement
peu de skodisme sous-claviculaire ; la respiration s'entend partout
avant, mais sous la clavicule elle est presque soufflante, en tout
exagérée, probablement par refoulement du poumon.

Par contre, en arrière, on constate qu'il existe une zone de ma
s'étendant en hauteur jusqu'à l'angle de l'omoplate et restant (
ou deux travers de doigt en dedans de la ligne axillaire postérie

A ce niveau il y a une diminution considérable, presque une a
tion, du murmure vésiculaire et un certain degré de bronche
nie.

Il est impossible naturellement de se rendre compte des modi
tions des vibrations. Nous avons noté de plus une diminutio
l'élasticité thoracique du côté gauche, et un amoindrissement e
dérable de l'expansion thoracique de ce côté, pendant les mouvem
inspiratoires.

Rien de semblable à droite où les mouvements respiratoires
normaux ; la sonorité est partout conservée de ce côté et la res
tion y a un timbre ordinaire.

Enfin au cours de l'examen, on peut assister à un accès de cya
accompagné d'une dyspnée considérable avec mouvements re
toires rapides, superficiels. Cet accès dure une à deux minutes
ron, allant presque jusqu'à l'asphyxie.

Les signes généraux font totalement défaut, la température es
male ; l'enfant paraît bien constitué, il n'y a pas d'œdème, pas l'
mine dans les urines.

En présence de tels symptômes on porte un diagnostic d'épa
ment pleural gauche, diagnostic que vient confirmer l'examen r
copique.

On voit en effet une ombre occuper le tiers inférieur de l'hémit
gauche ; de ce côté le diaphragme est abaissé et immobile, le
est reporté en partie à droite de la ligne médiane. Le côté droit
poitrine est absolument clair.

La ponction exploratrice, pratiquée dans le 8° espace intercos
dessous de l'angle de l'omoplate, permet de retirer à grand'

quelques gouttes d'un liquide incolore, très épais, extrêmement fibrineux, d'apparence presque colloïde et gélatineuse et qui dans les
ponctions suivantes a conservé ces mêmes caractères.

Depuis le 15 septembre, l'enfant a été suivi à la consultation des
nourrissons.

Le traitement qui a consisté en révulsion légère (cataplasmes sinapisés tous les deux jours), et en deux ponctions évacuatrices de quelques centimètres cubes chacune, semble avoir amené une amélioration
sensible de l'état pleuro-pulmonaire. Le 1er octobre, les crises de cyanose et de dyspnée sont devenues moins fréquentes ; la submatité a diminué, son niveau supérieur s'est abaissé de 5 à 6 centimètres, le
murmure vésiculaire se perçoit mieux, presque jusqu'à la base bien
que toujours affaibli, mais il existe encore un peu de tirage, manifeste surtout au-dessous du rebord sterno-costal gauche et d'immobilité des côtes inférieures gauches ; la pointe du cœur bat derrière le
sternum.

L'état général cependant s'améliore peu et cet enfant nourri au
sein, bien réglé, dans de bonnes conditions hygiéniques ne pèse
encore le 1er octobre que 3 kil. 480.

La nature de cet épanchement sérofibrineux a été mise en évidence
par l'examen cytologique et bactériologique du liquide. Il contient en
grand nombre des cellules à noyau arrondi se colorant bien par la
thionine ou l'hématéine et à protoplasma volumineux et pâle. Ces
éléments sont isolés ou forment des groupes de deux ou trois ; ce
sont des cellules et des plaques endothéliales ; certaines sont en voie
de cytolyse, peu colorées, déchiquetées, à protoplasma perforé. A côté
d'elles existent de rares lymphocytes et des polynucléaires plus nombreux.

Pas de germes à l'examen direct, mais l'ensemencement sur les milieux appropriés (sérum sanguin et gélose ensanglantée) a fourni des
cultures pures typiques de pneumocoque vrai, dépourvu de virulence
pour la souris. Répétée 3 fois cette étude cytologique et bactériologique nous a fourni les mêmes renseignements.

En résumé, il s'agit, croyons-nous d'une pleurésie séro-fibrineuse aiguë pneumococcique, chez un nourrisson, terminée par la guérison. Nous ne pensons pas à un hydrothorax à cause de l'unilatéralité de l'épanchement et des caractères physique, chimique, cytologique et bactériologique du liquide.

Les points intéressants de cette observation sont les suivants :

Le début de l'affection à un moment très rapproché de la naissance, puisque le déplacement du cœur et les accès de cyanose ont été constatés dès le second jour.

L'évolution vers la guérison, rare chez le nouveau-né, puisque Papapanagiotu a consigné dans les premiers mois de la vie 18 morts sur 22 cas de pleurésie séro-fibrineuse.

L'agent causal est ici le pneumocoque qu'il faut seul incriminer : la formule cytologique le faisait prévoir, l'ensemencement a confirmé cette opinion. C'est du reste l'agent le plus habituel, seul ou associé, que l'on trouve dans les observations de Schkarin et de Papapanagiotu, et, comme dans notre cas, pneumocoque non virulent. L'infection pleurale suivant la règle n'a probablement pas été primitive, mais secondaire à une pneumonie pulmonaire que cet enfant a dû contracter immédiatement après sa naissance, ce mécanisme pathogénique n'est cependant qu'une hypothèse basée sur la loi de fréquence et que rien ne nous permet d'affirmer.

La prochaine séance aura lieu le mardi 21 novembre, à 4 h. 1,2 à l'Hôpital des Enfants-Malades.

Présidence de M. A. Broca.

Note sur un cas de méningite spinale
au décours de la scarlatine,

par M. Henri Leroux.

Si les accidents nerveux sont fréquents au cours de la scarlatine, il est tout à fait exceptionnel de les voir liés à des lésions
méningitiques. Comby, dans son article récent du *Traité des maladies de l'enfance*, rapporte le cas unique de méningite cérébro-
spinale observé par Cadet de Gassicourt (*Traité des maladies de
l'enfance*, t. II, p. 452). Antérieurement d'après Sanné, un autre
cas de méningite rachidienne aurait été étudié par Weissenberg,
mais Sanné ne donne aucune indication bibliographique, soit
dans l'article du *Dictionnaire encyclopédique*, soit dans son *Traité
clinique*.

J'ai donc cru intéressant de vous signaler le cas que je viens
d'observer dans mon service à l'hôpital Saint-Joseph.

Michel M..., âgé de 14 ans, entre le 4 juin à l'hôpital. Il a eu la rougeole à 4 ans, la varicelle à 12 ans, une bronchite il y a trois mois; c'est un garçon nerveux, de tempérament délicat. Il a contracté la scarlatine dans une maison d'éducation où règne une petite épidémie. Il a été pris de fièvre le 2 juin. A son arrivée il présente l'angine érythémateuse classique avec éruption d'intensité modérée, pas d'a-dénopathie cervicale. T. R. 39°8, P. 116.

Il accuse de plus une douleur au niveau de la région lombaire et de la hanche gauche, douleur consécutive à une chute qu'il aurait faite quinze jours auparavant. A cet endroit l'inspection ne montre ni

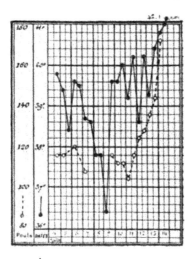

ecchymose, ni blessure ; seule la palpation réveille une légère douleur.

5 juin. — Eruption moins intense ; l'appareil digestif est en bon état, constipation. A l'examen du cœur on trouve un léger souffle systolique à la pointe. T. R. 39°4, P. 116.

Le soir, T. R. 38°4 ; trois ventouses scarifiées sur la région du cœur.

6. — Matin, T. R. 39°6, P. 120 ; soir, 39°5.

7. — Matin, T. R. 38°7, P. 108 ; soir, 38°6.

8. — Matin, T. R. 37°8 ; soir 37°8.

9. — Matin, T. R. 36°6. La fièvre est tombée, l'éruption a totalement disparu, l'état général est très bon, souffle très léger au cœur. Subitement dans la soirée, le malade se plaint d'une violente douleur dans

tout le ventre sans localisation précise. T. R. 39°8, P. 112 ; on donne un bain chaud.

10. — La douleur abdominale persiste, le ventre est tendu, légèrement ballonné ; pas de matité dans les flancs, pas de vomissements. L'examen des divers organes thoraciques est négatif, pas d'albuminurie.

Matin, T. R. 39°6, P. 112 ; soir, 40°, P. 112.

11. — L'état de la veille persiste, mais il s'y ajoute un nouveau signe, la raideur de la nuque, et une certaine sensibilité des reins.

Matin, T. R. 39°2, P. 104.

Soir, T. R. 40°2, P. 116.

12. — La palpation de l'abdomen réveille toujours une très vive douleur, de plus la percussion dénote une zone de matité médiane à convexité supérieure, et remontant presque à l'ombilic. Le cathétérisme vésical amène la sortie d'un litre d'urine (non albumineuse).

Malgré cette grande rétention la douleur abdominale paraît moins vive que la veille ; le malade se plaint de douleurs par tout le ventre, sans préciser une région plutôt qu'une autre. Il est en outre en proie à une vive agitation et se remue sans cesse dans son lit. Dans la nuit et l'après-midi précédente, le malade avait uriné aussi fréquemment que les jours précédents, mais en moindre quantité.

En outre le malade qui jusqu'alors était plutôt constipé est pris de diarrhée. La raideur de la nuque s'étend à tout le tronc.

Le soir à 5 heures, le cathétérisme ramène un demi litre d'urine.

Matin, T. R. 38°6, P. 124.

Soir, T. R. 40°2, P. 128.

13. — L'état du malade est tout à fait caractéristique ; la raideur de la nuque s'est accrue, tout le tronc et les quatre membres sont contracturés. La contracture s'accentue lorsque l'on veut imprimer quelques mouvements de flexion et d'extension (signe de Kernig). Les lèvres sont trémulentes, la langue rouge à la pointe et sur les bords, tremblements dans tous les membres, carphologie.

Dans la poitrine, quelques râles disséminés. Le premier bruit à la pointe du cœur est toujours un peu soufflant. La diarrhée persiste ; légère albuminurie. Le cathétérisme permet de retirer un litre d'urine.

Matin, T. R. 39°3, P. 136.

Soir, T. R. 40°4, P. 144.

14. — A la rétention d'urine a succédé de l'incontinence avec défécation involontaire. L'état général est le même que la veille avec accentuation de tous les symptômes. La contracture est généralisée, le malade est tout d'une pièce, on a beaucoup de difficulté pour le faire asseoir. On note de plus de la mydriase et des soubresauts de tout le corps. Carphologie incessante ; délire complet, sans hallucinations.

Une ponction lombaire au point d'élection ramène un liquide trouble, légèrement teinté de rose ; il n'y a pas d'hypertension et le liquide s'écoule goutte à goutte ; les premières gouttes sont les plus troubles.

T. R. 40°8, P. 172. Le pouls est très petit, mais régulier.

A 11 heures la température s'élève à 41° ; à 2 heures à 42° 1 ; le pouls devient incomptable, et le malade meurt après une crise d'agitation extrême, sans avoir eu ni céphalalgie, ni vomissements

A l'examen du liquide céphalo-rachidien on voit quelques leucocytes, quelques cellules polynucléaires et une énorme quantité de staphylocoques, on dirait une culture pure.

Deux ensemencements faits, l'un sur gélose, l'autre sur gélatine, donnèrent tous deux une culture pure de staphylocoques dorés.

A l'*autopsie* on trouve une dilatation manifeste des veines de l'encéphale, sans traces d'exsudat purulent ; aucun exsudat dans les ventricules ; pas de méningite bulbaire.

La moelle paraît saine macroscopiquement, mais il y a un liquide purulent dans le canal rachidien à la région lombaire.

Les reins paraissent sains.

Le foie est gras, d'aspect jaunâtre, uniforme et pèse 1030 grammes. La rate pèse 165 grammes.

A la base du poumon gauche quelques fausses membranes recouvrant le lobe inférieur où l'on trouve des noyaux disséminés de broncho-pneumonie.

L'ensemble du poumon crépite bien sous le doigt.

A la base du poumon droit quelques adhérences et quelques noyaux de broncho-pneumonie superficiels. Il en existe aussi 3 ou 4 dans

le lobe supérieur, dont l'un gros comme une noix ; presque tous
ont une teinte noirâtre tandis que quelques-uns tournent au blanc.

L'aspect extérieur du cœur est normal ; les valvules sigmoïdes de
l'aorte et de l'artère pulmonaires sont saines. La valvule mitrale au
contraire présente au bord libre des valves des épaississements manifestes et d'origine récente.

Présentation d'un anneau métallique protège-doigt pour explorer le larynx et le phraynx,

par M. G. VARIOT.

Pour protéger l'index contre les morsures possibles chez l'enfant, lors des manœuvres d'exploration du larynx et du pharynx,
on a généralement recours au doigtier articulé en acier de Lan-
genbeck ou au doigtier rigide de Bouchut qui est une gaine métallique coudée, mais rigide.

Ces deux appareils protecteurs ne laissent libre que l'extrémité
de la troisième phalange et ne permettent que des mouvements
très limités dans les articulations des premières phalanges.

L'anneau protège-doigt que j'ai fait construire chez Mathieu
et que j'ai l'honneur de présenter à la Société, est pourvu à la
face palmaire d'un chaton recouvrant toute la première phalange,
laissant libres les articulations phalangiennes et métacarpo-pha-
langiennes ; sur la face dorsale le bouclier métallique déborde
un peu la première articulation phalangienne, et s'étend à un
centimètre au-dessus de l'articulation métacarpo-phalangienne ;
le chaton palmaire, de même que le grand bouclier dorsal, sont
bien moulés sur les parties et permettent le libre exercice des
mouvements des phalanges.

Cet anneau protège très efficacement l'index contre les morsures des enfants indociles.

Il est très utile lorsqu'on explore le vestibule laryngien et lorsqu'on presse avec la pulpe de l'index sur les cordes vocales pour
provoquer la quinte de coqueluche. Cette manœuvre est de toutes

la plus efficace pour faire le diagnostic extemporané de la mal
die, ainsi que je l'ai établi dans une communication antérieure
la Société. La recherche de la quinte par ce procédé est faite p
les élèves à la consultation externe de l'hôpital ; elle est utile po
isoler les petits coquelucheux ; elle n'échoue que dans le cas i
l'enfant aurait eu une quinte deux ou trois minutes seulems
avant qu'on introduise le doigt dans le vestibule du larynx.

C'est un procédé de diagnostic très précieux.

L'anneau protège-doigt qui sert à l'exploration du larynx, pt
ticulièrement lorsqu'on soupçonne la coqueluche, est égalem
utilisable pour l'exploration de l'arrière-pharynx dans le cas
végétations adénoïdes, etc.

Méningite ourlienne avec lymphocytose céphalo-rachidienne

par MM. P. NOBÉCOURT, chef du laboratoire et M. BARAN,
interne de l'hospice des Enfants-Assistés.

On a décrit depuis longtemps les symptômes méningés qui a
paraissent assez souvent au cours des oreillons. Mais leur pat
génie restait discutée, et on employait pour les désigner les terr
de *pseudo-méningite ourlienne*, de *méningisme ourlien*, quand
1902, R. Monod (1), pratiquant systématiquement la ponct
lombaire chez des enfants atteints d'oreillons, constata six fois
huit une lymphocytose du liquide céphalo-rachidien aussi ab
dante que celle qui existe dans la méningite tuberculeuse et m
tra ainsi que cette infection est susceptible de déterminer
modifications anatomiques appréciables des méninges. Paru
constatation a été faite depuis chez l'adulte par MM. Chauffar
Boidin (2), par M. Dopter (3), chez l'enfant par M. Sicard (4).

Quand la réaction lymphocytaire existe, elle peut constitue

(1) RENÉ MONOD, *Réactions méningées chez l'enfant*. Thèse de Paris
Steinheil, 1902.
(2) CHAUFFARD et BOIDIN, *Soc. méd. des Hôp.*, 25 mars et 6 mai 1904.
(3) DOPTER, *Soc. méd. des Hôp.*, 20 juillet 1904.
(4) SICARD, *Soc. méd. des Hôp.*, 17 février 1905.

seul signe de l'irritation des méninges ; il en était ainsi dans presque tous les cas observés par Monod. D'autres fois elle s'accompagne de symptômes cliniquement appréciables plus ou moins marqués : chez un enfant observé par Monod il y avait du délire et de l'agitation ; dans un cas de M. Dopter, il existait une paralysie faciale et de la mydriase et dans le cas de M. Sicard un zona de la face ; chez deux malades de MM. Chauffard et Boidin, il y avait seulement de la céphalée et de la bradycardie, symptômes auxquels s'ajoutait chez un troisième de l'inégalité pupillaire.

De ces observations, dans lesquelles la lymphocytose du liquide céphalo-rachidien coexiste avec des symptômes cliniques de méningite, nous pouvons rapprocher la suivante que nous avons recueillie récemment dans le service du professeur Hutinel à l'hospice des Enfants-Assistés.

Jeanne F..., âgée de 12 ans, entre le 25 septembre 1905 à l'hospice des Enfants-Assistés ; elle est atteinte d'oreillons. L'avant-veille, elle a été prise de malaise avec frissons et léger mal de gorge ; puis est apparue la tuméfaction des régions parotidiennes. Le jour de l'entrée à l'hôpital, on ne constate aucun symptôme d'ordre nerveux.

Mais, le lendemain 26 septembre, l'enfant se plaint d'une céphalée intense accompagnée de vertige quand elle s'assied dans son lit ; elle a vomi une fois le matin. A l'examen, on constate une légère raideur de la nuque et le signe de Kernig, qui est très net ; les pupilles sont contractées mais réagissent bien à la lumière ; les réflexes rotuliens sont diminués. Le pouls est à 80, relativement lent, par rapport à la température (39°5) ; de plus, il est très instable, variant de 80 à 96 en l'espace de quelques minutes. Une ponction lombaire est pratiquée ; le liquide céphalo-rachidien s'écoule clair, sans hypertension ; il contient de très nombreux lymphocytes.

27 *septembre.* — Les symptômes méningés sont les mêmes que la veille ; la raideur de la nuque et le signe de Kernig sont plus marqués. Le pouls est à 96, la température est de 39°. Les réflexes patellaires sont abolis, mais il n'existe pas de parésie des membres inférieurs.

28. — La tuméfaction parotidienne commence à diminuer. La
phalée est beaucoup moins intense et l'enfant n'a plus de vertig
Mais le signe de Kernig persiste encore ainsi qu'une légère raid
de la nuque. Pouls 100 ; température 38°6.

29. — La céphalée a disparu ; le signe de Kernig est à peine p
ceptible. Une seconde ponction lombaire donne un liquide céph
rachidien ne contenant plus que de très rares lymphocytes.

30. — La température s'abaisse (37°8). Le signe de Kernig n'ex
plus.

Les jours suivants, la température, qui n'était jamais descendu

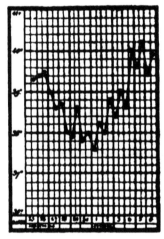

la normale, remonte progressivement ; cependant il ne reste
trace des oreillons et tous les phénomènes méningés ont disp
C'est une fièvre typhoïde qui commence ; le diagnostic cliniqu
est confirmé le 9 octobre par la séro-réaction. Nous ne ferons
signaler cette dothiénentérie aujourd'hui guérie et remarquer
malgré la gravité de la fièvre typhoïde, aucun symptôme n'est
paru pouvant faire supposer une nouvelle atteinte des ménin
L'enfant n'a présenté ni délire, ni aucun autre phénomène nerve
elle a même conservé d'une façon remarquable pour une typh
toute sa lucidité et son système nerveux n'a certainement
été éprouvé au cours de la dothiénentérie comme pendant les o
lons ; il a par suite été inutile de faire une troisième ponction l

baire pour rechercher une réaction méningée qui vraisemblablement
ne s'est pas produite. Ajoutons que les réflexes patellaires, après être
restés longtemps très faibles, sont maintenant redevenus normaux.

En résumé, au cours d'oreillons chez une fillette de 12 ans,
sont survenus, le troisième jour, plusieurs symptômes pouvant
être attribués à une méningite : céphalée, vertiges, vomissements,
bradycardie et instabilité du pouls, signe de Kernig, raideur de
la nuque. Après trois ou quatre jours, ces accidents ont rétrocédé
puis disparu sans laisser de traces. La ponction lombaire pratiquée au moment de leur acmé a permis de constater une lymphocytose très abondante du liquide céphalo-rachidien, d'ailleurs
passagère, car ce liquide, recueilli et examiné trois jours plus
tard, ne contenait plus que quelques rares lymphocytes.

Dans cette observation, l'examen clinique ne laissait aucun
doute sur l'existence d'une réaction méningée très manifeste et
c'est à ce même tableau symptomatique qu'on attribuait jadis la
dénomination de *méningisme ourlien*. La ponction lombaire nous
a montré, comme dans les cas cités au début de ce travail, qu'il
ne s'agissait pas d'un simple trouble fonctionnel, mais bien d'une
modification anatomique des méninges, prouvée par la lymphocytose du liquide céphalo-rachidien. Le processus morbide n'a
d'ailleurs pas atteint dans ce cas que les méninges, puisqu'on
notait chez notre petite malade l'abolition des réflexes rotuliens,
indépendante de phénomèmes parétiques. L'existence de ce symp-
tome indique donc que la moelle ou les nerfs périphériques ont
été impressionnés par le poison ourlien, qui est capable de déterminer des paralysies flasques avec abolition des réflexes (1).

Les réactions méningées au cours des oreillons sont, dans la
plupart des cas, essentiellement bénignes. Chez notre malade,
symptômes cliniques et lymphocytose céphalo-rachidienne ont
rapidement disparu ; une fièvre typhoïde qui était en incubation pendant les oreillons a évolué aussitôt après, sans phéno-

(1) HERBET, *Contribution à l'étude de la paralysie ourlienne.* Thèse de Paris, 1899.

mènes nerveux, alors que l'enfant semblait tout particulièrement prédisposée à ceux-ci en raison de l'atteinte antérieure et
toute récente de son système nerveux.

M. COMBY. — J'ai vu, il y a quelques mois, un cas de méningite ourlienne chez un garçon de 10 ans. Cet enfant présenta tous
les symptômes de la méningite tuberculeuse : céphalée, constipation, vomissements, décubitus en chien de fusil, raideur de la
nuque, etc. J'appris que l'enfant avait eu les oreillons huit jours
auparavant. Je dis au père, médecin, que la ponction lombaire ne
nous éclairerait pas, la lymphocytose étant à prévoir en cas de
méningite ourlienne et de méningite tuberculeuse. Mais j'opinai
pour la méningite ourlienne. En effet, quelques jours après, l'enfant était guéri. Ces faits semblent devenir assez fréquents, et il
est bon d'en être prévenu.

M. NETTER. — J'ai eu l'occasion de communiquer à la Société
des Hôpitaux une observation personnelle. Mon fils eut des phénomènes graves avant l'apparition des oreillons ; il rentra de
l'école avec une vive douleur de la cuisse, puis la fièvre parut et
les oreillons se caractérisèrent. 2 ou 3 jours après, la température
remonta, il eut des douleurs dans le dos et le signe de Kernig apparut : à deux reprises nous constatâmes des secousses convulsives dans la face et la jambe du côté gauche. La douleur de la
cuisse a précédé l'apparition des oreillons et je crois qu'elle était
l'indice d'une irritation méningée déjà en activité.

M. APERT. — La coïncidence d'oreillons et de fièvre typhoïde
notée dans l'observation de M. Nobécourt, me rappelle un fait
semblable que j'ai observé ces vacances dernières quand je remplaçais M. Sevestre à l'hôpital Bretonneau. Cette coïncidence a
causé des difficultés diagnostiques qui rendent l'observation intéressante à signaler.

Il s'agit d'un grand garçon de 13 ans qui se présenta à l'hôpital avec une fièvre intense (39°5) dont on ne trouvait nullement la
cause ; l'enfant n'était malade que depuis la veille. Il ne se plai

nait que de malaises, douleurs de tête, sans aucun autre phéno-
ène permettant un diagnostic. Ce n'est que le lendemain qu'une
tuméfaction de la parotide droite me permit de faire le diagnostic
oreillons ; peu après, la parotide de l'autre côté se tuméfiait ; en
quelques jours la tuméfaction disparut, mais la fièvre restait très
vive entre 39° et 40°, sans que rien expliquât la persistance de
tte fièvre. Ce n'est qu'au bout d'une huitaine de jours, la fièvre
étant toujours entre 39° et 40°, que la possibilité de coïncidence
fièvre typhoïde se présenta à mon esprit ; la séro-réaction et
évolution ultérieure du mal confirmèrent ce diagnostic.

Je me demandai alors si la tuméfaction parotidienne qui avait
marqué le début de cette dothiénentérie avait été réellement de
lure ourlienne ou s'il ne s'agissait pas d'une localisation anor-
ale précoce du virus typhique. Mais une enquête m'apprit que
sœur aînée du malade avait été quelques semaines avant lui
teinte d'oreillons. Je considère donc qu'il s'est agi d'une infection mixte.

M. Broca. — J'ai soigné une vieille dame de 66 ans qui pendant
heures me dérouta par une douleur vive et inexpliquée
la cuisse droite, jusqu'au moment où se déclarèrent avec
violence des oreillons expliqués d'ailleurs par une contagion
connue. Mais ensuite il n'y eut aucun signe méningitique, et
malgré le cas dont vient de nous entretenir M. Netter, je n'oserais
attribuer à une méningite ourlienne la douleur de cuisse initiale.

M. Netter. — Dans le cas dont je viens de parler, la douleur
de cuisse était bien d'origine méningée, car elle devint plus
quand les phénomènes méningés apparureut.

Hydronéphrose congénitale double,

par MM. Broca et Lesné.

Le jeune D... Louis, âgé de 2 ans 1/2, est amené à l'hôpital le 4 octo-
e 1905 par sa mère. Les parents sont bien portants et deux autres

)ien, **ne souffre pas spontanément**
i. Les fonctions digestives sont
st circulatoire sont normaux.

ses urines sont claires et ne con-

ame résultat :

. . . . 35 0/0
. . . . 63 »
. . . . 2,7 »

et d'éliminer successivement les
u foie et de kyste hydatique de
rop abdominale pour être splé-
squ'on peut délimiter sous les
elle est d'autre part trop bos-
ie et le chiffre de 2,7 éosinophi-
fants ne doit pas nous arrêter.
t d'éliminer aussi le kyste hyda-
ieur a tous les caractères d'une
néral, l'absence de tout antécé-
)nctions urinaires et l'examen
hypothèses d'un sarcome kys-
s'appuyant sur le début de la
on développement abdominal,
les bosselures de sa surface on
tique ou d'hydronéphrose con-
ie et vient confirmer ce dernier

i verticale, franchement latérale ;
péritonéale, le péritoine pariétal
, en dehors du côlon descendant,
clivage entre elle et le péritoine,
on. La poche est ainsi attirée au
sont mises : une en haut, sur les

gros vaisseaux du pédicule, une en bas, sur l'uretère. Puis le péritoine
est fermé par un surjet au catgut, la cavité rétro-péritonéale est drai-
née, la paroi musculo-aponévrotique est suturée en étages et la peau
réunie avec des agrafes Michel.

Suites opératoires. — L'enfant supporte bien son intervention.
37°6 le soir, le pouls est bon, le facies à peu près normal, mais nuit
agitée.

Le lendemain 12, 37°8 le matin et 38° le soir, agitation. Urines
100 centimètres cubes.

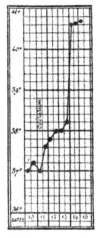

Le 13, 38° le matin, 38°2 le soir, même état, même insomnie, un
peu d'anxiété. Urines 100 centimètres cubes.

Le 14, la température atteint 40°6, pouls à 150. Facies très altéré,
battements des ailes du nez et dyspnée *sine materia*. Pas de suppuration de la plaie. La température est le soir celle du matin. Anurie
presque complète.

Le 15 les mêmes symptômes persistent, pouls filiforme, état coma-
teux, mort dans l'après-midi.

La mort paraît due, en l'absence de toute infection de la plaie,
à une urémie aiguë, bien que les urines ne contiennent pas d'albumine. La température subitement élevée permet de penser à
une scarlatine ayant tué avant l'éruption, et cette hypothèse est

d'autant plus vraisemblable qu'il y en avait eu trois cas certains dans la salle quelques jours auparavant.

Urines des vingt quatre heures suivant l'opération, provenant du
rein supposé sain :

Volume, 95 centimètres cubes.

Couleur jaune clair, trouble.

Réaction faiblement acide.

Centrifugation : leucocytes et cellules pavimenteuses.

Densité : 1023.

$\Delta = -0,99$.

	par litre
Chlorures (en NaCl).	5,123
Urée	3,122
Albumines	0
Glucose.	0

Le surlendemain de l'opération :

Volume, 100 centimètres cubes.

Couleur jaune trouble.

Centrifugation : cristaux de phosphate aumoniaco-magnésien et
d'urate de soude.

Cellules épithéliales pavimenteuses, leucocytes.

Densité : 1024.

	par litre
Urée	23,50
Acide urique.	0,36
Phosphates	2,40
Chlorures (NaCl)	9,
Chaux.	0,32
Glucose	0
Albumine.	0

Examen de la tumeur après l'intervention. — La tumeur à peu près
vidée de l'urine qu'elle contenait durant l'opération est composée
d'une paroi d'aspect fibro-conjonctif très vascularisée à sa superficie
et d'inégale épaisseur, de 1 à 2 centimètres, les points faibles correspondant aux bosselures presque transparentes. Localisées à la partie

supéro-externe existant quelques taches brunâtres, seuls vestiges
tissu rénal. Incisée le long de son bord-externe, cette hydronéphr
présente une paroi interne blanche, luisante d'où partent des clois
et éperons qui la divisent en loges incomplètes communiquant en
elles et convergeant vers le bassinet considérablement dilaté. L'e
men le plus minutieux de la face interne de cette poche ne permet
d'y découvrir l'orifice de l'uretère. Cette poche ne contient que
l'urine claire.

Partant du bord interne près du pôle, inférieur on trouve un
petit cordon fibreux sans cavité appréciable, qui a été lié au cour
l'opération et qui est très probablement un vestige d'uretère com
le montre l'examen microscopique.

L'hydronéphrose gauche contient environ 3 litres d'un liquide
semblant à de l'urine et dont voici les caractères :

Couleur légèrement jaune, limpide.

Centrifugation : quelques polynucléaires.

Densité, 1008,9.

Réaction faiblement acide.

$\Delta = - 0,58$.

	par litre
Eau	988,45
Extrait sec	13,968
Cendres	7,325
(1) Urée.	2,113
Chlorures (en NaCl)	5,716
Phosphates.	0,345
Albumine.	0,248
Glucose.	

Autopsie. — Pas de suppuration de la plaie à la superficie ou
la profondeur. Pas de liquide dans la cavité péritonéale, les in
et le péritoine pariétal sont lisses et sains.

La région traumatisée par l'opération est très rouge et il

(1) Le chiffre donné est très abaissé comme cela est la règle de
hydronéphroses.

dans la loge du rein quelques caillots sanglants mais, pas de pus ; des adhérences sont établies au niveau de l'incision, entre le méso-côlon descendant, le côlon descendant et la paroi.

La vessie, d'apparence normale, contient environ 10 centimètres cubes d'un liquide trouble dont le dépôt examiné après centrifugation est composé de leucocytes et de cellules épithéliales en raquette. La vessie est enlevée avec les deux uretères ; l'uretère gauche lié au moment de l'opération à environ 5 centimètres de la vessie a un volume très inférieur à celui de l'uretère droit et une consistance plus ferme, son orifice vésical est un peu plus petit que celui de l'uretère droit. L'uretère droit présente des inégalités de volume sur son trajet ; il est très dilaté dans son tiers supérieur, et cependant le point le plus rétréci se trouve au niveau de l'abouchement à la partie inférieure du bassinet.

Le rein droit est distendu par de l'urine et porte à sa surface un certain nombre (5 ou 6) de bosselures transparentes fluctuantes, très comparables en plus petit à ce qui existait au niveau du rein gauche. Il pèse 335 grammes ; la substance noble du rein a presque totalement disparu sauf au niveau du pôle inférieur. En avant du hile se trouvent les vaisseaux ; l'artère rénale est subdivisée en cinq branches à 3 centimètres en dedans. A l'ouverture du rein le long de son bord convexe s'écoule une grande quantité d'urine ; l'épaisseur de cette paroi est de 2 à 3 centimètres par places ; la coupe traverse des taches brun-rougeâtre, légèrement acuminées sous la capsule, sans épaisseur, vestiges de substance rénale. La surface interne est, comme à gauche, polie, blanchâtre avec cloisons et éperons constituant des loges plus ou moins complètes et convergeant vers une cavité centrale qui n'est autre que le bassinet dilaté. Dans cette cavité existent de très nombreux petits calculs bruns, gros comme des grains de millet et composés presque exclusivement de phosphate de chaux et d'une quantité infinitésimale de sulfate de chaux et d'urates, sans traces d'acide urique, d'oxalate, de cystine ou de leucine. Ce sont donc des calculs secondaires qui n'ont joué aucun rôle dans la production de l'hydronéphrose ; il n'y en avait du reste pas de l'autre côté.

L'orifice de l'uretère dans le bassinet est extrêmement petit, oblitéré en grande partie par un repli muqueux transversal faisant valvule et cependant il est perméable comme l'uretère du reste puisque l'enfant secretait des urines avec ce seul rein ; en effet au cours de l'autopsie la pression sur le rein fait passer l'urine dans la vessie. En soulevant le repli muqueux qui oblitère en partie l'orifice rénal de l'uretère, il est impossible avec un stylet de traverser le point rétréci de l'uretère, on parvient au contraire à le franchir en cathétérisant de l'orifice vésical vers le rein.

Le fragment d'uretère gauche attenant à la vessie est perméable dans toute son étendue et ne semble pas rétréci dans son calibre. L'urethre n'a pas d'anomalies et est perméable normalement sur toute son étendue.

L'autopsie a été complétée par l'examen des autres viscères : le foie, la rate, les poumons, le cœur, le tube digestif ne présentent aucune lésion apparente.

Examen microscopique après fixation au réactif de Bouin et coloration à l'hématéine éosine. — *Hydronéphrose gauche.* — La substance noble du rein a presque part et disparu et est remplacée par une coque conjonctive dans laquelle on trouve des vaisseaux en grand nombre parmi lesquels des arterioles à parois épaissies, fibreuses ; par places quelques tubes dilatés, irréguliers de forme, tapissés d'un epithélium cylindro cubique, et aussi quelques gros glomérules entourés d'une gaine de tube contourti à cellules hypertrophiées, le tout noyé en plein tissu fibreux. Les points où le tissu noble est conservé sont de véritables centres d'hypertrophie compensatrice. De volumineux corpuscules de Malpighi entourés de tubuli contorti dont le nombre semble multiplié et les cellules hypertrophiées et aussi les canalicules dilatés donnent l'impression d'une formation adénomateuse, comme si en ces points l'organe avait voulu se défendre contre l'atrophie par prolifération de ses éléments.

L'uretère gauche dans sa portion inférieure présente une hypertrophie de sa couche musculeuse envahie par le tissu conjonctif ; epithélium intact et lumière conservée : sa partie supérieure est transformée au voisinage du rein en un cordon fibreux plein.

A droite, les lésions produites par l'hydronéphrose sont moins pro-

ondes, en ce sens qu'au milieu de la coque fibro-conjonctive qui se substitue au rein il persiste presque partout quelques tubes et gros corpuscules isolés sous forme d'îlots.

Dans la plupart des points examinés la paroi comprend en allant de la cavité vers la surface extérieure :

Une couche fibro-conjonctive renfermant par places des fragments de tubes urinaires ; plus profondément existent des tubes irrégulièrement dilatés semblables à ceux du côté gauche et des tubes droits ou anses descendantes peu déformés et à épithélium tassé.

Une deuxième couche est glomérulaire ; le tissu conjonctif et les canaux dilatés y sont très rares : elle est constituée par de gros corpuscules avec multiplication cellulaire sur le glomérule et sur la face interne de la capsule ; dans la capsule en bien des points, existe un exsudat albumineux. Les tubuli contorti tassés et en hypertrophie compensatrice comme les glomérules sont tapissés de cellules augmentées de volume, mais mal limitées, à protoplasma granuleux, à noyaux mal colorés, et dans leur lumière existent des débris cellulaires. Sur toute la coupe apparaît de plus une congestion intense ; les capillaires sont tous dilatés et gorgés de sang. Il y a en somme une glomérulo-néphrite congestive aiguë probablement scarlatineuse, capable d'expliquer l'anurie et les symptômes urémiques cause de la mort.

Enfin la capsule du rein est épaissie et congestionnée.

En somme, il s'agit d'un cas d'hydronéphrose congénitale double, affection relativement rare.

L'histoire clinique en a été simple : développement insidieux d'une hydronéphrose, à gauche comme c'est la règle, sans réaction fonctionnelle ou générale, de 6 mois à 2 ans 1/2, époque à laquelle nous avons observé le petit malade. La dimension considérable du rein gauche a rendu impossible par l'exploration physique le diagnostic de lésion du rein droit qui du reste, malgré ses altérations profondes, suffisait physiologiquement à la dépuration urinaire.

L'opération nécessitée par le volume de la tumeur a confirmé

[...] clinique mais sous l'influence du shock ou du poi-
[...] son rénal et cet enfant est
mort [...] presque complète et signes
[...]

[...] a permis d'expliquer cette mort rapide : il
[...] une urémie presque aussi intense qu'à
[...] rénal restant présentait des lésions de
[...] comparables à celles de la scarlatine.

[...] succomber à bref délai aux progrès
[...] de la moindre infection qui ne pouvait
manquer de déterminer chez lui de l'insuffisance rénale.

[...] résulte de la sténose de la partie
[...] complète à gauche, incomplète à droite.
[...] la cause la plus fréquente d'après la statistique de
J. [...] Il nous paraît impossible de remonter plus haut dans
[...] de dire en particulier si l'uretère a été primitivement atteint ou si cette oblitération est secondaire à une double
[...] et si enfin en admettant l'une de ces deux hypothèses il existe une cause intime permettant de les expliquer l'une
ou l'autre. Ce sont là des questions posées dans toutes les observations d'hydronéphrose congénitale et leur solution se heurte
toujours aux mêmes difficultés.

M. Hallé. — Aurait-on pu faire la séparation des urines pour
reconnaître l'état de chaque rein ?

M. Lesné. — Il s'agissait d'un garçon de 2 ans 1/2.

M. Hallé. — Je reconnais que cet examen était impossible,
mais il eût été possible chez une fille, car je l'ai vu faire à cet
âge par M. Luys.

M. Broca. — Je répondrai à M. Hallé — mettant à part la difficulté de l'examen chez un garçon de 2 ans 1/2 — que ce cas
était de ceux où, en tout état de cause, la séparation des urines
n'eût pas servi à grand'chose. Le diagnostic d'hydronéphrose me
paraissait cliniquement hors de doute ; et d'autre part il n'y avait

jamais eu de ces variations de volume qui caractérisent l'hydronéphrose ouverte. La seule question importante était de savoir si
le rein droit était sain, et avant d'opérer, sachant bien que le
pronostic opératoire dépendait avant tout de là, j'aurais été particulièrement heureux d'avoir à ma disposition un procédé me
permettant d'établir avec certitude ce point de diagnostic ; la
palpation ne me faisait rien sentir, mais, surtout dans un ventre
rempli par une poche énorme, cela ne me satisfaisait pas pleinement Seulement, il me paraît certain, vu l'état anatomique
des choses, que la séparation des urines ne m'eût apporté aucun
secours ; et la clinique faisait prévoir cette impuissance.

Un cas de paratyphoïde,

par MM. L. GUINON, médecin de l'hôpital Trousseau
et PATER, interne des hôpitaux.

A... Jeanne, 14 ans, entre le 25 juillet pour des douleurs siégeant
aux genoux et surtout aux pieds, particulièrement à droite et déterminées par la marche et la station debout. Aucun antécédent digne de
remarque. Les tibio-tarsiennes sont légèrement gonflées mais il n'y a
pas de gonflement appréciable des genoux.

Le repos au lit et de petites doses de salicylate de soude font rapidement disparaître ces phénomènes douloureux d'ailleurs presque apyrétiques. Mais la malade continue à présenter un peu de fièvre (37°6-
38°), elle a aussi de la diarrhée (3-4 selles par jour).

Les règles apparues pour la première fois pendant le cours de
cette maladie durent presque un mois, assez abondantes, et sont finalement combattues par le chlorure de calcium. L'examen des viscères ne dénote rien d'intéressant.

A partir du 1er septembre, la température commence à s'élever, de
façon très irrégulière d'ailleurs, et décrit des oscillations parfois
considérables. On ne trouve aucun signe de fièvre typhoïde, aucun
signe de tuberculose, et la séro-réaction eberthienne, cherchee à deux
reprises, les 14 et 20 septembre, se montre négative La rate n'est pas

gresse, il n'y a pas de taches, la langue est saburrale, l'appéti
vif ; ni diarrhée, ni constipation. La malade accuse par mom*
peu de céphalée, mais elle reste assise sur son lit, travaille vol*
à de menus ouvrages, lit et cause, dort assez bien et manger
lentiers ; elle a conservé une bonne humeur égale, même qu*
soir venu, sa température atteint 39°-9 ou 40°. La courbe ther
est on ne peut plus irrégulière et si dans l'ensemble la période
dure sensiblement le temps d'une typhoïde habituelle (23 jou
moins à plusieurs reprises, quatre fois au moins, le thermomè

marque que 37°5 le matin alors qu'il s'élève le soir à près de 4
fois même davantage. A plusieurs reprises on pense à la p*
d'une tuberculose aiguë, mais devant l'absence de signes d'a*
tion ce diagnostic est écarté.

Le 24 septembre, l'apyrexie est complète, et au bout de q*
jours la malade qui était au régime lacté s'alimente assez ab
ment. Elle quitte l'hôpital le 7 octobre en excellent état, *
un peu amaigrie.

Le 13 octobre, la malade revient. Depuis deux ou trois jours*
reprise de fièvre, avait eu un vomissement alimentaire et un*
diarrhée. Elle ne souffre en aucun point, et quoique pâlie et a*
elle n'est ni abattue ni somnolente. Le visage reflète un air de

tristesse, mais la parole est aisée, l'appétit conservé. La rate n'est pas grosse, il n'y a pas de taches rosées, le ventre est plat, souple, non douloureux, les selles variant de 1 à 2 par jour, une seule fois 3, sont légèrement ocreuses. Mais le séro-diagnostic pratiqué le 16 puis le 20 octobre est toujours négatif.

Le 18 octobre, une xamen attentif décèle les particularités suivantes. Amaigrissement notable, ventre excavé, saillies des épines iliaques. Çà et là sur le ventre, quelques papulo-vésicules qui n'ont rien de commun avec les taches rosées. Il s'agit manifestement là d'un éry-tème toxique léger survenu au cours de l'infection actuelle. Ventre douloureux dans la fosse iliaque droite où la paroi manque de souplesse

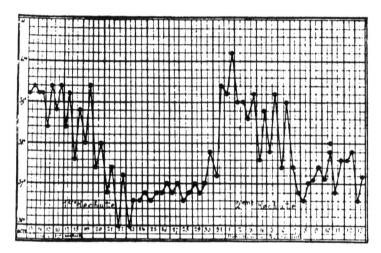

Nulle part il n'existe de gargouillement, mais partout le ventre est comme rénitent. Le foie paraît un peu augmenté de volume, mais la palpation en est rendue difficile par la résistance de l'abdomen. La percussion de la rate ne donne pas de résultat précis. Pas de Kernig, réflexes tendineux normaux ; réflexe plantaire presque nul. La diar-rhée existe, très rare. mais fétide. La langue est particllement desqua-mée, sans enduit saburral sauf au centre. Il y a quelques nausées, sans vomissements.

L'examen des poumons décèle en avant une sonorité normale des sommets, une inspiration un peu plus forte à droite, mais sans dépas-

ser la normale, une expiration un peu prolongée peut-être. En arrière
la respiration est absolument normale. Rien en somme ne permet de
penser a une tuberculose aiguë à laquelle on songe encore à ce moment. Il n'y a rien au cœur. Le pouls, mou, régulier, bat à 108 le
visage s'est creusé, et la paleur, grande autour du nez, des yeux,
contraste avec la rougeur des pommettes. Mais l'état mental reste
satisfaisant, l'appétit suffisant, le sommeil bon. La tristesse seule persiste et s'accompagne d'un certain état d'indifférence, mais sans trace
d'abattement ni de torpeur.

La défervescence se fait en lysis et l'apyrexie est complète avec
hypothermie même, dès le 22 octobre. La malade qu'on avait alimentée avec des œufs et des purées se remonte assez vite lorsque, après
huit jours d'apyrexie, elle est reprise de fièvre comme précédemment.
La température atteint en trois jours 40°5, et se met à osciller autour et
au-dessous de 39°. Les grandes oscillations des deux atteintes premières
se retrouvent au cours de cette troisième période fébrile. Cette rechute
ressemble beaucoup à la précédente, mais il existe des caractères spéciaux. On trouve toujours la même sensation de bien-être relatif avec
tristesse seule ; l'appétit est conservé, l'enfant ne souffre de rien et
n'est pas abattue. Peu affaiblie, bien qu'elle somnole volontiers, elle
présente un amaigrissement considérable qui paraît plus rapide et
plus accentué que dans les premières atteintes. La langue desquame
et a un aspect vernissé. La diarrhée manque cette fois, mais on note
le 1er novembre 3 ou 4 taches rosées, et le lendemain une éruption
d'éléments lenticulaires typiques, d'aspect et de siège classiques, et
très abondants.

Le pouls bat à 124. Il n'y a rien à noter au cœur ni aux poumons.
Le ventre, plat, n'est pas douloureux ; on ne trouve pas d'hypertrophie splénique.

On donne malgré l'état fébrile une alimentation suffisante (potages,
œufs, purées de légumes) et après huit jours de fièvre à oscillations
fortes, l'apyrexie est de nouveau obtenue Elle dure encore actuellement.

Dès la fin de la première atteinte, nous avions, en présence

signes constatés, et dans l'impossibilité de faire un diagnostic
cis, pensé qu'il s'agissait peut-être là d'une paratyphoïde. Mais
rant pas sous la main de cultures de bacilles paratyphiques
.s ne pûmes chercher la réaction agglutinante. Ce n'est qu'au
rs de la troisième poussée fébrile, grâce aux échantillons que
Netter et Ribadeau-Dumas voulurent bien nous donner, qu'il
s fut possible de chercher avec divers paratyphiques la réac-
agglutinante que le bacille d'Eberth n'avait présentée à au-
moment.

es agglutinations furent cherchées avec du sérum sanguin
evé lors des deuxième et troisième poussées, soit le 20 octobre
1er novembre. Voici nos résultats :

Sérum de la deuxième poussée fébrile (20 octobre).

20. Eberth : négatif. Brion : négatif. Conradi : négatif. Schottmül-
négatif. Gärtner : agglutination macroscopique massive. Psitta-
: négatif.

50. Eberth : négatif. Gärtner : agglutination forte.

100. Gärtner : agglutination forte.

200. Gärtner : agglutination forte.

300. Gärtner : agglutination manifeste, faible.

400. Gärtner : agglutination douteuse.

500. Gärtner : agglutination nulle.

Sérum de la troisième poussée fébrile (1er novembre).

20. Eberth : agglutination faible. Paratyphiques divers (Brion,
adi, etc.) : négatif. Gärtner : agglutination forte.

50. Eberth : agglutination faible. Gärtner : agglutination forte.

00 Eberth : agglutination très faible (vérifiée au microscope).
ner : agglutination forte.

100. Eberth. agglutination nulle (vérifiée au microscope). Gärt-
agglutination forte.

00. Eberth : agglutination nulle. Gärtner : agglutination nette.

100. Gärtner : agglutination manifeste.

500. Gärtner : agglutination faible.

00. Pas d'agglutination.

En résumé, lors des deux premières atteintes, le sérum sanguin de la malade n'agglutinait pas le bacille d'Eberth. Avec le
sérum de la deuxième atteinte fut pour la première fois recherchée l'agglutination avec divers échantillons de paratyphiques :
cette agglutination fut positive avec le bacille de Gärtner, et cela
jusqu'à une dilution de 1/400 environ. Lors de la troisième
atteinte, le sérum agglutina pour la première fois le bacille
d'Eberth, mais relativement faiblement, puisque cette agglutination cessa entre 1/100 et 1/200. Le bacille de Gärtner continua
à agglutiner et le pouvoir agglutinant du sérum vis-à-vis de ce
bacille augmenta puisque la réaction positive fut obtenue avec
une dilution de 1/500.

Il s'agit donc manifestement d'une forme de paratyphoïdes,
affections que MM Achard et Bensaude ont été, croyons-nous, les
premiers à faire connaître, reconnues fréquentes en Allemagne,
et auxquelles les travaux tout récents de MM. Netter et Ribadeau-
Dumas feront accorder une large place dans le cadre nosologique.

L'étiologie de notre cas échappe à l'investigation, mais la maladie fut très vraisemblablement contractée dans la salle d'hôpital. Son agent pathogène est le *bacillus enteritidis* de Gartner.
Les particularités cliniques qui nous semblent intéressantes sont :
la marche de la température, où dominent de grandes oscillations
descendant jusqu'à 37°5 parfois, l'absence de facies et d'habitus
extérieur typhique, la conservation de l'activité intellectuelle, de
l'appétit, du sommeil, malgré une forte température que décelait
seulement un certain sentiment de tristesse. Nous citerons encore
un léger érythème infectieux, l'apparition anormale de taches rosées lors de la troisième atteinte seulement, l'absence de grosse
rate, enfin l'établissement brusque de la convalescence, dès la
chute thermique, après une affection dont les poussées successives
ne laissent après elles l'enfant ni abattue, ni déprimée, mais souriante et active.

Ajoutons enfin que les difficultés du diagnostic furent grandes
et qu'à deux reprises différentes, on put penser à la tuberculose
aiguë, diagnostic qu'un examen clinique minutieux permit de
repousser.

M. Netter. — La communication de MM. Guinon et Pater me cause tout à la fois une grande satisfaction et une petite contrariété.

Une grande satisfaction parce qu'elle montre qu'ailleurs que dans mon service, on trouve actuellement des cas de paratyphoïdes. Sur ce point, je n'ai du reste aucune inquiétude et antérieurement à M. Pater, M. Rist à l'hôpital Saint-Antoine, M. Léon Kahn à l'hôpital de Rothschild me communiquaient des cas de paratyphoïdes. M. Rist nous portait même un microbe isolé du sang de son malade.

Samedi dernier, à la Société de biologie, M. Ribadeau-Dumas et moi nous arrivions à un chiffre total de 60 paratyphoïdes reconnues par nous par l'agglutination et ce chiffre s'élève de jour en jour grâce au concours obligeant de nombreux confrères au premier rang desquels il convient de placer MM. Gagnière et Amar de Choisy-le-Roi, Houzel de Boulogne-sur-Mer, Prosper Emile Weil, Isidor, Gaston Lyon, Herzenstein, Adda, Lubezki, Labruhe, Troller, Lesur, etc.

J'ai dit que la communication précédente me causait une légère contrariété et je vais m'expliquer. Je pense que nous arriverons à faire une étude complète des paratyphoïdes aussi bien au point de vue étiologique que clinique, à indiquer les caractères particuliers à chaque espèce de paratyphoïde, car jusqu'à présent nous avons eu affaire à trois groupes ayant leurs microbes différents et sans doute la liste n'est pas close. Samedi dernier, par ordre de fréquence, nos cas se répartissaient ainsi :

Cas dus au bacille paratyphique A   44
Cas dus au bacillus enteritidis de Gärtner . .   14
Cas dus au bacille paratyphique B   2

Nous avons déjà signalé une particularité intéressante des infections dues au bacille paratyphique A, qui est la fréquence des déterminations hépatiques et notamment de l'ictère, soit que la maladie revête l'apparence d'un ictère infectieux simple, soit que l'ictère ou les troubles hépatiques apparaissent au cours d'une fièvre continue.

Pour *l'infection par le bacille de Gärtner* nous passons nos 14 cas ne suffisent pas encore à permettre de tracer son bleau clinique et cependant ce tableau nous paraît infiniment téressant pour le médecin, car plus que les autres paratypho celle-ci par ses diversités cliniques peut donner lieu à des diffi tés, à des erreurs de diagnostic.

Nous nous bornerons à relever deux points de l'observation nous a été soumise et qui concordent bien avec la grande majo de nos cas. *L'affection a été fort longue et la température a senté de grandes différences entre le soir et le matin, rappeluu courbes des pyohémies et de l'hecticité.* Beaucoup de nos m des atteints d'infection gärtnérienne ont été pris pour des tu culeux aigus.

Nous pensons devoir insister encore sur le fait que *l'infectior la malade de MM. Guinon et Pater a dû être contractée à l'hôp* où elle séjournait depuis plus d'un mois avant l'apparition d fièvre. S'agit-il d'un cas de contagion par un malade dont l'af tion n'a pas été reconnue, s'agit-il d'une infection due à l'alis tation, supposition qui cadre bien avec ce que nous savons infections par le bacille de Gärtner ? Nous ne saurions tran la question.

Ce que nous pouvons dire c'est que grâce à l'examen systé tique de nos convalescents nous avons pu reconnaître qu'à pa du mois d'août nous avons eu dans nos salles à côté de typhiq vrais des cas de paratyphoïdes dus au bacille A de Brion et M ser et un enfant traité dans le service pour une chorée nous n naît le 1er septembre, quelques jours après sa sortie, avec paratyphoïde de cette nature évidemment contractée dans salles.

Nous voulons enfin apporter ici un document sur la fièvre ratyphique due au bacille B. C'est une observation recueillie pa Dr Adda d'Asnières qui m'a appelé auprès de cette enfant et e primé le désir que cette observation fût publiée dans vos bullet

Je vous rappellerai que le bacille paratyphique B est celui a été observé le plus souvent à l'étranger et notamment dans épidémies de Coblentz (D⁚ Hünermann) et de Saarbruck (D⁚⁚ Conradi, Drigalsky et Jürgens). Par un hasard curieux cette variété de paratyphoïde n'a été vue que rarement par nous cet automne.

Un cas de paratyphoïde due au paratyphique B
Bons effets du collargol en potion,

par MM. Adda et Arnold Netter.

L'enfant M..., âgée de 3 ans 1/2, est habituellement bien portante. Ses parents sont sains. Elle est venue à terme et a été nourrie au biberon (système Budin).

Elle présente de la diarrhée vers le 1ᵉʳ octobre sans que les parents appellent de médecin.

Le Dʳ Adda constate le 8 octobre des selles jaunes et fréquentes, la langue est un peu saburrale, la température peu élevée. Il pense à une gastro-entérite ou à un début de dothiénentérie, prescrit le régime lacté absolu et 10 grammes d'huile de ricin.

Le 12 octobre, apparition de taches rosées lenticulaires qui deviennent encore plus nombreuses le lendemain et sont très abondantes. La langue est rouge à la pointe et sur les bords. Le poumon gauche est congestionné et on y entend du souffle. La rate est perceptible à la percussion et à la palpation.

On ordonne des frictions au collargol, des bains à 35° toutes les trois heures, du képhir.

Le Dʳ Netter appelé en consultation le 16 octobre confirme le diagnostic et approuve le traitement. Il conseille de remplacer les frictions au collargol par l'administration d'une potion contenant 0 gr. 30 par jour, de continuer les bains chauds et le képhir.

La température qui était de 40° et au-dessus tous les soirs n'est plus que de 39°6 le 16 au soir.

Le 17 au matin elle est de 37°4 et arrive à 37° le 14ᵉ jour au matin. L'enfant prend encore trois bains le 17, deux le 18 et un le 19.

On donne un œuf le 22, une demi-cervelle le 23, une demi-cervelle le 24, et un peu de poulet le 26.

Le 26 au soir, 22ᵉ jour de la maladie, la température s'élève bru
quement à 39°3 après un frisson et du claquement de dents.

Le 27 au matin, on constate de la congestion des poumons e
souffle aux deux sommets. L'application répétée de ventouses réta
la malade.

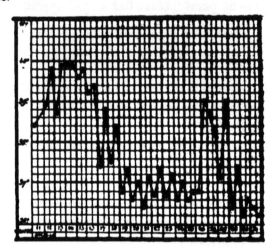

A partir du 3 novembre, l'enfant est alimentée à peu près,
ne lui a pas encore permis le pain ni la viande.

Actuellement l'enfant se lève.

Le 27 novembre, 23ᵉ jour de la maladie, le Dʳ Adda prélève un
de sang qui est soumis à la séroréaction.

Le sérum agglutine le bacille paratyphique B de Conradi-Driga
et Jürgens à 1 pour 800 soit 40 fois plus que le bacille d'Eberth, 1
20

Il s'agit donc d'une paratyphoïde due au bacille B. Ce gr
de bacilles a été le plus fréquemment observé dans les cas pul
jusqu'ici. On le trouve 69 fois contre 12 paratyphiques J
3 indéterminés sur 86 cas relevés dans l'article de Pr
Lentz et Tietz ont relevé 51 cas de paratyphoïdes B contre 227
vres typhoïdes à bacille d'Eberth.

Dans les faits rassemblés par nous, le bacille paratyphiqu

semble avoir été bien moins souvent en cause que les paratyphiques A ou le bacille de Gärtner.

La petite malade de M. Adda donnait bien l'impression clinique d'une dothiénentérie et M. Adda se demande s'il ne faut pas attribuer la courte durée du mal à l'action du collargol. Nos nombreuses observations nous amènent également à penser que le collargol exerce dans les paratyphoïdes une action toute particulière, quasi spécifique. Nous en donnerons bientôt la preuve et l'explication.

M. VARIOT. — M. Netter a-t-il eu l'occasion de pratiquer l'examen anatomique de paratyphoïdes et de voir des lésions intestinales caractéristiques ?

M. AVIRAGNET. — Je ne nie pas l'intérêt de l'étude des paratyphoïdes, mais dans le cas de MM. Guinon et Pater il y a eu des taches rosées et l'Ebert a été agglutiné. Le doute paraît donc possible dans ce cas. Car, si les paratyphoïdes ont des taches rosées et agglutinent le bacille d'Eberth, on ne voit pas clairement la différence avec la fièvre typhoïde vraie.

M. GUINON. — Nos collègues semblent accepter avec quelque scepticisme l'hypothèse de paratyphoïde. Pour moi elle me semble un besoin de l'esprit, et de la clinique, c'est une hypothèse nécessaire pour expliquer nombre de cas qu'il est impossible de classer autrement.

M. RIST. — La connaissance des infections paratyphoïdiques me paraît avoir un grand intérêt pratique. Jusqu'ici en effet, en présence d'une fièvre continue, le diagnostic se posait surtout entre la dothiénentérie et la tuberculose aiguë. Si le séro-diagnostic restait négatif, on pensait, lorsque le malade guérissait, à la fièvre prétuberculeuse de M. Landouzy, ou à ces septicémies bacillaires transitoires auxquelles on a voulu récemment, sur des arguments qui ne me paraissent pas irréfutables, donner droit de cité dans la pathologie. Le pronostic restait donc — ou pouvait res-

ter dans l'esprit de certains médecins — grave, pour l'avenir,
malade, bien que guéri était considéré comme suspect de tube
lose ou comme un candidat à la tuberculose. La constatation d
infection para-éberthienne permet d'expliquer ces cas et de
donner une interprétation pronostique des plus rassurantes
qui est loin d'être négligeable.

M. Netter. — Je comprends qu'au point de vue clinique o
peine à se résigner à voir dissocier une maladie qui paraî
bien individualisée et qu'on admette difficilement qu'il pui
avoir taches rosées, fièvre continue, lésions intestinales sans
y ait de fièvre typhoïde. Mais il faut s'incliner devant les fai
la clinique dans cette dissociation gagne certainement plus qu
ne perd.

M. Variot me demande s'il a été fait des autopsies. *L'u
attributs les plus importants des paratyphoïdes est leur béni
relative* alors même que le tableau clinique a pu être for
quiétant.

Dans un relevé de 86 observations rassemblées par Prat
auteur n'a trouvé que 3 décès soit 3.6 0/0, et encore est-il p
ble qu'il se soit agi dans un des cas d'une infection mixte
bhienne et paratyphoïde.

*N'est-ce pas un point capital pour le médecin que de po
ainsi par l'analyse du sang étayer un pronostic beaucoup
rassurant?*

J'ai fait il y a plus de deux ans l'autopsie d'un malade ch
quel j'avais reconnu une paratyphoïde aussi bien en isola
bacille des déjections que par l'agglutination. Ce malade
guérison avait été atteint de tuberculose aiguë. Il n'existait
trace de lésions intestinales.

Ces lésions sont habituellement peu marquées et les *sympt
relevés pendant la vie indiquent une participation bien me
du tube gastro-intestinal.* La constipation est habituelle et
peut-être parce que les paratyphoïdes sont fréquentes qu
trouve si souvent la constipation chez les typhiques act

J'ai vu cependant en mars 1903 une infirmière de l'hôpital Trousseau du service de mon cher collègue Guinon qui m'avait autorisé à examiner ses déjections. Cette infirmière a eu pendant cinq jours des hémorrhagies intestinales très abondantes. Elle avait été contagionnée en soignant trois enfants entrés au pavillon de la scarlatine et atteints de fièvre typhoïde.

La recherche de l'agglutination du bacille d'Eberth avait été négative au cours de plusieurs examens. J'ai isolé plusieurs fois en mars et avril 1903 le bacille paratyphique en cultivant les selles par la méthode de Conradi-Drigalsky. Aujourd'hui encore le sang de cette infirmière agglutine le bacille paratyphique A et il en est de même du sang de deux des enfants auprès desquels elle avait contracté la maladie.

Parmi les rares autopsies de paratyphoïdes il en est dans lesquelles on a relevé non seulement de la tuméfaction des follicules clos isolés et agminés mais encore la trace d'ulcération des plaques de Peyer.

La notion des paratyphoïdes explique aussi fort bien les cas si discutés des récidives de fièvre typhoïde. Nous avons pu par la séro-réaction prouver ainsi qu'un certain nombre de ces récidives étaient simplement dues à l'apparition de paratyphoïdes et dans le cas fort intéressant d'un collègue sympathique nous avons eu ainsi l'explication d'incidents très graves survenus il y a une dizaine d'années.

M. Aviragnet me demande ce qu'il faut penser des *cas où l'on trouve à la fois de l'agglutination vis-à-vis du bacille d'Eberth et des paratyphiques.*

La question est des plus importantes et je lui sais gré de me permettre d'y insister ici.

On a cru au début que l'existence de l'agglutination permettait d'affirmer la typhoïde.

Grâce aux recherches de Achard et Bensaude, de Gilbert et Fournier et d'autres, on a vu que le sang des typhiques pouvait agglutiner d'autres bacilles et inversement. On a donc été amené à demander pour l'agglutination des taux plus élevés 1/30 à 1/50.

Aujourd'hui il faut aller plus loin. Grâce aux travaux de Dur-
ham, de Nobele, de Trautmann, etc. on sait les relations étroites
qui existent au point de vue de l'agglutination entre le bacille typhique, les paratyphiques, les bacilles des infections carnées et
*il devient nécessaire dans chaque cas de comparer l'agglutinabilité
des divers microbes par le même sang. On admet que le microbe
le plus agglutiné est celui qui est en cause.*

Les cas que nous avons observés, M. Ribadeau-Dumas et moi,
montrent combien ces réserves sont fondées. Sur nos 44 cas à
bacille paratyphique A, il y en avait seulement 13 dans lesquels
l'agglutination vis-à-vis du bacille d'Eberth était nulle. Dans les
autres, il y avait agglutination du bacille d'Eberth en même temps
que du paratyphique. Presque toujours la dilution nécessaire
pour obtenir l'agglutination avec l'Eberth était faible, 10 à 30 ou
40, mais quelquefois elle montait à 100 et même à 200. Mais toujours l'agglutination était beaucoup plus marquée avec le bacille
de Brion-Kayser : 30 fois (1 cas) ; 25 fois (1) ; 20 fois (6) ; 10 fois
(8) ; 7 fois (2) ; 5 fois (6) ; 4 fois (4) ; 2 fois (1).

De même dans les cas dus au bacille d'Eberth le bacille paratyphique A était agglutiné 12 fois sur 21 et à des taux moins
élevés que ce dernier : 30 fois (1) ; 20 fois (2) ; 5 fois (3) ; 4 fois
(1) ; 3 fois (1) ; 2 fois (4).

Il ne suffit donc pas toujours de reconnaître une agglutinabilité
même élevée du bacille d'Eberth pour admettre que ce microbe
est l'agent en cause. Il faut comparer le taux de l'agglutinabilité
du bacille d'Eberth avec celui des bacilles paratyphiques.

Il ne faudrait du reste pas croire que l'agglutination n'a jamais
pour autre objet qu'un diagnostic différentiel entre la fièvre typhoïde et les paratyphoïdes. *Les infections paratyphoïdiques peuvent revêtir les apparences cliniques les plus diverses.* Elles ont
souvent été prises pour des tuberculoses aiguës et l'on ne saurait
contester l'intérêt qu'il y a à pouvoir écarter ce diagnostic en
établissant d'une façon décisive l'intervention du véritable agent
causal.

Du pronostic de la fièvre typhoïde chez l'enfant,

par MM. Pater et Halbron, internes des hôpitaux.

Il est fréquemment répété que la fièvre typhoïde revêt chez les enfants un caractère moins grave que chez les adultes, et que le pronostic de cette maladie est plus favorable chez les premiers que chez les seconds. Telle est l'opinion de la plupart des auteurs classiques, opinion fréquemment combattue en ces derniers temps. Nous avons tout récemment observé dans les services de nos maîtres MM. Netter et Guinon, à l hôpital Trousseau, 63 cas de fièvre typhoïde, et nous désirons rapporter ici quelques réflexions que l'étude de ce nombre déjà respectable de malades nous a suggérées. Nous tenons tout d'abord à témoigner notre reconnaissance aux deux maîtres qui ont bien voulu nous confier leurs observations et à MM. J. Renault et de Grandmaison qui, pendant la période des vacances, ont observé quelques-uns des malades dont il est question dans notre travail.

Le taux de la mortalité dans la fièvre typhoïde de l'enfant est extrêmement variable avec les épidémies et nous avons trouvé les chiffres les plus divers. Marfan donne celui de 2 1/2 0/0, nourrissons exceptés, Moussous, celui encore plus favorable de 1/2 0/0 ; ce sont là des exceptions. Lowet Marsh, divisant ses malades en deux groupes, trouve une mortalité de 1,3 0/0 chez les enfants de 5 à 10 ans, et de 7,5 0/0 chez ceux de 10 à 15 ans.

Mais c'est ici même, à la Société de Pédiatrie, en 1899-1900, que fut affirmée au cours d'une discussion sur le traitement balnéothérapique, la gravité réelle de la fièvre typhoïde chez l'enfant. M. Netter, M. Guinon, M. Barbier, M. Variot, d'autres encore, citèrent des chiffres éloquents, et M. Franz Glénard put affirmer que la fièvre typhoïde est aussi grave chez l'enfant que chez l'adulte ; il ajoute d'ailleurs que la mortalité s'y montre d'autant plus grande que le sujet est plus jeune.

Dans les cas observés par nous, la mortalité s'est élevée à 14,5 0/0, chiffre inférieur à celui de 17,3 0/0 donné par M. Guinon

pour une épidémie particulièrement meurtrière observée par
en 1898 aux Enfants-Malades. Or si, à l'exemple de Lowel Mar
nous divisons nos enfants en deux groupes, malades ayant mo
ou plus de 10 ans, nous trouvons pour les enfants au-dessous
10 ans une mortalité de 3,1 0/0 et pour ceux de 10 à 15 ans i
mortalité de 11,1 0/0. chiffre qui se rapproche de celui
13,6 0/0 indiqué par Griesinger dans sa statistique de l'hôp
de Zurich. Contrairement à l'opinion de Glénard, nous pens
que, abstraction faite des nourrissons, la fièvre typhoïde est i
grave chez de grands enfants, ayant plus de 10 ans, que chez
plus jeunes.

Le sexe n'est pas non plus sans importance. M. le profes
Hayem a depuis longtemps fait observer que les femmes paya
un plus lourd tribut à la fièvre typhoïde que les hommes.
fait, rigoureusement exact chez l'adulte, l'est aussi chez l'enfa
dans nos 9 cas de mort, il se trouve 7 filles ; le chiffre de la
talité chez ces dernières atteint donc près de 4 fois celui d
mortalité des garçons.

Sans entrer dans le détail des observations, nous voulons
ter rapidement quelques-unes des déterminations anormal
des complications dont l'apparition précoce ou tardive a don
l'épidémie actuelle son caractère de haute gravité.

Les déterminations pulmonaires se sont montrées avec
fréquence remarquable et ont pu quelquefois faire porter i
les premiers jours un diagnostic inexact. Nous avons obs
ainsi au début de la fièvre typhoïde 1 cas de pneumotyphus
plus nets, d'ailleurs terminé par la guérison, et 6 cas de b
cho-pneumonie. Nous rappellerons que pour Cadet de Gassic
la fréquence de pareilles déterminations s'élevait à 4,35 0/0 i
que pour M. Marfan ces phénomènes broncho-pulmonaires
raient rares. Nous obtenons le chiffre énorme de 12,6 0/0. y c
pris une pneumonie franche aiguë survenue au début d'une
valescence, immédiatement après une otite à pneumocoque
dont la courbe thermique fut tout à fait anormale. Tous ces
furent bénins, contrairement à l'opinion classique qui ass

aux complications broncho-pulmonaires de la fièvre typhoïde un pronostic des plus réservés ; MM. Brouardel et Thoinot dans l'article tout récent du *Nouveau Traité de médecine* écrivent en effet que la « broncho-pneumonie typhique à quelque moment qu'elle apparaisse laisse rarement survivre le sujet ».

Les réactions méningées se sont montrées rares : une seule fois un de nos malades se présenta avec un ensemble de signes méningés assez complet, raideur de la nuque, signe de Kernig, hyperesthésie, abolition des réflexes rotuliens, etc... La ponction lombaire fut négative et le malade guérit. Le signe de Kernig sur lequel M. Netter a plusieurs fois insisté fut rarement constaté : 3 fois seulement sur 63 malades.

Par contre, les manifestations cardiaques ont été assez fréquentes et presque toujours dans des cas sévères. Tachycardie seule ou presque seule dans 3 cas bénins, tachycardie, arythmie, cyanose et refroidissement périphérique dans 5 autres cas terminés par la mort. Deux autopsies seulement purent être faites, et l'une d'elles décela l'aspect macroscopique de la myocardite. Citons encore un cas d'endocardite aiguë qui donna une insuffisance mitrale définitive, un cas d'embolies périphériques et pulmonaires, mortel, et un infarctus pulmonaire trouvé, à l'autopsie seulement, chez une grande fille morte dans l'adynamie.

Diverses complications banales furent rencontrées, telles que otites, angine rouge d'aspect scarlatineux, angine diphtérique dont le pronostic fut bénin, furonculoses peu tenaces, panaris sous-cutané, collection purulente fessière de grosse taille, mais qui guérit par l'incision. Plus intéressants ont été 3 cas de stomatite ulcéreuse, constatés dans des formes sévères, suivies deux fois de mort, stomatite à laquelle M. Hutinel attache tant d'importance dans les infections secondaires au cours de la fièvre typhoïde. Nous n'avons observé qu'un cas d'érythème toxique, d'aspect scarlatiniforme, et qui récidiva à trois reprises différentes. La porte d'entrée resta inconnue, car le malade n'avait pas de stomatite. Comme dans les cas de Remlinger et dans ceux de Le Goic, l'érythème, survenu tardivement, après l'apyrexie absolue, n'eut pas de gravité. Les complications intestinales attirèrent notre attention. Nous savons en effet qu'elles ne sont pas aussi rares qu'on l'a dit pendant longtemps : la perforation intestinale elle-même n'est pas exceptionnelle et l'un de nous se basant sur des statistiques nouvelles aboutit dans un récent travail à cette conclusion que la perforation intestinale est sensiblement aussi fréquente chez l'enfant que chez l'adulte. Nous n'avons pas eu de cas de perforation, mais nous avons observé quatre fois des hémorrhagies répétées et presque toujours abondantes. Dans deux de ces cas, la chute thermique se produisit, suivie de réascension rapide ; les deux autres fois, l'hyperthermie ne subit pas de modifications.

Mais il est un ensemble de phénomènes anormaux, véritable syndrome clinique, que nous avons rencontré avec une grande fréquence et qui nous semble peu connu. Ce syndrome comprend l'apparition brusque, au cours d'une typhoïde déjà grave par elle-même, de diarrhée verte, de vomissements, et de chute thermique, celle-ci d'ailleurs suivie les jours suivants de réascension. Ce syndrome auquel s'est joint souvent du pemphigus se montra 11 fois, 1 fois dans un cas bénin, 3 fois dans des cas graves mais qui guérirent, 7 fois enfin dans des cas mortels. Cette diarrhée verte, abondante, émise involontairement succédait brusquement soit à la diarrhée ocreuse classique, soit à la constipation. Les vomissements étaient aqueux, quelquefois verdâtres. L'ensemble du syndrome apparut d'ordinaire peu de jours avant la mort ; il fut toujours indépendant de tout phénomène de perforation ou de péritonite. Son pronostic enfin, sans être absolument mortel fut d'une rare gravité. La diarrhée verte à l'état de symptôme isolé s'est montrée plusieurs fois et dans des cas qui guérirent.

Un tel ensemble se rapproche des faits signalés par M. le professeur Roger et décrits par lui sous le nom de forme hépatique de la fièvre typhoïde. Il ne nous semble pas pourtant qu'il y ait analogie entre ces deux types cliniques : les deux malades de M. Roger présentaient dès le début de leur fièvre typhoïde une

diarrhée verdâtre, puis des vomissements verts et une chute définitive de température atteignant même l'hypothermie. A tout
cela se joignaient des érythèmes divers. La cause de ces accidents
résiderait pour M. Roger dans la dégénérescence brutale et rapide de la cellule hépatique. Nos malades, au contraire, n'étaient
pris de diarrhée verte que tardivement au cours de leur maladie,
et si la température baissait plus ou moins brusquement, du
moins se relevait elle toujours pour atteindre à la mort l'hyperthermie habituelle. MM. Leroux et Lorrain ont aussi décrit un
ensemble clinique, survenant au cours de typhoïdes de gravité
diverse, et même pendant la convalescence, comprenant des vomissements, des érythèmes et une chute de la température. Cette
complication toujours mortelle avait une allure éminemment
contagieuse et détermina une véritable épidémie hospitalière. Les
auteurs rattachent ces faits à une infection secondaire dont l'agent
serait un diplococcus voisin de celui décrit par M. Deguy. Nos
faits diffèrent des précédents et par l'absence d'érythèmes, et par
la présence de diarrhée verte surtout que MM. Leroux et Lorrain
ne signalent pas, enfin par cette caractéristique qu'une telle complication survint seulement pendant la période d'état de la fièvre
typhoïde et ne prit véritablement pas le caractère épidémique.
Bien que nous n'ayons pas pratiqué d'examen bactériologique,
nous pencherions volontiers, comme les auteurs précédents, vers
l'hypothèse d'une infection secondaire qui nous paraît seule capable d'expliquer les phénomènes observés par nous.

Il nous reste un mot à dire des rechutes ; nous les avons constatées fréquemment, 11 fois, soit dans la proportion de 17,5 0/0.
Elles apparurent à des époques variant entre 4 et 16 jours après
l'apyrexie absolue. La plupart du temps bénignes, elles furent
trois fois graves, un cas même fut mortel. D'ordinaire uniques,
nous les avons trouvées plusieurs fois doubles, une fois triples.
La période intercalaire séparant la défervescence de la rechute
s'est montrée souvent fébrile, et de façons diverses Quant à l'établissement de la convalescence il fut assez fréquemment difficile,
et nous avons été frappés dans un certain nombre de cas par la

persistance de signes gastriques (langue sèche, bouche mauvaise, inappétence) accompagnés de somnolence, de tristesse, le tout marquant la fatigue du tube digestif et la dépression accentuée du système nerveux.

Nous désirons encore à la fin de ce court travail attirer l'attention sur les cas de contagion intra-hospitalière. Nous en avons encore observé 2, 3 peut-être, et l'un d'eux fut mortel. Depuis longtemps Liebermeister, Zimmermann, Guéneau de Mussy, Olivier ont signalé des cas analogues. Plus récemment de nombreux auteurs, en particulier MM. Netter, Guinon, Richardière ont réclamé, forts de nouvelles observations, un personnel soignant plus nombreux ou l'isolement des typhiques et nous pensons pour notre part que l'isolement serait une mesure utile, indispensable même pour éviter d'aussi déplorables contaminations.

Qu'il nous soit permis en terminant d'insister encore sur la gravité de la typhoïde infantile, sur les multiples complications sévères sinon mortelles qui l'accompagnent, et de nous élever avec nombre de médecins d'enfants contre cette idée fausse de bénignité encore si souvent répandue et qui ne repose réellement en aucune façon sur l'étude clinique et le pronostic des épidémies actuelles

A propos d'un cas de pleurésie putride et de broncho-pneumonie d'origine appendiculaire.

par M. E. RIST,

Médecin des hôpitaux.

J'ai eu l'occasion de suivre cet été, chez une enfant, l'évolution d'une infection pleuro-pulmonaire d'origine appendiculaire, au sujet de laquelle je voudrais soumettre à la Société quelques réflexions.

Il s'agit d'une fillette de 4 ans, grande, vive, très bien développée pour son âge, qui fit, il y a un an et demi, une poussée d'entérite avec fièvre, diarrhée et selles muqueuses. Un régime de pâtes et de féculents fut institué et très strictement suivi, sans interruption. Aucun nouvel incident ne se produisit, et la santé de l'enfant paraissait excellente, lorsque, le 1er août dernier, au retour d'un voyage en Suisse, s'installèrent brusquement les symptômes d'une appendicite : fièvre, vomissements, constipation et douleur vive dans la fosse iliaque droite avec maximum très net au point de Mac-Burney ; en même temps on percevait un boudin cœcal à la palpation du ventre. L'enfant fut mise au repos au lit, à la glace et au lait, et les phénomènes appendiculaires rétrocédèrent d'une façon complète en apparence dès le 3e jour. Mais, au 4e jour de la maladie, la température, qui était descendue la veille au-dessous de 38°, remonta à 40°2, en même temps qu'apparaissaient de la toux et de la dyspnée, symptomatiques d'un foyer de broncho-pneumonie dans la région sus-épineuse droite. Le surlendemain de cette complication, il y eut, sans aucun retour offensif du côté de l'appendice, de la diarrhée avec selles muqueuses, puis, au 9e jour, de la pleuro-pneumonie vers le tiers inférieur du poumon gauche en arrière. Au cours de cette dernière localisation, on n'observa, comme manifestation pleurale, que des frottements, sans aucun signe d'épanchement liquide.

Ces phénomènes commençaient à s'atténuer et le foyer droit avait complètement disparu lorsqu'apparut, au 15e jour, un nouveau foyer de matité et de râles dans l'aisselle droite, puis dans la région sous-claviculaire droite. La température restait élevée, les maxima vespéraux atteignant 40° presque tous les soirs, tandis que les rémissions matinales descendaient aux environs de 38°5.

Je vis l'enfant le 21e jour, pour la première fois. Elle avait une dyspnée assez intense, faisant de 50 à 60 inspirations par minute. Son teint offrait des alternatives de coloration et de pâleur. L'appétit restait excellent. La petite malade avait conservé toute sa gaîté et son intelligence, jouant, assise dans son lit toute la journée, dormant bien la nuit. Le ventre était souple, le pouls régulier et fort, bien qu'accéléré. Il n'y avait pas d'albumine dans les urines. L'examen objectif de la poitrine me fit voir que les foyers broncho-pulmonaires de la fosse sus-épineuse et de l'aisselle droite avaient disparu ; mais il y avait, sous la clavicule du même côté, une zone mate, de l'étendue d'une paume de main, où les vibrations étaient très exagérées et où l'on percevait un souffle tubaire avec de gros râles humides. L'enfant qui toussait beaucoup, et par quintes, commençait à expectorer un peu : c'étaient des mucosités mêlées de pus, sans odeur. Du côté gauche, en arrière, au point qui avait été précédemment touché, il ne subsistait qu'une submatité légère avec affaiblissement de la respiration. La percussion n'y était pas douloureuse, l'ampliation thoracique s'y faisait normalement. Je fis néanmoins une ponction exploratrice avec une seringue de Pravaz, sans résultat.

Je posai, de concert avec mon confrère et ami le Dʳ Goguel (de Sedan) qui soignait l'enfant, le diagnostic de broncho-pneumonie d'origine appendiculaire, et, en raison de cette origine, je fis toutes réserves sur la possibilité d'une évolution gangréneuse du foyer et de l'apparition d'une vomique putride. Trois jours plus tard, examinant au microscope l'expectoration de l'enfant, j'y trouvais des fragments de tissu pulmonaire, et le lendemain, 25 août, le Dʳ Goguel m'annonçait qu'il s'était produit une vomique extrêmement fétide. Celle-ci se reproduisit une ou deux fois les jours suivants, la quantité de pus expectoré égalant chaque fois la valeur d'une cuillerée à dessert environ. En même temps la courbe thermique prenait les caractères de l'hecticité, les maxima, qui se produisaient en général vers midi, atteignant 40°2, tandis que les minima, vers 4 heures du matin, descendaient entre 37° et 38°.

Je revis l'enfant le 17 septembre, au 32ᵉ jour de la maladie. Son état général, au point de vue des fonctions cérébrales, de l'appétit, de la gaité était sensiblement le même. Cependant, elle avait perdu 3 kilogrammes depuis le début de la maladie. On trouvait au niveau de la région sous-claviculaire droite la même zone de matité ; mais le souffle avait pris un caractère caverneux et le retentissement de l toux suggérait aussi l'existence d'une cavité. L'expectoration était assez abondante, épaisse, franchement purulente et d'odeur nauséabonde. Le même jour, des phénomènes douloureux étaient apparus dans la région thoracique gauche postérieure, au niveau de l'espace interlobaire, sans qu'on pût cependant déceler de matité en ce point. Mais il y avait du skodisme sous claviculaire gauche. Un examen radioscopique pratiqué par le Dr Hennecart (de Sedan) donna les résultats suivants : Du côté droit, au niveau du tiers supérieur du poumon et jusqu'à la 4e côte environ, teinte assez foncée de nuance uniforme ; les deux tiers inférieurs au contraire sont absolument clairs. Du côté gauche, entre la 2e et la 5e côte, à égale distance du rachis et de la ligne axillaire, une zone elliptique très obscure dont le grand diamètre avait environ 3 centimètres et le petit diamètre, 2 centimètres. En dehors de cette zone, clarté normale. Au-dessus et au-dessous d'elle, demi-obscurité.

Trois jours après, je fis, avec mon collègue le Dr Robineau, appelé en consultation, un nouvel examen, qui fit conclure à la présence d'un foyer gangréneux au niveau du sommet droit et d'une pleurésie purulente, peut-être interlobaire, du côté gauche. Néanmoins une ponction exploratrice faite avec un gros trocart ne donna aucun résultat.

L'enfant fut amenée à Paris et opérée sous chloroforme par le Dr Robineau. On mit à nu d'abord le foyer droit, après suture de la plèvre viscérale à la paroi. Le parenchyme pulmonaire apparut d'une teinte verdâtre, foncée, sphacélique ; mais on n'y put trouver de pus collecté. On mit un drain dans ce foyer, qui n'était protégé par aucune adhérence pleurale ; puis on chercha, après résection costale, le foyer pleural gauche ; et l'on trouva en effet une collection enkystée d'où l'on évacua environ un demi-litre de pus très fétide.

Au bout de quelques jours, il se produisit par le drain sous-claviculaire droit une suppuration fétide qui finit par se tarir ; la collection pleurale se vida fort bien et commença à se combler normalement, tandis que la fétidité disparaissait. Néanmoins l'état général allait en empirant. La dyspnée ne cessait pas et le pouls continuait à battre de 140 à 160 fois par minute avec quelques irrégularités. Un examen radioscopique pratiqué le 7 septembre par le Dr Chicotot fit voir que la zone obscure du sommet droit avait considérablement augmenté. Des signes de bronchite généralisée s'installèrent, et l'enfant finit par succomber, au 57e jour de sa maladie, 20 jours après l'opération. A aucun moment il n'y eut d'albuminurie, ni d'hypertrophie hépatique ou splénique. On ne put donc incriminer la dégénérescence amyloïde

des viscères, et la mort paraît avoir été due à la toxi-infection généralisée et à l'encombrement de l'arbre bronchique. Vers la fin, on
observa de l'œdème des membres et du purpura discret. L'autopsie ne
put être faite.

Il m'a paru intéressant de rapporter cette observation, qui démontre, après tant d'autres, l'extrême gravité de certaines infections broncho-pulmonaires et pleurales d'origine appendiculaire.
Ici la crise d'appendicite initiale n'a duré que deux à trois jours
environ, et à aucun moment de cette longue évolution, il n'est
apparu de nouveaux symptômes du côté de l'appendice. Néanmoins il s'est produit, presque dès le début, des foyers secondaires dans le poumon. On sait, comme Veillon et Zuber l'ont démontré pour l'appendicite, comme je l'ai fait voir pour les pleurésies putrides, d'abord avec Rendu, puis plus récemment avec
Guillemot et Hallé, que ces infections si graves sont toujours
dues à des microorganismes anaérobies, et que l'on doit toujours
s'attendre, par conséquent, à ce que les complications de l'appendicite prennent un caractère putride et gangréneux.

Ceci est particulièrement vrai des *pleurésies* appendiculaires,
et, comme j'ai eu l'occasion de l'observer récemment chez un
adulte, l'obtention d'un liquide séro-fibrineux à la ponction ne
doit pas faire éliminer l'existence d'une collection purulente fétide
dans une autre loge pleurale.

En ce qui concerne le diagnostic de l'épanchement, il faut insister sur la supériorité des renseignements fournis par la radioscopie, lorsqu'on les compare à ceux que donnent la ponction,
même faite avec un gros trocart. Dans le cas que je viens de rapporter, l'emploi des rayons a seul permis d'affirmer l'existence
d'une collection que l'état général faisait soupçonner, mais dont
l'examen objectif par les méthodes ordinaires ne permettait pas
de préciser le siège et que les ponctions exploratrices ne purent
déceler.

On peut se demander enfin, en présence de pareils cas et étant
donnée la possibilité de ces complications mortelles au cours des ap-

pendicites les plus bénignes d'apparence, s'il est toujours prudent
de laisser refroidir ces appendicites avant de les opérer, comme on
a tendance à le faire aujourd'hui. Cette règle, qui donne, il serait
puéril de le nier, de si bons résultats en général, ne comporte-
t-elle pas des exceptions ? Une intervention précoce du côté de
l'appendice n'aurait-elle pas sauvé l'enfant dont je viens de rapporter l'histoire ? Et, s'il en est ainsi, comment doit-on envisager
à l'heure actuelle les indications opératoires de l'appendicite
chez l'enfant ? Telles sont les questions que je voudrais poser devant la Société de Pédiatrie.

Hémorrhoïdes internes fluentes chez une fillette de trois ans. Hémorrhagies considérables, anémie. Extirpation des paquets variqueux,

par M. Clunet.

A. H. — Père 34 ans, éthylique, actuellement bien portant, pas
d'hémorrhoïdes.

Mère 28 ans, tousse habituellement surtout l'hiver, a eu des hémoptysies, se traite pour tuberculose pulmonaire. Elle est migraineuse, habituellement constipée, n'a jamais eu d'hémorrhoïdes.

Dans les antécédents paternels et maternels, ni hémorrhoïdes, ni
goutte, ni dartres, ni coliques hépatiques ou néphrétiques.

A. C. — Sœur 21 mois, a toujours été bien portante, n'a pas d'hémorrhoïdes.

A. P. — Née à terme, pesant 8 livres, après grossesse normale.
Sommet, mais forceps. Elevée au sein maternel jusqu'à 5 mois ; ensuite biberon. Sevrée à 13 mois. Première dent à 5 mois 1/2. Marche
à 13 mois. Rougeole sans complications l'année dernière. Aucune
autre maladie. L'enfant est habituellement constipée.

H. M. — Début des hémorrhagies anales à l'âge de 6 mois. Ces
hémorrhagies survenaient exclusivement au moment des garde-
robes et se répétaient tous les mois environ, d'une façon si régulière,
que la mère se demandait si ce n'était pas une manière de menstruation.

Le sang mêlé aux fèces était tantôt rouge vif, tantôt noir ;
les matières ; pas d'hémorrhagies abondantes.

Aussitôt après la selle, la mère remarquait la sortie hors d
d'une petite tumeur violacée du volume d'une noisette, qui
sait spontanément au bout de quelques instants.

Depuis le mois de mai dernier, les hémorrhagies devienn
fréquentes : elles se produisent bientôt presque chaque jour
perdu est toujours rouge vif. Sa quantité augmente ; elle a
teint plusieurs fois un quart de litre.

L'enfant devient très pâle, elle s'essouffle facilement, se j

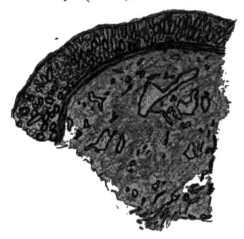

Fig. 1. — Zeiss. Oc. 2. Obj. a 2.

maux de tête. Le père l'amène à l'hôpital des Enfants-Malade
entre dans le service de M. Variot.

M. Variot constate l'anémie profonde de la petite malade
morrhagies anales répétées. Le toucher rectal lui révèle l'
d'une petite tumeur molle siégeant dans l'anus en haut et l
Devant l'inefficacité des moyens palliatifs, il conseille l'int
chirurgicale.

La malade entre salle Archambault dans le service de M.
14 octobre. A l'examen, on constate la pâleur des tégumen
muqueuses, on entend le bruit de rouet dans les jugulaires.
point est normal ; pas de rachitisme.

Le toucher rectal permet de retrouver la petite tumeur déjà signalée ; lorsqu'on retire lentement le doigt, elle fait issue hors de l'anus.
Sa couleur est violacée, son volume atteint celui d'une grosse noisette
recouverte d'une muqueuse plissée.

Au premier abord on pouvait croire à un néoplasme limité bien
différent toutefois du classique polype rouge et framboisé. Mais déjà
l'aspect local ressemblait à celui d'une hémorrhoïde interne procidente et surtout, en déplissant et en dilatant l'anus on voyait qu'au
volume près il n'y avait pas de différence entre cette région et le
reste de la muqueuse anale ; là, on voit plusieurs paquets en mas-
sue, renflés en bas, recouverts d'une muqueuse un peu violacée ayant

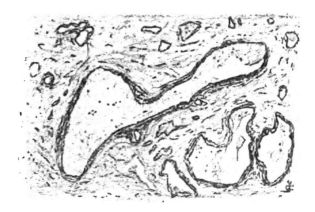

Fig. 2. — Zeiss. Oc. 2. Obj. AA.

tout à fait l'aspect des hémorrhoïdes internes de l'adulte. Il n'y a pas
d'hémorrhoïdes externes.

Opération le 18 octobre. — Dilatation de l'anus. Ablation après ligature de quatre paquets hémorrhoïdaires. On constipe la malade.

Le 21 octobre, première selle, les matières sont dures, légèrement
striées de sang. Les hémorrhagies anales se renouvellent plusieurs
fois à l'occasion des selles mais elles diminuent d'abondance, et deviennent tout à fait insignifiantes.

Le 1er novembre, la malade sort ; son état général est très amélioré.

Elle est revue le 15 novembre ; ses téguments ont repris une tein
rosée ; elle est gaie et ne s'essouffle plus aussi facilement. Les grandes hémorrhagies ne se sont plus reproduites. On constate seulement u
très léger suintement de sang, au niveau de la cicatrice opératoi
sur laquelle s'est développé à droite un petit condylome fissuré à
base.

Les *coupes histologiques* des tumeurs extirpées nous montrent :

Une muqueuse rectale sensiblement normale : les glandes de Li
berkühn paraissent particulièrement riches en cellules caliciform
bourrées de mucine ; l'épithélium de revêtement est conservé en pl
sieurs endroits. Les follicules paraissent normaux. La muscula
mucosæ est intacte. On ne trouve de trace d'ulcération qu'en un po
très restreint, et encore peut-on se demander si cette ulcérat
ne serait point due à l'application d'une pince à forcipressure lors
l'intervention chirurgicale.   ●

La sous-muqueuse ne présente nulle part d'infiltration leucocyt
ni de nodules infectieux. Ses veines sont très dilatées ; leurs pa
semblent amincies aux dépens de la couche moyenne ; on ne tro
point d'épaississement de l'endoveine ; il semble qu'il y ait atrop
plutôt qu'inflammation. Elles contiennent pour la plupart du sa
Ce sang est coagulé dans certaines veines où l'on trouve un ré
de fibrine, mais il n'y a nulle part trace d'organisation du caillot.

L'existence des hémorrhoïdes chez l'enfant semble avoir
entrevue dans l'antiquité : le prophète Samuel en son premie
vre, chap. V, verset 9, nous dit que la main du Seigneur é
levée contre la cité des Philistins : « Et il frappa les gens d
cité depuis le plus petit jusqu'au plus grand, et ils furent atte
d'hémorrhoïdes internes. »

Dupuytren, Gosselin, croyaient les enfants indemnes et I
chut écrivait dans la *Gazette des hôpitaux*, 1873, p. 218 : « 1
tes les fois qu'on m'a amené des enfants ayant, disait-on,
hémorrhoïdes, je n'ai jamais trouvé autre chose qu'un po
rectal. »

Aujourd'hui, le fait semble incontestable depuis les obse

tions d'Ogston, Allingham, Potain, la thèse d'Houzel qui en a
réuni 15 cas dont trois personnels observés dans le service de
M. Variot; depuis le mémoire de M. Comby, dans les *Archives de
médecine des enfants* de novembre dernier.

Notre maître, M. Broca, nous a dit avoir déjà observé trois cas
de ce genre, dont deux furent opérés dans son service. Il y a quelques mois, nous l'avons vu enlever des hémorrhoïdes externes,
enflammées. Aucun de ces enfants, d'ailleurs, ne saignait; ils ne
souffraient que d'inflammation et de fissures.

Aussi bien si on parcourt les observations publiées, on voit que
dans un bien petit nombre de cas (1 de Houzel, 2 de M. Comby),
les hémorrhoïdes des enfants donnent lieu à des hémorrhagies.

Celles de notre petite malade, d'abord périodiques, ont bientôt
atteint une abondance telle qu'elles ont amené une anémie grave.

Dans toutes les observations publiées par M. Comby et M. Variot, on est aisément venu à bout des accidents par des moyens
purement médicaux, suppositoires, pommades.

Houzel cite comme exceptionnelle la conduite tenue par Rein-
bach qui pratiqua chez un enfant l'opération de Whitehead et
par Ogston qui pratiqua la ligature simple des bourrelets hémorrhoïdaires.

Les indications opératoires chez l'enfant sont certes rares; cependant on rencontre quelques cas réellement chirurgicaux, où il
s'agit la plupart du temps d'hémorrhoïdes externes douloureuses,
fissurées.

Seule, l'intervention chirurgicale a pu dans notre cas faire cesser les hémorrhagies qui, par leur abondance, portaient une grave
atteinte à l'état général. M. Broca voyant des paquets limités, s'est
adressé au procédé de l'excision après ligature et a obtenu un excellent et rapide résultat.

Présentation de nourrissons atteints de gastro-entérite chronique grave, traités avec succès par l'emploi des bouillies diastasées,

Par Eug. Terrien,

Chef de clinique de la Faculté
à l'hôpital des Enfants-Malades.

Je désire présenter à la Société quelques nourrissons atteints de gastro-entérite chronique très grave et rapidement améliorés par l'emploi de la bouillie diastasée dont j'ai indiqué ailleurs la technique. Le point intéressant ici réside dans le contraste saisissant entre la gravité de l'état de l'enfant à l'entrée et l'amélioration manifeste survenue sous l'influence du traitement, comme en témoignent les courbes de poids que j'ai l'honneur de faire passer sous les yeux des membres de la Société.

Obs. I. — Hélène Guér..., 8 mois, entre à l'hôpital des Enfants-Malades le 30 août 1905. Vomissements et diarrhée depuis huit jours. Poids à l'entrée : 4780 grammes.

On essaie successivement le bouillon de légumes aux farines, puis le lait coupé de bouillon de légumes, enfin le lait Backhaus n° 1. Dans cette période qui va du 30 août au 28 septembre, les selles gardent une très vilaine apparence et le poids baisse progressivement de 4780 à 3870 grammes.

En un mois l'enfant a donc perdu 910 grammes.

Le 28 septembre on met l'enfant à la bouillie diastasée : dès le lendemain *les selles* deviennent belles et la *courbe de poids* devient meilleure : en 5 jours l'enfant gagne 270 grammes ; le 3 octobre en effet il pèse 4140 grammes, soit une augmentaton quotidienne de 54 grammes en moyenne.

L'enfant étant très amélioré, on essaie de lui faire de nouveau supporter le lait, et on a le tort de lui donner des bouillies diastasées coupées de lait pur ; du 4 octobre au 20 octobre ce régime est maintenu : les selles sont moins belles et le poids baisse un peu, de 4140 l'enfant tombe à 3980 ; en 16 jours il a perdu 160 grammes. Il digère mal.

A partir du 20 octobre on le remet à la bouillie diastasée primitive ; *les selles reprennent leur caractère normal* et la courbe de *poids s'accroît* régulièrement :

Le 20 *octobre*.　Poids : 3980 gr.

30 —	— 4450 —	soit augmentation de	+ 470 gr.
6 *novembre*	— 4610 —	—	+ 160 —
15 —	— 4770 —		+ 160 —
21 —	— 5020 —	—	+ 250 —

En résumé, à partir du moment où l'enfant reçut la bouillie diastasée les selles devinrent tout à fait normales et le poids augmenta régulièrement, de 1 kil. 040 en un mois, soit en moyenne 35 grammes par jour.

Obs. II. — Irma Le Bouch..., 11 mois, a la diarrhée depuis 15 jours et des vomissements depuis 3 jours. A l'entrée à l'hôpital, le 23 septembre 1905 les selles sont vertes, l'eau bouillie même est vomie. Poids : 5070 grammes.

Pendant le premier mois toutes les tentatives alimentaires sont mal tolérées ; du 24 septembre au 9 octobre : bouillon de légumes, et reprise du lait. Aussitôt les vomissements et la diarrhée reparaissent ; le poids le 8 octobre est de 4670 grammes. Du 9 au 14 octobre l'enfant est mise au babeurre : les selles s'améliorent un peu et le poids augmente ; elle gagne 150 grammes en cinq jours ; puis brusquement reparaissent les troubles digestifs. Le lait de Backhaus n'est pas mieux toléré ; seul le bouillon de légumes aux farines est bien toléré mais l'enfant n'augmente pas ; on fait alors avec ce bouillon des bouillies plus épaisses ; l'enfant gagne 200 grammes en cinq jours. Mais bientôt les vomissements reparaissent à chaque bouillie de bouillon de légumes. On essaie le képhir du 21 octobre au 4 novembre : il est d'abord bien toléré, l'enfant reprend un peu de poids : il gagne 180 grammes en cinq jours ; mais bientôt il vomit de nouveau et maigrit.

Le 4 novembre on a recours à la bouillie diastasée, il pèse alors 4810 grammes et se trouve dans le plus mauvais état. A partir de ce mo-

ment *les selles* deviennent régulièrement belles et la *courbe de poi*
s'accroît normalement :

Le 4 *novembre*, l'enfant pèse 4810 gr.

8	—	—	5180 —	soit augmentation de + 370 g
16	—	—	5540 —	— + 360
20	—	—	5660 —	— + 120

Ainsi dans ces 16 jours les selles ont été complètement amélioré
et l'augmentation de poids fut de 860 grammes, soit 54 grammes j
jour en moyenne. Actuellement l'enfant est transformé et son é
général paraît excellent.

Peut-être pourrait-on, à propos des deux observations pré
dentes, soulever une objection : ces deux enfants sont âgés l'
de 8 mois et l'autre de 11 ; sans doute, dira-t-on, cet alim
excellent en pareil cas conviendrait mal à des nourrissons p
jeunes. On sait, en effet, que Keller lui-même, lors de ses
miers essais sur la soupe de malt, en déconseillait formellem
l'usage avant l'âge de 5 à 6 mois. C'est pour répondre à
objection que je désire montrer le troisième enfant, âgé s
lement de 7 semaines et qui, comme on peut s'en convaincre,
pas moins bien profité que les deux autres, de *cette variété*
bouillie diastasée.

Obs. III — Léontine Roup..., 7 semaines, entrée à l'hôpital des
fants-Malades le 20 octobre 1905 pour des accidents digestifs (diar
et vomissements), sort le 29 guérie complètement. Le 5 novembre
revient en très mauvais état, avec de l'hypothermie, des selles li
des et non digérées. Le poids est de 3 kil. 020.

Après 24 heures de régime du bouillon de légumes on met l'en
à la bouillie diastasée ; les résultats furent immédiats : les selles
deviennent normales et la courbe de poids remonte.

Le 5 *novembre*, l'enfant pèse 3 kil. 020,

9	—	—	3 kil. 250	soit + 230 grammes
13	—	3 kil. 600	— + 350 —
17	—	3 kil. 750	— + 150 —
21	—	3 kil. 790	— + 40 —

La progression s'arrête un peu à partir du 17 parce qu'à ce moment on supprime deux bouillies diastasées qu'on remplace par du lait pour ramener l'enfant progressivement au régime habituel du lait stérilisé.

L'augmentation néanmoins est ici de 48 grammes par jour en moyenne.

De ces observations il résulte que cette bouillie diastasée est capable d'améliorer rapidement l'état général d'un nourrisson, là où toute autre tentative d'alimentation avait échoué ; que, à mesure que la courbe de poids se relève, les selles reprennent en 36 à 48 heures leur caractère tout à fait normal ; que, non seulement ce régime peut être appliqué en toute sécurité aux nourrissons âgés de plus de 6 mois, mais qu'il est bien supporté même par des nourrissons plus jeunes à condition de le donner avec prudence.

Ces résultats, observés par nous d'une façon pour ainsi dire constante dans les cas analogues, n'ont pas toujours, il est vrai, été aussi favorables. Au début de mes recherches, il y a près d'un an, et même encore il y a quelques mois, j'obtenais tour à tour et sans en comprendre la raison, des succès et des insuccès. Actuellement je pense, au contraire, que la cause des insuccès observés au début peut être constamment évitée ; il suffit pour cela de prendre certaines précautions dans la préparation de cette bouillie : *succès ou insuccès sont avant tout question de technique*. Les résultats dépendent, en effet, un peu de la nature du malt employé, et beaucoup de la façon dont on l'emploie.

Le malt employé devra, autant que possible, être toujours le même ; il existe, en effet, des différences assez sensibles dans les variétés de malt, suivant la durée de la période de germination, la température du touraillage, etc... ; d'autre part les tentatives que j'ai faites avec différents extraits de malt ne m'ont donné que des résultats médiocres ; il est plus avantageux au contraire d'employer le malt brut finement concassé. Dans mes essais je faisais venir un malt d'Aurec que me procurait une brasserie de Compiègne ; depuis, et pour plus de commodité, j'avais demandé à M. Billon, pharmacien, de vouloir bien me préparer ce malt de façon à ce qu'il puisse se conserver quelque temps (1).

Mais, ce qui est beaucoup plus important encore que la nature du malt, c'est la façon dont on opérera le maltosage. Il n'est pas exagéré de dire, en effet, qu'il y aura autant de variétés de bouillies que de procédés de maltosage. Pour s'en convaincre il suffit de considérer quelles variétés de bières obtient le brasseur par l'emploi de substances toujours les mêmes, le malt et le houblon. A quoi tiennent ces différences ? presqu'exclusivement au procédé de maltosage. On conçoit donc que cette variabilité de produits puisse être obtenue dans les bouillies diastasées.

En présence de la diastase du malt, en effet, l'amidon est hydraté et subit diverses transformations. Sans entrer ici dans des détails techniques sur lesquels je me propose de revenir dans un prochain travail, il est permis de dire ceci : sous l'influence de la diastase, l'amidon subit une série de transformations analogues à celles que lui feraient subir les sucs digestifs (ptyaline, suc pancréatique). Il y a donc analogie évidente entre l'action de la diastase du malt et celle des enzymes digestifs, autres variétés de diastase. Grâce à cette propriété, on entrevoit la possibilité d'obtenir ainsi des bouillies partiellement digérées.

Cependant, à l'inverse de ce qu'on pourrait croire et de ce que j'avais cru tout d'abord moi-même, il n'y a aucun intérêt à utiliser complètement cette propriété de la diastase. Celle-ci vis-à-vis de l'amidon est douée d'un double pouvoir : le pouvoir saccharifiant et le pouvoir liquéfiant. Or, parmi ces transformations subies par l'amidon quelques-unes sont très avantageuses pour l'enfant, et d'autres sont nuisibles.

La modification à rechercher, c'est la liquéfaction ; celle qu'il faut éviter c'est la saccharification. La liquéfaction favorise en effet singulièrement l'*attaque* ultérieure de l'amidon par la diastase : c'est ainsi que dans l'industrie, pour obtenir une action plus

_____

(1) C'est en effet un des inconvénients du malt, de perdre assez vite ses propriétés ; pour cette raison il doit être employé frais.

complète et un meilleur rendement de la diastase, on commence
par liquéfier l'amidon à l'aide de différents procédés ; de même
dans le processus de la digestion normale la liquéfaction préalable favorisera l'*attaque* de l'amidon par les sucs digestifs, autres
variétés de diastases. La liquéfaction ne fait donc qu'amorcer la
digestion ultérieure de l'amidon.

Mais on aurait tort de pousser plus loin la **transformation de**
l'amidon par la diastase : cet amidon, plus digéré, c'est-à-dire
saccharifié et ayant ainsi donné naissance à divers produits de saccharification (maltose, malto-dextrines, dextrines diverses...) de-
viendrait alors mal toléré. Je ne veux pas entrer ici dans la discussion de ces faits ; qu'il me suffise de dire que dans mes essais
d'alimentation par les bouillies diastasées, *la période des insuccès*
se termine avec la suppression de la saccharification.

J'ai indiqué ailleurs (1) par quelle technique on pourra éviter
à coup sûr toute saccharification de la bouillie de façon à obtenir
une *liquéfaction exclusive.*

De ces faits il faut conclure : que les jeunes enfants non seulement sont aptes à digérer l'amidon, mais qu'ils en tolèrent de
très grandes quantités à condition qu'on ait fait subir à celui-ci
un maltosage préalable (2) ; que l'emploi de ce régime réussit
parfaitement là où avait échoué toute autre tentative d'alimen-

---

(1) E. Terrien, Une application de l'amylase à l'alimentation des nourrissons dyspeptiques, *Soc. de biologie*, 4 novembre 1905.

(2) Les deux expériences suivantes, involontairement pratiquées d'ailleurs,
suffiraient à mettre en évidence si cela était nécessaire, cette heureuse influence du maltosage ; dans les deux cas (*et bien qu'on ait évité toute saccha-*
rification) le maltosage pour des raisons diverses était demeuré incomplet :
il en résulta que la plupart des enfants qui reçurent cette bouillie mal
liquéfiée présentèrent de l'intolérance digestive.

Dans le premier cas, on avait employé un malt un peu ancien, dont la
diastase de ce fait avait perdu une partie de son activité : la liquéfaction
avait été incomplète et les enfants avaient eu des vomissements et de la
diarrhée. Dans le second, la cuisson préalable avait été insuffisante : on
sait que dans ces conditions la diastase attaque très difficilement l'amidon ;
le résultat avait été le même, le maltosage était demeuré incomplet, et la
bouillie avait été mal tolérée.

tation ; que le procédé de maltosage enfin n'est pas indiffére
puisqu'il faut, pour éviter les insuccès, obtenir exclusivement
liquéfaction de l'amidon.

La technique indiquée par moi diffère donc essentiellement
procédés antérieurs de Keller, de Sevestre et Demarque : la p
mier a pour but d'obtenir un *maltosage à température consta*
et provoque exclusivement la liquéfaction ; les seconds pratiqu
le *maltosage à température variable* et obtiennent des prod
également variables : ceux-ci étant en effet la conséquence de
saccharification obtenue dans ces conditions, et qu'il faut évi
si l'on veut se mettre à l'abri des insuccès.

M. VARIOT. — Est-ce que vos bouillies diastasées se cons
veraient ? Actuellement, en Amérique, la vogue est aux fari
diastasées : je voudrais savoir si votre bouillie pourrait
séchée et conservée ?

M. TERRIEN. — Je ne le crois pas : ce que je veux surtout
ter c'est la formation de sucre, qui se produit si le maltage a
en partant d'une basse température. Je fais donc agir la dias
sur une bouillie portée à 100° et refroidie vers 80°.

ERRATUM

P. 241, l. 17, lire : *de un à trois cent.*, au lieu de : **3 cent.**
P. 241, l. 18, lire : *de un à deux cent.*, au lieu de : **1 cent.**
P. 245, 6ᵉ colonne, lire : 5 au lieu de : 15.
P. 248, à intercaler entre les lignes 27 et 28.

A 9 ans,   T. 1 m. 26   r.a. 57-60   r.xy. 54-56.
A 9 ans 1/2, T. 1 m. 33   r.a. 62-67   r.xy. 58-62.

*La prochaine séance aura lieu le mardi 19 décembre à 4 h.
à l'hôpital des Enfants-Malades.*

Lésions dentaires hérédo-syphilitiques,

par M. Comby.

J'ai l'honneur de présenter à la Société une fillette de 7 ans 1/2, qui résume admirablement tout ce qu'on a écrit sur les lésions hérédo-syphilitiques de la deuxième dentition.

Cette enfant, qui est arriérée psychiquement, qui ne marche pas librement par suite d'une rigidité spasmodique congénitale, qui a de la maladresse des mains, a des réactions pupillaires extrêmement lentes et une pigmentation du fond de l'œil que M. Rochon-Duvigneaud a trouvé extrêmement remarquable. Mais je vous présente cette malade aujourd'hui à cause de sa dentition absolument anormale, reproduisant comme sur commande toutes les altérations que Parrot, Fournier ont décrites, et que vous trouverez fidèlement reproduites dans le dernier volume des « Cliniques chirurgicales » de M. Broca. Chez cette malade, nous trouvons en effet la dent d'Hutchinson (érosion semi-lunaire de l'incisive médiane supérieure gauche), les *érosions sulciformes*, l'*atrophie cuppliforme* et *cuspidienne* (molaires et canines), l'*amorphisme* (insicives latérales supérieures coniques comme des canines), le *microdontisme* (quatre incisives inférieures) ; etc.

Tous ces sillons, usures, atrophies, déformations des dents se trouvent réunis chez cette malade si intéressante pour l'étude.

Aussi ai-je tenu à vous la soumettre. J'ai cru devoir même demander un moulage de cette mâchoire peut-être unique, afin de l'offrir au musée de l'hôpital St-Louis.

Toutes ces lésions sont d'origine syphilitique ; leurs caractères objectifs suffisent pour le diagnostic. Cependant l'enquête est venue apporter des arguments en faveur de la syphilis.

Le père, âgé de 38 ans, vit encore, il serait alcoolique.

La mère est morte à 34 ans après avoir eu une hémiplégie droite avec aphasie ; sur 3 enfants, 1 est mort-né, le second a succombé à l'âge de 2 mois. Quant au troisième, notre petite malade, elle est venue au monde à terme, mais en état de mort apparente. Croissance retardée, marche difficile et tardive.

Quand on a voulu la faire marcher, on s'est aperçu que les jambes étaient raides. En effet, les membres inférieurs sont atteints de rigidité spasmodique avec exagération des réflexes tendineux. Les membres supérieurs sont moins raides mais inhabiles. J'ai déjà parlé des troubles oculaires.

J'ajouterai que l'enfant, sans être une idiote, est très en retard au point de vue intellectuel.

Fistules congénitales multiples de la tête et du cou. — Fibrochondromes congénitaux de la région cervicale,

par M. H. Eschbach, interne des hôpitaux.

J'ai l'honneur de présenter à la Société un enfant rencontré à la Goutte de lait de Belleville, service de M. Variot, et qui offre des malformations congénitales de la tête et du cou.

Cette enfant, Gabrielle X..., âgée de 4 mois, est la fille d'un père emphysémateux de longue date, et d'une mère bien portante. Deux sœurs l'ont précédée, l'une morte à 13 ans de méningite tuberculeuse, l'autre âgée de 13 ans déjà, emphysémateuse comme son père ; il y a une fausse couche dans l'intervalle.

La petite, née à terme, élevée au sein, puis à l'allaitement mixte, vient mal, pesant seulement 5 kilogrammes c'est ce qui a poussé la mère à consulter. Dès sa naissance, elle présentait toutes les malformations, et avec les mêmes dimensions, qu'elle présente encore aujourd'hui.

Il existe cinq fistules : une dans l'angle interne de l'orbite du côté droit, deux sur les pavillons de l'oreille, deux dans la région cervicale ; et deux fibro-chondromes dans le voisinage de ces dernières.

La fistule située dans l'angle interne de l'orbite du côté droit est représentée par une tache au fond d'une petite dépression en rigole, regardant vers le bas, et ne laissant jamais sourdre de liquide. Elle siège exactement dans le sillon orbito-palpébral inférieur, un peu au-dessous de l'angle interne de l'œil, à 2 ou 3 millimètres de la caroncule lacrymale.

Les fistules auriculaires siègent, une de chaque côté, sur le pavillon de l'oreille, en des points symétriques. Ces fistulettes laissent écouler par la pression chaque matin gros comme une tête d'épingle d'un liquide séro-muqueux, avec filaments blanchâtres. On les voit sur la portion ascendante de l'hélix, juste au-dessus du tragus, à un demi-centimètre environ.

Au cou, les fistules et les fibro-chondromes ne sont pas en des points symétriques et doivent être décrits d'abord du côté droit, puis du côté gauche :

A droite : la fistule s'ouvre au sommet d'un petit mamelon, exactement sur le bord antérieur du sterno-cléido-mastoïdien, à peu de distance du sternum ; par elle s'échappe un peu de liquide clair et visqueux.

Un peu en arrière, et au même niveau, sur la face superficielle du sterno-cléido-mastoïdien, se dessine en relief une saillie allongée d'avant en arrière et longue de 1 centimètre environ, plus volumineuse à sa partie postérieure, sessile, et recouverte par la peau normale. Cette saillie a une consistance cartilagineuse, est mobile sous la peau, et paraît adhérer aux plans profonds par sa base. Elle a le même volume aujourd'hui qu'à la naissance.

A gauche : l'orifice d'une fistule analogue à la précédente se voit un peu en avant du bord antérieur du sterno-cléido-mastoïdien, mais

nue se trouve à un niveau un peu plus élevé et au fond d'une petite dépression où elle laisse s'amasser un peu de liquide.

En arrière de cette fistule, et à un degré légèrement plus élevé, il
existe encore sur la face externe du muscle une petite nodosité,
beaucoup moins développée que du côté opposé : elle n'est pas apparente en effet, mais elle se perçoit très bien au toucher sous forme
d'un léger relief sur le muscle lui-même, allongée d'avant en arrière
et de même consistance que de l'autre côté.

La relation qui existe entre les fissures, les fistules et les kystes
dermoïdes, peut aider à comprendre chaque fait particulier.

La fistule de l'angle interne de l'orbite que nous rapportons,
paraît bien siéger sur le trajet de la fente fronto-maxillaire, qui
sépare le bourgeon frontal médian du bourgeon maxillaire supérieur latéral, et dont le seul vestige normal est le canal lacrymo-
nasal. Spencer Watson rapporte le cas d'une fistule occupant le
tiers interne de la paupière supérieure, Lannelongue et Ménard (1 un autre cas où la fistule siégeait au niveau même de
l'aile du nez à 2 ou 3 millimètres en dehors. La nôtre serait entre
les deux précédentes et jalonnerait la fente fronto-maxillaire.
Elle semble bien répondre du reste à l'extrémité supérieure de la
fissure du coloboma facial.

C'est à un vice de développement analogue et au même point
que correspondraient encore certains kystes dermoïdes de l'angle
interne de l'orbite, en particulier ceux décrits par Verneuil sous
le nom de kystes prélacrymaux et celui rapporté par Broca, qui
occupait la partie moyenne du rebord orbitaire inférieur, mais
dont le pédicule remontait jusqu'à l'unguis.

Les fistules du pavillon de l'oreille sont plus fréquentes, même
bilatérales ; Lannelongue et Ménard en citent quelques exemples.
Elles siègent au point d'élection, à la racine de l'hélix, et sont un
reliquat de la première fente branchiale. Tous les auteurs sont
d'accord sur ce point, mais tandis que pour les uns (Moldenhauer,
Urbantschitsh) elles en sont l'unique vestige, pour les autres (Iles,

(1) LANNELONGUE et MÉNARD, *Affections congénitales de la tête et du cou*, 1891.

Kölliker, Gradenigo, Launois et Le Marc'Hadour (1), elles en sont un vestige anormal, et le conduit auditif externe avec le pavillon un vestige normal.

L'intérêt des fistules cervicales réside dans l'existence à leur voisinage de productions cartilagineuses, et dans la bilatéralité des phénomènes. Mais nous devons noter qu'il n'y a pas symétrie, les malformations siègent plus haut d'un côté que de l'autre.

Cependant les deux fistules appartiennent bien à la région sous-hyoïdienne latérale et relèvent de la même pathogénie ; inocclusion de la 4ᵉ fente branchiale, ou plutôt du sinus pré-cervical de His.

Les fibro-chondromes se distinguent d'abord des fibro-chondromes bilatéraux rapportés par Duplay, par Poirier et Retterer, en ce qu'ils ne siègent pas sur le bord antérieur du sterno-cléido-mastoïdien à la place de la fistule, mais en arrière, sur la face externe du muscle. Ils paraissent même indépendants de la fistule, dont ils sont séparés par une certaine étendue de tissus normaux ; nous pouvons l'avancer sans avoir fait de cathétérisme, car on sait que les fistules cervicales sont obliquement ascendantes dès leur origine vers le pharynx. Ils ressembleraient davantage à ceux de Duret et de Buttersach, que ces auteurs décrivent sur la face externe du sterno-cléido-mastoïdien, mais qui étaient exactement symétriques. Nos deux fibro-chondromes sont en plus de dimensions très inégales.

Ils n'en restent pas moins des productions de même nature et de même signification, liées au développement de l'appareil branchial. La coexistence de fibro-chondromes et de fistules dans la même région plaide en faveur de leur communauté d'origine, et elle facilite l'explication de la production de ces fibro chondromes quand ils sont isolés.

---

(1) Launois et Le Marc'Hadour, Malformations congénitales de l'oreille externe, *Revue d'Orthopédie*, 1ᵉʳ janvier 1903.

**Tatouages scolaires. — Procédé de détatouage a
aux enfants (1).**

par M. G. VARIOT,
médecin de l'Hôpital des Enfants-Malades.

J'ai l'honneur de présenter à la Société un spécimen
de tatouages à l'encre de Chine : je vous propose de le
le nom de tatouages scolaires, puisqu'ils ont été pra
un écolier sur un autre écolier de 10 ans. Souvent no
de petits tatouages isolés plus ou moins bien figurés à l
bec de plume chez les enfants de la classe populaire ; ce
sont à peine visibles.

Mais chez ce garçon, fait exceptionnel, il y a une pr
ces tatouages comme on les rencontre chez les habitué
sons de Paris ou chez les adolescents des deux sexes qu
tent les fortifications. Il a son *nom* et son *prénom* insc
peau de l'avant-bras. Mon interne, M. Eschbach a en
le débarrasser de ces marques malpropres, et son nom
apercevable.

Voici les notes précises qui m'ont été remises sur la d
de ces marques colorées et sur leur topographie. C'est la
fois que je vois sur un enfant qui fréquente les hôpita
touages aussi nombreux et aussi étendus :

Le nommé Paul W..., âgé de 13 ans 1/2, présente des
sur les mains et les avant-bras, du côté droit et du côté ga

A droite : une tête d'homme est dessinée très grossièrem
face antérieure de l'avant-bras à sa partie moyenne. Les con
en sont marqués et sont très irréguliers.

A gauche : il existait sur la face antérieure de l'avant-br
nom *Paul* et au-dessus le nom *W.....* superposés. Au-d
remarque deux croix l'une à côté de l'autre.

(1) Voir « Les Tatouages européens », et « Le Détatouage », R
fique, 1888 et *Société de Biologie*, 1888.

Il y a encore une croix sur la face dorsale de la main au niveau du 1ᵉʳ espace interosseux.

Tous ces tatouages portent le même caractère d'inhabileté, et l'on retrouve à première vue les coups d'aiguille qui ont fait pénétrer les parcelles de matière colorante dans le derme.

Ces tatouages datent d'il y a trois ans environ ; l'enfant avait alors 10 ans. Celui-ci, très peu intelligent, s'est laissé tatouer, ainsi qu'un camarade de son âge, par un autre camarade d'école, plus âgé que lui de deux ans. Ils ont acheté de l'encre de Chine et ont pratiqué le tatouage avec des aiguilles ordinaires.

Traitement. — L'avant-bras gauche porte au-dessous du prénom tatoué : Paul, plusieurs cicatrices récentes et en voie d'évolution. Certains points irrités par le grattage de l'enfant, sont excoriés et saignants.

Ces cicatrices résultent du traitement appliqué aux tatouages : piqûres intra-dermiques avec un faisceau d'aiguilles de tatoueur trempées dans une solution de tannin ; puis cautérisation au nitrate d'argent.

Je rappellerai en quelques mots, à propos de cet enfant, le procédé de détatouage que j'ai proposé pour enlever les tatouages qui sont si gênants quand ils siègent au visage et aux mains.

Ce procédé permet de faire une eschare très superficielle portant sur les papilles et le tiers extérieur du derme.

Cette eschare *minima* emporte toutes les parties colorantes de charbon ou de vermillon fixées dans les faisceaux dermiques et ne laisse qu'une cicatrice à peine visible au lieu d'une marque colorée apparente pour tout le monde.

C'est après des études histologiques approfondies de la topographie des particules colorantes dans la peau tatouée, et après des essais très multiples pendant plus de six mois avec différents caustiques, que je suis arrivé au procédé de détatouage que j'ai appliqué aux adultes, et qui peut servir naturellement pour les enfants :

1° Il faut d'abord enduire la peau d'une solution concentrée de

tannin et avoir des tampons de coton imprégnés de cette solution
pour aseptiser les piqûres et arrêter l'écoulement du sang ;

2° Avec un faisceau de trois ou quatre aiguilles fines juxtapo-
sées sur un petit support, comme le faisceau d'aiguilles du
tatoueur, on pique obliquement la peau tatouée en déchirant
l'épiderme. Les piqûres doivent être serrées ;

3° Lorsque toute la surface du tatouage est bien piquée, on
passe le crayon de nitrate d'argent en frottant un peu fortement.
C'est une sorte de *gravure sur peau* ;

4° On saupoudre la petite eschare ainsi obtenue avec du tannin
à l'éther et on évite de la mouiller jusqu'à sa chute, pendant une
douzaine de jours. Le derme se sépare ainsi sans suppuration et
le tatouage tombe avec l'eschare très superficielle laissant à sa
place une trace rouge qui blanchit à la longue et est peu apparente.

Hématémèses et melœna causés par l'ingestion de fragments de paille de fer, chez un petit garcon de 14 mois,

par M. le Dr G. LAZARD (1).

J'ai l'honneur de présenter à la Société au nom du Dr G. Lazard la relation d'un cas tout à fait insolite que nous avons observé
à la Goutte de lait de Belleville.

Il s'agit d'un petit garçon dont le développement à l'allaitement
mixte a été très normal ; il a commencé de marcher depuis un
mois environ.

Le mardi 3 octobre, à 5 heures du soir. le petit René a été pris de
vomissements de sang très rouge avec quelques caillots (environ un
verre, dit la mère ?). Néanmoins l'enfant était gai et n'avait pas cessé
de jouer.

Nouveau vomissement de sang, mais noir cette fois, le mercredi
matin à 6 heures. A 6 heures et demie du matin encore un vomissement fétide de sang noir, mêlé avec du lait qu'il avait absorbé. L'en-

(1) Présentation faite par le Dr VARIOT.

fant n'est pas très incommodé et ne parait pas souffrir. On appelle en hâte le Dr Lazard qui prescrit des boissons glacées et une potion avec 1 gramme de tannin à l'alcool.

Le mercredi 4 octobre, une selle noire comme du goudron.

Le jeudi 5, après avoir pris une petite cuillerée d'huile de ricin, l'enfant rend trois selles demi-liquides et noires.

Le vendredi, à la consultation de la Goutte de lait, l'enfant nous est rapporté. Il est très *pâle* et très affaibli ; il ne peut plus marcher ; il se tient à peine debout. La teinte cireuse du visage est celle qui suit les grandes hémorrhagies.

La mère ce même jour nous apporte dans un papier plusieurs petits fragments de paille de fer qu'elle a recueillis en lavant et en examinant les déjections de son enfant.

Dès la première inspection, le Dr Lazard avait soupçonné la présence d'un corps étranger dans l'estomac, et avait conseillé à la mère de rechercher très attentivement dans les matières fécales s'il ne passait rien d'anormal.,

Les matières furent filtrées sur un linge très fin, après avoir été délayées dans l'eau, et il resta sur le filtre cinq ou six fragments de paille de fer de 1 à 3 centimètres de longueur. Ces fragments minces et légers, sont nettement coupants.

Bien que les hémorrhagies fussent arrêtées depuis le jeudi 5 octobre, nous priâmes M. le Dr Bonniot de pratiquer l'examen radioscopique de la région gastrique. Il n'a rien vu d'anormal, Il parait certain que si des fragments de paille de fer fussent restés dans l'estomac, ils auraient intercepté les rayons X.

A partir du jeudi 5 octobre, l'enfant ne rejeta plus de sang, mais il resta faible et maussade pendant plusieurs jours ; il rejetait le lait le matin ; il avait de l'inappétence ; son anémie était très forte.

On conseilla du jus de viande de bœuf crue qui fut bien supporté ; du sirop d'iodure de fer ; et après une quinzaine, l'enfant nous fut rapporté à la Goutte de lait en meilleur état, les joues plus colorées, ayant repris son entrain et ses forces.

La mère qui est une ménagère soigneuse frotte elle-même le

parquet de la salle à manger à la paille de fer toutes les sem(
Elle ne doute pas que son enfant en se ~~~~~~~~~~~~~
fragments de paille de fer et ne les ait avalés.

Cette explication nous paraît tout à fait plausible ; d'autan(
que nous avons eu sous les yeux *corpus delicti*, c'est-à-di(
fragments de paille de fer recueillis dans les déjections.

Les corps étrangers mousses sont très bien tolérés par le
digestives des jeunes enfants, et la radiographie nous per(
les voir cheminer depuis l'œsophage jusqu'au rectum sans
dommage ; mais la paille de fer constitue de petites lames c
tes capables de sectionner la muqueuse gastrique pendant l
tractions de la tunique musculaire. C'est là une cause pr(
ment très exceptionnelle d'hématémèse et de melœna chez l
enfant ; nous croyons utile néanmoins de la faire connaîti

Phlegmon latéro-laryngo-trachéal à la période termin(
croup chez un nourrisson tubé. — Trachéotomi(
Guérison,

(Présentation de malade).

par MM. Dufour et Broca.

Un nourrisson de 16 mois, entre au Bastion 27, le 6 no
1905 pour un croup diphtérique (ensemencement de l(
positif) avec tirage nécessitant le tubage. Il est tubé sans d(
avec le tube Froin de 1 à 2 ans. De nombreuses fausses m(
nes sont expulsées.

En 48 heures, l'enfant reçoit 40 centimètres cubes de sé(
tidiphtérique. La maladie évolue normalement. Pendant l
premiers jours, la température reste élevée le soir : 39°2,
cend le matin. 60 heures après le tubage, l'enfant est
Cette intervention *présente une difficulté extrême* ; il est
sible d'extraire le tube avec le manche porte-tube de Fi
avec le crochet de doigt du même auteur.

Après plusieurs tentatives infructueuses, le tube est cl
larynx par énucléation. Ces manœuvres ont fatigué l'enfi
amené le rejet de bave sanguinolente et il est certain que

sion exercée au devant du cou avec le pouce pour pratiquer l'é-
nucléation a été assez énergique.

Néanmoins l'enfant se remet vite et bien ; le 11 novembre, il y
a une légère élévation de température : 39°2, due à une légère
congestion pulmonaire, mais les 12, 13, 14, 15, 16 novembre, la
température oscille entre 37°6 et 37°8.

Tout semblait donc aller parfaitement et la guérison être obtenue rapidement, lorsque à la visite du matin, le 16, la surveillante nous fit prévenir brusquement que l'enfant allait mourir,
qu'il asphyxiait.

En effet, notre petit malade était haletant, pâle, en état d'asphyxie syncopale, et nous fûmes frappés, pour la première fois,
d'un léger gonflement du cou du côté gauche.

Dès qu'on voulut introduire l'ouvre-bouche, il cessa de respirer et tomba en syncope. Sans perdre de temps nous procédâmes
à la trachéotomie, mais dès que les plans superficiels furent in-
cisés, il s'écoula un flot de pus et l'incision ayant été assez étendue en hauteur, nous pûmes sur le moment et un peu plus tard
nous rendre compte que le pus venait du côté gauche du larynx,
de la trachée et de l'œsophage, et suivant la trachée avait commencé à envahir la partie supérieure du médiastin.

L'évacuation du pus n'avait pas suffi à ramener l'enfant à la
vie ; M. Broca pratiqua pendant 4 à 5 minutes la respiration artificielle, l'enfant revint à lui.

Nous l'observâmes alors quelques instants, mais bientôt la dyspnée reparut ; et la gêne augmentant, nous nous décidâmes à
achever la trachéotomie. La trachée refoulée tout à fait sur la
droite fut ouverte et, la canule une fois en place, l'enfant se mit à
respirer convenablement.

Les suites furent simples, l'enfant guérit parfaitement et nous
avons le plaisir de vous le montrer en bonne santé.

Cette nouvelle observation vient s'ajouter à celles de MM. Concetti (1) (1 cas), Marfan (2) et Deguy (3), dans lesquelles pa-

(1) Concetti, *Arch. ital. de laryngologie*, 1902.
(2) Marfan. *Bulletin médical*, 1903.
(3) Deguy, *Revue de Médecine*, 1903.

reil phlegmon à évolution insoupçonnée estiment brusquemen
mettre en péril les jours d'un enfant qui semblait en voie de
rison.

La caractéristique de ces faits, c'est qu'il s'agit des petit
lades dont les voies respiratoires supérieures ont été traumat
soit par des tubages répétés, soit par des tubages ou détub
difficiles. Faut-il incriminer l'acte opératoire ou l'infectio
tiale. L'un et l'autre probablement ; ce serait aux statist
étendues de nous dire si ces phlegmons au cours de la dipl
se rencontraient plus souvent avant l'ère du tubage que de
L'un de nous ayant été chargé déjà deux fois antérieure
d'un service de diphtérie, soit comme interne aux Enfants-
des (avant le tubage), soit comme suppléant du Dr Gouguen
dont le service comportait le Pavillon de diphtérie à Lariboi
n'a pas souvenir d'avoir rencontré une pareille complicatio
les enfants et les adultes. Les premières mentions semble
avoir été faites par MM. Marfan, Deguy, Concetti, Cotoni,
1880 a consacré sa thèse aux abcès du cou d'origine laryng
signale même pas le croup dans son chapitre d'étiologie.

Ces phlegmons sont donc rares et méritent, personne-nous
signalés comme l'a fait M. Marfan. Mais il ne faut pas conf
leur étude, ni même leur traitement avec les abcès rétro-pl
giens ou avec les adéno-phlegmons prélaryngiens. Les pr
peuvent simuler les abcès latéro-laryngés surtout chez les en
mais leur point de départ est bien différent, ils relèvent
infection du nez ou de l'arrière-nez. Ils s'ouvrent dans la b
ou latéralement sur le cou et l'on comprend que, sitôt o
les voies respiratoires laryngée et trachéale puissent red
perméables. Les adéno-phlegmons prélaryngiens dont MM.
et Tollemer vous ont rapporté deux belles observations, son
coup plus limités. leur situation antérieure met le larynx
l'abri de l'œdème et de la compression.

Le danger du phlegmon latéro-laryngé, c'est qu'il a son
dans le larynx, c'est qu'il est profond, c'est qu'il peut p
l'asphyxie brusquement comme dans notre cas. par œdè

larynx, et c'est aussi qu'une fois ouvert, il nécessitera néanmoins comme dans notre cas la trachéotomie, lorsque la respiration ne se rétablira pas de suite à cause de l'œdème sus ou sous-glottique.

Nous voudrions également, à propos du détubage difficile chez le nourrisson avec le porte-tube de Froin, vous rappeler que M. Barbier est l'auteur d'un crochet à manche qu'il vous a déjà présenté et que nous n'avions pas à notre disposition, mais qui certainement nous eût rendu service, et nous nous proposons d'y avoir recours dans un cas analogue.

M. MARFAN. — Nous connaissons la tige-crochet de M. Barbier et nous nous en servons quelquefois au Pavillon pour extraire des tubes de M. Froin. Cette tige n'a d'ailleurs été imaginée par M. Barbier que pour les opérateurs qui ont l'index trop court pour que, avec le doigtier de M. Froin, ils puissent atteindre l'orifice supérieur du larynx. Mais j'ai assez d'expérience pour pouvoir dire que l'extraction avec le doigtier de M. Froin ou la tige-crochet de M. Barbier est quelquefois aussi laborieuse que l'extraction à la pince. L'énucléation permet seule d'extraire le tube immédiatement. Mais pour des motifs que j'ai déjà fait connaître, j'estime qu'on ne doit pas extraire par énucléation les tubes à biseau ou en bec de flûte, comme ceux de M. Froin ; dès lors on peut, en cas d'obstruction brusque d'un tube de cette sorte, se trouver, dans une situation difficile, parce qu'on peut ne pas réussir du premier coup à extraire le tube avec un des instruments précités. C'est cette raison, c'est-à-dire la nécessité de l'extraction instrumentale des tubes à biseau ou en bec de flûte qui ne nous a pas permis d'adopter l'emploi courant de cette dernière sorte de tube.

Le fait que vient de rapporter M. Dufour est en effet tout à fait semblable à ceux que M. Deguy et moi-même nous avons étudié au Pavillon.

Il est bien différent de ces abcès superficiels, qui ne déterminent aucune dyspnée, et dont M. Apert, M. Tollemer et M. Comby vous ont, l'année dernière, apporté ici des observations. A propos de la communication de M. Apert, j'ai déjà insisté sur les particularités de ces abcès ; mais je ne crains pas d'y revenir, parce que la question en vaut la peine. Ces abcès sont des collections en nappe siégeant sous l'aponévrose cervicale ; ils se voient chez des enfants qu'on est obligé de réintuber plusieurs fois et qui ont des ulcérations du larynx. Ces ulcérations, que je me garde du reste d'imputer exclusivement au tubage et qui tiennent, je crois, surtout à la nature de la laryngite, ces ulcérations déterminent un adéno-phlegmon péri-laryngé qui est la cause des abcès en question. Ce que ceux-ci présentent de plus remarquable, c'est que la dyspnée avec tirage et sifflement trahit seule leur existence ; il n'y a ni rougeur, ni tuméfaction, ni œdème, ni fluctuation de la région antérieure du cou, car, au moment de la recherche des points de repère de la trachéotomie, ces modifications, si elles existaient, seraient facilement perçues ; aussi l'opérateur est-il toujours surpris de voir sourdre du pus après l'incision. On ne peut donc que soupçonner l'existence de cette forme d'abcès péri-laryngé, lorsqu'un enfant a été intubé plusieurs fois à cause d'un tirage très marqué qui reparaît dès qu'on retire le tube ; dès que ce soupçon sera conçu, on fera la trachéotomie, qu'on pourra ne pas achever, si après l'apparition du pus, la dyspnée diminue ou disparaît, comme la chose m'est arrivée une fois.

La connaissance de ces abcès est un des éléments qui m'ont permis de formuler une règle pour fixer le moment où, lorsque une dyspnée laryngée persistante oblige à intervenir, on doit cesser de tuber et substituer la trachéotomie au tubage. A ce sujet, il y a, si je puis ainsi dire, deux écoles. O'Dwyer et après lui Bokaï, se refusent à jamais faire la trachéotomie et répètent l'intubation tant qu'il est nécessaire, un nombre de fois indéterminé. Mais cette manière de voir n'a guère de partisans. En France, tout au moins, on suit en général le conseil de M. Sevestre et on fait la trachéotomie après trois ou quatre tubages successifs, de deux ou trois jours chaque, c'est-à-dire après une semaine environ. Ma pratique diffère des deux précédentes. Je crois qu'il arrive un moment où il faut remplacer le tubage par la trachéotomie ; mais je m'efforce de reculer ce moment le plus possible ; ce n'est que lors-

que l'enfant a été tubé et retubé cinq ou six fois de suite et qu'il
ne peut se passer de tube depuis plus de quinze jours que je me
décide à faire la trachéotomie. Ce n'est pas uniquement parce que
la canule ne touche pas aux parties malades et permet leur cicatrisation plus facile et plus rapide ; s'il n'y avait que cet argument
quoiqu'il ne soit pas dénué de valeur, je ne le trouverais pas suffisant, car des faits m'ont prouvé que la réparation des ulcères est
possible avec le tube, et mes élèves, MM. Deguy et Le Play vous
en ont rapporté cette année même dans leur étude sur les tubages
répétés. La trachéotomie s'impose pour d'autres raisons que j'ai
exposées dans mes « Leçons cliniques sur la diphtérie », et dont
l'une est celle-ci : *après quinze jours de tubage environ, la trachéotomie est le seul moyen de reconnaître et de guérir les abcès périlaryngés.*

M. NETTER.— J'ai insisté déjà il y a quelques années sur le danger des tubages répétés dans la rougeole et j'avais observé qu'un
des inconvénients de cette répétition était justement la production
d'abcès périlaryngés. Des enfants tubés pour d'autres maladies que
la rougeole ne présentaient pas ces complications. J'ai modifié depuis ma manière de voir. J'ai su qu'il y avait alors dans mon service quelqu'un qui se faisait un jeu d'introduire un tube dans le
larynx des petits malades et de l'enlever par le procédé du pouce.
Il y a certainement inconvénient a répéter les tubages dans la
rougeole, mais, lorsqu'on le fait avec précaution, on peut tuber
plusieurs fois un morbilleux aussi bien que les autres malades.

M. COMBY. — Bien avant la sérothérapie, j'ai vu avec le Dr Cou-
lon un enfant présentant un abcès prélaryngé, *sans tubage*. A la
trachéotomie il s'écoula un flot de pus. Il est certain que la découverte de ces abcès est souvent une surprise.

M. VARIOT. — Dans la rougeole, j'ai remarqué aussi que la muqueuse laryngée était bien plus vulnérable que pendant l'évolution de la diphtérie. Les ulcérations de la région cricoïdienne, soit
antérieures, soit postérieures, ne sont pas rares dans la diphtérie

lorsque le tube a été appliqué durant plusieurs jours consé
J'ai mis le fait hors de doute lorsque j'étais chargé du serv
la diphtérie à l'hôpital Trousseau et la thèse de doctorat de
Baudrand (1) contient un bon nombre de faits très probant
dessins à l'appui.

Mais lorsque par comparaison j'ai étudié l'action vulnérau
tubes au cours des laryngites rubéoliques nécessitant le tu
j'ai remarqué comme M. Netter, que les ulcérations étaie
précoces et surtout plus graves que dans le cours de la dipl

J'ai observé plusieurs fois des ulcérations circulaires oc
tout l'anneau cricoïdien chez des enfants tubés qui avaie
combé à des broncho-pneumonies.

La tendance aux lésions sphacéliques dans la rougeole s
surtout dans les régions où un traumatisme, une pression
nue se produit. Je suis donc aussi d'avis que les tubages
et prolongés peuvent avoir de graves inconvénients lorsque
ryngites compliquent la rougeole, et qu'il ne faut pas trop
dre pour pratiquer la trachéotomie. Cette intervention pe
d'éviter les ulcérations étendues de la muqueuse laryngé
rétrécissements qui s'ensuivent.

M. BARBIER. — Comme M. Dufour, je crois que le stylet co
sur mes indications peut être utile dans certains cas. .
répondre à l'assertion de M. Marfan, qui a dit qu'on ne pe
ver les tubes de Froin par le procédé du pouce. J'ai p
3 fois détuber par énucléation des enfants tubés avec un
anse : c'est un peu plus difficile qu'avec le tube ordinai
on le peut.

En principe, je suis peu partisan des tubages répétés,
dans le cas d'infections septiques du pharynx et du larynx
la rougeole. Dans divers travaux et dans la thèse d'Au
j'ai attiré l'attention sur deux catégories de faits. Dans l
tubage répété est dû à une de ces diphtéries prolongées d

(1) Thèse de Paris, *Sur les ulcérations du larynx consécutives* a
1895.

décrites par Cadet de Gassicourt ; les fausses membranes se reproduisent à différentes reprises : il m'a semblé que, dans ces cas, le tubage était bien supporté. Dans les faits de la deuxième catégorie, à la fausse membrane vient s'adjoindre un élément infectieux : dans ces cas les tubages répétés sont mauvais, ils aboutissent à la sténose laryngée. En conséquence : s'il s'agit de diphtérie prolongée typique, je suis partisan des tubages prolongés ; s'il existe en plus de l'infection du pharynx, du larynx ou de la trachée je suis partisan de la trachéotomie.

Les faits de la première catégorie ne sont pas absolument exceptionnels : j'ai même observé un enfant qui, pendant trois mois fut tantôt tubard et tantôt canulard. Au bout de ces trois mois, il rendit une fausse membrane : je lui fis de nouveau une injection de sérum et il guérit définitivement.

M. MARFAN. — Je suis très heureux d'entendre M. Netter revenir sur la condamnation du tubage dans les croups morbilleux. Mes statistiques annuelles, présentées par mes internes à la Société médicale des hôpitaux, ont démontré que le tubage peut donner de bons résultats dans la rougeole. Toutefois, comme il est bien vrai que la muqueuse laryngée altérée par la rougeole a une fragilité spéciale et s'ulcère facilement en cas de laryngite morbilleuse, je répète le tubage un peu moins longtemps et je fais la trachéotomie un peu plus tôt.

Je n'ai pas dit qu'on ne pouvait pas énucléer des tubes en bec de flûte, puisque je l'ai fait moi-même plusieurs fois ; j'ai dit que je ne le conseillais pas. A vouloir énucléer des tubes en bec de flûte, on risque de les faire tourner sur leur axe ; ainsi que je l'ai dit ailleurs, je crois qu'on peut ainsi faciliter leur chute dans la trachée. Cette rotation du tube m'a été démontrée une fois de la manière suivante ; j'avais essayé d'extraire par le pouce un de Froin ; je n'y parvins pas du premier coup ; je jugeai inutile de renouveler la tentative et je pris la pince pour faire extraction ; elle fut très laborieuse, ce que je m'expliquai lorsque finis par avoir le tube. Celui-ci avait tourné sur son axe ; sa

partie antérieure était devenue postérieure et, de ce fait, l
glissait incessamment vers la région aryténoïdienne et ne
pénétrer dans le tube.

M. NETTER. — Je répète que j'ai eu l'explication des f
servés par moi dans mon service, je suis d'accord sur la po
de faire un tubage, mais pas davantage.

M. BARBIER. — Je ne voudrais pas qu'on croie que je c
l'énucléation des tubes de Froin par le pouce ; j'ai simple
que leur extraction était possible par ce procédé en cas d'u

M. DUFOUR. — Je tiens à bien spécifier que mon petit ma
été tubé qu'une fois et que le détubage seul a présenté de
culté. Pour avoir le tube ainsi que chez un autre nourriss
avons dû procéder au détubage du tube Froin par énuclé

Puisque la discussion s'est étendue aux tubages dans l
geole, je me permets de vous signaler que chez un enfant
de spasme laryngé depuis deux mois avec recrudescence (
d'une rougeole intercurrente, j'ai vu le spasme laryngé disp
après l'introduction d'un tube, qui a été enlevé au bout d
ques minutes, l'enfant ne pouvant le supporter.

M. VARIOT. — Je rappellerai que j'ai proposé il y a q
années, sous le nom d'écouvillonnage du larynx, un tube
mentané destiné à vaincre le spasme du larynx et à faire e
les fausses membranes : j'employais concurremment un t
ment alors jugé comme dangereux dans cette circonsta
codéine, qui est d'un usage courant à l'heure actuelle pour
la suppression du tube.

Sur un cas de botryomycose chez un enfant,

par le Dr VILLEMIN,
Chirurgien des hôpitaux.

« La botryomycose est une maladie de l'âge adulte : (
jamais été observée au-dessous de 17 ans (deux cas de

riaud et Deguy)». C'est ainsi que débute le chapitre étiologique de
tous les travaux récents sur ce sujet. Nous en avons récemment
observé un cas sur une fillette de 11 ans dont voici l'histoire
succincte : A la suite d'une chute sur la paume de la main dans
une allée sablée à Paris en avril dernier, Suzanne D... se fit une
petite plaie à la partie supérieure de la paume de la main gauche, au niveau du pli d'opposition du pouce. Peu après apparut
un bourgeon charnu qui ne fit qu'augmenter de volume de jour
en jour malgré les cautérisations répétées par le nitrate d'argent
auxquelles elle fut soumise par un pharmacien. En septembre l'enfant vint à l'hôpital Bretonneau. La tumeur présentait alors les
caractères classiques bien connus : petit champignon à mince
pédicule, tumeur framboisiforme, rougeâtre, saignant facilement,
légèrement mamelonnée, de consistance ferme, du volume d'une
petite noisette, en somme ayant toutes les apparences d'un bourgeon charnu ordinaire, à part les dimensions plus considérables
et la pédiculisation très marquée. Comme toujours la symptomatologie en était purement négative, et à part un léger suintement
et de faibles hémorrhagies, l'enfant n'en éprouvait qu'un peu de
gêne, mais nullement de la douleur.

La tumeur fut excisée avec son pédicule, et la base d'implantation cautérisée au thermo-cautère. La guérison fut obtenue en
quelques jours. La pièce anatomique fut confiée à M. Gy, interne
à Bretonneau, qui eut l'extrême obligeance d'en faire de très belles coupes contrôlées par M. Aug. Pettit, chef de laboratoire à
l'Hôtel-Dieu. La tumeur offre la structure parfaite du bourgeon
charnu ; elle est limitée du côté libre par des croûtelles nécrosées.
Les couches superficielles sont riches en éléments cellulaires ; on y
voit une grande quantité de leucocytes à noyaux polymorphes.
Partout les vaisseaux sont très développés, à paroi fort épaisses
voie de prolifération. Près de la surface sont des cavités limi-
par une faible fasciculation du tissu conjonctif, mais sans
mbrane proprement dite. Elles sont plus ou moins remplies
l'accumulation de masses arrondies ou polygonales absolu-
ent réfractaires à l'action de toutes les matières colorantes.

Leurs dimensions représentent les deux tiers de celles des hématies. M. Mangin, du Muséum, consulté en cette occurrence, considère ces amas jaunes comme des débris morts.

Nous avons vivement regretté de n'avoir pas à notre disposition des milieux de culture variés pour ensemencer les parties
centrales de la pièce et y déterminer la nature des parasites, bo-
tryomycès ou staphylocoques vulgaires. Malheureusement à cette
époque de vacances nous étions dépourvus de ce moyen de contrôle. Toutefois, l'emploi de multiples matières colorantes n'a pu
révéler la présence de micro-organismes d'aucune sorte ; rien dans
sa structure ne pouvait éveiller l'idée d'une mycose quelconque.
Histologiquement, la tumeur était d'origine purement inflammatoire et, cliniquement elle revêtait l'aspect d'un gros bourgeon
charnu. Aussi sommes-nous très portés à croire, contrairement
à l'école lyonnaise, que la botryomycose humaine n'existe pas en
réalité, jusqu'à ce que sa spécificité nous soit démontrée d'une
façon péremptoire.

M. BROCA. — La botryomycose est assez fréquente chez l'adulte :
elle est rare chez l'enfant. Cependant j'en ai observé un cas à la
face palmaire de la main chez une fillette de 7 à 8 ans.

Le cœur, la pression artérielle et les éliminations urinaires dans un cas de néphrite post-scarlatineuse,

par MM.

P. NOBÉCOURT,   et   H. DARRÉ,
Chef du laboratoire.   Interne de l'Hospice des
                                        Enfants-Assistés.

Si l'évolution clinique et les lésions des néphrites qui surviennent au décours de la scarlatine sont actuellement bien connues,
certains de leurs symptômes et leur physiologie pathologique sont
encore incomplètement élucidés. Aussi croyons-nous devoir publier
les constatations que nous avons pu faire chez un petit malade

observé cet été dans le service du professeur Hutinel, à l'hospice des Enfants-Assistés.

Fr... Ernest, âgé de 4 ans, entre le 25 août 1905 dans le service d'isolement pour une scarlatine de moyenne intensité. Il est à noter cependant que l'angine est assez intense, et cette intensité paraît liée à l'existence de végétations adénoïdes et d'une hypertrophie chronique des amygdales; c'est une angine rouge, sans fausses membranes, avec adénopathie assez marquée. L'éruption est bien sortie, normale comme siège et comme aspect; elle est apparue le 2ᵉ jour de la maladie, qui a commencé brusquement le 24 août. La période d'éruption se passe sans aucun incident; il n'y a pas d'albuminurie. La desquamation commence le 2 septembre; elle est assez légère, mais caractéristique.

Le 8 septembre, l'angine, qui avait considérablement diminué sans disparaître toutefois, redevient brusquement plus intense que jamais : c'est encore une angine rouge, accompagnée d'une adénopathie sous-maxillaire bilatérale assez prononcée. Il y a de la fièvre (37°8 le matin, 38°5 le soir). le pouls est rapide ; mais l'état général reste très bon. L'examen bactériologique montre qu'il s'agit d'une angine à streptocoques.

Le 10 septembre, les urines sont plus rares et plus colorées, mais ne contiennent pas d'albumine ; le 11, elles sont légèrement albumineuses ; le 12, elles contiennent un gramme d'albumine par litre. Le 13, on constate une légère bouffissure de la face ; le 14, cette bouffissure s'est un peu accentuée tout en restant légère ; il n'existe aucun autre œdème ni dans le tissu sous-cutané, ni dans les séreuses. La face est pâle. La langue est saburrale. Mais ce qui est particulièrement frappant, c'est une anorexie absolue : l'enfant refuse le lait, qu'il buvait volontiers jusque-là ; s'il en absorbe quelques gorgées, il est pris aussitôt de nausées, puis de vomissements ; il a ainsi présenté trois vomissements alimentaires dans la journée : aussi prescrit-on la diète hydrique, qui seule est facilement supportée ; mais l'enfant boit peu. Il n'y a ni constipation, ni diarrhée ; rien d'anormal du côté des poumons. La température est de 37°4 le matin, 38°4 le soir. Le pouls est

régulier, bien frappé, normal comme fréquence : la tension artérielle
est élevée, aux environs de 12 (au sphygmomanomètre de Potain). Il
n'y a pas de douleurs lombaires, pas de pollakiurie ; il n'y a aucun
trouble nerveux ; l'intelligence est intacte. En résumé, le très léger
œdème de la face, les vomissements, mais surtout l'anorexie traduisent seuls le mauvais fonctionnement des reins, que l'examen des
urines permet de mieux établir.

Les urines sont rares, couleur bouillon sale ; elles contiennent
1 gr. 60 d'albumine par 24 heures ; elles laissent déposer des sédiments
abondants ; l'examen microscopique y montre de très nombreux globules rouges, quelques rares globules blancs polynucléaires en plasmolyse, et de très nombreuses cellules épithéliales, détachées soit de
la vessie, soit des voies urinaires supérieures. Il n'y a pas de cylindres.
Ce sont donc avant tout des urines sanglantes.

15 septembre. — Les urines ont le même aspect. Elles sont moins
albumineuses (0 gr. 80 par 24 h.) ; mais le dépôt contient, en plus des
éléments que nous venons de signaler, des cylindres hématiques assez
nombreux revêtant la forme des divers segments du tube urinifère
(tubes droits petits et gros, anse de Henle) ; on voit aussi de nombreuses cellules isolées, petites, arrondies avec un noyau ovalaire, qui
semblent des cellules détachées des tubes du rein.

Pendant ces derniers jours, les symptômes fonctionnels n'ont pas
changé.

16. — Les cylindres sont plus nombreux, et l'on trouve quelques
cylindres granuleux.

Il apparaît une éruption purpurique intense occupant symétriquement les coudes, les avant-bras et le dos des mains ; des taches pétéchiales ou ecchymotiques couvrent ces régions qui sont aussi le
siège d'un œdème assez marqué, œdème ferme, où le signe du godet
est très difficile à mettre en évidence. Il n'existe aucune autre hémorrhagie. Le foie déborde le rebord costal de deux travers de doigt : la
rate est augmentée de volume ; on perçoit des ganglions un peu gros,
mais non douloureux, dans les aisselles comme dans les aines. Le
bruits du cœur sont sourds, surtout le premier qui paraît un peu
prolongé. Il n'y a rien d'anormal aux poumons ; il n'existe aucun

trouble nerveux. La gorge est encore rouge, mais l'angine est en voie de disparition.

18. — Le purpura est aussi intense ; on observe de plus des altérations très nettes du rythme cardiaque : une courte pause se perçoit périodiquement toutes les quatre en cinq pulsations. Les bruits sont sourds. Il y a 76 pulsations par minute ; la tension artérielle est de 12 1/2. Le sang, pris dans la veine du pli du coude, se coagule normalement ; mais la rétraction du caillot ne s'est pas encore effectuée au bout de 24 heures : l'ensemencement de 5 cc. de sang dans 200 cc. d'eau peptonée est resté négatif. Cependant l'anorexie n'est plus absolue, et l'on peut commencer à reprendre l'alimentation. Le léger œdème de la face persiste ; les urines ont les mêmes caractères : urines sanglantes, encore riches en cellules et en cylindres, mais moins albumineuses (0 gr. 45 par 24 heures). L'examen bactériologique de l'urine recueillie aseptiquement ne permet d'y déceler aucun germe (examen direct et culture du culot de centrifugation).

19. — Même altération du rythme cardiaque. Tension artérielle : 15 ; pouls : 72.

20. — Le purpura s'atténue ; le foie ne déborde plus le rebord costal ; le rythme cardiaque est moins irrégulier. Le cœur est très hypertrophié : la pointe bat dans le 5ᵉ espace, à deux travers de doigt en dehors du mamelon ; la matité cardiaque déborde le bord droit du sternum d'un demi-centimètre environ ; la surface de la matité précordiale, mesurée suivant le procédé de Potain, est de 58 cm². 10. Tension artérielle : 11 1/2 ; pouls : 70.

21. — Pouls : 64 ; rythme cardiaque encore irrégulier.

22. — Tension artérielle : 11 1/2 ; pouls, 60. Le rythme cardiaque est plus régulier, mais les bruits du cœur sont sourds, et le premier bruit est nettement prolongé. Nouvelle poussée de purpura au niveau des coudes, beaucoup moins intense que la première. Les urines sont encore rouges, contiennent des hématies, mais en moins grand nombre ; les cylindres sont rares, le dépôt est moins abondant ; il n'y a plus que 0 gr. 25 d'albumine par 24 heures.

23. — Tension artérielle : 12 1/2 ; pouls : 80. Le purpura s'atténue. La matité cardiaque est beaucoup moins augmentée que le 20 : la

pointe bat dans le 5ᵉ espace à un demi-centimètre en dehors de la ligne mamelonnaire ; la zone mate ne déborde plus le bord droit du sternum.

25. — Les urines sont plus claires, contiennent moins d'albumine (0 gr. 18 par jour) ; le dépôt est moins abondant, constitué par des bules rouges, mais sans cylindres. Tension artérielle : 12 1/2. Pouls 72, encore un peu irrégulier. Le purpura disparaît.

27. — Tension artérielle : 11 1/2. Pouls : 124.

28. — Un peu de gingivite avec fétidité de l'haleine. Apparition prurigo limité à la poitrine et au ventre.

2 octobre. — Tension artérielle : 10 1/2. Pouls : 100, régulier.

4. — Une otite gauche à streptocoques se développe. Gorge rouge.

6. — Tension artérielle : 13. Pouls : 102, régulier.

Jusqu'ici les bruits du cœur étaient sourds, le premier bruit aujourd'hui on constate un bruit de galop très net. Le cœur est volumineux. Sa pointe bat dans le 5ᵉ espace à deux travers de en dehors de la ligne mamelonnaire ; le bord droit de la matité cœur déborde le bord droit du sternum d'un demi-centimètre ron ; la surface mesure 59 cent². 76.

7. — Tension artérielle : 9 1/2. Pouls : 100, régulier.

Le bruit de galop n'existe plus ; le premier bruit du cœur est lement un peu allongé. Le cœur est moins volumineux. Sa bat dans la 5ᵉ espace à un travers de doigt en dehors de la mamelonnaire ; le bord droit ne déborde pas le sternum, la sur mesure 49 cent². 8.

10. — T. A : 8 1/2. Pouls : 120.

Léger rythme de galop. Le cœur est gros ; la pointe bat dan espace à un travers de doigt en dehors du mamelon, le bord déborde le sternum d'un travers de doigt, la surface de matité 52 cent². 2. Les urines sont devenues jaune pâle ; elle n'ont couleur bouillon sale ; il n'y a plus de dépôt, plus de globules l'albumine est en minime quantité (0 gr. 16 par 24 heures).

20. — Pression artérielle : 12 1/2. Pouls : 104. La pointe du bat dans le 5ᵉ espace à un travers de doigt et demi en dehors du melon, la matité mesure 49 cent². 8.

. — Pression artérielle : 12 1/2. Pouls : 100. Pointe du cœur à
ravers de doigt en dehors de la ligne mamelonnaire. Bord droit
rdant très légèrement le sternum. Pas de bruit de galop.

s urines ne sont plus albumineuses.

novembre. — Pression artérielle : 12 1/2.

. — Angine aiguë érythémateuse avec adénopathies cervicales
lure 4 jours et pendant laquelle la température s'élève jusqu'à

A ce moment on constate une albuminurie passagère et minime
. 30 par litre au maximum). La pression sanguine ne se modifie
12, 5) ; le cœur garde le même volume et l'on n'entend pas de
de galop.

décembre. — L'enfant est bien portant ; il n'y a pas d'albuminu-
le pouls est régulier ; la pression sanguine est de 12 1/2. La
e de matité précordiale mesure 33 cent. 20 ; la pointe du cœur
peu en dehors de la verticale mamelonnaire dans le 5e espace
bord droit de la matité ne déborde pas le sternum.

vure du bleu de méthylène. Elle a été pratiquée deux fois, le
tembre au début de la néphrite et le 24 novembre après la dis-
n de l'albuminurie. Dans les deux épreuves, le bleu a passé nor-
nent une demi-heure après l'injection ; il n'y a pas eu d'intermit-
dans l'élimination ; seule la durée de l'élimination a été prolon-
lu 13 septembre à 3 heures du soir, elle s'est continuée jusqu'au
tembre à 2 h. 1/2 du soir ; lors de la deuxième épreuve, elle
du 24 novembre à 10 h. 1/2 du matin jusqu'au 27 novembre.

ction lombaire. Nous avons pratiqué 5 ponctions lombaires chez
malade :

Ponction, le 14 septembre ; pas d'hypertension.

NaCl : 7 g. 66 par litre.

Urée : 1 g. 77   „

amine normale.

bnction, le 15 septembre : écoulement en gouttes rapides.

NaCl : 7 g. 10 par litre.

Urée : 1 g. 26   »

mine normale.

3ᵉ Ponction, le 25 septembre ; écoulement en jet.

 NaCl : 7 g. 10 par litre.

 Urée : 0 g. 41 »

Albumine normale.

4ᵉ Ponction, le 3 octobre ; forte hypertension.

 NaCl : 7 g. 10 par litre.

 Urée : 0 g. 78 »

Albumine normale.

5ᵉ Ponction, le 30 octobre ; écoulement en gouttes rapides.

 NaCl : 6 g. 93 par litre.

 Urée : 0 g. 37 »

Albumine normale.

Examen des urines.

DATES	Quantité d'urine	NaCl par jour	Urée par jour	Albumine par jour	RÉGIME				
Sept.					Eau		Sirop de sucre		
13 au 14	415 c³	1 12	5 01	1 60	1 l. 500		30 gr.		
14 au 15	400 c³	1 02	4 83	0 80	»		»		
15 au 16	400 c³	1 02	4 83	0 80	1 l.		30 gr.		
16 au 17	415 c³	0 82	4 80	0 51	»		»		
17 au 18	450 c³	0 76	4 48	0 45	0 l. 500		»		
					Lait	Eau pour diurèse	Farine	Sucre	
18 au 19	550	1 47	5 68	0 45	0 l. 500	0 l. 500	160	100	500
19 au 20	550	2 10	5 17	0 44	0 l. 000	»	100	»	»
20 au 21	480	2 04	3 79	0 48	0 l. 000	»	300	»	»
21 au 22	470	3 00	3 58	0 25	1 l. 000	0 l. 100	300	»	30
22 au 23	400	1 70	3 66	0 40	»	0 l. 200	260	»	»
23 au 24	550	1 47	5 43	0 27	»	»	300	»	»
24 au 25	720	2 01	7 05	0 18	»	»	300	»	»
25 au 26	900	2 55	7 89	0 45	0 l. 500	»	»	»	»
26 au 27	620	1 58	8 49	0 31	»	»	»	»	»
27 au 28	600	1 36	7 47	0 3	»	»	»	»	»
28 au 29	720	2 24	9 82	0 14	»	»	»	»	»
29 au 30	950	2 69	14 30	0 19	Même régime + 10 gr. d'uri				
30 au 31	1.050	2 82	18 97	0 21	id.				
Octobre									
1 au 2	1.000	2 84	16 18	0 25	id.				
2 au 3	960	2 92	18 37	0 24	id.				

Quantité d'urine	NaCl par jour	Urée par jour	Albumine par jour	RÉGIME	POIDS du malade
4 1.150	2 77	14 22	0 24	Même régime — Suppr. de l'urée	13 100
5 980	2 04	11 27	0 28	id.	13 350
6 1.060	2 14	12 22	0 26	id.	13 400
7 1.060	2 53	10 93	0 26	id.	13 450
8 950	2 16	10 88	0 21	id.	13 400
9 1.060	2 67	9 40	0 19	id.	13 600
0 870	2 32	8 29	8 16	id.	13 660
1 1.120	3 13	11 33	0 16	id.	13 700
2 1.100	7 33	12 52	0 16	Même régime $+$ 5 gr. NaCl.	13 800
3 1.150	8 16	10 10	28	id.	13 600
4 1.600	12 49	10 16	0 32	Même régime $+$ 10 gr. NaCl.	13 850
5 1.360	9 65	9 50	25	id.	13 750
6 2.400	2 96	9 45	traces	Même régime. Suppr. du NaCl.	13 700
7 980	2 69	10 76	000	id.	13 800
8 1.070	4 85	15 35	0 16	Viande de mouton : 100 gr.; riz: 30 gr.; pomme de terre : 200 gr. lait : 1 lit.; sel : 5 gr. eau 400 gr.....................	
9 830	3 88	9 48	0 08	Même régime.	13 600
0 1.250	6 56	9 52	0 12		13 850
1 1.470	4 99	11 20	0 14	»	13 900
				»	14 000
2 1.550 c³	2 20	11 76	traces	Même régime. — Suppression du NaCl. — Eau : 1 litre.	13 950
3 1.700	2 41	14 51	id.	id.	14 050
1 1.520	2 58	13 83	id.	id.	13 900
5 1.350	1 91	14 56	id.	id.	14 100
6 1.560	1 75	12 76	id.	id.	14 400
7 1.700	2 48	12 88	id.	id.	14 200
8 1.490	2 46	13 48	pas d'alb.	id.	14 250
9 1.600	2 27	16 46	id.	id.	14 450
0 1.450	3 26	14 65	id.	Viande : 200 gr. — Id.	14 500
1 1.430	1 67	17 06	id.	Même régime.	14 500
· 1.360	1 93	15 50	id.	id.	14 630
2 1.550	2 34	17 92	id.	id.	14 700
3 1.850	2 18	16 39	id.	id.	14 500
4 1.400	1 96	15 80	id.	id.	14 600
5 1.300	1 65	16 31	id.	id.	14 750

Telle est l'histoire de notre petit malade. Cet enfant, âgé de
4 ans, a une scarlatine qui évolue normalement malgré l'existence
d'une angine intense. Mais quinze jours après le début de la maladie, en pleine desquamation, apparaît une angine à streptocoques
et trois jours plus tard se montrent des symptômes de néphrite.
Cette néphrite se caractérise par des urines rares, sanglantes, albumineuses, par un œdéme léger de la face, par des troubles digestifs et par une augmentation de la pression artérielle. Huit
jours après le début de l'angine, il se produit du purpura, qui
persiste pendant une huitaine de jours. Pendant que ce purpura
évolue, malgré une diminution de l'albuminurie, la pression artérielle reste élevée, des troubles du rythme cardiaque et de la dilatation du cœur apparaissent : ces troubles circulatoires persistent
d'ailleurs après la disparition du purpura ; il s'y joint bientôt un
bruit du galop, qu'on entend pendant une vingtaine de jours.
Finalement, 46 jours après l'apparition de l'albuminurie, celle-
ci disparaît, et l'enfant semble guéri.

Dans cette observation bien des points seraient à retenir. Il conviendrait de montrer les relations étiologiques qui unissent cette
néphrite post-scarlatineuse et le purpura avec l'angine à streptocoques qui en a été la cause. Il serait intéressant également d'é-
tudier les conditions pathogéniques de ce purpura. Mais nous
nous bornerons à étudier les éliminations urinaires et les troubles
de l'appareil cardio-vasculaire.

I. — ELIMINATIONS URINAIRES.

Le tableau ci-joint rend compte, à partir du troisième jour de
l'albuminurie, des quantités d'urine, de NaCl, d'urée, d'albumine
éliminées par vingt-quatre heures. En regard est inscrit le régime
alimentaire, qu'il est indispensable de connaître d'une façon précise pour apprécier les éliminations urinaires, et le poids du malade.

Il est facile par la lecture de ce tableau de se rendre compte
comment se sont comportées les éliminations urinaires. Nous
n'insisterons que sur le chlorure de sodium et sur l'urée, car les

itions du volume des urines et de l'albuminurie sont bien

Le chlorure de sodium s'éliminait normalement, tout au
s dans les conditions de notre observation. Dans la première
de (du 13 au 18 septembre), alors que le malade était à la
aqueuse, NaCl est tombé de 1 gr. 12 à 0 gr. 76 par jour. Dans
ériodes suivantes (du 18 septembre au 11 octobre), NaCl a
lé entre 1 gr. 36 et 3 gr. 18 ; ce taux est en rapport avec la
quantité de sel ingérée avec le lait, qui a constitué presque
aliment.

utres preuves de l'élimination normale de NaCl se trouvent
les constatations suivantes :

La courbe du poids est restée stationnaire, en dehors des
tions journalières sans importance (13 k. 700 le 14 septem-
13 k. 250 le 18 septembre, 13 k. 700 le 11 octobre). Or habi-
ment le poids augmente quand il y a rétention chlorurée,
ue quand cette rétention cesse.

Le liquide céphalo-rachidien retiré par la ponction lom-
contenait une proportion normale de NaCl. Il semblerait cent qu'il y ait eu au début une légère accumulation de sel,
urait disparu peu à peu, comme le montrent les chiffres
és par des examens successifs :

	NaCl par litre.
14 septembre . . . . , ...	7 gr. 66
15 —	7 » 10
26 —	7 » 10
3 octobre	7 » 10
30 —	6 » 93

is il ne faudrait pas attribuer à ces chiffres une trop grande
r, car l'un de nous a constaté avec Roger Voisin (1) que la
r du liquide céphalo-rachidien varie chez les enfants nor-
entre 7 gr. 02 et 7 gr. 92 avec une moyenne de 7 gr. 43.

lesécourt et Roger Voisin, Les chlorures du liquide céphalo-rachidien
livers états pathologiques et en particulier dans les broncho-pneu-
infantiles. *Arch. gén. de méd.*, 1904, p. 3018

3° *L'épreuve de la chloruration alimentaire*, fai
tobre, a montré que le sel ingéré se retrouvai
l'urine. Le malade, soumis depuis longtemps au
en 4 jours 30 grammes de NaCl ; pendant ce t
par les urines, 37 gr. 63 de NaCl, alors que da
précédents il en éliminait 10 gr. '33 et les de
5 gr. 67 (1).

B. *L'urée*, au contraire, s'éliminait de façon i
retenue dans l'organisme.

Il est difficile d'en donner la preuve certaine
présentait dans les urines pendant les premiè
cette preuve est fournie par l'examen du liquide
qui a la même valeur que celui du sang (2). O
nait des quantités d'urée fortes au début, plus f
normales au bout de quelques jours (3).

14 septembre . . . .
15   —   . . . .
26   —   . . . .

Au 18ᵉ jour de la néphrite, l'élimination de
imparfaite, comme l'a montré l'ingestion de ce
L'enfant était à un régime fixe comprenant
300 grammes de pommes de terre ; nous lui fi
dant 4 jours 10 grammes d'urée chaque jour,
constaté :

(1) Le sel employé était celui du commerce qui co
d'impuretés.

(2) MM. WIDAL et FROIN ont montré que chez un bri
guin et le liquide céphalo-rachidien contiennent une
peu près identique. *Société de Biologie*, 22 octobre 190

(3) Les dosages de l'urée dans le liquide céphalo-r
enfants atteints de rougeole nous ont donné les chiffr
traces indosables, 0 gr. 20, 0 gr. 30, 0 gr. 23 (ce derni
fant qui avait ingéré pendant les quatre jours précéden
Chez deux enfants atteints de scarlatine, nous avon
suivants : par litre 0 gr. 127 (5ᵉ jour de la maladie), 0
maladie).

	Ingestion	Urée éliminée par périodes de 4 jours
25-29 sept	Pas d'urée	33 gr. 67
29 sept.-3 oct.	40 gr. d'urée	67 » 82
3-7 oct	Pas d'urée	49 » 61
7-11 oct	id.	38 » 90

On voit donc que l'urée ingérée s'est éliminée lentement et a tout d'abord été retenue en partie. En effet, pendant la période d'ingestion des 40 grammes d'urée, l'urée urinaire n'a augmenté que de 34 gr. 15 sur la période précédente ; et l'urée a continué de s'éliminer en quantité supérieure les jours suivants, alors que l'ingestion de ce corps était suspendue.

D'ailleurs, la rétention d'urée s'est traduite par l'augmentation de cette substance dans le liquide céphalo-rachidien ; la teneur du liquide en urée était successivement :

26 septembre (avant l'urée) : 0 gr. 41.

3 octobre (dernier jour de l'ingestion d'urée) : 0 gr. 78.

30 — 0 gr. 37.

C. Quant à l'*élimination du bleu de méthylène* elle a été normale ; peut-être cependant la durée de l'élimination était-elle un peu prolongée.

De ces recherches il résulte donc que la néphrite observée par nous ne s'accompagnait pas de troubles notables de l'élimination chlorurée, mais par contre s'accompagnait de rétention de l'urée. Elle est un exemple de la dissociation de la perméabilité rénale pour le chlorure de sodium et pour l'urée mise en évidence par MM. Widal et Javal (1). Cliniquement d'ailleurs l'œdème était peu marqué, tandis que l'anorexie était absolue et s'accompagnait de vomissements à la moindre tentative d'ingestion de lait ; or ces caractères différentiels ont été notés par M. Widal dans des états analogues.

II. — TROUBLES DE L'APPAREIL CARDIO-VASCULAIRE.

L'appareil cardio-vasculaire a été profondément touché chez notre petit malade.

(1) WIDAL et JAVAL, La rétention de l'urée dans le mal de Bright, comparée à la rétention des chlorures. *Semaine médicale*, 5 juillet 1905.

Les modifications ont porté tout d'abord sur la pression sanguine. Elles sont faciles à apprécier par le tableau suivant :

14 septembre	12 cm. Hg.
18 —	12,5
19 —	15
20 —	11,5
22 —	11,5
23 —	12,5
25 —	12,5
27 —	11,5
2 octobre	10,5
6 —	13
8 —	9,5
10 —	8,5
20 —	12,5
27 —	12,5
20 novembre	12,5
28 —	12,5

Donc dès le 14 septembre (3ᵉ jour de l'albuminurie) la pression était notablement élevée (12) puisqu'elle est normalement de 8,6 chez les enfants de 6 à 10 ans (Potain) (1), de 8,5 à 10 chez les enfants de 4 et 5 ans (Durand-Viel) (2).

L'hypertension s'est accrue les jours suivants et a atteint son maximum (15) le 19 (5ᵉ jour de la maladie) pour baisser ensuite rapidement tout en restant élevée (11,5 à 12,5) et même revenir normale (9,5 8,5) aux 8 et 10 octobre (35ᵉ et 37ᵉ jour de la maladie). Mais quelques jours après elle remontait à 12,5 pour rester ensuite d'une façon remarquablement fixe à ce taux (3).

(1) Potain, *La pression artérielle de l'homme*, 1902.

(2) Durand-Viel, *Des variations de la pression artérielle au cours de quelques maladies chez les enfants*. Thèse Paris, G. Steinheil 1905.

(3) Chez trois scarlatineux nous avons trouvé :

	2ᵉ jour	4ᵉ jour	6ᵉ jour
Enfant de 4 ans 1/2.	10,5	10,5	»
» 5 ans 1/2.	10,0	10 0	9,5
» 6 ans	10,0	11,0	10,5

Ce n'est que plus tardivement que sont apparus les troubles cardiaques, assourdissement des bruits, arythmie (16 et 18 septembre), augmentation de volume du cœur (20 septembre), bruit de galop (6 octobre).

La surface de matité précordiale évaluée d'après le procédé de Potain mesurait :

20 septembre.	58 cent.²	10
6 octobre	59 »	76
7 —	49 »	80
20 —	49 »	80

La surface de matité précordiale était donc notablement accrue, puisque normalement elle n'est que de 40 centimètres carrés à 6 ans (Potain et Vaquez) (1). Cet accroissement, étant donnée la rapidité avec laquelle il s'était installé, était dû certainement à la dilatation plutôt qu'à l'hypertrophie ; il portait vraisemblablement sur les cavités gauches et sur les cavités droites, comme le montrait le débord de la matité à droite du sternum.

L'augmentation de la matité a débuté après l'hypertension et coïncidé nettement avec son maximum. Elle paraît donc en être la conséquence.

Quant au bruit de galop, il est survenu alors que la pression artérielle et la matité cardiaque étaient déjà accrues depuis plusieurs jours. Il semble donc avoir été lié à ces phénomènes, et cette constatation est conforme à l'opinion soutenue par Fräntzel et par Vaquez (2), que « le bruit de galop chez les brightiques indique un degré notable de dilatation cardiaque ».

Dans la production de la dilatation cardiaque et du bruit de galop, il faut attribuer d'ailleurs un certain rôle aux troubles du système nerveux cardiaque ou de la fibre cardiaque révélés par l'arythmie et liés à l'infection générale.

(1 Potain et Vaquez, Du cœur chez les jeunes sujets et de la prétendue rtrophie de croissance. *Semaine médicale*, 1895, p. 413.

(2) H. Vaquez, Des effets mécaniques de l'hypertension sur le système rdio-aortique. *Semaine médicale*, 1905.

Telles sont les principales particularités de l'observation que
nous voulions mettre en relief :

1° Cette néphrite s'accompagnait d'une dissociation remarquable dans l'élimination des chlorures et de l'urée ; les premiers
passaient normalement dans l'urine, la seconde était retenue en
partie dans l'organisme. De cette constatation découle la conclusion pratique que chez notre malade le lait, considéré habituellement comme un aliment anodin en pareil cas, était dangereux.
Sa suppression et l'institution de la diète aqueuse ont eu de bons
effets jusqu'au moment où, l'urée s'éliminant mieux, on a pu re-
donner du lait et même un peu plus tard de la viande.

2° Cette néphrite s'est accompagnée d'une façon précoce d'hypertension artérielle, et plus tard de dilatation du cœur et du
bruit de galop, ces deux derniers phénomènes semblant être, dans
une certaine mesure, la conséquence du premier.

Ces phénomènes, dont la constatation est généralement considérée comme exceptionnelle dans la néphrite post-scarlatineuse
à évolution aiguë, étaient intéressants à noter (1).

3° Cette néphrite s'est terminée par la guérison. L'albuminurie
a disparu, en effet, au bout de 46 jours, alors que les éliminations
urinaires étaient déjà redevenues normales. Le cœur a repris son
volume habituel, mais cependant la température est restée élevée ;
c'est là un élément de pronostic à retenir pour l'avenir du malade.

Cependant, un mois environ après la disparition de l'albuminurie, l'enfant a eu une angine aiguë qui ne s'est accompagnée
que d'une albuminurie passagère, sans modification de la pression
et du cœur, indiquant que la méiopragie rénale n'est pas excessive.

(1) Durand-Viel (p. 96) rapporte l'observation d'un garçon de 11 ans, atteint de néphrite subaiguë au décours d'une scarlatine qui avait une pression de 15,5, de 2 cm. 1/2 supérieure à la normale du même âge.

CORRESPONDANCE.

M. le Dr REVILLIOD, de Genève, envoie à l'appui de sa candidature au **titre de Membre** correspondant, une observation intitulée : « Polynévrite consécutive à la Rubéole. »

M. COMBY est nommé rapporteur.

ÉLECTIONS.

MM. J. RENAULT et LESNÉ sont nommés Membres titulaires.

Le bureau est ainsi constitué pour l'année 1906 :

Président :	M. COMBY.
Vice-Président :	M. NETTER.
Secrétaire Général :	M. L. GUINON.
Trésorier :	M. NOBÉCOURT.
Secrétaires :	MM. P. BEZANÇON et TOLLEMER.

La prochaine séance aura lieu le mardi 16 janvier 1906, à 4 heures 1/2, à l'hôpital des Enfants-Malades.

TABLE ALPHABÉTIQUE DES MATIÈRES

TABLE ALPHABÉTIQUE DES

BULLETINS

SOCIÉTÉ DE PÉDIATRIE

DE PARIS

BULLETINS

DE LA

OCIÉTÉ DE PÉDIATRIE

DE PARIS

TOME HUITIÈME

PARIS

G. STEINHEIL, ÉDITEUR

2, RUE CASIMIR-DELAVIGNE, 2

OCIÉTÉ DE PÉDIATRIE

DE PARIS

MEMBRES TITULAIRES.

Médecins.

MM.

ERT, médecin des hôpitaux, 14, rue Marignan.

RAGNET, médecin de l'hôpital Bichat, 1, rue de Courcelles.

BIER, médecin de l'hôpital Hérold, 15, rue d'Edimbourg.

LÈRE, médecin de l'hôpital St-Antoine, 122, rue de la
Boëtie.

CHE, 5, rue de Surène.

JLLOCHE, médecin de l'hôpital Trousseau, 5, rue Bona-
arte.

BY, médecin de l'hôpital des Enfants-Malades, 60, boule-
ard Haussmann.

LET (Henri), 33, rue St-Augustin.

NCHER, professeur de clinique infantile, médecin de l'hô-
ital des Enfants-Malades, 36, rue Beaujon.

ILLEMOT, ancien chef de clinique infantile, 215 *bis*, boule-
ard St-Germain.

NON (Louis), médecin de l'hôpital Bretonneau, 22, rue de
Madrid.

LLÉ (J.), ancien chef de clinique infantile, 100, rue de Bac.

NEL, professeur à la Faculté, médecin de l'hospice des
Enfants-Assistés, 7, rue Bayard.

GENDRE, médecin de l'hôpital Lariboisière, 95, rue Taitbout.

Leroux (Charles), médecin du dispensai
14, rue Chauveau-Lagarde.

Leroux (Henri), médecin de l'hôpital St-
Grenelle.

Lesage, médecin de l'hôpital Hérold, 226,
main,

Lesné, médecin des hôpitaux, 2, rue Miro

Marfan, professeur agrégé, médecin de l'h
Malades, 30, rue la Boëtie.

Méry, professeur agrégé, chargé du cours
tile, 75, boulevard Malesherbes.

Moizard, médecin de l'hôpital des Enfan
de Clichy.

Netter, professeur agrégé, médecin de l'
129, boulevard St-Germain.

Nobécourt, chef de laboratoire à l'hospi
sistés, 14, rue Clément-Marot.

Papillon, médecin des hôpitaux, 7, rue F

Queyrat, médecin de l'hôpital Cochin, 2
Tour-Maubourg.

Renault (J.), médecin des hôpitaux, 3, ru

Richardière, médecin de l'hôpital des E
rue de l'Université.

Rist, médecin des hôpitaux, 37, rue Galil

Sevestre, médecin de l'hôpital Bretonnea

Thiercelin, ancien chef de clinique à la F
Mathurins.

Tollemer, ancien chef du laboratoire d
neau, 82, rue Tailbout.

Triboulet, médecin des hôpitaux 25, av.

Variot, médecin de l'hôpital des Enfai
de Chazelles.

Zuber, ancien chef de clinique infantile, 7

Chirurgiens.

BEZANÇON (PAUL), 51, rue Miromesnil.

BROCA (AUGUSTE), professeur agrégé, chirurgien de l'hôpital des Enfants-Malades, 5, rue de l'Université.

COUDRAY, 55, rue des Mathurins.

JALAGUIER, professeur agrégé, chirurgien de l'hospice des Enfants-Assistés, 25, rue Lavoisier.

KIRMISSON, professeur de clinique chirurgicale infantile, chirurgien de l'hôpital des Enfants-Malades, 250 *bis*, boulevard St-Germain.

LANNELONGUE, professeur à la Faculté, 3, rue François Ier.

MAUCLAIRE, professeur agrégé, chirurgien des hôpitaux, 40, boulevard Malesherbes.

Mme NAGEOTTE-WILBOUCHEWITCH, 82, rue N.-D.-des-Champs.

SAINTON (HENRI), 2, boulevard Raspail.

VEAU, chirurgien des hôpitaux, 50, rue Delaborde.

VILLEMIN, chirurgien de l'hôpital Bretonneau, 5, rue du Général Foy.

MEMBRES CORRESPONDANTS FRANÇAIS.

Médecins.

ASTROS (D'), médecin de l'hôpital de la Conception, professeur de clinique médicale infantile à l'Ecole de médecine, 18, boulevard du Musée, Marseille.

AUSSET, professeur agrégé, médecin de l'hôpital Saint-Sauveur, 153, boulevard de la Liberté, Lille.

BALLENGHIEN, 63, rue de la Fosse aux chênes, Roubaix (Nord)

BAUMEL, professeur de clinique infantile à la Faculté de médecine, 4, rue Baudin, Montpellier.

BÉZY, médecin des hôpitaux, chargé du cours de clinique infantile à la Faculté, 12, rue St-Antoine du T, Toulouse.

BRETON, 15, place Darcy, Dijon.

DECHERF, 33, rue du Dragon, Tourcoing (Nord).

HAUSHALTER, professeur agrégé, chargé du cours de maladies des enfants, 15, rue de la Ravinette, Nancy.

MANTEL, 9, place Victor-Hugo, St-Omer (Pas-de-Calais).

MOUSSOUS, professeur de clinique médicale infantile à la Faculté, médecin des hôpitaux, 11, rue du Jardin-Public, Bordeaux.

ROCAZ, ancien chef de clinique de la Faculté, 112, cours d'Aquitaine, Bordeaux.

WEILL (ED.), professeur de clinique médicale infantile à la Faculté, 38, rue Victor-Hugo, Lyon.

Chirurgiens.

FRŒLICH, professeur agrégé à la Faculté, 22, rue des Bégonias, Nancy.

MÉNARD, chirurgien en chef de l'hôpital maritime, Berck-sur-Mer.

MEMBRES CORRESPONDANTS ÉTRANGERS.

ARCY POWER (D') (Londres).
AVENDANO (Buenos-Ayres).
BAGINSKY (Berlin).
BARLOW (Londres).
BOKAY (Buda-Pest).
CARAWASILIS (Athènes).
CARDAMATIS (Athènes).
COMBE (Lausanne).
CONCETTI (Rome).
ESCHERICH (Graz).
ESPINE (D') (Genève).
FERREIRA (CLEMENTE) (Sao Paulo).
FILATOW (Moscou).
FISCHL (Prague).
GIBNEY (New-York).
GRIFFITH (Philadelphie).
HEUBNER (Berlin).

HIRCHSPRUNG (Copenhague).
HOFFA (Berlin).
IMERWOL (Jassy).
JACOBI (New-York).
JOHANNESSEN (Christiania).
LORENZ (Vienne).
MARTINEZ Y VARGAS (Barcelone).
MEDIN (Stockholm).
MONTI (Vienne).
PAPAPANAGIOTU (Athènes).
PICOT (Genève).
RANKE (Munich).
RAUCHFUSS (St-Pétersbourg).
SOLTMANN (Leipzig).
STOOSS (Berne).
THOMAS (Genève).
WOLFF (Berlin).

SOCIÉTÉ DE PÉDIATRIE

DE PARIS

SÉANCE DU 16 JANVIER 1906

Présidence de M. Comby.

Méningite cérébro-spinale guérie sans séquelles,

par MM. Sevestre et Lafosse.

· Au mois d'avril 1905, je montrais à la Société une fille de 9 ans, ayant présenté une méningite cérébro-spinale très intense et qui avait cependant guéri sans séquelles. Permettez-moi de vous présenter aujourd'hui une fillette de 5 ans, atteinte de la même maladie sous une forme un peu moins grave, mais cependant assez sévère et qui, elle aussi, a guéri sans séquelles. Voici d'abord l'observation, recueillie par mon interne, M. Lafosse.

R... Lucie, 5 ans, entre à l'hôpital Bretonneau, salle Jules Simon, le 4 décembre 1905 dans l'après-midi.

Née à terme, de parents bien portants, fillette, à part une amygdalite aiguë il y a un an, maladie. Elle a été prise très brusquement le 1ᵉ repas du soir, de fièvre et de vomissements.

Le 2 *décembre*, la situation s'est aggravée : les devenus plus fréquents, la fièvre vive, la const parents ont alors consulté un médecin qui a trai indigestion, l'a mise à la diète et lui a fait appli chaudes sur le ventre.

Le lendemain, les phénomènes gastriques o d'intensité : les vomissements ont presque cessé, a persisté, la fièvre est très marquée, l'état g

Le 4, la température étant toujours très élev violentes étant apparues dans le membre inférie a conseillé le transport à l'hôpital.

A son entrée, la petite malade est très abattue dans son lit, indifférente à tout ce qui se passe a les tentatives faites pour mobiliser sa cuisse d ment en flexion sur le bassin, la font sortir d arrachent des cris perçants. La température est régulier et bat à 120 par minute.

La langue est sèche, presque rôtie. Le ventre mais la palpation n'est pas douloureuse et per rendre compte que le foie et la rate sont de volum du cœur et de l'appareil respiratoire ne révèle urines sont troubles, en petite quantité, mais ell sucre, ni albumine. Enfin, sur le corps, on ne t d'éruption.

Le début brusque de l'affection, l'aspect de la m douloureuse de la cuisse nous font penser à une spinale. Nous recherchons alors la raideur de la le signe de Kernig sur le membre inférieur gau soriels ; nous ne trouvons rien d'anormal. M immédiatement une ponction lombaire : le liqui s'échappe sous forte pression, il est franchemen

recueillons facilement 30 centimètres cubes. Après centrifugation,
nous obtenons un culot épais formé uniquement d'une grande quantité de polynucléaires mélangés avec quelques très rares lymphocytes.
Nous portons alors le diagnostic de méningite aiguë, de cause encore
indéterminée.

L'enfant est isolée, et toutes les six heures, on lui donne un bain
chaud d'abord à 36°, puis à 38°, et à 40°.

5 *décembre.* — La nuit est assez calme. Le matin, la température
est plus élevée : 39° ; le pouls, toujours régulier, bat à 116. La petite

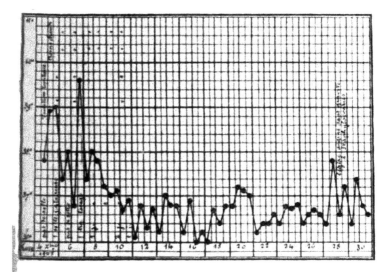

malade est moins abattue que la veille et répond un peu aux questions
qu'on lui pose.

Elle se plaint surtout de la cuisse, qui reste toujours dans la même
position que la veille et ne peut être mobilisée qu'avec une douleur
extrême. Mais, elle n'accuse pas la moindre céphalalgie. En outre,
on constate une légère raideur de la nuque et du tronc, un peu d'hyperesthésie cutanée et profonde, mais toujours pas de Kernig. Les
vomissements ont complètement disparu, la constipation cède et dans
la journée, l'enfant a deux selles diarrhéiques.

Même traitement que la veille, nouvelle ponction lombaire de
20 centimètres cubes. Dans le culot, on constate, outre les polynucléaires toujours très abondants, des diplocoques intra et extra-cellu-

laires et qui ne prennent pas le Gram. Cultures du liquide céphalo-
rachidien sur bouillon : au bout de plusieurs jours apparaissent de
petits grumeaux très légers. En repiquant sur gélose et sur sérum,
on obtient facilement de petites colonies à bords arrondis, grisâtres.
L'examen microscopique montre que ces colonies sont formées de diplocoques en grains de café ne prenant pas le Gram.

Par contre, l'examen bactériologique des sécrétions nasales et pharyngées ne permet de déceler que des microbes vulgaires.

6 *décembre*. — Température du matin, 37°6, du soir, 38°3. Pouls à
120, légèrement irrégulier. Torpeur moins marquée. Raideur de la
nuque et du tronc moins nette. Signe de Kernig toujours absent. Mais
les douleurs dans le membre inférieur droit ont toujours la même
intensité.

Nouvelle ponction lombaire de 30 centimètres cubes, liquide toujours louche, examen cytologique analogue à celui des jours précédents.

7 *décembre*. — Température du matin, 37° ; du soir, 39°8. Pouls
soir et matin, irrégulier à 132-136.

Etat général stationnaire. Pas de ponction lombaire.

8 *décembre*. — Température du matin, 37°6 ; du soir, 38°2. Pouls
plus régulier à 104. Etat général plus satisfaisant : les douleurs diminuent, la raideur du tronc et de la nuque n'existe plus et la petite
malade se tient parfaitement assise dans son lit.

Ponction lombaire : 30 centimètres cubes de liquide plus clair, polynucléaires en moins grand nombre, pas de méningocoques, lymphocytes en plus grande quantité.

9 *décembre*. — L'amélioration persiste : température du matin
38° ; du soir, 37°4.

10 *décembre*. — Etat stationnaire, matin, température 37°2 ; soir
37°3 ; pouls régulier à 90.

11 *décembre*. — Les douleurs ont complètement disparu. La fillette
est gaie, joue dans son lit et demande à se lever et à manger. Température du matin, 36°8 ; du soir, 37°1. Pouls régulier. Urines très
abondantes et claires. Une nouvelle ponction lombaire ramène un
liquide presque aussi clair que le liquide céphalo-rachidien normal ;
après centrifugation, on n'a plus qu'un culot léger formé surtout de

lymphocytes et de quelques polynucléaires qui, du reste, se colorent difficilement par les moyens employés précédemment (bleu de Kühne et hématoxyline-éosine), on ne trouve plus de formes microbiennes.

Depuis le 11, la petite malade est entrée en pleine convalescence.

Actuellement elle est complètement guérie et ne parait avoir conservé aucune trace de cette méningite cérébro-spinale à méningocoques. Une dernière ponction, pratiquée le 16 *janvier* 1906, a donné issue difficilement à 4 centimètres cubes de liquide céphalo-rachidien clair, dans lequel l'examen cytologique n'a permis de déceler que quelques rares lymphocytes sans un seul polynucléaire.

Au point de vue clinique, cette observation se caractérise surtout par son début brusque, s'étant manifesté d'emblée par une fièvre vive et des vomissements répétés, accompagnés de phénomènes généraux très inquiétants ; puis, après deux ou trois jours, par l'apparition d'une douleur extrêmement vive dans la hanche droite, douleur particulièrement intense à l'occasion des mouvements. La ponction lombaire donnait issue à un liquide louche, sortant sous une forte pression et dans lequel l'examen fit constater l'existence de polynucléaires abondants.

Cette constatation permettait d'affirmer le diagnostic, ce que l'on n'aurait pas pu faire les premiers jours, car il n'existait ni raideur de la nuque, ni signe de Kernig, ni troubles nerveux spéciaux.

La malade fut soumise à l'action des bains chauds et l'on pratiqua tous les jours, puis tous les deux jours, des ponctions lombaires, qui ne tardèrent pas à ramener un liquide de plus en plus clair.

Au bout de quelques jours, tous les phénomènes et en particulier la douleur de la hanche diminuèrent progressivement d'intensité et finirent bientôt par disparaître complètement. La maladie n'avait guère duré qu'une dizaine de jours et la convalescence se fit rapidement. La guérison fut d'ailleurs complète et depuis longtemps il n'existe plus aucune apparence de maladie, ni la moindre séquelle.

M. Guinon. — Nous commençons à bien connaître les formes frustes, les formes bénignes et les formes atténuées de la méningite cérébro spinale. J'en ai vu, pour ma part, prendre le type de la paralysie infantile, ou bien de la polynévrite atrophiante curable. Dans un cas que je vais rapporter, les symptômes de méningite ont été tellement atténués qu'en l'absence de ponction lombaire on pourrait mettre en doute mon diagnostic, si un cas mortel survenu dans la même famille quelques mois plus tard, n'était venu le confirmer.

Un petit garçon de 11 ans 1/2, Henri M..., ayant eu, dans ses premières années, de l'entérite, une pleurésie, une pneumonie, enfin de l'adénopathie bronchique, petit, maigre et très nerveux, ayant enfin un thorax en entonnoir, est atteint, le 1er février 1905, d'une angine rouge fébrile (39°) qui guérit en trois jours.

Les 5 et 6 février, l'enfant sort, mais, dès le 5, il se plaint de douleurs dans les jambes. Le 7 cependant, il va au collège. Le 8, douleurs dans les jambes, surtout aux genoux ; bain chaud. Le 9, il est mieux et sort sans se plaindre. Le 10, douleurs dans les pieds, très vives au saut du lit ; il a les jambes raides, ne peut se tenir debout ; il y réussit cependant après quelques efforts et va au collège.

Le 11 et le 12, malgré quelques douleurs avec raideur des jambes, il sort un peu. Comme précédemment, pas de fièvre.

Dans la nuit du 12 au 13, douleurs dans la nuque et le cou. Le 13 au matin, 37°6. Le Dr Simon, qui me remplace, constate la raideur des membres inférieurs et un signe de Kernig très net : il prescrit de l'aspirine. Ce même jour le frère du petit malade souffre de douleurs dans le cou, mais sans raideur.

Les jours suivants, Henri garde le lit : les douleurs sont plus accentuées dans la cuisse et le jarret gauches ; il a des douleurs vagues dans le tronc. Le signe de Kernig est très accentué. Pas de fièvre.

Le 17, il se sent mieux et se lève un peu ; le 18, en se levant il est pris d'un fort mal de tête ; le 19, il se lève et joue sans souffrir.

Depuis lors, son état s'améliore : il recommence à aller au collège où il passe quelques heures. Mais le 27 février, en se levant, il re-

sent dans les pieds de vives douleurs qui l'obligent à se recoucher.
Toutefois il sort dans l'après-midi,

Le 1er mars, à 9 h. 1/2 du matin, il ressent une vive douleur dans
la tête ; le 2 mars, je le trouve encore affaibli, souffrant encore un
peu dans la tête avec une esquisse de signe de Kernig ; le réflexe
patellaire aboli à droite. Le 5 mars on constate encore de la raideur
des jambes quand l'enfant est resté un peu assis, cependant il peut
courir ; il se remue très lentement.

En mai, il a une rougeole (deuxième atteinte), très forte, mais sans
complication, qui ne réveille pas d'accidents pareils.

Toutefois en octobre, quelques jours après la mort de son frère que
je vais raconter, il a le 23 octobre par deux fois un éblouissement
avec vertige dans la rue ; il a peine à se tenir debout et même une fois
chancelle : cela dure quelques secondes.

Le 25 octobre, pendant la classe, il voit double ; le 26, il a un vertige, cependant pas de céphalée, mais le Kernig a reparu. Craignant
un peu d'auto-suggestion, je le fais voyager pendant quelques jours
et tout disparaît. Il est actuellement très bien.

Son frère, ancien adénoïdien opéré, sujet à des bronchites continuel-
les, présentant de l'adénopathie bronchique, ayant, plus encore qu'Henri
un thorax en entonnoir et un notable degré de scoliose, n'avait eu
que quelques douleurs dans le cou pendant la maladie de son frère
en février. Comme lui, il avait eu une rougeole en avril avec légère
otite. Dans les mois suivants, il se plaignit à plusieurs reprises de
douleurs dans le ventre, particulièrement à gauche du nombril, sans
que la palpation révélât quoi que ce fût.

Le 3 octobre, à 8 ans 1/2, revenant de vacances un peu pâle, il est
pris pendant une promenade avec sa mère de vertige avec mal de
tête qui l'oblige à rentrer immédiatement. Le 4 au matin, la température rectale est de 38°7. Il est déprimé, très rouge. Douleur et
raideur de la nuque, signe de Kernig accentué. Le regard est vague,
le pouls très rapide. Immédiatement je pense à une méningite, je
prescris du pyramidon et des bains très chauds prolongés. T. R. s. 38°2.
Le 5, l'état s'aggrave, les symptômes sont les mêmes, mais l'enfant

souffre beaucoup de la tête, est très déprimé, s'exprime difficilement,
les membres inférieurs sont contracturés, T. R. m. 37°2 ; s. 37°8.
Traitement . aspirine, bains à 38°.

Le 6, la température rectale s'élève. Matin 39°, s. 39°6. La faiblesse
est très grande, la face très congestionnée, le cou et les membres
inférieurs très raides. Il souffre beaucoup dans les bains auxquels
je joins des enveloppements du tronc à 25° et à 20°, du pyramidon et
une friction quotidienne de collargol. Dans la nuit du 6 au 7, a
2 h. 1/2 du matin, la température rectale tombe à 37°7, et à 7 h. 1/2
à 36°5 ; toutefois il n'y a pas d'amélioration parallèle ; il y a un strabisme très accentué, beaucoup de raideur des membres. la face et
le tronc sont couverts d'urticaire. M. Méry qui voit l'enfant avec
moi confirme mon diagnostic ; mais en présence de l'abaissement
de la température rectale, 37° à 11 heures du matin, il pense comme
moi qu'une amélioration peut survenir. On continue les bains à 38°.
et, pour combattre l'insomnie, on donne du chloral pendant la nuit.

Le 8 au matin, après une nuit un peu plus calme, la température rectale est de 37°8, mais l'enfant sort du bain très raide et
en état de cyanose. A 11 heures, pendant qu'on lui fait une friction de collargol, le cœur s'affole, bat avec violence, l'enfant s'agite,
tout d'un coup, se cyanose, puis pâlit et meurt dans une syncope.

En l'absence de la ponction lombaire qui allait être faite, le diagnostic reste évidemment discutable. Toutefois il est inconte-
table qu'il s'agissait de méningite et pas de méningite tuberculeuse. Et ce cas déplorable permet d'interpréter les accidents
présentés par le frère aîné quelques mois avant.

M. MARFAN. — Les formes cliniques de la méningite cérébro-
spinale sont très variées, et elles ne sont pas toutes bien connues
J'en ai observé une qui m'a paru très spéciale et que je n'ai pas
vue nettement signalée. J'ai rencontré quatre cas de cette forme.
Elle est propre aux nourrissons ; mes quatre malades avaient tous
moins de 15 mois ; trois étaient au sein, un au biberon. Tous ces

des nous ont été conduits pour un seul symptôme : la *raideur
nuque*. Ce léger degré d'opisthotonos paraissait résumer
la maladie. Quand on demandait aux mères pourquoi elles
ent demander conseil, elles répondaient que c'était unique-
parce que l'enfant tenait toujours sa tête rejetée en arrière,
que fut la position que l'on donnait à l'enfant, verticale ou
ntale. Ces enfants présentaient de la fièvre au début ; mais
fébrile disparaissait progressivement au bout de 5 ou 6 jours,
que la raideur de la nuque persistait encore une quinzaine
rs. Ces enfants ont tous guéri. Ce qui était tout à fait frap-
c'était l'absence de tout autre symptôme ; le facies de l'en-
son regard ne présentaient aucune anomalie, aucune ex-
n de souffrance ; il ne paraissait pas malade ; il ne criait
rsqu'on cherchait à redresser la tête. Pas de vomissements ;
diarrhée, ni de constipation. Aucune raideur des membres,
es mouvements sont conservés. Dans tous ces cas, la ponction
ire seule nous a permis de faire le diagnostic avec certitude ;
us a donné un liquide presque limpide, ou à peine louche,
us avons examiné avec M. Detot ; ce liquide, riche en fibrine,
nait quelques polynucléaires et quelques lymphocytes ;
rois cas nous avons trouvé des microbes de la famille du
gocoque ; une fois nous n'avons vu aucun microbe.
méningite cérébro-spinale des nourrissons, à forme mo-
ptomatique (raideur de la nuque), se terminant en géné-
la guérison, m'a paru mériter d'être signalée au cours
e discussion sur les formes cliniques de la méningite céré-
nale.

RICHARDIÈRE. — Il y a ici en ce moment, à la crèche, un
son de sept mois qui présente ce renversement de la tête ;
pérature a un caractère intermittent, entre 38° et 39°. Nous
ons fait une ponction et trouvé un liquide purulent, quel-
olynucléaires et pas mal de lymphocytes. A la salle Blache,
e enfant fut pris de signes de méningite plus nets. La ponc-
mena un liquide semblable à celui du premier enfant ; pen-

dant l'évolution qui dura une quinzaine de jours, la température
n'atteignit jamais 38°.

M. NETTER. — Les cas de méningite des nourrissons dont nous
entretient M. Marfan correspondent certainement à la forme décrite par les Anglais Still, Carr et Lees sous le nom de *posterior
basic meningitis*. Dans cette forme il existe souvent des troubles
visuels graves, mais ils peuvent manquer. Cette forme de méningite est susceptible de guérir souvent. Le microbe qu'on y rencontre le plus ordinairement est très semblable, sinon identique
au micrococcus intracellularis meningitidis de Weichselbaum.

La raideur de la nuque habituelle dans la méningite cérébro-
spinale peut manquer et même être remplacée par de la paralysie avec flaccidité.

La température peut aussi être à peu près normale pendant
presque toute la durée de la maladie.

M. COMBY. — J'ai vu récemment un cas de méningite cérébro-
spinale chez une fillette de cinq mois, nourrie au sein, qui avait
été prise à la suite de vaccination. Cette enfant avait pour unique
symptôme le renversement de la tête en arrière, au point que
j'avais d'abord parlé de *tétanos vaccinal*. Or la ponction lombaire,
faite par M. Chartier, a donné un liquide laiteux, contenant des
polynucléaires et des méningocoques. La maladie a duré pendant
près de six semaines, et l'enfant a succombé sans avoir présenté de
la fièvre une seule fois. Le thermomètre ne dépassait guère 37° dans
le rectum. Malgré l'emploi des bains chauds et des ponctions lombaires répétées, l'enfant a succombé. Cette forme de méningite
cérébro-spinale, répond à ce que les Anglais ont décrit sous le nom
de *posterior basic meningitis*. On a cru d'abord qu'elle était due
à un microbe spécial ; aujourd'hui on la considère comme faisant
partie de la méningite cérébro-spinale.

M. MARFAN. — Je ne connais cette *méningite basilaire postérieure*
des auteurs anglais que par des analyses parues dans les périodi-

ques français ; j'avais gardé de mes lectures cette impression que
c'était une maladie grave avec troubles oculaires très accusés,
causée par un microbe différent du méningocoque. M. Netter me
dit que les auteurs anglais ont décrit une forme bénigne de cette
méningite basilaire postérieure, qui répond à celle que je viens
d'indiquer ; c'est un renseignement dont je le remercie et dont je
ferai mon profit.

Anévrysme aortique rhumatismal chez une fille de 14 ans,

par le Dr J. Comby.

J'ai l'honneur de présenter à la Société une jeune malade de
mon service, atteinte d'ectasie aortique d'origine rhumatismale.

Née à terme, nourrie au sein jusqu'à 9 mois, cette enfant a marché
tard et a présenté des incurvations rachitiques des tibias. Parents non
rhumatisants ; mais le père est mort à 30 ans, en 1894, de tuberculose pulmonaire.

La fillette a eu une première attaque de rhumatisme articulaire aux
membres inférieurs le 10 janvier 1902. Elle est entrée à l'hôpital des
Enfants-Malades, dans mon service, le 7 février de la même année,
et l'observation prise à cette époque mentionne l'existence d'un souffle
systolique à la pointe (insuffisance mitrale). Le 5 avril, elle présenta
un gonflement douloureux du tibia gauche qui finit par suppurer et
a laissé une cicatrice.

Après être sortie de l'hôpital dans un état assez satisfaisant, la
malade y rentre de nouveau le 20 juin 1902 avec des troubles cardiaques et des crachats hémoptoïques. L'observation prise à cette
époque mentionne toujours l'insuffisance mitrale ; il n'est pas question de l'aorte.

Je reste plus de trois ans sans entendre parler de la malade quand, le
2 décembre 1905, elle entre de nouveau salle de Chaumont pour un
accès de suffocation qui n'est soulagé que par la saignée. Cette aggravation s'était produite d'une façon soudaine, vers midi, l'enfant avait
été très oppressée, saignant du nez, crachant du sang. etc.

Nous constatons le lendemain matin que l'enfant est encore très oppressée sans avoir de signes pulmonaires accusés. Elle n'a pas d'œdème, pas de cyanose, son pouls marque 108 par minute, sa respiration 36 seulement. Ce qui frappe surtout, c'est l'état du cœur et des artères. Le cœur est notablement augmenté de volume, la matité verticale et la matité transversale sont doublées. La pointe bat dans le 6e espace intercostal, au-dessous et en dehors du mamelon. Les battements sont violents et visibles à distance. A la base du cœur, à droite du sternum, dans le 2e espace intercostal, on constate un second centre de battements avec frémissement ou thrill qui déborde de 4 à 5 centimètres le bord droit du sternum. En même temps il semble que le creux sus-sternal soit soulevé à chaque systole. Les artères du cou battent avec force, leurs battements sont visibles à distance et la tête est animée par eux de légères saccades qui rappellent le *signe de Musset*. Le pouls capillaire visible existe nettement.

A l'auscultation, on entend à la base un double souffle extrêmement intense, rude, propagé en haut et en bas, qui semble traduire a la fois un rétrécissement et une insuffisance aortiques. Mais il y a plus, si l'on tient compte de la matité et du thrill débordant le sternum à droite, l'aorte est dilatée dans une grande étendue.

L'auscultation de la pointe fait entendre avec peine le souffle de l'insuffisance mitrale. Cette lésion, primitivement constatée, est aujourd'hui effacée par la lésion aortique.

Le pouls est fort, régulier, bondissant comme dans l'insuffisance aortique pure. Il n'y a pas d'asystolie, pas d'œdème périphérique ni viscéral.

Mais les urines ne tardent pas à devenir sanglantes en même temps qu'albumineuses, l'enfant a des épistaxis. Ces derniers jours, le sang a disparu des urines, en même temps que l'albuminurie montait a 8 ou 10 grammes par 24 heures. M. Chartier, mon interne, a trouvé des cylindres épithéliaux dans les sédiments urinaires. Il y a aujourd'hui une néphrite nettement constituée. Cette néphrite est due probablement à l'augmentation de tension existant dans les artères par suite de l'hypertrophie colossale du ventricule gauche.

J'ai donné à l'enfant de la théobromine pendant les premiers jours ; ce médicament a produit une diurèse abondante suivie d'une diminution notable de la dyspnée. Puis j'ai prescrit l'iodure de potassium que la malade prend encore actuellement avec le régime lacté.

MM. Méry et Guillemot nous ont présenté déjà, le 18 novembre 1902, un cas d'*aortite rhumatismale avec dilatation* qui n'est pas sans analogie avec le cas actuel (garçon de 12 ans ayant eu rhumatisme et chorée). Les signes physiques observés chez cet enfant ne différaient pas de ceux que je viens d'exposer.

M. Zuber, à la séance du 17 mars 1903, a également présenté un garçon de 15 ans offrant une *dilatation aortique rhumatismale* après sept attaques de rhumatisme. Chez ce malade, comme chez les deux précédents, on trouvait tous les signes physiques de l'anévrysme aortique. L'affection n'est donc pas exceptionnelle chez les enfants, et d'après les observations que je viens de rappeler on doit admettre que la syphilis ne joue pas un rôle exclusif dans la **pathogénie** de l'anévrysme de l'aorte, l'infection rhumatismale revendiquant une part assez grande, du moins en clinique infantile.

Adénopathie trachéo-bronchique droite décelée par la radiographie sans signes d'auscultation ni de percussion. — Paroxysmes douloureux (forme cardialgique),

par M. G. VARIOT.

Nous avons l'honneur de présenter à la Société un exemple d'adénopathie trachéo-bronchique dont la symptomatologie a été absolument insolite. L'observation clinique a été recueillie par M. Eschbach, interne des hôpitaux.

Il s'agit d'un garçon de cinq ans dont les parents sont bien portants. Le père est nerveux, une sœur aînée en bonne santé.

Le début des accidents paraît remonter à l'âge de 8 mois ; l'enfant aurait eu à cette époque une pneumonie dont il ne se serait jamais bien remis.

Il paraît avoir éprouvé dès lors des douleurs de temps à autre, mais c'est surtout depuis l'âge de deux ans que les douleurs ont acquis une grande intensité et l'enfant en rend mieux compte.

Ces douleurs surviennent par crises. Elles ont été d'abord fugaces, quoique intenses, ressenties en des régions diverses de la cage thoracique, l'enfant montrait tantôt l'épaule tantôt la région axillaire droite ou gauche.

Mais depuis deux ans les crises douloureuses paraissent surtout localisées autour du creux épigastrique et il indique leur siège avec plus de précision.

L'enfant est d'aspect chétif, mais il est intelligent ; il mange assez bien, a la respiration libre, court et joue dans l'intervalle des crises ; mais celles-ci par leur répétition en font un petit martyr d'après ce que rapportent les parents.

Ces crises se répètent trois et quatre fois et plus par jour ; elles sont parfois subintrantes et ne lui laissent aucun repos. Elles surviennent sans aucune raison, parfois même la nuit. Leur durée est variable comme leur intensité ; il n'est pas rare qu'elles durent une heure et atteignent la plus grande acuité.

L'enfant sent venir la crise ; il la pressent, sa figure se contracte, il courbe les épaules ; ou bien la crise avorte ou elle éclate.

Il jette alors des cris, il comprime son creux épigastrique avec ses mains ; la douleur paraît être très vive et continue et dure une heure environ, en même temps la face s'altère.

Tous les troubles cèdent en même temps ; mais la fin de la crise est toujours la même, elle se termine par une quinte de toux saccadée assez prolongée. Parfois quand elle est intense la toux est suivie de vomissements.

L'examen de l'enfant en dehors de ses accès ne révèle rien d'anormal.

L'examen physique du thorax, cœur et poumons, ne donne pas de renseignements précis. Même prévenu par la radiographie et par la radioscopie je n'ai constaté aucun signe d'auscultation ni de percussion

soit en avant, soit en arrière, assez accusé pour permettre de soupçon
ner une adénopathie trachéo-bronchique. Des nuances à peine sensibles dans la sonorité à la percussion, sans modification bien distincte
du murmure vésiculaire d'un côté à l'autre, correspondent à des
lésions très importantes que seul l'examen aux rayons X peut déceler.

Une radiophotographie faite, il y a deux ans, par Radiguet, de face
et de dos, chez cet enfant et un examen radioscopique récent dans
mon laboratoire montrent accolée à droite du cœur dans la région de
l'oreillette droite une assez grosse masse opaque allongée, verticalement. L'ombre de la masse se confond avec la paroi de l'oreillette
droite.

L'existence de cette masse enregistrée par la radiographie depuis
plusieurs années et persistant malgré l'absence de phénomènes de
percussion et d'auscultation, malgré l'absence de circulation superficielle complémentaire, malgré l'absence d'inégalité pupillaire, permet
de porter le diagnostic d'adénopathie trachéo-bronchique.

Les crises douloureuses peuvent être rapportées à des compressions
ou à des tiraillements nerveux portant sur le pneumogastrique et peut-
etre aussi sur le plexus cardiaque. L'irritation du pneumogastrique
expliquerait assez bien ces quintes de toux à chaque crise : la compression des plexus cardiaques intervient peut-être dans la production
des crises douloureuses paroxystiques qui rappellent par leur intensité
les crises angoissantes d'*angor pectoris*.

Le spectacle de l'enfant en proie à ses crises douloureuses si répétées et si anciennes est vraiment pitoyable, comme nous avons pu
nous en assurer.

Comme traitement nous conseillons :

1° Le séjour à la campagne ;

2° De l'huile de foie de morue le matin ;

3° A midi de l'iodocatechine préparée par M. Chevalier au labora
toire de M. Pouchet ;

4° Des bains salés tous les deux jours ;

5° Un emplâtre de Vigo alternativement sur la région sternale et
dans la région interscapulaire pendant trois jours ;

6° Au moment des crises douloureuses des inhalations d'oxygène ;
tous les antispasmodiques ont échoué jusque-là.

Ce fait me paraît présenter un double intérêt et sort tout à fait du cadre habituel des adénopathies trachéo-bronchiques.

1° Les crises douloureuses dont nous avons été témoin sont vraisemblablement sous la dépendance de phénomènes de compression de rameaux nerveux par la tumeur siégeant au voisinage immédiat de l'oreillette droite du cœur. La masse opaque, d'une largeur d'au moins 2 centimètres sur une hauteur de 4 ou 5 centimètres, fait corps en quelque sorte avec l'ombre du cœur. On peut donc supposer une compression des plexus cardiaques.

Je propose le nom de forme *cardialgique* pour cette forme d'adénopathie dans laquelle les crises douloureuses paroxystiques sont au premier plan. Il n'y a d'ailleurs aucun signe de compression coexistante des voies aériennes, pas de cornage, etc.

2° Les signes physiques de percussion et d'auscultation recherchés à plusieurs reprises et par divers médecins ont toujours été à peu près négatifs.

Après que nous eûmes contrôlé par une radioscopie faite le 17 janvier 1906 la radiophotographie exécutée par Radiguet deux ans auparavant et que nous eûmes retrouvé la tumeur avec des dimensions peu différentes de celles enregistrées antérieurement, nous avons recherché par la percussion et l'auscultation des indices révélateurs. Mais la percussion et l'auscultation sont restées à peu près muettes.

Nous concluons de ce fait soigneusement analysé que des adénopathies volumineuses recouvertes par un parenchyme pulmonaire sain peuvent passer complètement inaperçues lorsqu'on se borne à les chercher par les moyens d'investigation habituels.

J'estime donc que, dans *l'immense majorité des cas*, les adénopathies péritrachéo-bronchiques, qu'elles soient d'ailleurs tuberculeuses ou non, sont absolument *latentes* ; en effet elles sont généralement mobiles, ne contractent aucune adhérence avec les organes voisins, ne déterminent pas de trouble de compression du côté des voies aériennes, etc. ; ces tuméfactions ganglionnaires sont des trouvailles d'autopsie.

Remarques sur l'action eupeptique du citrate de soude dans la deuxième enfance,

par M. G. Variot.

Après avoir établi les effets anti-émétiques si avantageux du citrate de soude chez les nourrissons, j'ai signalé aussi, lors de mes premières communications, son action eupeptique sur laquelle les médecins anglais Wright et Poynton ont spécialement insisté.

Les observations nombreuses que j'ai faites ont été vérifiées par un très grand nombre de médecins praticiens qui manient couramment le citrate de soude au cours de l'allaitement.

Plusieurs de mes collègues des hôpitaux, notamment M. Marfan, l'emploient habituellement et je me félicite d'avoir importé en France un médicament si précieux dans le premier âge, car il est d'une rare efficacité contre les troubles dyspeptiques et il est absolument inoffensif ; il est aussi maniable que le bicarbonate de soude, mais ses effets sont bien plus constants.

Dans la deuxième enfance les vomissements sont moins fréquents que chez les nourrissons et l'on a plus rarement l'occasion d'observer l'action anté-émétique puissante du citrate de soude ; cependant chez plusieurs enfants de 2 à 4 ans qui avaient une intolérance gastrique complète j'ai vu les vomissements s'arrêter très rapidement par l'administration d'une mixture ainsi formulée.

Eau distillée. . . . . 200 grammes
Citrate de soude. 6   —
Sirop de gentiane. 45   —

Cette mixture est donnée toutes les deux heures par cuillerées à soupe, spécialement avant les prises d'aliments ; le sirop amer peut être supprimé s'il y a lieu.

J'ai remarqué que les enfants s'accommodaient volontiers de cette mixture.

Ce matin même au service de la coqueluche une petite tuberculeuse de 6 ans qui rejetait tous ses aliments après des quintes, a éprouvé une grande amélioration en prenant du citrate de soude. La surveillante me dit que depuis plusieurs semaines elle ne garde rien de ce qu'elle prend, mais que depuis 48 heures son intolérance gastrique a beaucoup diminué, elle garde une bonne partie de ses aliments. Je tiens du Dr Cauchemez (de Neuilly) qu'il a beaucoup soulagé un tuberculeux atteint de toux *émétisante*, en lui administrant du citrate de soude.

La médecine, quand elle ne guérit pas, peut encore être fort utile en atténuant ou en supprimant temporairement des accidents pénibles.

Mais je reviens à l'action eupeptique du citrate dans la deuxième enfance.

A Paris surtout on nous consulte assez souvent pour des enfants au teint pâle et blême, généralement constipés ; ils ont l'appétit languissant et capricieux ; ce sont des petits nerveux au caractère difficile, très agités.

Cet état est encore plus commun l'hiver, lorsque les sorties au grand air sont rares.

J'ai observé que bon nombre de ces petits anémiques constipés dont la croissance est temporairement ralentie sont nourris surtout avec des bouillies de farine de conserve. La *sapidité* de ces aliments artificiels fabriqués depuis plus ou moins longtemps est telle qu'elle plaît beaucoup aux enfants à la période du sevrage ; ils préfèrent ces bouillies aux purées de pomme de terre, de légumes frais, etc. Les mères pour arriver à faire manger leurs enfants leur font ingurgiter jusqu'à deux ou trois fois par jour cette même farine de conserve. Cette uniformité d'alimentation, dans laquelle le lait ne tient plus qu'une faible place est très préjudiciable au bon fonctionnement du tube digestif et par suite à la nutrition générale et à la croissance. De là ces constipations opiniâtres qui nécessitent des lavements quotidiens, des applications de suppositoires, etc.

En supprimant l'usage des farines de conserve, en leur substituant la purée claire de pommes de terre, ou les bouillies d'avoine, de maïs, c'est-à-dire de farines grasses, en balayant de

temps à autre le tube digestif encombré par des prises de magnésie anglaise à intervalles de deux ou trois jours, on commence
de régulariser les fonctions gastro intestinales. L'emploi du citrate
de soude comme eupeptique m'a paru spécialement utile dans
ces circonstances.

J'administre trois à quatre cuillerées à soupe de la mixture ci-
dessus formulée avant les prises d'aliments et il m'a paru que l'appétit était assez rapidement stimulé, chez la plupart de ces enfants :
l'accroissement de poids et de taille entravé depuis plus ou moins
de temps par le fonctionnement défectueux de l'appareil digestif,
reprenait un cours normal.

Notre collègue M. Mathieu se louait récemment à la Société des
hôpitaux des effets du citrate de soude chez les adultes atteints
de dyspepsie avec hyperchlorhydrie ; il pense que l'acide citrique
mis en liberté est moins offensif pour la muqueuse gastrique que
l'acide chlorhydrique en excès.

Il est probable que chez les enfants du deuxième âge, le citrate
de soude agit aussi comme alcalin, et passe à l'état de carbonate
de soude dans le sang et dans les humeurs ; mais il n'est pas
effervescent comme le bicarbonate, et ne donne pas lieu à un dégagement de gaz, ce qui peut-être avantageux.

Quoi qu'il en soit, il m'a paru utile, au point de vue pratique,
de signaler les effets eupeptiques de cette substance dans la thérapeutique infantile à la période du sevrage et dans les années
qui suivent.

M. Netter. — Comme M. Variot, je prescris volontiers le citrate
de soude à tous les âges. L'automne dernier je l'ai donné plus
d'un mois à un homme de 75 ans atteint de phlegmatia des
deux membres inférieurs et son emploi a bien semblé favoriser
le retour de la circulation veineuse. Wright l'avait déjà conseillé
en pareil cas.

Je pense que l'indication principale du citrate de soude réside
toujours dans son action immobilisante de la chaux, action immobilisante qui s'explique par la solubilité du citrate de chaux à froid.

Il est bien certain que l'on ne saurait négliger aussi le rôle du citrate de soude comme alcalinisant du sang du fait de sa transformation dans l'économie.

M. GUINON. — Je ne conteste pas l'action anti-émétisante du citrate de soude que j'ai observée bien nettement dans plusieurs cas. Mais pour ce qui est de son action eupeptique dans les dyspepsies du second âge, je me demande si elle diffère des effets que donne la médication dialytique qu'a bien étudiée M Hayem. On sait, en effet, que la sulfate de soude associé ou non au bicarbonate de soude, au chlorure de sodium, etc., à doses minimes et très diluées a d'excellents effets dans certaines dyspepsies.

M. VARIOT. — En faisant connaître en France les effets eupeptiques du citrate de soude dans la deuxième enfance, je n'ai pas la prétention de vouloir le substituer dans tous les cas aux sels alcalins divers, qui ont fait leurs preuves et ont sans doute leurs avantages ; il faudra faire des comparaisons avec ces dernières substances pour être fixé sur leur efficacité réciproque.

Je répondrai à M. Netter que si j'ai insisté plus spécialement sur l'action anti-émétisante du citrate qui est plus évidente chez le nourrisson, j'ai également reconnu son action eupeptique dès mes premières communications ; mais cette action eupeptique devient plus marquée dans la deuxième enfance parce que l'action anti-émétisante a moins souvent lieu de s'exercer.

Pour ce qui est de l'interprétation physiologique des effets du citrate de soude dans l'organisme, je pense que la compétence en chimie de M. Netter n'est guère plus grande que la mienne.

Je m'en réfère aux expériences de Mlle Rebecca Albinder faites au laboratoire de M le Professeur Gabriel Pouchet sous la surveillance de M. Chevalier, l'un de ses préparateurs. Il est bien établi par ces expériences multiples et bien conduites que, contrairement aux assertions de Wright et Poynton, le citrate de soude n'agit pas en *précipitant* une partie des sels de chaux en excès dans le lait de vache, mais au contraire en *solubilisant* ces sels.

L'erreur de Wright ne peut être contestée puisqu'il compare
l'action du citrate de soude sur les sels de chaux du lait, à l'action des oxalates et des fluorures qui fait passer à l'état de composés insolubles les sels calcaires (Expériences d'Arthuis et Pagès). C'est cette erreur qui a été rectifiée au laboratoire de M. Gabriel Pouchet.

Variations de l'urée dans la rougeole suivant le régime alimentaire,

par MM. P. Nobécourt, chef du laboratoire de l'Hospice des Enfants
Assistés et Prosper Merklen, ancien interne des hôpitaux.

Dans des recherches antérieures poursuivies avec M. G. Leven [1], nous avons étudié l'élimination de l'urée au cours de
la rougeole chez des enfants soumis au régime lacté. Il nous a
paru intéressant de voir les variations qu'elle subit suivant la
teneur du régime en albumine.

Dans cette note nous exposerons comment s'élimine l'urée chez
des morbilleux

1° n'ingérant que du lait,

2° n'ingérant que peu ou pas d'albumine.

I. — Elimination de l'urée chez les enfants soumis au régime lacté.

Pour apprécier l'élimination de l'urée, nous divisons l'évolution de la rougeole, comme dans notre précédent mémoire, en
périodes de quatre jours, le premier jour de la première période
correspondant au début de l'éruption. Nous nous servons des
observations 1, 2, 3, 5, 6, 8, 13 de notre travail antérieur, et
nous y joignons celles de deux enfants de 7 et de 16 ans. Comme
chiffre moyen de la teneur du lait en albumine, nous prenons
33 grammes par litre.

---

[1] P. Nobécourt, G. Leven, Prosper Merklen, Le poids et les urines dans
la rougeole. *Soc. de Pédiatrie*, octobre 1905 et *Revue mens. des maladies de
l'Enfance*, décembre 1905.

OBSERV.	Jours de la rougeole	Alimentation	Album. ingérée pendant la période	par 24 h.	Urée éliminée pendant la période	Moy. quotid. de l'urée
1	7, 8	Lait : 3 litres	66	33	16.14	8.07
	9, 10, 11, 12	» 6 litres	198	49	27.35	6.83
2	7, 8	Lait : 3 litres	66	33	15.42	7.71
	9, 10, 11, 12	» 6 litres	198	49	37.64	9.41
3	5, 6, 7, 8	Lait : 6 litres	198	49	21.69	5.42
	9, 10, 11, 12	idem.	198	49	33.00	8.25
5	6, 7, 8	Lait : 4 l. 1/2	148	49	16.15	5.3\
	9, 10, 11, 12	» 6 litres	198	49	38.92	9.71
	13, 14, 15, 16	» 6 litres	198	49	61.76	15 44
	17, 18	» 3 litres	99	49.5	24.23	12 11
6	6, 7, 8	Lait : 6 litres	198	66	32.24	10.74
	9, 10, 11, 12	» 8 litres	264	66	63.15	15.78
	13, 14	» 4 litres	132	66	23.04	11.52
8	3, 4	Lait : 4 litres	132	66	17.60	8.80
	5, 6, 7, 8	» 8 litres	264	66	62.92	15.73
	9, 10, 11, 12	» 8 litres	264	66	82.81	20.70
13	5, 6, 7, 8	Lait : 6 litres	198	49	32.56	8.11
	9, 10	» 3 litres	99	49.5	10.70	5.35
Host. 7 ans	2, 3, 4	Lait : 4 l. 1/2.	148	49	24.93	8 31
	5, 6, 7, 8	» 6 litres	198	49	34.63	8 65
	9,10,11,12,13	» 9 litres	297	59	66.81	13.36
Var. 16 ans	2, 3, 4	Lait : 9 litres	297	99	100.87	33 62
	5, 6, 7, 8	» 12 litres	396	99	139.04	34 76
	9,10,11,12,13	» 15 litres 495 Riz : 240 gr. 16,8 =511,8	102.3	144.68	28 93

II. — ELIMINATION DE L'URÉE CHEZ LES ENFANTS N'INGÉRANT QUE PEU OU PAS D'ALBUMINE.

Ces enfants, pendant les quatre premiers jours de la rougeole, ne prenaient que de l'eau d'orge, dont la teneur en albumine est insignifiante. Pendant la deuxième période (5e, 6e, 7e, 8e jours, ils absorbaient en outre du riz (7 p. 100 d'albumine). Enfin dans la dernière période, à partir du neuvième jour, ils ingéraient en plus de la viande de cheval (20 p. 100 d'albumine) ou de bœuf (18 p. 100 d'albumine).

Nous avons observé six malades dont les rougeoles ont évolué normalement ; nos recherches sont résumées dans les tableaux ci-joints.

OBSERV.	Jours de la rougeole	Alimentation	Album. ingérée		Urée éliminée	Moy. quotid. de l'urée
			pendant la période	par 24 h.	pendant la période	
Audigé 5 ans	2. 3, 4	Eau orge: 6 lit.	0	23.83	0	7.94
	5, 6, 7, 8	» 8 lit. 0 Riz : 180 gr. 12.6	=12.6	3.1	11.32	2.83
	9,10,11,12,13	Eau orge: 10 lit. 0 Riz : 300 gr. 21 Viande de bœuf : 500 gr. 90	= 111	22	31.35	6.27
Alsac 5 ans	2, 3, 4	Eau orge : 6 lit.	0	0	18.27	6.90
	5, 6, 7, 8	» 8 lit. 0 Riz : 140 gr. 9.8	= 9.8	2.4	14.37	3.59
	9,10,11,12,13	Eau orge: 10 lit. 0 Riz : 300 gr. 21 Viande de cheval : 400 gr. 80	= 101	20	30.35	6.07
Witte Emile 7 ans	2, 3, 4	Eau orge : 6 lit.	0	»	36.23	12.07
	5, 6. 7. 8	» 8 lit. 0 Riz : 140 gr. 9.8	= 9.8	2.4	19.80	4.95
	9,10,11.12,13	Eau orge: 10 lit 0 Riz : 300 gr. 21 Viande de bœuf : 600 gr. 108	= 129	25.8	31.78	6.35
Vesseler 8 ans	2, 3, 4	Eau orge : 6 lit.	0	»	21.16	7.05
	5, 6, 7, 8	» 8 lit. 0 Riz : 200 gr. 14	= 14	3.5	17.60	4.40
	9,10,11,12,13	Eau orge: 10 lit. 0 Riz : 300 gr. 21 Viande de cheval : 500 gr. 100	= 121	24.2	35.70	7.14
Thoravel 10 ans	2, 3, 4	Eau orge : 6 lit.	0	0	28.02	9.34
	5, 6, 7, 8	» 8 lit. 0 Riz : 300 gr. 21	= 21	5.2	23.10	5.77
	9,10,11.12,13	Eau orge: 10 lit. 0 Riz : 450 gr. 31.5=121.5 Viande de bœuf : 500 gr. 90	121.5	24.3	40.62	8.12

	2, 3, 4	Eau orge : 4 lit. 0 Riz : 40 gr. 2.8	= 2.8	0.9	34.42	11.47
Hemery 12 ans	5, 6, 7, 8	Eau orge : 8 lit. 0 Riz : 220 gr. 15.4=33.4 Viande de bœuf : 100 gr. 18		8.3	36.07	9.01
	9.10.11,12.13	Eau orge : 10 lit. 0 Riz : 300 gr. 21 Viande de bœuf : 500 gr. 90	= 111	22	60.80	12.16

Nous n'entrerons pas dans l'examen détaillé de nos observations.
Nous nous bornerons à en exposer le résumé dans le tableau
suivant. Ce tableau comporte pour chacun des deux régimes et
pour chaque période la moyenne de l'albumine ingérée et de l'urée
excrétée par 24 heures (1). -

Périodes	Régime lacté		Régime hypoazoté	
	Album. ingérée par 24 heures	Urée éliminée par 24 heures	Album. ingérée par 24 heures	Urée éliminée par 24 heures
1re période	57 gr.	8 gr. 55	0 gr.	8 gr. 99
2e période	49 gr.	8 gr. 73	4 gr.	5 gr. 09
3e période	54 gr.	10 gr. 93	23 gr.	7 gr. 68

La simple lecture de ce tableau montre que :

1° Chez les enfants soumis au régime lacté, l'urée éliminée
reste à peu près fixe pendant les deux premières périodes de la
rougeole (du 1er au 8e jour), et augmente pendant la troisième
période (du 8e au 12e jour), la quantité d'albumine ingérée étant
pratiquement la même.

2° Chez les enfants n'ingérant que peu ou pas d'albumine, la
quantité d'urée éliminée pendant la première période a été la
même qu'avec le régime lacté, bien qu'il n'y eût pas d'albumine
ingérée ; pendant la deuxième période elle a été plus faible :
pendant la troisième période, alors que le régime contenait de
l'albumine, elle a augmenté.

(1) Nous ne tenons pas compte dans ces moyennes de l'enfant Var, qui,
étant plus âgé que les autres, prenait notablement plus de lait et éliminait
plus d'urée.

3º La comparaison des chiffres montre que l'urée urinaire varie avec l'albumine du régime, mais non proportionnellement.

Laissant de côté la première période, où peut encore se faire sentir l'influence de la période prééruptive pendant laquelle l'alimentation n'est pas connue, il est facile, par un simple calcul, de se rendre compte que, si les enfants soumis au régime lacté avaient pris un régime hypoazoté et inversement :

Pendant la deuxième période, les premiers auraient éliminé 0 gr. 71 et les seconds 62 gr. 35 d'urée ;

Pendant la troisième période, les premiers auraient éliminé 4 gr. 4, et les seconds 18 gr. 6 d'urée.

En résumé, si, au cours de la rougeole, l'élimination de l'urée varie avec la teneur du régime en albumine, il n'y a pas de rapport entre les quantités d'urée excrétée et d'albumine ingérée.

Avant de tirer des conclusions de ce fait, il serait nécessaire d'élucider plusieurs hypothèses: ou bien en effet toute l'albumine ingérée n'est pas absorbée par l'intestin, ou bien il y a un trouble dans la fabrication de l'urée par l'organisme, ou bien il y a à certains moments rétention de l'urée. Pour trancher ces questions, il faudrait des études chimiques complexes que nous n'avons pas entreprises. Des recherches que nous avons commencées sur l'élimination de l'urée ingérée en nature ne nous ont pas encore permis de conclure s'il existe ou non rétention de ce corps.

(*Travail du service et du laboratoire du Professeur Hutinel, aux Enfants-Assistés.*)

Ostéomyélite chronique chez un nourrisson. — Porte d'entrée d'origine obstétricale,

par Robert Dupont, interne à l'hôpital
des Enfants Malades.

Joseph A... est entré pour la première fois à la crèche Molland, dans le service du Dr Broca, le 22 juin 1905. Il était alors âgé de 6 mois.

Père et mère bien portants.

Premier né.

Né à terme.

Élevé au biberon à la campagne.

Accouchement au forceps. Le forceps aurait été appliqué selon le diamètre antéro-postérieur. Tout de suite après l'accouchement l'on remarqua que l'enfant avait dans la région occipitale une petite plaie qui se ferma d'elle-même, mais se rouvrit une quinzaine de jours plus tard. Depuis elle n'a pas cessé de donner un peu de sérosité louche. Un médecin conseilla à la mère d'appliquer sur l'ulcération des pansements secs et d'attendre la guérison.

L'enfant ne nous fut pas amené pour sa plaie crânienne, mais pour une tumeur du bras droit apparue depuis une dizaine de jours. C'était alors un nourrisson d'aspect chétif, souffreteux. Il criait dès qu'on le touchait et cachait son bras droit dès que l'on faisait mine de vouloir l'examiner.

Ce bras était uniformément gonflé dans son tiers inférieur. Il existait là une tumeur très dure, faisant corps avec l'humérus, allongée, elle se continuait en haut insensiblement avec le reste de la diaphyse en bas elle s'arrêtait juste au-dessus de l'articulation qui était saine.

Cette tumeur avait à peu près la circonférence d'une orange de taille moyenne.

En aucun point de sa surface il n'existait de ramollissement.

La peau à son niveau n'était ni rouge, ni violacée, ni adhérente. Il y avait seulement un peu de circulation collatérale.

La palpation de cette tumeur était douloureuse partout.

Pas de ganglions axillaires.

Pas de troubles nerveux de l'avant-bras.

Les battements des deux radiales étaient isochrones.

A la tête :

On remarquait au niveau de la protubérance occipitale une plaie ovalaire, transversalement allongée, de l'étendue d'une pièce de 0 fr.50. La peau, saine, s'invaginait dans cette ulcération qui finissait en entonnoir et donnait issue à un peu de pus jaunâtre.

L'exploration au stylet nous faisait sentir au fond une substance molle.

L'examen des autres organes ne présentait rien d'anormal.

Notons encore que trois mois avant son entrée l'enfant avait présenté au cou et au pied deux petits abcès qui s'ouvrirent seuls et guérirent en 8 jours.

Le diagnostic de la lésion du bras nous laissa fort hésitants et nous ne pûmes, au premier abord, nous prononcer entre les trois hypothèses possibles : syphilis héréditaire, ostéomyélite, ostéo-sarcome.

Le plus vraisemblable en principe, à cause de la fréquence des lésions, était celui de syphilis malgré l'absence de toutre trace actuelle ou passée, personnelle ou héréditaire, cutanée ou osseuse. Pour en avoir le cœur net nous fîmes faire à l'enfant des frictions mercurielles quotidiennes. Le résultat fut absolument négatif ; au bout de 15 jours l'hyperostose était nettement plus grosse et plus douloureuse.

Restait donc l'alternative entre les deux lésions exceptionnelles : l'ostéomyélite et l'ostéo-sarcome.

Ce qui est rare chez le nourrisson ce n'est pas l'ostéomyélite, dont M. Broca au contraire a montré la fréquence à cet âge ; c'est sa forme chronique d'emblée. Or pendant le séjour de l'enfant à l'hôpital, nous le vîmes dépérir, mais sans que sa température ait jamais dépassé 37°8. Il est vrai que le soir cette hyperthermie légère était la règle , mais nous savons qu'elle existe fort bien aussi dans l'ostéo-sarcome. Le seul fait en faveur de l'ostéomyélite était l'existence d'une porte d'entrée possible : cette plaie suppurante d'origine sans doute obstétricale. D'autre part la fréquence de l'ostéo-sarcome chez le nourrisson est assez faible pour que M. Broca ne l'ait jamais observé. C'est néanmoins vers cette opinion que nous penchions plutôt, sans rien affirmer d'ailleurs. De là le plan opératoire qui fut proposé à la mère : incision pour explorer l'os avec désir de l'évider s'il s'agissait d'une lésion inflammatoire ; s'il s'agissait d'un néoplasme : désarticulation de l'épaule.

La mère refusa l'intervention et le malade quitta le service le 7 juillet. La tumeur était à ce moment plus grosse qu'à l'entrée, mais elle ne présentait pas d'autre caractère nouveau. Quant à la plaie occipitale, elle n'avait subi aucune modification. Au moment de sa sortie nous considérions l'enfant comme perdu, son état de cachexie étant extrême.

Il continua à maigrir, il semblait souffrir de plus en plus ; le bras bleuit, rougit, augmenta de volume dans des proportions considérables en même temps que l'état fébrile devenait évident, et le 27 juillet il se produisit sur la face interne du bras, à 3 ou 4 centimètres au-dessus de l'épitrochlée, une ulcération par laquelle s'écoula une assez grande quantité d'un pus jaunâtre bien lié.

L'enfant fut alors vu par M. Broca, deux jours après cette ouverture spontanée. Il était remarquablement soulagé, apyrétique, prenant bien le biberon, dormant et ne souffrant plus.

La guérison fut d'une rapidité extrême, elle survint en une dizaine de jours.

Quant à l'ulcération occipitale, elle n'avait pas bougé depuis le mois de juillet lorsqu'en octobre apparut au-dessus d'elle une tumeur molle, du volume d'une noix. Cette tumeur s'ulcéra le 15 novembre et l'ulcération ne se ferma pas ; c'est pour cette dernière lésion que la mère nous ramena l'enfant le 12 décembre. On constate alors l'existence d'un double pertuis dans la région occipitale : par le supérieur le stylet arrive sur un os dénudé.

Le 15 décembre M. Broca, après chloroformisation, réunit les deux orifices par une incision verticale et en écartant les tissus tomba sur un petit séquestre qui fut détaché facilement avec quelques coups de ciseau.

Actuellement la plaie est presque complètement cicatrisée.

Le bras paraît absolument sain, l'humérus est indolent, mais il reste cependant légèrement augmenté de volume, et un peu bossele. Une petite cicatrice est visible à 3 ou 4 centimètres au-dessus de l'épitrochlée, elle est adhérente à l'os par un mince tractus fibreux.

Les mouvements du coude sont normaux.

Nous ne reviendrons pas sur ce qu'a d'intéressant cette marche chronique d'emblée d'une ostéomyélite de nourrisson, ni sur la restauration fonctionnelle complète : car nous savons que si le pronostic de l'ostéomyélite chez l'enfant en bas âge est très grave, les sujets qui guérissent sont moins exposés que les autres plus vieux aux séquelles si ennuyeuses de la maladie.

Nous renverrons pour ce point au mémoire que M. Broca fit faire il y a déjà dix ans à son élève Braquehaye.

Mais nous croyons devoir insister sur l'étiologie : une plaie occipitale par forceps, ayant atteint l'os qui a fini par se nécroser. De cette infection est résulté un second foyer huméral, celui-ci sans communication directe avec l'extérieur.

Rapports sur les candidatures de MM. les Drs E. Revilliod (de Genève) et George Carpenter (de Londres) au titre de membre correspondant étranger,

par le Dr J. Comby.

M. le Dr Eugène Revilliod (de Genève), ancien interne des hôpitaux de Paris, médecin de la maison des Enfants Malades à Genève, envoie à l'appui de sa candidature sa thèse de doctorat et plusieurs brochures intéressantes. De plus il nous a adressé une observation inédite qu'il a rédigée en collaboration avec M. Long. Voici le résumé de ce travail inédit :

Polynévrite à la suite de la rubéole,

par MM. E. Revilliod et Long.

Garçon de 8 ans, atteint de rubéole simple à forme morbilleuse, sans phénomènes généraux, du 21 au 23 avril 1904. Dix jours plus tard, on nota de la faiblesse dans les jambes, faiblesse qui alla en s'accentuant les jours suivants, et qui envahit aussi le tronc et les membres supérieurs. Il s'y ajouta bientôt, vers la fin de la deuxième semaine, des douleurs névritiques très nettes, accompagnées de diplopie passagère. Les réflexes tendineux étaient abolis et les réactions électriques affaiblies, sans réaction de dégénérescence et sans atrophie musculaire. La guérison survint graduellement à partir de la fin de la troisième semaine ; les douleurs furent les premières à s'atténuer et la motilité revint à son tour. Au bout de deux mois, l'état du malade était presque revenu à la normale.

Seuls les réflexes tendineux se firent encore longtemps attendre.

Les auteurs considèrent ce cas comme une polynévrite ayant frappé les filets moteurs plus que les sensitifs, les nerfs du tronc et de la racine des membres plus que ceux des extrémités. La diplopie est une localisation rare de la polynévrite.

Les titres de M. le Dʳ E. Revilliod sont nombreux et importants. En conséquence j'ai l'honneur de demander qu'il soit inscrit parmi les candidats au titre de membre correspondant étranger.

M. le Dʳ George CARPENTER (de Londres) est également bien connu dans le monde de la Pédiatrie par ses travaux et ses publications déjà nombreuses et dont il nous a adressé la liste.

Bachelier en médecine en 1886, M. George CARPENTER a été reçu médecin docteur de l'Université de Londres en 1890 ; il est également membre du Collège Royal des médecins et médecin du *North Eastern Hospital for Children*. Enfin il est le directeur du *British Journal of Childrens' Diseases*.

Parmi ses travaux, nous citerons : Syphilis chez les enfants, Cas d'ataxie héréditaire, Affections congénitales du cœur, Craniotabes, Tuberculose de la choroïde, Hémoglobinurie paroxystique, Scorbut, Hématurie, Myosite ossifiante, Péritonite tuberculeuse, etc.

Les travaux de M. George Carpenter sont très importants et très appréciés. Ils recommandent hautement sa candidature au titre de membre correspondant étranger de la Société de Pédiatrie.

M. PAPILLON présente :

1º Un cas de méningite cérébro-spinale traitée avec succès par les injections intra-rachidiennes de Collargol ,

2º Un cas d'hémiplégie au cours d'une fièvre typhoïde.

Rapporteur : M. NETTER.

CORRESPONDANCE

MM. Jules RENAULT et LESNÉ, élus membres titulaires, adressent leurs remerciements à la Société.

M. le Président fait part à la Société du décès de M. Piéchaud, professeur de clinique infantile à la Faculté de Bordeaux, membre correspondant de la Société.

M. Papillon pose sa candidature au titre de Membre titulaire.

La prochaine séance aura lieu le mardi 20 février, à 4 h. 1/2, à l'hôpital des Enfants Malades.

Séance du 20 février 1906.

PRÉSIDENCE DE M. COMBY.

Relation de deux épidémies de rubéole avec remarques sur la symptomatologie et le diagnostic de cette maladie,

par E. C. Aviragnet et E. Apert.

L'existence de la rubéole en tant que fièvre éruptive autonome et spécifiquement distincte n'a plus besoin aujourd'hui de nouvelle démonstration. Les articles de M. Guinon dans le *Traité de médecine*, de M. Auché dans le *Traité de médecine et de thérapeutique*, de M. Comby dans le *Traité des maladies de l'enfance*, pour ne parler que des travaux d'ensemble, montrent très clairement les éléments de différenciation de l'affection ; la discussion qui a eu lieu à cette Société même au début de l'année dernière a montré du reste que l'autonomie de la rubéole était admise unanimement parmi nous. Si nous croyons devoir vous communiquer la relation de deux épidémies rubéoliques que nous avons observées récemment, ce n'est donc nullement pour revenir sur un point qui paraît bien établi ; mais ces épidémies ont été pour nous l'occasion d'étudier cette maladie encore relativement peu connue ; certains détails relatifs à la symptomatologie et au diagnostic nous ont paru intéressants à signaler.

La première épidémie est une épidémie d'hôpital. Elle a sévi en novembre, décembre et janvier dans notre service de l'hôpital temporaire d'enfants (annexe de l'hôpital St-Louis). Dans ce laps de temps nous y avons observé 10 cas de rubéole.

L'origine de l'épidémie a été un enfant venant de l'hôpital Hérold, où il avait séjourné du 1er au 4 novembre ; le premier symptôme morbide, la fièvre, a été constaté le 15 au soir. Le lendemain matin 16, éruption. Si on admet, comme la généralité des auteurs, que l'incubation de la rubéole est de 16 jours environ, cet enfant aurait été infecté à son entrée même à l'hôpital Hérold.

Voici la description de ce premier cas :

1er Cas. — Fourbit, 6 ans. Le 15 novembre au soir 38°4, langue saburrale ; le lendemain éléments éruptifs rosés discrets sur tout le corps ; ces éléments étaient trop disséminés pour qu'il pût être question de rougeole ; l'enfant n'avait du reste pas de catarrhe des muqueuses.

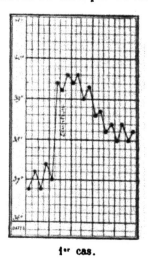

1er cas.

et l'élévation fébrile de la veille avait été brutale, car elle était survenue en pleine santé sans aucune modification de la température les jours précédents. On pense qu'il s'agit soit d'éruption digestive, soit peut-être de rubéole.

Le lendemain l'éruption était généralisée et la fièvre persistait. Le diagnostic de rubéole fut affirmé. L'éruption était composée de taches *roses*, arrondies, isolées, non disposées en demi-cercles, ou en croissant comme dans la rougeole ; elles étaient plus rouges et plus saillantes aux fesses, au bas-ventre, à la face antéro interne des cuisses, elles étaient douces au toucher. Sur les membres inférieurs surtout, ces taches rouges étaient *bordées d'un liseré blanc* plus pâle que la peau saine. La gorge était simplement rouge. Les ganglions du cou se sentaient comme chez presque tous nos petits malades d'hôpital, mais ils n'étaient pas hypertrophiés, ni douloureux.

La température a persisté quelques jours (fig. 1) ; l'éruption s'est effacée dès le lendemain ; les taches ont pâli, ont pris la teinte jambonnée et ont rapidement disparu sans laisser de marbrures ; la guérison a été complète.

Bien que l'enfant ait été isolé dès le début de son éruption, une série de cas de deuxième génération se sont produits du 24 novembre au 2 décembre (cas n°s 2, 3, 4, 5, 6). Les premiers cas montrent, soit que l'incubation peut se réduire à une dizaine de jours, soit plutôt que la maladie est déjà contagieuse 5 à 6 jours avant l'éruption.

Voici la description de ces cinq cas :

2° CAS. — Tournois, enfant de 3 ans, depuis longtemps dans le

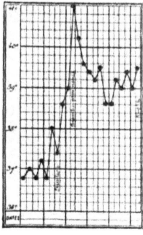

2° cas.

service. Le 24 novembre au soir, 38°, le lendemain 37°4, éruption de rubéole se présentant avec le même caractère que chez le précédent ; le surlendemain, éruption généralisée, enfant dyspnéique, foyer de râles fins dans le poumon gauche, le soir 41° ; l'enfant succombe aux progrès de cette *broncho-pneumonie* le 2 décembre.

3° Cas. — Roland, enfant de 2 ans. Le 26 décembre, élévation de température ; le 27, éruption de rubéole avec ses caractères habituels. Guérison rapide.

4° Cas. — Luc, 2 ans, élévation de température et éruption le 26 au soir. Mêmes caractères de l'éruption que dans les cas précédents. Evolution normale. Guérison.

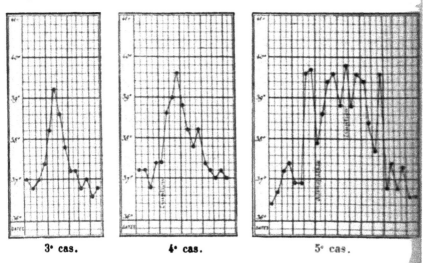

3° cas.   4° cas.   5° cas.

5° Cas. — Gerbaux, un an. Cet enfant avait été amené à l'hôpital, athrepsique, et ce n'est qu'avec beaucoup de peine qu'il s'élevait ; de temps en temps, il présentait encore des oscillations de température, mais dans les limites entre 36°5 et 38°. Le 27 novembre, enfant agité, 39°6 le matin, 39°7 le soir ; l'enfant crie dès qu'on le touche, spécialement quand on presse sur le ventre ; on ne trouve néanmoins aucun symptôme permettant d'expliquer la température ; le lendemain 28, on trouve au côté gauche du cou un *ganglion* sous-maxillaire empâté, gros comme une noisette ; la gorge est à peine rouge, les amygdales ne sont pas grosses ; pas d'éruption ; le lendemain et le surlendemain,

la fièvre et l'adénopathie persistent ; l'éruption survient avec ses caractères habituels le 30 décembre, trois jours après le début de la
fièvre et deux jours après l'adénopathie ; c'est le seul de nos cas présentant cette particularité. Eruption intense, persistante ; elle ne dis-
parait qu'après trois jours. Le 3 décembre, encore 39°6 le soir. Le lendemain chute *brusque* de la fièvre, guérison.

6ᵉ Cas. — Pouillaud, 18 mois. Enfant entré dans le service le 6 novembre avec une pleurésie purulente droite opérée par pleurotomie
avec résection costale le 11 novembre. Fin novembre, l'enfant encore
très cachectique semblait pourtant devoir guérir quand, le 2 décembre,

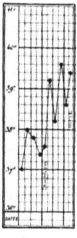

6ᵉ cas.

il fit en même temps qu'une élévation de température à 39°2, une
éruption de rubéole ; taches *roses*, lenticulaires, non groupées, douces
au toucher, plus rouges et plus *saillantes* sur le cou, à l'hypogastre et
à la face interne des cuisses, quelques-unes liserées d'une zone blanche
plus pâle que la peau saine environnante. Elévation progressive de la
température, affaiblissement, dyspnée, mort le surlendemain de
l'éruption.

La seconde génération s'arrête avec ce cas. Les cas intérieurs
ultérieurs ayant éclaté les 6 et 8 décembre sont de troisième génération et vraisemblablement engendrés par le premier cas de

deuxième génération dont l'éruption date du 24 au 26 novembre. Avant de décrire ces cas de troisième génération, nous devons signaler une rubéole survenue dans l'intervalle dans le service, mais d'origine extérieure ; l'enfant avait été admis la veille même de l'éruption. Il avait fréquenté quelque temps auparavant une crèche qui fut licenciée parce qu'une épidémie de rougeole (?) y sévissait. Il faut du reste noter que la statistique municipale signalait à cette période une fréquence extrême de la rougeole (?) dans le quartier de l'hôpital St-Louis.

7e CAS. — Rogay, 5 mois, début par une élévation *brusque* de température à 40°4 le 4 au soir, le lendemain soir quelques éléments

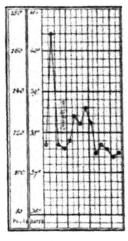

7e cas.

éruptifs disséminés sur les fesses et les cuisses ; le surlendemain, éruption discrète sur le cou, le tronc, et les membres, quelques taches seulement à la face. C'est toujours la même éruption de taches lenticulaires, *roses*, non groupées en cercles ni en croissants. Dès le lendemain l'éruption a notablement pâli, laissant seulement des *macules jambonnées* ; on n'en voit plus traces le surlendemain.

Voici maintenant les deux cas de troisième génération :

8e CAS — Mouleux, 10 mois. Début brusque par une température de 38°8 le 6 décembre au soir. Dès le lendemain matin, l'éruption est généralisée atteignant surtout la poitrine et les cuisses, la face est respectée. L'éruption est formée de taches *roses*, arrondies, isolées ; il y a de la tuméfaction des *ganglions* cervicaux et axillaires ; l'enfant tousse et éternue ; mais sans qu'il y ait de catarrhe nasal ; les yeux ne sont ni rouges, ni larmoyants, le fond de la gorge est un peu rouge. Sur la face interne de la joue gauche, il existe deux petites taches blanc grisâtre, saillantes, hémisphériques, de la dimension d'une tête d'épingle, au centre d'une auréole violacée (*signe de Koplik* typique). L'éruption a persisté plus longtemps que dans les autres cas ; elle a duré cinq jours, prenant dans les derniers jours une *teinte jambonnée*. Guérison complète.

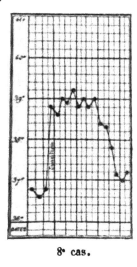

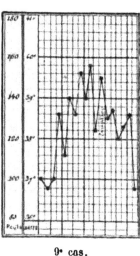

8° cas.   9° cas.

9° Cas. — Allais, 23 mois, mal de Pott. Comme l'enfant du cas n° 5, cet enfant a eu de la fièvre pendant les cinq jours qui ont précédé l'éruption sans qu'on en trouve la cause ni dans le poumon, ni dans l'intestin ; le cinquième jour, au soir, éruption de taches *roses* lenticulaires disséminées sur le haut de la poitrine ; le lendemain matin, généralisation au thorax, aux membres et à la face ; pas de catarrhe oculaire, ni nasal ; *ganglions* cervicaux tuméfiés, pas de signe de Koplik ; pas de signe de Comby. Eruption pâlie le lende-main ; disparue le surlendemain.

10ᵉ Cᴀs. — Pouligny, 10 mois. Nous n'avons vu cet enfant qu'au déclin de l'éruption. Il avait été rendu à sa mère le 5 décembre, infecté déjà par un des deux enfants précédents ; le 17 décembre au soir, il fut pris d'une éruption ; la mère le ramena seulement le sur-lendemain 19, n'ayant plus que des traces de son éruption.

Nous devons ajouter aux cas précédents celui d'une infirmière du service qui, le 20 novembre, dut quitter ses fonctions parce qu'elle se sentait souffrante. Le lendemain elle avait une amygda-lite, la température resta plusieurs jours entre 37° 5 et 38° 5 ; elle eut en même temps une poussée de congestion sur des tuber-culides cutanées corymbiformes dont elle est atteinte depuis long-temps. Tout était au déclin, quand le 28 novembre elle présenta une éruption semblable à celle des enfants qu'elle soignait, au dire des internes qui ont alors vu la malade, et l'ont dirigée immé-diatement sur Aubervilliers. Notre collègue Teissier hésita sur le diagnostic, trouva que cela ne ressemblait pas à une rougeole, que l'absence de ganglions ne permettait pas d'affirmer la rubéole et qu'il s'agissait peut-être d'une éruption digestive. Le diagnostic n'a donc pas été établi sûrement dans ce cas. La notion épidé-mique fait penser qu'il s'agissait bien de rubéole. Néanmoins nous ne rapportons ce cas que comme douteux.

En négligeant ce dernier cas, l'épidémie de St-Louis avait en somme duré plus d'un mois, du 15 novembre au 19 décembre, et avait atteint 10 enfants dont les cas semblent répartis en 4 géné-rations.

Voici maintenant les points à retenir d'une épidémie de fa-mille que l'un de nous a observée en ville.

L'*incubation* a été dans la majorité des cas de seize jours, soit un peu plus de deux semaines, ce qui concorde avec les données classi-ques. Le tableau suivant est intéressant à consulter à ce point de vue :

Nom	Apparition de l'éruption	Durée de l'incubation
Jacques B	1ᵉʳ janvier 1904	
E. B. (frère)	16 —	16 jours

L. B. (sœur).	16 janvier	16 jours
M. C. (cousine).	15 —	15 —
R. C. (frère de M. C.) . .	30 —	—
A. C. (frère des précédents).	15 février	16 jours

Même durée de l'incubation dans les cas suivants :

Nom	Apparition de l'éruption	Durée de l'incubation
N. F.	15 mars	
G. D. (cousine de N. F.).	30 —	15 jours
J. D. (frère).	16 avril	16 —
J. D. (cousin)	—	16 -

L'incubation a été exceptionnellement de 21 jours dans un ou deux autres cas que nous avons observés en ville.

L'*invasion* a été le plus souvent courte et l'éruption n'était annoncée par aucun prodrome. Nous avons noté cependant dans certains cas une toux quinteuse et tenace la veille de l'éruption, un léger mouvement fébrile, un peu de lassitude avec diminution de l'appétit, un catarrhe oculo-nasal, toujours léger, n'ayant jamais l'intensité de celui de la rougeole.

L'*éruption*, le plus souvent *morbilliforme*, a été quelquefois *scarlatiniforme*. Le diagnostic de scarlatine avait même été porté au début chez un malade que nous avons suivi ensuite. L'apparition d'une rubéole typique, 16 à 17 jours plus tard, chez deux enfants qui avaient joué avec le précédent, confirma le diagnostic de rubéole scarlatiniforme que nous avions porté.

L'éruption a eu pour caractères de se généraliser d'emblée, d'augmenter d'intensité le deuxième jour et de disparaître rapidement.

Les éléments éruptifs ont été petits, légèrement saillants, perceptibles au doigt, d'un rouge rosé. La pression faisait disparaître la coloration rosée de la peau, mais la saillie de l'élément éruptif persistait avec une coloration légèrement jaunâtre. Les éléments éruptifs des jambes et des fesses étaient le plus constamment entourés d'une *aréole blanche* tout à fait caractéristique (cette aréole blanche disparaissait le deuxième jour de l'éruption).

La maladie a évolué le plus souvent avec une fièvre modérée ; quelques enfants ont eu cependant une fièvre intense pendant 2 ou 3 jours.

Les *ganglions* ont été trouvés tuméfiés légèrement presque toujours d'une façon notable et exagérée 2 ou 3 fois seulement.

La seule complication qui ait été observée est un abcès rétro-pharyngien chez un enfant de un an.

De l'étude des deux épidémies que nous venons de relater il résulte un certain nombre de considérations intéressantes au point de l'épidémiologie, de la symptomatologie et du diagnostic.

ÉPIDÉMIOLOGIE. — L'ensemble des deux épidémies confirme que la période d'incubation de la rubéole est plus longue que celle de la rougeole ; celle-ci est le plus ordinairement de 14 jours ; celle de la rubéole est de deux à trois semaines. Cette longue durée de l'incubation de la rubéole appelle une remarque. Quand le professeur Grancher eut institué à la clinique des Enfants-Malades les précautions prophylactiques qui ont été le point de départ des mesures d'antisepsie médicale qui sont prises maintenant dans tous les hôpitaux parisiens d'enfants, il se contentait au début de faire isoler 14 jours les entrants qui n'avaient pas encore la rougeole, et pouvaient par suite être suspectés d'être en incubation. Cependant il arrivait parfois que des enfants présentaient des éruptions au 16e, 17e, 18e jour de leur entrée, d'autant plus dangereuses que parfois elles survenaient sans symptômes prémonitoires ; aussi, à la demande du regretté Martin de Gimard, qui lui avait signalé ces faits, M. Grancher fit prolonger l'isolement des entrants jusqu'au 18e jour. A cette époque la rubéole n'était pas connue en France. Il est possible que ces rougeoles à incubation anormalement prolongées aient été des rubéoles.

Un second point digne d'être mis en relief, c'est que la rubéole est contagieuse bien avant l'éruption, bien qu'il n'y ait pas de toux, ni d'éternuements susceptibles de projeter les germes du mal dans l'atmosphère. C'est seulement ainsi que nous pouvons expliquer le cas n° 2 de l'épidémie hospitalière dont l'éruption est survenue le 25 novembre, 9 jours après celle du n° 1, mais les enfants avaient été en contact du 4 au 16 novembre et la contamination est peut-être très antérieure au 16 novembre ; autrement, il faudrait admettre une incubation anormalement très raccourcie. Par analogie avec ce que nous savons de la rougeole, il est plus logique d'admettre que la rubéole est déja contagieuse 4 et 5 jours avant l'éruption.

SYMPTOMATOLOGIE. — Un caractère différentiel très important entre la rubéole et la rougeole, c'est la brusquerie du début de la première maladie. Nos observations sont démonstratives à ce point de vue. La *température* prise régulièrement matin et soir chez tous les enfants de notre service n'a présenté dans 6 cas sur 8, aucune modification dans les jours qui précédaient l'éruption ; l'élévation thermique s'est faite brusquement la veille de l'éruption, ou parfois même en même temps qu'elle. Elle est le premier symptôme ; on n'observe le plus souvent, ni toux, ni coryza, ni larmoiement, ni vomissements, mais seulement une légère rougeur de la gorge et un léger état gastrique. *L'élévation de la température survient brusquement* ; elle est habituellement de 1° à 1°5 ; normale le matin, la température dépasse 38° le soir du premier jour ; atteint 38°5 à 39° le lendemain matin ; passe par un maximum de 39°5 environ le deuxième jour au soir ; décroît le 3°, et, dans les cas bénins, retombe a la normale le 4° ou au plus tard le 5° jour. L'ensemble de la courbe a la forme d'un toit aigu, ou d'un clocher. Cette *courbe en clocher* est la règle dans les cas bénins (V. fig. 3 et 4).

Dans des cas plus sérieux, et chez des enfants déjà affaiblis par d'autres causes, la température, après avoir brusquement monté selon le même mode s'est maintenue plusieurs jours à 38°8 le matin, 39°2 le soir, et ce n'est qu'après ce temps qu'elle est retombée. Le sommet unique du clocher fait place dans ces courbes à un plateau en dent de scie ; c'est ce que nous avons appelé la *courbe en palissade* (V. fig. 8).

Enfin chez les enfants cachectiques ou tuberculeux, nous avons observé cette même courbe, mais avec cette particularité que l'éruption n'est survenue que 4 ou 5 jours après la brusque éléva-

tion de température, sans que, pendant ces 4 ou 5 jours, on ait
pu trouver une explication suffisante de l'anomalie thermique
(V. fig. 5 et 9).

Aucun phénomène prémonitoire autre que la température n'a
précédé l'éruption ; le *signe de Koplik* a été noté une fois, mais
au second jour seulement de l'éruption. La rougeur du pharynx, jamais aussi forte que dans la scarlatine, n'est apparue
qu'au plein de l'éruption.

L'*éruption* s'est toujours très rapidement faite. Elle a toujours
atteint son maximum en moins de 24 heures. Elle peut débuter
par la face, comme dans la rougeole, mais dès le début il y a
souvent de petites macules roses disséminées sur la poitrine, les
fesses et les cuisses.

L'éruption, d'abord discrète, s'étend très rapidement et atteint
sa généralisation complète au bout de 12 à 24 heures, tandis que
l'éruption de la rougeole met habituellement quatre jours à se
compléter. On ne voit pas, comme dans la rougeole, l'éruption être
à son maximum à la face tandis que les membres inférieurs sont
à peine atteints, puis se développer aux parties inférieures du
corps alors que la face commence à pâlir ; dans la rubéole l'éruption atteint son intensité maximum *en même temps dans toutes
les régions atteintes* ; et quand elle commence à diminuer, c'est
en même temps sur toutes les régions.

L'éruption est *peu durable*. On note en général quelques taches
discrètes le premier jour ; le second jour l'éruption est à son
acmé, le troisième jour elle pâlit déjà, le quatrième jour elle a
souvent complètement disparu.

La *couleur* des taches éruptives est rose franc dès le début,
rouge vif le second jour ; la coloration est souvent plus marquée
sur certaines régions, en particulier sur les fesses, sur le haut de
la poitrine, et dans un triangle comprenant l'hypogastre et la
face antéro-interne des cuisses, triangle qui serait limité en haut
par l'horizontale passant par les épines iliaques, latéralement par
les muscles couturiers ; dans ces régions les taches éruptives nous
ont paru souvent non seulement plus rouges, mais aussi plus

saillantes ; quand l'éruption comme à pâlir, la coloration rose persiste plus longtemps dans ces mêmes régions ; en s'atténuant cette coloration passe à la *teinte jambonnée,* puis à la teinte *saumonnée* et finalement disparaît sans laisser à sa suite les marbrures de couleur sale que laisse souvent la rougeole. La desquamation est très fine ou nulle.

Quand l'éruption est dans son plein, si l'on distend la peau au niveau d'une tache éruptive, en appuyant un doigt de chaque côté de la tache et en écartant ses doigts de façon à entraîner la peau, on fait pâlir la tache, en vidant les capillaires du sang qu'ils contiennent, mais il persiste une coloration jaunâtre.

Nous avons remarqué dans plusieurs cas un signe qui ne se voit pas dans la rougeole ; les taches éruptives de la rubéole sont souvent entourées d'une *collerette anémique* de quelques millimètres de large. Cette collerette se voit surtout quand la coloration de l'éruption est intense, et on la voit surtout autour des taches qui siègent sur les fesses et les cuisses.

La *dimension* des taches éruptives varie de celle d'une tête d'épingle à celle d'une lentille, les taches sont généralement irrégulièrement circulaires ; elles sont isolées et non groupées en croissants ou en demi-cercles comme dans la rougeole.

Au toucher, la surface de la tache n'est pas rugueuse comme dans la rougeole, mais au contraire douce et comme veloutée.

Les auteurs signalent la fréquence des *engorgements ganglionnaires* dans la rubéole. Dans notre épidémie d'hôpital nous avons vu les ganglions cervicaux engorgés dans nos cas 5 et 8 ; dans le premier cas l'adénopathie a même précédé l'éruption de 48 heures ; mais dans les autres cas les ganglions du cou, si constamment perceptibles chez nos petits malades d'hôpital ne nous ont pas paru modifiés ; les ganglions ont été plus souvent tuméfiés chez nos malades de ville. Si la tuméfaction ganglionnaire apporte un appoint précieux au diagnostic, son absence ne doit pas empêcher d'affirmer la rubéole quand les autres symptômes concordent à ce diagnostic.

En général les ganglions rubéoleux ne suppurent pas ; on

n'observe ni adénopathies suppurées, ni abcès rétropharyngien.
Nous avons cependant vu un abcès *rétro-pharyngien* se produire
au cours d'une rubéole, ayant sans nul doute pour origine la
suppuration d'une adénite rétro-pharyngienne. Cette complication de la rubéole n'a pas été encore signalée que nous sachions.

Tous les auteurs signalent la bénignité de la rubéole ; les morts
sont considérées comme tout à fait exceptionnelles. Nous avons
eu cependant deux morts.

La première a trait à un enfant très jeune (cas n° 6) qui
venait d'être opéré de pleurotomie pour pleurésie purulente et
qui était encore très cachectique, mais paraissait cependant devoir guérir ; la rubéole causa une élévation progressive de la température et la mort au troisième jour. Le second décès est dû à une
broncho-pneumonie survenue le lendemain même de l'éruption.
Cette complication n'est pas signalée dans la rubéole, et on oppose cette absence de complications pulmonaires à leur fréquence
dans la rougeole ; c'est du reste le seul cas de complications pulmonaires que nous ayons observé.

Il ne faut pas oublier que nous observions dans un milieu
particulièrement défavorable, puisqu'il s'agissait d'enfants convalescents ou atteints de maladies chroniques, et de nourrissons
malades ; plus ou moins athrepsiques. Ces deux décès ont donc
leur explication ; leur constatation ne doit pas faire modifier ce
que disent tous les auteurs sur la bénignité habituelle de la rubéole.

Des remarques précédentes découlent des conséquences au point
de vue du *diagnostic* de la maladie.

La rubéole ne simule qu'imparfaitement la *rougeole,* et un
observateur prévenu l'en distinguera en général sans trop de
difficulté. L'absence de prodromes, l'absence ou le peu d'intensité de catarrhe, la brusquerie de la fièvre, l'apparition rapide
de l'éruption, son extension précoce, les caractères spéciaux des
éléments éruptifs arrondis ou ovalaires, non groupés, en croissants ou en segments de cercle souvent saillants, doux au toucher,
plus abondants aux fesses, aux cuisses, à l'hypogastre, *parfois col-*

lerettés de blanc, la chute rapide de la fièvre et la disparition de l'éruption dès le troisième jour, souvent même auparavant, séparent bien la rubéole de la rougeole.

L'éruption rubéolique simule également certaines *éruptions d'origine digestive* ; c'est à une éruption de ce genre que nous avions primitivement pensé au début de notre premier cas hospitalier ; ce n'est que le lendemain que la généralisation de l'éruption et l'ascension persistante de la température nous ont fait porter le diagnostic réel. En l'absence de notion épidémique, il reste très difficile de distinguer des éruptions digestives certaines formes de rubéole quand l'éruption est peu intense et l'élévation de température peu marquée.

La *scarlatine* ressemble à la rubéole par la brusquerie du début et la généralisation rapide de l'éruption. Le diagnostic peut donc être assez délicat quand l'éruption rubéolique prend la forme scarlatineuse. Nous avons vu plus haut qu'un enfant que nous avons observé en ville avait été considéré comme atteint de scarlatine. Toutefois il y a un certain nombre de caractères qui permettent de faire le diagnostic ; l'éruption de la rubéole est rarement uniformément scarlatineuse, dans quelques endroits du corps on trouvera toujours des régions de peau où l'éruption se réduit à de petites taches rosées, saillantes, non groupées ; la rougeur du pharynx est moins intense dans la rubéole ; les vomissements du début font habituellement défaut.

Est-il possible de différencier la rubéole de la quatrième maladie éruptive de Dukes ou rubéole scarlatineuse de Filatow ? Notre expérience ne nous permet pas de conclure sur ce point d'une façon ferme.

En somme, le diagnostic de la rubéole présente quelques difficultés avec la rougeole, la scarlatine et les éruptions d'origine digestive, mais ces difficultés ne sont pas telles que, toute notion d'épidimicité à part, le diagnostic ne puisse pas être posé dans la plupart des cas. Les erreurs de diagnostic que cause la rubéole deviendront beaucoup plus rares quand la maladie sera mieux connue.

M. Sevestre. — L'intéressante communication de MM. Aviragnet et Apert confirme sur plusieurs points ce qu'on sait sur la rubéole. A l'occasion d'une petite épidémie dans un collège dont j'ai publié l'observation il y a quelques années, j'ai pu montrer que la durée d'incubation était de quinze à seize jours. Il m'a paru que la fièvre était un phénomène marqué, qu'elle était parfois intense ; j'ai même observé, chez une jeune fille, du délire avec des phénomènes inquiétants. Les ganglions étaient assez fréquents ; je les ai constatés dans un tiers des cas environ. Ces temps derniers, le pavillon de la rougeole a été très encombré et nous avons en plusieurs fois des enfants chez qui la rubéole succédait à la rougeole ou inversement. Enfin il serait intéressant de tenter de faire le diagnostic entre la rubéole et la « quatrième maladie ».

M. Netter. — J'appuierai ce que M. Sevestre vient de dire à propos des adénopathies qui sont manifestes dans la rubéole ; je les ai constatées surtout à la ville, où les enfants ont moins de gourme et par conséquent moins de glandes préexistantes qu'à l'hôpital ; leur apparition dans la rubéole y prend donc toute sa valeur. Sans parler du diagnostic avec la « quatrième maladie » qu'on vient de signaler, je dirai que c'est surtout de la scarlatine qu'il est difficile de distinguer la rubéole ; je me rappelle par exemple un cas qui m'a trompé ; il s'agissait de la fille d'un de mes amis ; le premier jour, cela ne me parut pas être la scarlatine ; le second, je dis au contraire : c'en doit être une. Quinze jours après, les parents me font revenir pour une jeune sœur prise de la même maladie et avant de voir l'enfant, je me dis que j'avais dû faire une erreur de diagnostic. En effet, c'était la rubéole, mais l'erreur avait été facile à commettre. Quant à l'affection qui règne depuis quelques semaines dans le pavillon de la rougeole et qui l'encombre, je puis assurer que c'est bien la rougeole.

Mme Nageotte-Wilbouchewitch. — J'ai eu l'occasion d'observer un cas de récidive de la rubéole dans des conditions qui ont singulièrement facilité le diagnostic ; en mars et avril 1905, dans une famille qui compte 4 enfants, les trois aînés, âgés de 7 ans 1/2, 5 ans 1/2 et 3 ans prennent la rougeole, indiscutable, avec éruption intense. Six semaines plus tard, les mêmes enfants sont atteints de rubéole bien nette avec adénopathie généralisée, éruption typique, etc. Enfin il y a quinze jours, le garçon, qui a eu la rubéole et la rougeole en 1905, a présenté à nouveau tous les signes de la rubéole : Température 39° ; adénopathie moins prononcée qu'il y a un an, éruption à la face et au tronc assez abondante, très discrète sur les membres ; guérison au bout de peu de jours.

Tables de croissance des enfants parisiens de 1 an à 16 ans, dressées en 1905,

par MM. Variot et Chaumet.

Nous avons l'honneur de présenter à la Société de Pédiatrie le résultat de nos recherches méthodiques sur la taille et le poids des enfants parisiens des deux sexes. L'an dernier (1), l'un de nous a été conduit par ses recherches sur *l'Hypotrophie infantile* à faire construire un instrument spécial, un *pædiomètre*, qui permet d'enregistrer presque simultanément le poids et la taille des enfants.

C'est cet instrument très précis qui nous a servi à faire toutes nos mensurations.

Il n'existe pas en France, à proprement parler, de tables de croissance, sauf celles dressées par les accoucheurs pour la première année de la vie, et en particulier celles de Bouchaud, généralement acceptées.

On s'en réfère encore de un an à 15 ans aux tables de Quételet qui ont été établies, il y a plus d'un demi-siècle, à Bruxelles, sur des enfants d'une race un peu différente de la nôtre.

(1) Séance du 16 mai 1905.

Nous avons donc entrepris un travail de pædiométrie nécessaire, en nous plaçant dans les conditions d'observation les plus rigoureuses possibles. Toutes nos mensurations faites à Paris avec le même instrument, par la même personne, n'ont une valeur réelle que pour les enfants parisiens en 1905 ; mais elles pourront servir de type de comparaison pour d'autres mensurations du même genre faites ultérieurement dans les diverses parties de la France. D'ailleurs, la plupart des enfants que l'on rencontre dans les écoles de la Ville de Paris ne sont pas de vrais Parisiens ; ils sont nés de parents provinciaux qui ont immigré dans la capitale. Nous avons soigneusement éliminé de nos moyennes les étrangers et les très rares enfants difformes ou anormaux.

Nous nous sommes astreints à mesurer les enfants dans des milieux variés autant que possible.

Le préfet de la Seine nous a autorisés à pénétrer librement dans les écoles municipales du IX° arrondissement (1) (*Opéra*,

(1)   ECOLES MATERNELLES.

Rue des Martyrs.
Rue Rodier.
Rue du Retrait.
Rue du Télégraphe.
Rue la Cour des Noues.
Rue des Mûriers.
Rue de Tourtille.
Rue de Lesseps.
Boulevard de Belleville.
Rue de Vaugirard.
Rue des Cendriers.
Rue des Balkans.

    LAZARET DES ENFANTS-ASSISTÉS.

Crèche Furtado-Heine.
—   de la Santé.
—   du Télégraphe.
—   de Belleville.
—   (Passage Pékin).
—   Floquet.
—   Ste-Amélie et de Charonne.
Consultation externe des Enfants-Malades, de l'hôpital Trousseau.
Goutte de lait de Belleville.

FILLES.

Sœurs de Ménilmontant.
Rue Buffault.
Rue Clauzel.
Rue de Lesseps.
Rue du Télégraphe.
Rue Milton.

    ENFANTS-ASSISTÉS.

Sophie Germain.
Edgar Quinet.

    GARÇONS.

Sœurs de Ménilmontant.
Rue Turgot.
Rue Milton.
Rue Henri Chevreau.
Rue Pelleport.
Boulevard de Belleville.
Rue de Lesseps.

    ECOLE PROFESSIONNELLE.

Diderot.

    ENFANTS ASSISTÉS.

population aisée) et dans celles du XXᵉ (*Belleville*, population
ouvrière), nous avons utilisé les écoles maternelles, les consultations des dispensaires et des hôpitaux, les crèches pour les enfants
les plus jeunes ; nous avons eu la facilité de mesurer les Enfants-
Assistés, les enfants de quelques orphelinats, et aussi les enfants
des écoles professionnelles de la Ville de Paris (*Edgar Quinet*,
Sophie Germain : filles ; *Diderot* : garçons). La plupart de nos
mesures de 13 à 16 ans ont été prises dans ce dernier milieu,
peut-être un peu différent du milieu des faubourgs ; les enfants
reçus dans ces écoles professionnelles, après concours, appartiennent à la classe moyenne de la population (1).

Tous les enfants avant de passer sous la toise, quittaient leurs
chaussures, et il a été tenu compte, aussi exactement que possible, du poids de leurs vêtements qui a été défalqué du poids total
enregistré.

Sauf pour les petits enfants des crèches qui ont été étendus
sur le plateau mobile du pædiomètre et mesurés dans le décubitus dorsal, tous les autres enfants ont été *toisés* debout. Pour
les filles on faisait glisser le curseur du pædiomètre sous les
cheveux afin d'effleurer le *vertex*. On nous a objecté qu'il eût été
plus rigoureux de mesurer la taille de tous les enfants couchés.
Mais il paraît bien difficile d'atteindre une précision absolue dans
les opérations de ce genre ; d'ailleurs, les mesures prises dans la
station debout sont toutes comparables entre elles, ce qui est
l'essentiel ; de plus, elles peuvent être mises en parallèle avec
celles dressées par les auteurs des tables de croissance à l'étranger qui ont aussi toisé les enfants debout. A Paris tout au moins

---

(1) Mme Nageotte Wilbouchewitch dans un intéressant mémoire sur le périmètre thoracique des enfants (*Bulletins de la Société de Pédiatrie*, 1905,
p. 240) a dressé une table des filles de 1 an à 16 ans, mais sans spécifier
sur quel nombre d'enfants elle a établi des calculs pour chaque année
d'âge. De 9 à 12 ans ses chiffres sont supérieurs de 4 à 5 cent. avec les
nôtres ; de 12 à 16 ans ils se rapprochent sensiblement de nos résultats. Il
est probable que le nombre des enfants mesurés par Mme Wilbouchewitch, certaines années, a été insuffisant ; car ses chiffres s'écartent non
seulement des nôtres mais aussi de ceux des autres observateurs.

pour des raisons de convenance sur lesquelles il est superflu d'in
sister, il serait assez malaisé de faire accepter la mensuration
dans le décubitus dorsal par les jeunes filles.

C'est un travail plus long et plus difficile qu'on ne pourrait le
supposer, d'enregistrer le poids et la taille de plusieurs milliers
d'enfants même avec un instrument aussi commode et aussi précis que le pædiomètre imaginé par l'un de nous. Il faut compter
avec les obligations administratives, les exercices scolaires ; mais
la bonne volonté des maîtres et maîtresses dans les écoles municipales nous a facilité notre tâche.

Nous eussions désiré mesurer les jeunes filles dans un lycée de
Paris ; le Recteur de l'Université de Paris M. Liard, pour des raisons qu'il ne nous a pas fait connaître, s'y est opposé.

Par contre, sur la recommandation de M. Ambroise Rendu.
Madame la Supérieure générale des filles de la Charité nous a autorisés à pénétrer dans les Orphelinats de St-Vincent de Paul.
pour poursuivre nos recherches.

Sur les conseils de M. Manouvrier, professeur à l'École d'Anthropologie, dont la compétence est grande dans ces questions,
nous avons adopté le chiffre minimum de 100 pour chaque année
d'âge, et pour chaque sexe, afin d'arriver à une moyenne à peu
près stable. Très généralement ce chiffre de 100 a été dépassé et
nos calculs de moyenne, pour une année, ont porté le plus souvent sur 150 et même 190 sujets (1).

Les chiffres que nous donnons d'une année à l'autre de 1 à 2.
de 2 à 3, etc..., pour la taille aussi bien que pour le poids, n'ont
aucune prétention à la précision mathématique ; ils expriment
simplement la moyenne de la taille et du poids des enfants nés
dans le courant d'une même année. Leur approximation la plus
grande se rapporte à la demi-année, puisque nos mensurations
ont porté sur des sujets nés à tous les mois sans distinction. Mais

(1) Les chiffres que nous avons obtenus pour la taille des garçons de 12
à 15 ans sont supérieurs à ceux du médecin-major Godin, qui a mesuré au
bout de chaque année révolue, 100 enfants de troupe. Il est donc certain
que ces enfants casernés de très bonne heure ont une taille inférieure à
ceux qui fréquentent les écoles professionnelles de la ville de Paris.

cela même n'est pas strictement exact puisque nous n'avons pas absolument le même nombre d'enfants pour chaque mois. A supposer qu'il soit utile de dresser des tables de croissance aussi précises, il faudrait pour établir une moyenne toiser et peser au moins cent enfants de chaque sexe par mois, soit au moins 2.400 par année d'âge, soit plus de 30.000 de 1 an à 15 ans. On a commencé à l'étranger des recherches de ce genre, mais nous nous demandons si leur intérêt égalera l'énorme somme de travail matériel qu'elles exigeront.

Quoi qu'il en soit, nous pouvons répétés qu'il n'existe pas en France de tables de croissance d'ensemble pour les enfants des deux sexes dressées suivant une méthode scientifique rigou-reuse, comparable à celle que nous avons adoptée et nous croyons que nos tables sont celles qui s'approchent le plus de la réalité.

Tables de croissance des enfants des deux sexes de 1 à 16 ans dressées par MM. Variot et Chaumet.

Moyennes du poids et de la taille de la première à la sixième année, d'après 4.400 mensurations dans les Écoles de la Ville de Paris et dans les crèches, dispensaires et consultations externes.

Ces moyennes sont calculées sur des séries de 100 à 190 individus pour chaque année d'âge et pour chaque sexe.

TABLEAU A

AGE	TAILLE EN CENTIMÈTRES				POIDS EN KILOGRAMMES			
	Garçons		Filles		Garçons		Filles	
		Diffé-rence		Diffé-rence		Diffé-rence		Diffé-rence
1 à 2..	74.2	»	73.6	»	9.500	»	9.300	»
2 à 3..	82.7	8.5	81.8	8.2	11.700	2.2	11.400	2.1
3 à 4..	89.1	6.4	88.4	6.6	13.000	1.3	12.500	1.1
4 à 5..	96.8	7.7	95.8	7.4	14.300	1.3	13.900	1.4
5 à 6..	103.3	6.5	101.9	6.1	15.900	1.6	15.200	1.3
6 à 7..	109.9	6.6	108 9	7.0	17.500	1.6	17.400	2.2
7 à 8..	114 4	4.5	113.8	4.9	19.100	1.5	19.000	1.6
8 à 9..	119.7	5.3	119.5	5.7	21.100	2.1	21.200	2.2
9 à 10..	125.0	5.3	124.7	4.8	23.800	2.7	23.900	2.7
10 à 11..	130.3	5.3	129.5	5.2	25.600	1.8	26.600	2.7
11 à 12..	133.6	3.3	134.4	4.9	27.700	2.1	29.000	2.4
12 à 13..	137.6	4.0	141.5	7.1	30.100	2.4	33.800	3.8
13 à 14..	145.1	7.5	148.6	7.1	35.700	5.6	38.300	4.5
14 à 15..	153.8	8.7	152.9	4.3	41.900	6.2	43.200	4.9
15 à 16..	159.6	5.8	154.2	1.3	47.500	5.6	46.000	2.8

Il résulte de la lecture de ce tableau et des courbes très démonstratives qu'il est aisé de construire avec ces séries de chiffres, que

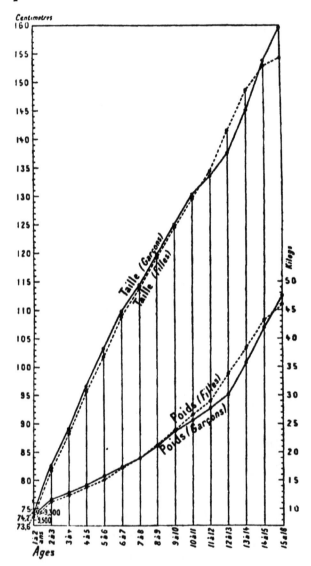

la taille à partir de 11 à 12 ans chez les filles : **134,4**, l'emporte
sur celle des garçons : **133,6** ; et que cette supériorité temporaire

se prolonge jusqu'à 13 à 14 ans, où la taille est réciproquement de 148,6 pour les filles et de 145,1 pour les garçons.

L'année suivante, de 14 à 15 ans, les garçons passent à 153,8 et les filles se laissent distancer à 152,9. A partir de là, la taille restera plus élevée chez les garçons.

Pour les variations du poids suivant les sexes, il résulte de nos tables que dès l'âge de 9 à 10 ans les filles présentent un accroissement plus précoce que celui des garçons, vraisemblablement en rapport avec l'approche de la puberté.

De 9 à 10 ans, le poids des filles, jusque-là presque égal à celui des garçons, s'élève à 23 k. 900 au lieu de 23 k. 800. De 10 à 11 ans, le poids est pour les filles de 26 k. 600 au lieu de 25 k. 600 ; puis de 11 à 12, de 29 kilogrammes au lieu de 27 k. 700 ; puis de 12 à 13 de 33 k. 800 au lieu de 30 k. 100 ; de 13 à 14 de 38 k. 300 au lieu de 35 k. 700 ; de 14 à 15 de 43 k. 200 au lieu de 41 k. 900, et enfin de 15 à 16 les garçons reprennent le dessus avec 47 k. 500 au lieu de 46 kilogrammes pour les filles. La supériorité temporaire du poids des filles sur le poids des garçons a donc duré six années.

L'étude de ces chiffres démontre bien l'erreur dans laquelle est tombée M. Comby (1) lorsqu'il a voulu calculer par une formule mathématique le poids réciproque des garçons et des filles, en partant du poids de naissance un peu plus faible de ces dernières. Il dit que le poids des garçons à 15 ans serait de 46 kilogrammes et celui des filles de 36 kilogrammes seulement. Or ces dernières de 14 à 15 ans pèsent 43 k. 200 et les garçons seulement 41 k. 900. L'écart des chiffres fournis par l'observation de ceux donnés par des calculs théoriques est assez considérable pour être relevé.

Voici maintenant un tableau comparatif relatant nos résultats, ceux de Quételet, de Bowditch et de Rotch.

_____

(1) *Traité des maladies de l'enfance*, publié par MM. GRANCHER et COMBY.

Tables comparatives de croissance (Taille), contenant les résultats de Variot et Chaumet, ceux de Quételet, de Bowditch, de Rotch.

TABLEAU B

AGE	GARÇONS (Taille)				FILLES (Taille)			
	Quételet (1)	Bowditch	Morgan Rotch	Variot et Chaumet	Quételet	Bowditch	Morgan Rotch	Variot et Chaumet
1 à 2.	69.8	74.0	73.8	74.2	69.0	70.8	74.1	73.6
2 à 3.	79.1	83.4	84.5	82.7	78.1	80.2	82.3	81.5
3 à 4.	86.4	92.1	92.6	89.1	85.4	90.6	90.7	88.4
4 à 5.	92.7	100.3	98.2	96.8	91.5	97.4	97.0	95.8
5 à 6.	98.7	105.6	103.9	103.3	97.4	104.9	103.2	101.9
6 à 7.	104.6	111.1	109.3	109.9	103.1	110.1	108.3	108.9
7 à 8.	110.4	116.2	114.3	114.4	108.7	115.6	113.8	113.8
8 à 9.	116.2	121.9	119.4	119.7	114.2	120.9	118.9	119.5
9 à 10.	121.8	126.2	124.2	125.0	119.6	125.4	123.4	124.7
10 à 11.	127.3	131.3	129.2	130.3	124.9	130.4	128.3	129.5
11 à 12.	132.5	135.4	133.3	133.6	130.1	135.7	133.5	134.4
12 à 13.	137.5	140.0	137.7	137.6	135.2	141.9	139.7	141.5
13 à 14.	142.3	145.3	143.0	145.1	140.0	147.7	145.4	148.6
14 à 15.	146.9	152.1	149.7	153.8	144.6	152.3	149.8	152.9
15 à 16.	151.3	158.2	»	159.6	148.8	155.2	»	154.2

Les chiffres que nous avons obtenus par le calcul de nos moyennes d'une année à l'autre, sont bien comparables à ceux de Bowditch et de Rotch en Amérique, mais non à ceux de Quételet qui ont fait autorité cependant jusqu'à ces dernières années parmi nous.

Quételet mesurait ses sujets à date fixe, après une année entière révolue ; il ne dit pas d'ailleurs exactement sur combien d'enfants portaient ses mensurations. En général il prenait 10 ou 20 sujets types. Nous savons seulement qu'il a mesuré des enfants belges à Bruxelles, et que les chiffres qu'il a notés ne

(1) Quételet ayant mesuré les mêmes sujets d'année en année, le résultat absolu ne peut être comparé aux autres tables, qui sont dressées sur des individus compris entre deux années consécutives : 1 à 2, 2 à 3, etc.

sont pas rigoureusement applicables à des enfants parisiens ni
à des Français.

Mais les tables de Quételet doivent être considérées comme inexactes dans les années qui précèdent la puberté, aussi bien chez
les filles que chez les garçons. Il y a à ce moment une poussée
brusque de croissance qu'il a méconnue, parce qu'il était dominé
par des idées théoriques sur la régularité uniforme des manifestations de cette force.

En jetant un coup d'œil sur les chiffres obtenus par Bowditch
et par Rotch, on verra que nos chiffres de 10 à 15 ans se rapprochent sensiblement de ceux déjà relatés par ces observateurs,
quoiqu'il apparaisse que la poussée de la puberté soit plus précoce et plus forte dans nos climats.

TABLEAU C

indiquant (en centimètres) les maxima et minima de la taille,
dans les mensurations de Variot et Chaumet

AGE	GARÇONS			FILLES		
	Minima	Maxima	Moyen*	Minima	Maxima	Moyen*
1 à 2. . . .	68	84	74.2	65	84	73.6
2 à 3. . . .	72	93	82.7	71	92	81.8
3 à 4. . . .	81	101	89.1	75	99	88.4
4 à 5. . . .	85	107	96.8	84	111	95.8
5 à 6. . . .	91	117	103.3	88	117	101.9
6 à 7. . . .	95	125	109.9	94	123	108.9
7 à 8. . . .	99	127	114.4	95	128	113.8
8 à 9. . . .	102	132	119.7	107	133	119.5
9 à 10. . . .	111	141	125.0	111	142	124.7
10 à 11. . . .	118	144	130.3	115	145	129.5
11 à 12. . . .	121	151	133.6	119	151	134.4
12 à 13. . . .	122	155	137.6	121	159	141.5
13 à 14. . . .	128	166	145.1	128	167	148.6
14 à 15. . . .	136	171	153.8	131	167	152.9
15 à 16. . . .	140	181	159.6	142	167	154.2

TABLEAU D

Comparaison des résultats obtenus en établissant une moyenne
avec les chiffres de deux années consécutives.

*Ces résultats sont les plus comparables à ceux de Quételet qui mesurait
les mêmes individus au bout d'une année entière révolue.*

AGE	GARÇONS		FILLES	
	Quételet	Variot et Chaumet	Quételet	Variot et Chaumet
1 an	69.8	69.8	69.0	»
2 —	79.1	78.4	78.1	77.7
3 —	86.4	85.9	85.4	85.1
4 —	92.7	92.9	91.5	92.1
5 —	98.7	100.0	97.4	98.4
6 —	104.6	106.6	103.1	105.4
7 —	110.4	112.1	108.7	111.3
8 —	116.2	117.0	114.2	116.6
9 —	121.8	122.3	119.6	122.1
10 —	127.2	127.6	124.9	127.1
11 —	132.5	131.9	130.1	131.9
12 —	137.5	135.6	135.2	137.4
13 —	142.3	141 3	140.0	143.0
14 —	146.9	149.4	144.6	150.7
15 —	151.3	156.7	148.8	153.5

Pleurésie purulente enkystée bilatérale. — Empyème double. — Guérison,

par H. ESCHBACH, interne de l'hôpital des Enfants-Malades.

Nous avons l'honneur de présenter à la Société un jeune garçon auquel nous avons pratiqué deux empyèmes pour une pleurésie purulente bilatérale et qui a guéri de son affection.

Le jeune V... Albert, âgé de 7 ans, est né de parents encore jeunes et bien portants. Il ne présente pas de tare héréditaire et en est à sa première maladie.

Le début a été extrêmement brusque. L'enfant jouait encore le 22 décembre au soir. Il se réveille en pleurant et en gémissant dans le cours de la même nuit en proie à une gêne respiratoire considérable;

le lendemain matin il semble être sur le point d'étouffer, tant il peine pour respirer.

Il est amené par ses parents le 28 décembre après midi à l'hôpital des Enfants-Malades, où il entre dans le service de M. Variot

29 *décembre*. — *Au matin* nous trouvons l'enfant en proie à une dyspnée très vive et continue, assis sur son lit, anxieux. La respiration se fait avec peine ; le diaphragme est immobilisé et ne se contracte pas. En effet la paroi abdominale, rétractée et dure, au lieu de se soulever au moment de l'inspiration, se déprime davantage et est comme aspirée sous le rebord thoracique. Les muscles du cou au contraire, sont contracturés et tendus sous la peau ; les muscles accessoires de la respiration sont en jeu : le type respiratoire est d'une manière évidente le type costal supérieur. Ces efforts respiratoires sont entrecoupés par une toux quinteuse et douloureuse.

La température était hier soir à 39° ; elle est ce matin à 38°2.

L'exploration physique montre à la percussion une matité avec résistance au doigt étendue aux deux tiers inférieurs du poumon droit. L'auscultation laisse entendre un souffle ayant tous les caractères du souffle tubaire à la partie supérieure de la matité ; ce souffle se propage dans toute l'étendue de la zone mate mais diminue considérablement d'intensité dans les segments inférieurs.

Les éléments sont au complet pour établir le diagnostic de pneumonie du côté droit ; le degré de la dyspnée est seulement anormal, et la diminution dans l'intensité des signes stéthoscopiques à la base fait émettre des doutes sur la possibilité d'un épanchement pleural peu abondant à ce niveau.

31. — Les symptômes fonctionnels et les signes généraux ne sont aucunement modifiés. Les signes physiques à droite sont à peu de chose près exactement identiques ; une ponction exploratrice à la seringue de Pravaz reste négative. Mais à gauche de nouveaux signes commencent à se dessiner ; il existe une légère submatité et une respiration obscure à la base. L'intensité de la dyspnée semble dès lors expliquée par la bilatéralité des lésions : une pneumonie à droite, des phénomènes congestifs à gauche.

5 *janvier*. — La dyspnée persiste tenace et aussi vive. La tempéra=

ture s'est élevée jusqu'à 40° et se tient aux environs de 39°. La marche de la maladie, qui est à son dixième jour d'évolution, montre qu'il s'agit d'autre chose que d'une pneumonie franche :

A gauche, nous retrouvons à la base la submatité et la respiration obscure déjà perçues antérieurement ;

A droite, nous trouvons sous l'aisselle une matité de bois qui s'arrête à la ligne axillaire moyenne et se continue en arrière presque jusqu'à la colonne vertébrale ; elle remonte en haut sous le corps de l'omoplate, descend en bas jusqu'à la base du thorax, très atténuée à sa partie inférieure. Le murmure vésiculaire n'est plus entendu dans toute l'étendue de la matité. On perçoit seulement au point le plus mat, un peu en arrière de l'aisselle, un léger souffle qui se fait entendre par intermittences, mais qui est très net et constant à la limite supérieure de la zone mate. Ce souffle s'y entend aux deux temps de la respiration, il n'a pas l'éclat du souffle tubaire dont il se rapproche, il est beaucoup plus intense et plus bruyant que le souffle pleurétique. La voix arrive à l'oreille articulée et un peu éclatante ; l'absence d'égophonie est constatée à plusieurs reprises. La région sous-claviculaire correspondante rend à la percussion un son skodique ; la contracture des muscles de l'abdomen ne permet pas de juger si le foie est abaissé.

Une nouvelle ponction exploratrice, faite au point le plus mat, dans le 7e espace intercostal, amène cette fois du pus concret et bien lié. Nous évacuons aussitôt avec l'appareil aspirateur de Potain 300 grammes de pus environ ; ce pus se sépare dans le bocal en deux couches, l'une de pus concret inférieure, l'autre séreuse et louche supérieure.

La gravité de l'état du malade qui menace d'asphyxier, conduit à pratiquer aussitôt l'empyème ; l'intervention a lieu le soir même.

Intervention : nous incisons les téguments au point le plus mat, sur la 8e côte qui est réséquée sur une étendue de 4 à 5 centimètres ; puis la plèvre est ouverte. Nous pénétrons alors dans une vaste cavité renfermant encore du pus et des fausses membranes gélatineuses ; cette cavité remonte très haut en dedans le long de la colonne vertébrale, elle descend en bas jusqu'au diaphragme, et se prolonge en dehors sous l'aisselle. Le poumon est refoulé en avant.

L'examen microscopique du pus sur préparations directes, a montré l'existence de diplocoques encapsulés, conservant le Gram. Les cultures sur gélose n'ont pas poussé.

11. — L'amélioration qui a suivi l'empyème a été peu accusée. La température a baissé d'abord jusqu'à 38°, puis elle est remontée et elle dépasse maintenant le soir 39°. La dyspnée n'a pas cédé et a conservé les mêmes caractères. Cependant l'enfant ne souffre pas.

Le peu d'amélioration générale et l'aggravation des phénomènes ne paraissent pas expliquées par l'état du thorax du côté opéré. Le drainage se fait bien, le poumon se dilate, et la cavité a tendance à se rétrécir.

Nous revoyons le côté opposé de la poitrine, où existaient des signes de congestion. La base est mate sur un segment très localisé du thorax, puis elle est submate jusqu'à la pointe de l'omoplate ; au delà la percussion rend un son tympanique. La région sous-claviculaire est sonore. L'espace de Traube est sonore ; le cœur est gros, n'est pas refoulé. Les vibrations vocales sont assez nettement perçues dans la moitié supérieure du thorax, nullement dans la moitié inférieure. Le murmure vésiculaire est aboli dans la zone mate et submate. On devine cependant à la partie inférieure un bruit de déplissement pulmonaire qui paraît lointain. Plus haut, il existe un souffle, léger, voilé, vrai souffle pleurétique. L'égophonie est nette au niveau du souffle. Au-dessous, la voix n'est pas transmise. Il n'y a pas de pectoriloquie aphone. La respiration s'entend de nouveau à la partie supérieure de l'aisselle et dans toute la moitié supérieure du poumon.

Une ponction exploratrice donne issue à du liquide purulent. Nous évacuons au Potain 50 centimètres cubes de pus environ.

12. — Devant cette nouvelle pleurésie purulente, il faut, ou bien suivre la même technique que pour la première et risquer par là même un schok opératoire peut-être dangereux ; ou bien temporiser et risquer de prolonger l'infection. Or la dyspnée est vive, les forces du malade déclinent, l'enfant maigrit ; d'autre part, il y a huit jours déjà que la plèvre droite s'évacue par un large drainage, le poumon a repris une partie de la place perdue ; l'évolution et les symptômes montrent que la pleurésie gauche est aussi une pleurésie enkystée. Il

y a urgence ; nous pensons qu'il y a intérêt à évacuer le plus tôt et le plus complètement possible ce nouveau foyer purulent et sur les conseils de notre maître M. Variot nous pratiquons un nouvel empyème.

Intervention : notre incision porte au point mat sur la 8e côte. Elle est limitée en dehors par les limites mêmes de la zone mate ; nous la prolongeons en dedans jusqu'aux muscles de la gouttière vertébrale qui sont intéressés par la section ; la 8e côte est réséquée dans la région correspondante. La cavité ainsi ouverte, d'une contenance de 150 centimètres cubes environ, est pleine de pus et de fausses membranes ; elle est limitée en bas par le diaphragme, se prolonge vers l'aisselle.

L'intervention se passe sans incident ; la nuit qui suit est bonne : l'enfant repose. Le lendemain la dyspnée a diminué mais persiste encore. La température du matin est à 37°2 ; le soir elle est à 39°. A partir de ce moment la température oscille régulièrement du voisinage de 37°5 le matin à celui de 39° le soir, et ces grandes oscillations persistent jusqu'au 28 janvier. Elles diminuent alors d'amplitude et enfin du 1er au 3 février, c'est-à-dire au bout de trois semaines, la température tombe franchement à la normale dont elle ne s'est plus écartée.

Malgré la continuité de cette fièvre hectique, qui nous avait fait penser d'abord à l'existence d'un autre foyer suppuré, l'état général s'améliore aussitôt après l'intervention. La dyspnée s'apaisa peu à peu, l'appétit revint, et ce contraste entre l'apparence extérieure du malade et sa courbe thermique nous laisse durant toute cette période l'espoir d'une issue favorable.

Aujourd'hui, 20 février, l'enfant peut être considéré comme guéri.

Il est sorti de l'hôpital avec ses deux plaies intercostales fermées dans un bon état de nutrition au commencement de mars 1906.

Il reprend ses forces, augmente de poids ; il se lève, marche, joue, sa respiration est revenue dans toute l'étendue de sa poitrine et il ne lui reste plus, à droite et à gauche, que de petits trajets en bonne voie de cicatrisation.

Le choix s'offrait à nous entre la thoracentèse répétée et l'empyème ; nous pensons avoir suivi la voie qui ménageait le plus les forces du malade. Sans doute l'empyème double a déterminé des troubles graves, une fièvre prolongée à grandes oscillations ; mais il n'en reste pas moins vrai que l'évacuation du pus totale et immédiate a été aussitôt suivie de la sédation progressive de la dyspnée et du retour de l'appétit. Des thoracentèses répétées, qui n'arrivent jamais à vider complètement le foyer dans ces pleurésies à pneumocoques et à épaisses fausses membranes, qui sont même souvent incapables de l'empêcher de s'étendre, auraient seulement retardé la date de l'intervention et fait perdre un temps précieux pendant lequel se serait accentué l'épuisement du malade. La résection costale, discutable quand on la fait d'emblée dans l'empyème simple chez l'enfant, paraît indiquée au contraire dans le deuxième temps de l'empyème bilatéral, où il est indispensable d'assurer d'une façon absolue le drainage facile et efficace de la cavité purulente.

A huit jours d'intervalle, nous avons pensé que la deuxième intervention s'imposait. L'issue nous a donné raison, notre conduite a du reste été conforme à celle préconisée par Sutherland (1) lorsqu'on est assuré du cloisonnement des deux plèvres infectées.

Paradoxe de l'albuminurie intermittente (scarlatine, guérison),

par M. H. GILLET.

Voir un sujet préalablement albuminurique subir une scarlatine sans dommage pour son rein, voilà qui contredit un peu de justes appréhensions pronostiques ; mais constater, après cette scarlatine surajoutée, malgré une poussée d'albuminurie continue au lit, la guérison de l'albuminurie, voilà qui provoque la surprise.

C'est pourtant une telle observation qui sera consignée ci-dessous. Son caractère insolite, paradoxal nous la faisait laisser dans nos cartons depuis plusieurs années, mais la publication à propos

---

(1) SUTHERLAND, *The Lancet*, 9 juin 1894.

d'une communication récente (1) d'un fait analogue dû à M. le
Dʳ P. Le Gendre (2), et d'un autre assimilable à la suite d'infections autres, syphilis, paludisme, dû à M. le Dʳ A. Siredey (3),
nous engage à la présenter, aujourd'hui qu'elle ne marche plus
isolée.

Il s'agit d'une fillette, jeune fille maintenant, suivie depuis
mars 1896 jusqu'à ce jour. Sa très longue observation se trouve
consignée en détail dans un travail antérieur (4) jusqu'en janvier
1900 ; ici ne figurera que la suite encore très chargée en chiffres.

Pour résumer le commencement, il suffira d'indiquer qu'à
l'âge de 8 ans, 4 mois après avoir été soignée en ville pour une
néphrite aiguë primitive (anasarque, fièvre, albuminurie abondante), cette fillette a présenté une albuminurie intermittente, à
prédominance au moins la plus habituelle le matin et l'après-
midi, pas orthostatique vraie, mais disparaissant presque mathé-
matiquement par la position couchée, puisque la position horizontale gardée 6 mois a, pendant ces 6 mois, suspendu l'albuminurie. Chez elle, l'épreuve du bleu de méthylène donnait : début
de l'apparition du bleu non retardé, mais élimination prolongée
et, caractère particulier, intermittente. Pas de cylindres.

Donc : albuminurie intermittente, mais antécédent rénal net.

Voilà donc quelle était la situation depuis presque 4 ans, lorsque commencent les renseignements suivants terminant l'observation et dont cette première série d'analyses vont vous rendre
compte.

16 *février* 1900. — Depuis 2 ou 3 jours, phénomènes d'allure de
grippe, douleurs vagues du côté des hanches et des épaules.

Urine.

Matin : 8 h. matin à midi, 70 cc. Albumine disq. uriq. urob.

---

(1) H. Dufour, Albuminurie orthostatique. Scarlatine. Alimentation
Considérations sur l'albuminurie orthostatique. *Société médicale des hôpitaux*, 2 février 1906.

(2) P. Le Gendre, *Ibid.*, discussion.

(3) A. Siredey, *Ibid.*

(4) H. Gillet, *Albuminuries intermittentes (seconde enfance, adolescence*
J.-B. Baillière et fils, édit. 1902. Obs. IV, p. 39 et suiv.

ournée : midi à 5 h.   150 cc. Albumine disq. uriq. urob. indic.

oir : 5 h. à 9 h.   75 cc. Albumine disq. uriq. urob. indic.

uit : 9 h. à 8 h.   350 cc. 0   disq. uriq. urob.

22 *février*.

Urine.

latin : 8 h. matin à midi, 110 cc. Alb.   disq. uriq.

ournée : midi à 4 h.   160 cc. Alb.

oir : 4 h. à 9 h.   150 cc. Alb. (??)

Nuit : 9 h. à 8 h.   350 cc. 0

23 *février*.

Matin : 8 h. à midi,   250 cc. 0   disq. uriq.

Journée : midi à 4 h.   225 cc. 0

Soir : 4 h. à 7 h.   135 cc. Alb.   disq. uriq.

    7 h. à 9 h.   35 cc. Alb. (à peine).

Nuit : 9 h. à 8 h.   255 cc. 0

Mais voici que survient la scarlatine.

29 *mai* 1900. — Début d'une *scarlatine*, soignée en ville. Rien de spécial au point de vue de la scarlatine elle-même ; mais bien que la fillette reste absolument couchée, voici la note qu'on nous remet :

2 *juin*. — Beaucoup d'albumine dans l'urine, précipité blanc abondant.

3. — Encore pas mal d'albumine, mais moins ; toutefois *albuminurie continue* et non intermittente.

A partir du 4 juin, plus d'albumine.

3 *juillet*.

Urine.

Matin : 8 h. à midi,   350 cc. 0   disq. uriq. urob.

urnée : midi à 4 h. 1/2 110 cc. ?   disq. uriq. urob. indic.

ir : 4 h. 1/2 à 9 h.   100 cc. 0   disq. uriq. urob. indic.

t : 9 h. à 8 h.   210 cc. 0   disq. uriq. urob. indic.

juillet.

in : 5 h. à midi   90 cc. Alb. (lég. nub.) disq. uriq. urob. indic.

rnée : midi à 5 h.   130 cc. 0   disq. uriq. urob. indic.

ir : 5 h. à 9 1/2   100 cc. 0   disq. uriq. urob. indic.

ut : 9 h. 1/2 à 8 h.   175 cc. 0   disq. uriq. urob. indic.

Exostose minime sur le condyle interne du fémur droit, venue depuis la scarlatine ; un peu douloureux.

6 *février* 1901.

Urine :

Matin : 7 h. 1/2 à 9 h.	22 cc. Alb.	disq. uriq. **urob.**
9 h. à midi 1/2.	60 cc. Alb. (?)	disq. uriq. **urob. indic.**
Journée : midi 1/2 à 2 h. 1/4.	48 cc. 0	disq. uriq. **urob. indic.**
2 h. 1/4 à 7 h. 1/2.	48 cc. 0	disq. uriq. **urob. indic.**
Nuit : 7 h. 1/2 à 8 h.	200 cc. 0	disq. uriq. **urob. indic.**

Cet examen précède de peu la première apparition des règles, qui a eu lieu le 14 février.

8 *décembre*. — Laryngite catarrhale. La mère, habituée à faire l'examen par l'acide nitrique n'a pas constaté d'albumine.

15 *janvier* 1902.

Matin : 8 h. à midi.	60 cc. 0 large	disq. uriq. **urob. indic.**	
Journée : midi à 4 h.	146 cc. 0	disq. uriq. **uroéryth.**	
4 h. à 6 h.	110 cc. 0	—	**uroéryth.**
Soir : 6 h. à 10 h.	205 cc. 0	—	**uroéryth.**
Nuit : 10 h. à 8 h.	206 cc. 0	—	**urob. indic.**
16 *janvier*.			
Matin : 8 h. à 1 h.	110 cc. 0	—	**urob. indic.**
Journée : 1 h. à 4 h.	140 cc. 0	—	**urob.**
Soir : 4 h. à 7 h.	115 cc. 0	—	**urob.**
7 h. à 10 h.	155 cc. 0	—	**uroéryth.**
Nuit : 10 h. à 8 h.	325 cc. 0	—	**uroéryth.**

Pendant ces examens, régime surtout végétarien et eau, mais aujourd'hui, exceptionnellement, viande et eau rougie.

17 *janvier*.

Matin : 8 h. à 1 h.	120 cc. 0	disq. uriq. **uroéryth.**	
Journée : 1 h. à 7 h.	250 cc. 0	—	—
Soir : 7 h. à 10 h.	190 cc. 0		
Nuit : 10 h. à 8 h.	370 cc. 0		
18 *janvier*.			
Matin : 8 h. à 1 h.	110 cc. 0	—	**urob. indic.**
Journée : 1 h. à 4 h.	215 cc. 0	—	— —

Soir : 4 h. à 9 h.   215 cc. 0   disq. uriq. urob. indic.

Nuit : 9 h. à 8 h.   250 cc. 0   —   —   —

19 *janvier*.

Matin : 8 h. à 1 h.   75 cc. 0   —   —   —

Journée : 1 h. à 6 h.   180 cc. 0

Soir : 6 h. à 9 h.   150 cc. 0   —

Nuit : 9 h. à 8 h.   320 cc. 0   —   uroéryth.

20 *janvier*.

Matin : 8 h. à 1 h.   100 cc. 0

Journée : 1 h. à 6 h. 230 cc. 0   —

Soir : 6 h. à 10 h.   120 cc. 0   —   urob. mucus.

Nuit : 10 h. à 8 h.   165 cc. 0   —   urob. uréoryth.

21 *janvier*.

Matin : 8 h. à 1 h.   110 cc. Alb. disq. uriq. urée urob. indic.

(à peine un nub.)

Journée : 1 h. à 6 h. 160 cc.   0   —   urob.

Soir : 6 h. à 10 h.   144 cc.   0   —   —

Nuit : 10 h. 8 h.   352 cc.   0   —   uroéryth.

22 *janvier*.

Matin : 8 h. à midi   132 cc.   0   —   urob.

Journée : midi à 4 h. 173 cc.   0   —   uroéryth. urob.

Soir : 4 h. à 7 h.   140 cc.   0   —   uroéryth.

        7 à 10 h.   110 cc.   0   —   uroéryth.

Nuit : 10 h. à 8 h.   220 cc.   0   —   urob. uroéryth.

23 *janvier*.

Matin : 8 h. à 1 h.   90 cc.   0   —   urob. indican (?)

Journée : 1 h. à 6 h. 176 cc.   0   —   urob.

Soir : 6 h. à 10 h.   100 cc.   0   —   urob. uroéryth.

Nuit : 10 h. à 8 h.   410 cc.   0   —   uroéryth.

A ses règles à partir du 24 jusqu'au 28.

29 *janvier*.

Matin : 5 h. à 1 h.   140 cc.   0   —   uroéryth. urob.

                                                      (très peu)

Journée : 1 h. à 6 h. 145 cc.   0   —   —

Soir : 6 h. à 8 h.   50 cc.   0   —

Soir : 8 h. à 10 h. 56 cc. 0 disq. uriq. uroérith. urob.

Nuit : 10 h. à 8 h. 253 cc. 0 — — —

 30 *janvier*.

Matin : 8 h. à 1 h. 190 cc. 0 — —

Journée : 1 h. à 6 h. 235 cc. 0 — —

Soir : 6 h. à 10 h. ? 0 — —

Nuit : 10 h. à 8 h. 500 cc. 0 —

 31 *janvier*.

Matin : 8 h. à 1 h. 125 cc. 0 —

Journée : 1 h. à 5 h. 215 cc. 0 —

Soir : 5 h. à 8 h. 155 cc. 0 disq. uriq. — —

Nuit : 8 h. à 8 h. 355 cc. 0 — urob. indic.

 14 *février*.

Matin : 8 h. à 1 h. 96 cc. 0 — urob.

Journée : 1 h. à 7 h. 282 cc. 0 urob.

Soir : 7 h. à 9 h. 130 cc. 0 disq. uriq. —

Nuit : 7 h. à 8 h. 236 cc. 0 urob. indic.

 19 *février*.

Pharyngo-laryngite. Badigeonnage à la teinture d'iode au devant de la poitrine, gargarismes boriqués, tisane d'eucalyptus.

 23 *février*.

Urine soir : ? 0 disq. uriq. urob.

(veille des règles)

 2 *mai*.

Matin : 8 h. à 10 h. 76 cc. 0 phosphates. urob. indic.

Journée : 10 h. à 4 h. 250 cc. 0 disq. uriq. — —

Soir : 4 h. à 10 h. 96 cc. 0 — — —

Nuit : 10 h. à 8 h. 390 cc. 0 urob.

28 *décembre*, a été 6 mois à la campagne, revient en assez bon état : à 14 ans 9 mois poids 59 k. 650 ; taille 1 m. 58, périmètre thoracique (milieu du sternum) 58, mais a été 3 mois non réglée, *hydro-adénite*, aisselle gauche.

 12 *décembre*. *Urine* matin. ? 0

Matin : 8 h. à midi 1/2, 134 cc. 0 disq. uriq. uroéryth.

Journée : midi 1/2 à 5 h. 1/2 270 cc. 0 disq. uriq. mucus.

Soir : 5 h. 1/2 à 10 h.   100 cc. 0 — (très abond.) urob. indic.

Nuit : 10 h. à 8 h.   ·   515 cc. 0 — (abondant). uroéryth.

  Nouvelle *hydro-adénite*, aisselle gauche.

  18 *décembre*.

Matin : 8 h. à midi 1/2   110 cc. 0   disq. urob. indic.

Journée : midi 1/2 à 5 h.   130 cc. 0   —   —

Soir : 5 h. à 9 h.   150 cc. 0

Nuit : 9 h. à 8 h.   330 cc. 0   —   uroéryth.

  19 *décembre*.

Matin : 8 h. à 1 h.   160 cc. 0

Journée : 1 h. à 7 h.   120 cc. 0

Soir : 7 h. à 10 h.   290 cc. 0

Nuit : 10 h. à 8 h.   400 cc. 0

  Pas de sucre.

  8 *janvier* 1903.

  Poussée, du côté de l'exostose signalée en juillet 1900, après la scarlatine.

  13 *novembre*.

Matin : 8 h. à 1 h.   140 cc. 0 disq. uriq.   urob.   (peu
                                                                        indic.   (peu

Jour et soir : 1 h. à 8 h.   290 cc. 0 —   —   —

Nuit : 8 h. à 1 h.   240 cc. 0 —

  Vient d'avoir ses règles, bien normalement.

  24 *décembre*. — *Furoncle* à la narine gauche.

  30 *décembre*.

Matin : 8 h. à 1 h.   168 cc. 0   uroéryth. indic. (peu)

Journée : 1 h. à 5 h.   150 cc. 0   —   —

Soir : 5 h. à 9 h.   130 cc. 0 disq. uriq. (léger) —   —

Nuit : 9 h. à 5 h.   240 cc. 0 disq. uriq.   —   —

  9 *janvier*. — *Hydro-adénite*, aisselle droite, règles, quelques caillots. Pansement phéniqué, levure de bière fraiche. Bains sulfureux. La levure provoque la diarrhée.

  11 *janvier* (fin des règles).

Journée : 2 h. 1/2 à 5 h. 154 cc. Mucine disq. uriq. urob. indic.
                                                              mucus.

Soir : 5 h. à 10 h.   180 cc. 0   disq. uriq.   urob.

Nuit : 10 h. à 8 h.   470 cc. 0   .   —   —

18 *janvier*.

Matin : 8 h à 1 h.   70 cc. 0   indican.

Journée : 1 à 8 h.   200 cc. 0

Nuit : 8 à 8 h.   370 cc. 0   urob.

On doit cesser la levure de bière, à cause de la diarrhée.

4 *mars*.

Matin : 8 h. à midi   118 cc. 0   urob. indic.

Jour et soir : midi à 8 h.   212 cc. 0   —

Nuit : 8 h. à 1 h.   220 cc. 0   disq uriq. urob.

26 *mars*. — A maigri : 56 k. 500. Légère atteinte de grippe. Badigeonnage iodé, tisane d'eucalyptus.

16 *juin*. — Angine herpétique. Gargarismes boratés.

2 *février* (l'avant-veille de ses règles). — Adénopathie cervicale légère.

Matin : 8 h. à midi,   92 cc. Alb. (très minime) (passage d'urine
                                 pour faire la preuve de la mucine.

Journée : midi à 5 h.   120 cc. 0   disq. uriq. urob. indic.

Soir : 5 h. à 10 h.   150 cc. 0   —   —   .

Nuit : 10 h. à 8 h.   246 cc. 0

3 *février*.

Matin : 8 h. à midi,   112 cc. 0   —

Journée : midi à 8 h.   118 cc. 0   urob.

Soir : 8 h. à 10 h.   118 cc. 0

Nuit : 10 h. à 8 h.   202 cc. 0 disq. uriq. urob. indic.

Donc, dans ces très nombreux examens fractionnés d'urine, pour ainsi dire, *jamais d'albumine depuis la scarlatine* ; les trois seules fois en tout, en 5 ans, sur 109 résultats, obtenus sur des séries d'examen portant sur plusieurs jours à la file, une fois 9 jours consécutifs, où l'on put déceler de l'albumine, mais en quantité infime, et en se mettant dans les meilleures conditions de sensibilité des réactifs, appartient à des périodes immédiatement pré ou post-caténiales, c'est-à-dire à un moment où il est très difficile d'affirmer qu'il ne se mêle pas à l'urine quelque produit de sécrétion génitale sanguinolente.

On peut donc, ce semble, après ces 5 ans de constatations répétées et concordantes, admettre la guérison de l'albuminurie intermittente chez le sujet en question.

En même temps que la scarlatine amenait à sa suite la cessation de l'albuminurie, elle provoquait l'apparition d'une exostose épiphysaire. Ce détail pourra peut-être avoir une valeur, lorsqu'on voudra rechercher le mécanisme de la guérison paradoxale de l'albuminurie. On peut en effet supposer que, du fait de la scarlatine, prend naissance une substance qui peut manifester une action formatrice sur les épithéliums rénaux comme sur les cellules de cartilage.

C'est, ce semble, tout ce qu'on est en droit de conclure, en attendant, de ces quelques faits de guérisons paradoxales d'albuminurie consécutivement à des infections.

Peut-être faudrait-il aussi espérer voir s'ouvrir une nouvelle voie thérapeutique ; mais rien n'a encore été tenté dans ce sens.

Un cas de laryngo-typhus,

par MM. B. Weill-Hallé et Lemaire-Henri.

(Travail du service de M. Marfan).

Le malade qui fait l'objet de cette observation a présenté une série de symptômes, d'analyse complexe, dont l'évolution a donné lieu à divers problèmes cliniques. L'autopsie et l'examen microscopique des organes ont confirmé le diagnostic de laryngo-typhus et nous ont permis d'ajouter un document nouveau à l'étude de cette affection dans l'enfance :

Odette Kr..., 4 ans 1/2.

Entre le 21 septembre 1905, au pavillon des douteux.

Il n'y a rien de spécial à noter dans les antécédents héréditaires.

L'enfant aurait eu le croup à dix mois, des bronchites fréquentes et des hémoptysies depuis l'âge de onze mois. Il a eu la rougeole il y a quinze jours

Le 17 septembre, l'enfant est pris de frissons, de vomissements glaireux et il se met à tousser : le 20, une conjonctivite apparaît. On ne constate ni angine, ni éruption, et l'enfant entre dans le service d'ophtalmologie.

Il reçoit, le 27 septembre, pour sa conjonctive devenue pseudo-membraneuse une injection de 30 centimètres cubes de sérum de Roux. Cette injection est suivie dans les vingt-quatre heures d'un érythème sérique.

13 *octobre*. — La température jusque-là restée voisine de la normale, s'élève au-dessus de 38°. L'enfant passe à la salle Parrot où l'on constate un peu de rhino-pharyngite et quelques frottements-râles au sommet du poumon gauche en arrière.

16. — L'auscultation indique l'existence d'un souffle au sommet gauche au voisinage du hile, coïncidant avec de la submatite dans la même région. On pose le diagnostic d'adénopathié trachéo-bronchique, qui paraît expliquer en outre une dyspnée légère accompagnée d'un peu de dysphonie.

D'autre part, la température qui, depuis le 12 octobre s'est élevée progressivement, atteint 40° le 16 octobre, et se maintient presque en plateau jusqu'au 21.

De plus, des taches rosées apparaissent ; la rate est grosse, et l'on pense à l'apparition d'une fièvre typhoïde.

Le séro-diagnostic pratiqué est négatif au 1/30.

L'hypertrophie de la rate qui est extrême (la limite inférieure de cet organe atteint une ligne horizontale passant par l'ombilic), la consistance ligneuse, l'aspect purpurique des taches rosées joint à l'adénopathie trachéo-bronchique, font penser qu'il s'agit peut-être d'une leucémie lymphogène ; mais l'examen du sang est contraire à cette hypothèse.

30. — La dyspnée s'exagère brusquement, un tirage violent apparaît et l'enfant entre d'urgence pour être tubé au service de la diphtérie.

Le tubage est pratiqué à 5 heures du soir et l'enfant reçoit 20 centimètres cubes de sérum anti-diphtérique. Deux heures après l'injection se produit un urticaire intense et généralisé. Cet érythème persiste vingt-quatre heures et disparaît sans laisser de tracé.

1er novembre. — La température se maintient à 39°. L'abdomen est tympanisé, il y a de la submatité dans la fosse iliaque droite. On ne constate plus de taches rosées. La rate offre les caractères décrits plus haut, le foie déborde largement les fausses côtes. Le cœur est normal.

L'examen des poumons révèle en arrière et à droite une zone de matité et des râles muqueux à bulles fines dans la fosse sous-épineuse. Il y a de la submatité au niveau du hile gauche. L'examen de la gorge est négatif, la langue est un peu dépouillée.

L'examen bactériologique du mucus pharyngé pratiqué sur tube de sérum ne donne que des cocci.

Le diagnostic reste hésitant entre une adénopathie trachéo-bronchique avec compression du récurrent et un laryngo-typhus.

Le séro-diagnostic pratiqué à nouveau se montre positif au 1/40.

Cette constatation rend plus vraisemblable le diagnostic de laryngo-typhus.

2. — On détube l'enfant.

Le tube est noir au niveau de la tête et sur les parties antéro-latérales du ventre.

Le retubage s'impose aussitôt par le fait d'une asphyxie imminente.

Les altérations du tube extrait font prévoir l'existence d'ulcérations dans la région vestibulaire et sous-glottique.

L'ensemencement du mucus contenu dans le tube ne donne que des cocci.

6. — On détube l'enfant, le tube est encore altéré, très noir à la tête, au ventre et à l'extrémité inférieure.

Le retubage est encore immédiatement nécessaire, l'enfant asphyxiant dès l'extraction du tube.

8. — Le tube est rejeté à 5 heures du soir, une réintubation immédiate est pratiquée avec quelque difficulté. L'enfant est en état de mort apparente pendant quelques minutes. La respiration artificielle le ranime. A 10 heures du soir, le tube est rejeté de nouveau, l'enfant est aussitôt asphyxique et en état de mort apparente. Des essais infructueux de tubage sont suivis d'une trachéotomie. Malgré la respiration artificielle prolongée, l'enfant succombe.

Autopsie. — A l'ouverture du thorax. on constate des adhérences pleurales peu épaisses au niveau de la partie externe des lobes supérieurs des deux poumons.

La section des poumons montre des nodules péri-bronchiques de broncho-pneumonie peu abondants à la base gauche. En aucun point on ne peut relever de lésions tuberculeuses appréciables microscopiquement.

A l'origine des bronches, se trouvent des ganglions volumineux et adhérents ; les ganglions prétrachéobronchiques sont les plus hypertrophiés. La bronche droite est nettement comprimée au niveau de son bord supérieur.

Les pneumogastriques et les récurrents ne semblent pas comprimés, réserve faite peut-être pour le récurrent gauche. Le cœur ne présente pas de lésion apparente au point de vue macroscopique.

Le foie pèse 730 grammes, il est congestionné. La rate pèse 180 grammes : elle est grosse, dure, sa coupe montre un semis de grains blanchâtres répondant aux corpuscules de Malpighi nettement hypertrophié. L'intestin grêle est le siège d'une hypertrophie diffuse des follicules lymphoïdes isolés ou agminés. Les plaques de Peyer très saillantes ne paraissent guère ulcérées. Il n'y a pas de perforation. Le péritoine ne contient pas de liquide. Les reins sont atteints de congestion banale. Aucune lésion macroscopique n'est relevée du côté des centres nerveux.

Examen du larynx. — L'examen extérieur du larynx et de l'épiglotte n'offre rien de particulier. L'incision de l'organe permet de voir les lésions suivantes : il existe des ulcérations n'atteignant que la muqueuse, localisées sur la face interne des replis aryténo-épiglottiques et à la base de l'épiglotte. Au niveau de l'anneau cricoïdien sur la ligne médiane et antérieure, une ulcération profonde cratériforme, lenticulaire, du diamètre de 4 millimètres intéresse non seulement la muqueuse, mais aussi le cartilage qui est comme sectionné verticalement. Le périchondre est décollé. La section pratiquée pour l'examen du larynx au niveau du chaton cricoïdien met en évidence de la chondrite avec décollement du périchondre.

L'*examen histologique* a porté sur l'intestin, la rate et le larynx.

Intestin : à un faible grossissement la coupe intéressant une plaque

de Peyer, montre l'aspect suivant : épaississement de la paroi intestinale portant essentiellement sur la muqueuse, la plaque de Peyer
occupe en effet à elle seule la moitié de la paroi. A son niveau, les
glandes paraissent complètement absentes.

Dans les régions voisines, elles sont associées par une infiltration
abondante des espaces conjonctifs.

A un fort grossissement, on constate, toujours au niveau de la plaque de Peyer, une diffusion extrême de l'infiltration lymphocytique ;
de nombreuses bandes de tissu conjonctif traversent la plaque de
Peyer indiquant un début de sclérose. Au voisinage de l'épithélium
on retrouve quelques vestiges de glandes fortement comprimées par
le tissu conjonctif infiltré. Les noyaux des cellules épithéliales et
des cellules conjonctives sous-jacentes se colorent mal ; les éléments
semblent atteints de nécrose. Les artérioles de l'intestin montrent des
lésions d'endo et de périartérite. Les différents procédés de coloration
ne permettent pas de mettre en évidence des formes bacillaires rappelant le bacille d'Eberth.

Rate. — A un faible grossissement les corpuscules de Malpighi paraissent très hypertrophiés et mal délimités. Les bandes conjonctives sont élargies. Les vaisseaux apparaissent nettement, ont leurs parois épaissies. A un fort grossissement les corpuscules montrent une
prolifération lymphocytique considérable qui se diffuse dans la pulpe
voisine. De plus, le tissu réticulé est très hypertrophié, surtout au niveau des vaisseaux à la périphérie du follicule et dans la pulpe.

Larynx. — L'examen histologique porte sur une coupe de la muqueuse de la paroi postérieure du larynx et sur une coupe de la paroi
laryngée intéressant le chaton cricoïdien. La muqueuse laryngée
est dépouillée de son épithélium, elle est le siège d'une infiltration
diffuse, infiltration prédominante dans la couche sous-épithéliale. En
certains points, une prolifération cellulaire considérable rappelle les
plaques de Peyer intestinales. A un fort grossissement, on constate
que les éléments en sont des lymphocytes nombreux mêlés à des polynucléaires. Des colorations faites à l'aide du bleu ammoniacal montre des micro-organismes variés, cocci, quelques gros bâtonnets et
de petits éléments bacillaires offrant parfaitement l'aspect morpholo-

gique du bacille d'Eberth. Les colorations faites par la méthode de Gram ne montrent que les premiers éléments, cocci et gros bâtonnets.

La coupe pratiquée au niveau du chaton cricoïdien indique les mêmes lésions de la muqueuse, elle montre en outre une infiltration leucocytique au périchondre, avec nécrose au voisinage du décollement. Une dégénérescence des cellules cartilagineuses affecte la zone antéro-inférieure du chaton du cricoïde.

Les constatations anatomiques et histologiques permettent d'affirmer, qu'il s'agissait bien ici d'un cas de laryngo-typhus développé au dix-huitième jour d'une fièvre typhoïde. Cette fièvre typhoïde avait eu jusque-là une évolution relativement bénigne. Il faut noter toutefois que l'enfant avait été récemment atteint d'une rougeole qui a sans doute joué un rôle prédisposant pour la localisation laryngée de la maladie.

L'adénopathie trachéo-bronchique constatée cliniquement et vérifiée à l'autopsie a pu faire songer à une paralysie récurrentielle. Nous aurions pu soulever aussi l'hypothèse d'une paralysie typhique des muscles du larynx. Les travaux de Lüning, de Tissier, de Boulay et Mendel, de Mollard et Bernoud ont en effet signalé des paralysies laryngées consécutives à la fièvre typhoïde ; ces paralysies ont nécessité la trachéotomie, et le port prolongé sinon définitif d'une canule.

Il nous a manqué le contrôle de l'examen laryngoscopique, rendu impossible par l'état d'asphyxie du malade, pour écarter tout à fait ces deux hypothèses.

Mais, dès le premier détubage la constatation des altérations du tube nous fait penser qu'il existait des ulcérations de la muqueuse laryngée.

L'examen anatomique nous a permis de mettre ces ulcérations sur le compte de la fièvre typhoïde. En effet, les altérations profondes de la muqueuse, la péri-chondrite, la nécrose des cartilages sont assez particulières au laryngo-typhus.

Le microscope nous a montré une dissémination du tissu adénoïde du larynx avec un œdème assez notable du tissu conjonc.

tif voisin, toutes lésions que Eppinger considère comme caractéristiques des ulcérations typhiques du larynx.

La présence de bacilles que leur morphologie et leurs affinités
colorantes permettent de considérer avec quelque vraisemblance
comme des bacille d'Eberth, est un appoint de plus à la justifica-
tion de ce diagnostic. Nous n'avons trouvé mention de cette recherche que dans deux travaux : l'un de Lucatello, l'autre de
Schultz ; ce dernier a pu la corroborer par l'isolement et la culture
du bacille, identifié ensuite par la réaction de Widal.

Le rôle des ulcérations typhiques dans la pathogénie de cette
sténose laryngée peut être discuté. On peut se demander en effet
si elles ont provoqué par leur présence le spasme laryngé, ou
si l'œdème diffus suffisait seul à déterminer cette sténose, ou enfin, si elles s'accompagnaient de lésions nerveuses paralytiques.
A notre avis, il faut écarter la dernière hypothèse en raison de la
précocité relative des accidents laryngés ; les cas de paralysie
rapportés ne s'observent en général que très tardivement dans
la convalescence. On doit admettre ici l'action combinée de
l'œdème et du spasme pour expliquer les deux stades successifs
de troubles phonatoires avec dyspnée légère, puis de dyspnée
violente et brusque.

Un dernier point intéressant concerne l'intervention logique
dans les cas de ce genre. Convient-il de préférer le tubage à la
trachéotomie ? Etant donné les lésions profondes du larynx, il
nous semble que le contact d'un tube sur une muqueuse si altérée
ne peut être que nuisible au processus de cicatrisation.

En outre, le tubage ne pourrait être de courte durée ; il le
faudrait prolonger plusieurs semaines, la dyspnée et l'asphyxie
sont en effet à craindre tant que les ulcérations ne sont pas cica-
trisées ; or, la réparation de lésions aussi profondes ne peut être
que lente. Ajoutons que des arthrites ary-cricoïdiennes, des paralysies des muscles de la glotte, peuvent rester comme séquelles
du laryngo-typhus, entretenir la sténose et l'on comprendra
mieux encore que dans les cas de manifestations laryngées typhiques, il faut préférer la trachéotomie au tubage.

Quelle que soit l'intervention, le pronostic reste très sombre, les statistiques produites par les auteurs que nous avons cités montrent une terminaison fatale dans la moitié des cas d'accidents laryngés graves. Parmi les survivants la plupart sont condamnés au port définitif d'une canule.

Thrombose cardiaque et embolie pulmonaire au cours d'une diphtérie maligne,

par MM. B. WEILL-HALLÉ et LEMAIRE HENRI.

Nous avons l'honneur de présenter les poumons et le cœur d'un sujet soigné dans le service de notre maître M. Marfan. Cette observation est un appoint à l'histoire encore incomplète des thromboses cardiaques et de la production des embolies pulmonaires au cours de la diphtérie. Dans l'ouvrage de M. Marfan « Leçons cliniques sur la diphtérie » et dans un mémoire antérieur de l'un de nous, on trouvera les quelques indications bibliographiques qui s'y rapportent : à celles-ci nous devons ajouter une observation que M. Escherich a présentée le 1er février dernier à la Société de médecine interne de Vienne.

Guill... Paul, âgé de 4 ans.

Entre au pavillon de la diphtérie le 7 décembre 1905, pour angine pseudo-membraneuse.

Cet enfant n'a eu, comme maladie infectieuse, jusqu'à ce jour, que la rougeole. Il se plaint de la gorge depuis trois jours. La toux est un peu rauque, la voix normale. A l'entrée : injection de 30 centimètres cubes de sérum.

8 décembre : examen. — Exsudat pseudo-membraneux à caractère nécrotique, très étendu, couvrant toute la paroi postérieure du pharynx, les piliers postérieurs du voile du palais, les amygdales, engaînant la luette.

Œdème généralisé au cou, et adénopathies cervicales.

Coryza bilatéral érosif et hémorrhagique. Epistaxis assez abondante.

L'auscultation, la percussion du poumon et du cœur ne dénotent rien d'anormal.

Le pouls est rapide (130), mais bien frappé et régulier. Tension mesurée au sphygmomanomètre Potain : 9 1/2.

Le foie et la rate sont normaux. Les urines contiennent des traces d'albumine. L'examen bactériologique de l'exsudat de la gorge montre l'existence de bacilles diphtériques longs.

Température : 38°6 ; 39°. On porte le diagnostic de dyphtérie maligne.

Traitement. Nouvelle injection de 30 centimètres cubes de sérum anti-diphtérique.

9. — Même exsudat de la gorge, même œdème du cou. Le premier bruit du cœur s'est affaibli, les deux bruits tendent à s'égaliser : il y a une ébauche d'embryocardie. La matité cardiaque n'est pas augmentée. Tension artérielle : 7 1/2. Pouls : 120, mais régulier. Le foie est normal. Injection de 20 centimètres cubes de sérum et de 1 centimètre cube d'huile iodée.

10. — L'exsudat de la gorge est moindre, l'œdème du cou a diminué. Le cœur et le pouls sont dans le même état que la veille. Température : 37°7 ; 38°5. Injection de 10 centimètres cubes de sérum.

Potion au formiate de soude.

11. — L'exsudat pseudo-membraneux diminue ; il laisse à sa place une surface d'aspect nécrotique. L'œdème du cou a disparu.

Le cœur a des bruits égaux entre eux ; le rythme est embryo-cardiaque. La matité cardiaque s'est agrandie, le bord droit de celle-ci déborde nettement la ligne médio-sternale. Pouls : 140. Tension artérielle : 7. Le foie est un peu hypertrophié, son bord inférieur descend à un travers de doigt au-dessous des fausses côtes. Toute trace d'albumine a disparu. Température : 38°7 ; 38°3. Injection de caféine et d'huile iodée.

12. — Même état. Température : 38°8 ; 38°6.

13. — Sa gorge est nettoyée. L'œdème du cou complètement disparu a laissé une adénopathie cervicale simple. Le cœur a des bruits mieux frappés. Pouls : 120. Tension artérielle : 9 1/2. Le foie déborde toujours. Poumon normal. Apparition d'un érythème scarlatiniforme sur le thorax prédominant aux aisselles. La langue est dépouillée. Température : 38°7 ; 38°6.

14. — Légère paralysie du voile du palais. Le cœur est dans un état fonctionnel moins bon que la veille. L'aire de sa matité a encore augmenté. Les bruits et les silences sont égaux entre eux ; l'embryo-cardie est manifeste. Pouls : 140. Tension : 7.

L'hypertrophie hépatique persiste. La percussion et l'auscultation pulmonaire ne révèlent rien de particulier. Température : 37°9 ; 38°7. Injection de caféine.

15. — Même état que la veille. L'examen du cœur, du foie, du poumon ne montre rien de nouveau. Température : 38°4 ; 39°.

16. — A midi, l'enfant est pris d'une toux sèche et d'une violente dyspnée. Le début de ces accidents est brusque. La dyspnée a bientôt un caractère angoissant, elle s'accompagne rapidement d'un certain degré de cyanose. Cette cyanose va croissante.

L'examen du sujet permet de constater que les bruits du cœur sont très rapides, irréguliers et faibles, que le poumon droit présente une zone nette de submatité à sa base où l'oreille perçoit des bouffées de râles muqueux à bulles fines.

Cinq heures après le début de ces phénomènes, l'enfant meurt asphyxié.

Autopsie. — A l'ouverture de la cavité thoracique, nous n'avons pas trouvé de liquide épanché dans la plèvre. Le poumon gauche est sain. Le poumon droit est le siège d'un gros foyer d'apoplexie pulmo-naire occupant tout le lobe inférieur. A l'examen de sa surface, ce lobe apparaît noirâtre. A la coupe, il est facile de voir qu'il est le siège d'une suffusion sanguine qui l'a envahi tout entier. Celle-ci est sur-tout marquée à la partie postéro-externe de ce lobe inférieur. En ce point, deux taches plus foncées couleur noir truffe tranchent sur le reste de la surface. L'ouverture de l'artère pulmonaire et de ses branches permet de retrouver un caillot organisé situé dans un rameau de la branche droite de ce vaisseau.

Le cœur, sectionné d'abord au niveau de sa pointe, est décoloré. La décoloration porte surtout sur la partie sous-endocardique du myo-carde. Les deux ventricules, le droit surtout, sont remplis de deux énormes caillots. Ces caillots, cruoriques à leur centre, sont fibrineux dans leur partie périphérique qui adhère fortement aux parois ven-triculaires.

Ces caillots se prolongent dans l'artère pulmonaire et dans l'aorte. Il n'existe aucune lésion macroscopique d'endocardite valvulaire.

Le foie présente sur sa surface convexe des taches de décoloration dites taches du foie infectieux. A la coupe, il ne paraît pas congestionné, mais sa couleur est jaune chamois. Les autres organes de la cavité abdominale ne présentent rien d'anormal. On n'y trouve pas la trace d'un infarctus récent.

L'examen microscopique a porté sur le caillot de la branche de l'artère pulmonaire et sur le cœur. Le caillot apparaît nettement formé d'un épais réticulum fibrineux enserrant des globules sanguins. En plusieurs points, au centre du caillot, l'examen microscopique a montré l'existence de quelques amas de cocci.

Le cœur apparaît assez profondément lésé. Les fibres cardiaques sont dissociées, le tissu conjonctif interstitiel est en effet le siège d'un œdème marqué. La structure fibrillaire d'un grand nombre de cellules musculaires a disparu : ces cellules se colorent uniformément comme un bloc compact. La striation transversale est en mains endroits effacée. Les noyaux, s'ils ne paraissent pas en voie de multiplication, sont déformés.

Les vaisseaux du myocarde sont très apparents, leur paroi épaissie, ils sont le siège d'un processus de périartérite.

L'endocardite pariétale est manifeste.

En divers points, la coupe montre un endocarde épaissi, infiltré, dont le tissu fait corps d'une manière intense avec le caillot.

L'examen pratiqué en vue de la recherche microbienne dans le myocarde et la coagulation cardiaque adhérente est resté négatif.

Le sujet de cette observation était atteint cliniquement d'une diphtérie maligne. L'œdème du cou, les caractères de l'exsudat ont permis d'affirmer le diagnostic. Les modifications survenues rapidement du côté du cœur et au pouls, l'abaissement de la tension artérielle, l'embryocardie, la dilatation du cœur portant surtout sur les cavités droites, l'hypertrophie du foie, la paralysie précoce du voile du palais ont été les divers symptômes de la malignité.

ner l'apparition d'un érythème infectieux à type scarlatiniforme, mais cet érythème a succédé assez tardivement au début des symptômes de myocardite, tout au plus pourrait-on se demander si la diphtérie en déterminant la myocardite n'aurait pas favorisé une thrombose cardiaque par infection secondaire. Il nous manque malheureusement l'examen bactériologique du sang pendant la vie pour poser une conclusion à cet égard.

Action du sérum d'enfants normaux et malades sur les globules rouges du lapin,

par MM. E. LESNÉ et GAUDEAU.

Pour étudier le pouvoir hémolytique du sérum d'enfants, nous avons recueilli le sang par piqûre du doigt ou pose d'une ventouse scarifiée après désinfection de la peau à l'alcool et évaporation rigoureuse, sans emploi d'antiseptique. Le sang est alors centrifugé ou laissé au repos pendant quelques heures pour séparer le sérum du caillot.

Le sérum suivant la méthode classique est essayé de la façon suivante :

Plusieurs petits tubes à fond plat contenant chacun 5 centimètres cubes d'une solution de chlorure de sodium à 7 pour 1000 reçoivent un nombre déterminé de gouttes du sérum à essayer : 3, 5, 7, 9, 11, 13, 15 gouttes ; puis on laisse tomber dans chaque tube une goutte de globules rouges de lapin recueillie avec une pipette jumelle de façon que les gouttes de sérum et de globules soient à peu près semblables. Les globules rouges de lapin ont été préalablement lavés à 2 ou 3 reprises dans la solution salée physiologique et réunis au fond d'un tube effilé, par centrifugation.

On agite les tubes pour bien mélanger les globules et le sérum et on porte à l'étuve à 37° pendant deux heures, ce qui favorise considérablement le phénomène.

On centrifuge alors et on juge le pouvoir hémolytique du sérum employé. S'il n'y a pas d'hémolyse le mélange est clair, limpide et les globules forment au fond du tube un dépôt en pain à cacheter. S'il y a hémolyse le liquide est laqué et le dépôt est peu abondant ; s'il n'existe aucun dépôt avec liquide uniformément rouge, l'hémolyse est complète.

Ce phénomène, dû à l'alexine, disparaît dans le sérum d'enfant comme dans celui d'adulte, par chauffage pendant un quart d'heure à 55-58°, et s'atténue dans de grandes proportions quand le sérum est conservé depuis plusieurs jours même en un endroit frais, d'où la nécessité d'employer pour faire ces recherches des sérums recueillis au plus depuis 24 heures.

Chez l'enfant normal de 5 à 12 ans, la quantité d'alexine nous a paru moins considérable que chez l'adulte ; il nous a toujours fallu (8 cas) trois gouttes de sérum au moins pour obtenir un début d'hémolyse et celle-ci n'était complète qu'avec huit à douze gouttes.

Pagniez (1), au contraire, chez 7 adultes normaux de 33 à 50 ans, a obtenu une destruction totale, ou presque totale, des globules rouges avec quatre gouttes dans 5 cas et une hémolyse forte avec trois gouttes dans 6 cas. D'après lui, le sérum d'individus normaux détruit *in vitro* une goutte de sang de lapin à la dose de cinq gouttes environ pour 5 centimètres cubes de solution de NaCl à 7 pour 1000. Comme chez l'adulte, la quantité d'alexine varie chez l'enfant normal, mais dans des limites assez étroites il est vrai, comme nous l'ont montré nos recherches chez le même sujet à plusieurs reprises différentes.

Admettant donc comme normale l'hémolyse débutant à quatre gouttes et complète à dix ou douze gouttes, nous avons étudié le *pouvoir hémolytique du sérum au cours de différentes maladies chez les enfants de 5 à 12 ans* et voici les résultats de nos observations.

Chorée rhumatismale de moyenne intensité :

2 cas : hémolyse normale, débute à 4 gouttes, complète à 10 gouttes.

(1) Th. PAGNIEZ, Thèse de Paris, 1902.

Tuberculose pulmonaire et osseuse avec dégénérescence amyloïde.
Hémolyse normale, *id.*

Angine diphtérique simle :

3 cas : avant injection de sérum, hémolyse normale, débute à 4 gouttes, complète à 12 gouttes.

Le lendemain d'injection de sérum : hémolyse complète à 8 gouttes,
Varicelle non compliquée :

5 cas : au début d'éruption, hémolyse normale ; à période d'éruption, pas d'hémolyse complète avec 12 gouttes.

Erysipèle de la face, hémolyse normale dans 2 cas non compliqués.

Rubéole :

2 cas : hémolyse normale les 2*, 4* et 6* jour de l'éruption.

Rougeole non compliquée :

1er jour d'éruption, 6 cas : début de l'hémolyse à 6 gouttes.
Hémolyse incomplète à 10 gouttes.

2* jour d'éruption.

10 cas : *id.*

3* jour d'éruption, 6 cas : début d'hémolyse à 4 gouttes.
Hémolyse complète à 8 ou 10 gouttes.

Dans une rougeole avec broncho-pneumonie et mauvais état général le premier jour de l'éruption, l'hémolyse débute à 4 gouttes.

Scarlatine :

6 cas : les 2*, 6*, 7*, 9* jour après le début de l'éruption, hémolyse normale. Débute à 4 gouttes, complète à 9 ou 10 gouttes.

Erythèmes :

Erythème sérique ortié, 2 cas : hémolyse débute à 6 gouttes. Hémolyse incomplète à 20 gouttes.

Erythème polymorphe, 3 cas : hémolyse débute à 6 gouttes. Hémolyse totale à 18 gouttes.

Erythème scarlatiniforme d'origine toxi-alimentaire, 4 cas : pas d'angine, pas de vomissements, pas-de fièvre, pas de contagion, hémolyse normale, débute à 4 gouttes, complète à 10 ou 12 gouttes.

Comparant entre eux les sérums d'enfants normaux et malades, on peut tirer de ces tableaux les conclusions suivantes :

Dans la diphtérie la quantité d'alexine augmente après injections de sérum antidiphtérique ;

Dans la varicelle elle diminue à la période d'éruption ;

Dans la rubéole le pouvoir hémolytique du sérum reste normal
tandis que dans la rougeole sans complications il diminue les
deux premiers jours de l'éruption pour revenir à la normale le
troisième jour ;

Dans la scarlatine et dans l'érythème scarlatiniforme le pouvoir hémolytique est normal ;

Dans les érythèmes sériques ortiés et polymorphes l'alexine
diminue du sérum.

Ce sont là des faits qui n'ont peut-être pas un grand intérêt
pratique mais qui nous paraissaient intéressants à signaler dans
des maladies cycliques comme les fièvres éruptives. N'ayant aucune explication sérieuse à proposer pour les interpréter, nous
nous contentons d'attirer sur eux l'attention.

Rapport sur la communication de M. Papillon,

par le Dr Netter.

Le Dr Papillon a rapporté à la Société de Pédiatrie une observation fort remarquable de méningite cérébro-spinale dans laquelle il a utilisé le collargol en injections intra-rachidiennes.
Une première injection de 2 centigrammes a amené une amélioration temporaire, et la seconde injection 6 jours après a été
suivie de la suppression presque immédiate et définitive de la
fièvre.

La pratique a du reste été facile et absolument inoffensive.

M. Papillon pense que ce procédé de traitement qui porte directement le collargol dans la région envahie devra être utilisé
dans les cas analogues.

L'idée de mettre le collargol en contact direct avec la région
malade est certainement fort séduisant. Comme le rappelle
M. Papillon, elle est également venue à M. Barth qui a publié
un autre cas suivi de guérison. Avant ce dernier, Parhou avait

rapporté dans le journal roumain « Spitalúl », un cas de méningite cérébro-spinale, traité par les injections intralombaires de collargol et sensiblement amélioré.

Nous avons eu recours nous-même à cette méthode, et si cette pratique n'a pu réussir à sauver notre malade l'insuccès s'explique par la date avancée de l'affection qui avait pu déterminer une hydrocéphalie notable. Dans tous les cas, notre observation nous a montré l'innocuité de l'injection, et nous avons pu, à l'analyse, constater la présence du collargol sous la spinale à une assez grande hauteur.

Faut-il, des cas favorables de MM. Papillon et Barth, conclure que l'injection intra-rachidienne de collargol sera le traitement de choix de la méningite cérébro-spinale ?

MM. Barth et Mauban, qui avaient pratiqué, en 1904, 3 injections successives dans un cas de méningite cérébro-spinale grave ont dû renoncer à renouveler les injections en raison de la pusillanimité du malade. Il est vrai que chaque injection était suivie pendant une demi-heure d'une douleur lombaire très pénible. Ils ont continué la médication collargolique en injections intraveineuses, puis en frictions, et ont obtenu la guérison du malade.

Notre expérience personnelle nous a démontré l'efficacité du collargol en frictions ou injections intraveineuses dans la méningite cérébro-spinale. Nous avons consigné une première observation très belle dans notre première communication de novembre 1902 à la Société médicale des Hôpitaux. Nous avions eu recours aux frictions. Depuis, les injections intra-veineuses nous ont donné des résultats plus satisfaisants encore.

Le point d'introduction du collargol est moins important, à notre avis, que sa dissémination dans le sang. Il agit moins comme un microbicide que comme un ferment décomposant les toxines en circulation, grâce à son action catalytique.

Si notre manière de voir est justifiée, on comprend qu'il importe avant tout de faire arriver le collargol dans le sang, et c'est pourquoi frictions et injections intra-veineuses sont utiles.

M. Papillon nous répondra que l'injection intra-rachidienne est

suivie également d'absorption rapide, qu'en portant le collargol
dans la cavité rachidienne il obtient une action locale en même
temps que les phénomènes consécutifs à l'absorption.Nous ne saurions contester que son argumentation soit assez spécieuse.

On voit que l'observation que nous avons lue est fort intéressante.

Nous vous proposons de l'insérer dans nos *Bulletins* et d'inscrire
M. Papillon en bonne place parmi les candidats au titre de membre de notre Société.

Méningite cérébro-spinale traitée par injections intra-rachidiennes de collargol,

par M. P.-H. PAPILLON.

Bien que la méningite cérébro-spinale à méningocoques ait
souvent une évolution naturelle vers la guérison, elle présente
parfois, malgré une évidente bénignité d'allure et de pronostic,
une durée désespérante rendue plus sensible encore par la crainte
d'un aggravation toujours possible et le peu d'efficacité du traitement symptomatique. Le désir d'intervenir utilement, dans un
cas de ce genre, par une thérapeutique locale et active nous a
amené a essayer les injections intra-rachidiennes de collargol et
les bons résultats de cette tentative nous engagent à rapporter
brièvement l'observation de notre malade en la faisant suivre des
quelques réflexions qu'elle nous a suggérées.

C... Germaine, 3 ans 1/2, entrée le 8 juillet 1905, salle Gillette.

Antécédents. — Père mort phtisique. Mère bien portante.

Née à terme ; élevée 2 mois au sein, puis envoyée à la campagne
où elle est nourrie au biberon. Rougeole à 2 ans.

Histoire de la maladie. — Commence à vomir le 5 juillet. Nuque
devient raide le 6. Diarrhée la semaine précédente, depuis cette semaine constipation rebelle.

Entrée le 8 *juillet.* A son entrée : raideur très marquée de la nuque ;
tête en hyperextension.

Signe de Kernig. Vomit. Pas d'irrégularité du pouls. Pas d'inégalité pupillaire. Facies assez bon, coloré et éveillé.

Ponction lombaire : liquide sort en jet ; louche.

Examen microscopique. — Polynucléaires nettement prédominants.

Coccus très nombreux, isolés, ou en diplocoques, se décolorant par
la méthode de Gram (n'ont pas été cultivés).

Enfant tranquille, ne pleure pas, ne crie pas. Constipation persiste.
La raideur de la nuque s'amende, le signe de Kernig s'atténue peu à
peu ; mais l'état général s'altère, l'enfant pâlit et maigrit. Son calme
et le peu d'intensité des symptômes contrastent avec la courbe thermi-

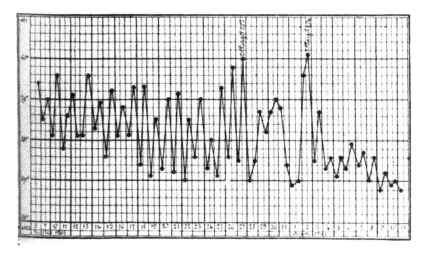

que à grandes oscillations et la purulence du liquide céphalo-rachidien. A partir du 22 juillet, l'enfant urine sous elle, il apparaît des
escharcs fessières ; des pustules d'impétigo se montrent sur le cuir
chevelu.

25. — L'enfant s'affaiblit sensiblement.

26. — Enfant vomit de nouveau.

27. — Vomissements se sont accentués, la raideur de la nuque est
revenue plus intense.

Ponction lombaire : liquide sort en jet, très trouble.

Evacuation de 10-15 centimètres cubes et *injection intra-rachidienne*
de collargol 2 centimètres cubes (solut. de collargol à 1/100, préparée

par Meilland, int. en pharm. et conservée *à l'abri de la lumière*).

Liquide évacué et centrifugé aussitôt : culot jaunâtre très volumineux.

$$\text{Examen microscop.} \quad \frac{315 \text{ Polyn.}}{110 \text{ Mono.}} \quad \left(\frac{165}{61} + \frac{150}{50} \right)$$

Vraie *purée de microbes*, coccus semblables à ceux du premier examen, isolés, souvent en diplocoques ; trop nombreux pour qu'on puisse voir s'il y en a de intra-cellulaires.

28 juillet. — A la suite de l'injection, l'enfant a été agitée durant toute la journée d'hier ; la température vespérale est remontée.

Aujourd'hui, 28 ; enfant joue, éveillée, *assise*, sur son lit. Pour la première fois depuis le début de la maladie, la température vespérale ne remonte pas.

Mais le lendemain, l'ascension se reproduit.

1er août. — La courbe thermique a été nettement modifiée, mais la température vient de remonter au voisinage de 40°.

Ponction lombaire : liquide sort, *très louche.*

Evacuation de 10-15 centimètres cubes.

Injection intra-rachidienne de collargol à 1/100 : *4 centimètres cubes.* Après la deuxième, l'enfant présente une vive agitation, crie, demande à uriner, à aller sur le vase, sans aucune évacuation. Reste agitée toute la journée. Le soir, température encore montée de quelques dixièmes.

Examen microscopique. — A l'examen direct, sans centrifugation, le champ microscopique est couvert d'éléments ; polynucléaires sont plus nombreux qu'à l'examen précédent.

$$\frac{500 \text{ Polyn.}}{100 \text{ Mono.}} \quad \left(\frac{203}{48} + \frac{298}{51} \right)$$

Aucun microbe sur les préparations.

Ce liquide a été ensemencé sur bouillon, sur gélose, in gélose sucrée (en anaérobies).

Aucune culture n'a poussé.

Cette deuxième injection de collargol est suivie d'une amélioration immédiate et durable.

9. — L'enfant ne fait plus sous elle, joue sur son lit ; pleure quand sa mère la quitte ; cause avec sa voisine,

Ponction lombaire : liquide coule très lentement, limpide ; pour hâter sa sortie, une aspiration avec la seringue est faite, qui ramène un peu de sang.

Centrifugation : très petit culot, collé au fond du tube, rouge vif.

Examen cytologique :

$$\frac{\text{Polyn. } 47}{\text{Mono. } 53} \left(\frac{13}{19} + \frac{34}{34} \right)$$

Numération par rapport aux 5 lobules rouges :

$$\frac{\text{Rouges } 150}{\text{Blancs } 32} \quad (13 \text{ Polyn.} + 19 \text{ Mono.})$$

La réaction méningée n'est donc pas tout à fait terminée, il y a environ 6 fois trop de globules blancs par rapport aux globules rouges.

Noter que les mononucléaires sont un peu plus nombreux que les polynucléaires et que le culot était minime.

14. — Température se maintient à la normale. Enfant gaie, rose, de très bon aspect.

Considérée comme guérie.

Tels sont les faits. Avant de discuter l'opportunité et l'utilité de notre intervention, nous ferons remarquer sa facilité et son inno-cuité immédiate. Les ponctions lombaires répétées sont couram-ment utilisées, à l'heure actuelle, pour suivre l'évolution des méningites cérébro-spinales et la soustraction fréquente de liquide purulent peut même être considérée comme un mode de traite-ment rationnel et utile de ces affections. Rien de plus simple que de profiter d'une de ces fonctions, à la fois exploratives et évacua-trices, pour faire l'injection intra-rachidienne de collargol. Dans notre cas, ces injections ont été très bien supportées ; la première a passé à peu près inaperçue pour notre petite malade ; la seconde a seulement produit de l'excitation des centres spinaux inférieurs (besoin de miction et de défécation), probablement un peu de dou-leur, exprimée par des cris au début, puis par une agitation assez vive, le tout ayant duré quelques heures à peine. Chez une autre malade, âgée de dix ans et pouvant mieux rendre compte de ses sensations, nous n'avons observé, à la suite d'injection intra-ra-

chidienne de collargol, qu'une douleur coccygienne très vive ayant
persisté chaque fois six à huit heures après l'injection.

L'idée d'une intervention locale dans la méningite cérébro-
spinale est assez séduisante ; les succès qu'elle donne dans les
suppurations d'autres séreuses, plèvres ou péritoine sont encourageants. Elle cadre avec les principes émis par M. Bouchard sur
l'action locale des médicaments, dont il a donné la démonstration par les injections péri-articulaires, *loco dolenti*, de salicylate
de soude dans le rhumatisme franc. Quel que soit le mode d'action du collargol, qu'on le considère comme microbicide ou comme
antitoxique, il est rationnel de le porter au foyer même de l'infection, là où se multiplient les microbes et s'élaborent les toxi-
mes, et d'en attendre ainsi une action plus efficace à une moindre
dose. L'efficacité locale du collargol se manifeste, d'ailleurs, dans
les toxi-infections d'autres organes. M. Netter, à qui nous devons
les plus belles applications de ce médicament remarquable, a
montré que l'introduction du collargol dans le tube digestif, par
ingestion, était un traitement souvent héroïque des infections
paratyphiques. Pour les méninges, comme pour l'intestin, la facilité de l'application locale permet de réserver pour des nécessités
ultérieures l'injection intra-veineuse, de technique plus scabreuse
et plus compliquée.

Mais, quel que soit le bien-fondé de ces considérations théoriques, elles doivent s'effacer devant les résultats. En fait de succès
thérapeutique le scepticisme est de mise et la modestie s'impose
toujours, surtout lorsqu'il s'agit d'une affection qui, très souvent,
guérit spontanément. Cependant, dans le cas que nous rapportons, il est difficile de n'être pas au moins impressionné par les
modifications si nettes de la courbe thermique qui ont suivi immédiatement chaque injection intra-rachidienne, par la cessation
brusque des symptômes méningés, dont la réapparition avait
par deux fois motivé l'intervention, et par la guérison presque
instantanée qui s'est définitivement installée après la seconde
injection de collargol.

Il ne faudrait pas cependant tirer de ce fait des conclusions qu'il ne comporte pas. Nous avons eu affaire à un cas où la réaction purulente était modérée, le liquide louche et peu consistant ; il est probable que les fausses membranes étaient nulles ou peu abondantes et n'empêchaient pas la diffusion des liquides dans la cavité méningée. Lorsque la moelle est engainée par du pus concret qui comble l'espace sous-arachnoïdien, l'injection intra-rachidienne a peu de raisons d'être et son efficacité doit être à peu près nulle.

Ce n'est donc pas *un traitement* de la méningite cérébro-spinale que nous avons la prétention d'indiquer ; nous avons voulu simplement montrer, dans un cas déterminé, les bons résultats d'une thérapeutique rationnelle. Seule la multiplicité de son application apprendra si elle mérite confiance.

Au moment où nous avons tenté ce traitement, nous en ignorions les essais antérieurs. M. Netter nous a dit l'avoir essayé sans résultats satisfaisants, ce qui confirme notre idée qu'il ne s'applique pas à tous les cas et doit être subordonné à certaines conditions anatomo-pathologiques. D'autre part, M. Barth a publié à la Société médicale une observation où, pour être moins brillants que dans notre cas, les résultats ont cependant été satisfaisants.

M. CARRIÈRE (de Lille) lit un travail intitulé : *Macroglossie et Syndrome de Thomsen dus à l'hérédo-syilis.*

M. VARIOT, rapporteur.

CORRESPONDANCE.

M. BOMBARDA, secrétaire général du Congrès international de Médecine, demande à la Société de désigner un représentant pour le Congrès qui se tiendra du 19 au 26 avril à Lisbonne.

La prochaine séance aura lieu le mardi 20 mars, à 4 h. 1/2, à l'hôpital des Enfants-Malades.

SOMMAIRE. — Erratum. — M. Variot. Présentation d'un cas d'hypotrophie prolongée. — Marfan. Epanchement purulent du genou chez un enfant atteint de pseudo-paralysie syphilitique. *Discussion* : M. Comby. — M. Marfan. Sur des taches blanches persistantes que la varicelle peut laisser après elle. *Discussion* : Mme Nageotte. - Mme Nageotte-Wilbouchewitch. L'éducation de la vessie chez les jeunes enfants. —MM. Lesné et Gaudeau. Résistance globulaire chez l'enfant à l'état normal et au cours des fièvres éruptives. — MM. Guinon et Chastagnol. Présentation d'un idiot microcéphale. *Discussion* : M. Variot. — MM. Guinon et Buon. Déviation du type sexuel chez une fille, caractérisé par l'obésité et le développement d'attributs masculins. *Discussion* : MM. Variot, Guinon, Apert — MM. Roux et Josserand (de Cannes). Entéro-colite et adénoïdite. — M. Variot. Rapport sur un travail de M. Carrière : Macroglossie congénitale associé au syndrôme de Thomsen.

Erratum.

Page 48, ligne 4. Lire : j'ai publié l'observation dans le *Bulletin de la Société médicale des hôpitaux en* 1893.

Page 48, ligne 9. Lire : je les ai constatés dans une proportion notablement plus grande que le tiers des cas.

Hypotrophie prolongée chez un garçon de huit ans. Hérédité paternelle alcoolique et tuberculeuse.

Etude de cette anomalie de croissance dès la naissance,

par M G. Variot.

Par comparaison avec les types d'hypotrophie d'origine gastro-intestinale, que j'ai eu l'honneur de présenter antérieurement à Société de la Pédiatrie, j'attire aujourd'hui votre attention sur une variété d'hypotrophie qui reconnaît une tout autre cause et qui a aussi une évolution et des caractères un peu spéciaux.

Il s'agit de troubles de la nutrition, d'un ralentissement général dans l'assimilation et par suite dans la croissance, qui se manifestent dès la naissance et qui se prolongent quoi qu'on fasse pendant des années. Vainement vous placez ces jeunes enfants

dans les meilleures conditions de milieu nutritif; ils utilisent
mal les aliments qui leur sont fournis et ils restent débiles, faibles, chétifs, d'une taille et d'un poids très inférieurs à la normale.

Ces hypotrophiques par tare héréditaire initiale, par altération
germinative en quelque sorte, diffèrent beaucoup à cet égard de
ceux dont l'accroissement est temporairement ralenti ou entravé
par le mauvais lait, l'alimentation défectueuse ou insuffisante,
les troubles gastro-intestinaux plus ou moins graves qui en résultent.

Les hypotrophiques d'origine gastro-intestinale, ceux que j'ai
considérés comme atteints d'atrophie simple prolongée, ont une
nutrition très active après qu'on les a guéris de leur gastro-entérite et si on leur restitue des substances alibiles appropriées à leur
capacité digestive (1).

J'ai fait insérer dans nos bulletins plusieurs observations poursuivies longuement, qui prouvent que le type nutritif des enfants
est proportionné à leur poids et à leur taille et non à leur âge,
et qu'ils ne demandent en quelque sorte qu'à rattraper le temps
perdu. Vers 3 ou 4 ans, la plupart des hypotrophiques d'origine
gastro-intestinale s'uniformisent à peu près avec les autres enfants ; quoiqu'il soit bien vraisemblable que ce retard initial dans
la croissance n'est pas sans retentir, après une ou plusieurs gé-

(1) Le ralentissement lent et permanent de la croissance chez les enfants
qui ont une tare héréditaire est à opposer à l'accroissement extraordinaire-
ment rapide des enfants dont l'hypotrophie est en rapport avec une alimentation défectueuse ou insuffisante.

J'ai conservé pendant six mois à la salle Gillette la petite Georgette A...
que j'ai présentée comme un type d'hypotrophie d'origine gastro-intestinale à la Société médicale des hôpitaux en 1905 (V. *Clinique infantile*, 1905.
p. 710).

Le 6 septembre 1905 son poids était de 8 k. 700 et sa taille de 77 c. 5, à
l'âge de cinq ans. Le 19 février 1906 son poids atteignait 12 kilogrammes ;
sa taille était de 84 c. 4.

Sous l'influence d'un régime alimentaire convenable, lait, purée de
pommes de terre, jus de viande, de l'administration de l'arrhénal à la dose
de un centigramme par jour pendant dix jours, à intervalles, le poids s'est
accru de 3 k. 300 et la taille de 7 centimètres dans l'espace de six mois.
Dans l'hypotrophie d'origine gastro-intestinale la puissance de l'assimilation
et l'intensité d'accroissement ne sont que temporairement troublées.

nérations, sur le développement définitif et sur la taille des sujets (1).

Par contre, le trouble nutritif qui s'oppose à la formation de
l'organisme entier semble permanent dans l'hypotrophie que je
vais décrire et qui confine de près au nanisme. C'est là le caractère essentiel de l'hypotrophie par tare héréditaire.

Il me sera permis de faire remarquer que jadis ces hypotrophiques que l'on considérait comme des *dégénérés* ne pouvaient
être suivis dès la naissance, dans les diverses phases de leur développement, comme nous le faisons maintenant dans nos Gouttes
de Lait. On enregistrait l'état actuel d'un enfant tel quel, on était
renseigné plus ou moins vaguement sur les antécédents héródi-
taires, mais on ignorait tous les détails de son accroissement dans
les premiers mois et les premières années de la vie.

Je ne saurais assez insister sur l'admirable utilité de nos Gouttes de Lait pour suivre pas à pas les phénomènes de la croissance
anormale et pour en approfondir les causes.

L'enfant que j'ai l'honneur de vous présenter a été observé par
nous à la Goutte de Lait de Belleville dès le deuxième mois de sa vie
et nous avons enregistré ses poids hebdomadaires jusqu'à trois ans ;
depuis lors la mère nous le ramenait de temps à autre ; elle nous le
confie maintenant à l'âge de huit ans pour que nous l'envoyions à la
campagne afin de le faire grandir.

Les antécédents de famille sont les suivants :

Le *père* est mort à 51 ans, le 15 août 1905, de tuberculose ; il était
malade depuis plus de 13 mois, mais il toussait habituellement depuis nombre d'années ; il était buveur et faisait des excès de tout genre.

Le *grand-père* paternel de l'enfant est mort à 42 ans ; c'était aussi
un buveur et un noceur. La grand'mère était une femme vigoureuse
morte à 73 ans.

La *mère* de l'enfant est âgée de 47 ans, bien portante ; c'est une
femme intelligente et honnête qui a toujours bien soigné ses enfants,

(1) L'atrophie et l'hypotrophie infantiles comme facteurs de l'abaissement
de la taille dans les faubourgs de Paris. *Société d'anthropologie*, 1905.

et qui déplorait la vie désordonnée de son mari. Elle n'a jamais eu de fausses couches, elle a élevé six enfants dont trois sont encore vivants :

1° Une fille ayant une coxalgie, qui s'est mariée néanmoins, et qui est morte à l'âge de 28 ans. De son mariage avec un homme bien portant sont nés trois enfants dont deux sont déjà morts ; l'un est né aveugle et a succombé à une méningite, l'autre est mort à l'hospice de Berck probablement d'une affection tuberculeuse. La troisième qui vit est une belle petite fille.

2° Une autre fille atteinte de mal de Pott et qui est morte il y a deux ans de méningite. Nous avons connu cette fille qui a même séjourné dans notre salle Gillette ; la taille était extrêmement réduite par l'inflexion de son rachis. Elle était fort intelligente.

3° Un garçon mort à 22 mois de gastro-entérite ; il venait mal. Ces trois enfants auraient été élevés au sein, les autres au biberon.

4° Un fils âgé maintenant de 17 ans 1/2, d'une constitution plutôt faible, opéré récemment d'appendicite.

5° Un fils de 23 ans, très bien développé ; sa taille serait de 1 m. 76 : il fait son service militaire.

6° L'enfant que je vous présente Louis P..., âgé de 8 ans exactement, puisqu'il est né le 27 mars 1898.

La mère est accouchée à la Maternité de St-Louis ; l'enfant pesait environ 4 livres à la naissance et fut mis à la couveuse : c'était donc un débile.

Il nous fut apporté par sa mère le 12 mai 1898 à la Goutte de Lait de Belleville. La mère qui lui avait donné le sein jusque-là n'avait plus de lait ; on fut obligé de continuer l'élevage au biberon, au lait stérilisé industriellement à 108°.

Son poids était alors de 2 k. 400. On lui prescrivait des prises de lait de 30 grammes, plus 15 grammes d'eau bouillie avec addition d'une demi cuillerée à café de sucre en poudre toutes les deux heures. On tenta, mais sans succès, de lui donner un peu plus tard le lait pur.

Poids (1), le 12 mai 1898, 2 k. 400.

(1) Toutes les pesées hebdomadaires régulièrement faites, n'ont pas été relevées dans ce rapport.

Poids,   le 20 mai   1898   2 k. 500.

           8 juin   »   2 k. 640.

         17 »   »   2 k. 820.

      15 juillet   »   3 k. 130.

           Diarrhée légère.

      29 juillet   1898   3 k. 250.

        9 août   »   3 k. 420.

     16 septembre   »   3 k. 370.

Alternatives de diarrhée et de constipation.

      14 octobre   1898   3 k. 460.

      4 novembre   »   3 k. 900.

      2 décembre   »   4 k. 650.

      6 janvier   1899,   5 k. 210.

     10 février   »   5 k. 320.

L'enfant a percé sa première dent.

     10 mars   1899   5 k. 530.

L'enfant est âgé d'une année.

     24 mars   1899   5 k. 620.

Il paraît bien portant, bon teint, vif.

     19 mai   1899   6 k. 070.

     16 juin   »   6 k. 150.

     2 juillet   »   6 k. 400.

 »   11 août   »   6 k. 100.

L'enfant boit mal, a percé deux grosses dents.

Durant tout ce temps le lait stérilisé à 108° a constitué la base de l'alimentation ; mais il prend en outre depuis deux mois un jaune d'œuf, un peu de tapioca et de la purée de pommes de terre au lait.

Poids,   le 15 septembre 1899, 6 k. 550.

On note que l'aspect général est bon, malgré la petitesse de la taille et du poids ; il a 13 dents, les deux œillères sont percées.

Poids,   le 6 octobre   1899, 6 k. 570.

 »   10 novembre   »   6 k. 750.

     25 décembre   »   6 k. 900.

     9 janvier   1900,   6 k. 700.

     9 mars   »   7 k. 200.

A l'âge de deux ans :

Poids   le 18 mai   1900   7 k. 250.

»   29 juin   »   7 k. 350.

          10 août   »   7 k. 300.

»   28 septembre »   7 k. 500.

On note que l'enfant s'alimente assez bien, qu'il est très vif et qu'il *marche bien seul.*

Poids,   le 14 octobre   1900, 7 k. 650.

»   16 novembre »   8 k.

          21 décembre »   8 k. 100.

          11 janvier   1901, 8 k. 200.

»   22 mars   »   8 k. 350.

L'enfant est âgé de trois ans.

La série des poids enregistrés par nous à la Goutte de Lait s'arrête le 31 mai 1900. Le poids est alors de 8 kil. 400. L'enfant marche et commence de parler ; la mère nous dit qu'il est assez intelligent.

De temps à autre, il nous a été ramené pour des indispositions légères. Mais c'est seulement au commencement du mois de mars 1906 que la mère devenue veuve nous le confie pour que nous l'inscrivions au Sanatorium d'Hendaye.

A 8 ans, la taille est de 106 centimètres, le poids : 12 k. 300.

La moyenne des poids et taille normaux des enfants parisiens d'après les tables de croissance que nous avons dressées avec M. Chaumet sont :

Taille de 8 à 9 ans, 119 centimètres.

Poids, 21 k. 100.

Le crâne de cet enfant qui est manifestement microcéphale offre les diamètres suivants, mesuré au compas d'épaisseur.

O. F. 14 cent. 7

Bip . . . . 11 » 5

Circonférence du crâne . . . . 42 »

Périmètre thoracique . . . . 49 "

Périmètre chez un enfant normal. . . . . 55 "

La longueur proportionnelle des membres au tronc paraît normale ; mais les quatre membres sont remarquablement grêles et les masses musculaires sont peu développées.

A part cette gracilité dont la photographie seule peut donner une idée exacte, ce garçon ne présente rien d'anormal dans ses grandes fonctions. Il est d'une intelligence un peu faible ; mais il parle bien, ne manque pas d'à-propos. Il est d'un caractère doux et enjoué.

La respiration est normale dans les deux poumons ; la radio-photographie ne montre pas d'adénopathie trachéo-bronchique. Les fonc-

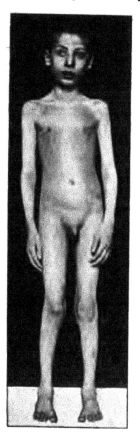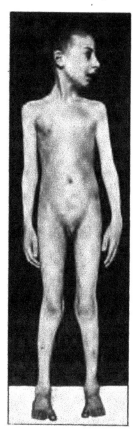

tions digestives sont régulières. Cet enfant n'est porteur d'aucune lésion tuberculeuse ou autre qui pourrait expliquer son défaut de développement et sa gracilité générale. D'ailleurs toutes les parties de son corps semblent uniformément et proportionnellement réduites, la tête, le tronc et les membres. C'est une sorte d'état de nanisme atténué sans aucune difformité apparente.

Telle est l'histoire, relevée pas à pas dès la naissance, sur nos fiches de la Goutte de Lait de Belleville, du développement de cet enfant hypotrophique. Etant donnée l'absence de toute maladie ou lésion personnelle qui aurait pu entraver sa croissance, étant donnés les bons soins qu'il a reçus de sa mère et l'alimentation bien appropriée à son tube digestif que nous avons conseillée et surveillée nous-même, nous sommes en droit d'affirmer que le trouble général de la nutrition qui a engendré l'hypotrophie est lié à une tare héréditaire qui s'est manifestée par la débilité congénitale, et qui n'a jamais cédé depuis la naissance.

Le germe du générateur mâle tuberculeux et alcoolique semble devoir être incriminé dans ce processus que nous avons suivi dès son origine et pendant toutes ses phases jusqu'à l'âge de huit ans. Les recherches expérimentales de M. Charrin qui trouble le développement des jeunes en intoxiquant les cobayes générateurs, peuvent nous éclairer un peu sur les cas de ce genre.

Mais les observations sur la croissance très lente de l'enfant diffèrent essentiellement de celles faites sur les animaux par leur durée extrêmement longue. J'espère que ce cas suivi et analysé avec précision constituera un utile document pour l'histoire de l'hypotrophie en connexion avec les tares héréditaires.

Epanchement purulent considérable des deux genoux chez un nouveau-né atteint de pseudo-paralysie syphilitique. Absence de microbes dans le pus des articulations. Guérison complète par les frictions mercurielles,

par M. A. B. MARFAN.

Le cas dont je vais vous entretenir me permet d'apporter une contribution à l'étude des suppurations articulaires qui peuvent compliquer la pseudo-paralysie des nouveau-nés syphilitiques. Il prouve, entre autres choses, que ces suppurations ne sont pas toujours, comme on l'affirme généralement, le produit d'une infection pyogène vulgaire associée à la syphilis ; il démontre au contraire que la syphilis peut suffire à en déterminer le développement.

Le 6 juillet 1905, une femme de 27 ans apporte à l'hôpital des Enfants-Malades son premier et unique enfant, âgé de 6 semaines. C'est une couturière, qui gagne péniblement sa vie. Fille-mère, abandonnée par son amant aussitôt après les premières relations, elle ne peut fournir aucun renseignement sur la santé du père de son enfant. Sa grossesse fut très pénible, ce qu'elle attribue à la nécessité où elle fut de travailler, tout en cachant son état à sa famille. L'accouchement eut lieu à peu près à terme ; le 10e jour de sa vie, l'enfant pesait 3 kilos 600. Il a été toujours nourri au sein, et n'a présenté ni diarrhée, ni vomissements, ni constipation. On ne remarqua aucune anomalie dans sa santé jusqu'au 15e jour.

Vers le 15e jour, subitement, il devint comme inerte, ne remuant plus les membres, refusant le sein, et poussant de faibles gémissements. Les jours suivants, les mouvements réapparaissent un peu, sauf dans le bras gauche, qui reste complètement inerte ; l'enfant reprit le sein et cria d'une façon plus vigoureuse. Depuis, il a eu des alternatives d'amélioration et d'aggravation : tantôt reprenant de l'appétit et du poids, et remuant un peu ses membres, même le bras gauche ; tantôt, refusant de téter, perdant de son poids, ayant ses quatre membres immobiles et flasques et sa tête ballante.

Etat actuel. — Le 6 *juillet*, l'enfant ayant 6 semaines, il pèse 3 kilos 500, c'est-à-dire 100 grammes de moins qu'à 10 jours. La peau est sèche, pâle, ridée et flottante, surtout sur les quatre membres.

Ce qui frappe tout d'abord, c'est l'attitude spéciale des deux membres inférieurs ; des deux côtés, la jambe est fléchie sur la cuisse à angle droit et il est impossible de l'étendre. La cause de cette attitude apparaît tout de suite. Les deux articulations du genou sont énormes, globuleuses, faisant contraste avec la maigreur de la jambe et de la cuisse ; leur volume est à peu près celui d'une grosse pêche ; la peau qui les recouvre est pâle et mince, sans infiltration ; à la palpation on trouve de la fluctuation très nette. La tumeur fluctuante des genoux correspond bien à un *épanchement intra-articulaire* ; on la suit en effet en haut et en bas de la face antérieure du genou, en rapport avec les culs-de-sac distendus de la synoviale. Les tissus péri-articulaires ne paraissent pas infiltrés ; ils sont plutôt un peu amincis. Pas plus à gauche qu'à droite, on ne peut étendre la jambe sur la cuisse ; si on l'essaie, on est arrêté par une résistance invincible ; toutefois, le mouvement est un peu moins limité à gauche qu'à droite. On peut par contre exagérer un peu l'attitude en flexion. Ces membres inférieurs n'ont presque pas de mouvements spontanés ; leur exploration ne paraît provoquer qu'une douleur modérée.

En examinant les membres supérieurs, on constate tout de suite que le gauche reste flasque, inerte, allongé sur le côté du tronc, le coude légèrement fléchi, la main en pronation, les doigts repliés dans la paume, et agités de mouvements qui prouvent que l'immobilité du membre n'est pas de nature paralytique ; ces caractères sont ceux de la pseudo-paralysie syphilitique des nouveau-nés de Parrot. Le bras droit est dans la même attitude. Mais son inertie paraît moindre que celle du bras gauche. L'exploration des deux bras montre que les articulations en sont normales et que tous les mouvements communiqués peuvent s'exécuter. A l'extrémité inférieure de l'humérus, on trouve, des deux côtés, une tuméfaction dure, surtout développée en arrière, mais appréciable aussi en avant, et presque aussi grosse qu'une noix ; au niveau de cette tuméfaction, la pression réveille les cris de l'enfant.

Ni sur les membres supérieurs, ni sur les membres inférieurs, on n'a pu, par la mobilité anormale et la crépitation, constater un décollement épiphysaire.

Le reste du squelette paraît normal, si on excepte la déformation en ogive très prononcée de la voûte palatine. Il n'y a aucun stigmate de rachitisme.

Les testicules sont durs et gros, et dans l'épididyme on sent un noyau dur du volume d'une perle ; ces modifications sont surtout appréciables à gauche.

On trouve des traces de muguet dans la bouche. Le ventre n'est ni gros ni excavé. Le foie et la rate ne sont pas augmentés de volume.

Le nez est légèrement obstrué ; mais il n'y a pas d'écoulement.

L'enfant dort mal ; il s'assoupit souvent, puis se réveille avec de l'agitation et des cris. Sa température est normale ; elle l'a toujours été par la suite.

Une *ponction exploratrice* est pratiquée sur le genou droit ; elle donne issue à un liquide formé d'un pus séreux, légèrement rosé. Avec mon chef de laboratoire, M. Weill-Hallé, nous avons fait l'examen microscopique et bactériologique de ce pus. Le liquide centrifugé s'est montré riche en fibrine ; au microscope, il s'est montré constitué par des leucocytes polynucléaires neutrophiles ; il ne renferme aucun micro-organisme ; la recherche du Treponema pallidum, pratiquée avec le liquide de Marino a été négative (1). Les cultures faites sur divers milieux sont restées stériles.

La mère est maigre et pâle, mais ne présente aucune trace de syphilis.

Le diagnostic a été : *pseudo-paralysie syphilitique des nouveau-nés compliquée d'une arthrite suppurée des deux genoux*.

Le traitement mercuriel a été commencé dès le premier jour ; il a consisté en frictions quotidiennes avec 2 grammes d'onguent mercuriel. Nous avons vivement engagé la mère à continuer à nourrir son enfant exclusivement au sein.

9 *juillet*. — Trois jours après le début de ce traitement, nous constatons une amélioration évidente. Le gonflement de l'extrémité inférieure des deux humérus a diminué d'une manière appréciable. Le gonflement des genoux a légèrement diminué, surtout à gauche où il était moins marqué qu'à droite.

13. — L'amélioration s'est encore accentuée. L'enfant exécute avec ses jambes des mouvements spontanés de flexion et d'extension, assez limités, il est vrai. A gauche, le genou a diminué notablement de volume, et on n'y perçoit la fluctuation qu'avec difficulté ; si on

_____

(1 Si on admet que le *spirochete pallida* (*treponema pallidum*) est bien le microbe pathogène de la syphilis, ce résultat négatif peut s'expliquer de deux manières : ou par l'imperfection de la technique, ou par l'absence du parasite dans le pus. Cette absence ne serait pas plus surprenante que celle du bacille de la tuberculose dans le pus des abcès froids ; le treponema syphilitique pourrait ne se trouver, comme le bacille de la tuberculose, que dans la paroi même de l'abcès.

cherche à étendre la jambe gauche sur la cuisse, on arrive à lui faire dépasser l'angle droit et on atteint une ouverture de 135° environ ; à ce degré, on est arrêté par la résistance des muscles et les cris de l'enfant. A droite, l'amélioration est moins prononcée ; l'extension maximum ne dépasse pas un angle de 125° ; mais cette extension est plus large que précédemment ; le genou droit a diminué de volume, mais il est encore comme un abricot et on y perçoit nettement de la fluctuation.

Aux membres supérieurs, on constate que les mouvements spontanés sont complètement revenus au bras droit ; le bras gauche, naguère complètement inerte, présente maintenant quelques mouvements légers d'abduction et de flexion du coude. La tuméfaction de l'extrémité inférieure des deux humérus est moins nettement perceptible.

Le nez est toujours un peu bouché ; l'enfant éternue souvent ; pas de jetage.

Le petit malade dort bien mieux, crie beaucoup moins ; il a plus d'appétit ; il a de temps en temps une petite régurgitation, après une tétée prolongée ; mais pas de diarrhée.

Radiographies faites le 13 juillet. — Deux radiographies ont été faites le 13 juillet par M. Contremoulin. Je les mets sous vos yeux.

1° La première nous montre l'état du *genou droit.* Ce qui frappe tout d'abord, c'est la distance considérable qui sépare l'extrémité inférieure de la diaphyse fémorale de l'extrémité supérieure du tibia. Les directions de ces deux os formant un angle droit, les limites de leurs ombres sont séparées par un intervalle de 3 centimètres ; la cavité articulaire du genou est donc très agrandie.

Le point d'ossification de l'extrémité inférieure du *fémur* est petit et un peu clair ; il est assez rapproché de l'ombre diaphysaire pour qu'on puisse affirmer qu'il n'y a pas de décollement de l'épiphyse. L'extrémité inférieure de la diaphyse fémorale, vue de profil sur le radiogramme, ne paraît ni trop large, ni trop claire, mais elle est entourée d'une ombre plus claire surtout appréciable en arrière, où elle a 2 millimètres d'épaisseur et où elle s'étend du cartilage jusqu'au milieu de la diaphyse fémorale ; cette ombre répond certainement à un dépôt ostéophytique.

Le point d'ossification de l'épiphyse supérieure du *tibia* est plus petit, mais plus foncé, que celui de l'épiphyse ; il est assez distant de l'ombre diaphysaire du tibia (3 mill.), pour qu'on puisse soupçonner ici un décollement de l'épiphyse. L'extrémité supérieure de l'ombre diaphysaire du tibia est représentée par une ligne arrondie, dont la convexité regarde l'articulation du genou ; cette extrémité nous a paru plus grosse et plus claire qu'à l'état normal.

L'ombre du *péroné*, plus cla¡re que celle du tibia, nous a paru normale.

2° Le second radiogramme montre l'état des *os du coude gauche*. Les épiphyses ne sont ossifiées en aucun point, ce qui est normal à l'âge de 7 semaines. Les extrémités des ombres diaphysaires de l'humérus et du cubitus sont à une distance à peu près normale ; elles sont très élargies et plus claires qu'à l'état de santé. Il n'y a pas, autour des ombres diaphysaires, d'ombre surajoutée, plus claire, correspondant à un dépôt ostéophytique ; cette absence tient peut-être à ce que la radiographie a été faite une semaine après le début du traitement, à une époque où il y avait déjà une amélioration de la pseudo-paralysie.

Les caractères constatés sur ce radiogramme ne permettent pas de supposer qu'il y ait de décollement épiphysaire sur aucun des os formant l'articulation du coude. Du reste, on sait aujourd'hui que ce décollement n'est pas nécessaire pour engendrer l'état pseudo-paralytique ; l'existence de l'ostéo-chondrite épiphysaire suffit à déterminer l'impotence.

19. — L'amélioration continue. Au bras droit, les mouvements sont à peu près normaux ; à gauche, les mouvements spontanés de flexion et d'abduction sont plus étendus. Le genou gauche paraît presque normal comme volume, mais on ne peut encore étendre complètement la jambe gauche sur la cuisse ; le genou droit est encore fluctuant ; M. Broca, à qui nous montrons le malade, pratique dans ce genou une *deuxième ponction* qui donne issue à environ 8 centimètres cubes de pus, plus blanchâtre que la première fois. M. B. Weill-Hallé fait encore un examen microscopique et bactériologique de ce liquide et arrive aux mêmes résultats que lors du premier examen.

24. — Même situation, avec une atténuation progressive des symptômes.

4 *août*. — L'amélioration continue. Le poids est 3 kilos 950. A la jambe gauche, les mouvements sont devenus tout à fait normaux et le genou n'est plus tuméfié ; on n'y trouve plus trace d'épanchement A la jambe droite, l'extension complète est encore impossible, et le genou reste toujours aussi gros et renferme du liquide ; une *troisième ponction* donne à peine 2 centimètres cubes de pus, ayant à l'œil nu, au microscope et en cultures, les mêmes caractères que précédemment. Les mouvements du membre supérieur gauche sont maintenant très étendus ; cependant, il reste encore un certain degré d'inertie ; la tuméfaction de l'extrémité inférieure de l'humérus, très difficile à percevoir à droite, est encore appréciable à gauche.

Par la suite, toutes ces lésions ont continué à diminuer, et vers la fin du mois d'août, elles ont à peu près disparu. Toutefois, on conseille à la mère de ne pas cesser les frictions avec la pommade mercurielle.

10 *septembre*. — L'enfant a un érythème mercuriel généralisé qui oblige à suspendre les *frictions qui n'ont pas été cessées depuis le 6 juillet* ; il n'y a plus d'épanchement dans aucun genou ; l'extension est complète des deux côtés. Les membres supérieurs sont devenus normaux.

A partir de ce moment, l'histoire de l'enfant ne présente plus rien à relever, si ce n'est un léger rhume en novembre. La croissance est régulière.

On reprend les frictions mercurielles le 16 novembre et on les continue jusqu'à la fin de décembre.

28 *décembre*. — L'enfant ayant 7 mois, pèse 7 kilos 250 ; il n'a pas de dents ; il est gai, vif, ses chairs sont fermes ; il est seulement un peu pâle ; il n'a pas cessé d'être nourri au sein.

1er *mars* 1906. — L'enfant, âgé de 9 mois, pèse 8 kilos 400, a deux dents et mange une bouillie.

Il ne présente aucun signe de rachitisme.

Nous avons fait radiographier à nouveau le genou droit et le coude gauche et nous avons pu constater le retour complet des os à l'état normal.

En résumé, un enfant de 6 semaines nous est apporté avec une impotence des quatre membres. Aux membres supérieurs, l'impotence a tous les caractères de la pseudo-paralysie syphilitique des nouveau-nés de Parrot. Aux membres inférieurs, l'impotence coexiste avec un très abondant épanchement dans les deux genoux. Trois ponctions successives nous font voir que le liquide contenu dans ces articulations est du pus à polynucléaires neutrophiles. Mais, cultivé en divers milieux et examiné au microscope, ce pus s'est montré dépourvu de microbes. Les frictions avec l'onguent mercuriel amènent une amélioration rapide ; au bout de deux mois, la guérison complète était obtenue. L'enfant ne cessa pas d'être nourri au sein par sa mère.

Dans ce cas, le diagnostic de syphilis héréditaire ne peut être contesté. Ce diagnostic nous était imposé par les caractères de l'impotence des membres supérieurs qui étaient ceux de la pseudo-paralysie des nouveau-nés syphilitiques. Il fut pleinement confirmé par la guérison rapide et complète, grâce à de simples frictions mercurielles, d'un épanchement purulent des deux genoux, lésion que nous avions considérée comme à peu près incurable à notre premier examen.

Des diverses questions que soulève ce cas je n'aborderai ici que la plus importante, à savoir la cause des suppurations articulaires qui peuvent compliquer la pseudo-paralysie des nouveau-nés syphilitiques.

Parrot (1) a montré que le syphilome diaphyso-épiphysaire qui est la cause de la pseudo-paralysie des nouveau-nés peut aboutir à la suppuration. Il est rare que cette suppuration reste limitée à la zone conjugale de l'os ; elle s'étend le plus souvent aux tissus voisins. Le pus peut prendre deux directions : 1° il peut perforer le périoste et gagner les régions péri épiphysaires et péri-articulaires et on peut le trouver collecté et infiltré, dans l'épaisseur

(1) PARROT. Sur une pseudo-paralysie causée par une altération du système osseux chez les nouveau-nés. *Archives de Physiologie*, 1872. — Voir aussi son ouvrage posthume, publié par Troisier : *La syphilis héréditaire et le rachitisme*. Paris, 1886.

des muscles, sous la peau, dans le tissu cellulaire péri-musculaire ;
2° la suppuration peut s'étendre du côté de l'épiphyse dont la
surface articulaire sera perforée ; et ainsi se produisent les arthropathies suppurées dont je viens de vous rapporter un exemple.
Les abcès articulaires et les collections péri-articulaires peuvent
exister isolément ou coïncider ; dans ce dernier cas, les deux
foyers peuvent communiquer ou être entièrement séparés.

Les faits signalés par Parrot ont été observés par d'autres médecins. Mais tous ceux qui, après lui, les ont étudiés se sont refu-
sés à considérer ces suppurations osseuses, articulaires ou péri-
articulaires, comme dérivant de la syphilis seule, et ils ont avancé
qu'elles sont dues à une infection mixte. Telle est l'opinion de
Heubner, Betham Robinson, Kirmisson et Jacobson, Hochsinger (1). Pour eux, la suppuration provient de ce que des streptocoques ou des staphylocoques ont envahi secondairement des lésions ostéo-articulaires primitivement syphilitiques et non suppurées (2).

Pour soutenir cette manière de voir, on invoque les arguments
suivants : 1° ces suppurations qui compliquent la maladie de Parrot s'accompagnent presque toujours de lésions pyodermiques :
pustules, ulcérations de la peau, abcès sous-cutanés, etc. ; 2° dans
quelques cas, l'examen du pus de ces foyers osseux, articulaires
ou péri-articulaires, recueilli par ponction avant ouverture à l'extérieur, a montré qu'il renfermait des streptocoques ou des sta-

(1) HEUBNER, Die syphilis im Kindesalter. *Gerhardt's Handbuch der kin-
derkrankheiten*, Nachtrag I, 287, 1896 ; BETHAM ROBINSON, Arthropathies syphilitiques chez l'enfant, *British med. Journal*, 1896 ; KIRMISSON et JACOB-
Contribution à l'étude des arthropathies dans la syphilis héréditaire, *Revue
d'orthopédie*, 1897, n°s du 1er septembre, p. 367 et du 1er novembre, p. 446
HOCHSINGER, *Studien über die hereditäre Syphilis*, Zweiter Teil, 1904, p. 111.

(2) Comme témoignage de cet état d'esprit, nous rappellerons qu'Aldibert
a voulu faire rentrer dans le cadre de l'ostéomyélite des enfants nouveau-
nés des observations qui sont des exemples indiscutables de pseudo-paralysie de Parrot, parce qu'il y avait des foyers de suppuration au voisinage
de l'épiphyse ou dans l'articulation (ALDIBERT, De l'ostéomyélite aiguë chez
les enfants au-dessous de deux ans, *Revue mensuelle des maladies de l'enfance*, juin 1894, p. 297).

phylocoques, voire même des pneumocoques, comme dans l'observation de M. Salomon (1) ; 3° dans d'autres, bien plus rares à la vérité, on peut incriminer le gonocoque comme cause de la suppuration articulaire, car celle-ci coïncide avec une ophtalmie ou une vulvite blennorragiques (Hochsinger) ; 4° enfin, on invoque ce fait que, dans ces foyers suppurés, le liquide est du pus vrai, renfermant des globules polynucléaires, au lieu que s'il se fût agi de syphilis, on aurait trouvé un liquide ayant une autre constitution histologique, un liquide ayant les caractères de celui qui provient des gommes ramollies ; on aurait trouvé ce faux pus dans lequel le microscope ne montre que des débris cellulaires et des granulations graisseuses.

Notre cas prouve qu'aucun de ces arguments n'a de valeur. Notre petit malade ne présentait aucune lésion pyodermique, aucune affection gonococcique ; le pus articulaire, examiné au microscope et en culture, à trois reprises différentes, s'est montré complètement dépourvu de microbes. Les lésions si graves des jointures ont guéri complètement et rapidement par le traitement mercuriel.

Ce fait prouve donc, d'une manière qui ne laisse aucune place au doute, que la syphilis héréditaire précoce peut, à elle seule et sans le concours d'une infection associée, déterminer la suppuration de la lésion diaphyso-épiphysaire qui est la cause de la pseudo-paralysie des nouveau-nés syphilitiques et engendrer les abcès articulaires ou péri-articulaires qui peuvent accompagner cette suppuration ; il démontre que, même en l'absence de tout microbe septique. le liquide trouvé dans ces foyers suppurés peut être du pus vrai, du pus à polynucléaires. Le microbe de la syphilis peut donc provoquer à lui seul la formation du pus, et l'infection mixte n'est pas nécessaire pour expliquer les suppurations qui peuvent succéder au syphilome diaphyso-épiphysaire des nouveau-nés.

Mais on sait avec quelle fréquence les infections secondaires à

(1) SALOMON, Arthrites multiples suppurées à pneumocoques chez un syphilitique héréditaire. *Société de Pédiatrie*, 17 fevrier 1903.

microbes pyogènes se développent chez les nouveau-nés que l'hérédo-syphilis précoce a cachectisés. Lorsqu'une infection de ce genre se développera dans ces conditions, on comprend qu'elle se localisera plus facilement sur les parties malades du squelette et qu'elle aggravera leurs lésions antécédentes. Ce que notre observation démontre, c'est que cette infection associée n'est nullement nécessaire pour déterminer la suppuration du syphilome de la zone conjugale et celle des parties voisines, articulaires ou péri-articulaires, et que le virus syphilitique suffit à les produire.

L'effet du traitement par les frictions à l'onguent mercuriel, dont l'action a été si prompte et si complète, est venu confirmer cette conclusion. Si des microbes pyogènes vulgaires avaient contribué à produire des lésions articulaires profondes, nul doute que la guérison n'aurait pas été obtenue aussi facilement par la seule cure spécifique.

M. Comby. — J'ai vu récemment, à l'hôpital, un enfant atteint de maladie de Parrot, ayant un gonflement fluctuant de l'épaule. Doutant de mon diagnostic à cause de cette fluctuation, je l'adressai à M. Broca qui, lui, n'hésita pas à faire le diagnostic de pseudo-paralysie syphilitique.

Il est remarquable de voir la syphilis héréditaire ainsi compliquée guérir aussi rapidement par la vieille méthode des frictions mercurielles. Cette méthode nous donne des résultats excellents dans tous les cas. Il n'y a donc pas lieu d'avoir recours aux injections de sels mercuriels, solubles ou insolubles.

Sur des taches blanches persistantes que la varicelle peut laisser après elle,

par M. A.-B. Marfan.

Il est admis que la varicelle ne laisse en général aucun vestige cicatriciel durable sur le tégument ; mais il est également admis que, par exception, soit du fait de grattages trop répétés, soit à la suite des formes suppurées ou nécrotiques de l'éruption, cette maladie peut laisser des cicatrices cupuliformes, plus ou moins apparentes, plus ou moins irrégulières, assez semblables à celles de la variole et comme elles indélébiles. Ces cicatrices sont en général peu nombreuses et siègent surtout à la face.

Je désire montrer que la varicelle peut laisser sur la peau d'autres traces que ces cicatrices ; il s'agit de taches blanches spéciales, qui se rattachent bien plus à une achromie qu'à une véritable lésion cicatricielle. Il y a trois variétés de ces taches ; je vais pouvoir vous les montrer sur les trois malades que je mets sous vos yeux.

La première est la plus fréquente et la plus caractéristique. Vous pouvez l'observer sur ce petit garçon âgé de 3 ans 1/2, lequel a eu la varicelle à l'âge de un an. Vous voyez que sa peau offre des taches blanches, ayant la forme d'un cercle à bords assez réguliers, et dont les dimensions correspondent à celles des bulles de varicelle auxquelles elles ont succédé ; leur diamètre varie de 2 à 6 millimètres. *Leur couleur est d'un blanc mat très pur, d'un blanc laiteux uniforme. Tout autour de la tache, il n'y a aucune modification de la couleur de la peau ; en particulier il n'y a pas de zone mélanodermique. Ces taches sont de niveau avec le tégument voisin ; elles ne sont ni déprimées, ni surélevées. Leur surface est lisse ; elle ne présentent ni état chagriné, ni état gaufré.* En les regardant à la loupe, on y aperçoit parfois des poils ; mais il m'a semblé qu'ils y étaient beaucoup plus rares que sur les parties voisines. Quand on frotte énergiquement une de ces taches, on voit la peau rougir autour d'elle ; mais la tache elle-même ne se congestionne pas et garde sa couleur blanche.

Ces taches se voient surtout sur le tronc, en avant et en arrière : elles sont plus rares sur les membres où elles n'occupent guère que la racine ; je n'en ai rencontré qu'une seule fois sur la face. Leur nombre varie de 3 ou 4 à une quarantaine.

J'ai cherché si des taches tout à fait semblables à celles-ci pouvaient succéder à une autre éruption que la varicelle, particulièrement à l'ecthyma, aux furoncles, aux pustules staphylococciques, au prurigo gratté. Je suis arrivé à cette conclusion que les cicatrices laissées par ces dernières éruptions n'ont pas les caractères précédents ; elles ne sont pas aussi nettement circulaires : elles n'ont pas cette couleur d'un blanc mat uniforme, ce caractère plat et lisse, cette distribution spéciale à prédominance sur le tronc. Aussi, quand je constate ces taches, en nombre suffisant et avec des caractères bien tranchés, je me crois autorisé maintenant à regarder comme à peu près certaine l'existence antérieure de la varicelle ; jusqu'ici, lorsque l'enquête a été possible, elle m'a donné raison. Cette notion peut avoir une utilité pratique que l'exemple suivant fera comprendre. Dans un orphelinat, une fillette de 6 ans, dont les antécédents sont inconnus, fut atteinte d'une éruption d'un diagnostic très difficile ; le médecin hésitait entre une varicelle vraie et un prurigo varicelliforme ; il me demanda mon avis ; à ne regarder que cette éruption, le diagnostic était vraiment à peu près impossible ; mais en examinant l'enfant, je constatai les taches blanches que je viens de décrire ; elles étaient nombreuses et présentaient bien nettement les caractères que j'ai énumérés ; j'en tirai la conclusion qu'elle avait eu la varicelle autrefois et qu'elle ne pouvait l'avoir aujourd'hui ; je conseillai de laisser la malade en contact avec les autres fillettes ; aucune d'elles ne prit la varicelle. Telle est la variété la plus fréquente et la plus caractéristique des taches blanches que peut laisser après elle la varicelle. Il en est deux autres qui se rattachent du reste à celle que je viens de mentionner.

L'une a comme caractères que *la tache blanche est saillante et que sa surface est très finement grenue ou très finement striée*. elle ressemble au premier abord à certaines cicatrices de vaccine qui, au lieu d'être déprimées, comme elles le sont en général, forment une légère élevure ; mais les cicatrices de vaccine s'en distinguent parce que les inégalités de leur surface ne sont pas dues à des granulations ou à des stries très fines, mais à une série de petites dépressions cupuliformes d'inégales dimensions. Cette seconde variété de taches, beaucoup moins fréquente que la première, occupe les mêmes sièges et con-

cide presque toujours avec elle. C'est ce que vous pouvez constater chez cette fillette de 11 ans, qui, il y a trois ans, étant
soignée à la salle Parrot pour une coqueluche compliquée de pleurésie, a pris la varicelle ; comme vous le voyez, elle porte, sur le
dos et la poitrine, des taches blanches semblables à celles que
vous avez pu voir chez le premier des sujets que je vous ai présentés ; mais, à la partie inférieure de l'abdomen et à la partie
supérieure des cuisses, elle a des taches blanches saillantes et
finement grenues. Quoique ces taches soient moins significatives
que les premières et se rapprochent de certaines cicatrices banales, cependant les caractères que je viens d'indiquer permettent
le plus souvent de les rattacher à la varicelle.

Quant à la troisième variété, elle n'est en réalité que le premier
stade, inconstant d'ailleurs, de la première ou de la seconde. Elle
est constituée par des *taches blanches entourées d'une aréole pigmentée* ; ces taches sont planes et lisses ou un peu saillantes et
à surface irrégulière. Avec leur aréole brune, elles ressemblent
de prime abord à des cicatrices banales d'ecthyma, de furoncles ou de prurigo gratté : toutefois, la forme assez nettement
circulaire des taches achromiques, leur couleur d'un blanc laiteux, leur nombre, leur distribution spéciale, doivent faire penser
à une origine varicelleuse. Comme je le disais, cette variété n'est
qu'une forme de transition ; l'aréole brune qui la caractérise est
destinée à disparaître et alors se montrent les taches de la première ou de la seconde variété. Ceci explique pourquoi les taches
entourées d'une zone mélanodermique ne se voient que lorsque
la varicelle a eu lieu récemment. Sur ce petit garçon âgé de deux
ans et demi, vous pouvez voir des taches blanches, plates et lisses,
avec aréole pigmentée ; il n'y a que quatre mois qu'il a eu la varicelle. D'après ce que j'ai observé, je puis avancer que la zone
brune périphérique va disparaître progressivement et qu'il ne
restera plus que des taches blanches, laiteuses, plates et lisses,
comme dans la première variété. Pendant une certaine phase,
les deux formes coexisteront sur le même sujet.

J'ai pu parfois suivre l'évolution entière de ces taches et voici

ce que j'ai observé. Lorsque les croûtes de la varicelle sont tombées, il reste une macule d'un rouge violet qui pâlit progressivement, tandis que se développe autour d'elle une aréole brune
plus ou moins accusée ; mais celle-ci fait parfois défaut ; en tout
cas, elle s'efface peu à peu et il ne reste que les taches blanches
de la première variété, plus rarement de la seconde.

Pour que la varicelle laisse après elle les taches blanches de la
première variété, il n'est pas nécessaire que les boutons en aient
été grattés, qu'ils aient suppuré profondément ou qu'ils aient
été ulcérés. Je les ai vu apparaître après des varicelles tout à
fait simples.

Mais pour celles de la seconde variété, on ne peut en dire autant : elles succèdent le plus souvent à des éléments varicelleux
ulcérés et elles coexistent en général avec les cicatrices cupuliformes de la face dont je parlais en commençant.

Ces taches peuvent durer des années. Le cas qui a attiré mon
attention sur elles concerne une jeune fille que j'ai soignée pour
la varicelle à l'âge de 8 ans, il y a aujourd'hui 10 ans ; elle a
maintenant 18 ans ; elle porte toujours sur le dos et la poitrine
de nombreuses taches blanches plates et lisses.

Mais ces taches sont-elles indélébiles ? En général, après la puberté, elles tendent à s'effacer et je suis porté à croire qu'elles
peuvent disparaître à la longue complètement, parce qu'il est
extrêmement rare d'en rencontrer de bien nettes chez des adultes
âgés de plus de 25 ans.

Je ne puis apporter des chiffres précis concernant la fréquence
de ces stigmates ; mais je puis dire que si beaucoup de cas de varicelles ne laissent à leur suite aucune trace, toutefois, les taches
blanches ne sont pas rares ; il suffit de les chercher pour en trouver
facilement des exemples.

Pour élucider plus complètement la nature de ces altérations,
il faudrait étudier, au point de vue histologique, la bulle de varicelle d'abord et ensuite les taches blanches à leurs diverses
phases. C'est une étude que les circonstances ne nous ont pas
encore permis de faire.

MME NAGEOTTE. — Je connais une jeune fille de 23 ans, qui porte des marques d'une varicelle qu'elle a eue à 15 ans ; elles sont blanches et planes, exactement comme celles que nous montre M. Marfan et elles se trouvent à la partie supérieure du dos Elles se distinguent moins que chez l'enfant de la peau environnante, elles n'ont pas d'aréole pigmentée ; à leur surface il y a peu ou pas de duvet et les papilles de la peau sont aplanies.

L'éducation de la vessie chez les jeunes enfants,

par Mme NAGEOTTE-WILBOUCHEWITCH.

Je voudrais attirer l'attention des médecins sur une faute que l'on commet maintenant fréquemment dans l'élevage des nourrissons, faute qui a pour conséquence l affaiblissement et l'intolérance de la vessie.

Un des spectacles les plus communs qui s'offrent dans les jardins publics est celui d'un nourrisson qu'une mère, ou plus souvent une bonne, tient patiemment et indéfiniment au-dessus d'une pelouse en l'invitant à uriner ; pour l'encourager, elle émet les sons classiques, elle le chatouille et surtout elle attend jusqu'à ce qu'il se soit exécuté ; et, s'il s'est obstiné, on recommence après un instant de repos Pendant qu'on tient ainsi l'enfant, ses vêtements remontent vers l'aisselle, tandis qu'il glisse replié en deux en découvrant de plus en plus ses cuisses, son ventre et son dos. En hiver, cette pratique est une bonne occasion de refroidissement d'autant plus qu'inhibé par le froid, l'enfant se fait prier plus longtemps. En toute saison, c'est là, à mon avis, la principale, sinon l'unique cause d'une petite infirmité tout à fait commune qui consiste dans la fréquence extrême des mictions.

En effet, si au début l'enfant résiste, au bout de quelques mois il devient très docile, il urine aussi souvent que l'on veut, même lorsque sa vessie ne contient que quelques gouttes ; bientôt il urine de plus en plus souvent et l'on trouve constamment mouillé cet enfant de 10, 12 mois, tandis qu'il était toujours sec à 3, 4 mois. Cela dure jusqu'à ce qu'il sache parler et demander ; l'enfant alors redevient propre parce qu'il n'a pas d'incontinence d'urine, ni diurne, ni nocturne, mais il ne supporte pas d'avoir la vessie distendue.

En grandissant ces enfants sont continuellement dérangés dans leurs jeux, leurs promenades par des besoins d'uriner ; afin d'éviter ces interruptions, on les invite à prendre leurs précautions d'avance, c'est-à-dire à vider la vessie à un moment où le besoin n'était pas impérieux et l'on aggrave ainsi la pollakiurie. Le mal ne commence à s'atténuer que lorsque les enfants sont absorbés par des études ou des jeux entraînants qui détournent leur attention de leur vessie ou qui les obligent à faire quelque effort pour se retenir. Avec l'âge, j'ai toujours vu cette disposition diminuer, mais ces enfants urinent néanmoins plus fréquemment que ceux qui ont été élevés d'une manière plus naturelle.

Ces enfants ne sont ni des nerveux, ni des anormaux à aucun titre, ils n'ont pas d'incontinence d'urine diurne, ni nocturne, ils peuvent être propres de très bonne heure, et cela de nuit encore plus tôt que de jour, quoique la plupart soient obligés d'uriner la nuit une fois ou deux. Ils n'ont pas non plus de cystite, ni d'affections rénales et leur urine est normale. Dans la plupart des cas, les parents ne sont pas atteints de faiblesse vésicale, quelquefois cependant cette disposition à la pollakiurie paraît héréditaire, mais il est aussi possible que les mères jeunes aient déjà été élevées à ce point de vue comme le sont les enfants de la génération actuelle.

Dans quelques familles qui comptent plusieurs enfants, les uns atteints de pollakiurie, les autres indemnes, j'ai pu à l'aide des mères et des bonnes établir nettement la cause de cette différence et en même temps confirmer l'étiologie de l'affection. Ainsi dans une famille l'aîné des enfants a été élevé de la façon que je viens de relater, la mère, et la bonne surtout, étant très fières de ce nourrisson toujours sec qui réduisait le blanchissage au minimum. Vers l'âge de 18 mois cet enfant, bien portant, était mouillé à chaque instant parce qu'il ne pouvait pas se retenir assez longtemps pour aller trouver un vase ; il restait d'ailleurs propre la nuit. A 3 ans il urinait encore au moins toutes les heures, à 7 ans toutes les 2 ou 3 heures.

Le second enfant, qui n'avait plus à lui seul toute la famille pour le servir, fut élevé différemment non par principe, mais par hasard. On le changeait de couche très fréquemment parce que sa peau ne supportait pas le linge mouillé, mais on ne s'occupait pas de l'éduquer, il urinait quand il en avait besoin et l'on s'aperçut bientôt que c'était généralement une vingtaine de minutes après la tétée quand il ne dormait pas ou bien immédiatement après le réveil. Quand il eut 7 à 8 mois, c'est à ces moments là qu'on l'engageait à uriner hors des langes. Cet enfant fut, comme le premier, propre de très bonne heure, c'est à-dire qu'il demandait à faire ses besoins avant un an, mais il n'eut pas de fréquence des mictions. Un troisième enfant fut élevé de propos délibéré comme le second l'avait été par hasard et avec le même résultat ; ses mictions sont rares, 5 à 7 dans les 24 heures à partir de l'âge de 3 ans.

Dans une autre famille la fille aînée a été élevée par une mère craintive qui passait sa journée à changer l'enfant de couche afin de lui éviter toute rougeur ; mais elle avait toujours peur de voir l'enfant se casser les reins ou le cou et ne la soulevait ni ne l'asseyait jamais ; cette enfant ne fut mise sur un vase que vers l'âge d'un an ; elle urine normalement quoique nerveuse et d'une santé médiocre. Une seconde fille a été plus particulièrement confiée à une bonne, tout en étant élevée au sein par sa mère, comme la première. Cette enfant, bien portante et solide a été élevée « sèche ». Le résultat a été que les mictions sont devenues petit à petit plus fréquentes, si bien qu'on ne put plus avoir l'enfant propre à partir de 6 mois ; elle ne le redevint que lorsqu'elle sut demander ; mais la fréquence des mictions est restée très grande et l'est encore actuellement à 7 ans ; elle ne s'est jamais mouillée au lit.

Les résultats de ces deux modes d'élevage ont été tellement frappants que je n'ai pas besoin d'insister pour que la mère laisse uriner dans ses langes son troisième nourrisson. Car c'est là que je veux en venir ; il faut laisser l'enfant faire ses besoins dans ses

langes pendant les premiers mois, si on veut l'avoir propre de
bonne heure, c'est-à-dire après six mois. Il y a tout intérêt à ce
qu'un nourrisson soit toujours propre et sec, car rien ne provoque
et n'entretient les diverses affections cutanées comme le contact
du linge humide ; je crois d'ailleurs que ce n'est pas le contact de
de l'urine naturelle qui est si pernicieux, c'est surtout la dissolu-
tion dans l'urine des carbonates, de l'eau de javelle ou autres in-
grédients utilisés pour le blanchissage du linge, presque toujours
mal rincé. Quoi qu'il en soit, il est tout à fait bon de changer les
couches aussitôt qu'on les sent humides, ce qui est facile quand
l'enfant est en couche-culotte ; on arrive ainsi à un premier résultat qui est d'habituer le nourrisson à se sentir au sec et de
protester par des cris et des mouvements aussitôt qu'il est mouillé.
On est alors averti et en se donnant quelque peine on arrive à
connaître l'habitude particulière à chaque enfant, c'est à-dire les
rapports de temps entre les mictions d'une part, les tétées et le
sommeil d'autre part. Quand l'enfant aura 3, 4 mois au moins
on le fera uriner hors des langes uniquement au moment où il
semble en avoir besoin, et sans insister ; on évitera surtout de
refroidir le bas-ventre en faisant uriner un enfant dehors, car ce
refroidissement est par lui-même une cause de pollakiurie. Il
faudra redoubler de prudence quand la faiblesse vésicale existe
déjà chez d'autres membres de la famille.

Quand le mal est fait, quand chez un enfant « éduqué » on
s'aperçoit que les mictions deviennent plus fréquentes à 6, 7 mois
qu'elles n'étaient avant, on peut encore essayer de réparer la
faute en cessant complètement de provoquer les mictions et en
s'appliquant à enseigner à l'enfant un son, un rudiment de mot
pour dire qu'il est mouillé et plus tard qu'il a envie ; j'ai vu
des bonnes dévouées réussir. Chez un enfant de 4 ans, j'ai employé avec succès le rhus aromatica (1), qui m'a réussi souvent
dans l'incontinence d'urine vraie; dans ce cas il a suffi d'une dose
de vingt gouttes par jour continuée durant une dizaine de jours,
pour faire tomber de 15 à 20 mictions par jour à 6 ou 7.

(1) *Traitement de l'incontinence d'urine par le rhus aromatica*, par
Mme Perlis (Thèse de Paris, 1902).

Résistance globulaire chez l'enfant à l'état normal et au cours des fièvres éruptives,

par MM. E. Lesné et D. Gaudeau.

Nous avons étudié la résistance globulaire chez un certain nombre d'enfants atteints de maladies éruptives ou d'éruptions diverses. Nous avons employé la méthode d'isotonie d'Hamburger suivant la technique de Vaquez et Ribierre ;

Nous nous sommes servis d'une solution-mère de NaCl dans l'eau distillée au titre de 0.80 0/0. Dans une série de dix petits tubes cylindriques on fait tomber des quantités progressivement décroissantes de la solution de NaCl et croissantes d'eau distillée, les tubes extrêmes contenant : le 1er : deux gouttes d'eau distillée, 48 gouttes de solution de NaCl à 0.50 0/0, c'est-à-dire un mélange à 0.48 0/0 ; le dernier : 20 gouttes d'eau pour 30 gouttes de solution de NaCl, c'est-à-dire un mélange au titre de 0.30 0/0.

Le sang recueilli par piqûre du doigt avec une pipette était mélangé en proportion constante de 1/50 avec ces solutions.

Nos examens étaient pratiqués 18 à 24 heures après la prise du sang, les tubes ayant séjourné deux heures à l'étuve, à 37°. *La résistance minima* R1 est indiquée par le titre de la solution dans laquelle se produit le début de l'hémolyse, *la résistance maxima* R2 par le titre de solution où s'effectue l'hémolyse totale.

Chez une quinzaine d'enfants *normaux* de 6 mois à 15 ans nous avons trouvé des chiffres analogues aux résultats de Paris et Salomon (1), c'est-à-dire :

Résistance minima (R1), correspond à une solution de NaCl de 0.44 à 0.48 0/0.

Résistance maxima (R2), correspond à une solution de NaCl de 0.32 à 0.36 0/0 ; semblable donc à celle des adultes, de 20 à 40 ans.

Dans des cas isolés d'*érythème polymorphe*, *sérique*, nous avons cons-

---

(1) Paris et Salomon, *Soc. de Biol.*, février 1903.

taté une résistance globulaire *normale* : de même chez des enfants atteints de *pyodermie*, de *psoriasis*, de *rubéole*.

Une augmentation de la résistance globulaire a été observée dans
deux cas *d'éruption scarlatiniforme* d'origine probablement alimentaire, dans un fait *d'éruption post-vaccinale*. Dans le cours d'un *érythème papulo-noueux* la R1, *augmentée* au moment de la poussée éruptive [38. 30], se maintenait accrue quelques jours après la fin de
l'éruption [40. 30] et revenait à la normale au moment de la convalescence [46. 32]

Normale au 2ᵉ jour d'une *varicelle*, R1 était *augmentée* dans un autre cas en pleine éruption [38], tandis que R2 était normale [32].

Sur quatre cas, *l'érysipèle de la face* n'a paru s'accompagner d'une
augmentation immédiate de la R. G. et passagère que deux fois :
dans un de ces derniers R1 seule augmentée (38), tandis que R2 était
normale (34) au second jour de l'éruption, revient à la normale des
le 5ᵉ jour (46) pour s'y maintenir à la fin et pendant la convalescence
de la maladie, même lors de l'apparition d'une éruption scarlatiniforme.

Nous n'avons pas trouvé de modifications de la R. G. dans deux
cas de *scarlatine* examinés au premier jour de l'éruption. Dans quatre
faits, où la prise du sang a été faite les 2ᵉ, 3ᵉ et 4ᵉ jours, nous avons
constaté *un accroissement constant* et marqué de R1, tandis que R2 n'a-
vait subi une augmentation parallèle que deux fois.

Nos recherches, les plus nombreuses, ont été faites pendant la période éruptive de la *rougeole*.

Chez 19 enfants, âgés de 11 mois à 9 ans dont la R. G. a été recherchée *au premier jour de l'éruption*, nous avons observé :

Le point de R. minima oscillant entre 38 et 42, c'est-à-dire présentant
d'une manière à peu près constante UN ACCROISSEMENT MARQUÉ.

La R. maxima subit une AUGMENTATION MOINS CONSTANTE, mais a été
trouvée déplacée dans le même sens *dans la moitié des cas* [28. 30].

Les écarts de la normale des résistances sont donc le plus souvent
parallèles, cependant *l'étendue de résistance* est diminuée dans un tiers
des cas.

Chez 11 enfants âgés de 3 mois à 9 ans, dont le sang a été examiné

au *second jour de l'éruption*, la rougeole n'a paru s'accompagner :
D'une augmentation de R1 que dans la moitié des cas.

R2 subit parallèlement un accroissement léger.

L'étendue de R1 est normale, et ne présente pas de diminution aussi
nette qu'au premier jour de la rougeole.

Chez 9 enfants, âgés de 6 mois à 8 ans 1/2, au *3ᵉ jour de l'éruption*
de la rougeole, R1 et R2 ne sont augmentés que dans la moitié des cas.

Chez plusieurs enfants, nous avons pu répéter nos examens au cours
de la maladie :

Chez un enfant de 13 mois, R1 d'abord légèrement augmenté (42)
le 1ᵉʳ jour, revient à la normale (46) le 4ᵉ jour : R2 se maintient à 30.

Chez un enfant de 3 ans, R1 légèrement augmenté (42) la veille de
l'éruption, augmente le 5ᵉ jour (38) pour redevenir normale le 8ᵉ jour
et le 12ᵉ jour. R2 subit des variations sensiblement parallèles.

Ces modifications de la résistance globulaire, rapprochées des phénomènes cliniques observés, semblent indépendantes des variations
de la température et de l'intensité de l'éruption.

En somme, dans la majorité des cas, au début des fièvres éruptives la R. G. est augmentée, sauf dans la rubéole où elle est
normale. Dans la rougeole cet accroissement s'atténue à mesure
qu'on s'éloigne du début ; la R. G. se rapproche de la normale en
même temps que la maladie évolue vers la convalescence : le maintien de l'accroissement ferait craindre une complication.

En effet, dans les rougeoles compliquées d'accidents pulmonaires, les R1 et R2 étaient élevée presque parallèlement [40.30 —
41.34 — 42.28 — 40.28 — 42.30], même dans les cas graves
[42.28. — 38.28], mais suivis de guérison. Au contraire, la R. G.
était normale dans deux cas de broncho-pneumonie à évolution
fatale [46.34] [48.30]. Dans ce dernier cas mortel, R2 était augmentée seule et l'*étendue de la résistance était considérable*.

Ainsi au cours de la rougeole certaines variations de la R. G.
semblent être en rapport avec le pronostic : son augmentation
persistant loin du début de la maladie devra faire craindre une
complication ; son retour à la normale lors d'une complication in-

dique une défaillance de l'organisme et une évolution particulièrement grave.

Présentation d'idiote microcéphale,

par MM. Guinon et Chastagnol.

L'idiote microcéphale que nous vous présentons offre quelque
particularités intéressantes.

Voici son observation :

Tourn... Suzanne, 22 mois. — *Antécédents héréditaires.* — Père.
journalier, âgé de 29 ans, sobre, intelligent. Soigné il y a un an pour
de la furonculose à Boucicaut ; n'a jamais eu d'autre maladie. Mère
intelligente, sans profession, n'a pas plus que son mari d'antécédents
spécifiques, n'a jamais eu de fausse couche, pendant qu'elle était
enceinte. Elle a eu pendant qu'elle était enceinte de l'enfant qui nous
occupe, *une broncho-pneumonie* avec 41° de T. *au 3e mois de sa grossesse. Albuminurie* pendant cette grossesse, persistant quelque mois
après. — Un frère du même père est souffreteux, sans affection caractérisée, ne tousse pas. — Une sœur âgée de 4 ans se porte bien. —
Un frère âgé de six semaines, a été présenté par la mère et examiné,
se porte bien.

Antécédents personnels. — Né à terme, sans qu'on ait rien remarqué
d'anormal (?). Nourri au sein d'une manière rationnelle, n'a jamais
eu de diarrhée. 1re dent à 14 mois ; n'a jamais eu ni rougeole, ni
scarlatine, ni coqueluche, ni diphtérie. Bronchite à 16 mois.

Examen du malade. — Ne peut pas marcher, ne peut pas se tenir
debout. Ses jambes semblent pouvoir être assez fortes pour le porter,
et l'impossibilité d'équilibre paraît surtout due à une faiblesse des
muscles de la région sacro-lombaire. L'enfant peut remuer ses jambes
volontairement, mais l'abduction est limitée par une légère raideur
des muscles de la racine. L'extension et la flexion sont conservées.

Membres supérieurs. — Il y a quelques mouvements spontanés de
bras et avant-bras. Toutefois l'extension est difficile à cause d'un certain degré de contracture. Les doigts sont contractés en flexion d'où
résulte que la malade ne prend rien avec ses mains. Cependant si on

arrive à lui mettre un objet dans la main, en écartant les doigts, elle se ferme fortement et ce mouvement provoque une contracture en extension des deux membres supérieurs, chaque fois on voit les deux bras se porter en avant et s'élever d'un mouvement lent. Mais cet état de contracture imminente n'existe pas partout ; il manque au cou et dans le dos.

La *tête* oscille en tous sens. L'extension et la flexion volontaire sont nulles ; elle tombe en avant et en arrière suivant l'inclinaison qu'on lui donne. Toutefois la faiblesse des muscles du dos doit être surtout interprétée comme étant la cause de cette « tête folle », car si l'on supplée à l'inaction des muscles de la région dorsale en fixant avec les deux mains la colonne vertébrale, les mouvements de la tête sont quelque peu rétablis.

Les *muscles du ventre* paraissent aussi très faibles. Pas de hernie.

Diamètre fronto-occipital . . . . . . 145 millimètres.

— bitemporal . . . . 105 —

— bipariétal. . . . . 110 —

— bizygomatique . . . . . . 100 —

— occipito-mentonnier . . . . 166 —

Crâne et face. — Le crâne est dolichocéphale. Le front est bas, fuyant, aplati latéralement, en sorte qu'il existe sur la ligne médiane une saillie uniforme, saillante en avant. Les arcades sourcilières par ce fait semblent moins proéminentes. La physionomie est inerte, ne s'animant que pendant les cris.

Voûte palatine. — Elle est rétrécie dans le diamètre transversal, et très peu profonde, contrairement à ce qui se passe d'ordinaire chez les dégénérés. Elle se termine en avant par une surface plane due à ce que le bourgeon incisif est comme luxé en haut. Il en résulte diverses anomalies dentaires : l'arcade *supérieure* est saillante en avant avec prognathisme. L'incisive latérale gauche est à peine saillante. Les dents sont très écartées les unes des autres. L'arcade *inférieure* est normale, mais les incisives latérales sont à peine sorties.

La *langue*, de volume et d'aspect normaux, présente à sa partie inférieure une petite saillie, pédiculée, mobile, d'apparence muqueuse.

La *luette* est peu développée, bifide ; la déglutition se fait avec quelque difficulté.

Réflexes : pas de trépidation épileptoïde, la recherche du signe des orteils donne des résultats inconstants.

L'intelligence est complètement nulle. L'enfant ne prononce aucun mot, aucune syllabe ; elle semble entendre et voit certainement, le réflexe palpébral est normal.

Il s'agit bien là d'une idiote microcéphale. Elle est intéressante par l'inertie presque complète des muscles du dos ; cela n'est pas une rareté, c'est un phénomène commun à beaucoup d'idiots mais pas assez signalé. En fait, il s'agit beaucoup plutôt d'un phénomène d'incoordination, qui se corrigera peu à peu avec le développement.

Le contraste est remarquable avec le léger degré de contraction que présentent les membres dans les mouvements communiqués, particulièrement avec la contracture permanente des doigts, qui s'oppose à la préhension même automatique que l'on voit se réaliser chez les nouveau-nés quand on met un objet à la portée de leurs doigts.

A noter aussi cette contracture intermittente en extension qui se manifeste quand on écarte les doigts pour y placer un petit objet.

Ces symptômes diffèrent du syndrome de Little par l'attitude non spasmodique des membres inférieurs dont la partie inférieure au moins peut être portée dans tous les sens et par la flaccidité des muscles du tronc et du cou.

L'aspect de la voûte palatine aplatie en avant, donne à la bouche une forme différente du prognathisme ordinaire qu'accompagne généralement la disposition ogivale de la voûte.

Cette enfant réalise le degré le plus bas de l'idiotie : elle est évidemment très peu susceptible de culture, si elle vit.

A signaler enfin l'étiologie probable. C'est au 3e mois de la grossesse que la mère a eu une broncho-pneumonie grave hyperthermique qui paraît avoir été suivie d'albuminurie. Cette origine infectieuse paraît bien réelle, dans ce cas où on ne peut déceler aucune influence héréditaire.

Quant à l'état anatomique exact du cerveau, il nous paraît impossible de l'apprécier.

M. VARIOT. — L'enfant que nous présente M. Guinon offre une double dépression frontale, avec véritable microcéphalie coexistant avec une certaine raideur des membres supérieurs et inférieurs. Il est bien vraisemblable qu'il est atteint de sclérose des hémisphères cérébraux avec affaissement secondaire du crâne.

Il est vrai que ces difformités crâniennes et cette microcéphalie se rencontrent avec des caractères bien analogues dans certaines malformations congénitales de l'encéphale, telles que la porencéphalie ou la dégénérescence kystique des hémisphères.

Déviation du type sexuel chez une jeune fille, caractérisé par l'obésité et le développement d'attributs masculins simulant l'hermaphrodisme,

par MM. L. GUINON et BIJON.

Nous vous présentons une jeune fille de 11 ans, qui après une enfance normale a présenté vers l'âge de 9 ans, un développement insolite de la graisse et du système pileux qui lui donne à foit un habitus obèse et un aspect masculin assez contradictoires.

Voici son observation :

Céline G..., née le 29 avril 1895, nous est conduite par sa mère qui désire faire disparaître les poils dont le visage est orné.

Antécédents héréditaires. — Père âgé de 46 ans, n'a jamais été malade, mais est devenu alcoolique depuis quelques années, postérieurement à la conception de l'enfant. Sa femme a été obligée de se séparer de lui à cause de cela. Les grands-parents du côté paternel ne présentaient aucune tare, le mari est mort jeune d'accident, la femme vit encore et a 70 ans.

Mère âgée de 32 ans, n'a pas eu d'autres enfants. La grossesse a été normale. Les grands-parents n'avaient aucune tare, ils sont morts, l'un d'accident, l'autre, la mère à 57 ans. Ils ont eu 9 enfants, dont deux jumelles, 5 sont encore vivants. Les 3 autres sont morts en bas âge.

Antécédents personnels. — Née à terme, pesait à sa naissance 7 livres 1/2. Elevée au sein par sa mère jusqu'à l'âge de 18 mois. Pendant toute son enfance elle a eu comme maladie la *rougeole* deux fois, la 1re fois à 4 ans, la 2e fois à 6 ans, la *coqueluche* à 5 ans, le *croup* à

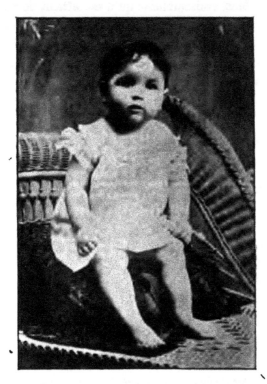

6 mois.

7 ans. Elle a été soignée pour cette dernière affection à l'hôpital Trousseau, où elle est restée deux mois, de mai à juillet 1902. Elle fut tubée 2 fois et eut une congestion pulmonaire étendue et persistante qui fit croire à une pleurésie. La convalescence fut cependant normale.

Pendant deux ans elle s'est ensuite développée normalement au point de vue physique et intellectuel L'intelligence était même assez vive. Les photographies jointes à cette note montrent en effet que son aspect était tout à fait satisfaisant. C'est à ce moment qu'elle a commencé assez brusquement à engraisser d'une façon exagérée, l'obésité débuta par la tête, et gagna secondairement les membres. Elle vint consulter alors deux fois à l'hôpital Trousseau, on trouva l'enfant en bonne santé, et l'on conseilla de ne rien faire. Six mois environ après le début de l'obésité, des poils commençaient à apparaître sur les joues et en plusieurs autres parties du corps ; à la même époque, la

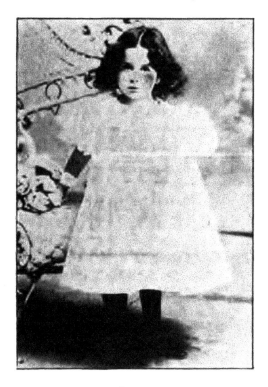

2 ans.

peau qui auparavant était très blanche, devenait plus bronzée et légèrement écailleuse. L'enfant devenait triste, ne jouait plus ; son intelligence ne semblait pas diminuée ; elle apprenait toujours avec facilité, mais elle était de moins en moins vive ; elle parlait peu ou ne parlait pas, et s'employait de préférence à la maison aux travaux du ménage. Cet état continua d'empirer jusqu'à il y a quatre mois environ.

Depuis, état stationnaire, tendance même à l'amaigrissement, surtout du côté des membres.

Actuellement, l'obésité et les troubles du caractère mis à part, elle se porte bien, elle a beaucoup d'appétit, digère bien, a des selles très régulières. Quelquefois on peut noter un peu de fatigue anormale, sans grande cause et de rares maux de tête, mais le tout passager, il faut insister sur l'impressionnabilité de la malade et sur sa facile suggestibilité.

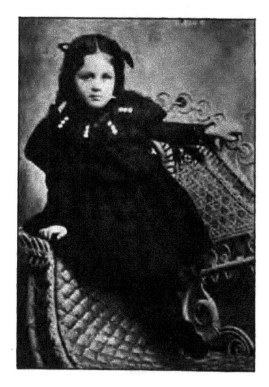

6 ans.

Examen de la malade. — 11 mars 1906.

Mensurations : Hauteur, 1 m. 31

                 Poids : 44 k. 600.

Cou   Hauteur 0 m. 38

Avant-bras   »   0 » 21

Bras   »   0 » 25

Thorax   Hauteur   0 m. 83 immédiatement au-dessous des
                                           mamelons.

Cuisse   0 » 42 à 0.10 cm. au-dessus de la
                                           rotule.

Jambe   »   0 » 28 à 0.10 cm. au-dessous de la
                                           rotule.

Ceinture   0 » 88 au niveau de l'ombilic.

Tête :

Diamètre bitemporal   0 m. 130
   »   bizygomatique 0 » 135
   »   occipito-nasal 0 » 180

Les mains et les pieds sont relativement petits et potelés.

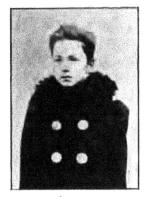

8 ans.

La *peau*, légèrement écailleuse par places, est recouverte par endroits d'un enduit sébacé, et en d'autres de kératose pilaire, très ac-
néique, variqueuse ; sa consistance est pâteuse, mais sans godet à la
pression du doigt. Elle est recouverte presque partout, sauf à la paume
des mains et à la région dorsale et plantaire des pieds de poils bruns,
qui par places, sont longs et touffus.

Mode de groupement des poils. — Toute la région dorsale, et surtout
la peau qui recouvre la colonne vertébrale et qui l'avoisine, les fesses,
la région externe des cuisses, sont le siège d'un développement pileux
remarquable. La région pubienne et périgénitale apparaît pileuse, aussi
marquée que chez une femme adulte. A la face, l'aspect est remar-

quable, la lèvre supérieure et le menton présentent un léger duvet Les sourcils sont très développés ; sur les joues existent de véritables favoris noirs et longs.

En résumé, ce qui caractérise le système pileux est sa *topographie masculine*.

Les ongles sont normaux.

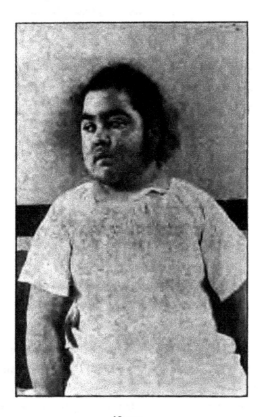

12 ans.

Troubles vaso-moteurs. — La face, les oreilles sont d'un rouge vif Aux jambes, la peau est marbrée et présente des vergetures parallèles surtout marquées à la face interne. Marbrures et vergetures sont vio lacées et plus marquées à droite qu'à gauche. Le ventre présente éga lement dans sa partie inférieure des vergetures, obliques en bas et en dedans parallèles et symétriques. Comme aux jambes, ces vergetures ne sont pas blanchâtres, d'aspect cicatriciel, mais rouges rosées. Une raie vaso-motrice peut être provoquée en tous points du tégument externe. Pas de lipome.

Hier apparut sur l'hémi-thorax droit vers la 3e dorsale un zona très net, surtout apparent en arrière.

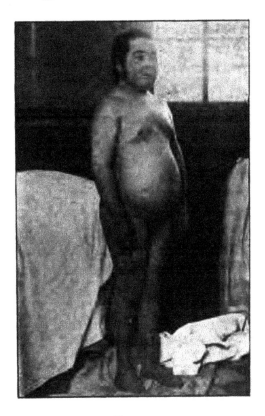

12 ans.

Rien à signaler dans l'état des poumons, du foie, de la rate, des ganglions, du cœur.

La bouche a une conformation normale, les dents sont régulières de forme et d'implantation. Toutefois, les deux premières molaires manquent à la mâchoire inférieure.

Le corps thyroïde paraît avoir son volume normal.

Organes des sens : Oreille. L'enfant entend moins bien depuis

2 ans ; l'ouïe paraît s'affaiblir progressivement, sans apparence de suppuration auriculaire ou d'otite. *Œil* : pas de strabisme, ni de nystagmus, pupilles normales. Réflexes normaux. *Olfaction, goût* conservés.

Système nerveux. — Réflexe rotulien légèrement exagéré des deux côtés. Réflexe plantaire en flexion.

Réflexe pharyngien aboli. Champ visuel normal.

Sensibilité : *au tact,* conservée ; *à la douleur,* abolie complètement *à la chaleur,* atténuée ; *au froid,* paresthésie. La malade accuse une sensation de chaud ; pas de retard de la sensibilité.

Système moteur. — Aucun trouble de la motilité.

Parties génitales.— L'aspect extérieur est à première vue, celui d'une femme adulte. Les poils sont longs et très abondants. Cependant les grandes lèvres présentent une largeur et une disposition qui n'est pas tout à fait normale, en ce sens que malgré l'écartement au maximum des cuisses, la fente vulvaire reste fermée et que l'aspect chagriné de la peau des grandes lèvres rappelle grossièrement celle du scrotum.

Si l'on écarte les grandes lèvres, les petites lèvres et le capuchon du clitoris apparaissent. Le capuchon tiré en arrière découvre sur une longueur de 2 centimètres un clitoris en forme de gland, qui est recouvert d'une sécrétion analogue au smegma préputial.

La partie inférieure du clitoris présente une petite rainure qui marque l'orifice des petites lèvres, celles-ci sont très fines, très petites et roses.

A 3 centimètres au-dessus, apparaît alors la vulve proprement dite. Elle a une teinte rose violacé. Elle est entourée de replis irréguliers. d'aspect normal. L'orifice vaginal enfin se présente très petit, infundibuliforme.

L'orifice uréthral, se voit très net, immédiatement au-dessus de l'orifice vaginal ; il n'est pas précédé d'un véritable tubercule, mais d'un raphé saillant qui continue la rainure médiane sous-clitoridienne. A droite et à gauche de l'orifice se voient deux petites fossettes. Le cathétérisme de l'urèthre est facile avec une sonde molle n° 8.

Le vagin admet une sonde de même grosseur jusqu'à une profondeur de 7 à 8 centimètres. Dans les grandes lèvres on ne trouve rien qui ressemble à des testicules.

Le classement de cette enfant peut au premier abord offrir quelques difficultés. Toutefois il nous semble qu'on peut immédiatement éliminer le myxœdème, ou mieux l'hypothyroïdie ; si elle a la lenteur, peut-être la diminution intellectuelle de certains hypothyroïdiens frustes, cette enfant est malgré tout réellement intelligente ; elle n'a pas la pâleur du myxœdémateux ; son système pileux a un développement et un aspect brillant inconnus dans cette affection, enfin le rythme du cœur est d'une rapidité normale. Malgré ce raisonnement, nous essaierons pendant quelque temps d'influencer la nutrition par la thyroïdothérapie.

On pourrait dire que cette enfant est hermaphrodite, mais le mot ne vaut pas grand'chose, il n'explique rien. Malgré le développement pileux, cette enfant nous paraît bien appartenir au sexe féminin, elle en a les attributs sexuels externes, la vulve et le vagin ; elle a bien, il est vrai, un clitoris de dimensions anormales comme le gland d'un garçon de 6 à 8 ans ; mais il est imperforé et l'orifice uréthral en est très éloigné.

C'est donc, à notre sens, une fille, mais dont le type sexuel a subi *brusquement* une déviation dont la cause réelle nous échappe.

S'agit-il d'une altération glandulaire sexuelle ? Peut-être. Mais sous quelle influence ? L'enfant a eu plusieurs maladies infectieuses, la seule grave et qui précède d'assez près la perturbation est la diphtérie laryngée, traitée par le tubage répété et la sérothérapie. C'est un accident tellement banal qu'on ne peut l'incriminer.

M. VARIOT. — Je viens d'examiner sommairement les organes génitaux externes de l'enfant que nous présente M. Guinon. Le clitoris offre une dimension et une forme qui rappelle plutôt une verge ; il est vrai que la vulve et l'hymen semblent assez bien conformés. Mais l'implantation et l'abondance des poils pubiens, le peu de largeur du bassin, rappellent la conformation masculine, de même que le développement très rapide et très anormal des poils de la barbe.

Bien que je n'aie constaté aucune saillie dans les grandes lèvres qui rappelle le testicule, on est en droit de se demander s'il n'existe pas en même temps que des organes génitaux externes femelles, des glandes génitales mâles chez le sujet. Il faudrait rechercher ces glandes du côté du canal inguinal où elles sont peut-être cachées.

M. Apert. — De même que M. Guinon, je ne pense pas que l'état si particulier que présente cet enfant puisse être rattaché au myxœdème et attribué à des troubles d'origine thyroïdienne; je me demande s'il ne doit pas plutôt être attribué à une perversion des sécrétions internes de la glande interstitielle ovarienne. Remarquons en effet, que la morphologie corporelle de ce sujet est intermédiaire entre celle de l'adolescent mâle et celle de l'adolescent femelle, la polysarcie étant surajoutée. Or l'évolution de l'enfant vers le type adulte, mâle ou femelle, est commandée par le fonctionnement de ses glandes génitales ; par suite, l'arrêt du fonctionnement de ces glandes au moment où évolue la puberté doit entraîner une indécision dans le sens de cette évolution ; les sujets mâles, frappés dans leurs testicules, présentent en conséquence des signes de féminisme ; nous le voyons parfois à la suite d'orchite ourlienne double ; par analogie, je pense que, si cette fillette est atteinte de masculisme, c'est que ses ovaires sont arrêtés dans leur fonctionnement. On sait, d'autre part, que l'obésité suit souvent l'involution des organes sexuels. Polysarcie et masculisme relèvent à mon avis de la même cause, c'est-à-dire de troubles de la sécrétion interne de l'ovaire.

Certes il s'agit d'une opinion théorique, mais elle autoriserait, si l'opothérapie thyroïdienne ne donne pas de résultats, à essayer l'opothérapie ovarienne.

Des relations des entéro-colites avec les adénoïdites chez les enfants,

par MM. Roux et Josserand (de Cannes).

Voici les conclusions de ce travail :

D'après nos observations nous croyons pouvoir nous livrer aux considérations suivantes :

Chez l'enfant, l'entéro-colite et les adénoïdites sont plus fréquentes qu'on ne le croit. Il faut toujours rechercher ces phénomènes morbides. La mère assez souvent ne regarde pas les selles de son enfant ou rejette les mucosités ou les peaux sur le compte des dents ou des vers, ou bien ne parle pas au médecin de ce symptôme ; il faut donc attirer l'attention de la mère sur ce symptôme.

Nous retrouvons toujours la constipation ou la constipation avec poussées diarrhéiques dans toutes ces observations. La constipation de l'entéro-colite a comme caractère d'être le plus souvent sévère, indépendante du mode d'alimentation.

Elle peut exister seule comme symptôme d'entérocolite, car quelques-uns de nos enfants avaient d'abord de la constipation, puis des glaires dans leurs selles, dans quelques-unes de nos observations elle disparaît comme les glaires après l'opération des végétations.

Triboulet (*Arch. méd. enf.*, mars 1898) veut voir dans les glaires retrouvées dans les selles les mucosités du pharynx qui ne feraient que traverser le tube digestif sans provoquer de désordres.

Cette interprétation ne saurait être admise. La glaire et la muco-membrane ont la même constitution clinique (Comby) ; elles ne diffèrent l'une de l'autre que par leur consistance et leur âge.

La glaire coexiste toujours avec des désordres intestinaux : constipation opiniâtre, dyspepsie, selles sanguinolentes, diarrhée, peaux, météorisme, etc.

Les glaires gélatineuses, adhérentes, épaissies que l'on voit dans tous ces cas ne peuvent être le résultat de la transformation de muco-pus naso-pharyngien après le passage de ce muco-pus dans l'estomac et dans tout l'intestin grêle.

Chez l'enfant, dit Comby, l'entéro-colite présente des poussées aiguës fréquentes ; mais à mesure que l'enfant grandit l'élément infectieux s'atténue, les poussées deviennent moins fréquentes. moins graves, moins violentes.

Nous retrouvons la même phrase dans l'article de Cuvillier sur les végétations. Celle-ci vers la puberté subissent la loi de régression qui entraîne dans son mouvement d'involution tout le tissu adénoïde et tendant à s'atrophier.

Nous n'avons rien observé qui puisse nous faire croire à l'influence de l'hérédité, ayant étudié celle-ci à propos de chaque cas.

Nous ne pouvons que partager les idées de Nothnagel, Guinon, Hutinel, Marfan, Boos, Hénoch, Thiercelin, etc. sur l'origine infectieuse de l'entéro-colite chez l'enfant. Cette origine infectieuse, pour nous, il faut la chercher dans la pyophagie de l'enfant qui ne crache pas. L'adénoïdite doit être le plus souvent la cause de l'entéro-colite, la cause directe, essentielle, unique, peut-être. Nous ne contestons pas qu'une mauvaise alimentation puisse l'aggraver dans sa durée, dans ses manifestations cliniques ; mais nous croyons qu'il faut rejeter certains facteurs (nervosisme, diathèses, etc...) qui n'expliquent rien, qu'on rencontre toujours, selon des idées préconçues et qui nuisent à l'analyse, seule capable de dissocier le complexus morbide.

Rapport sur un travail de M. Carrière, de Lille intitulé :

Macroglossie congénitale et syndrome de Thomsen,

par M. G. VARIOT.

A l'appui de sa candidature M. Carrière nous a adressé un mémoire des plus remarquables sur la macroglosie congénitale associée au syndrome de Thomsen sous la dépendance de l'hérédosyphilis.

Il s'agit d'un nourrisson de sept mois chez lequel cet ensemble insolite de troubles très bien caractérisés était bien probablement sous l'influence de la syphilis, puisque par l'administration du sirop de Gibert on obtint assez rapidement la guérison complète de la langue hypertrophique et aussi des accidents nerveux qui ont été étudiés avec un soin méticuleux par l'auteur, qui a joint à son travail des tracés myographiques, les résultats de l'examen électrique, etc.

Voici les conclusions du mémoire de M. Carrière :

1° Parmi les macroglossies congénitales, il en est qui peuvent reconnaître pour cause la syphilis héréditaire ;

2° Le syndrome classique de Thomsen peut être une manifestation de la syphilis héréditaire ;

3° Macroglossie et syndrome de Thomsen sont justiciables du traitement spécifique qui peut donner des résultats merveilleux.

M. Carrière a joint à ce mémoire original l'exposé imprimé de ses titres et travaux scientifiques. Bien qu'il soit encore parmi les jeunes pédiatres, il a déjà fait un grand nombre de publications dans les Revues de Paris, de Lille, de Bordeaux, etc., il a été chargé depuis 1900 du cours de clinique infantile à la Faculté de Lille et aussi de conférences de thérapeutique infantile. Nous vous proposons de rendre hommage à cette brillante activité en inscrivant le nom de M. Carrière en bonne place lors des élections pour le titre de membre correspondant.

Macroglossie congénitale et syndrome de Thomsen dus à l'hérédo-syphilis,

par M. CARRIÈRE (de Lille).

Les cas de macroglossie congénitale sont loin d'être fréquents en France et parmi ceux qui ont été publiés dans la littérature médicale je n'en ai pas trouvé qui puissent être attribués à une glossite hypertrophique de nature hérédo-syphilitique.

La maladie de Thomsen est aussi une rareté : il n'en existe pas actuellement plus de 150 cas dans la science ; elle est rarement constatée avant la seconde enfance, on en connaît mal ou l'on n'en connaît pas la nature. A tous ces titres l'observation que j'ai l'honneur de soumettre à la Société de Pédiatrie m'a paru intéressante.

OBSERVATION (personnelle). — Le 6 juin 1903, on m'amène le jeune X.., âgé de 11 mois, habitant les environs, que son médecin habituel avait adressé à mon collègue Gaudier, parce qu'il avait une langue énorme, procidente, amenant une gêne considérable de la respiration entraînant par accès l'apparition d'un état semi-asphyxique. Après l'avoir examiné Gaudier me l'envoya, disant qu'à part une trachéotomie il ne pouvait rien y faire.

Lorsque cet enfant se présenta à ma consultation, voici quel était exactement son état, tel qu'il a été consigné dans la fiche correspondante.

X... est né de parents sains en apparence. Nous n'avons pas vu le père, mais la mère qui nous amène ce bébé est d'aspect robuste et vigoureux. Dans le passé des parents je ne relève rien d'anormal. Rien à signaler chez les collatéraux.

La mère déjà eu 2 pertes.

La première perte a eu lieu à 5 mois, la seconde à 8 mois, l'enfant, nous paraît-il, est venu au monde macéré.

Cet enfant ci est le premier qui soit venu à terme, facilement ; il a été nourri au sein par la mère très régulièrement. Il n'a jamais été malade.

Dès sa naissance on a remarqué :

1° Qu'il respirait difficilement ;

2° Qu'il avait une grosse langue ;

3° Qu'il remuait avec peine.

Ces troubles ont été progressant régulièrement jusqu'à cette heure.

Depuis 15 jours la respiration est si difficile qu'elle va jusqu'à l'asphyxie ; depuis 8 jours, la succion et la tétée sont presque impossibles.

J'apprends de plus que dès les premiers jours l'enfant a eu un coryza très intense et qui a duré plus d'un mois. Il n'a jamais eu d'éruptions.

X... est un enfant d'apparence herculéenne. La tête est énorme et mesure 47 cm. 1/2 de circonférence, celle du thorax étant de 43 centimètres, la taille étant de 71 centimètres. Le poids du corps est de 8 kil. 125.

Le facies est très spécial ; le front est bas, l'implantation des cheveux est basse, la racine du nez est empâtée, le nez retroussé ; les levres entr'ouvertes laissent passer la langue considérablement hypertrophiée et légèrement violacée.

Les lèvres sont normales, mais violacées ; une épaisse et abondante salive s'en écoule. Les gencives ne présentent rien d'anormal. La face interne des joues non plus. La langue est énorme et sort constamment de la bouche de 4 à 5 centimètres ; elle mesure :

Largeur : 6 cent. 1/2.

Épaisseur : 3 centimètres.

La surface est normale, sa consistance un peu dure mais nullement ligneuse.

Les amygdales ne sont pas hypertrophiées. Le toucher rétro-pharyngien, très difficile eu égard au gros volume de la langue, ne permet pas de constater la présence de végétations adénoïdes.

La langue en un mot encombre toute la bouche et même l'arrière-bouche car la respiration est pénible, très bruyante. Le cornage est constant, mais à certains moments il est tellement intense qu'il s'entend d'une pièce à une autre, la porte de communication étant fermée. On note l'existence d'une polyadénopathie généralisée ; les ganglions sont durs, mobiles, non douloureux.

Il n'y a pas de déformation du squelette.

Les téguments sont normaux.

L'appétit est bon, les digestions faciles, les selles régulières. La succion est difficile, pendant la tétée qui est très lente l'enfant asphyxie à chaque instant et repousse le sein. Il semble d'autre part que sa déglutition soit très difficile. L'estomac, l'abdomen et les intestins me paraissent normaux. Il n'existe pas de troubles subjectifs des appareils respiratoires et circulatoires et l'examen attentif n'y révèle rien d'anormal.

Le foie est un peu gros et déborde de deux travers de doigt le rebord costal ; la rate est également volumineuse.

L'enfant urine bien, on l'a sondé et on a pu examiner les urines avec détails. L'analyse a donné :

Quantité recueillie : 100 centimètres cubes + 100 centimètres cubes = 200 centimètres cubes en 12 heures.

Urée : 4 gr. 88.

Acide urique : 0 gr. 20 pour 1 litre.

Chlorures : 1 gr. 75.

Acide phosphorique : 0 gr. 40.

Albumine : absence.

Sucre : absence.

Tyrosine : absence ; réaction de Piria et de Ch. Ulrich.

Créatinine : néant ; réaction de Jaffé, de Weyl, de Salkowski.

L'examen du sang a été pratiqué et a donné le résultat suivant :

G. R. = 5.124.000.

G. B. = 12.920.

Polynucléaires, 65 0/0.

Lymphocytes, 28 0/0.

Mononucléaires, 7 0/0.

Eosinophiles, 3 0/0.

Lorsque l'enfant accomplit un mouvement, soit des membres supérieurs, soit des membres inférieurs on constate qu'au début et à la fin du mouvement se produit une *raideur spasmodique* très prononcée. Je lui tends un bonbon, il détache avec peine le bras du corps, porte avec raideur et difficulté la main vers le bonbon, élargit la main au maximum lorsqu'elle arrive au contact de l'objet convoité et ne peut la refermer qu'au bout de 4 secondes.

Je demande alors à la mère de faire marcher son bébé, il ne le peut bien entendu étant donné son âge, mais il meut les jambes comme s'il voulait le faire. Sa mère le soutient sous les aisselles il pose les pieds sur le sol. Elle incline alors l'enfant en avant sans qu'il bouge, puis il finit par détacher le pied du sol, le laisse un instant en l'air et avant de le poser à terre il le conserve un moment à quelques centimètres au-dessus comme s'il ne pouvait l'appliquer sur le plancher.

Cette raideur spasmodique a été constatée par les parents dès la naissance, mais elle s'accentue depuis 3 mois.

Elle s'atténue, semble-t-il, à la fin de la journée, à la chaleur.

Elle s'accentue sous l'influence du froid, au lever ou après le sommeil.

Les muscles des yeux, de la face, des paupières, fonctionnent normalement ; ceux du cou et de la nuque sont atteints. Quand par un bruit quelconque on cherche à attirer l'attention du sujet d'un côté ou de l'autre, on constate que ce n'est qu'avec peine que l'enfant tourne la tête du côté du bruit ; nous avons compté 5" à 8" entre le moment de la perception du bruit et le commencement du mouvement.

Presque toutes les *masses musculaires des membres sont hypertrophiées*. En certains muscles on note des hypertrophies partielles sous forme de boules d'une dureté très marquée et ressemblant à celle du myœdème. Ces boules sont beaucoup plus accentuées pendant l'effort de contraction.

Malgré l'aspect herculéen des membres, la *force est diminuée*, mais l'on n'arrache pas sans une difficulté incroyable un crayon que tient l'enfant et qu'il fait mine de ne pas vouloir donner.

Les réflexes pupillaires, pharyngiens, abdominaux et plantaires sont normaux. Ceux du coude, du poignet, des rotules, sont vifs avec décontraction lente et tétanisation facile sous l'influence de percussions répétées.

L'enfant ne présente pas de troubles vaso-moteurs. La sensibilité semble bien conservée.

Enfin nous avons noté l'hyperexcitabilité mécanique des muscles : la boule de myœdème dure de 17 à 26 secondes.

Ayant fait venir le petit malade dans mon cabinet j'ai pu pratiquer un sérieux examen électrique des muscles, examen très long et très difficile étant donné l'âge de l'enfant.

Mes recherches ont porté sur les biceps et les soléaires.

Il y a une hyperexcitabilité électrique évidente des muscles.

Biceps	Soléaires
NF : 1 mA 5	NF : 1 mA 5
PF : 2 mA 5	PF : 3 mA
PO : 5 mA	PO : 7 mA
NO : 6 mA	NO : 8 mA

Excitabilité du nerf médian au bras : notation de Bergonié.

J'ai pu non sans peine recueillir quelques tracés graphiques de la contraction musculaire de notre malade à l'aide d'un appareil que j'ai imaginé. Voici les particularités que l'on y lit :

Tracé n° 1. — 1° Augmentation du temps perdu à partir du moment de l'excitation : il était de 0"05 ;

2° Accroissement de la durée de l'énergie croissante (gonflement du muscle) : elle est de 0"12 au lieu de 0"06 ;

3° Accroissement de la durée de l'énergie décroissante (0"18 au lieu de 0"08) ;

4° Augmentation de la durée totale de la secousse : 0"35.

5° Décontraction lente avec mouvements ondulatoires.

On a inscrit sur ce tracé la courbe comparée de la secousse musculaire d'un enfant normal de même âge.

Tracé n° 2. — On y constate que la tétanisation du muscle se produit avec 10 excitations, à l'état normal chez le nourrisson il en faut 18 à 19.

Après la cessation des excitations le tétanos persiste de 1 à 5".

Tracé n° 3. — Il représente une contraction musculaire volontaire. On tend à l'enfant un bonbon, aussitôt il veut le saisir et le porte à sa bouche.

Il convient d'ajouter enfin qu'il n'était pas possible chez cet enfant de trouver par la palpation le corps thyroïde. Ceci joint à l'épaississement léger de la peau nous fait penser qu'il existe chez cet enfant un peu de myxœdème.

En présence d'un semblable état, quel était le diagnostic à porter ?

En ce qui concerne l'état de la langue le diagnostic de macroglossie est aisé à porter et ne supporte aucune discussion. Celui de l'état nerveux mérite au contraire quelques réflexions.

La paramyotonie congénitale frappe certains groupes musculaires isolés et est essentiellement mobile, elle passe d'un groupe musculaire à un autre. Il y a parésie, quelquefois même paralysie. Jamais enfin l'étude des réactions électriques et des graphiques n'a permis de constater la réaction myotonique.

Stein a décrit sous le nom de « troubles des mouvements avec
réaction myotonique » un état particulier dans lequel la fatigue
musculaire apparaissait rapidement et se réparait également très
vite. Il n'y avait pas d'hypertrophie musculaire. Au moment où
le malade cherchait à accomplir un acte volontaire, quand le
mouvement était entravé, le muscle au lieu d'être contracturé
était flasque. Ce seul caractère suffit pour différencier l'état de
celui de notre malade.

Dans la tétanie les contractures se produisent spontanément,
au repos et non à l'occasion des mouvements volontaires ; elles
frappent les extrémités et sont douloureuses. En comprimant les
troncs artériels ou nerveux, en percutant les nerfs on reproduit
les spasmes. L'excitabilité électrique des nerfs est exagérée, celle
des muscles est moins fréquente ; jamais on ne produit de réaction
myotonique. Quelle différence avec ce que nous avons signalé
chez notre bébé !

J'ai vu enfin chez un nourrisson une diplégie cérébrale s'accompagner d'une certaine lenteur dans l'accomplissement des
mouvements volontaires tenant à une certaine rigidité qui pourrait être considérée comme un spasme et qui simulait le tableau
clinique en présence duquel nous nous trouvions.

Je ne pense pas que nous soyons ici en présence d'un de ces cas
de rigidité spasmodique, car on trouve alors un spasme permanent, de l'exagération des réflexes, de la trépidation épileptoïde,
des troubles trophiques, de l'amyotrophie, enfin une certaine sys-
tématisation, une localisation étroite de phénomènes.

Rien de semblable dans le cas actuel ! Non, ici, l'hésitation ne
nous paraît guère permise.

La raideur spasmodique au début et à la fin des mouvements
volontaires, l'hypertrophie des masses musculaires, la réaction
myotonique, tout cet ensemble symptomatique permet d'affirmer
que nous étions ici en présence d'un cas de maladie de Thomsen.

* * *

En résumé, l'enfant que l'on nous présentait était atteint de

myxœdème, maladie de Thomsen et de macroglossie. Au premier
abord il n'apparaissait pas qu'il put y avoir de rapport entre ces
deux affections. La macroglossie congénitale est presque toujours
due à des lymphangiomes kystiques ou caverneux. La maladie de
Thomsen est de nature bien obscure. Les uns l'attribuent à une
lésion des plaques motrices, à des altérations du système cérébro-
spinal. Les autres pensent qu'il ne s'agit que d'une myopathie
primitive ou secondaire ; d'autres enfin supposent que la maladie
de Thomsen est la conséquence d'une auto-intoxication dont l'action retentirait sur le cerveau, la moelle, les plaques motrices et
les muscles eux-mêmes. Quelle relation pouvait-il bien y avoir
entre ces deux états ? Me reportant à l'hérédité du malade je no-
tai les deux pertes antécédentes, la constatation de la naissance
d'un enfant mort-né et macéré, l'existence d'un coryza à allures
traînantes sitôt la naissance ; un doute s'éleva aussitôt dans mon
esprit et je pensai à l'hérédo-syphilis.

Pourquoi donc, après tout, la syphilis ne serait-elle pas capable de produire chez un nourrisson et une glossite interstitielle
hypertrophique et le syndrome de Thomsen. De cette hypothèse
je tirai ma ligne de conduite thérapeutique. Elle fut la suivante :

1° Alimenter l'enfant avec du lait bouilli par toutes petites
quantités, et étant donné les troubles de la déglutition commencer avec un compte-gouttes ;

2° Ajouter au lait deux fois par jour 1 cuillerée à café d'ovo-
lécithine granulée, par période de 10 jours avec 10 jours de repos ;

3° Administrer le sirop de Gibert à doses progressivement
croissantes :

Sirop de Gibert :   )
                     } àà 150 grammes.
Sirop simple :   )

Une cuillerée à café une fois par jour pendant 8 jours ; puis
2 cuillerées à café par jour pendant 8 jours.

J'avoue que je ne conservais guère d'espoir au sujet de l'issue
de ce cas et que je n'escomptais point la réussite de mon traitement.

Quel ne fut pas mon étonnement lorsque 5 mois après on me amena un enfant transformé.

Il a 6 dents, dont les médianes frappées de nanisme ; les autres présentent l'incisure classique d'Hutchinson.

La respiration est beaucoup plus facile et se fait sans cornage, sauf i l'enfant pleure ou crie.

La langue a un volume moitié moindre et la déglutition est normale.

Mais ce qui me frappa encore plus, ce fut l'amélioration manifeste le la motricité. La raideur spasmodique est bien moins grande, l'enfant saisit plus facilement l'objet qu'on lui présente, les masses musculaires sont hypertrophiées, la boule de myœdème dure 14".

La réaction myotonique persiste.

L'enfant supporte bien son traitement. Je le fais continuer en augmentant l'alimentation d'une bouillie au gruau d'avoine et en portant e sirop de Gibert étendu de son poids de sirop simple à la dose de l cuillerées à café par jour.

Mars 1904. — On me ramène l'enfant. L'amélioration continue et va progressant.

La respiration est facile, même lorsque l'enfant pleure ou crie.

La langue ne dépasse pas les lèvres, mais la bouche reste entr'ouverte.

La déglutition est facile.

La motricité est presque normale : la raideur spasmodique n'a point complètement disparu, mais est à peine marquée. On ne retrouve plus les boules musculaires signalées au premier examen. Tous les réflexes sont normaux.

La boule de myœdème dure 10".

L'hyperexcitabilité électrique des muscles est moins accentuée.

	Biceps	Soléaires
NF :	3 mA	2 mA 5
PF :	3 mA 5	4 mA
PO :	9 mA	9 mA
NO :	10 mA	12 mA

L'excitation du nerf médian a donné les résultats suivants :

Donc diminution de l'hyperexcitabilité, la formule se rapproche de la formule normale.

Sur les tracés myographiques on remarque :

1° Le temps perdu diminue : 0"3 au lieu de 0"05.

2° La secousse musculaire est moins longue : 0"15 au lieu 0"23.

3° La tétanisation ne se produit plus qu'à 11 excitations par seconde et ne dure plus que 0"03 après la rupture.

La réaction myotonique tend donc à disparaître.

On continue le traitement.

Novembre 1904. — L'amélioration continue sur tous les points. Continuation du traitement.

Mai 1905. — L'amélioration a progressé. La langue est à peu près normale ; la bouche reste cependant entr'ouverte, telle celle d'un enfant adénoïdien. Succion, déglutition, se font parfaitement ; la respiration se fait normalement ; la voix est encore un peu rauque.

L'intelligence est à peu près normale.

L'aspect extérieur reste toujours un peu herculéen.

La motricité est à peu près normale. On ne retrouve ni les boules musculaires, ni la raideur spasmodique au début et à la fin des mouvements, ni l'excitabilité mécanique exagérée des muscles.

Les résultats de l'examen électrique sont les suivants :

Biceps	Soléaires
NF : 5 mA	4 mA
PF : 6 mA	6 mA
PO : 8 mA	12 mA
NO : 12 mA	15 mA

Quant à l'excitation du nerf médian, voici les résultats obtenus :

Il n'y a donc plus d'hyperexcitabilité.

La lecture des tracés myographiques permet de relever les particularités suivantes :

1° Le temps perdu est peu augmenté : 0"02 ;

2° La durée totale de la secousse se rapproche de la normale : 0"11 ;

3° La tétanisation ne se produit plus qu'à 19 excitations à la seconde et ne se prolonge que de 0"01 après la rupture ;

4° La courbe du mouvement volontaire se rapproche de la normale.

Actuellement l'enfant est surtout myxœdémateux et je le traite par la thyroïdine.

Il me paraît difficile, en comparant ce tableau clinique à celui du 6 juin 1903, de nier qu'il se soit produit là une singulière amélioration et dans l'état de la langue et dans le syndrome de Thomsen.

Cette amélioration est-elle le fait de la nature seule ? Est-elle la conséquence du traitement spécifique ? Je penche volontiers vers cette dernière hypothèse, et j'admets comme certaine la nature syphilitique de la glossite hypertrophiante du myœdème et du syndrome de Thomsen que présentait notre bébé.

Sans doute le vieil axiome : *naturam morborum curationes ostendunt* n'est pas toujours exact, tant s'en faut, mais je crois que la syphilis peut être de plus soupçonnée dans le cas actuel :

1° Par la notion des pertes, qui se sont produites chez la mère ainsi que par celle de la naissance d'un enfant mort et macéré ;

2° Par l'existence du coryza chronique qui a été observé pendant les trois premiers mois de la vie chez notre petit malade.

Enfin, j'aurai sans doute convaincu les plus incrédules quand j'aurai dit que, confessé par moi, le père m'a avoué une syphilis datant de 5 à 6 ans.

CONCLUSIONS.

1° Parmi les macroglossies congénitales il en est qui peuvent reconnaître pour cause la syphilis héréditaire ;

2° Le syndrome classique de Thomsen peut être une manifestation de la syphilis héréditaire ;

3° Macroglossie et syndrome de Thomsen sont justiciables du traitement spécifique qui peut donner des résultats merveilleux.

La prochaine séance aura lieu le mardi 24 avril à 4 h. 1/2, à l'hôpital des Enfants-Malades.

PRÉSIDENCE DE M. COMBY.

Mongolisme infantile. — Deux observations nouvelles, l'une clinique, l'autre anatomique (Agénésie des circonvolutions),

par M. CHARTIER, interne des hôpitaux.

A l'appui des 14 observations de mongolisme publiées par
notre maître, M. Comby, dans le dernier numéro des *Archives de
médecine des Enfants*, nous avons l'honneur de présenter à la
Société un cas nouveau de cette variété d'idiotie.

La petite Lina Mar..., âgée de 16 mois, a été apportée aux Enfants-
Malades, le 13 avril dernier, et au premier examen, nous avons pu
être frappés du facies asiatique qu'elle présente.

La mère, âgée de 34 ans, est, d'une façon générale, bien portante ;
toutefois, elle est nerveuse, et d'hérédité névropathique, comme en
témoigne son strabisme congénital. Elle n'a pas perdu d'enfants. Elle
n'a pas fait de fausse couche. Elle a eu un premier enfant, aujourd'hui
âgé de trente mois, absolument normal ; un second, l'enfant actuellement présenté. La grossesse dernière a été mouvementée ; la mère
aurait éprouvé une assez forte contrariété ; l'enfant est né avant terme, vers huit mois et demi.

Le père, 35 ans, est bien portant ; mais, lui aussi, très nerveux.

L'enfant est venue au monde dans des conditions normales. Mais, dès la naissance, le père a remarqué qu'elle ressemble à une japonaise.

Elle a été nourrie au lait stérilisé, d'abord pendant quatre mois, dans la famille ; puis, pendant huit mois, par une nourrice mercenaire. Quoiqu'elle n'ait pas eu de troubles digestifs, ni aucune maladie intercurrente, l'enfant s'est mal développée, au point de vue intellectuel et physique. Comme elle présentait en outre une cyphose très marquée de la colonne vertébrale, on l'a laissée couchée pendant six mois.

Actuellement, c'est une enfant dont la taille, 69 centimètres, est inférieure à la normale, et qui ne pèse que 6 kilogrammes. Pourtant, elle présente un certain embonpoint, et la nutrition ne paraît pas compromise.

Mais ce qui est frappant, pour nous, comme pour sa famille, c'est sa physionomie. Elle a l'aspect typique du mongolien : tête ronde, très aplatie d'avant en arrière, au niveau du crâne et de la face : faciès arrondi, en pleine lune, les joues pleines. Le crâne répond au type brachycéphale le plus accentué ; les diamètres transverse et antéro-postérieur sont égaux ; il existe en même temps un certain degré de microcéphalie ; la circonférence occipito-frontale de la tête est de 40 centimètres. La fontanelle antérieure est très large. Les cheveux sont longs, abondants, un peu secs peut-être, et le cuir chevelu est le siège d'une desquamation pityriasique.

Les fentes palpébrales sont petites, obliques de dehors en dedans et de haut en bas, bridées en dedans par un léger épicanthus. Les globes oculaires présentent un certain degré de nystagmus, et par instants, du strabisme convergent.

Les oreilles sont asymétriques ; le lobule de chacune d'elles est atrophié et adhérent.

La bouche de l'enfant, constamment entr'ouverte, laisse voir une langue volumineuse, mais qui ne présente ni fissures, ni aspect dépouillé.

L'enfant n'a pas de dents.

Le nez est plutôt court, déprimé à sa base ; l'enfant à son entrée l'hôpital faisait entendre un stridor nasal permanent ; il a diminué depuis, grâce au traitement antiseptique des fosses nasales que nous lui avons fait subir.

Les téguments de la face sont pâles, jaunâtres ; lorsque l'enfant se met en colère, les joues deviennent roses ; c'est alors le masque parfait de la poupée chinoise.

Le thorax est un peu évasé à sa base ; il existe un très léger chapelet costal, qui avec la cyphose dorso-lombaire sont les seuls symptômes imputables à un certain degré de rachitisme.

Les membres sont assez courts. La main est large ; les doigts très courts, cette brièveté étant plus accusée pour le pouce et l'auriculaire.

Les extrémités se refroidissent rapidement et ont une certaine tendance à la cyanose.

Les pieds ne présentent pas d'anomalie si marquée : à noter toutefois l'incurvation symétrique en dedans des deuxièmes orteils.

Les membres, loin de présenter quelque trace de spasmodicité, sont dans un état d'hypotonie très accentué ; la flexion des divers segments peut être poussée à l'extrême, et ce fait est à rapprocher de la laxité de la colonne vertébrale qui s'affaisse dans la station assise. Les réflexes rotuliens ne sont pas perceptibles.

L'enfant, couchée, peut faire tous les mouvements ; mais elle ne se tient ni debout, ni assise.

Les sensibilités générale et sensorielle semblent normales.

L'examen des divers appareils ne nous a rien décelé ; en particulier il ne paraît pas exister d'anomalie cardiaque. Les organes génitaux externes sont normaux.

Quant à l'intelligence, elle est fort peu développée. L'enfant reconnaît les aliments qu'on lui présente ; mais elle ne reconnaît pas les personnes de son entourage, n'articule aucun mot, ne joue avec aucun objet.

Toutefois, elle est loin d'être apathique ; au contraire, elle est assez agitée, criarde lorsqu'on la touche, dormant peu la nuit.

En dehors de l'absence de malformation des poils, de pachydermie, ce caractère suffirait à distinguer cette forme de l'idiotie myxœdémateuse.

Bref, nous sommes en présence d'un nouveau cas typique d i-
diotie mongolienne. Ils se ressemblent tous et lorsqu'on a appri-
à les reconnaître, il est facile de les distinguer à première vue de
autres formes d'idiotie. Leur rareté est d'ailleurs toute relative,
le nombre de cas que nous avons pu observer en quelques moi-
dans le service de M. Comby est assez considérable (sept ca- .
Dernièrement, nous avons encore pu recueillir au pavillon de la
rougeole une observation nouvelle.

Il s'agissait d'un nourrisson, dont la symptomatologie était
pour ainsi dire calquée sur le précédent ; même facies, même
habitus, mêmes extrémités, mais langue plus volumineuse et
déjà fortement fissurée.

Il est mort subitement à la fin de son éruption.

A l'autopsie, en dehors d'une congestion très vive des bord-
inférieurs et postérieurs des poumons, on ne remarqua aucune
anomalie des organes thoraciques ou abdominaux. En particulier
le corps thyroïde et le thymus étaient de volume et de conformation normale.

L'examen de l'encéphale, au contraire, a montré un arrêt assez
considérable dans le développement de cet organe. Pour nous en
convaincre, nous avons conservé le cerveau dans le formol ; et
nous avons de la même façon traité le cerveau d'un enfant du
même âge.

Ce sont ces deux pièces, la seconde à titre de comparaison, que
nous avons l'honneur de présenter aujourd'hui.

Le cerveau du mongolien est plus petit en totalité, il est surtout
plus court dans le sens antéro-postérieur, et cette déformation est
à mettre en regard de la brachycéphalie généralement observée.

Plus frappant encore est l'arrêt de développement des circonvolutions des deux hémisphères. Cette agénésie occupe le cerveau
tout entier ; les circonvolutions sont moins nombreuses, aplaties.
élargies ; les plis de passage sont rares ; les sillons sont peu profonds.

La vascularisation superficielle est moins riche.

D'ailleurs, il n'existe aucune irrégularité, aucune asymétrie, aucun foyer de sclérose, de ramollissement, pas de porencéphalie.

Il s'agit donc d'une agénésie véritable en rapport direct avec les conditions étiologiques qui président généralement à cette affection. Jamais, en effet, il n'a été question d'encéphalite de l'enfance ; chez les mères, pendant la grossesse, il n'est pas fait relation de maladies infectieuses ayant pu déterminer une encéphalite *in utero* ; la cause de l'arrêt de développement du fœtus est dans la presque totalité des cas en rapport soit avec la faiblesse, l'épuisement, la misère physiologique de l'organisme maternel ; soit avec des causes d'ordre moral réagissant peut-être avec plus d'intensité sur des sujets de tendance et d'hérédité névropathique.

M. VARIOT. — La présentation de MM. Comby et Chartier est certainement fort intéressante. Je remarque spécialement le faible développement général de ce petit idiot du type mongolien ; son poids et sa taille sont bien au-dessous de ce qu'ils devraient être. Ce degré très notable d'atrophie est probablement en rapport avec la malformation du système nerveux.

Les enfants mongoliens ont donc une faible résistance vitale, un petit nombre d'entre eux survivent au delà de la première enfance.

Ce sont ces derniers que M. Bourneville a pu recueillir et observer à l'Asile de Bicêtre lorsqu'il a tracé les caractères cliniques et anatomiques de cet état morbide avec tant de précision, qu'il reste bien peu à y ajouter. Tout récemment M. Doury, interne de M. Bourneville, m'a montré, lors d'une visite que je faisais à Bicêtre, trois idiotes de 9 à 12 ans qui présentent au complet les déformations extérieures et les troubles psychiques du type mongolien.

M. COMBY. — Tous les mongoliens sont des sujets d'une vitalité médiocre ; ils ont peu de résistance et succombent presque tous en bas âge. Aussi les exemples de mongolisme deviennent de plus en plus rares à mesure qu'on observe des enfants plus âgés. Ils ne sont pas communs dans les asiles d'idiots, et dans les asiles d'aliénés, on n'en voit pour ainsi dire jamais, car très peu de mongoliēns parviennent à l'âge adulte. Comme le fait remarquer M. Variot, il est très curieux de voir une malformation cérébrale entraîner une semblable perturbation dans la nutrition.

Microsphygmie avec kératose pilaire et débilité mentale,

par M. VARIOT.

J'ai l'honneur de présenter une fille de 11 ans atteinte de microsphygmie avec ichthyose et débilité mentale. Le cœur paraît normal, mais les artères semblent avoir le calibre très étroit, au point que le pouls radial et pédieux est filiforme.

C'est un nouvel exemple d'un syndrome morbide que j'ai signalé à la Société médicale des hôpitaux en 1898, qui a été retrouvé par MM. Gastou et Emery la même année sur deux enfants hérédo syphilitiques. Un 4° cas se trouve en ce moment à l'asile de Bicêtre dans le service de M. Bourneville et m'a été signalé par M. Doury, interne des hôpitaux.

Quant à l'histoire clinique de l'enfant que je vous montre aujourd'hui elle est insérée intégralement dans les bulletins de la Société des hôpitaux 1906 et dans la *Clinique Infantile* (avril 1906) : ceux de nos collègues que ce syndrome morbide nouveau intéresse pourront s'y reporter.

Paralysie diphtérique tardive guérie par le sérum de Roux,

par le Dʳ J. COMBY.

Il y a plusieurs années déjà que je traite les paralysies diphtériques qui se présentent à moi par les injections répétées de sérum de Roux. J'ai publié une première série de 5 observations assez concluantes en faveur de cette méthode (*Arch. de méd. des Enfants*, juillet 1904) J'ai inspiré la thèse du Dʳ Mourniac (Paris, 1905) qui n'a pas réuni moins de 18 observations favorables. Le Dʳ Chambon, de son côté (*Année médicale de Caen*, mai 1905), sur 5 cas de paralysie diphtérique traités par le sérum, a obtenu

4 guérisons. A Bordeaux, Mongour, Ginestous, Soulé ; à Montevideo, L. Morquio, etc., ont publié des observations concluantes.

Tous ces faits étaient de nature à inspirer la plus grande confiance dans la sérothérapie des paralysies diphtériques. Cette confiance s'est affermie par des faits nouveaux. L'année dernière, j'ai traité avec le Dr Isch-Wall, un Brésilien adulte qui, passant à Lisbonne, y avait contracté un mal de gorge assez violent, mais dont le diagnostic n'avait pu être précisé. Quelques semaines après, le malade est pris à Paris d'une paralysie que nous attribuons à la diphtérie. Aussitôt injection de sérum (20 cc.) répétée trois jours de suite. Guérison complète et rapide.

La petite malade que je vous présente aujourd'hui témoigne hautement en faveur de la thérapeutique que je préconise, comme vous allez pouvoir en juger,

Cette enfant, âgée de 14 ans 1/2, avait été prise d'angine grave, deux mois avant d'entrer à l'hôpital. La diphtérie ne fut pas soupçonnée et aucune injection de sérum ne fut faite.

Entrée le 24 mars 1906 (il y a juste un mois) à l'hôpital des Enfants-Malades (salle de Chaumont), elle dit éprouver depuis quinze jours une difficulté croissante à marcher. Elle exerce, depuis plus d'un an, le métier de bonne, lave, frotte, fait le ménage ; elle est donc un peu surmenée. Cependant elle est grande, forte, bien constituée, d'une bonne santé habituelle.

Vers le 15 janvier 1906, elle a été prise d'une angine aiguë soignée par des gargarismes purement et simplement. A la suite de ce mal de gorge, qui l'avait beaucoup fatiguée, elle présenta les symptômes de la paralysie vélo-palatine : voix nasonnée, dysphagie, retour par le nez des liquides déglutis. Elle avait eu également, à cette époque, du strabisme avec diplopie.

En présence de cet état et de la faiblesse générale qui l'accompagnait, le médecin traitant institua une médication reconstituante : série de piqûres de cacodylate de soude. Mais l'état général, loin de s'améliorer, s'aggrave de jour en jour, l'enfant perd l'appétit, a de la fièvre le soir et enfin cesse de pouvoir marcher.

État actuel. — Enfant pâle, fatiguée, abattue, langue saburrale,
38 degrés le soir. Impossibilité non seulement de marcher, mais de
se tenir debout, les jambes fléchissent comme du coton. La paralysie
est complète. Au lit, l'enfant ne peut détacher ses jambes du plan
horizontal ; c'est à peine si elle peut légèrement fléchir les pieds et les
jambes. Les masses musculaires des cuisses et des jambes sont molles
et comme atrophiées. Abolition complète des réflexes rotuliens et
achilléens. La paralysie s'étend, quoique à un degré moindre, aux membres supérieurs qui sont faibles et mous. L'enfant peut bien exécuter
quelques mouvements avec les bras et les avant-bras, mais sa main
est sans force, et ne peut serrer ni retenir les objets. Les muscles de
la nuque sont également paralysés ; l'enfant ne peut détacher la tête
du plan du lit ; elle ne peut s'asseoir toute seule (paralysie des muscles du tronc).

La paralysie du voile du palais a disparu. Pas de paralysie du
diaphragme, ni des muscles intercostaux. Sphincters intacts. Pas de
troubles de la sensibilité. Rien au cœur, au poumon ni dans l'appareil
urinaire.

Toutefois il existe un léger souffle anémique à la base du cœur et
dans les vaisseaux du cou.

L'examen électrique, fait par M. Albert Weill, montre une diminution, presque une abolition de l'excitabilité faradique et galvanique,
surtout pour les muscles de la masse sacro-lombaire et les extenseurs
des orteils. Les triceps fémoraux et suraux, les biceps brachiaux, les
fléchisseurs des doigts ne présentent que de l'hypoexcitabilité.

Nous étions donc en présence d'une paralysie presque générale, à
marche progressive, précédée d'une paralysie vélo-palatine et oculaire
aujourd'hui guérie. Il était évident que la paralysie des membres, de
la nuque, du tronc était de même nature que la paralysie vélo-palatine. L'origine diphtérique seule pouvait être incriminée ; même quand
les renseignements ne l'auraient pas indiquée, l'évolution des accidents la dénonçait clairement.

Je prescrivis immédiatement le traitement antidiphtérique : le
25 mars, 20 centimètres cubes de sérum de Roux ; le 26, même dose ;
les 27, 28 et 29, 10 centimètres cubes, soit en tout 70 centimètres cubes de sérum antidiphtérique en cinq jours.

Le 27 mars, après deux injections, l'enfant se trouve mieux, elle peut s'asseoir sur son lit. Le 28, l'amélioration est encore plus marquée. Le 29, l'enfant soulève ses pieds au-dessus du lit, elle remue bien sa tête, elle serre les objets avec ses mains. Il est évident pour nous que la paralysie rétrocède rapidement.

Les 30, 31 mars et 1ᵉʳ avril légère albuminurie, probablement d'origine sérique.

1ᵉʳ *avril.* — L'enfant est assise sur son lit et peut coudre ; la force des membres inférieurs augmente.

4. — Elle peut se tenir debout.

7. — Elle peut marcher seule.

9. — Elle descend seule de son lit et y remonte sans aide.

13. — Eruption sérique morbilliforme de courte durée.

Actuellement guérison complète ; mais les réflexes rotuliens restent abolis.

L'efficacité du traitement antidiphtérique a été frappante dans ce cas. En 48 heures, la situation était retournée, et nous n'avions plus aucune inquiétude. En quelques jours, la guérison était complète. Cette rapidité dans la décroissance de phénomènes paralytiques inquiétants ne laisse aucun doute sur l'efficacité du sérum.

Nous avons tenu à publier cette observation pour encourager les médecins à employer le sérum dans tous les cas de paralysie diphtérique précoce ou tardive qu'ils rencontreront. Les faits sont assez nombreux et assez concluants pour justifier cette pratique, d'ailleurs absolument inoffensive.

M. RIST. — Le fait que rapporte M. Comby est extrêmement intéressant. Il semble bien difficile en effet de ne pas attribuer au sérum antitoxique une guérison aussi rapide et aussi frappante. Mais cette observation ne permet cependant pas de conclure à l'efficacité absolue du traitement sérothérapeutique appliqué à la paralysie diphtérique tardive, car il existe un très grand nombre de faits où ce traitement s'est montré tout à fait inutile. Dans un article récent du *Practitioner*, le Dᵣ Rolleston en a encore rassemblé toute une série de cas. On sait aussi que des doses considérables de sérum employées à titre préventif n'empêchent pas toujours l'apparition de paralysies diphtériques tardives : et un sérum actif à titre curatif l'est toujours beaucoup plus encore à titre préventif. On peut admettre à côté des paralysies diphtériques que le sérum antitoxique n'influence pas, des cas justiciables de ce traitement qui dans le cas de M. Comby, semble en effet avoir fait merveille.

M. VARIOT. — Cette guérison est très intéressante et j'en félicite M. Comby. Pourtant il ne faut peut-être pas conclure trop vite que le sérum seul pourra donner souvent des succès analogues ; mais comme nous n'avons guère d'autre moyen bien efficace, comme le sérum est fort bien supporté par l'enfant (il n'en est pas toujours de même pour l'adulte), il nous faut recourir au sérum de Roux qui pourra donner de beaux résultats.

M. NETTER. — Mes observations personnelles ne m'ont jamais montré que les injections de sérum aient modifié favorablement des paralysies diphtériques. Aussi avais-je renoncé à leur emploi en dépit des observations favorables déjà communiquées par M. Comby et quelques auteurs. Le cas qui vient de nous être présenté est certainement très intéressant ; l'amélioration si prompte qui a suivi les injections peut être avec grande vraisemblance attribuée à leur usage. Je suis donc disposé à y revenir le cas échéant.

On pourrait craindre étant donnée la répétition de ces injections chez le même sujet l'apparition d'accidents sériques d'une certaine importance, comme les ont surtout signalés von Pirquet et Bela Schik. Ils ont été ici très atténués.

Je ne crois pas du reste que la crainte de ces accidents soit de nature à faire renoncer à l'emploi de la médication en pareil cas si elle peut donner de pareils résultats.

M. COMBY. — Les seuls accidents sériques présentés par la malade ont été : 1° une albuminurie légère et passagère 8 jours

après les injections et une *éruption morbilliforme* 15 jours après.
Chez l'adulte que j'avais soigné avec Isch-Wall, pas d'accidents.
De même chez cinq autres enfants ayant reçu plusieurs injections
de sérum en quelques jours.

Quelle que soit l'explication qu'on puisse donner de ces cas,
ils me paraissent, au point de vue pratique, absolument probants.
Ils autorisent et ils engagent à traiter par le sérum antidiphtérique toutes les paralysies diphtériques récentes ou tardives qui
peuvent se rencontrer.

Tuberculose cæcale,

par MM. GUINON et PATER.

Une enfant de 4 ans, Marcelle L..., nous est amenée à l'hôpital
Trousseau pour une diarrhée qui dure depuis sept mois.

Aucun antécédent héréditaire notable ; père, mère et 3 sœurs en
bonne santé.

Née à terme, élevée à l'allaitement mixte, elle a marché à 18 mois,
elle a eu de l'entérite dans les premiers mois de la vie.

La diarrhée s'est établie peu après, jaune ou noirâtre, glaireuse ;
son ventre a grossi depuis deux mois. Elle a beaucoup maigri, elle a
perdu l'appétit, enfin elle a de la fièvre.

État actuel : 13 mars 1906. — C'est une enfant pâle et frêle, un
peu triste ; elle a peu d'appétit, mais mange cependant ce qu'on lui
donne sans vomissements. Elle ne paraît pas avoir de douleurs spontanées ; les garde-robes ont lieu 2 à 3 fois par jour ; elles ont une odeur
infecte, elles sont brun-chocolat, grumeleuses, très glaireuses et contenant du sable noir ; quelques glaires colorées par du sang prennent
l'aspect noirâtre d'un crachat hémoptoïque.

Le ventre est gonflé à droite ; on y constate en effet une tumeur
bosselée, à contours arrondis, de consistance inégale, presque molle en
un ou deux points, plus résistante dans le reste de son étendue, mais
nulle part très dure. Cette tumeur occupe toute la fosse iliaque droite,
débordant transversalement l'ombilic à gauche de 3 centimètres ;

elle a une largeur maxima de 15 centimètres et une hauteur maxima
de 11 centimètres dans la ligne mammaire. En haut, elle n'atteint
pas le foie et en reste séparée par un sillon où la main pénètre facilement. Elle est indépendante de la paroi antérieure, elle n'est pas
mobile, bien que sa forme paraisse modifiable par la pression. Enfin,
elle est mate à la percussion ; elle est tout à fait indolente, nulle part
on ne sent des crépitations péritonéales.

Le foie, la rate ont leur volume normal.

Les ganglions périphériques paraissent peu modifiés.

Pas d'altération du murmure vésiculaire.

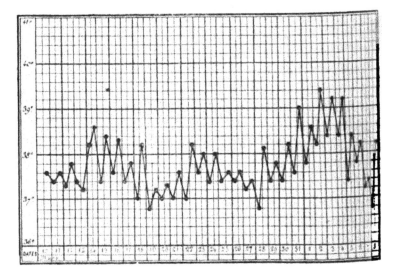

Nous ne discutons pas longuement la nature de cette tumeur.
elle n'est pas dure, elle n'est pas fluctuante, elle est molle par
places et comme élastique, elle occupe la région du cæcum ; c'est
donc une *tumeur cæcale* ; sa nature ne peut être que *tuberculeuse*.
car il n'y a aucun signe de lymphadénie et d'autre part, le péritoine paraît relativement intact, ce qui éloigne la péritonite tuberculeuse.

Le diagnostic est corroboré les jours suivants (19 mars) par le
fait que le volume semble diminuer, que ses contours semblent

moins nets, enfin que sa consistance est plus souple, plus dépressible.

Le traitement est le suivant : régime purement farineux, sans œuf, sans lait ; bouillon lactique bimicrobien préparé par M. Ribadeau-Dumas ; calomel et huile de ricin dès le début ; sous cette influence les selles perdent leur odeur fétide ; les lavages à l'eau oxygénée tres diluée nettoient l'intestin, le ventre s'assouplit.

23. — La tumeur a de nouveau grossi, elle est plus tendue et cependant elle n'est pas douloureuse.

24. — Nous sentons de la crépitation neigeuse.

Les jours suivants, aucun changement notable, le poids reste constant (12 k. 700), on conduit l'enfant le 31 mars dans le service de chirurgie de M. Rieffel.

Là apparaît une diarrhée profuse et fétide, et l'enfant s'affaiblit et maigrit rapidement ; elle commence à tousser.

3 *avril.* — Urticaire, signes de bronchite.

L'affaiblissement augmente les jours suivants et l'enfant succombe le 8 avril.

Autopsie. — 36 heures après la mort. *Cavité thoracique.* — Les poumons ne présentent pas d'adhérences. D'aspect normal à la coupe ils ne sont en aucun point tuberculeux. Les ganglions trachéo-bronchiques de très petite taille semblent normaux ; aucun d'eux n'est tuberculeux.

Pas de liquide dans les plèvres.

A l'ouverture du péricarde il s'échappe une trentaine de grammes au plus d'un liquide jaune citrin. Le péricarde semble pourtant normal. Le cœur présente dans le ventricule gauche, adhérant à la grande valve de la mitrale, un caillot blanchâtre ; sur la face auriculo-ventriculaire de l'orifice mitral existent quelques fines végétations rosées. Gros caillots fibrineux blanchâtres dans l'oreillette droite.

Abdomen. — A l'ouverture du ventre on ne constate pas d'ascite.

Le fosse iliaque droite est occupée par une énorme masse du volume d'une tête de fœtus, de coloration blanchâtre, par endroits rosée, et dont les limites sont très irrégulières. Cette masse qui correspond à

la tumeur sentie pendant la vie est impossible à extirper. Elle adhère
si fortement par sa partie postérieure et externe, qu'on détermine en
essayant de la libérer une large déchirure occupant le côté droit du
cæcum.

Cette masse est formée par des éléments divers : d'une part, un
segment intestinal comprenant la portion toute terminale de l'iléon,
le cæcum et le début du côlon ascendant ; d'autre part, une athmos-
phère fibreuse et graisseuse extrêmement épaisse, unissant les parties
intestinales et comprenant également la fin du mésentère, le méso-
appendice et de gros ganglions compris dans cette portion du péritoine.

A la dissection on voit que cette masse comprend surtout le cæcum,
puis quelques centimètres de la 1ʳᵉ portion du côlon ascendant. L'i-
léon est un peu englobé dans la masse, mais il paraît sain, et n'est
uni au cæcum malade que par la gangue fibreuse qui agglutine les diverses parties constituantes de la tumeur.

L'appendice cæcal, long de 6 centimètres, est accolé à la face postérieure du cæcum par le même tissu conjonctivo-graisseux ; il ne présente pas de lésions macroscopiques ; il est complètement perméable
et une sonde cannelée pénètre facilement par son orifice cæcal.

De nombreux ganglions font partie de la tumeur : ce sont ceux du
méso-appendice et de la fin du mésentère ; de tailles diverses, ils sont
roses ou jaunâtres, et beaucoup d'entre eux présentent des follicules
tuberculeux manifestes.

Après incision de la tumeur, on voit que le cæcum a des parois
extrêmement atteintes par le processus tuberculeux : irrégulièrement
mais partout épaissies, elles ont un aspect lardacé, blanc ou jaunâtre,
une consistance ferme et une surface de section parfaitement nette,
ce qui domine là, c'est donc l'hypertrophie cæcale.

La face interne est irrégulière, tomenteuse, parsemée de dépressions
et de saillies formées par des nodosités de toutes tailles. La coloration
est par endroits rouge foncé ou noirâtre, témoignant de lésions avancées ulcéreuses, alors que d'autres points mollasses et jaunâtres sont
nettement caséifiés. Ouvert sur toute sa longueur, l'appendice paraît

sain. Il s'ouvre dans une région infundibuliforme non ulcérée et sensiblement moins malade que le reste du cæcum.

La partie inférieure du côlon ascendant est manifestement épaissie ; elle présente sur une dizaine de centimètres des lésions consistant en suffusions hémorrhagiques, abrasement de la muqueuse par places, et traînées jaunâtres de follicules tuberculeux de petite taille, indiquant des lésions beaucoup moins avancées que sur le cæcum où il est impossible de distinguer les tubercules primitifs.

L'iléon est sain ; peut-être sa partie toute terminale est-elle épaissie sur quelques centimètres, et présente-t-elle quelques très rares tubercules jaune clair. Tout le reste de l'intestin est normal.

Le mésentère est graisseux et très épaissi dans sa région terminale ; le reste paraît sain ; il renferme de nombreux ganglions de toutes tailles, jaunâtres ou rosés, dont un certain nombre (ceux de la portion inférieure iléo-cæcale) sont manifestement tuberculeux. Les franges graisseuses du gros intestin sont très volumineuses. [Les épiploons ne sont pas malades en dehors de la région qui nous occupe.

Le foie, légèrement hypertrophié est gras au toucher et revêt l'aspect du foie muscade.

La rate, les reins, les capsules surrénales, sont d'aspect et de poids normaux. Les organes génito-urinaires ne sont pas atteints.

Epidémie de desquamation linguale associée à la perlèche,

par MM. E. WEILL, professeur de clinique infantile à la Faculté de Lyon et FAVRE-GILLY, aide de clinique.

Nous avons eu l'occasion d'observer une véritable épidémie de glossite exfoliatrice marginée associée à de la perlèche, chez des filles de 11 à 20 ans, placées dans un asile à Ste-Foy, près de Lyon. Il s'agit de filles, sans domicile, abandonnées, recueillies dans la rue par la police et confiées par l'autorité judiciaire à l'asile de Ste-Foy, établissement privé où nous avons pu recueillir ces documents, grâce à l'obligeance d'un des administrateurs à qui nous en exprimons toute notre gratitude.

Une de ces filles nous ayant été présentée à la consultation externe pour une stomatite ulcéreuse, nous avons appris que la plupart de ses compagnes étaient atteintes de lésions particulières de la langue et des commissures labiales, dont on ne faisait pas grand cas, car elles ne s'accompagnaient ni de troubles fonctionnels ni de modifications de l'état général. Nous nous transportâmes à l'asile de St-Foy, le 28 mars 1904, et quel ne fut pas notre étonnement, en constatant que 23 pensionnaires sur 27 étaient atteintes de glossite desquamative et que sur les 4 religieuses préposées à leur garde, une, âgée de 26 ans, était atteinte du même mal. De plus, chez 15 enfants sur les 23 présentant de la glossite desquamative, on observait les symptômes manifestes de la perlèche.

Voici les renseignements que nous pûmes obtenir sur la marche de cette singulière épidémie.

OBS. I. — La première fille chez qui on a remarqué la lésion linguale et à qui les religieuses attribuent l'origine de l'épidémie, est une nomade, M..., âgée de 19 ans, nettement syphilitique, avec productions condylomateuses sur les grandes lèvres ; elle a été, après notre examen, envoyée aux vénériennes, où elle est restée longtemps en traitement. De plus, elle présentait sur le dos de la langue quelques petites fissures et érosions, à fond rouge, presque saignant, avec des petites surfaces, desquamées, comme raclées, et quelques sillons transversaux. Cette apparence n'avait rien de caractéristique, et la coïncidence d'accidents syphilitiques pouvait nous faire songer à des lésions spécifiques d'un caractère anormal. Cependant, comme cette fille était à l'asile depuis plus de 7 mois, nous demandâmes aux religieuses de nous décrire ce qu'elles avaient vu antérieurement sur la langue, et leur récit parut confirmer l'idée d'une glossite desquamative. De plus cette fille présentait des érosions aux commissures des lèvres, qui avaient paru après les lésions linguales proprement dites et rappelaient la perlèche. Cette observation n'aurait eu aucune valeur, si on n'avait eu à constater de nombreux cas analogues, indépendants de toute association avec la syphilis.

OBS. II. — G. C..., 17 ans. La langue est desquamée sur presque toute sa surface. L'affection a débuté fin septembre 1903. Des érosions ont apparu aux commissures labiales deux mois après.

OBS. III. — C. M..., 17 ans. Tout le dos de la langue est le siège d'une desquamation, sans qu'on puisse distinguer de plaques bien nettes. L'affection a débuté en décembre 1903. Peu après se sont montrées aux commissures de petites fissures nacrées.

OBS. IV. — Presque en même temps que la précédente, R. L..., 18 ans, présentait une affection analogue. Nous l'observons en mars 1904 et reconnaissons sur le dos de la langue trois placards de desquamation : l'un étroit et allongé le long de son bord gauche, deux petits et arrondis le long du bord droit. Nous trouvons aussi des érosions des commissures, apparues en décembre 1903, peu de temps après la desquamation linguale.

OBS. V. — En décembre 1903, G. M..., 15 ans, était prise de la même façon. Quelques jours après la lésion linguale, apparaissaient les fissures aux lèvres. Actuellement, mars 1904, nous trouvons sur la partie médiane du dos de la langue, une plaque bien nette de desquamation avec bourrelet périphérique.

OBS. V. — La même affection se montrait en décembre 1903 chez P. S..., 18 ans, qui présente encore en mars 1904 une exfoliation occupant presque tout le dos de la langue et en plus une fissure médiane, longitudinale, très profonde. Elle présente aussi des érosions des commissures qui ont paru après la desquamation linguale.

OBS. VII. — R. M..., 15 ans, fut atteinte au milieu de décembre 1903, un peu après les précédentes, d'une lésion desquamative de la langue qui se présente en mars 1904 sous forme d'une plaque desquamée très étendue du dos de la langue, associée à de nombreuses fissures. On trouve aussi des érosions aux commissures qui ont paru peu après la desquamation linguale.

Obs. VIII. — C. J..., 17 ans. Le début s'est fait fin décembre 1903.
En mars 1904, on observe une exfoliation qui occupe presque tout le
dos de la langue dont les bords sont sillonnés de petites fissures. On
trouve aussi des érosions aux commissures parues peu après les lésions linguales.

Obs. IX. — G. C..., 12 ans. Début, fin décembre 1903. Rien aux
commissures labiales. Il persiste en mars 1904 une petite plaque de
desquamation linguale.

Obs. X. — S. M..., 18 ans. Début au commencement de janvier
1904. En mars 1904, on reconnaît une large plaque exfoliée occupant
presque tout le dos de la langue et qui a précédé de quelques jours
les érosions constatées aux commissures.

Obs. XI. — J. P..., 14 ans 1/2 ; est venue de Paris à pied. Recueillie par la police, elle est envoyée à Ste-Foy, où au commencement de janvier elle présente des plaques de desquamation linguale. Mais en mars 1904, l'affection se complique d'une stomatite in
tense. On trouve de petites ulcérations blanchâtres sur la face muqueuse de la lèvre inférieure, les gencives, les joues, le voile du
palais, des ulcérations sanieuses et grisâtres au niveau des commissures labiales, une langue tuméfiée recouverte d'un enduit jaunâtre
épais. L'enfant salive continuellement, elle souffre beaucoup, peut à
peine parler, refuse de s'alimenter, les douleurs irradient jusque dans
les oreilles. Elle répand une odeur fétide. Les ganglions sous-maxillaires et sous-mentonniers sont engorgés. La stomatite traitée par des
lavages, une potion avec un gramme de chlorate de potasse et des
attouchements au protargol, guérit rapidement.

Obs. XII. — F. E..., 20 ans. Début fin janvier 1904. En mars 1904.
le dos de la langue est comme raclé, exfolié sur presque toute sa surface. La partie desquamée est séparée des parties saines par un liséré
blanc un peu surélevé et sinueux. La langue présente, en outre, sur
ses deux tiers antérieurs, des fissures transversales profondes à fond
rougeâtre et saignant. Rien aux lèvres.

Obs. XIII. — P. A..., 20 ans. Début au commencement de février

1904. En mars 1904, une plaque desquamée bien nette et limitée par un bourrelet surélevé, occupe toute la partie médiane de la langue. Rien aux lèvres.

Obs. XIV. — Ch. M... Début au commencement de février 1904. Très peu de temps après, petites ulcérations aux commissures. En mars 1904, on trouve une plaque centrale, allongée sur le dos de la langue avec liseré très net.

Obs. XV. — C. A..., 17 ans. Début au milieu de février 1904. En mars, la langue présente à sa partie médiane une large plaque desquamée, nettement circonscrite par un liseré blanchâtre. Sur la partie antérieure, nombreuses petites crevasses. Au niveau des commissures, petites érosions suintantes, parues peu de jours après les lésions linguales.

Obs. XVI. — R. A..., 18 ans. Début au milieu de février 1904. Rien aux lèvres. En mars 1904, on constate sur la partie antérieure de la langue, deux plaques bien limitées avec bourrelet périphérique.

Obs. XVII. — O. C..., 20 ans. Début en février 1904. En mars 1904, la langue présente dans sa région dorsale trois plaques desquamées, distinctes, nettement limitées par un bourrelet un peu surélevé. Leurs contours sont irréguliers et à leur niveau, la muqueuse est comme raclée. Petites érosions douloureuses des commissures labiales parues peu de jours après les plaques linguales. L'enfant n'éprouve aucun trouble fonctionnel. Elle a une légère douleur quand elle ingère des substances dures ou acides.

Obs. XVIII. — B. H..., 20 ans. Début au commencement de mars 1904. Plusieurs petites plaques desquamées et fissures irrégulièrement disséminées sur le dos de la langue. Rien aux lèvres.

Obs. XIX. — V. P..., 18 ans. Début au commencement de mars 1904. La langue est parsemée de petites plaques de forme irrégulière séparées des parties voisines par un bourrelet saillant.

Obs. XX. — G. E.. , 20 ans. Début au commencement de mars 1904. Rien aux lèvres. Trois plaques desquamées sur le dos de la langue, l'une allongée en forme de V à la partie médiane, deux autres très petites à la partie antérieure.

OBS. XXI. — C. M..., 15 ans. Début au commencement de mars 1904. Sur la langue, plaque desquamée centrale et fissures de la partie antérieure. Erosions des commissures. La langue et les commissures se sont prises en même temps.

OBS. XXII. — B. B..., 19 ans. Pas de renseignements sur le début. Desquamation occupant presque tout le dos de la langue. Rien aux lèvres.

OBS. XXIII. — B. E..., 11 ans. Pas de renseignements sur le début. Exfoliation étendue, mais peu marquée du dos de la langue. Petites ulcérations des commissures.

De l'ensemble de ces observations, il résulte que l'affection présentée par les jeunes filles de l'asile de Sainte-Foy a affecté une allure nettement épidémique. Cette épidémie a procédé lentement et progressivement, ne frappant pas simultanément tous les sujets présents, mais passant successivement des uns aux autres, avec des arrêts de quelques jours ou de quelques semaines.

De temps à autre néanmoins, les contaminations se rapprochent et forment de véritables poussées. Les deux premiers cas se montrent en septembre 1903. De septembre à décembre on ne signale aucune transmission. Mais en décembre nous voyons surgir simultanément ou à quelques jours d'intervalles sept cas, en janvier trois cas, en février cinq cas, en mars quatre cas. Nous n'avons pas pu préciser les conditions de la transmission. Il s'agit de filles de 11 à 20 ans, abandonnées, dénuées de tout moyen d'existence, souvent recueillies dans la rue où elles avaient échoué misérablement, livrées sans défense à toutes les suggestions et à tous les attentats.

La plupart, ayant fait un assez long séjour à l'asile de Sainte-Foy, présentaient un aspect général assez bon, mais il est certain qu'à l'entrée elles étaient débilitées et amaigries.

Il ne semble pas qu'il y ait eu entre elles de promiscuité favo-

rable à une contamination buccale, quelques-unes avouent qu'elles
s'embrassent quelquefois, mais très activement surveillées, il ne
leur était guère possible de se livrer à des actes suspects. Elles
avaient chacune leur couvert, mais buvaient parfois dans le
même verre.

L'intérêt de l'épidémie que nous avons observée, quel que soit
le procédé de transmission réalisé, réside dans le fait qu'il y a eu
contagion. Le premier cas d'importation a déterminé soit une
infection du milieu dans lequel vivaient nos malades, soit des
infections successives individuelles par le contact, la proximité ou
par l'intermédiaire d'objets portés à la bouche, verres, fourchettes,
assiettes, etc.

Le diagnostic de l'affection ne comportait aucune difficulté. Sur
le dos de la langue, on trouvait des plaques de desquamation, de
dimensions variables, occupant tantôt toute la langue qui était
comme exfoliée, tantôt une petite surface et dans ce cas elles
étaient séparées des parties saines par un liseré blanc périphérique, un peu surélevé. Leur contour était irrégulier et sinueux.
Au niveau même de la plaque la langue était comme raclée, luisante, vernissée, et son aspect tranchait nettement avec l'état des
parties restées saines.

D'ailleurs, sauf en cas de complications exceptionnelles, ces
sujets ne présentaient à peu près pas de troubles fonctionnels, ni
douleur, ni salivation, ni altération du goût, ni retentissement
ganglionnaire. Quelques-unes ressentaient une légère gêne quand
elles ingéraient de la croûte de pain ou une substance irritante,
telle que la salade vinaigrée.

Un certain nombre de nos patientes présentaient en plus des
plaques desquamatives, des fissures, des crevasses irrégulières,
mal délimitées à fond rougeâtre et saignant, siégeant de préférence sur les parties antérieures de la langue à qui ils conféraient
un aspect tomenteux et bosselé. Ces sillons saignants, érodés,
n'avaient rien de commun avec l'apparence que présente la langue
dite scrotale, dans laquelle on observe des sillons profonds entre-
croisés, mais sans processus érosif. La constatation de pareilles

lésions n'est pas habituelle dans la plupart des cas de glossite desquamative. Nous ne les avons pas observées chez les nourrissons atteints de cette affection. Comby dans son article du *Traité de* GRANCHER les passe sous silence. Cependant Lemonnier (1), dans sa thèse, signale la fréquence des fissures et des crevasses. Dans l'épidémie que nous rapportons, elles se sont montrées 9 fois sur 23 cas. Elles semblent indiquer une activité particulière des agents pathogènes qui créent à côté de la lésion très superficielle que constitue la plaque desquamative un processus à tendance érosive. La prédilection de ce dernier pour la partie antérieure de la langue peut aussi être interprétée comme un effet de la langue à ce niveau, des pressions et des frottements plus marqués qu'elle subit.

Nous avons également recherché s'il ne pouvait s'agir d'une infection secondaire, réalisant en petit la stomatite ulcéreuse qu'a présentée une de nos malades.

Les examens microscopiques pratiqués par le docteur Thévenet, chef de laboratoire, au niveau des débris épithéliaux cueillis au centre et à la périphérie des plaques de desquamation, au niveau des sillons et des crevasses, ont été négatifs ou trop variables dans leurs résultats pour pouvoir être utilisés. Il est cependant intéressant de signaler la stomatite ulcéreuse, très caractérisée qu'a présentée la malade de l'observation XI, stomatite dont la guérison fut suivie de la réapparition à l'état pur de la glossite desquamative ordinaire.

Les nombreuses recherches auxquelles nous nous sommes livrés pour trouver dans la littérature médicale d'autres épidémies de glossite desquamative sont restées infructueuses.

Voici rapidement résumées les quelques notions étiologiques recueillies dans les auteurs. Les premiers médecins qui s'occupent de cette affection se contentent de la mentionner. Rayer l'appelle pityriasis lingual ; Moller, excoriation linguale, Bergeron, langue

---

(1) LEMONNIER, *De la glossite exfoliatrice marginée.* Thèse Paris, 1883.

géographique ; Gübler (1) la désigne sous le nom d'état lichénoïde
de la langue et la considère comme une affection héréditaire,
coexistant souvent avec des troubles digestifs. Bridou (2) accepte
l'opinion de Gübler, mais insiste aussi sur la faiblesse constitutionnelle ou accidentelle. Alibert (3), puis Varrot la rattachent à la
syphilis héréditaire. Fournier (5) croit l'affection fréquente chez
les hérédo-syphilitiques, mais n'admet pas le rôle direct de la
syphilis. L'opinion de Varrot a été combattue par de nombreux
auteurs parmi lesquels nous citerons : Van Lair (6), Unna (7),
Guinon (8), Comby (9), du Castel (10). Unna en fait une tropho-
névrose et la classe dans les dermatoses névritiques d'origine acy-
clique. Il la rapproche de la pelade.

Lemonnier (*loc. cit.*) dans sa thèse qui est un bon travail d'ensemble, signale les coïncidences de la maladie avec :

1° L'usage du tabac et de l'alcoolisme ;

2° Les accidents nerveux, les émotions morales et le caractère
impressionnable ;

3° L'herpès, l'eczéma, l'arthritisme ;

4° Les règles ;

5° L'athérome artériel ;

6° Les troubles digestifs ;

7° La syphilis acquise.

Il conclut en disant qu'elle n'a de rapport avec aucune diathèse.

E. Besnier (11) en fait un eczéma lingual se rapprochant de

---

(1) Gübler, Art. « Bouche » du *Diction. encyclop. des sc. médic.*, 1869.

(2) Bridou, *Sur une affection innommée de la muqueuse linguale*, Thèse de
Paris. 1872.

(3) Alibert, Desquam. épithéliale de la langue, *Gaz. des hôpit.*, 1875.

(4) Parrot, Syphilis desquamative de la langue, *Progrès médic.*, 1881.

(5) Fournier (in thèse de Lemonnier, Paris, 1883).

(6) Van Lair, *Presse médic.*, 1881.

(7) Unna, *Vierteljahrschr. für Dermat. u. Syphilis*, 1881.

(8) Guinon, *Rev. des mal. de l'enfance*, 1887.

(9) Comby, *Rev. des mal. de l'enfance*, 1888.

(10. du Castel, *Soc. de dermat.*, 1897.

(11) E. Besnier, *Ann. dermat. et de syphilig.*, 1889.

l'eczéma séborrhéique de la peau. Bénard (1) fait remarquer
l'absence de vésiculation, l'indolence, la torpidité, tous caractères
en opposition avec cette manière de voir. A. Renault (2) est surtout frappé par l'arthritisme des sujets atteints de desquamation
linguale.

Barthélemy (3) pense qu'elle est d'origine parasitaire et qu'elle
se développe de préférence sur un terrain préparé par l'arthritisme
et les fermentations gastro-intestinales, Bohm (4) fait intervenir
en plus un élément scrofuleux.

De cette revue, il résulte que aucune épidémie de glossite desquamative n'avait été signalée jusqu'ici et que celle que nous
apportons ici paraît être la première dont on ait fait mention. Nous
avons trouvé cependant décrite sous le nom de glossite et stomatite à streptocoques une maladie épidémique observée par Fontagnant et Jourdran (5) à Madagascar ; il s'agit d'une exfoliation
linguale procédant par plaques à contour polycyclique ; très petites d'abord, puis confluentes. Des lésions analogues, érosions à
contours circulaires, se dessinent ultérieurement sur la face interne des joues et des lèvres. En dehors des plaques de desquamation, la langue est saburrale. Les ganglions sont engorgés et il
existe des troubles fonctionnels, sensation de brûlure, gêne de la
déglutition, de la mastication.

Ce sont là des caractères qu'on ne retrouve pas dans la desquamation linguale classique, pas plus que les érosions labiales ou
géniales.

II

Il nous reste à signaler l'association de la perlèche avec la desquamation linguale qui a été un des éléments intéressants de notre
épidémie. Cette association a été notée 15 fois sur 23. Sauf dans

(1) BÉNARD, in Pratique dermat. de BESNIER, BROCQ, JACQUET.
(2) A. RENAULT, Soc. franç. de dermat. et de syphilig., 1902.
(3) BARTHÉLEMY, ibid.
(4) BOHM, Sammlung klin. Vorträge, Leipzig, 1899
(5) FONTAGNANT et JOURDRAN, Presse médic., 1903.

un cas où la desquamation linguale et la perlèche se montrèrent à peu près simultanément, la desquamation linguale fut toujours la première en date.

La perlèche se présentait chez nos sujets avec ses caractères habituels, érosions ou ulcérations fissuraires au niveau des commissures labiales, suintantes chez les unes, sèches et croûteuses chez les autres, saignant parfois par le tiraillement des lèvres. Tout autour existe une zone circulaire, blanchâtre, opaline, peu étendue. Ces érosions déterminent une certaine gêne, avec sensation douloureuse à l'occasion des mouvements de la bouche. Lemaistre, qui a décrit le premier la perlèche dans son discours d'ouverture de l'Ecole de médecine de Limoges, en 1885, insiste sur son siège exclusivement commissural et sur son caractère contagieux qui explique sa fréquence chez les écoliers. Il attribue la contagion à l'habitude qu'ont les enfants de s'embrasser, de se servir du même verre, de boire au même robinet ou à la même fontaine. P. Raymond en 1893, confirme la description de Lemaistre et établit le caractère épidémique de la maladie dans les écoles maternelles, les écoles ordinaires, principalement chez les sujets jeunes. La perlèche se voit d'ailleurs à tout âge, à 13, 14 ans, chez l'adulte. La contagion de la perlèche est une notion acquise, sur laquelle il est inutile d'insister.

Nous n'avons trouvé dans aucune publication des faits analogues à ceux qui ont signalé notre épidémie. Sevestre et Gastou (2) ont indiqué la coïncidence de la perlèche avec la stomatite impétigineuse.

P. Raymond (3) signale l'association de la perlèche et d'une stomatite, fréquente dans l'enfance et qui se caractérise par des soulèvements épithéliaux, des macérations épidermiques siégeant au pourtour des lèvres. Il la rapproche aussi de la stomatite impétigineuse.

(1) P. RAYMOND, *An. de la Soc. de dermat. et de syphilig.*, 1893.

(2) SEVESTRE et GASTOU, Stomatite impétigineuse. *Soc. méd. des hóp.*, 1891).

(3) R. RAYMOND, *Bull. de la Soc. de dermat.*, 1893.

R. Planche (1) a observé la perlèche en même temps que des pustules d'impétigo. Il rappelle l'opinion de Leloir (2) qui a vu des enfants atteints de perlèche communiquer l'impétigo ou cette affection à des enfants de la même école et la perlèche succéder à de l'impétigo, à du coryza, à des ophtalmies.

Epstein (3) a observé 5 cas de perlèche coïncidant avec la diphtérie.

En somme, nous apportons le premier exemple d'une association de la perlèche avec la desquamation linguale. Fait intéressant, la transmission des deux affections qui se sont rencontrées chez les mêmes sujets, ne s'est pas faite par la perlèche, mais bien par la desquamation linguale qui a toujours précédé, sauf dans un cas, l'apparition des érosions commissurales. On peut rapprocher la perlèche observée chez nos sujets des érosions et des fissures qu'ils présentaient à la partie antérieure de la langue et qui semblaient relever de la même cause que la desquamation elle-même, mais doublée d'autres facteurs, mouvements, pressions, tiraillements. Pas plus pour l'affection commissurale que pour celle de la langue, nous n'avons pu isoler de microorganisme pathogène.

M. GUINON. — Il y a évidemment dans les faits que rapporte M. Weill une chose tout à fait extraordinaire, c'est la contagion et l'épidimicité de glossite desquamative. Bien qu'il signale l'existence d'un bourrelet épidermique, j'ai peine à croire qu'il s'agisse là de la glossite exfoliatrice marginale que nous voyons si souvent chez les enfants. Elle ne s'accompagne jamais, sauf coïncidence exceptionnelle, de stomatite ; elle n'est pas contagieuse. Quand j'étais interne de M. Sevestre, j'ai tenté d'inoculer cette affection que nous savons très bénigne à des enfants, et sans succès. Elle ne paraît d'ailleurs nullement infectieuse et seulement en rapport avec des troubles digestifs.

(1) R. PLANCHE, Thèse Paris, 1897.
(2) LELOIR et VIDAL, Mal. de la peau. Paris, 1894.
(3) EPSTEIN, Jahrb. f. Kindh., 1900.

M. Comby. — Je ferai à M. Weill les mêmes objections que vient
de lui adresser M. Guinon. Nous avons tous vu des desquamations
linguales chez les enfants. La glossite épithéliale, langue géographique, desquamation en aire, est une lésion banale qu'on rencontre surtout chez les nourrissons au biberon. Cette affection est
indolente, chronique, persistant indéfiniment. Elle ne m'a jamais
paru contagieuse. La perlèche au contraire est une affection nettement contagieuse, très commune dans les écoles et les agglo-
mérations d'enfants. Dans les familles également on voit la perlèche se transmettre d'un enfant à l'autre et même d'un enfant
à sa mère. Cette contagion ne se voit jamais dans la desquamation linguale. J'avoue que j'ai été surpris d'entendre dire que la
perlèche avait été la conséquence de la desquamation linguale.
J'admets bien la possibilité d'une coïncidence entre les deux affection ; mais je me refuse jusqu'à nouvel ordre à admettre une relation de cause à effet entre deux affections aussi divergentes.

M. Sevestre. — Je crois que la perlèche et la desquamation
linguale sont deux choses différentes ; peut-être, comme je l'ai
déjà dit ailleurs, la perlèche a-t-elle des rapports avec l'impétigo.

Autopsie d'un cas de coqueluche simple,
sans complications du côté des voies aériennes,

par MM. Variot et Eschbach.

La plupart des enfants qui succombent au cours de la coqueluche sont emportés par des complications diverses et il est relativement rare de trouver, après la mort, les poumons et l'arbre
aérien intacts. En effet, toutes les infections secondaires, si com-
munes, qui se localisent simultanément sur la muqueuse trachéo-
bronchiques et dans le parenchyme pulmonaire modifient
profondément l'aspect de la lésion qui est seule sous la dépendance
du catarrhe spécifique de la coqueluche. Henri Roger, dans sa
belle monographie de la coqueluche, ne signale qu'un petit nom-

bre d'autopsies dans lesquelles les lésions qui appartiennent en propre à la coqueluche simple, ont été relevées exactement.

Parmi les nombreuses autopsies de coquelucheux qu'il nous a été donné de faire, nous n'avons pas encore rencontré un cas dans lequel, l'appareil bronchique (à part une zone spéciale), les poumons et les ganglions du médiastin étaient aussi complètement respectés que chez l'enfant dont nous allons rapporter l'histoire :

C'était un nourrisson âgé de 7 mois, ne pesant que 4 kil. 120 lorsqu'il fut admis à la crèche. Il avait le facies des athrepsiques de Parrot. Comme il toussait en quintes on le fit passer au service de la coqueluche.

On remarque que les quintes sont très bien caractérisées avec la reprise, l'expectoration, etc.

11 quintes les 20 et 21 février.

13 — le 22.

10 — le 23.

9 — le 24.

9 — le 25 et le 26.

Cette coqueluche paraît évoluer normalement sans hyperthermie ; l'enfant s'alimente un peu, ne vomit pas le biberon.

La mort survient dans la nuit du 27 au 28 février, après quelques phénomènes convulsifs.

La température le 27 au soir était de 37°4.

L'autopsie a été faite le 1er mars. Autour de la trachée et des bronches les ganglions ne sont pas tuméfiés ; ils ont un volume et une consistance normaux. Aucune altération à la coupe.

Les poumons sont très emphysémateux ; ils sont comme insufflés, rose pâle, très mous au toucher ; quelques lobules soulèvent la plèvre surtout dans la région des sommets et des lames antérieures. En quelques points près des bases, on note à la surface du parenchyme quelques taches livides peu étendues, mais non indurées au palper. A la coupe on voit que ces taches congestives sont superficielles et très limitées et encore perméables à l'air, car la pression en fait sourdre un peu de sang et des bulles d'air.D'ail.

leurs aucun fragment du parenchyme pulmonaire ne plonge dans l'eau si on l'y jette.

Le larynx, la trachée et les bronches ont été ouverts suivant leur face postérieure et étalés sur une plaque de liège.

La muqueuse du larynx dans aucun de ces replis n'offre une coloration ni un aspect anormaux. La muqueuse de la trachée est d'un blanc mat dans toute sa moitié supérieure.

Un peu plus bas on note une coloration rosée qui s'accentue à mesure qu'on se rapproche de la bifurcation des bronches ; c'est là qu'elle atteint son maximum d'intensité.

Cette teinte rosée se continue sur la muqueuse des grosses divisions bronchiques et jusque dans les divisions de 2ᵉ ordre qui sont tapissées d'une couche assez épaisse de mucus.

Les divisions bronchiques de 3ᵉ ordre incisées reprennent une coloration blanc mat et la congestion de la muqueuse s'arrête nettement à leur niveau.

Cette localisation si bien limitée du processus catarrhal de la coqueluche explique l'absence de tout signe physique après la quinte, lorsque le mucus sécrété par la muqueuse trachéo-bronchique a été expulsé. Ce n'est que peu de temps avant la quinte qu'on entend des rhonchus lorsque les mucosités s'accumulent à la bifurcation des bronches et au dessous.

Ces données anatomiques très précises permettront peut-être un jour de porter localement sur la muqueuse de la trachée et des grosses bronches, une substance médicamenteuse qui modifierait le processus catarrhal spécifique et en abrégerait l'évolution.

M. Gullet. — Je puis ajouter un autre fait semblable à celui de M. Variot. Etant interne de M. Sevestre à l'hospice des Enfants-Assistés, j'ai vu un bel enfant de dix-huit mois, chez lequel on n'avait pas encore entendu de vraie quinte, mourir subitement dans un accès de coqueluche. A l'autopsie, sauf un piqueté sous-pleural, très minime et très limité, les lésions bronchiques restaient insignifiantes. Dans aucun autre organe, aucune lésion apparente.

Quelques cas de pneumonie et broncho-pneumonie suppurées,

par M. PATER.

Nous avons, en ces derniers temps, eu l'occasion de constater deux fois, et dans des circonstances assez analogues, des lésions pulmonaires d'un type intéressant, et dont le diagnostic clinique se montra particulièrement difficile ; ces deux observations, très superposables, concernent des enfants qui, ayant présenté pendant la vie des signes de pneumonie ou de broncho-pneumonie, puis de pleurésie purulente probable, moururent, et dont l'autopsie révèle des lésions suppurées localisées à un certain territoire pulmonaire et formant une infinité de petits abcès de tailles diverses, mais ne dépassant pas celle d'un pois. Voici tout d'abord ces observations :

Obs. I. — R... Jeanne, 4 ans, est amenée à l'hôpital le 14 septembre pour une angine de nature douteuse qui a débuté 4 jours auparavant avec des vomissements et de la fièvre. La fillette a eu la coqueluche, la rougeole et la scarlatine ; elle ne tousse pas d'ordinaire, mais après sa rougeole elle a présenté une bronchite qui dura plusieurs semaines. En somme, pour une enfant de 4 ans, passé pathologique assez chargé.

Les parents sont bien portants ; ils ont 4 autres enfants en bonne santé, mais en ont perdu 2, l'un de pneumonie, l'autre de méningite (?).

Admise au pavillon des douteux, la malade qui a 39°2 de température, présente sur les deux amygdales qui sont rouges et hypertrophiées un enduit peu épais et peu adhérent de couleur jaunâtre et qui ne présente aucun caractère diphtérique ; c'est un exsudat simple plutôt qu'une fausse membrane, et l'examen bactériologique confirme le diagnostic clinique en répondant : cocci, pas de bacilles de Löffler D'ailleurs l'évolution est rapidement favorable ; 48 heures après l'entrée, les exsudats ont disparu à peu près totalement, seules les amygdales restent un peu grosses.

Néanmoins, l'apyrexie ne se produit pas, et le 20 septembre, la

malade qui restait un peu mal à l'aise, sans appétit, sans gaieté voit
sa température monter brusquement à 39°5 ; elle se plaint de gène
respiratoire, tousse un peu sans expectoration ni vomissements ; la
percussion dénote de la submatité légère à la base gauche avec douleur à ce niveau ; partout ailleurs la sonorité est normale. Le murmure vésiculaire est très fortement amoindri dans la moitié inférieure
du poumon gauche et on entend à ce niveau quelques petits râles
sous-crépitants sans doute congestifs ; on ne peut guère faire état des
vibrations vocales qui pourtant paraissent diminuées au même point.

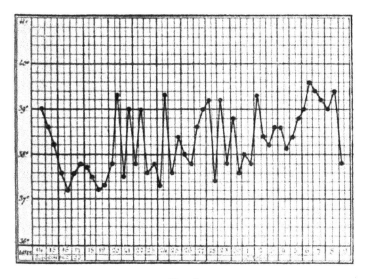

Fio. 1.

Le 21 septembre les signes sont les mêmes ; une ponction exploratrice
pratiquée à la base gauche ne ramène pas de liquide.

Les jours suivants, pas de modifications ; la température décrit de
grandes oscillations atteignant 39° et plus le soir, et l'état général
paraît un peu déprimé.

La malade est passée salle Archambault où on constate le 26 septembre les signes suivants : au sommet droit l'auscultation décèle
une respiration soufflante, presque du souffle, mais sans râle ; la base
gauche respire toujours mal. Le lendemain, c' st au sommet gauche

qu'on entend une sorte de souffle un peu rude, sans râles non plus,
alors qu'à droite 'la respiration est redevenue normale. A la base
gauche les signes subsistent intacts. On fait à la malade des frictions
de collargol, mais sans résultat. La toux devient plus fréquente, et
l'état général s'altère.

28 *septembre*. — Une nouvelle ponction exploratrice est faite sans plus
de résultat que la première. Et pourtant, on entend nettement à pré
sent à la base gauche un souffle doux avec de l'obscurité respiratoire
et de la submatité.

On pense qu'il s'agit peut-être d'une pleurésie interlobaire, mais en
aucun point on ne trouve de matité vraie et de silence respiratoire
complet, en aucun point non plus de souffle limité.

30. — Le malade se met à cracher assez abondamment du pus ;
celui-ci émis lors des quintes de toux, à la fois par la bouche et par
le nez est jaunâtre, assez épais, d'odeur fade ; il n'y a pas de vomique
véritable, mais un écoulement de pus continuel salissant les draps et
l'oreiller de la malade.

L'état général s'altère à vue d'œil ; l'enfant est somnolente, abattue,
ses yeux s'excavent. Le pouls est à 110, avec quelques irrégularités
dans l'amplitude, pas dans le rythme. Il y a de la constipation, sans
vomissements.

6 *octobre*. — Rien de nouveau ; la suppuration pulmonaire est de
plus en plus abondante, elle prend de plus une odeur un peu fétide et
une teinte roussâtre. Deux ponctions exploratrices sont encore faites
profondément dans la base du poumon gauche, et on cherche avec
une aiguille un peu grosse à découvrir dans le poumon, du côté de
l'interlobe, un foyer pleural enkysté. Cette recherche est négative.
Devant ce résultat, en présence aussi des caractères de la suppuration
qui n'est pas une vomique mais un écoulement continu, devant l'impossibilité où l'on se trouve de découvrir une zone réelle de matité et
de souffle, nous pensons qu'il peut exister non pas un abcès pulmonaire, mais des abcès de petite taille parsemant le poumon.

A partir du 7 octobre l'auscultation décèle dans les deux tiers inférieurs du poumon gauche un souffle pleurétique assez rude dont on ne
saurait dire en quel point il est le plus fort, et sur la même étendue des

râles humides de toute taille, aux deux temps de la respiration, et un véritable bruit de gargouillement tel qu'il existe dans une caverne pulmonaire. Ce bruit de gargouillement n'est pas plus que le souffle localisé,
on l'entend sur les 2/3 de la hauteur pulmonaire, où existe le souffle et
la submatité. A droite, au contraire, la respiration est exagérée avec
un tympanisme marqué.

La température oscille entre 39° et 40° et la prostration s'accentue ;
la fétidité du pus qui s'écoule sans cesse a augmenté, le teint se
plombe, le facies s'altère. Bien que rien ne permette de dire s'il existe
un foyer et où il est, l'enfant est passée dans le service du Dr Rieffel
où l'examen radioscopique dira si une intervention peut être tentée
utilement.

9. — On fait une radiographie, qui donne les renseignements suivants :

A partir de la 5e côte s'étend une zone obscure qui atteint en hauteur le dôme diaphragmatique et s'étend en largeur de la colonne
dorsale au plan latéral gauche ; le sommet du poumon est clair et la
zone opaque paraît correspondre aux 2/3 environ du poumon gauche.

Une intervention est décidée et pratiquée séance tenante. Après
résection de deux côtes, on trouve une plèvre sinon saine, du moins
sans liquide en son intérieur. Le poumon par contre a un aspect
livide, sanieux ; il est parsemé de points jaunâtres qui semblent être
des abcès de la taille d'un grain de riz à un pois ; à l'aide d'un
trocart 4 ponctions sont faites dans le parenchyme pulmonaire même
et dans la direction de la scissure interlobaire ; il ne vient qu'un
liquide sanieux, puriforme, de couleur roussâtre, et d'une grande
fétidité. La petite malade succombe dans la soirée, continuant à rendre d'une façon continue par la bouche et le nez une grande quantité de pus.

L'autopsie est faite 36 heures après la mort et révèle les particularités suivantes : le poumon gauche présente des adhérences étendues. Il est augmenté de volume et dur à la palpation. Le lobe supérieur, moins ferme que l'inférieur, revêt à la coupe l'aspect grisâtre
et la consistance d'un foyer d'hépatisation grise. Le lobe inférieur,
sensiblement plus volumineux, est creusé partout d'une multitude de

cavités dont la grosseur va d'une tête d'épingle à un petit pois ; ces cavités sont pleines d'un pus jaune verdâtre d'odeur fade et même fétide. Un certain nombre de bronches présentent des zones de dilatations, qui unies aux abcès multiples dont le parenchyme est rempli donnent à l'ensemble l'aspect d'une éponge imbibée de pus, ou d'une pierre poreuse parsemée de cavités inégales.Les ganglions trachéobronchiques, sans être très volumineux, sont hypertrophiés et de couleur grisâtre, par endroits rosée. La bronche principale et les bronches de second ordre ouvertes aux ciseaux sont,elles aussi, dilatées et ulcérées par endroits : du pus les remplit et on voit s'ouvrir sur leurs parois un certain nombre de petites cavités pleines d'une matière puriforme épaisse, que l'on peut extraire facilement. Il n'y a pas de pleurésie de la grande cavité, non plus que de foyer interlobaire. Le foie a les caractères du foie infectieux, le rate semble normale ainsi que les reins et le cœur. Le cerveau est intact.

Dés coupes histologiques ont montré à des stades divers la formation des abcès pulmonaires, au milieu des lésions broncho-pneumoniques intenses. Ces abcès paraissent surtout formés au voisinage des petites bronches, et la plupart de celles-ci sont entourées d'un manchon de cellules blanches témoignant d'une suppuration en voie de s'établir. Des microbes ayant les caractères physiques du pneumocoque ont pu être décelés dans ces coupes.

Il convient d'ailleurs d'ajouter que quelques gouttes purulentes retirées par ponction du poumon pendant la vie permirent d'obtenir par culture des colonies d'un pneumocoque virulent pour la souris ; ce microbe était si abondant dans le pus des abcès pulmonaires qu'il peut être regardé comme l'agent des lésions constatées chez notre malade.

Obs. II. — Mohr Jean, 6 ans, entré le 17 février 1906 salle Roger n° 4, mort le 23 février.

L'enfant ne présente aucun antécédent digne d'être noté ; élevé au sein, il n'a jamais été malade. Les parents sont bien portants ; ils ont eu deux autres enfants dont un mort d'assez bonne heure de phénomènes méningitiques peu nets.

Le **début** de la maladie remonte à 3 jours ; à ce moment, soit le 14 février, l'enfant tousse, a de la fièvre, et se plaint d'une douleur dans le côté gauche ; il est oppressé et agité. Son état empire, et sur les conseils d'un médecin, les parents conduisent le malade à l'hô- pital.

A l'**examen**, le 18 février, on trouve un enfant assez calme, mais secoué **par** une toux quinteuse et sèche ; son corps et son visage sont couverts **de** sueurs. L'état général paraît bon, mais la température dépasse 39°. A l'inspection, on trouve un peu de rétraction de la pa- roi à la **base** gauche. La percussion dénote de la matité du poumon

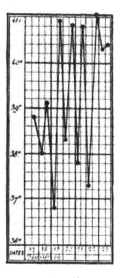

FIG. 2.

gauche **dans sa** moitié inférieure environ ; le sommet sonne bien, le poumon **droit également**. L'auscultation permet d'entendre à gauche des râles **sous-crépitants** très étendus dans plus de la moitié infé- rieure, à **droite** des râles plus gros de bronchite qui ne s'entendent qu'en arrière. De plus, à la zone de matité de la base gauche corres- pond un foyer de souffle assez rude et dont le timbre rappelle nette- ment celui du souffle pneumonique.

L'examen des **autres** viscères ne décèle rien qui mérite d'être noté.

Il n'y a pas de vomissements, pas de diarrhée, la rate est normale, le foie peut-être légèrement hypertrophié, la langue est sale.

Le 19, la température tombe brusquement à 37°, mais s'élève le soir à 41°1. Le lendemain elle retombe à 38°5 sans que les signes physiques changent sensiblement. Et pourtant du côté de l'aisselle gauche le souffle prend un timbre plus doux se rapprochant de celui du souffle pleurétique : la matité étant absolue à ce niveau, on pense à une pleurésie purulente métapneumonique ; mais deux ponctions exploratrices faites à ce niveau restent sans résultat.

Le malade est baigné fréquemment, on lui fait des injections d'huile camphrée, des frictions de collargol, mais la température continue à décrire d'énormes oscillations variant de 3 à 4 degrés du soir au matin, et le 22 février l'état général devient des plus mauvais ; l'enfant se cyanose, la dyspnée augmente, la toux est incessante, toujours sèche, les urines rares, l'agitation des jours précédents fait place à l'accablement. A l'examen du thorax on note un peu partout des signes de bronchite, en arrière des frottements aux bases, et toujours de la matité et du souffle à la base gauche, souffle dont le caractère pleurétique subsiste dans une zone supérieure, tandis que dans la portion sous-jacente il conserve sa rudesse première. Deux nouvelles ponctions exploratrices faites avec une aiguille plus grosse ne ramènent rien qu'un peu de sang ; celui-ci sert à ensemencer plusieurs tubes d'agar.

L'enfant meurt le 23 dans la nuit au milieu de phénomènes de cyanose progressive.

A l'autopsie on trouve quelques adhérences de la base gauche et un léger épaississement de la plèvre à ce niveau. Le poumon est de coloration grisâtre dans sa moitié inférieure, et se montre un peu ferme à la palpation. Lorsqu'on le coupe on se trouve en présence d'une infinité de petits abcès de toutes tailles, les uns gros comme un grain de mil, les autres atteignant les dimensions d'une lentille.

Ces abcès occupent tout le parenchyme du lobe inférieur et une petite portion même du lobe supérieur, le sommet seul en étant indemne. Ils sont remplis de pus jaunâtre, sans fétidité, liquide, et donnent au poumon le curieux aspect d'une éponge pleine de pus. Les bronchioles sont en grande partie dilatées et renferment, elles aussi, un liquide purulent de même aspect.

Dans le reste des poumons, il n'existe qu'un peu de bronchite et une légère congestion de la base du côté droit. Nulle part il n'y a trace de tuberculose. Les ganglions trachéo-bronchiques sont hypertrophiés, mollasses et d'une couleur rouge vif ; aucun d'eux n'est microscopiquement tuberculeux. La scissure interlobaire est normale.

Il n'y a rien d'intéressant dans les autres viscères. L'examen histologique du poumon malade révèle les mêmes lésions que dans le cas précédent, et le pneumocoque est, ici encore, l'agent pathogène mortel, car on le retrouve dans les coupes, et les quelques gouttes sanguines retirées par ponction pulmonaire ont fourni des cultures typiques de pneumocoque virulent.

Ces deux observations nous semblent mériter d'être signalées, non pas que de tels cas soient fort rares, mais parce qu'ils prêtent à de grosses erreurs de diagnostic, celles-ci capables d'entraîner une intervention chirurgicale pour le moins inopportune.

Dans nos deux cas, des symptômes broncho-pneumoniques, ou même pneumoniques, étant donné la brusquerie du début, la localisation et les caractères des signes physiques, ont fait porter un diagnostic très simple dès le premier jour ; puis la persistance de la fièvre, l'altération de l'état général, certains caractères physiques de percussion et d'auscultation ont fait penser à une pleurésie purulente, sans qu'il soit possible de retirer par de multiples ponctions exploratrices autre chose que du sang ou une gouttelette de liquide purulent. La radiographie faite dans un cas pour rechercher un foyer purulent que nous nous obstinions à vouloir découvrir, contribua grandement à faire porter un diagnostic inexact et entraîner une intervention chirurgicale ; une épreuve radiographique faite pour nous guider a contribué à nous pousser dans l'erreur.

La forme anatomique des abcès est double puisqu'elle comprend et des lésions suppurées établies en plein parenchyme pul-

monaire et des dilatations bronchiques, le tout causé vraisemblablement par le pneumocoque seul ou peut-être associé. De tels
abcès nous paraissent distincts de la dilatation bronchique banale ; très localisés à un territoire d'un seul poumon, ils ont pu
simuler cliniquement la spléno-pneumonie, mais en beaucoup
plus grave, ou la pleurésie purulente, et c'est à ce titre qu'ils forment un type clinique un peu particulier qu'il nous paraît possible d'isoler et qu'il est intéressant de connaître

M. L. Guinon. — Il m'a paru utile de vous faire connaître ces
deux cas, car, cliniquement, ce sont des formes mal connues et
en tout cas d'un diagnostic délicat ; anatomiquement, elles ne
sont pas banales.

L'évolution des deux cas n'est pas la même ; l'un a marché rapidement, l'autre au contraire, avec les allures lentes d'une affection
subaiguë, et l'expectoration purulente fut telle qu'on put croire à
l'évacuation d'un épanchement pleural.

Le diagnostic en est difficile ; on pense bien à une hépatisation pulmonaire, mais quand les signes restent fixes, san-
râles, quand la matité ne change pas, on est naturellement conduit à supposer l'existence d'un épanchement, particulièrement
d'un épanchement purulent. On sait combien il est difficile chez
les tout jeunes enfants, de reconnaître la pleurésie ; l'auscultation
ne fournit que des données insuffisantes ; c'est la matité qui en
est le meilleur signe et pour affirmer son existence, il faut recourir à la ponction exploratrice. Dans le 2° cas la ponction ne
donna pas de résultats, mais la pleurésie paraissait si vraisemblable qu'on fit intervenir, malgré cela, le chirurgien. A ce propos, je me demande si la spléno-pneumonie qu'on considère
généralement comme répondant à une forme de congestion est
bien un type anatomique constant et si certaines pneumonies
subaiguës à tendance suppurative ne peuvent pas donner les
mêmes signes.

Anatomiquement, il est probable qu'il s'agit dans ces cas plutôt
de broncho-pneumonie que de pneumonie ; car les abcès mul-

tiples résultent surtout de suppurations bronchiques, et d'ulcérations de la paroi bronchique, mais il paraît bien exister aussi de véritables abcès en plein parenchyme hépatisé.

J'ai eu l'occasion de faire opérer deux fois en ville des enfants qui avaient eu pendant plusieurs semaines des signes de pleurésie purulente, et chez lesquels le chirurgien ne trouva qu'une hépatisation grise ou marbrée de nodules gris.

Je n'ai sur ces cas que des notes très incomplètes, mais les voici cependant, car ils sont intéressants.

Un garçon de 4 ans 1/2 est atteint le 10 août 1898 d'une maladie aiguë qui prend tout l'aspect d'une pneumonie, mais guérit cependant en 2 jours, sans laisser de traces apparentes. Le 14 août, l'enfant qui ne s'était pas encore levé est repris de frissons violents, fièvre et toux. Le Dr Karth qui le soignait à ce moment, admet le 17 une pleurésie métapneumonique, diagnostic confirmé le 18 par M. Comby. Le 24 on pratique vainement une ponction exploratrice avec une petite aiguille. Le 26, M. Comby admettant toujours l'existence d'un épanchement ponctionne lui-même avec un plus gros trocart, mais sans résultat. Le 1er septembre, le Dr Cazaux qui remplace le Dr Karth parti en vacances constate des signes de pleurésie et le 6 septembre je pratique à mon tour les ponctions avec le trocart moyen de Potain, sans aucun succès.

Pendant ce temps, la température restait aux environs de 39° ; on soignait l'enfant par les enveloppements froids qui soulageaient beaucoup et calmaient la toux, d'ailleurs rare. Une radiographie pratiquée le 22 septembre par M. Radiguet montre une surface obscure à la base du poumon, qui donne l'impression d'une pleurésie.

Comme l'enfant se nourrit mal, s'affaiblit et maigrit, la fièvre persistant, on demande l'intervention chirurgicale que pratique M. Brun après examen de l'enfant avec MM. Cazaux et Monod. Le 20 septembre, M. Brun opère, mais trouve la plèvre à peu près saine, et le poumon dur, hépatisé, de teinte grise, sans trace de tubercules. Il ferme la plaie et, chose curieuse, après cette intervention, la fièvre diminue, l'enfant reprend appétit, et commence bientôt à se lever.

Cliniquement, c'était une spléno-pneumonie. Anatomiquement, cela ressemblait à une pneumonie suppurée.

L'autre cas concerne un garçon de 8 ans, frêle, malingre, ayant eu des végétations adénoïdes suppurantes, et que je soignais à ma consultation pour différents malaises que je rapportais à la tuberculose au début, car je constatais au mois de novembre 1903, de la respiration rude au sommet gauche en avant et un souffle bronchique fort dans l'espace scapulo-vertébral droit : de plus l'enfant commençait à tousser. Au mois de décembre suivant il est pris d'une fièvre continue que le médecin considère comme typhoïde. Le 5 janvier je le vois dans son lit, au 15° jour environ de la fièvre, toussant beaucoup : je ne constate aucun signe de fièvre typhoïde, mais pas de symptômes de tuberculose pulmonaire, car les altérations respiratoires de novembre n'existent plus.

Comme les selles sont très fétides, la langue très blanche, j'admets une infection grippale prolongée. La température s'abaisse un peu en février. Mais la toux persiste. En mars, nouvelle fièvre, avec épistaxis, amaigrissement profond, véritable cachexie, la toux prend le caractère coquelucoïde et provoque des vomissements fréquents.

La semaine suivante, on constate des signes de bronchite diffuse, des foyers de congestion mobiles, de l'adénopathie bronchique, enfin un foyer de la base gauche qui reste fixe et donne tous les signes d'une pleurésie. Comme la fièvre est toujours très élevée, la faiblesse extrême, et que l'enfant crache beaucoup de pus, on admet une pleurésie purulente et la thoracotomie est faite le 9 mai par M. Arrou ; celui-ci ne rencontre qu'une quantité insignifiante de liquide non purulent, mais un poumon dense, rénitent, qui est parsemé de petits foyers durs, comme emboliques. La plaie se referme lentement, l'enfant reste quelque temps stationnaire et présente pendant quelques jours encore du souffle avec matité de la base gauche.

En juin les signes s'atténuaient, il ne restait que de la bronchite, de la toux coqueluchoïde, mais l'expectoration qui avait
été tout le temps très abondante diminuait ; enfin on réussissait
à nourrir davantage ; en juillet la températnre devenait à peu
près normale et l'enfant partait en convalescence.

Depuis lors il a eu des bronchites et une arthrite tuberculeuse
de l'index droit.

Quel nom peut-on mettre sur cette maladie ? Je n'en vois pas
d'autre que pneumonie subaiguë à type pleurétique. Cliniquement, c'est bien une forme de spléno-pneumonie.

M. NETTER. — Dans les traités de pathologie la terminaison de
la pneumonie par petits abcès est signalée. Elle est certainement
très rare. Sur le fragment de poumon qui nous est soumis les
lésions semblent bien siéger autour des bronches qui sont dilatées
et l'on peut se demander s'il s'agissait de pneumonie.

Au point de vue bactériologique il serait intéressant d'établir
s'il n'y avait pas association d'autres microbes au pneumocoque.
Dans un cas de lésion très analogue, j'ai trouvé des bacilles de
Pfeiffer à l'état pur.

M. Guinon a insisté sur les difficultés cliniques de pareils cas où
l'on fait très souvent des ponctions et même des pleurotomies. Le
fait nous est arrivé à tous. Je ferai seulement remarquer que la
radioscopie et la radiographie ne préservent pas toujours de ces
erreurs. Elles ont été pratiquées chez plusieurs des malades de
Guinon. On y a eu recours également pour un enfant chez lequel
une intervention de M. Rieffel est restée infructueuse J'avais
quitté très ému la salle d'opération, me reprochant d'avoir conseillé l'opération. Les suites m'ont heureusement consolé et aujourd'hui les parents me sont reconnaissants de cette opération à
la suite de laquelle l'enfant a été guéri !

M. COMBY. — A propos de l'intéressante communication de
M. Guinon et Pater, je citerai deux cas récents avec autopsie, dans

lesquels pendant la vie nous n'avions constaté que des symptômes de broncho-pneumonie ou de pleurésie. Or, nous avons trouvé, à la coupe du poumon, au milieu d'un tissu dur et carnifié, une multitude de petites cavités pleines de pus ou à moitié vides. Ces cavités avaient des dimensions très inégales, les unes pouvant à peine admettre un petit pois, les autres pouvant loger une grosse noisette. Dans un cas le pus était fétide et l'enfant, pendant la vie, avait présenté de la gangrène cutanée. Dans ces deux cas la coupe du poumon offrait l'aspect d'un fromage de gruyère ou d'un nid de guêpes. Il s'agissait de broncho-pneumonie avec sclérose du poumon et dilatation bronchique. Je crois que, dans les cas analogues, la dilatation des bronches joue le principal rôle. Les abcès multiples du poumon, en dehors d'elle, doivent être exceptionnels. Quant à la spléno-pneumonie vraie, c'est une variété de congestion pulmonaire, qui ne comporte pas dans son évolution classique la production d'abcès du poumon.

Pour moi, les abcès du poumon, dans l'immense majorité des cas, représentent : la dilatation des bronches, s'ils sont multiples et de petites dimensions ; la pleurésie interlobaire, s'ils sont grands et uniques.

M. RIST. — Je rappelle que j'ai publié dans le *Bulletin de la Société de Pédiatrie* (20 décembre 1904, p. 395), un cas d'ectasie bronchique avec gangrène pulmonaire à distance dont le diagnostic fut comme dans ceux qu'on vient de rapporter, bien difficile à faire : c'était un garçon qui, après une ancienne pleurésie droite, tomba dans un état cachectique avec fétidité de l'haleine et présenta des signes de caverne au sommet droit et de pleurésie de la même base, sans qu'on pût retirer ce liquide par la ponction, sans que la radioscopie pût éclairer la nature de la cause de la matité droite ; une vomique fétide survint, puis une rougeur phlegmoneuse était apparue à la base droite, incision d'une simple cavité limitée.

Plus tard, le foie devenu gros et dur fut incisé par le Dr J. Faure sans qu'on réussit à trouver de suppuration hépatique. La mort survint peu après ; l'autopsie fit reconnaître, outre la caverne du sommet droit, une dilatation des bronches avec foyers de gangrène dans le poumon droit, et dégénérescence amyloïde secondaire du foie.

La prochaine séance aura lieu le mardi 15 mai à 4 h. 1/2, à l'hôpital des Enfants-Malades.

PRÉSIDENCE DE M. COMBY.

A propos du procès-verbal.

M. ED. WEILL. — Il a été fait à l'occasion de ma communication sur une épidémie de desquamation linguale associée à la perlèche, un certain nombre d'objections auxquelles je demande à la Société la permission de répondre.

La première, de M. Guinon, est qu'il ne s'agissait pas de desquamation linguale.

Qu'on se reporte à ma description :

« Sur le dos de la langue, on trouvait des plaques de desquamation, de dimensions variables, occupant tantôt toute la langue qui était comme exfoliée, tantôt une petite surface et dans ce cas, elles étaient séparées des parties saines par un liseré blanc périphérique, un peu surélevé. Leurs contours étaient irréguliers et sinueux. Au niveau même de la plaque, la langue était comme raclée, luisante, vernissée et son aspect tranchait nettement avec l'état des parties restées saines. »

C'est bien là l'aspect habituel de la glossite exfoliatrice marginée, et d'ailleurs, j'ai observé comme tous nos collègues, la forme classique de cette glossite, non contagieuse, non inoculable, et je ne trouvais aucune différence apparente entre les deux ordres de cas.

Je ne crois pas qu'il existe en dehors des caractères apparents de la lésion un critérium qui permette actuellement de différencier de la desquamation linguale habituelle les faits de ma série épidémique, hormis la contagiosité même.

Cette contagiosité a surpris les membres de la Société comme elle m'a surpris moi-même, et c'est parce que je trouvais cette épidémie tout à fait extraordinaire, suivant l'expression de M. Guinon, que je l'ai publiée.

Il semble qu'on m'attribue la pensée d'une généralisation que je suis loin de soutenir. J'ai rapporté des faits précis, authentiques, d'une affection qui a tous les caractères de la desquamation linguale et qui s'est montrée sous une forme épidémique. Je n'ai jamais voulu dire que toutes les desquamations linguales obéissent à la même loi d'épidémicité.

De même, M. Comby s'étonne de l'association de la glossite épithéliale et de la perlèche. J'ai bien eu soin de dire que c'était la première fois qu'on avait observé une telle coïncidence.

Encore une fois, je m'en tiens aux faits que je trouve tout à fait paradoxaux, comme mes contradicteurs, et je ne généralise pas.

M. Comby n'admet pas la relation de cause à effet entre les deux affections, perlèche et desquamation linguale, observées chez les mêmes sujets.

Il aurait raison s'il s'agissait de la desquamation linguale classique, mais la nôtre s'est montrée contagieuse, comme l'est habituellement la perlèche; c'est elle qui constituait la première localisation, la perlèche n'apparaissant que secondairement, et dès lors, il n'y a rien d'irrationnel à admettre qu'il s'agit de la même affection, variant dans son aspect suivant le siège qu'elle occupe.

Je conclus en disant que j'ai observé avec M. Favre Gilly une épidémie de desquamation linguale ayant tous les caractères objectifs de la desquamation classique, mais se singularisant par sa contagiosité d'une part, et son association avec la perlèche d'autre part. Il s'agit d'une forme nouvelle, non observée encore de cette affection, et je me garderais bien de prétendre qu'il faille abandonner les notions classiques relatives à la desquamation linguale observées couramment.

Blennorragie uréthrale chez un garçon de dix mois. — Œdème inflammatoire à gonocoques du cuir chevelu,

par MM. Apert, médecin des hôpitaux,
et Froget, interne des hôpitaux.

Autant nous observons, dans les hôpitaux parisiens d'enfants, la vulvite gonococcique des petites filles avec une fréquence désespérante, autant il est exceptionnel d'y voir des petits garçons atteints de façon correspondante et présenter un écoulement uréthral à gonocoques. La conformation des organes génito-urinaires explique parfaitement cette différence. La vulve de la petite fille, facilement béante, est infectée sans difficulté par les éponges, linges de toilette, etc., qui servent également aux adultes de la famille ; l'urèthre du petit garçon, recouvert en permanence par le prépuce, échappe à ce mode de contamination. Néanmoins on a pu observer l'uréthrite gonococcique chez des nouveau-nés, et chez de jeunes garçons d'âges variant depuis quelques mois jusqu'aux approches de la puberté. Cseri, Rona, English, Crandall, en ont publié des cas.

Nous avons récemment observé à l'hôpital provisoire d'enfants une uréthrite gonococcique typique chez un enfant de 10 mois, avec écoulement purulent abondant et épais, tuméfaction du prépuce, érection continuelle, gonocoque intra-cellulaire typique. Cette observation n'offrirait rien de spécial et viendrait seulement s'ajouter aux observations du même genre publiées antérieurement, si l'enfant n'avait en même temps présenté du côté du cuir chevelu une tuméfaction œdémateuse très étendue, sur laquelle apparurent deux petites pustulettes dont le pus contenait du gonocoque.

Lorsque l'enfant nous fut amené le 23 février dernier, en pleine blennorragie, tout l'hémisphère postérieur du crâne était le siège d'un œdème rouge, inflammatoire, non douloureux à la pression, gardant l'empreinte du doigt ; la tuméfaction était assez prononcée pour que l'impression digitale y produisit un godet de plus d'un centimètre de profondeur.

Il n'y avait pas à ce moment de pustules à la surface, mais seulement quelques petites papules rouges peu saillantes. Des compresses d'eau bouillie furent appliquées en permanence sur le cuir chevelu. Les jours suivants la rougeur diminua au centre de la plaque, mais les portions périphériques restèrent rouges et s'indurèrent par places au point de ressembler à des éléments d'érythème noueux. L'œdème subsistait ; le doigt laissait des godets profonds et persistants. Au niveau de la nuque deux des papules rouges que nous avions remarquées dès le début présentaient en leur sommet un point blanchâtre sous-cutané. Ces petites pustules furent ouvertes et le pus fut recueilli pour l'examen bactériologique. Cet examen montra que ce pus était formé uniquement de polynucléaires dont quelques-uns contenaient des diplocoques en grains de café, groupés en amas, se décolorant par la méthode de Gram, ayant tous les caractères du goncocoque. L'examen par comparaison du pus uréthral montra une identité parfaite. Bien que des cultures n'aient pas été faites, il n'y a pas doute qu'il s'agissait bien de gonocoques.

Le lendemain les rougeurs avaient presque totalement disparu, l'œdème subsista quelques jours puis disparut complètement à son tour. Quant à la blennorragie, bien que nous n'y fissions d'autre traitement que des lavages du prépuce et du gland à l'eau bouillie, et l'alcalinisation du lait avec du bicarbonate de soude, l'écoulement diminua de jour en jour, et se tarit complètement une dizaine de jours après l'entrée de l'enfant.

Cette observation de localisation cutanée du gonocoque n'est pas isolée. Nous ne parlons pas des abcès sous-cutanés développés au pourtour des articulations dont Lang et Paltauf, Bujwid, Rendu et Hallé, Almvist, Cassel (nouveau-né, ophtalmie), et tout

récemment Schwetz (1) ont publié des exemples ; dans ces cas le
tissu cellulaire sous-cutané est plus intéressé que la peau elle-
même. Les cas suivants ressemblent davantage au nôtre. Scholtz
a vu survenir au cours d'une blennorragie une éruption de plaques rouges et infiltrées ressemblant à de l'érythème noueux ; un
de ces éléments évolua jusqu'à la pustulisation et le pus de la
pustule contenait du gonocoque. Andry a vu survenir au cours
d'une blennorragie un exanthème scarlatiniforme généralisé, puis
des élevures rouge-bleuâtre ressemblant à de l'érythème polymorphe ; un des éléments suppura, il contenait du gonocoque à l'état
pur ; une biopsie pratiquée sur un des éléments non suppuré
montra une infiltration de cellules polynucléaires autour des petits vaisseaux ; une de ces cellules contenait des amas de gonocoques nettement reconnaissables. Paulsen, chez un nouveau-né
atteint d'ophtalmie blennorragique, vit survenir une éruption cutanée généralisée d'éléments d'abord papuleux, qui ensuite devinrent vésiculeux ; du gonocoque fut trouvé dans le contenu des
vésicules.

L'inoculation du gonocoque sous la peau de l'homme a été tentée
expérimentalement par divers auteurs avec des résultats variés.
Steinschneider injecta sous la peau du dos d'un homme un centimètre cube de mélange de bouillon et de sérum humain où avait
été délayée une culture pure de gonocoques ; il ne survint aucune
infiltration, aucune rougeur, aucune douleur. En revanche Wertheim, s'injectant à la face antérieure de l'avant-bras un demi-
centimètre cube d'une culture pure en bouillon mêlé de sérum
humain, ressentit au bout de quelques heures une sensation de
forte tension ; puis violente douleur, chaleur, rougeur, tuméfaction dont le maximum fut de la 30e à la 48e [heure ; puis déclin
rapide, guérison complète au bout de quelques jours. Ces expériences montrent que le gonocoque ne s'inocule pas facilement à
la peau ; quand néanmoins il se développe, il cause une inflammation violente, mais éphémère, très tenace dans les muqueuses

1° Schwetz, *Rev. méd. de la Suisse Romande*, 20 janvier 1906.

le gonocoque semble au contraire n'avoir qu'une vitalité très restreinte dans le tissu cellulaire.

On le voit, qu'il s'agisse de faits spontanés ou de faits expérimentaux, les localisations cutanées des gonocoques s'accompagnent au début de tuméfaction, d'induration, de rougeur violente, au point de simuler, tantôt un phlegmon, tantôt des placards d'érythème noueux ; puis le plus souvent des pustulisations de peu d'étendue se font à la surface de ces plaques ; la tuméfaction inflammatoire disparaît très rapidement et en peu de jours, tout est rentré dans l'ordre. Ce début à grand fracas et cette résolution rapide rappellent ce qui a été signalé ici même pour la péritonite à gonocoques. Le tissu cellulaire sous-cutané et les séreuses, organes du reste embryologiquement semblables, se comportent à ce point de vue d'une manière identique, par opposition à ce qui se passe quand le gonocoque atteint une muqueuse, uréthrale, vaginale ou conjonctivale. Sa ténacité en ce dernier cas mérite d'être opposée à sa rapidité d'évolution quand il s'agit du tissu cellulaire ou des séreuses.

M. COMBY. — Je suis surpris que le petit blennorragique de M. Apert ait guéri aussi rapidement et par des moyens aussi simples que ceux qui ont été employés dans ce cas J'ai eu l'occasion de traiter récemment un petit garçon de 4 ans, de mon service, atteint d'uréthrite à gonocoques. Ce petit malade avait contracté son uréthrite en partageant le lit d'une sœur plus âgée atteinte de vulvo-vaginite.

Chez cet enfant, nous avons eu beaucoup de peine à tarir l'écoulement (4 ou 5 semaines au moins), en faisant de grandes irrigations uréthrales avec une solution de permanganate de potasse à 1 pour 5.000, puis 1 pour 2.000 et enfin 1 pour 1.000.

M. VARIOT. — Je désirerais demander à M. Apert s'il peut dire comment cet enfant a été contaminé ?

M. APERT. — Je n'ai pu le savoir. L'enfant était un client habituel au service ; il y avait séjourné à nombreuses reprises pour

de l'entérite, des bronchites, une broncho-pneumonie ; il avait
finalement été complètement rétabli ; la mère l'avait confié à une
nourrice parisienne ; trois semaines après, lui découvrant ce
phlegmon du cuir chevelu, elle l'avait retiré à la nourrice et nous
l'avait amené directement, sans avoir défait les langes et sans
avoir vu l'écoulement uréthral. Elle n'a pu nous dire depuis quand
cet écoulement durait, ni si la nourrice en avait vu. Quant à
elle-même, elle a prétendu être tout à fait saine à ce point de vue.

Note sur la mesure de l'utilisation alimentaire (pour les graisses) chez les enfants dyspeptiques, atrophiques,

par M. H. BARBIER.

Il y aurait une grande importance à déterminer d'une façon
précise la quantité et la qualité d'aliments que les enfants athreptiques ou atteints de troubles gastro-intestinaux sont capables de
digérer et d'absorber.

En d'autres termes, il nous faudrait *une mesure de la capacité
digestive* pour guider nos prescriptions diététiques. Que chez les
enfants sains la quantité de lait ou que la ration totale puisse
être établie d'après des données biologiques précises, c'est ce que
personne ne contestera et c'est ce que j'ai essayé de faire dans
mon rapport à la Société de Thérapeutique. Mais la tâche est aisée
en comparaison de celle que nous nous posons chez les dyspeptiques, car nous nous plaçons dans des conditions physiologiques
normales, nous supposons un tube digestif intact donnant un
plein rendement.

Mais il n'en est plus de même chez les dyspeptiques. Ici, si
nous voulons nous faire une idée exacte de leur capacité digestive, nous sommes en pleine incertitude, car autant de malades
autant de degrés dans cette capacité digestive, et en face d'un malade les mesures établies ne servent guère qu'à diriger entre
certaines limites les tâtonnements auxquels on est condamné, et
rien de plus.

Convaincu que chez les enfants sains, la ration *de lait* habituelle et considérée comme classique du nourrisson, est beaucoup trop élevée, surtout dans l'allaitement artificiel où la ration d'albumine atteint le double, parfois même près du triple de celle qui est nécessaire ; convaincu également que c'est là la grande cause des gastro-entérites, je ne suis pas moins persuadé, mais ici je me retrouve d'accord avec tout le monde, que l'excès de cet aliment est une cause constante de rechute et de persistance des troubles gastro-intestinaux, et que l'alimentation est la pierre d'achoppement du traitement.

Il est certain également que cette ration à l'état de maladie, doit être *inférieure provisoirement à celle de l'état normal,* calculée d'après les chiffres connus en calories. Mais de combien en diffère-t elle chez chacun des malades en quantité et en qualité, c'est ce que nous ne pouvons pas fixer.

Dans une thèse récente, M. Gaultier (1) s'est posé ce problème chez l'adulte, en étudiant au moyen d'une méthode précise, ce qui passe dans les selles, c'est-à-dire ce qui n'a été ni digéré, ni absorbé. Sous le nom de coprologie clinique il a réuni : le temps de la traversée digestive, le rapport du poids des fèces secs au poids des fèces frais, la réaction des selles, enfin l'étude par les résidus fécaux de la digestion des graisses, des albumines et les substances hydro-carbonées.

Cette méthode d'examen n'a qu'un défaut chez l'enfant, c'est d'être d'une exécution difficile en raison du petit poids des fèces, ce qui nécessite une expérience de plusieurs jours. Mais elle peut et doit donner de bons résultats pour étudier dans certains cas la capacité digestive.

Dans deux cas relatés plus loin, j'ai suivi cette méthode avec mon interne en pharmacie M. Boisnot, mais en me bornant à la recherche de la capacité digestive *pour les graisses.*

Chez les enfants sains, non suralimentés (c'est une condition

(1) R. GAULTIER, *Exploration fonctionnelle de l'intestin,* etc. Thèse Paris, 1904 et *Presse médic.,* 1904.

d'expérience fondamentale) l'utilisation de la graisse par le tube digestif de l'enfant est assez élevée.

Chez l'enfant nourri au sein, elle atteindrait, d'après Budin et Michel (1), 90 0/0 et pour le lait de vache d'après Uffelmann (2) et L. Netter (3) un peu moins, 94 0/0. Nobécourt et Merklen (4), Chahuhet (5) signalent même des chiffres plus élevés, de 98 à 99 0/0. En moyenne, on peut donc dire que sur 100 de graisses ingérées on en trouve au plus dans les selles : 4 0/0 chez les enfants nourris au sein ; 6 0/0 chez les enfants nourris au bibe-ron.

Sans établir sous le nom de coefficient d'utilisation, des rap-ports compliqués et de compréhension un peu confuse, entre les graisses ingérées et les graisses utilisées, on peut exprimer cette capacité digestive normale de l'enfant sain en disant que, sans suralimentation, elle est de 96 pour les enfants au sein, de 94 pour les enfants au biberon. Ce qui veut dire que sur 100 de graisses ingérées on en trouve 4 ou 6 dans les selles.

L'*excès de graisse* (6) dans l'alimentation d'une part augmente le déchet et de l'autre, l'état de faiblesse de l'enfant à la naissance, et le mauvais état de ses voies digestives, congénital ou acquis. Budin et Michel (7) ont établi ce fait pour les *débiles* dont les selles contiennent de 2 à 4 fois plus de graisse que normalement. Faisons remarquer que ces débiles recevaient une véritable sura-limentation lactée.

J'ai recherché dans deux cas cette capacité digestive pour la graisse.

L'expérience a duré 4 jours dans un cas et 3 jours dans l'autre. Voici son dispositif.

La veille du jour où l'expérience est commencée, l'enfant reçoit

(1) *Soc. d'obstetrique de Paris*, 1892, et *France médicale*, 1808.

(2) *Deutsches Arch. für klin. Medic.*, XXVIII.

(3) Thèse Paris, 1900.

(4) *Revue des maladies de l'enfance*, 1904.

(5) Thèse Paris, 1904.

(6) V. Thèse de CHAHUHET, p. 101 et suiv.

(7) *Soc. d'obstétriq.*, 1899.

son dernier repas lacté à 6 heures du soir. Pour la nuit on a seulement préparé de l'eau d'orge sucrée. La quantité de lait par
jour à donner pendant l'expérience étant fixée, on dose le beurre
de ce lait, et on prépare dans des bouteilles stérilisées la dose de
ce lait que prendra l'enfant chaque jour. On a ainsi la quantité
de beurre totale. Le matin du premier jour, l'enfant prend quelques centigrammes de poudre de carmin avec son premier biberon et le soir du dernier jour on renouvelle la prise. On recueille
ensuite les selles à partir de la première selle rouge et y compris
celle-ci, jusqu'à la deuxième selle rouge et y compris celle-ci.

La dose de lait journalière a été celle que prenaient antérieurement les enfants, c'est-à-dire seulement 300 grammes.

Voici les résultats :

Obs. I. — R... Georges, 6 mois, athreptique par abus d'alimentation
lactée, pesant seulement 3 k. 700. Furonculose cutanée, entré le 8 janvier 1906. L'expérience est faite du 31 mars au 3 avril. L'enfant pèse
à ce moment 4 k. 170.

L'expérience est instituée comme il est dit plus haut :
Voici les résultats :

I. — *Traversée digestive*, 31 mars : 10 heures.

                  3 avril : 8 h. 1/2.

II. — *Utilisation des graisses.*

Durée de l'épreuve	Graisses ingérées	Matières fraîches	Matières sèches	Graisse des fèces poids brut	pourcentage (matières sèches)
4 jours	47 gr. 40	185	17.80	6.41	36 0,0

L'utilisation des graisses (*capacité digestive*) est donc : 47.40 moins
6,41 = 40,99, soit pour 100 = *86 0/0.*
La perte est de 14 0/0.

III. — *Rapport des graisses neutres avec les acides gras et savons.*

Extrait total	Graisse des fèces Gr. N.	Ac. G.	Savons	Pourcentage G. N.	Ac. G.	Savons.
6.41	2.41	1.25	2.75	37.6	19.4	43

Soit 62 0/0 de savons et d'acides gras.

A l'état normal les graisses non résorbées renferment 75 0/0 de graisses dédoublées (Gaultier, *loc. cit.*) (A. gras et savons). Il y a donc ici *une diminution de l'activité de la bile et du suc pancréatique* qui se traduit par une augmentation des graisses neutres, 38 0/0 au lieu de 25 0/0.

On peut donc conclure chez cet enfant, ne recevant qu'une dose très minime de lait et de corps gras à une diminution :

1° De l'activité du foie ;

2° De l'activité du pancréas ;

3° De la résorption intestinale.

Obs. 2. — G... Roger, 6 mois, entré le 15 septembre 1905. Athreptique, poids 3 k. 640, avec diarrhée et poussées d'entérite. Soupçon de syphilis héréditaire.

L'expérience est faite dans une période d'amélioration des troubles digestifs. Mais avec un arrêt dans l'accroissement du poids.

1° *Traversée digestive*, 14 heures,

$$20 \quad —$$

$$32 \quad —$$

2° *Réaction acide*, 4, 2 0/00.

3° *Rapport du poids des matières sèches aux matières humides*, 24 0/0.

4° *Utilisation des graisses.*

Durée de l'épreuve	Graisses ingérées	Mat. féc. fraîches	Mat. féc. sèches	Graisses des fèces poids brut	pourcent. mat. sèches
3 jours	34	145	34.8	6.19	18.2

Notons d'abord l'augmentation du résidu sec en rapport avec la stagnation dans le gros intestin du bol fécal et l'augmentation de la traversée digestive.

L'utilisation des graisses (capacité digestive) est 34 gr. — 6,19 = 27,8 pour 34 grammes, soit pour 100 : *81.8 0/0*. La perte est de 19 0/0 en graisses au lieu de 4 0/0 la normale, le malade utilise donc moins bien les graisses que le précédent.

5. — Rapport des G. N. avec les A. Gr. et les savons.

Extrait tot.	Graisse des fèces En. N.	A. Ca.	Savons	G. N.	Pourcentage A. Gr.	Savons
6.19	2 05	1.72	2.42	33.1	27.8	39.1

Soit 67 0/0 d'acides gras et de savons au lieu de la normale 73 0 0 :
il y a donc,ici encore,comme dans le cas précédent une *diminution de
l'activité de la bile et du suc pancréatique*, qui se traduit par une augmentation de G. N. 33 0/0 au lieu de 25, mais qui est *moins marquée
que dans l'obs. I*, où il y avait 38 0/0 de Gr. N. et portant davantage
sur le foie, en raison de la réaction acide des selles et de l'augmentation de la traversée digestive. Par contre, les troubles de résorption et
de circulation intestinale sont plus marqués puisqu'il n'y a que 81
comme capacité digestive au lieu de 86 et une augmentation du résidu de 34,8 pour 3 jours contre 17,8 pour 4 dans l'observation I :
enfin il y a une stagnation des matières (augmentation du temps de
la traversée digestive, diminution de l'eau).

Ce second malade a donc son intestin et son fonctionnement hépatique plus compromis que le premier, avec une fonction pancréatique
moins touchée.

Il serait puéril de tirer des conclusions générales de faits qui ne
concernent que les malades observés par moi, mais on ne peut méconnaître l'importance de ces recherches pour établir chez ceux-ci
des règles précises de diététique et peut-être pour faire des tentatives d'opothérapie.

Mais ce qui en ressort nettement c'est ce que ces malades sont
en état d'hypo-fonction digestive, et que leur ration *en lait* ne
doit pas être égale à celle d'un enfant du même poids, du moins
pour la graisse.

La suralimentation lactée dans ces cas entretient et aggrave les
troubles digestifs, et l'athrepsie qui en découle,

M. VARIOT. — Tout en reconnaissant l'intérêt de la communication de M. Barbier, je regrette d'être tout à fait en désaccord
avec lui sur les conclusions fondamentales qu'il a tirées de ces
observations.

Cette discordance de vues est d'autant plus fâcheuse qu'elle
touche à l'une des questions fondamentales de l'hygiène infantile :
la ration alimentaire des nourrissons.

Les conditions dans lesquelles nous avons observé, M. Barbier et moi, sont très différentes, il suit les enfants pendant un laps de temps assez court, dans une crèche hospitalière et ses recherches ne remontent qu'à deux ou trois ans.

De mon côté j'ai étudié l'alimentation des nourrissons qui fréquentent la Goutte de lait de Belleville, qui sont soignés à domicile par les mères et les éleveuses, nous avons toujours 150 à 200 enfants dont nous surveillons l'élevage ; l'immense majorité reçoit le biberon.

Mes premières observations remontent à une douzaine d'années et c'est sur des centaines ou plutôt sur des milliers de faits que se fonde mon opinion actuelle.

Pour ce qui est de la ration des enfants normaux, j'estime que la crainte de la suralimentation a fait tomber les accoucheurs dans un excès contraire ; en réduisant la ration de croissance à 100 grammes par kilo du poids de l'enfant, selon la formule schématique de M. Maurel (de Toulouse) on est en-dessous de 100 à 150 grammes pour la quantité totale de lait nécessaire en 24 heures.

Après avoir contrôlé pendant des années les chiffres de la capacité gastrique des nourrissons variant suivant l'âge, constatés par Morgan Rotch, Fleischmann, j'ai dressé une table un peu modifiée d'après mon expérience de la ration alimentaire correspondante à l'âge des enfants et je l'ai fait inscrire sur le verre d'un biberon gradué. C'est cet instrument que notre collègue M. Sevestre a bien voulu présenter à l'Académie de médecine.

Les quantités de lait ainsi indiquées avec précision, suivant les semaines dans les premiers temps après la naissance, et ensuite suivant le mois, correspondent non seulement aux constatations fournies par l'observation directe des enfants normaux nourris au sein, mais aussi aux données théoriques de la calorimétrie. Les travaux sur la calorimétrie des nourrissons de de St-Albin, de Rouniot prouvent que les rations que j'ai proposées sont bien en rapport avec le nombre de calories nécessaires à la nutrition des enfants.

Or ces chiffres sont très notablement supérieurs, je le répète, à ceux admis par les accoucheurs.

Pour ce qui est de la ration des enfants atrophiques, dont l'accroissement a été entravé à la suite de la dyspepsie ou de troubles gastro-intestinaux plus ou moins graves et prolongés, il est difficile de fixer des règles générales, comme on peut le faire pour les bébés normaux.

Cependant, à part les crises de gastro-entérite aiguë ou subaiguë qu'il convient de soigner par la diète hydrique, en revenant lentement et graduellement à l'alimentation lactée ordinaire, j'ai acquis la conviction profonde que l'enfant atrophique ou hypotrophique devait recevoir une ration alimentaire supérieure en général à celle de l'enfant sain de même poids, mais d'un âge plus faible.

J'ai fait construire jadis une bouteille graduée avec les rations inscrites sur le verre, proportionnelles au poids des enfants et non à leur âge. J'ai dû y renoncer pour les atrophiques Il est nécessaire pour les faire augmenter de poids de leur fournir des rations supérieures le plus souvent.

Il est vrai que les selles de ces nourrissons suralimentés par force (puisqu'ils ne s'accroîtraient pas sans cela, comme le prouvent les pesées) il est vrai, dis-je, que leurs selles contiennent un excès de résidus graisseux ou autres, mais si l'on réduit la ration pour obtenir une utilisation plus complète, on arrête l'accroissement. La tolérance gastrique et la régularité des fonctions intestinales nous marquent la limite où nous devons nous arrêter en suivant avec la balance l'activité de l'assimilation.

J'ai exposé ces vues générales dans nombre de mémoires ou d'articles publiés dans la *Revue scientifique* : l'élevage des nourrissons atrophiques ; dans la *Clinique infantile* : la ration alimentaire des atrophiques ; dans les thèses de Mme Chadzinska, de M. Durey, etc., etc.: c'est le résultat de mon expérience durant une douzaine d'années.

M. L. GUINON. — Il est étonnant que cette question de la ra-

tion alimentaire du nourrisson qui est primordiale et qui devrait
être fixée avec une certaine approximation relativement à l'âge
ou relativement au poids, soit encore aussi discutée.

C'est étonnant, et cela s'explique cependant; pendant longtemps
les tableaux d'alimentation ont été établis relativement à l'âge ;
ils n'ont qu'une valeur très relative puisqu'ils ne concernent que
l'enfant tout à fait normal ; depuis quelque temps on s'efforce
d'évaluer la dose convenable à chaque poids ; cela est encore
très relatif, car l'assimilation comme les besoins varient beaucoup avec les enfants ; la variation des données calorimétriques
le prouve.

Mais il faut encore tenir compte de la nature de l'aliment
choisi ; il est certain qu'un lait bouilli ne peut être comparé au
lait stérilisé très riche qu'a employé M. Variot et qui laisse
beaucoup de déchets ; la différence est encore beaucoup plus
grande entre un lait cuit ou stérilisé et le lait cru qu'employait
en partie M. Barbier. Avec de petites quantités de lait cru, on
obtient des moyennes de croissance bien supérieures à celles que
donne le lait stérilisé quel qu'il soit.

Malgré tout, il y a encore des différences qui passent la mesure ; il faudrait éviter à coup sûr la fraude de la part des mères
à qui on délivre le lait ; il faudrait tenir l'enfant sous une surveillance permanente.

M. Nobécourt. — Je demanderai à M. Barbier s'il estime que
la technique de M. Gaultier est suffisamment précise et exacte.
Pour ma part j'ai essayé, avec M. Prosper Merklen, de l'appliquer
à l'étude des fèces des nourrissons, sans arriver à des conclusions
nettes. L'avis de chimistes compétents, que j'ai consultés à son
sujet, est qu'il y avait lieu d'y apporter certaines modifications.

Les recherches de M. Barbier n'en sont pas moins intéressantes. Elles confirment l'intérêt clinique qu'il y a à évaluer la capacité fonctionnelle de l'intestin pour la digestion des graisses,
ainsi que nous l'avons montré avec M. Merklen, et avec M. Chahuet. Le peu d'activité que présente cette digestion chez les enfants

étudiés par M. Barbier, est à opposer à sa perfection chez les prématurés non malades, que nous avons constatée avec M. Merklen.

M. Barbier. — Les analyses coprologiques méthodiquement suivies, dans des cas bien étudiés, où les conditions d'examen seront bien précisées, ne peuvent que donner des indications précieuses pour établir la ration des dyspeptiques et athreptiques. Elles permettront de bien fixer ce que l'enfant digère et ce qu'on peut lui donner. En d'autres termes, elles permettent d'établir le régime, ce que nous faisons chez les dyspeptiques adultes dont nous rationnons les repas, et qui s'en trouvent bien.

Un enfant qui a son intestin touché dans ses fonctions motrices et glandulaires, qui présente des troubles hépatiques, pancréatiques et de ses ganglions lymphatiques abdominaux, a besoin d'un régime. Et quand on suit sur des courbes journalières l'influence de ce régime sur son poids, sur ses selles, sur ses phéno-mènes d'intoxication, on peut constater, comme je l'ai fait mainte-fois, l'influence que peuvent avoir 50 grammes de lait de vache seulement en plus ou en moins. Le moindre excès d'aliment pro-voque de mauvaises selles, du malaise, et le poids baisse, et, pa-radoxe en apparence, il suffit de diminuer la dose pour que les selles et l'état général s'améliorent, et que le poids remonte. Voilà des faits, qu'on a peine parfois, je l'avoue, à imposer aux mères dont les enfants suralimentés ne progressent pas.

Ces hautes rations de lait de vache qui sont surtout dangereu-ses par la caséine en excès dans ce lait et dont la constitution mo-léculaire diffère de celle du lait de femme, ce sont les Allemands qui les ont introduites dans la science. On trouve conseillées des rations de 4 grammes d'albumine par kilogramme, chez des en-fants de 8 mois par exemple, pesant 7 à 8 kilogrammes. Il leur faudrait donc $4 \times 8 = 32$ grammes d'albumine Or s'ils étaient au sein en supposant à cet âge une teneur de 16 grammes par litre de matière albuminoïde dans le lait maternel il leur fau-drait *2.000 grammes*, 2 *litres* de lait de femme ! Par contre, on admet qu'à cet âge 800 à 900 grammes de lait maternel leur suffisent, alors ils ne trouveraient pas dans le mode d'allaitement naturel par excellence la ration qui leur convient ? Pareille hypothèse est inadmissible et tout cela est contradictoire.

La dose de lait de vache à prescrire est celle qui correspond en calories et en albumine utilisée (à cause de la moindre digestibilité de la caséine du lait de vache), aux calories et à l'albumine fournis par le lait maternel. Et c'est pourquoi il est utile d'ajouter du sucre en quantité convenable au lait coupé.

M. VARIOT. — Je ne puis accepter la comparaison de M. Barbier entre la dyspepsie des nourrissons et celle des adultes. Le tube digestif du nouveau-né est organisé pour digérer seulement du lait à l'exclusion des autres aliments, d'autre part, la nutrition du jeune enfant n'est pas comparable à celle de l'adulte ; la quantité d'aliments consommés normalement par un nourrisson est énorme proportionnellement à son poids, si on la compare à la ration de l'adulte. Les conditions de fonctionnement physiologique sont radicalement différentes.

C'est à tort, suivant moi, que M. Barbier critique les recherches de Budin sur l'alimentation des débiles ; ces enfants ont un rayonnement calorique exagéré et ne peuvent le défendre que par une réelle suralimentation contre le refroidissement, les crises de cyanose, etc.

J'ai pu vérifier quelquefois l'exactitude des observations de Budin sur l'allaitement des débiles. A cet égard, comme je l'ai dit déjà antérieurement, les atrophiques, qui sont des hyperrayonnants, en général, se rapprochent des débiles. Peut-être aussi le tube digestif des atrophiques, fonctionnant mal, ne peut utiliser que partiellement une ration qui serait suffisante pour un enfant normal, d'où la nécessité de le suralimenter.

Je ne partage pas les craintes de M. Barbier sur le léger excès de substances protéiques dans le lait de vache. Je donne le lait Gallia pur de bonne heure (c'est un lait non modifié stérilisé à 108°) et les enfants s'en trouvent bien. Les Américains, Morgan

Rotch en particulier, sont si effrayés par l'excès de caséine dans le lait de vache, qu'ils ont conseillé de le modifier systématiquement pour l'allaitement artificiel. De là, des laboratoires spéciaux, *Milk laboratories*, et toute une industrie nouvelle. Je ne vois pas, pour ma part, les avantages de ces laits modifiés, qui sont *scorbutiques*, nous le savons, dans la grande majorité des cas : les enfants supportent bien le lait de vache ordinaire ; et l'on a vu aussi des enfants (Harrington) s'accommoder fort bien du lait de beurre contenant jusqu'à 3 ou 4 grammes de caséine à l'analyse.

Note sur l'emploi de la glycose chez les athreptiques, dyspeptiques et dans les entérites,

par M. BARBIER.

La difficulté qu'on éprouve à donner à ces malades, dont l'hypofonction digestive est démontrée, une ration alimentaire suffisante, surtout en graisses (lait) m'a engagé à essayer de donner le sucre physiologique par excellence : la glycose.

Bien qu'ils supportent facilement la lactose et surtout la saccharose, il n'en est pas moins acquis qu'il faut, pour leur utilisation l'influence d'un ferment intestinal qui transforme la lactose en glycose et galactose, la saccharose en glycose et lévulose. L'existence de ce ferment est peut-être incertaine dans tous les cas.

C'est pourquoi j'ai eu recours à la glycose elle-même. Je l'ai donnée à la dose de 50 à 60 grammes représentant 200 à 240 colories environ, dissoute dans 60 à 70 grammes d'eau, et qu'on donne en même temps que le biberon d'eau d'orge ou de lait coupé, en 7 prises par jour. La dose par repas est donc de 8 à 10 grammes, ce qui chez des enfants de 3 à 4 kilogrammes représente une dose de 2,65 à 2 grammes par kilogramme, très inférieure à celle qui provoque la glycosurie alimentaire (4 gr. par kilog. chez les rachitiques ; 5,5 chez les athreptiques et jusqu'à 7 gr. chez les sujets sains) (1).

(1) NOBÉCOURT, *Revue des maladies de l'Enfance*, 1900, p. 184.

Dans ces conditions je n'ai observé aucun effet d'intolérance digestive : ni dégoût, ni vomissements, ni diarrhée.

On pourra se rendre compte sur les courbes ci-dessous, que ce sucre permet le maintien ou l'accroissement du poids chez des malades qui ne peuvent tolérer le lait sans qu'on voie reparaître des accidents intestinaux, et qu'on peut en continuer l'usage pendant les poussées aiguës.

Obs. I. — G... Suzanne, 2 mois. — Entrée le 13 avril. Athreptique avec intolérance gastrique depuis sa naissance (Lait de vache. Bouillon de légumes, farine lactée). Poids : 2 k. 600. Entérite glaireuse.

A l'hôpital : sous-alimentation. Orge sucrée.

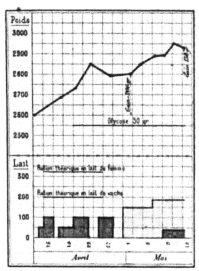

Athrepsie par mauvais régime ; amaigrissement rapide ; intolérance pour le lait de vache ; entérite.

La ration a été complétée à 320 grammes par de l'eau d'orge sucrée.

Les zones foncées indiquent le lait de vache ; les zones claires, le lait d'ânesse.

15. — Disparition des vomissements.

16. — Selles glaireuses, diète.

18. — Selles séreuses, petites, bilieuses. Reprise de l'alimentation.

24. — Selles épaisses, mal digérées, grumeleuses. Diète.

26. — Reprise du lait de vache.

28. — Selles pâteuses, *ut supra*, putrides. Diète.

30. — Poussée d'entérite avec glaires.

1er *mai*. — Essai de lait d'ânesse à faible dose.

2 au 5. — Amélioration des selles et de l'état général.

7. — *Idem*. — On augmente le lait (180 gr.).

10. — Selles encore épaisses, mais améliorées. On ajoute 35 grammes de lait de vache.

14. — Enfant ayant perdu son masque d'athreptique; les téguments
sont raffermis.

13 *avril* au 2 *mai*. — P + 200.

Gain quotidien · 6 grammes.

2 *mai* au 13. — · P + 130.

Gain quotidien : 12 grammes.

— Par kilogramme : 14 grammes.

Obs. II. — Yvonne L..., 2 mois. — Entrée le 9 mars 1906.

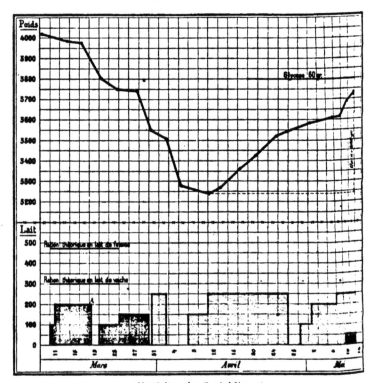

Entérite aiguë récidivante.

A. : La ration a été complétée à 500 grammes par de la décoction d'orge
sucrée.

Les zones foncées indiquent le lait de vache ; les zones claires, le lait
d'ânesse.

Suralimentée au lait de vache. Entérite aiguë et vomissements ; améliorée par la diète. Puis réapparition des symptômes d'entérite avec selles vertes tantôt liquides, tantôt glaireuses.

Persistance des symptômes avec les essais de réalimentation au lait de vache.

Reprise du poids avec le lait d'ânesse et la glycose, plus l'eau d'orge sucrée, malgré les poussées d'entérite nécessitant encore la diète à la fin de mars. Ration en lait très au-dessous de la ration théorique.

Sortie au 15 avril en bon état et semblant tolérer une faible quantité de lait de vache.

Gain du 12 mars au 12 avril : 500 grammes.

— Quotidien : 19 grammes.

— Par kilogramme : 5 grammes.

Obs. III. — Antoinette D..., 3 mois. — Atrophique débile. Surali-

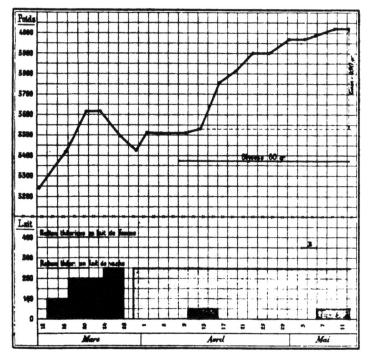

Débile, athreptique, dyspeptique ; entérite, érythème fessier et des cuisses.
La ration a été complétée a 400 grammes par de la décoction d'orge sucrée.
B : La bouillie a été mal prise.
Les zones foncées indiquent le lait de vache ; les zones claires, le lait d'ânesse.

mentée au lait de vache. Erythème et diarrhée depuis un mois
Poids : 3 k. 240. Entrée le 12 mars 1906.

Amélioration rapide de l'érythème fessier et des selles. Diète et
sous-alimentation lactée.

19 *mars*. — Bonnes selles et guérison presque complète de l'érythème (poudre au palmitate double de Zn et de magnésie). Poids
augmente.

25. — On augmente le lait de vache (250 gr.). Le poids est stationnaire.

28. — Selles vertes et liquides. Poids baisse.

29 et 30. — Poussées d'entérite glaireuse. Diète (orge sucrée).

1er *avril*. — 250 grammes de lait d'ânesse et addition de farine cuite
à l'orge sucrée.

Jusqu'au 7, amélioration des selles. Poids stationnaire. Addition
de 60 grammes de glycose.

11. — Poids stationnaire. On essaie 45 grammes en plus de lait de
vache.

18. — Poids augmente, mais les selles sont pâteuses et putrides.
Période de dyspepsie jusqu'au 3 *mai*. Mais le poids augmente.
Essai d'une bouillie légère, non tolérée.

7. — On essaie 45 grammes de lait de vache.

9 et jours suivants. — Selles épaisses. Poids stationnaire.

Remise en bon état à sa mère le 12 mai.

Gain total : 800 grammes.

Du 14 avril au 13 mai : 500 grammes.

Gain par jour : 18 grammes.

— par kilog. : 5 grammes.

Obs. IV. — Dans un 4e cas ; un enfant athreptique de 6 mois pesant 3 k.640, le jeune G... Roger, dont j'ai rapporté plus haut l'histoire,
entré le 15 septembre 1905, avait pu être amélioré lentement, et après
des alternatives d'amélioration et des rechutes, après une broncho-
pneumonie grave qui lui avait fait perdre 500 grammes en 11 jours,
fin janvier, était arrivé le 7 janvier 1906 au poids de 4 k. 170. A partir de ce moment la convalescence sembla franche et :

Du 7 janvier au 1er mars, il passa de 4 k. 170 à 5 k. 240, soit gain : 1 k. 070, ainsi disposé:

Du 7 au 19 janvier : 4 k.170 à 4 k.290, soit 120 grammes ; par jour : 10 grammes.

Avec RATION : lait de vache, 300 grammes, sucre, 35 grammes, plus 200 grammes environ d'eau d'orge sucrée.

Du 19 janvier au 1er mars (Age de l'enfant, 10 mois) ; 4 k. 290 à 5 k. 240, soit 950 grammes ; par jour : 24 grammes.

Avec RATION : lait de vache, 300 grammes, sucre, 35 grammes, 200 centimètres cubes orge sucrée, 2 bouillies légères, 1 œuf (jaune), glycose, 50 grammes.

Malheureusement le 2 mars apparut une rougeole avec phénomènes hypertoxiques qui enlevèrent cet enfant que nous étions en droit de considérer comme hors d'affaire et qui devait sortir du service, quand la fièvre éruptive est apparue.

Recherches de physiologie pathologique chez une enfant atteinte de névrose gastrique avec amaigrissement extrême.

par MM. P. NOBÉCOURT, chef du laboratoire de l'hospice des Enfants-Assistés et PROSPER MERKLEN, ancien interne des hôpitaux.

Nous avons eu l'occasion d'observer dans le service et sous la direction du professeur Hutinel une fillette de 11 ans atteinte d'anorexie, de vomissements nerveux et d'entérite muco-membraneuse. Cette enfant, qui était arrivée à un état d'émaciation extrême (elle pesait 14 k. 900 à son entrée à l'hôpital au lieu de 29 kilogrammes, poids normal des filles de son âge, d'après les tableaux de Variot et Chaumet),s'est améliorée rapidement et est partie, cinquante jours plus tard, guérie et pesant 27 k. 200. Il nous a été permis de faire chez elle un certain nombre de constatations intéressantes relativement à la courbe du poids et aux modifications du sang, de la pression artérielle, des éliminations urinaires.

Voici d'abord le résumé de son observation.

Daut... Marie, née le 31 juillet 1894, entre à l'hospice des Enfants-Assistés le 3 novembre 1905. Les antécédents héréditaires et personnels ne présentent aucune particularité. Il y a un an, elle commença à avoir des troubles digestifs : éructations, aigreurs, brûlures au creux de l'estomac après les repas, bientôt accompagnées de vomisssements. Ces vomissements ne tardèrent pas à prendre une place prépondérante ; ils survenaient sans aucun effort, tantôt immédiatement, tantôt longtemps après les repas. En même temps apparaissaient une constipation opiniâtre et des symptômes d'entérite muco-membraneuse. Sous l'influence de ces troubles la malade avait fini par refuser presque toute alimentation et était tombée dans un état de cachexie menaçante.

A son arrivée dans le service, cette malade est extrêmement amaigrie : elle pèse 14 k. 900 et mesure 1 m. 27. La peau est sèche, rugueuse, il y a de la cyanose des extrémités et de l'hypothermie (température rectale : 36°). La pression artérielle est de 9 et le nombre des globules rouges de 5.628.300. Le cœur et les poumons sont normaux ; les urines ne contiennent pas d'albumine. L'estomac est dilaté et le gros intestin en état de spasme. L'examen du système nerveux ne révèle rien de spécial.

Le professeur Hutinel porte le diagnostic que nous avons indiqué au début de notre travail ; il prescrit d'isoler et d'alimenter l'enfant, au besoin de la gaver avec une sonde. Les deux premiers jours la petite malade vomit encore de temps en temps ; ensuite elle garde les aliments, et l'amélioration se précise rapidement.

Comme alimentation, nous avons donné le 4 novembre : lait 1.100 grammes, viande crue 100 grammes, macaroni 100 grammes, pain 60 grammes, fromage ; le 5 novembre : lait 1.100 grammes, viande crue 200 grammes, pommes de terre en purée 150 grammes, pain 60 grammes. Du 6 au 12 novembre, la malade prend chaque jour : lait 1 litre, soupe 250 à 300 grammes, riz au lait 100 à 150 grammes, pommes de terre 100 à 150 grammes, viande crue 150 à 200 grammes, pain 60 à 180 grammes. A partir du 15 novembre, le régime est le suivant : soupe 150 grammes, viande crue 150 grammes, riz au lait 150 grammes, pommes de terre 200 grammes, pain

150 grammes, lait un demi-litre, une côtelette ou un bifteck, et, à partir du 20 novembre, un demi-litre de lait en plus.

Sans insister sur les détails de cette observation, car il s'agit de faits cliniquement bien connus, nous mettrons en relief les points qui méritent attention

a) *Poids*. — Le poids a rapidement augmenté pendant les premiers jours. De 14 kil. 900 le 3 novembre, il est monté à 16 kilogrammes le 5, à 16 kil. 800 le 6, à 17 kil. 700 le 7, à 18 kil. 600 le 8, à 19 kil. 700 le 10, à 19 kil. 900 le 11. A ce moment, sous l'influence de la suralimentation, est survenue de la diarrhée ; il a fallu diminuer la quantité de nourriture et purger l'enfant ; aussi le poids est-il resté stationnaire jusqu'au 14 novembre (19 kil. 800).

A cette date l'ascension reprend jusqu'au 19, jour où le poids atteint 21 kil. 850. De nouveau se montrent quelques troubles digestifs coïncidant avec un mouvement fébrile : le poids diminue et tombe à 20 kil. 500 le 27. Cette chute était également contemporaine de la cessation de l'isolement et de l'entrée dans la salle commune.

Le 27 novembre, les troubles digestifs se sont améliorés et on isole de nouveau l'enfant ; l'ascension de poids recommence pour continuer jusqu'à la sortie de l'hôpital le 23 décembre, jour où l'enfant pèse 27 kil. 200.

En résumé, l'augmentation totale de poids a été de 12 kil. 300. Elle s'est faite en trois étapes, — une première, du 3 au 11 novembre, pendant laquelle l'accroissement a été de 5 kilogrammes ; — une deuxième, du 14 au 19 novembre, dans laquelle il a été de 2 kilogrammes ; — une troisième, consécutive à la perte de poids, du 27 novembre au 23 décembre, où il a été de 6 kil. 700. Il n'est pas besoin d'insister sur la rapidité de l'accroissement de poids durant la première période, qui a été de 625 grammes par jour en moyenne, et même pendant les deux autres périodes, où il a été respectivement de 400 grammes et de 257 grammes par jour.

En cinquante jours l'enfant avait plus que doublé de poids; et, pendant les trois périodes envisagées, l'augmentation avait été de 1/23°,1/49°,1/75° du poids du corps au début de chacune d'elles.

b) *Sang.* -- L'examen du sang, pratiqué à plusieurs reprises sur le conseil du professeur Hutinel, nous a montré des modifications importantes.

Le jour de l'entrée (3 novembre), alors que la malade présentait de l'hypothermie et de la cyanose, on trouvait :

Hématies 5.628.300
Leucocytes 4.247

Le 7 novembre il y avait :

Hématies 4.402.000
Leucocytes 5.532

Le 10 novembre on comptait :

Hématies 2.821.000
Leucocytes 3.304

Le 17 novembre :

Hématies 4.496.000
Leucocytes 4.960

Le 13 décembre :

Hématies 3.300.000
Leucocytes 7.750

Le 20 décembre :

Hématies 3.750.000
Leucocytes 3.720

L'examen du sang montre donc, le jour de l'entrée, une polyglobulie légère (1) marchant de pair avec la cyanose qui existait à ce moment. L'une et l'autre étaient sous la dépendance de la dés-

---

(1) Dans leur livre sur « L'inanition chez les dyspeptiques et les nerveux », A. Mathieu et J.-Ch. Roux écrivent que « l'inanition ne crée pas d'anémie dans le sens où l'on entend ce mot ; il n'y a pas de diminution dans la richesse du sang en hémoglobine ou en globules ». Ils citent l'observation d'un malade anorexique mélancolique qui, quinze jours avant sa mort, avait 5.550.000 hématies par millimètre cube (p. 35).

hydratation extrême des tissus, cette malade vomissant depuis longtemps les aliments et liquides ingérés.

Quatre jours plus tard, on compte déjà un million de globules rouges en moins ; les jours suivants, la diminution s'accuse, et, sept jours (10 novembre) après l'entrée, le nombre des globules rouges est diminué de moitié. Ces modifications ne peuvent être attribuées qu'à une dilution du sang consécutive à la fixation d'eau par l'organisme ; celle-ci était considérable, comme l'indique la courbe du poids.

Plus tard (17 novembre), après une augmentation passagère provoquée par la diarrhée et par la purgation des jours précédents, le taux des globules rouges est resté faible, ce qui peut tenir aussi bien, sans qu'on puisse préciser, à l'état d'anémie de la malade qu'à la dilution du sang. L'augmentation quotidienne de poids en effet était encore notable.

Quant au nombre des leucocytes, il a presque toujours été au-dessous de la normale.

c) *Pression artérielle*. — La pression artérielle a subi des mofications : elle était de 9 centimètres de mercure au sphygmomanomètre de Potain le 3 novembre, de 9 1/2 le 7, de 11 le 11, de 12 1/2 le 17.

A l'entrée de la malade, la pression était donc inférieure à la normale, qui est de 12 à 14 centimètres de mercure chez les sujets de 10 à 13 ans (Durand-Viel). Elle a augmenté peu à peu et était à peu près normale au bout de quatorze jours.

d) *Urines*. — Nous avons étudié les urines pendant deux phases :

1° Du 4 au 19 novembre ;

2° Du 29 novembre au 18 décembre.

Nous donnons, dans le tableau ci-joint, les moyennes quotidiennes, établies sur des périodes de quatre jours, du volume, de l'urée et des chlorures. Nous mettons en regard les variations de poids subies pendant chaque période.

DATES	URINES PAR 24 HEURES (moyenne de 4 jours)			Variations de poids pendant les périodes de 4 jours
	Volume	Urée	Chlorures	
	cmc.	gr.	gr.	kgr.
Nov. : 4- 7.	600	11.43	0.81	+ 3.700
» 8-11.	700	6.41	5.16	+ 1.300
» 12-15.	1.087	15.59	7.04	+ 0.800
» 16-19.	806	10.31	6.32	+ 0.700
Nov.29 à déc.2	1.176	19.22	8.71	+ 1.160
Déc. : 3- 6.	1.340	23.38	13.26	+ 1.800
» 7-10.	1.462	23.94	14.44	+ 1.200
» 11-14.	1.370	24.30	14.21	+ 0.600
» 15-18.	1.287	23.59	12.91	+ 0.700

Première phase. — Au début, pendant les huit premiers jours, il y avait une faible quantité d'urine (600 et 700 cmc.), d'urée (11 gr. 43 et 6 gr. 41) et de chlorures (0 gr. 81 et 5 gr. 16).

Le faible taux des chlorures pendant les quatre premiers jours est particulièrement frappant ; bien que nous n'ayons pu noter exactement la quantité de sel ingéré, il est certain que tous les chlorures absorbés n'ont pas été éliminés et qu'une partie a été fixée par l'organisme. En effet, pendant cette période, l'enfant prenait un litre de lait au moins, du pain, de la soupe, de la purée de pommes de terre, du riz et de la viande crue ; or le lait à lui seul contient déjà 1 gr. 50 de sel en moyenne par litre. Dans ces quatre jours, le poids a augmenté de 3 kil. 700 ; dans les quatre jours suivants, avec un régime à peu près identique, mais avec une augmentation de poids de 1 kil. 300 seulement, le taux des chlorures est monté à 5 gr. 16.

On a pu obtenir des augmentations de poids plus ou moins rapides chez des sujets déshydratés en leur faisant ingérer de l'eau et du chlorure de sodium (1). Chez notre malade nous n'avons

(1) Nobécourt et Vitry, Influence de l'ingestion de chlorure de sodium sur le poids des nourrissons, *Bull. de la Société de Pédiatrie de Paris*, déc. 1903. — Caussade et Leven, Augmentation de poids par hydratation simple,

pas donné d'autres chlorures que celui de l'alimentation ordinaire rapportée plus haut. Il y avait donc chez elle une appétence remarquable des tissus pour les chlorures.

La faible teneur des urines en urée est également à relever, étant donnée la composition de son régime en albuminoïdes. Il y a donc eu fixation de l'azote comme il y a eu fixation des chlorures. C'est là un fait connu que, après la privation d'aliments azotés, le rapport entre l'urée excrétée et l'azote ingéré ne revient à son chiffre normal qu'au bout de quelques jours, qu'il se fait donc tout d'abord un emmagasinement d'azote dans l'organisme (P. Bert).

Rappelons que les urines ne contenaient pas d'albumine.

Seconde phase. — A partir du 29 novembre, l'augmentation de poids se faisant régulièrement, mais de façon moins accentuée qu'au début de l'observation, le volume des urines a oscillé entre 1.176 et 1.462 cmc., l'urée entre 19 gr. 22 et 24 gr. 30, les chlorures entre 8 gr. 71 et 14 gr. 44. Ce sont là des chiffres normaux.

Il est intéressant de comparer les quantités d'urée et de chlorures émises pendant cette phase avec celles de la phase précédente. Elles étaient notablement plus élevées. Quoique nous ne puissions pas établir d'une façon précise les quantités d'albumine et de chlorures ingérées, les différences dans le régime alimentaire ne sont pas suffisantes pour expliquer les variations que présentent les excrétions urinaires.

L'observation que nous venons de relater montre donc à quel degré d'émaciation peuvent conduire les névroses gastriques, qui ne sont d'ailleurs pas rares chez l'enfant. A cette période avancée, la déshydratation de l'organisme intervient pour une bonne part dans la production des phénomènes morbides, et c'est à elle qu'il faut attribuer la cyanose, la polyglobulie, l'abaissement de la pression artérielle que nous avons constatés chez notre malade. La

chez un malade non brightique soumis au régime chloruré, *Soc. de Biologie*, 19 mars 1904.

preuve de cette déshydratation,nous la trouvons encore dans les
faits que nous avons observés dès que l'état du sujet s'est amélioré.
Sous l'influence de l'isolement, de la réalimentation et de la cessation des vomissements, il y a eu une première phase de réhydratation, rapide et très marquée, dont témoignent l'augmentation du poids, la disparition de la cyanose, la dilution du sang et
l'augmentation de la pression artérielle Cette réhydratation s'est
accompagnée d'une rétention du chlorure de sodium et de l'azote,
comme l'ont montré la teneur extrèmement faible et dispropor-
tionnée avec les quantités ingérées des urines en chlorures et en
urée. Ce n'est qu'au bout d'un temps assez long. — de quinze
jours au moins, — que l'équilibre s'est établi et que, malgré l'ac
croissement persistant du poids, le taux des chlorures et de l'urée
est redevenu normal dans l'urine. Il était intéressant de mettre
en relief ces phases successives par lesquelles passe l'organisme
tombé dans une dénutrition extrème par défaut d'alimentation.
quand l'état s'améliore par la reprise de cette dernière.

(*Travail du service et du laboratoire du P*r* Hutinel, à l'Hospice
des Enfants-Assistés*).

Maladie de Barlow causée par l'alimentation
exclusive au lait maternisé,

par MM. H. Méry et L. Guillemot.

Le cas que nous vous présentons, classique par son étiologie.
est intéressant en raison de la localisation des tuméfactions
osseuses aux régions calcanéennes.

Il s'agit d'un nourrisson actuellement âgé d'un an et que nous
avons vu pour la première fois à la fin de juillet 1905 ; il était
atteint de dyspepsie chronique avec atrophie prononcée. Nous
avions conseillé à ce moment l'usage temporaire d'un lait maternisé et l'alimentation ayant donné de très bons résultats, on la
continua jusqu'à la fin de décembre 1905 sans rien remarquer
d'anormal. Nous nous apprètions à modifier le régime, lorsque

la mère cessa de venir à notre consultation. Deux mois après environ, le 3 mars dernier, elle nous ramenait son enfant qui était méconnaissable. Il avait pâli et maigri et présentait de la fièvre et de la dyspnée. Mais le symptôme dominant était une pseudo-paralysie douloureuse des membres inférieurs qui nous permit de faire immédiatement le diagnostic de maladie de Barlow. Au dire de la mère, les premières douleurs étaient appa·rues après cinq mois d'alimentation exclusive au lait maternisé, puis avaient augmenté à la suite d'une broncho-pneumonie grave survenue dans le cours de janvier 1906. C'est à cause de cette broncho-pneumonie que la mère avait cessé de venir nous présenter son enfant. Pendant tout le cours de cette maladie, elle avait continué à donner du lait maternisé au bébé qui a donc reçu cet aliment pendant 7 mois sans interruption.

Le jour où nous le revîmes pour la première fois, son état général était très inquiétant : la peau offrait une teinte pâle et grisâtre ; il avait maigri et présentait de la toux et de la fièvre, reliquats de son affection broncho-pulmonaire ainsi que le montrait l'auscultation. Comme phénomènes imputables au scorbut infantile, nous constatâmes d'abord la lésion caractéristique du *thorax de Barlow*, l'enfoncement du sternum et des côtes cartilagineuses. Cet enfoncement était extrêmement marqué. D'après la mère, il n'existait pas avant la broncho-pneumonie et se serait produit au cours de cette affection. Du côté des membres inférieurs, on remarquait un état d'impotence très accusé avec douleurs vives à la palpation : les fémurs étaient indemnes et le maximum des lésions siégeait à la hauteur des chevilles, où il existait un épaississement en virole des tibias, ainsi qu'au niveau des pieds qui étaient gonflés et douloureux, de sorte qu'on pouvait difficilement déterminer les points les plus malades.

L'évolution de l'affection confirma notre diagnostic. Au bout de huit à dix jours de lait cru et de jus d'orange, il y avait déjà une amélioration considérable, la douleur en particulier était très amendée. Le 21 mars, l'enfant quittait l'hopital. Il a été ramené depuis très régulièrement à notre consultation des nourrissons et

nous avons pu assister à sa guérison rapide. Le fait intéressant
que nous avons pu alors constater, est la persistance du gonflement et des douleurs au niveau des deux talons. Alors, en effet,
que les chevilles et les pieds avaient recouvré depuis longtemps leur
état normal, les talons restaient globuleux, saillants en arrière,
très augmentés de volume d'une façon générale et sensibles à la
palpation, surtout à leur face plantaire. En un mot, il y avait là
les symptômes d'une véritable *talalgie* rappelant la talalgie blennorragique de l'adulte. Ajoutons, qu'à plusieurs reprises, on perçut
une sensation de fluctuation profonde, sans qu'on puisse cependant affirmer qu'il y ait eu une collection liquide. Ce qu'il y a
de certain, c'est qu'alors que les autres tuméfactions osseuses disparaissaient rapidement, que l'enfoncement sternal diminuait progressivement sous nos yeux, les lésions calcanéennes ne s'amélio-
raient que très lentement et actuellement encore — bien qu'elles
se soient beaucoup atténuées — vous pouvez en constater des traces très nettes.

La curieuse localisation que nous venons de décrire, nous a
paru intéressante à signaler : nous ne croyons pas en effet qu'elle
ait été encore observée. Ajoutons, en terminant, que cette observation met une fois de plus en relief le rôle des laits modifiés dans
l'étiologie de la maladie de Barlow. Devons-nous pour cela rejeter
l'emploi de ces laits dans l'alimentation des jeunes enfants ? Ce
serait aller trop loin et l'observation montre que ces laits rendent
de grands services chez les nourrissons dyspeptiques et n'offrent
pas de danger lorsque leur usage n'est pas continué trop longtemps. A notre avis, il ne faut pas les considérer comme des aliments de fond, comme le lait bouilli ou stérilisé, mais les classer
parmi les aliments de transition, les aliments-médicaments qui
sont très utiles dans la thérapeutique diététique des gastro-entérites infantiles.

Gangrène pulmonaire otogène chez un nourrisson de 7 mois,

par M. L. GUILLEMOT.

(Travail du service et du laboratoire de M. le professeur Grancher).

Les cas de gangrène du poumon chez le tout jeune enfant sont, comme on le sait, extrêmement rares. Ainsi dans la statistique de Rilliet et Barthez on ne relève pas de cas au-dessous de deux ans. Les observations connues jusqu'ici et rapportées dans les traités classiques sont celles de Bednar (2 et 3 mois), de Steiner et Neuretter (4 mois), de Kohts (8 mois). En y ajoutant le cas publié par Thirion en 1895 ainsi que celui que j'ai étudié dans ma thèse (1), faits qui ont trait l'un et l'autre à des bébés de 18 mois, on aura à peu près l'ensemble des observations connues de gangrène pulmonaire chez le nourisson. Bien que n'ayant pas cessé de m'intéresser à la question depuis 1899, je n'avais pas eu l'occasion de rencontrer jusqu'ici de nouveau cas. Ce n'est qu'assez récemment que j'ai pu, grâce à l'obligeance de M. Méry, observer dans le service de M. Grancher un cas de gangrène pulmonaire chez un tout jeune enfant de 7 mois.

Il s'agit d'un bébé de 7 mois amené à la crèche de l'hôpital pour une toux datant de plusieurs semaines et s'accompagnant de rejet de matières purulentes et fétides. La toux avait débuté environ trois semaines auparavant et s'était accompagnée presqu'aussitôt d'expectoration. L'enfant avait eu antérieurement, à l'âge de 4 mois, une rougeole bénigne, sans complications pulmonaires, mais au dire de la mère il s'était mal remis de cette rougeole, gardant de la pâleur et ne s'accroissant que médiocrement. En fait, au moment de son entrée, il ne pesait que 4 kil. 970, ce qui est peu pour un enfant de 7 mois, ayant pesé à sa naissance, à terme, 3 kil. 500. Malgré tout, à première vue, c'était un enfant assez normal, certainement beaucoup moins atrophique que nombre de nourrissons de la clientèle habituelle de nos crèches et chez lequel il était difficile de soupçonner, tout d'abord, l'existence d'une maladie aussi grave que la gangrène du poumon. En effet, observé dans son berceau, dans l'intervalle des quintes de toux, il avait

(1) *Recherches sur la gangrène pulmonaire*. Paris, G. Steinheil, édit., 1899.

l'air assez reposé, assez gai même, et ne présentait pas de dyspnée
notable. Mais dès que l'enfant toussait, une odeur repoussante se ré-
pandait autour de lui. La toux se faisait sous formes de quintes longues et pénibles, au nombre de quatre à cinq par jour et s'accompagnant presque chaque fois de rejet de pus très odorant. Le matin, en
particulier, lorsqu'après le repos de la nuit on procédait à la toilette de
l'enfant, il était pris d'une véritable vomique et rendait en toussant
quatre à cinq cuillerées à bouche de pus fluide, d'un gris verdâtre, non
mélangé de mucus et d'une fétidité extrême. On provoquait également les vomiques en examinant l'enfant et surtout en le couchant
sur le ventre. L'exploration de la poitrine montrait, en avant et à
droite, à la partie moyenne, les signes d'une grosse cavité intrapul-
monaire en communication avec les bronches : submatité, gargouillement avec souffle amphorique, retentissement de la toux. Du côté
des autres viscères, rien de bien notable à signaler, sauf du côté de
l'oreille droite, où l'on constata, peu de temps après l'entrée de l'enfant à l'hôpital, l'existence d'un écoulement très fétide. Cette otorrhée
ne fut pas remarquée tout d'abord, probablement parce que sa fétidité propre se confondait avec l'odeur repoussante qu'exhalait le petit
malade et que, d'autre part, la suppuration n'était pas très abondante,
au début tout au moins. En tout cas, il ne fut pas possible de faire
préciser à la mère le début de cette otorrhée que l'on peut faire remonter, selon toute probabilité, à la rougeole antécédente.

Malgré l'existence d'une aussi grave lésion pulmonaire, l'état de
notre bébé se maintint relativement bon pendant cinq à six jours. La
fièvre cependant oscillait entre 38° et 39° ; mais l'alimentation au lait
stérilisé se faisait bien et, chose curieuse, malgré la déglutition certaine, à chaque vomique, d'une notable quantité de pus l'enfant présenta longtemps des selles de consistance et d'odeur normales et ce ne
fut que les deux derniers jours qu'il eut de la diarrhée. La mort survint douze jours après l'entrée à l'hôpital et fut précédée d'une période de trois à quatre jours pendant laquelle la toux et l'expectoration se firent de plus en plus difficilement.

L'autopsie permit de confirmer le diagnostic porté pendant la vie :
on trouva une cavité à la partie moyenne du poumon droit, cavité

creusée en plein poumon, à parois anfractueuses, baignées d'un pus extrêmement fétide. Elle atteignait le volume d'un petit œuf. Les ganglions médiastinaux présentaient quelques tubercules caséeux. Les viscères abdominaux n'offraient pas de lésions macroscopiques. L'ou-verture du crâne montra qu'il n'existait aucune trace de thrombose sinusienne ; la veine jugulaire était indemne de toute inflammation. Les parois osseuses de la caisse, du côté du crâne, étaient tout à fait normales. Ce n'est qu'après ouverture de l'oreille moyenne qu'on put se rendre compte de l'existence d'une suppuration ancienne, étendue à l'aditus et aux cellules mastoïdiennes avoisinantes.

Telle est, en résumé, cette observation, intéressante par la ra-reté du fait : l'existence d'une gangrène du poumon chez un nourrisson de 7 mois ; intéressante aussi parce qu'elle permet de discuter certains points de la pathogénie de cette affection chez le tout jeune enfant.

J'ai cherché, tout d'abord, à me rendre compte des microbes en cause dans ce processus gangréneux. Pour cela, j'ai fait des cul-tures aérobies et anaérobies en employant la technique que j'ai suivie pour étudier des faits analogues et que l'on trouvera indi-quée avec détails dans ma thèse. J'ai pu me rendre compte que les microbes anaérobies étaient, selon la règle, les plus abondants et les plus importants ; j'ai isolé en effet et caractérisé cinq espèces répondant toutes à des microorganismes strictement anaérobies : le bacillus ramosus, le streptocoque anaérobie, deux bacilles dé-colorés par le Gram et enfin une espèce que j'avais entrevue plu-sieurs fois, sans pouvoir l'étudier suffisamment, un staphylocoque anaérobie qui rappelle, trait pour trait, le staphylocoque pyogène des suppurations habituelles. Comme microbes poussant à l'air libre, j'ai trouvé un streptocoque, quelques colonies de staphyloco-que blanc, enfin un bacille très aérobie, formant des voiles à la surface des milieux de culture.

J'ai eu la curiosité de rechercher les différents microbes anaé-robies dans les selles de l'enfant, au moment où celles-ci présen-taient encore un aspect normal ; je n'ai pu les y retrouver ni par l'examen microscopique ni par les cultures. Il semble donc que ces germes ne trouvent pas dans le milieu intestinal des conditions favorables à leur développement.

J'ai enfin essayé de retrouver les mêmes germes dans le pus de l'oreille moyenne et des cellules mastoïdiennes et j'ai pu caractériser les principaux d'entre eux.

D'après ces recherches, il me semble permis d'incriminer comme cause de la gangrène du poumon chez mon petit malade une suppuration otique avec mastoïdite atténuée, cliniquement latente et sans thrombose sinuso-jugulaire.

On sait que les otologistes admettent actuellement deux formes de septico-pyohémie (1), l'une qui est liée à une thrombo-phlébite du sinus latéral, l'autre qui ne s'accompagne pas de thrombose sinusienne. La première, qu'on observe presque exclusivement au cours des otorrhées chroniques, est remarquable par la fréquence des métastases pulmonaires. C'est à cette forme que se rattachent le plus grand nombre des faits que j'ai étudiés dans ma thèse. La deuxième forme, sans thrombose sinusienne, se rencontre surtout au cours des otites aiguës et ne comporte que très rarement des métastases pulmonaires. Or comme je l'ai montré dans ma thèse, cette distinction est loin d'être absolue. J'ai rapporté en effet trois cas (obs. I, II, III) dans lesquelles l'autopsie a décelé l'existence de très nombreux foyers métastatiques pulmonaires, lésion caractéristique de la première forme classique de septico-pyohémie otitique, alors que l'examen du sinus latéral et de la jugulaire montrait l'absence de thrombose soit totale, soit pariétale. Il faut donc admettre que la septico-pyohémie sans thrombose sinuso-jugulaire peut s'accompagner de métastases pulmonaires. L'observation I de ma thèse démontrant en outre que le foyer primitif peut être une simple suppuration de la caisse, sans mastoïdite, il n'y a aucune difficulté à admettre, semble-t-il, que les choses se sont passées de la même façon pour le cas

(1) G. LAURENS, *Septico-pyohémie otitique*. Paris, 1900.

actuel où la mastoïdite est restée latente pendant la vie et n'était d'ailleurs anatomiquement pas très accusée. Comment expliquer les métastases pulmonaires dans ces cas où la thrombose sinuso-jugulaire fait défaut et où la mastoïdite elle-même peut manquer ? On peut, avec Hessler et Körner, incriminer une phlébite intra-osseuse, déversant de petits embolus septiques dans les gros ca-naux veineux sans amener la thrombose même de ces canaux. Mais ce mécanisme n'est pas facile à démontrer sur le cadavre et j'ai cherché plusieurs fois, en vain, à vérifier l'existence de ces phlébites intra-osseuses. J'admettrais plus volontiers, avec Brie-ger, Heyman, Luc, Laurens, le passage direct des microbes in-fectants dans le sang, ce passage se faisant au niveau des capil-laires muqueux ou osseux.

Si la gangrène pulmonaire est si rare chez l'enfant du premier âge, ce n'est pas qu'à cette époque de la vie fassent défaut les causes générales de débilitation, regardées par beaucoup d'auteurs comme conditions favorisantes, sinon indispensables de cette affec-tion ; il suffit en effet de se rappeler qu'à nulle autre phase de l'existence on n'observe aussi fréquemment la cachexie gastro-intestinale pour ne parler que de celle-là. Ce qui manque d'es-sentiel comme condition du sphacèle pulmonaire, ce sont ces foyers où s'élaborent les symbioses anaérobies, causes nécessaires et suffisantes du processus gangréneux et d'où naîtront par con-tiguïté ou par voie sanguine les foyers secondaires. Or, parmi ces foyers primitifs qui peuvent essaimer ainsi à distance, toute une série fait défaut chez le nourrisson. Les suppurations putrides appendiculaires (Veillon et Zuber), celles de la sphère génitale (Jeanin), de la bouche (Monier), n'existent pas chez le tout jeune enfant. Les lésions intestinales elles-mêmes, malgré leur fréquen-ce, n'arrivent qu'exceptionnellement à provoquer de la nécrose gangréneuse. Reste l'oreille qui, ainsi que le démontre le cas que nous venons de relater, est capable d'être le foyer d'origine d'une gangrène typique du poumon. Encore faut-il remarquer que cette cause ne peut être elle-même bien fréquente, car ce n'est pas pendant la période d'allaitement que l'on observe le plus grand nombre des otorrhées chroniques et fétides, les seules dangereuses au point de vue qui nous occupe.

CANDIDATURE.

M. L. GUILLEMOT pose sa candidature au titre de **Membre titulaire.**

M. BLAIRON lit un travail sur la « prophylaxie de la gastroentérite et la suralimentation par le lait de vache ».

M. JUDET présente un cas de « myosite ossifiante chez un garçon ».

La prochaine séance aura lieu le mardi 19 juin à 4 h. 1/2 à l'hôpital des Enfants-Malades.

SÉANCE DU 19 JUIN 1906.

Présidence de M. Comby.

Sommaire. — M. BARBIER. A propos du procès-verbal : Sur la mauvaise utilisation des graisses et de l'albumine chez les nourrissons dyspeptiques. — M. SEVESTRE. Présentation d'un malade atteint d'exostoses multiples. *Discussion* : M. TOLLEMER, Mme NAGEOTTE, MM. VARIOT, SEVESTRE, COMBY. — Sur les rapports de l'adénoïdite et de l'entérite. M. GUINON. Mme NAGEOTTE, M. COMBY. — MM. NOBÉCOURT et PROSPER MERKLEN. 1° Absorption de la graisse chez les nourrissons sains et dyspeptiques. 2° Influence de la teneur du régime en albumine sur l'élimination de l'urée chez les nourrissons sains et dyspeptiques. *Discussion* : M. BARBIER. — MM. GUINON et PATER. Deux cas de paralysie diphtérique. Action du sérum de Roux. *Discussion* : MM. SEVESTRE, GUINON, COMBY, NETTER, TOLLEMER, BARBIER, — M. PATER. Statistique de la scarlatine à l'hôpital Trousseau en 1905. *Discussion* : MM. GUINON, BARBIER, GUINON. — MM. BOULLOCHE et GRENET. Collapsus grave au cours de l'eczéma chez un nourrisson. — M. ZUBER. Œdème segmentaire chronique chez un enfant de neuf ans.

A propos du procès-verbal.

SUR LA MAUVAISE UTILISATION DES GRAISSES ET DE L'ALBUMINE CHEZ LES NOURRISSONS DYSPEPTIQUES

M. H. BARBIER. — Il y a dans les remarques présentées par M. Variot à la dernière séance à l'occasion de ma communication, et publiées dans le Bulletin de la Société, quelques observations que j'avais mal saisies et auxquelles je désire répondre.

M. Variot m'objecte que je n'ai pas suivi mes malades assez longtemps. Mais sur quoi se base-t-il pour émettre cette hypothèse. Je garde ces malades aussi longtemps que cela est nécessaire pour que leur accroissement soit satisfaisant, et leur état général assez bon pour que les mères puissent continuer le régime chez elles. J'en ai suivi également après leur sortie, et d'autres en ville qui ont aujourd'hui 3 ou 4 ans. M. Variot pourra en trouver des exemples dans la thèse de M. Daussy (1) et dans celle de M. Abrand (2). J'ajoute que les observations sont prises dans des

---

(1) *Ration alimentaire chez les enfants nourris artificiellement de 1 à 6 mois.* Paris, 1904.

(2) *Ration alimentaire des enfants nourris au sein.* Paris, 1905

conditions de précision qui me permettent d'affirmer que la quantité de lait prescrite *a bien été réellement prise* par l'enfant.

Je ne relèverai pas non plus la confusion que l'on persiste à faire entre le lait maternel et le lait de vache quand on parle de 100 grammes de lait par kilogramme comme ration normale. Trop élevée pour le lait de vache elle n'est pas suffisante, du moins dans les premiers mois, pour le lait maternel.

Cette confusion est d'autant plus regrettable qu'elle semble s'appuyer sur les besoins calorimétriques, et que d'ailleurs le lait de vache n'a pas la même valeur calorimétrique que le lait de femme. J'ajoute que la confusion est encore plus grande par ce fait qu'on oublie qu'il ne suffit pas qu'une ration alimentaire corresponde au chiffre des calories exigées par un organisme pour que cette ration soit celle qui convienne. Il y a la *qualité* de cette ration, c'est-à-dire le rapport entre l'albumine, les graisses et les hydrocarbonés, rapport que la physiologie a fixé, et qui seul permet la bonne digestion c'est-à-dire la bonne utilisation de cette ration. Il ne suffit pas de faire n'importe comment deux rations isodynames en théorie pour qu'elles soient isodynames en fait.

M. Variot dit qu'il ne peut accepter, au point de vue diététique, l'analogie entre la dyspepsie des adultes et celle des enfants. Je me permettrai de penser que c'est une opinion, là où on attend des arguments.

Je ne puis laisser dire que dans mon travail j'ai critiqué les recherches de M. Budin sur l'alimentation des débiles. J'ai simplement, à propos de la teneur élevée en graisses des selles des débiles étudiés par MM. Budin et Michel, dit que ces débiles recevaient une forte alimentation en lait. Ce qui est un fait. Je n'ai rien dit de plus et je n'aurais certainement pas mis en cause de cette façon M. Budin qui a tenu à venir à Hérold personnellement me témoigner l'intérêt qu'il prend aux travaux sur l'allaitement des nourrissons, ce dont je lui suis très reconnaissant.

Enfin je n'ai jamais dit que les nourrissons ne devaient pas avoir une ration supérieure à celle de l'adulte, ce qui eût été une grande ignorance de la loi fondamentale de calorimétrie qui dit que *le besoin en calorie par kilogramme d'un animal est directement proportionnel à la surface de l'unité de poids du corps et inversement proportionnel au poids total de l'animal.* Par conséquent les atrophiques et les débiles ont théoriquement besoin d'une ration supérieure à celle d'un enfant du même âge. Mais n'oublions pas d'abord que c'est une *ration plus élevée par kilogramme et non pas totale.* Voilà une première cause de confusion. Une seconde qui n'est pas moins grande, c'est que si la calorimétrie peut donner des chiffres exacts chez les enfants sains, c'est-à-dire qui utilisent toute leur ration et complètement, il n'en est plus de même chez les enfants qui nous occupent, qui sont des pathologiques, et chez lesquels le rayonnement de chaleur est, toutes choses égales d'ailleurs, *subordonné à la quantité de chaleur que ces enfants peuvent produire,* c'est-à-dire à *l'activité de leur digestion et de leur nutrition.* Je me suis déjà expliqué sur ce point ici en disant qu'il ne suffit pas d'étudier le pouvoir émissif pur et simple de plusieurs poêles pour en apprécier le rendement et les classer en hyper ou hyporayonnants ; que ce serait illusoire si l'on ne tenait pas compte par exemple de la qualité du combustible, du tirage, etc. Cela est si vrai que Charrin a montré que certains débiles, issus de mères tuberculeuses, émettent un nombre de calories inférieur à la normale, et qu'il en a trouvé la raison dans une mauvaise utilisation de la matière alimentaire éliminée par les urines ou par les selles, à l'état d'escarbilles inutilisées, si l'on veut se rapporter à la comparaison que je viens de faire.

Cela dit, je reviens sur ce que j'ai voulu faire entendre : je n'ai pas dit que ces débiles, que ces atrophiques devaient recevoir une alimentation au-dessous de la normale *en quantité totale de calories* ; j'ai dit que, en raison de leurs troubles digestifs ou trophiques, la *qualité* des calories fournies devait être modifiée, que le lait qu'ils utilisent mal pour la graisse et probablement pour l'albumine, devait être rationné, rien de plus. Et cela est si vrai que séance **tenante** j'ai ajouté que la glycose était un sucre précieux qu'on pouvait donner sans crainte pour combler dans le besoin alimentaire le déficit que l'indigestibilité du lait pouvait produire. En prescrivant 60 grammes de glycose à un enfant de 3.500 grammes, atrophique, on lui donne environ 240 calories, c'est presque couvrir ses besoins. Si j'ajoute que nos biberons de lait, si coupés qu'on les suppose, renferment de 50 à 100 grammes de sucre ordinaire, c'est-à-dire 200 à 400 calories, on voit que cet atrophique reçoit de 440 à 640 calories rien que de ce chef, et que les besoins de son pouvoir émissif sont plus que couverts. Le lait n'intervient plus alors que pour fournir l'albumine et les sels, or il est facile de calculer combien il en faudra pour fournir les 7 grammes d'albumine nécessaires chaque jour.

Pour compléter ma communication et montrer que l'utilisation de l'albumine est moindre chez ces malades que chez les sujets sains, j'ai fait analyser par M. Boinot les selles d'un enfant dyspeptique actuellement dans mon service.

Obs. 3. — *Analyse des selles de l'enfant Béc... Paul, 2 mois.*
Salle Gubler, n° 7.

Durée de l'expérience : 4 jours.
Pendant chacun de ces 4 jours, l'enfant a été soumis au régime suivant :
200 grammes de lait de vache.
100   —   de glucose pure.
100   —   d'eau.

Analyse du lait :

Résultat par litre.

Beurre . . . . 39 gr. 50
Caséine . . . . 25 » 40
Azote total . . . . 5 » 85
Lactose . . . . 54 » »

La quantité totale des matières grasses, azotées et hydrocarbonées, ingérées pendant la durée de l'expérience, est la suivante :

Beurre. . . . . 31 gr. 60

Caséine . . . . 28 » 32

Azote total . . . . 4 » 68

Matières sucrées. . . . . 43 » 20 + 400 = soit

(lactose)   (glucose)

environ 445 *grammes de matières sucrées en glucose.*

Durée de la traversée digestive. — Le premier jour, à 8 heures du matin, immédiatement avant le début du régime, l'enfant prend 0 gr. 20 de carmin.

La première selle colorée en rose est recueillie ; on note l'heure de son émission et on la pèse à l'état frais.

Le régime est continué durant les 4 jours, pendant lesquels toutes les selles sont pesées et mises de côté pour l'analyse ; puis, *le matin du 5ᵉ jour,* on redonne à l'enfant 0 gr. 20 de carmin.

Les selles sont recueillies jusqu'à l'apparition de la selle rouge qui suit la seconde prise de carmin. *Cette selle est rejetée,* mais on note l'heure de son émission.

On a ainsi, deux fois, la valeur de la traversée digestive, qui est :

Pour la 1ʳᵉ épreuve de *17 heures.*

Pour la 2ᵉ épreuve de *15 heures.*

ANALYSE. — La totalité des selles est donc pesée à l'état frais.

— Poids à l'état frais : *145 grammes.*

On les dessèche à l'étuve à 85-90° jusqu'à poids constant.

— Poids des selles desséchées : *12 gr. 72.*

C'est dans ces selles desséchées que nous doserons les différents principes.

UTILISATION DES GRAISSES.— *Dosage des graisses totales.* — Les matières sèches étant intimement mélangées au mortier, on en prélève 5 grammes que l'on broie au mortier avec 15 grammes de sable lavé à l'acide chlorhydrique et séché à l'air.

Puis on épuise par l'éther. On filtre. On recueille le filtrat dans une capsule de verre de Bohème tarée. On évapore au bain-marie ; on sèche sur l'acide sulfurique concentré et on pèse.

On poursuit les traitements successifs par l'éther jusqu'à ce que la capsule ne varie plus de poids après évaporation et dessiccation.

La différence des poids donne le poids des graisses totales contenues dans 5 grammes de selles desséchées.

Elle est ici égale à 2 gr. 5.

De la proposition $\dfrac{2.05}{5} = \dfrac{x}{12.72}$, on tire la valeur de x ou graisse totale.

La graisse totale émise pendant la durée de l'expérience sera donc = 5 gr. 215.

La graisse totale ingérée étant 31 gr. 60.

La graisse utilisée sera = 31.60 — 5.215 = 26 gr. 385.

De l'équation $\dfrac{26.385}{31.60} = \dfrac{x}{100}$ on tire la valeur de x ou

Coefficient d'utilisation des graisses = 83.49 0/0.

UTILISATION DES ALBUMINOÏDES. — Nous l'estimerons en azote utilisé en considérant comme tel la différence entre l'azote total ingéré et l'azote éliminé.

Il faut pourtant tenir compte de ce que cette valeur sera trop élevée car l'azote éliminé ne provient pas seulement de l'azote albuminoïde ingéré, mais aussi de différents déchets intestinaux.

L'azote total a été dosé dans le lait ingéré par une des modifications du procédé Kjeldahl (Destruction de la matière organique et transformation de l'azote en So^4 (Az. H)^2 par le So^4H^2 en présence d'oxalate de potasse. Neutralisation par NaOH au 1/10 en ramenant à réaction légèrement acide par So^4H^2 au 1/10 ; puis dosage par l'hypobromite de soude).

Nous avons trouvé :

Azote total du lait ingéré pendant la durée de l'expérience : 4 gr. 68.

On le dose de la même façon dans 5 grammes de selles desséchées : nous avons trouvé :

Azote de 5 grammes de selles desséchées = 0 gr. 698.

De la proposition $\dfrac{0.698}{5} = \dfrac{x}{12.72}$ on tire :

Azote total émis durant toute l'expérience : 1 gr. 776.

Azote utilisé = 4.68 — 1.776 = 2.904.

De l'équation $\dfrac{2.904}{4.68} = \dfrac{x}{100}$, on tire la valeur de x ou

Coefficient d'utilisation de l'azote = 62.05 0/0. Ce chiffre, rapproché de celui du coefficient d'utilisation des graisses, se passe de commentaires.

Exostoses de croissance d'origine héréditaire et remarquables par leur volume et leur abondance,

par M. Sevestre.

Le petit malade que j'ai l'honneur de présenter à la Société est atteint d'une affection dont le diagnostic n'offre aucune difficulté, mais qui me paraît cependant intéressante à deux points de vue. Il s'agit d'exostoses de croissance, dont l'origine héréditaire ne peut être mise en doute ; et en outre, ces exostoses sont remarquables par le volume de plusieurs d'entre elles et par leur nombre, qui dépasse 80.

Voici d'abord l'observation du malade, prise avec beaucoup de soin par un des externes du service, M. Le Cointe.

L'enfant T... Robert, âgé de 12 ans, s'est présenté le mardi 12 juin 1906 à la consultation de M. le Dr Sevestre à l'hôpital Bretonneau, se plaignant d'une affection du pied droit qui gêne la marche. On peut constater à l'examen, qu'il s'agit d'une exostose située au niveau des articulations métatarso-phalangiennes des 4e et 5e orteils du pied droit, les téguments superficiels ayant été légèrement ulcérés par le frottement de la chaussure. Un examen rapide, mais plus étendu, ayant permis de constater la présence d'un grand nombre d'autres exostoses irrégulièrement réparties sur tout le corps, le malade fut prié de se présenter le samedi suivant 16 juin, à la salle Molland, pour y subir un examen plus approfondi.

Examen du malade fait le samedi 16 juin 1906. — Les renseignements fournis par la mère de l'enfant présentent quelque intérêt au point de vue des antécédents héréditaires.

Le grand-père paternel de l'enfant aurait eu des exostoses, en petit nombre, sans que l'on puisse connaître leur localisation.

Le père de l'enfant, d'une très bonne santé générale et n'ayant jamais présenté aucune affection grave, mais d'une taille plutôt **petite**, porte un certain nombre d'exostoses, situées au niveau des hanches et des jambes ; la mère ne peut nous donner de renseignements plus précis sur les localisations de ces exostoses, que nous n'avons pas constatées par nous-même.

Une sœur de l'enfant, âgée de 14 ans, présenterait une exostose du 5° métacarpien droit.

Un frère de l'enfant, âgé de 9 ans, présenterait aussi une exostose, située au niveau de la face interne du genou droit.

Ces deux enfants sont, en dehors de cela, bien conformés et bien portants ; il ne nous a pas été donné de les voir.

Antécédents personnels. — L'enfant qu'on nous présente aujourd'hui est né à terme, et a été élevé au sein jusqu'à 18 mois. A cette époque, il fut complètement sevré, et mis au régime alimentaire du reste de la famille, mangeant de tout indifféremment, même de la viande.

Il eut à *3 mois* une scarlatine qui dura six semaines, et sa mère estime qu'il en serait mort, s'il n'avait pas eu l'allaitement maternel.

A 4 ans, on constata une grosseur au niveau des articulations métatarso-phalangiennes des 4° et 5° orteils du pied droit, gênant la marche ; l'enfant subit une opération dont il porte la cicatrice. La mère nous dit qu'on lui enleva deux petits os du pied, au cours de cette intervention (lésion osseuse).

L'enfant eut la rougeole à 5 ans, sans aucune complication.

Il n'a jamais eu aucune autre maladie.

L'enfant présente aujourd'hui un nombre considérable d'exostoses, disséminées partout sur le corps.

C'est de 9 à 11 ans que toutes les exostoses sont apparues successivement.

Il y a environ un an que l'évolution des phénomènes s'est arrêtée. Les exostoses ont persisté sans variation aucune.

L'enfant est généralement bien portant. On ne peut noter aucun trouble fonctionnel d'aucun organe. Il est d'un caractère docile et doux ; l'intelligence paraît normale : du reste l'enfant a toujours très bien travaillé à l'école et a obtenu l'année dernière son certificat d'études.

Un médecin, consulté à plusieurs reprises par les parents, a ordonné des bains salés ; du phosphate de chaux ; une médication fortifiante non spécifiée ; le repos autant que possible.

Examen du malade. — Le *crâne* et la *face* sont indemnes de toute exostose, du moins à la surface externe ; seules les bosses occipitales paraissent, à leur partie inférieure, un peu plus développées qu'à l'état normal, mais sans production appréciable d'exostose véritable.

Membre supérieur droit. — A l'examen de ce membre, nous notons successivement :

Trois exostoses du volume d'un œuf de pigeon, superposées le long du bord spinal de l'omoplate.

Une à peu près de même volume à la pointe de l'os.

Une petite exostose, de la grosseur d'un pois, sur la face supérieure de l'acromion.

Une grosse masse, du volume d'un petit œuf de ˈpoule, sur la face postérieure de la tête de l'humérus, faisant fortement saillie dans l'aisselle.

Une autre un peu moins volumineuse sur la face antérieure de la tête de l'humérus. La tête de l'os et son col anatomique sont donc entourés presque complètement par des productions osseuses.

Une petite saillie, de la grosseur d'un pois, sur le bord acromial de la clavicule.

Une exostose terminée en pointe à la partie supérieure, située à l'extrémité sternale de la clavicule.

Le *coude* est absolument libre et indemne de toute lésion.

Une exostose, du volume d'un œuf de pigeon, située sur l'extrémité inférieure, face antérieure du cubitus.

Une autre, à peu près de même volume, sur la face postérieure de la même extrémité du même os.

Deux, du volume d'un pois, sur l'extrémité inférieure du radius, en avant et en arrière.

Une, du volume d'une amande, sur la face supérieure de l'extrémité supérieure du 1er métacarpien.

Une, du volume d'un petit pois, sur la face interne de la phalange de l'index.

Trois très petites sur les 1re et 2e phalanges du médius.

Une exostose, empiétant à la fois sur la face supérieure et la face inférieure de l'articulation métacarpo-phalangienne de l'annulaire.

Une, du volume d'une noisette, sur la face supérieure de l'articulation de la 1re et de la 2e phalange de l'annulaire.

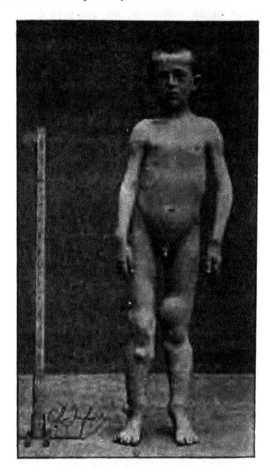

Fig. 1

Une, très petite, sur la face inférieure de l'articulation métacarpo-phalangienne du petit doigt.

Membre supérieur gauche. — A l'examen de ce membre, nous notons successivement :

Trois petites exostoses, du volume d'un pois, échelonnées le long du bord spinal de l'omoplate.

Une, du volume d'un œuf de pigeon, au sommet de l'épine de l'omoplate.

Une autre, du volume d'un pois, sur l'acromion.

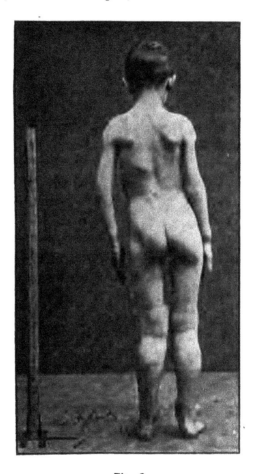

Fig. 2

Une, de même volume, sur l'extrémité acromiale de la clavicule.

Une, du volume d'une amande, sur l'extrémité sternale de la clavicule, analogue, comme forme, à celle observée du côté opposé.

L'extrémité supérieure de l'humérus présente, comme celle du côté opposé, une exostose volumineuse sur la face antérieure, et une, sur la face postérieure faisant saillie dans l'aisselle.

Le coude gauche comme le droit, est indemne de toute exostose.

Au niveau de l'extrémité inférieure du radius, on en observe trois une du volume d'un œuf de pigeon sur la face postérieure ; une sur la face antérieure et une sur la face externe, un peu moins volumineuse.

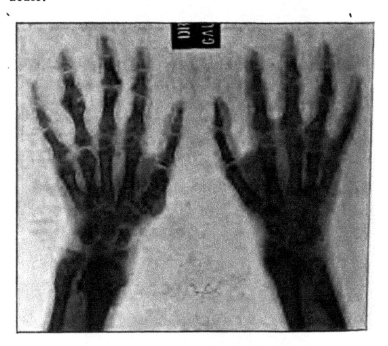

Fig. 3

Trois petites nodosités sur la 1re phalange de l'index.

Trois, sur la phalange du médius, de très petit volume.

Une sur la phalangine du même os.

Une sur la phalange de l'annulaire.

Une sur la phalangine du même os.

Une, de très petit volume, sur la phalange de l'auriculaire.

Membre inférieur droit. — L'examen nous permet de relever :

Deux exostoses, du volume d'un œuf de pigeon, situées sur la crête iliaque : l'une à la partie antérieure, l'autre à la partie postérieure de cette crête.

Deux autres, à peu près de même volume, sur la face interne de l'extrémité inférieure du fémur.

Une, du volume d'une petite mandarine, sur la face externe de cette extrémité.

Une, du volume d'un petit œuf de poule, sur la crête du tibia, au niveau de son extrémité supérieure, à peu près sur le tubercule de Gerdy.

Quatre nodosités, variant entre le volume d'un pois et celui d'un œuf de pigeon, sur la face interne de l'extrémité inférieure du tibia et sur la malléole interne.

Une exostose, *très saillante*, du volume d'un gros œuf de pigeon, située sur la malléole externe.

Quatre ou cinq autres plus petites, différentes de volume entre celui d'un pois et celui d'une noisette, confluentes en une seule masse d'aspect irrégulièrement bosselé, masse dont les téguments superficiels sont ulcérés par le port de la chaussure. L'ensemble de ces productions englobe la tête des 4ᵉ et 5ᵉ métatarsiens, les 4ᵉ et 5ᵉ orteils ; elle rend la marche très pénible : c'est pour elle que le malade est venu consulter à l'hôpital.

Membre inférieur gauche. — A l'examen nous constatons :

Une exostose, du volume d'un œuf de pigeon, à la partie supérieure de la symphyse sacro-iliaque.

Une, à peu près de même volume, sur l'épine iliaque postéro-supérieure.

Une, de volume égal, sur l'épine iliaque antéro-supérieure.

Une, du volume d'un petit œuf de poule, sur la face interne du fémur, au tiers supérieur.

Une très volumineuse, du volume d'une orange environ, faisant très fortement saillie ; située sur la face antéro-interne de l'extrémité inférieure du fémur, et se prolongeant en dedans, vers le condyle interne.

Une, du volume d'une petite mandarine, sur la tubérosité interne du tibia.

Une autre, du volume d'une grosse mandarine, que l'on sent à travers le triceps sural, à la face postérieure de l'extrémité supérieure du tibia.

Une petite, du volume d'un pois, à la face antérieure de l'extrémité inférieure du tibia.

Deux exostoses, du volume d'une noisette, sur la malléole externe.

Une, grosse comme un œuf de pigeon, sur la malléole interne.

Dans l'ensemble, le cou-de-pied a subi une déformation globulaire. Le pied est indemne de toute lésion.

Thorax. — Nous avons pu constater :

Une exostose, de la grosseur environ d'un œuf de poule, située à la partie moyenne de la région dorsale, sur la face gauche de la colonne vertébrale.

Deux petites, du volume d'un pois, situées au niveau des premières vertèbre lombaires.

Une autre, du volume d'un œuf de pigeon, située sur le bord gauche des premières lombaires, un peu au-dessous des précédentes.

Une à droite et une à gauche sur la 1re ou la 2e pièce du sacrum, du volume environ d'un petit œuf de poule ; celle de droite étant un peu plus volumineuse que celle de gauche.

Une, de petit volume, sur l'angle de la 1re fausse côte droite.

Formant en quelque sorte un véritable chapelet costal, on observe *à droite*, sur les 1re, 2e, 5e, 6e, 7e, 8e et 9e côtes, une petite exostose du volume d'un pois environ, située au niveau de l'angle costal, ou tout près de cet angle. L'exostose située sur la 7e côte, plus volumineuse que les autres, atteint le volume d'un œuf de pigeon.

A gauche, on observe la même disposition d'exostoses, ne dépassant pas de volume d'un pois sur les 1re, 2e, 5e, 6e et 7e côtes.

Nous avons donc pu, dans l'ensemble, relever chez cet enfant, 57 *exostoses*. Ces productions ne sont pas réparties absolument sans ordre ; mais il semble au contraire y avoir, en beaucoup d'endroits, une certaine correspondance entre les deux moitiés symétriques du corps. En outre elles sont situées en général au niveau ou tout au moins au voisinage des cartilages de conjugaison.

Il me paraît inutile d'insister sur les détails de l'observation et je me bornerai à relever deux points : en premier lieu, l'origine héréditaire, qui a été plusieurs fois signalée dans des cas semblables ; elle est ici d'une netteté absolue, au moins pour le père que j'ai eu l'occasion de voir depuis le jour où l'observation a été prise et qui porte un certain nombre d'exostoses ; quant au grand-père et aux deux enfants, je suis obligé de m'en rapporter aux renseignements donnés par la mère, mais je ne vois aucune raison de contester ces renseignements ; en tout cas l'hérédité paternelle est, en fait, absolument positive.

En second lieu, il n'est pas commun d'observer chez un même sujet un aussi grand nombre d'exostoses qui paraissent s'être développées à peu près à la même époque, c'est-à-dire dans l'espace de deux ans. On en a compté 87, mais il est possible et même probable que plusieurs autres aient échappé.

Enfin j'ajoute qu'il y aurait grand intérêt à pouvoir faire disparaître ces tumeurs qui ne laissent pas que d'être gênantes pour le malade. Malheureusement, nous sommes à cet égard à peu près complètement désarmés.

La seule ressource que nous ayons sera peut-être de faire enlever par la chirurgie, celles qui sont les plus gênantes pour la marche ou pour l'accomplissement des fonctions.

M. L. Tollemer. — J'ai eu l'occasion d'observer à l'hôpital Trousseau, avec M. Josias, un cas analogue à celui que nous présente M. Sevestre. Il s'agissait d'un enfant qui présentait sur tous les os un grand nombre d'exostoses. Le père en présentait également. Par conséquent l'hérédité existait encore dans ce cas. Je crois qu'en plus il y avait hérédité spécifique paternelle. Je présenterai à la Société des radiographies de ce cas, qui ont été faites à l'époque par M. Chicotot et que M. Variot a eu l'occasion de voir ainsi que le malade.

Mme Nageotte-Wilbouchewitch. — J'ai vu il y a quelques semaines une jeune fille russe, âgée de 15 ans, qui présente un certain nombre d'exostoses, une dizaine peut-être, sur les os du tarse, sur les tibias, sur les omoplates, sur le front ; elles sont toutes de petites dimensions, comparables à l'apophyse styloïde du cubitus ; une seule est très volumineuse ; elle siège sur la partie sternale de la première côte gauche dont les contours ne sont plus reconnaissables ; la clavicule est un peu repoussée en avant et il existe des symptômes de compression du plexus brachial : névralgie brachiale, fourmillements. L'apparition des exostoses remonte, au dire de la famille, à l'âge de 8 ou 9 ans, mais l'exostose costale n'a pris des proportions inquiétantes que depuis un an, si je ne me trompe. L'état général est médiocre, la malade se plaint d'une grande fatigue et a toute l'apparence d'une anémique. Elle a suivi en Suisse sans succès un traitement ioduré intensif et l'ablation de l'exostose costale a été décidée par M. Roux, de Lausanne.

M. Variot. — Le petit malade qui nous est présenté a quelques exostoses qui sont comme pédiculées ; celles-là pourraient être abattues, il semble. J'ai vu autrefois les radiographies du malade dont vient de parler M. Tollemer ; son cas ressemblait beaucoup à celui-ci. Peut-être y aurait-il intérêt à traiter cette affection par le mercure.

Mme Nageotte. — Dans le cas qu'il m'a été donné d'observer, on a essayé des pommades au mercure sans aucun résultat.

M. Sevestre. — Il n'y a pas d'aveu, ni d'apparence de syphilis dans la famille de l'enfant que je présente ; et je rappelle encore que le père, ici présent, et le grand-père, plus deux autres enfants sont porteurs de difformités semblables. Peut-être pourrait-on enlever quelques-unes de ces saillies osseuses, comme on vient de le dire. Je me souviens pourtant d'un cas qui n'est pas en faveur de l'ablation : celui d'une jeune fille chez qui des exostoses, gênantes, furent enlevées par M. Félizet ; il y eut récidive sur place.

M. Comby. — J'ai publié un cas d'exostoses ostéogéniques multiples chez une fille de 15 ans (*La Pediatria*, 1897). Ces exostoses, au nombre de plus de 80, avaient débuté à l'âge de 3 ans, Elles causaient de notables déformations des membres et du tronc, elles entravaient la marche. Cette enfant, qui était entrée dans mon service en 1895, avait été vue par Legroux cinq ans auparavant et présentée à la Société médicale des hôpitaux. Traitement sans succès par l'iodure de potassium. Pas de syphilis héréditaire chez cette malade, mais rachitisme certain.

Des relations des entéro-colites avec les adénoïdites chez les enfants,

par M. GUINON.

La question qui a été mise à l'ordre du jour de la Société par MM. Roux et Josserand me paraît assez importante pour que chacun de nous y apporte sa contribution et fixe avec plus de précision ce point d'étiologie. Lorsque M. Aviragnet (1), développant l'idée de M. Triboulet (2) montra, dans notre Société, que les inflammations du naso-pharynx étaient une cause importante, sinon fréquente d'entérite ou de dyspepsie, j'appuyai immédiatement cette thèse d'après quelques cas de ma clientèle où cette relation de cause à effet éclatait avec évidence ; mais je ne pensais pas que cette étiologie fût aussi fréquente ; elle l'est, remarquablement, si je m'en rapporte au résultat que vient de me donner le dépouillement des observations d'entérite ou de dyspepsie que j'ai réunies depuis quelques années.

Comment peut-on déterminer la relation étiologique entre les inflammations pharyngées et les inflammations digestives ? Si on se base sur la coïncidence simple d'anomalies pharyngées et de troubles digestifs, la fréquence est considérable ; mais j'estime que cela ne suffit pas ; il faut, d'une part, qu'il y ait succession, les accidents digestifs suivant l'anomalie pharyngée et, d'autre part, que celle-ci soit de nature à produire une infection ou une

(1) Troubles digestifs liés à la rhino-pharyngite chronique. *Soc. de Péd.*, 14 novembre 1899.

(2) *Arch. de méd. des enfants*, mars 1898.

inflammation descendante. Dans quelques cas, en effet, les troubles digestifs ont été très précoces, il s'agit de diarrhées ou de
vomissements, apparaissant dès les premiers mois ou même les
premières semaines chez un enfant, à la suite d'erreurs de régime
ou de l'une des multiples causes de la gastro-entérite. Lorsqu'en
pareil cas, apparaissent plus tard des signes d'hypertrophie adénoïdienne ou amygdalienne, il est peu légitime d'invoquer leur
action pour expliquer les troubles digestifs de l'enfant du second
âge. Dans ce cas, donc, la coïncidence adénoïdite-entérite ne
prouve rien. Autre cause d'erreur : l'existence de végétations
adénoïdes même volumineuses, ou d'amygdales hypertrophiées ne
suffit nullement à expliquer l'inflammation digestive, si adénoïdes et amygdales ne présentent ou n'ont jamais présenté de signes
d'infection, à savoir suintement, suppuration, continus ou dis-
continus. Il faut, en outre de l'hypertrophie, une infection, pour
que la pharyngite retentisse sur le tube digestif.

Mais cette infection peut avoir été passagère ou n'être qu'intermittente et cela peut suffire pour conditionner des accidents digestifs. J'ai trouvé, en effet, d'assez nombreux cas d'entérites
glaireuses à répétition dans lesquelles l'examen du pharynx sans
le toucher ne révèle presque rien d'anormal ; mais cependant,
l'infection pharyngée a existé, souvent à plusieurs reprises,
comme le prouve tout un passé de laryngites, de faux croups,
d'otites, toutes manifestations qui n'ont pu naître que grâce à un
foyer d'infection pharyngée primitive qui n'est autre que l'adénoïdite aiguë ou à répétition.

Tel est le sens dans lequel ont été dépouillées mes observations. Pour beaucoup d'entre elles l'étiologie reste hésitante, parce
que l'examen du pharynx, dans des cas que je n'ai pu suivre, a
été quelque peu négligé. Malgré cela, il me reste encore un très
grand nombre de cas, dans lesquels les troubles digestifs ont une
origine manifestement pharyngée (84 sur 131 cas de dyspepsie et
d'entérites de toutes formes).

Un premier point ressort de cette étude: c'est rétrécir la question,
que de n'envisager que l'entérite ; d'abord, parce qu'on conçoit

difficilement en effet une propagation infectieuse ne se manifestant que sur un segment éloigné du tube digestif. Or, je l'ai déjà dit ailleurs (Congrès de Marseille, 1898 : *Les colites chez l'enfant*) ; le tube digestif de l'enfant est un tout dont les différentes parties sont toutes impressionnées et réagissent toutes à un moment ou à l'autre ; ce qui fait l'importance apparente des manifestations intestinales, de l'*entérite* comme on dit le plus souvent, c'est qu'elles sont plus apparentes (selles anormales de consistance, d'odeur, de fréquence, apparition de glaires, membranes, sang, etc.), c'est ainsi qu'elles ont tendance à durer, à devenir chroniques alors que les réactions gastriques se sont atténuées, ou ont disparu ou passent inaperçues.

Les troubles digestifs d'origine pharyngée ont été déjà signalés. Voici cependant comment on peut les diviser; nous les retrouvons tous dans nos observations.

1º *Accidents aigus*. — Se voient à la suite d'infection grippale ; plus souvent sont pris pour la grippe, mais n'ont rien à voir avec elle, car s'ils sont plus fréquents pendant les épidémies, ils apparaissent aussi en dehors d'elles, et n'ont d'autre origine que la réinfection adénoïdienne.

a) *État gastrique*. Langue blanche avec rougeur de la pointe et des bords ; anorexie parfois très accentuée, intolérance et vomissements plus rares ; cet état se prolonge quelquefois au delà des limites prévues ; la langue reste sale, quel que soit le traitement, désinfectant, purgatif, diététique ; si on examine la gorge, on voit les amygdales gonflées, rouges, suintantes, le pharynx rétréci par le gonflement, les glandes saillantes, toute la muqueuse turgescente et sécrétante, et coulant de l'arrière-nez, un liquide purulent plus ou moins fluide qui apparaît au moment des nausées que provoque l'ouverture excessive de la bouche.

b) *Accidents intestinaux*. Prennent l'aspect d'entérite glaireuse ; c'est ce qu'a bien montré Triboulet en 1898 ; au degré le plus simple, c'est une simple sécrétion glaireuse qui accompagne les selles pendant 2 ou 3 jours ; sous la forme intense, c'est l'entérite avec son mode complexe d'entéro-colite plus ou moins grave, selles liquides, diarrhéiques d'abord puis glaireuses ou sanguinolentes, dysentériformes comme je l'ai vu dans un ou deux cas.

Tandis que les accidents gastriques sont contemporains de la poussée angineuse, se confondent avec elle et lui survivent peu de temps, *l'entérite est plus tardive*, elle apparaît souvent quand la fièvre adénoïdienne a cessé et réveille la fièvre pour son propre compte ; elle a alors sa marche autonome et il est superflu ici d'étudier ses variétés qui n'ont rien de spécifique.

· 2° *Troubles chroniques.* — J'ai observé toutes les transitions entre les manifestations aiguës et les états chroniques. Cela résulte directement de la tendance aux rechutes que présentent toutes ces complications.

a) *Troubles gastriques.* C'est un type fréquent ; le symptôme dominant pour la famille est l'haleine désagréable de l'enfant le matin, et quoi qu'on fasse (purgation, désinfection, régime alimentaire), la langue n'est jamais nette ; elle est blanche ou blanc jaunâtre, sans être saburrale, sur une partie seulement de sa surface ; la pointe ou mieux le tiers antérieur est rouge, comme desquamé, les papilles saillantes, et cela sans changement pendant des années. La dyspepsie se caractérise par le peu d'appétit surtout au réveil, la lenteur des digestions, l'intolérance partielle à la viande, aux matières grasses (l'huile de foie de morue n'est pas tolérée), l'atonie, le ballonnement, les bâillements, les renvois pendant les digestions.

b) *Troubles intestinaux.* Ils affectent toutes les formes de l'entérite de l'enfant ; selles mal formées, non homogènes, mêlées ou accompagnées de glaires ou de membranes ; selles liquides ou demi-liquides, d'odeur fétide, variant d'ailleurs avec la qualité des aliments et d'autant plus mauvaises que le régime est plus chargé en lait et en albumines ; selles dures, en boules, entourées ou suivies de glaires épaisses, parfois de sable. En somme, caractères prédominants de l'inflammation colique.

La dyspepsie chronique gastro-intestinale ralentit la croissance des enfants ; intoxiqués par leur intestin, infectés par leur gorge, gênés dans leur respiration, par l'arrivée insuffisante d'air et le faible développement de leur thorax, anémiques, fatigués par leurs digestions, qui produisent des bâillements, du hoquet, des renvois, ils paraissent parfois très souffrants.

Je ne fais ici qu'esquisser cette symptomatologie qui est variée et complexe puisqu'il s'y joint quelquefois de l'appendicite (Voir ma communication à la *Soc. méd. des hôp.*, 1ᵉʳ juill. 1906). Elle peut être complétée par l'évolution que lui imprime la thérapeutique.

S'il s'agit de forme intestinale pure, le traitement ordinaire (désinfection, purgation, régime) suffit à la guérison, car elle est généralement liée à des infections rhino-pharyngées aiguës, intermittentes et éphémères.

Quand, au contraire, l'estomac est intéressé, comme il s'agit le plus souvent d'infection pharyngée chronique, aucun traitement ne conduit à la guérison complète et ce n'est qu'après le nettoyage complet du carrefour que la fonction redevient normale.

Inutile d'insister sur le traitement, que M. Aviragnet a très suffisamment exposé dans sa communication de 1899.

M. COMBY.— La question soulevée par l'intéressante communication de MM. Roux et Josserand, à l'une des dernières séances de la Société de Pédiatrie, est une des plus importantes en pathologie infantile. Déjà notre collègue Triboulet avait publié, il y a huit ans, des observations montrant un lien pathogénique entre l'adénoïdite et l'entéro-colite (*Arch. de méd. des enfants*, mars 1898). Plus tard Gallois, Aviragnet ont insisté de leur côté sur les relations qui existent entre les maladies du rhino-pharynx, l'entéro-colite et l'appendicite.

Ces relations, je les ai, pour mon compte, bien souvent constatées. Le tissu adénoïde, dont la cavité naso-pharyngienne est si abondamment pourvue chez les enfants, s'infecte facilement, et les sécrétions septiques incessamment versées dans les voies digestives ou respiratoires, peuvent causer bien des désordres, proches ou éloignés du foyer initial. Sans parler des otites, des mastoïdites, des adénites pharyngiennes ou cervicales (fièvre

ganglionnaire), sans faire entrer en ligne les pharyngites, laryngites, trachéo-bronchites et autres affections des voies respiratoires, sans évoquer les infections sanguines se traduisant suivant
les cas par la néphrite aiguë, l'endocardite, la méningite, etc.,
nous ne retiendrons que les troubles digestifs variés qu'on peut
imputer aux adénoïdites de l'enfance.

C'est d'abord la dyspepsie, l'anorexie, les vomissements, les
alternatives de diarrhée et de constipation, l'embarras gastrique
si fréquents chez les adénoïdiens ; c'est la fièvre, continue ou ré-
mittente, liée à ces troubles digestifs ; c'est la pâleur du visage,
l'anémie, la langueur, l'état lymphatique, la faiblesse générale
des jeunes sujets. Beaucoup sont maigres, chétifs, se développent
mal, soit qu'ils ne prennent pas assez de nourriture, soit qu'ils
assimilent mal celle qu'ils ingèrent en quantité suffisante.

Enfin c'est l'entéro-colite, à tous ses degrés, depuis ces quelques glaires ou membranes qui accompagnent une constipation
opiniâtre, jusqu'à ces selles mousseuses, muco-purulentes, sanglantes, dysentériformes, qui traduisent les formes infectieuses
de la maladie.

Et comment s'étonner que des sécrétions purulentes et souvent
fétides incessamment dégluties par les adénoïdiens ne laissent
pas l'estomac et l'intestin indifférents ? Comment le tube digestif
ne serait-il pas infecté à la longue par ces produits septiques accumulés dans l'arrière-cavité des fosses nasales ?

La clinique nous apprend que l'intestin subit très fréquemment
le contre-coup des adénoïdites infantiles. Une adénoïdite est très
souvent suivie de poussées d'entéro-colite plus ou moins grave.
Après un rhume, une grippe, une coqueluche, une rougeole,
c'est-à-dire après une maladie qui a exaspéré la rhino-pharyngite habituelle, qui a accru la virulence de ses sécrétions, nous
voyons éclater l'entéro-colite.

De même l'appendicite, qui pourrait être considérée dans bien
des cas comme une localisation particulière de l'entéro-colite, est
souvent conditionnée par l'adénoïdite, dont elle représente parfois comme une complication.

En extirpant les adénoïdes, on améliore et on guérit parfois l'entéro-colite. Peut-être pourrait-on prévenir aussi l'appendicite, en pratiquant cette opération de bonne heure.

En tout cas, il y a là un chapitre extrêmement intéressant de la pathologie infantile, qui doit vivement attirer l'attention des praticiens.

Mme NAGEOTTE-WILBOUCHEWITCH. — Il y a une dizaine d'années j'eus l'occasion de voir un petit garçon de 7 ans, fort chétif, atteint de troubles intestinaux, surtout de coliques, de diarrhée fréquente et fétide ; il avait aussi de l'obstruction nasale depuis sa première enfance et il se tenait affaissé et voûté ; c'est ce dernier défaut que sa mère voulait corriger par des exercices appropriés mais je n'eus pas de peine à lui démontrer qu'il fallait commencer par remettre en bon état la digestion et la respiration. M. Marfan, en examinant cet enfant, vit des traînées de muco-pus coulant le long du pharynx et sur son conseil on commença le traitement par l'ablation des végétations adénoïdes en remettant l'institution d'un régime convenable à plus tard. Mais on n'eut plus à s'en occuper, car peu de jours après l'opération la fétidité des selles avait disparu ; au bout de peu de semaines il ne fut plus question de diarrhée et l'enfant prit rapidement un excellent développement ; quelques années plus tard c'était un sportsman émérite parmi ses jeunes camarades anglais.

Ce garçonnet avait donc tout ce qu'il fallait pour se bien porter et il avait dépéri parce que les sécrétions nasales avaient infecté son tube digestif. Ce cas extrêmement frappant était bien fait pour graver dans l'esprit les relations de cause à effet entre l'adénoïdite chronique sécrétante et l'entérite. Aussi n'ai-je plus laissé passer de troubles digestifs sans m'inquiéter de l'état du nez, de la gorge et j'ajouterai des gencives et des dents. J'ai la conviction qu'en dehors des entérites sérieuses, plus souvent qu'on ne le croit des troubles digestifs légers n'ont d'autre cause que la déglutition des sécrétions nasales et adénoïdiennes chez les adultes aussi bien que chez les enfants ; chez ces derniers plus

particulièrement parce qu'ils se mouchent mal, ne crachent point
et avalent tout.

Voici un exemple de ces petites infections intestinales. Un enfant de 3 ans, bien portant, se met à mal dormir ; il se réveille
au milieu de la nuit ou longtemps avant le jour, il bavarde, il
s'agite tout en ne souffrant de nulle part et en ne demandant rien.
De temps en temps il pousse un soupir comme s'il peinait dure-
ment ; de jour on l'entend aussi soupirer ou geindre quand il
s'applique ou qu'il fait quelque effort, comme s'il était enrhumé :
il ne l'est pas cependant et il n'a pas d'obstruction nasale au sens
habituel du mot ; il n'ouvre la bouche ni de nuit ni de jour, il
respire par le nez sans bruit, mais insuffisamment ce qui lui
donne un genre de dyspnée d'effort. Sa mine au réveil est un
peu fatiguée, un peu fripée, tandis qu'un enfant tout à fait sain
est plus rose et plus beau au réveil que dans la journée. Il n'y
avait rien à reprendre au régime tout à fait rationnel de cet enfant, cependant il avait souvent la langue blanchâtre, il eut quelques selles fétides et des poussées de lichen planum. Tous ces
symptômes s'accentuèrent après une adénoïdite subaiguë au cours
et à la suite de laquelle il y eut une sécrétion rhino-pharyngée
abondante et j'insistai pour que mon ami Lubet-Barbon fît l'a-
blation des végétations adénoïdes, malgré la répugnance qu'il
a à opérer de bonne heure sans absolue nécessité. Un accès d'o-
talgie fit cesser toute hésitation.

Après cette opération, le sommeil redevint normal, la langue se
nettoya, l'éruption disparut et rien de cela n'est revenu depuis
chez cet enfant qui a 5 ans et dont la digestion est irrépro-
chable. C'est à la période des symptômes insignifiants qui servent d'avertissement, qu'il faut songer à l'infection intestinale
d'origine adénoïdienne et c'est à ce titre que l'observation précédente est à retenir.

Enfin j'ai vu tout récemment un enfant plus jeune encore, âgé
de 2 ans 1/2 et déjà gravement infecté par ses sécrétions adénoïdiennes. Sa santé avait été satisfaisante jusqu'à l'âge de 1 an,
quoiqu'il eût déjà un certain degré d'obstruction nasale et de

fréquents coryzas ; puis la digestion se troubla, il y eut des selles
très fétides, l'appétit devint mauvais et le petit dépérit tout à fait
quoique entouré des meilleurs soins. C'est actuellement un enfant
d'aspect pitoyable, maigre, rachitique, avec un teint verdâtre et
des chairs molles ; il ne se mouche jamais, il a une obstruction
nasale presque complète, due à de très grosses végétations adénoïdes, ainsi que l'a depuis constaté M. Bourgeois. .

Les parents timorés craignent l'opération ; cependant dans un
cas semblable on ne peut rien espérer du régime ni d'aucun traitement si l'enfant continue à déglutir des produits de sécrétion
muco-purulents, toxiques. Je crois que dans ce cas le rachitisme
se relie aux végétations adénoïdes à travers l'infection intestinale.

L'absorption de la graisse chez les nourrissons normaux et dyspeptiques,

par MM. P. Nobécourt et Prosper Merklen.

Dans une communication faite à la dernière séance, M. Barbier (1) a montré l'intérêt qu'il peut y avoir à doser les graisses
des fèces pour établir la ration alimentaire des nourrissons atteints
de troubles dyspeptiques. Nous croyons devoir reprendre à ce
point de vue l'étude des faits que nous avons exposés il y a deux
ans dans un mémoire paru dans la *Revue des maladies de l'Enfance* (2) et dans la thèse de Chahuet (3).

Nous étudierons comparativement les quantités de lait et de
beurre ingérées, la quantité de graisse absorbée (4) et le développement des enfants. Nous nous bornons à enregistrer les résul-

(1) Barbier. Note sur la mesure de l'utilisation alimentaire (pour les graisses) chez les enfants dyspeptiques, atrophiques. *Bull. de la Société de Pédiatrie*, mai 1906.

(2) P. Nobécourt et Prosper Merklen. Note sur l'absorption des graisses
chez les enfants. *Revue mensuelle des maladies de l'enfance*, août 1904.

(3) Chahuet. *Recherches sur l'absorption des graisses chez les enfants à l'état
normal et à l'état pathologique*. Thèse de Paris, 1904.

(4) Nous n'avons envisagé que l'extrait éthéré.

tats sous forme de tableau, renvoyant pour les observations complètes aux travaux mentionnés plus haut.

Ajoutons que nos chiffres portent sur des moyennes de plusieurs jours.

PREMIER GROUPE. — **Enfants normaux au sein.**

Ce groupe comprend six enfants, âgés de 17 à 30 jours, pesant
de 2.000 à 2.500 grammes Leur tube digestif était normal, leur
développement régulier ; ils étaient élevés au sein et à chaque
tétée se nourrissaient à leur gré. Nous avons pratiqué chez eux
9 examens.

Obs.	Ages	Poids en grammes		Variations quotidiennes de poids	Lait ingéré par jour	Graisse ingérée par jour	Graisse des selles par jour	Graisse absorbée par jour	Graisse absorbée pour 100 de graisse ing.
		Initial	Terminal	gr	gr.	gr.	gr.	gr.	
I	17-22 jours.	1.980	2.080	+16,50	485	22,63	0,40	22,23	98,23
II	19-22 jours	2.050	2.100	+16,66	410	22,96	0,49	22,47	97,86
III	23-26 jours.	2.080	2.140	+20,00	700	20,89	0,88	20,01	95,74
IV	23-27 jours.	2.100	2.200	+20,00	556	20,18	0,27	19,91	98,66
V	27-30 jours.	2.100	2.200	+33,33	436	21,39	1,11	20,28	94,89
VI	19-21 jours.	2.300	2.350	+16,66	506	20,50	0,16	20,34	99,21
	22-24 jours.	2.350	2.450	+33,00	533	15,04	0,33	14,71	97,81
	25-27 jours.	2.450	2.500	+16,66	573	20,00	0,16	19,84	99,20
	28-33 jours.	2.500	2.600	+16,66	498	17,98	0,25	17,73	98,61

La lecture de ce tableau montre que :

Ces enfants ont pris par jour une quantité de lait variant de
410 à 700 grammes soit une moyenne de 521 grammes ; la quantité de graisse ainsi ingérée variait de 15 gr. 04 à 22 gr. 96
par jour, soit une moyenne de 20 gr. 17.

Ces enfants ont rejeté par jour 0 gr. 16 à 1 gr. 11 de graisse
dans les selles, soit une moyenne de 0 gr. 45.

La graisse absorbée par jour a donc été de 14 gr. 71 à 22 gr.47,
avec une moyenne de 19 gr.72, — et la quantité de graisse absorbée
pour 100 gr. de graisse ingérée (coefficient d'absorption) a oscillé
entre 94 gr. 89 et 99 gr. 21, soit une moyenne de 97 gr. 80.

Ces enfants augmentaient par jour de 16 gr. 50 à 33 gr. 33.
soit en moyenne de 21 gr. 05.

Deuxième groupe. — **Enfants dyspeptiques au sein.**

· Ce groupe comprend cinq enfants sur lesquels il a été pratiqué 8 examens. Ils avaient été atteints de troubles digestifs pour lesquels ils avaient été soumis à la diète hydrique, et étaient en voie de réalimentation.

α) Trois de ces enfants augmentaient de poids. Ils étaient âgés de 32 jours à 64 jours et pesaient de 2.140 grammes à 3.160 grammes.

Obs.	Ages	Poids en grammes		Variations quotidiennes de poids	Lait ingéré par jour	Graisse ingérée par jour	Graisse des selles par jour	Graisse absorbée par jour	Graisse absorbée pour 100 de graisse ingérée
		Initial	Terminal	gr.	gr.	gr.	gr.	gr.	
VII	32-35 jours.	2.860	2.950	+ 30,00	480.00	7,20	0,25	6,95	96,66
VIII	41-44 jours.	2.970	3.000	+ 10,00	503,00	9,05	0,45	8,60	95,02
	44-47 jours.	3.000	3.100	+ 33,33	486,66	23,83	0,10	23,73	99,58
	47-50 jours.	3.100	3.160	+ 20,00	473,33	18,72	0,10	18,62	99,47
IX	54-57 jours.	2.140	2.160	+ 6,66	310,00	14,26	0,13	14,13	99,08
	61-64 jours.	2.140	2.200	+ 20,00	416,66	20,83	0,08	19,85	95,20

En lisant ce tableau nous voyons que :

Ces enfants ont pris par jour une quantité de lait variant de 310 grammes à 503 grammes, soit une moyenne de 444 gr. 94.

La quantité de graisse ingérée a varié de 7 gr. 20 à 23 gr. 83 par jour, soit une moyenne de 15 gr. 64.

Ces enfants ont rejeté par jour 0 gr. 10 à 0 gr. 98 de graisse dans les selles, soit une moyenne de 0 gr. 35.

La graisse absorbée par jour a donc oscillé entre 6 gr. 95 et 23 gr. 73, soit une moyenne de 15 gr. 31, — et la quantité de graisse absorbée pour 100 de graisse ingérée a oscillé entre 95 gr. 29 et 99 gr. 58, soit une moyenne de 97 gr. 51.

Ces enfants augmentaient par jour de 6 gr. 66 à 33 gr. 33, soit une moyenne de 19 gr. 99.

β) Les deux autres enfants diminuaient de poids pendant la durée des recherches. Le premier était âgé de 17 jours, le second de 10 mois.

Obs.	Ages	Poids en grammes		Variations quotidiennes de poids	Lait ingéré par jour	Graisse ingérée par jour	Graisse des selles par jour	Graisse absorbée par jour	Graisse absorbée par 100 de graisse ingérée
		Initial	Terminal	gr.	gr.	gr.	gr.	gr.	
X	17-20 jours.	1.800	1.570	— 76,66	236,66	6,62	0,18	6,44	97,2
XI	10 mois .	5.800	5.450	— 43,00	423,75	13,89	0,10	13,79	99,2

Ces deux enfants ingéraient, on le voit, de faibles quantités de beurre (6 gr. 62 et 13 gr. 89) et partant en absorbaient peu (6 gr. 44 et 13 gr. 79).

Troisième groupe. — **Enfants dyspeptiques au lait stérilisé.**

Nous relatons l'observation de deux enfants de 8 mois 1, 2 et de 10 mois 1/2 chez lesquels 11 analyses ont été pratiquées.

Obs.	Ages	Poids en grammes		Variations quotidiennes de poids	Lait ingéré par jour	Graisse ingérée par jour	Graisse des selles par jour	Graisse absorbée par jour	Graisse absorbée par 100 de graisse ingérée
		Initial	Terminal	gr.	gr.	gr.	gr.	gr.	
XII	8 mois 1/2.	5.100	5.120	+ 6 66	396	9,12	0,64	8,48	92,9
		5.250	5.170	— 26,66	536	15,44	0,46	14,98	96,9
		5.170	4.800	— 185,00	560	17,97	1,33	16,64	92,5
XIII	10 mois 1/2.	6.800	6.720	— 26,66	630	16,56	4,19	12,37	74,6
		6.720	6.640	— 26,66	700	16,30	1,97	14,31	87,7
		6.640	6.800	+ 53,33	700	18,53	1,76	16,77	90,51
		6.820	6.800	— 6,66	700	22,96	2,34	20,62	89,7
		6.800	6 720	— 26,66	700	22,54	2,56	19,98	88,6
		6.720	6.740	+ 6,66	700	21,00	1,36	19,64	93,4
		6.820	6.990	+ 56,66	700	23,80	1,20	22,60	94,9
		7.050	7.050	stationnaire	700	21,00	0,56	20,43	97,2

En envisageant isolément les tableaux qui se rapportent à chacun de ces enfants, on est amené aux moyennes suivantes :

Le premier a pris par jour, pendant la durée des expériences, 497 grammes de lait.

Il a ingéré 14 gr. 17 de beurre par jour.

Il a rejeté 0 gr. 81 de graisse dans les selles par jour.

La graisse quotidienne absorbée a donc été de 13 gr. 36. et le coefficient d'absorption a été de 94,15 pour 100.

L'enfant a perdu 300 grammes en 8 jours, soit 37 gr. 50 par jour.

Le second doit être étudié dans deux phases différentes, l'une pendant laquelle il maigrissait, l'autre pendant laquelle son poids s'est relevé.

1. Dans la phase d'amaigrissement, qui comprend les cinq premières périodes d'analyse, les moyennes sont les suivantes :

L'enfant a pris 686 grammes de lait par jour.

Il a ingéré 19 gr. 37 de beurre par jour.

Il a rejeté 2 gr. 56 de graisse dans les selles par jour.

La graisse absorbée quotidiennement a donc été de 16 gr. 81, et le coefficient d'absorption a été de 86,26 pour 100.

L'enfant a perdu 80 grammes en 15 jours, soit 5 gr. 33 par jour.

2. Dans la phase d'accroissement, qui comprend les trois dernières périodes d'analyse, les moyennes sont les suivantes :

L'enfant a pris 700 grammes de lait par jour.

Il a ingéré 21 gr. 93 de beurre par jour.

Il a rejeté 0 gr. 62 de graisse dans les selles par jour.

La graisse absorbée a donc été de 20 gr. 89 par jour, et le coefficient d'absorption a été de 95,23 pour 100.

L'enfant a augmenté de 330 grammes en 7 jours, soit de 47 gr. 14 par jour.

De l'étude des faits qui précèdent ressort cette notion que, pour apprécier la digestion des graisses, il faut envisager comparativement la quantité de graisse ingérée et absorbée ainsi que le coefficient d'absorption (quantité de graisse absorbée pour 100 de graisse ingérée).

α) Les enfants du premier groupe avaient un intestin qui fonctionnait bien. Ils augmentaient en moyenne régulièrement de 21 gr. 05 par jour, en prenant à chaque tétée une quantité de lait laissée à leur appétit. Pour cette augmentation régulière, ils ingéraient en moyenne quotidiennement 20 gr. 17 de graisse, avaient 0 gr. 45 de graisse dans les fèces et par suite en absorbaient 19 gr. 72. Le pourcentage de la graisse ingérée à la graisse absorbée était en moyenne de 97,80. On peut donc dire que c'est là le type normal de la digestion des graisses et que c'est à lui que doivent être comparés les enfants des autres groupes.

β) Les enfants du deuxième groupe (1re catégorie) sont comparables aux précédents comme âge et comme poids. Toutefois, ils s'en différencient en ce qu'ils avaient eu des troubles digestifs plus ou moins accusés et avaient été soumis à la diète hydrique. L'augmentation quotidienne de leur poids était la même que chez les enfants normaux, en moyenne 19 gr. 99. Mais ils n'ingéraient que 15 gr. 64 de graisse en moyenne par 24 heures, en avaient 0 gr. 35 dans les fèces et en absorbaient par conséquent 15 gr. 31, tous chiffres inférieurs à ceux du premier groupe. Le pourcentage de la graisse ingérée à la graisse absorbée était par contre identique et atteignait en moyenne 97,31. Le pouvoir digestif global de ces enfants pour les graisses était donc moindre que chez les enfants du groupe précédent, car, bien qu'ayant un coefficient analogue, ils en ingéraient un quart en moins. Il est donc certain qu'il n'y aurait eu aucun intérêt à augmenter la teneur du régime en graisse chez ces enfants, car il est vraisemblable que celle-ci n'aurait pas été absorbée.

Cette diminution du pouvoir d'absorption est encore plus nette lorsque l'on considère isolément certains de ces enfants : ceux des observations VII et VIII (1er examen), avec un coefficient normal, n'ingéraient que 7 gr. 20 et 9 gr. 05, c'est-à-dire une quantité inférieure à la moitié de la normale. Par contre cette faiblesse du pouvoir digestif ne paraît pas persister, comme le montrent les 2e et 3e examens de l'observation VIII et l'observation IX, où, avec un coefficient très élevé, les enfants absorbaient des quantités de graisse analogues à celles des enfants normaux.

La faiblesse du pouvoir d'absorption se note également chez les deux enfants de la seconde catégorie du deuxième groupe (obs. X et XI), qui avaient un coefficient normal, mais parce qu'ils n'absorbaient qu'une quantité minime de graisse. Il n'y aurait donc pas eu non plus intérêt à augmenter cette dernière.

γ) Les enfants du troisième groupe prêtent à des considérations analogues.

Le premier digérait mal la graisse, et il n'y aurait pas eu de raison d'augmenter sa ration.

Le second est particulièrement intéressant, puisqu'il a été suivi pendant 22 jours. Dans la première période il avait un coefficient très faible avec une quantité de graisse ingérée égale à la normale ; dans la seconde son coefficient était devenu voisin de la normale avec une quantité de graisse plus grande. On aurait donc peut-être pu diminuer chez lui la graisse pendant la première période, puisqu'une partie n'était pas absorbée.

On voit qu'il n'est pas sans intérêt pratique d'étudier la digestion des graisses chez les nourrissons atteints de troubles digestifs. Cependant de nos recherches découle cette notion que la graisse n'est pas le seul élément à considérer. Il n'y a en effet pas de corrélations constantes entre l'accroissement de poids et la digestion des graisses : des enfants, aussi bien normaux que malades, augmentent notablement de poids avec de minimes quantités (obs. VI 2ᵉ examen et obs. VII) ; et inversement de deux enfants absorbant les mêmes quantités de graisse, l'un augmente, l'autre diminue (obs. VII et X. obs. IX 1ᵉʳ examen et obs XI).

À côté des graisses, on doit tenir compte de l'absorption et de la fixation des autres éléments : matières albuminoïdes, sucre, sel, eau. C'est ainsi que chez des enfants déshydratés, l'addition de petites quantités de sel dans l'alimentation influence notablement l'augmentation de poids, comme l'un de nous l'a montré avec M. Vitry (1). Il convient donc de poursuivre ce genre d'études, et dans ce but nous avons recherché comment se comporte l'élimination de l'urée par rapport à l'ingestion des matières albuminoïdes ; ce sera là l'objet de la note suivante.

(Travail du service et du laboratoire du Pʳ Hutinel, à l'Hospice des Enfants Assistés),

1) NOBÉCOURT et VITRY. Influence de l'ingestion de chlorure de sodium sur le poids des nourrissons. *Soc. de Pédiatrie*, décembre 1903.

Influence de la teneur du régime en albumine sur l'éliminatizz de l'urée chez les nourrissons sains et dyspeptiques,

par MM. P. NOBÉCOURT et PROSPER MERKLEN.

La plupart des travaux relatifs à l'urologie des nourrissons n·
tiennent pas suffisamment compte des quantités de lait ingérée·
Or il est indispensable, comme l'ont montré les recherches mo·
dernes, de connaître ce dernier élément pour interpréter les éliminations urinaires. D'autre part ce procédé d'analyse pourrai!
permettre indirectement de voir si la ration alimentaire du nourrisson en albumine est suffisante ou trop forte. Si en effet
par l'examen chimique des matières fécales on détermine, à
l'aide de méthodes simples, les conditions d'absorption de la graisse.
comme nous l'avons montré dans un mémoire antérieur (1) et
comme l'a rappelé M. Barbier (2) à la dernière séance de la Société.
cet examen est beaucoup moins facile et moins précis pour le-
résidus azotés et ne saurait entrer dans la pratique courante.

C'est pour répondre à ces deux desiderata que nous avons
réuni dans le service du Pr Hutinel les observations suivantes
chez des enfants nourris au sein ou allaités artificiellement, normaux ou dyspeptiques.

Voici la technique que nous avons employée. Les sujets étaient
mis pendant plusieurs jours à un régime aussi fixe que possible.
Comme il n'y a pas moyen de recueillir chez les nourrissons les
urines pendant plusieurs jours consécutifs, nous bornions notre
examen à 24 heures. Les quantités de lait absorbées pendant ce
temps étaient soigneusement notées. On commençait à recueillir
les urines deux ou trois heures après la première prise de lait et on
continuait pendant deux ou trois heures après la dernière tétée
afin de compléter les 24 heures.

(1) P. NOBÉCOURT et PROSPER MERKLEN, Note sur l'absorption des graisses
chez les enfants. *Revue mensuelle des maladies de l'Enfance*, août 1904.

(2) BARBIER, Note sur la mesure de l'utilisation alimentaire (pour les
graisses) chez les enfants dyspeptiques atrophiques. *Soc. de Pédiatrie*.
13 mai 1906

)ans nos recherches nous comptions comme quantités moyen-
; d'albumine 33 grammes pour 1000 pour le lait de vache,
grammes pour 1000 pour le lait de femme. L'urée a été dosée
r le procédé d'Yvon.

PREMIER GROUPE. — **Enfants normaux au sein.**

Nous avons étudié les urines de sept enfants, âgés de 4 jours à
mois, dont le poids variait de 2.000 à 4.180 grammes. Comme
ı certain nombre d'entre eux étaient des prématurés, il n'y a
ıs de corrélation entre le poids et l'âge.

OBSERVATIONS.

Marc. Mi..., âgé de 4 jours. Poids : 2.000 grammes. Prématuré mis
ın couveuse ; température : 36°6 ; selles normales. Poids à 2 jours :
.920 gr. ; à 7 jours : 2.030 gr. Augmentation quotidienne : 22 grammes.

Pa..., âgé de 12 jours. Poids : 2.470 grammes. Enfant petit ; selles
normales, un peu de muguet. Poids à 8 jours : 2.380 gr. ; à 16 jours :
2.530 gr. Augmentation quotidienne : 18 gr. 70.

La..., âgé de 15 jours. Poids : 2.235 grammes. Enfant petit. Poids
à 12 jours : 2.100 gr.; à 21 jours : 2.400 gr. Augmentation quotidienne : 33 gr. 3.

Anno, âgé de 19 jours. Poids : 2.470 grammes. Prématuré ; subictère. Poids à 17 jours : 2.400 gr. ; à 23 jours : 2.530 gr. Augmentation quotidienne : 21 gr. 6.

A. R..., âgé de 27 jours. Poids : 4.180 grammes. Poids à 23 jours :
4.070 gr. ; à 30 jours : 4.220 gr. Augmentation quotidienne :
21 grammes.

B..., âgé de 32 jours. Poids : 2.310 grammes. Sorti de couveuse
depuis 4 jours ; pas d'ictère. Poids à 27 jours : 2.200 gr. ; à 37 jours :
2.400 gr. Augmentation quotidienne : 20 grammes.

C..., âgé de 2 mois. Poids : 3.480 grammes. Ophtalmie guérie.
Augmentation pendant 10 jours : 28 grammes par jour.

Tableau I.

Noms	Age	Poids (en moyenne)	Quantité de lait ingérée par 24 heures	Albumine ingérée	Urines des 24 heures	Urée par 24 heures	Urée pour 100 d'albumine ingérée	Urée par kgr
			gr.	gr.	cc.	gr.	gr.	gr.
Marc Mi . . .	4 jours.	2.000	330	4,95	150	0,21	4,2	0,10
Pa.	12 jours.	2.470	450	6,75	200	0,11	1,6	0,04
La.	15 jours.	2.235	340	5,10	150	0,05	0,9	0,02
Anno.	19 jours.	2.470	390	5,85	220	0,14	2,3	0,05
A R	27 jours.	4.180	630	9,45	155	0,18	1,9	0,04
B.	32 jours.	2.310	460	6,90	160	0,13	1,8	0,05
C.	2 mois.	3.480	700	10,50	240	0,29	2,7	0,08

La lecture de ce tableau conduit à un certain nombre de considérations :

L'enfant de 4 jours élimine 0 gr. 21 d'urée par 24 heures, et 4 gr. 2 d'urée pour 100 d'albumine ingérée.

Les cinq enfants de 12 à 32 jours éliminent de 0 gr. 05 à 0 gr. 18 d'urée par 24 heures, et 0 gr. 9 à 2 gr. 3 d'urée pour 100 d'albumine ingérée.

L'enfant de 2 mois élimine 0 gr. 29 d'urée par 24 heures, et 2 gr. 7 pour 100 d'albumine ingérée.

Parmi ces enfants, il faut mettre à part le nouveau-né de 4 jours qui se trouve dans des conditions physiologiques spéciales, nous y reviendrons plus loin.

Les autres enfants, au nombre de 6, âgés de 12 jours à 2 mois, éliminaient par 24 heures une quantité d'urée de 0 gr. 05 à 0 gr. 29, soit une moyenne de 0 gr. 15.

Rapportée à la quantité d'albumine ingérée, cette quantité d'urée variait de 0 gr. 9 à 2 gr. 7, avec une moyenne de 1 gr. 86.

Quant au rapport de l'urée émise par 24 heures au kilogramme de poids du corps, il a varié de 0 gr. 02 à 0 gr. 08, avec une moyenne de 0 gr. 04.

Donc chez les nourrissons que nous avons étudiés, nous voyons qu'en ne tenant pas compte des variations individuelles la quantité d'urée émise par 24 heures est faible, de même que le rapport de celle-ci à l'albumine ingérée et au poids du corps.

Quant au nouveau-né, la quantité d'urée émise par 24 heures était plus élevée que chez les enfants du premier mois et se rapprochait de celle de l'enfant de 2 mois. Par contre la quantité d'urée rapportée à l'albumine ingérée et au kilogramme de poids du corps était notablement plus élevée que chez tous les autres enfants, y compris celui de 2 mois.

DEUXIÈME GROUPE — **Enfants dyspeptiques au sein**.

Nous avons étudié cinq enfants au sein présentant des symptômes de dyspepsie et d'infection gastro-intestinale subaiguë, ainsi que deux enfants guéris depuis quelque temps de cette affection. L'un de ceux-ci avait été étudié pendant la phase de maladie. Ces enfants étaient âgés de 15 jours à 2 mois, pesaient de 2.880 à 3.950 grammes et étaient de tous points comparables aux enfants du premier groupe.

OBSERVATIONS.

a) Villeb...., âgé de 15 jours. Poids : 3.340 grammes. Dyspepsie. Poids à 11 jours : 3.350 gr.; à 19 jours : 3.310 gr. Perte quotidienne : 5 grammes.

Vitt..., âgé de 18 jours. Poids : 3.350 grammes. Dyspepsie légère ; un peu de conjonctivite. Poids à 11 jours : 3.300 gr.; à 19 jours : 3.370 gr. Augmentation quotidienne 8 gr. 88.

Moll..., âgé de 25 jours. Poids : 3.640 grammes. Légère dyspepsie intestinale. Poids à 19 jours : 3.520 gr.; à 28 jours : 3.690 gr. Augmentation quotidienne : 18 gr. 8.

Amig..., âgé de 26 jours. Poids : 2.900 grammes. Dyspepsie intestinale avec érythème. Mauvais état général.

C..., âgé de 29 jours. Poids : 3.950 grammes. Dyspepsie gastro-intestinale avec selles glaireuses, sans fièvre. Poids à 24 jours : 3.900 gr.; à 33 jours : 4.020 gr. Augmentation quotidienne : 13 gr. 3.

b) Villeb..., âgé de 30 jours. Poids : 3.080 grammes. Selles normales. Poids à 23 jours : 2.950 gr.; à 30 jours ; 3.080 gr. Augmentation quotidienne : 18 gr. 5.

Herd..., âgé de 2 mois. Poids : 2.880 grammes. Guéri de dyspepsie

gastro-intestinale depuis 4 jours. En 5 jours, il augmente de 110 grammes. Augmentation quotidienne : 22 grammes.

Tableau II.

Noms	Age	Poids (en moyenne)	Quantité de lait ingérée par 24 heures	Albumine ingérée	Urines des 24 heures	Urée par 24 heures	Urée pour 100 d'albumine ingérée	Urée par kgr
			gr.	gr.	cc	gr.	gr.	gr.
Villeb	15 jours.	3.340	590	8,45	300	0,42	4,7	0,12
Vitt	18 jours.	3.350	560	8,40	300	0,67	7,9	0,2
Moll	25 jours.	3.640	600	9,00	260	0,35	3,8	0,10
Amig.	26 jours.	2.900	545	8,70	240	0,48	5,8	0,16
Carré.	29 jours.	3.950	730	10,95	290	0,39	3,5	0,09
Villeb	30 jours.	3.080	480	7,20	280	0,52	7,2	0,16
Herd.	2 mois.	2.880	410	6,15	200	0,74	12,0	0,25

a) *Enfants en périodes de maladie.* — Ces enfants étaient âgés
de 15 à 29 jours.

L'urée par 24 heures a varié chez eux de 0 gr. 35 à 0 gr. 67,
avec une moyenne de 0 gr. 46.

L'urée étant rapportée à la quantité d'albumine ingérée, le
coefficient a varié de 3 gr. 5 à 7 gr. 9, soit une moyenne de
5 gr. 10.

Les chiffres représentant le rapport de l'urée au kilogramme de
poids du corps ont oscillé entre 0 gr. 09 et 0 gr. 20, soit une
moyenne de 0 gr. 13.

En comparant ces enfants à ceux du premier groupe, on voit
que les quantités d'urée émises en 24 heures par rapport à l'albumine ingérée et par rapport au kilogramme de poids du corps
ont été plus élevées chez eux.

b) *Enfants guéris.* — Nos deux enfants avaient respectivement 30 jours et 2 mois.

L'urée par 24 heures a été chez eux de 0 gr. 52 et de 0 gr. 74,
soit une moyenne de 0 gr 63.

Le rapport de l'urée à la quantité d'albumine ingérée a été de
7 gr. 2 et de 12 grammes, soit une moyenne de 9 gr. 60.

Le rapport de l'urée au kilogramme de poids du corps a été de
0 gr. 16 et 0 gr. 25, soit une moyenne de 0 gr. 20.

Chez ces enfants on retrouve donc les mêmes différences avec
l'état normal que chez les enfants malades.

Troisième groupe. — Enfants au lait de vache.

Nous avons étudié cinq enfants nourris exclusivement au
lait de vache coupé d'eau, âgés de 14 jours à 6 mois, et un enfant de 14 jours soumis à l'allaitement mixte. Tous ces enfants
étaient chétifs et présentaient des troubles digestifs ; un certain
nombre d'entre eux étaient suspects de syphilis héréditaire ou
même nettement syphilitiques. C'est pourquoi ils étaient gardés
dans le service et nourris à l'allaitement artificiel. Ils pesaient de
3.060 à 5.140 grammes, le plus âgé n'ayant pas le poids le plus
élevé. Malgré leurs différences d'âge nous les réunissons, car
l'âge n'influe pas sur les chiffres trouvés, comme on peut s'en
assurer par la lecture du tableau.

Observations.

Mor..., âgé de 14 jours. Poids : 3.060 grammes. Selles mélangées ;
coryza suspect. Poids à 11 jours : 2.950 gr.; à 18 jours : 3.070 gr. Augmentation quotidienne : 17 grammes.

Dour..., âgé de 17 jours. Poids : 3.690 grammes. Selles normales,
érythème ; apparition de selles glaireuses le lendemain de l'examen.
Poids à 15 jours : 3.650 gr. ; à 19 jours : 3.750 gr. Augmentation
quotidienne : 25 grammes.

Sik..., âgé de 56 jours. Poids : 3.120 grammes. Selles normales ;
suspect de syphilis ; injections d'huile biiodurée. Augmente en 5 jours
de 180 grammes, soit 36 grammes par jour.

Del..., âgé de 4 mois. Poids: 5.140 grammes. Erythème ; suspect de
syphilis. Augmente en 7 jours de 40 grammes, soit 5 gr. 7 par jour.

Car..., âgé de 6 mois. Poids : 4.050 grammes. Dyspepsie sans fièvre.
Poids stationnaire pendant 8 jours.

Mont..., âgé de 14 jours. Poids : 3.950 grammes. Légèrement dyspeptique ; selles mélangées ; conjonctivite. A perdu en 5 jours
30 grammes, soit 6 grammes par jour.

Tableau III.

Noms	Age	Poids (en moyenne)	Quantité de lait ingérée par 24 heures	Albumine ingérée	Urines des 24 heures	Urée par 24 heures	Urée pour 100 d'albumine ingérée	Urée pour 1 kgr.
			gr.	gr.	cc.	cc.	gr.	gr.
Mor	14 jours.	3.060	350	11,55	300	0,85	7,3	
Durr.	17 jours.	3.690	506	16,69	350	2,16	12,8	
Sik.	56 jours.	3.120	560	18,48	200	2,79	15.0	
Del.	4 mois.	5.140	525	17,32	140	4,62	26.6	
Car.	6 mois.	4.050	393	12,96	230	1,29	9,9	
Mont.	14 jours.	3.950	Lait fem. 350 5,25 / Lait vach. 75 2,47	7,72	220	0,92	11,9	

On voit, d'après le tableau ci-dessus, que l'urée par 24 heures a oscillé de 0 gr. 85 à 4 gr. 62, soit 2 gr. 12 en moyenne.

L'urée par rapport à l'albumine ingérée a varié entre 7 gr. 30 et 26 gr. 60, soit 13 gr. 90 en moyenne.

L'urée par rapport au kilogramme de poids du corps a oscillé entre 0 gr. 23 et 0 gr. 89, soit 0 gr. 52 en moyenne.

L'examen de ce groupe conduit à ces conclusions que les chiffres y sont encore plus élevés que chez les dyspeptiques nourris au sein.

L'étude comparée des trois séries d'enfants montre que le rapport de l'urée à l'albumine ingérée subit des variations importantes et donne par suite des renseignements précis. Il suffit de se reporter aux paragraphes précédents pour voir que la quantité d'urée éliminée pour 100 grammes d'albumine ingérée est relativement faible chez des nourrissons non malades au sein (1 gr. 86) ; que chez des enfants dyspeptiques au sein il y en a 3 fois plus (5 gr. 10) et chez des dyspeptiques guéris 5 fois plus (9 gr. 60) ; que chez des enfants dyspeptiques au lait de vache il y en a 8 fois plus que chez les normaux au sein (13 gr. 90).

Il nous faut rechercher maintenant quelle est l'influence de la quantité d'albumine ingérée sur ces variations de l'urée pour voir si la ration alimentaire était satisfaisante.

Catégories d'enfants	Quantité moyenne d'albumine ingérée par 24 heures.
Enfants normaux au sein.	7 gr. »
Enfants dyspeptiques au sein	9 » »
Enfants dyspeptiques guéris	6 » 67
Enfants au lait de vache	14 » 12

Le tableau précédent, comparé aux conclusions antérieures, nous apprend que les enfants malades au sein, qui éliminaient 3 fois plus d'urée que les normaux, prenaient une quantité un peu plus forte d'albumine, — que ces mêmes dyspeptiques guéris, qui éliminaient 5 fois plus d'urée que les normaux, ingéraient la même quantité d'albumine qu'eux, — que les enfants au lait de vache, qui éliminaient 8 fois plus d'urée que les normaux, ingéraient, eux, le double d'albumine. Par conséquent les quantités moyennes d'urée émise par les enfants des différents groupes n'augmentent pas proportionnellement aux quantités d'albumine ingérée. Il existe donc manifestement pour expliquer les variations de l'urée des troubles de la nutrition.

Mais tout en tenant compte du trouble nutritif, il n'en est pas moins certain que la quantité d'albumine ingérée peut expliquer en partie l'abondance de l'urée chez certains de nos enfants malades. Les enfants nourris au lait stérilisé qui éliminaient le plus d'urée ingéraient une quantité double d'albumine. Il est donc permis de se demander si ces enfants n'ingéraient pas une quantité d'albumine trop forte, s'il n'aurait pas convenu chez eux de diminuer les doses de lait de façon à obtenir une élimination d'urée se rapprochant davantage de la normale.

Cependant dans la pratique la question est plus complexe, et il ne faudrait pas tirer des conclusions définitives des seules recherches de laboratoire. Si nous faisons en effet la moyenne des modifications journalières de poids chez les enfants des divers groupes, nous voyons que :

Les enfants normaux au sein augmentent de 23 gr.		par jour
Les enfants dyspeptiques au sein —	6 » 5	»
Les enfants dyspeptiques guéris —	20 » 2	»
Les enfants au lait de vache —	18 » 8	»

Ces recherches demanderaient à être poursuivies chez des enfants dont l'observation serait étudiée pendant une longue période
de temps et chez qui on ferait varier les quantités de lait ingérées

(Travail du service et du laboratoire du Pr Hutinel, à l'Hospice
des Enfants-Assistés).

M. H. Barbier. — L'augmentation de l'Az dans les urines
obéit, toutes choses égales d'ailleurs, à une loi de diététique très
précise, elle est en corrélation avec l'augmentation de l'Az ingéré.
Si donc celui-ci restant constant, l'Az urinaire augmente, c'est
la preuve ou que les aliments d'épargne de l'Az — graisse, hydrocarbonés — sont insuffisants ou que le malade pour une cause
quelconque, use sa propre substance azotée. Ces deux derniers
phénomènes étant d'ailleurs en corrélation dans certains cas.

C'est pourquoi les faits de M. Nobécourt, montrant une augmentation de l'Az urinaire chez ses dyspeptiques, me paraissent
une démonstration indirecte de la mauvaise utilisation des graisses
alimentaires chez ces malades. Il serait intéressant de rechercher
si l'addition de sucre à la ration ne modifierait pas cette véritable autophagie albumineuse. Ce qui serait encore une autre
preuve élégante de la non-utilisation parfaite des graisses.

On observe, ainsi que l'a observé M. Laufer (*Revue de la tuberculose*, 1906), des phénomènes analogues chez les tuberculeux
rendus dyspeptiques par une alimentation excessive en graisse,
et dont l'azoturie augmente en raison de la moins bonne utilisation des graisses.

Deux cas de paralysie diphtérique ; action du sérum de Roux,

par MM. L. Guinon, médecin de l'hôpital Trousseau et H. Pater,
interne des hôpitaux.

L'action du sérum de Roux sur les paralysies diphtériques a
fait l'objet d'un nombre déjà respectable de communications.
sans que l'accord soit fait sur l'action thérapeutique de ce sérum.

Abandonné à peu près complètement en ces dernières années dans le traitement des paralysies et par des raisons théoriques et aussi en face de multiples insuccès, le sérum a pourtant entre les mains de quelques auteurs donné des résultats favorables (1). Nul plus que M. Comby n'a eu à se féliciter de son emploi, et le dernier cas publié par cet auteur à la Société de Pédiatrie paraît des plus démonstratifs (2). Frappés par un résultat si réellement encourageant, nous avons voulu en présence d'un cas qui se présentait à nous agir de même, et nous rapportons ici l'observation d'un enfant atteint de paralysie diphtérique et que nous avons traité par le sérum.

L... André, 5 ans.

Pas d'antécédents héréditaires. Un frère de 21 mois est bien portant L'enfant, élevé au biberon, est l'aîné de la famille ; il n'a jamais été malade jusqu'à la fin de mars. A ce moment il a présenté une angine suivie de gêne respiratoire et de raucité de la voix. Un médecin appelé fit le diagnostic de diphtérie et de croup et injecta deux jours de suite 20 centimètres cubes de sérum. L'enfant sérieusement atteint guérit néanmoins, mais ne commença à sortir que vers le 15 avril.

Il prend froid à ce moment, et se met à tousser ; en même temps les parents s'aperçoivent qu'il avale difficilement les aliments qu'on lui donne, bien que l'appétit soit assez normalement conservé.

Les jours suivants un peu de fièvre survient, la toux augmente, l'enfant se plaint de gêne douloureuse dans la gorge, et on l'amène à l'hôpital Trousseau, où il entre le 28 avril 1906.

A l'examen, on se trouve en présence d'un enfant très affaibli, pâle, déprimé, grognon, légèrement fébrile. Sa langue est sale, mais humide ; il n'y a ni vomissements ni constipation.

L'examen des poumons, à peu près négatif, ne décèle que quelques petits râles de bronchite sans localisation particulière. Les bruits du

(1) COMBY, Arch. de méd. des enfants, juillet 1904, Soc. de Pédiatrie, 17 mai 1904 ; MOURNIER, Th. de Paris, 1905 : CHAMBON, Année méd. de Caen, mai 1905 ; MARFAN, TOLLEMER, Soc. de Pédiatrie, 17 mai 1904.

(2) COMBY, Soc. de Pédiatrie, 24 avril 1906.

cœur sont normaux ; le pouls est petit et d'ailleurs régulier. Le foie et la rate sont normaux.

En examinant la gorge on s'aperçoit que le voile du palais est flasque, tombant, nettement paralysé. La déglutition, difficile, est très imparfaite pour les liquides qui refluent en partie dans les fosses nasales ; la voix est nasonnante, les paroles à peu près incompréhensibles. Du côté des membres on note de la faiblesse générale, mais pas de paralysie nette, pourtant l'enfant serre bien mal les objets entre ses doigts et n'arrive qu'à grand'peine à s'asseoir sur son lit. Les réflexes sont conservés aux membres inférieurs.

Le diagnostic de paralysie diphtérique ne fait aucun doute, et devant les bons résultats obtenus tout récemment par M. Comby grace à l'emploi du sérum de Roux, nous décidons de faire une série d'injection à cet enfant Il reçoit ainsi 20 centimètres cubes de sérum antidiphtérique le 29 avril, 20 centimètres cubes encore le 1er mai, soit 48 heures plus tard, 10 centimètres cubes enfin le 2 mai.

Sous l'influence de ces doses fortes de sérum (puisqu'en cinq jours cet enfant de 5 ans reçut 50 centimètres cubes) il ne se produit aucune amélioration. Le 30 avril, l'enfant ne pouvait même plus s'asseoir sur le lit, il ne déglutissait que quelques gouttes de lait, et semblait de plus en plus déprimé. Le pouls, toujou s faible, battait 115 fois à la minute, et le 1er mai 130 fois. A cette date, les réflexes rotuliens avaient disparu, et tous les signes de paralysie étant plutôt en augmentation on put dire que la paralysie diphtérique continuait à se généraliser.

Le 2 mai, l'alimentation devenait impossible ; l'enfant étendu inerte dans son lit faisait à peine quelques mouvements paresseux et peu étendus des membres inférieurs et des mains ne pouvait ni serrer un objet entre ses doigts, ni s'asseoir sur son lit, ni soulever la tête. Les sphincters étaient intacts. Il n'y avait pas de troubles de la sensibilité. La respiration était régulière, le diaphragme et les muscles intercostaux ne semblaient pas atteints. Enfin l'enfant mourait brusquement dans la soirée avec une ascension thermique à 39°2, étonnant ainsi son entourage qui ne le croyait pas aussi gravement atteint.

L'*autopsie* ne révéla rien qui pût expliquer la mort : les poumons étaient sains, le cœur suffisamment ferme n'était nullement dilaté ; il ne contenait que des caillots post-agoniques, mais ni thrombose, ni végétations endocardiques des orifices ou de la pointe. Le foie, la rate semblaient normaux, ainsi que le cerveau et le bulbe.

Il semble pourtant, en présence de ces résultats, qu'il soit possible d'attribuer la mort à des accidents bulbaires. L'absence de toute lésion viscérale, l'examen histologique d'un fragment de myocarde qui fut reconnu normal, d'autre part l'évolution nettement progressive d'une paralysie d'abord vélo-palatine, puis peu à peu étendue à d'autres territoires, la brusquerie de la mort enfin et les modifications du pouls, tout cela plaide en faveur d'accidents bulbaires paralytiques dus au poison diphtérique, accidents que rien ne put empêcher.

Le sérum fut complètement impuissant, et il le fut à deux titres, à titre préventif et à titre curateur. Cet enfant atteint d'angine grave dans les derniers jours de mars reçoit 40 centimètres cubes de sérum de Roux, et néanmoins sa paralysie débute une vingtaine de jours plus tard. Cette paralysie, légère d'aspect puisqu'elle met un certain temps à attirer l'attention de l'entourage, n'est décelée que le 28 avril, soit douze jours environ après son début. A ce moment, malgré 50 centimètres cubes de sérum faits coup sur coup, en trois jours, la marche de la paralysie s'accélère, prend une allure grave et l'enfant meurt très probablement du fait de l'envahissement par le poison du système nerveux central. Voilà donc un cas des plus nets où le sérum n'empêcha ni l'apparition, ni l'aggravation d'une paralysie diphtérique.

Mais à côté de cette observation, et comme pour lui faire face, nous voulons en placer une autre, dans laquelle une paralysie développée sous nos yeux dans le pavillon même de la diphtérie guérit sans injection de sérum et à un moment donné si rapidement qu'elle se rapproche singulièrement du dernier cas de M. Comby et de quelques autres (1).

(1) PILLON, *Arch. de méd. des enfants*, janvier 1905.

P... Germaine, 6 ans, entrée à l'hôpital Trousseau, pavillon de la diphtérie, le 6 mars 1906.

Antécédents héréditaires sans intérêt : parents bien portants, deux autres enfants bien portants.

L'enfant, née à terme, fut élevée au sein jusqu'à 18 mois. Sa seule maladie fut la rougeole qui l'atteignit le 15 janvier 1906 et guérit bien.

La maladie actuelle débuta le 4 mars par de la gêne douloureuse de la déglutition, de la fièvre, des nausées. L'angine augmenta et l'enfant fut conduite à l'hôpital le 6 mars, 48 heures à peine après le début du mal.

On constate à l'entrée une angine diphtérique typique, avec fausses membranes bilatérales très épaisses et recouvrant les deux amygdales et la luette qui est encapuchonnée. Adénopathies sous-maxillaires très marquées, mais sans empâtement. L'état général est bon, la température est de 38°8.

On pratique dès l'entrée une injection de 40 centimètres cubes de sérum de Roux.

Dès le lendemain, les fausses membranes se modifient favorablement et le 8 mars la gorge est presque nettoyée ; l'amygdale gauche est encore partiellement recouverte, et on pratique une deuxième injection de 20 centimètres cubes pour parfaire la guérison.

Le 9 mars, il existe encore une fausse-membrane sur l'amygdale gauche et même le bord droit de la luette : tout le reste de la gorge est net. Il n'y a plus de fièvre.

Cette fausse membrane rétrocède mais existe encore le 11 mars, date à laquelle on pratique une 3ᵉ injection de sérum (20 cent.).

Le 13, apparaît du nasonnement avec un peu de reflux du lait par le nez. Le voile du palais est peu contractile et on peut affirmer un début de paralysie. Le même jour apparaît un peu d'albumine dans les urines et une éruption sérique assez intense de type urticarien. Les fausses membranes ont totalement disparu ; mais dans l'espoir d'arrêter l'évolution de la paralysie on fait encore 20 centimètres cubes de sérum.

Les jours suivants la paralysie du voile s'installe et s'accentue, et le 20 mars, l'alimentation devient difficile : à ce moment le voile du palais est flasque, pâle, les paroles sont presque incompréhensibles, et l'enfant semble s'affaiblir. Elle s'assied bien sur son lit, et peut facilement remuer les jambes ou serrer divers objets avec ses mains.

Le 24, apparaît une seconde éruption sérique, l'albuminurie persiste, la paralysie du voile est stationnaire, mais la tension artérielle diminuant et le pouls semblant s'affaiblir, on donne à la malade chaque jour 10 gouttes de la solution d'adrénaline à 1/1000.

Le 28, l'adrénaline est supprimée, le pouls est bon, mais la température s'élève, sans qu'on en trouve la cause d'ailleurs. On prescrit de la teinture de noix vomique à la dose progressive de 5 à 10 gouttes.

Alors commence une période fébrile avec température oscillant entre 38° et 39°, parfois même un peu plus ; la petite malade présente de nombreux troubles vaso-moteurs, rougissant et pâlissant en quelques secondes ; elle a encore à plusieurs reprises des poussées éruptives sériques analogues aux deux premières. L'état gastrique est mauvais et nécessite deux purgations. Mais surtout apparaît de la faiblesse des membres inférieurs, faiblesse ne permettant guère à la malade de se tenir debout. Les mains sont maladroites, serrent très mal les objets, les mouvements des doigts et de tous les membres sont lents et incertains. Les réflexes rotuliens et achilléens sont abolis. La paralysie du voile est très accentuée.

Le 7 *avril*, l'albumine a disparu, mais on trouve quelques signes de pleurésie sèche à la base gauche. Les réflexes rotuliens reparaissent, et l'enfant serre un peu mieux les objets placés dans sa main.

Le 11, l'état est extrêmement amélioré ; les réflexes sont normaux, la malade serre bien les objets, se tient debout après s'être levée seule, et marche ; les liquides passent presque normalement et la voix seule reste un peu nasonnée.

Le 15, la guérison est complète et sauf un léger trouble dans l'élocution, la malade ne présente plus aucun signe de paralysie.

Le 18, elle est reprise de fièvre, tousse un peu, mais après quelques jours de fièvre irrégulière, tout s'arrange et l'apyrexie est obtenue définitivement le 25 avril. La malade sort ultérieurement du service, complètement rétablie et ne conservant aucune trace de sa paralysie.

Il est intéressant de noter dans cette observation deux faits saillants : l'un bien connu, c'est l'apparition de paralysie au cours d'une diphtérie soignée et bien soignée par le sérum presque à son début ; l'autre, plus curieux peut-être, c'est la rapidité avec laquelle une paralysie qui paraissait en voie d'extension a rétrocédé et guéri pour ainsi dire sans médication. Le 7 avril, l'état était encore sérieux, la paralysie marquée, mais un premier symptôme favorable se manifeste, la réapparition des réflexes rotuliens. Le 11 avril, la scène a complètement changé, l'amélioration considérable, et le 15 la guérison est complète. Cette guérison rapide et on peut dire à peu près spontanée est un fait sur lequel il est bon d'attirer l'attention, car il est évident que si une ou plusieurs injections de sérum avaient été faites du 6 au 8 avril par exemple, on aurait pu rattacher à cette médication des résultats qui se trouvaient en réalité liés à la marche naturelle de la maladie.

Il nous a paru intéressant de publier ces deux cas, non certes pour en tirer des conclusions définitives, mais parce que mis côte à côte, ils montrent bien plusieurs points de la question et permettent en tout cas de constater deux faits capitaux : l'inutilité absolue des injections de sérum dans certains cas de paralysie dont le traitement nous échappe et d'autre part la rétrocession et la guérison rapide de certaines autres paralysies presque sans aucune médication, alors que rien au début ne permet de dire que telle paralysie sera légère et guérie et que telle autre, plus grave, se généralisera et pourra entraîner la mort.

M. Sevestre. — Il m'a semblé que depuis quelques mois, en mai en particulier, le sérum paraissait moins actif et qu'il en fallait un peu augmenter les doses ; il y a déjà eu des périodes semblables dans la préparation du sérum.

M. Guinon. — Je n'ai pas eu l'occasion de faire cette remarque.

M. Comby.— Dans certains cas graves ou tardivement traités,

il est possible que le sérum ne puisse prévenir les paralysies diphtériques. Mais je ne crois pas qu'on puisse contester que, grâce au sérum, le chiffre des paralysies consécutives à la diphtérie a beaucoup diminué. La plupart des enfants, qui succombaient autrefois à la diphtérie, sont sauvés aujourd'hui par le sérum. Et c'est parmi eux que nous rencontrons encore quelques paralysies diphtériques. Ces paralysies sont rares, et l'on peut bien affirmer que cela est dû au sérum. Je crois donc que le sérum, le plus souvent, est capable de prévenir et de guérir la paralysie diphtérique.

M. NETTER. — Je vois que MM. Guinon et Pater ont fait prendre de l'adrénaline pendant quelques jours à la malade.

J'ai fait pour ma part depuis plus d'un an grand usage de ce médicament au cours de la diphtérie grave et j'ai lieu de me féliciter de son emploi. Il s'agit d'administration prolongée par la bouche à doses variant de un quart à un demi-milligramme dans les vingt-quatre heures.

Je compte du reste entretenir prochainement la Société des résultats obtenus par cette méthode qui a été imaginée par le docteur Rolleston, de Londres.

M. TOLLEMER. — Si l'endotoxine bactérienne est la cause de la paralysie diphtérique, il semble que les paralysies devraient être plus fréquentes dans les cas où le bacille persiste longtemps dans les fosses nasales et le pharynx. J'ai pour ma part suivi, pendant parfois plusieurs mois, un assez grand nombre d'individus qui portaient dans le pharynx des bacilles virulents pour le cobaye et je n'ai jamais observé qu'ils fissent des paralysies diphtériques : or les endotoxines avaient tout le temps d'agir dans ces cas. Il semble que la paralysie diphtérique soit due à une intoxication massive, et une prédisposition personnelle et le terrain doivent probablement entrer en jeu.

M. H. BARBIER. — Les observations qui viennent de nous être présentées ne me semblent pas prouver qu'on a tort de réinoculer

les malades qui ont des accidents tardifs, dans la convalescence de
la diphtérie. A propos de ceux-ci je ne voudrais pas répéter ce
que j'ai dit à la dernière séance de la Société médicale des hôpitaux à l'occasion de la communication de M. Comby, soit sur le
syndrome toxique tardif, soit sur les formes morbides où on peut
l'observer. Je désire seulement ajouter à celles que j'ai énumé-
rées : *formes inoculées tardivement, formes associées graves membraneuses*, celles où, comme dans un des cas qui nous est présenté,
les fausses membranes n'ont pas obéi comme d'habitude à l'action
du sérum, c'est-à-dire que les formes membraneuses prolongées
sont plus exposées que les autres à ces accidents toxiques tardifs.

Ceux-ci sont-ils produits plus particulièrement par des poisons
des corps bacillaires contre lesquels un sérum spécial aurait une
action élective, cela est à voir. Ce qui est incontestable c'est qu'on
voit, sous l'influence du sérum ordinaire antidiphtérique, les accidents s'amender et disparaître, et obéir à son action comme on
le voit dans la période initiale de la maladie.

Statistique de la scarlatine à l'hôpital Trousseau en 1905,

par H. PATER, interne des hôpitaux.

A la suite des communications faites en 1905 par M. Dufour (1)
et plus récemment encore par le même auteur et par M. Sevestre (2), il nous semble intéressant de présenter en quelques mots
à la Société la statistique des cas de scarlatine observés en 1905
dans le service de mon maître le Dr Guinon à l'hôpital Trousseau.
Ce n'est pas que notre statistique vienne ajouter à celles des auteurs précédents des éléments nouveaux de clinique ou de thérapeutique, mais elle est si favorable que nous n'avons pu résister
au désir de vous l'apporter ici, puisqu'elle dépasse en résultats
heureux les précédentes.

Du 1er janvier 1905 au 1er janvier 1906, le pavillon a reçu exac-

(1) Dufour, *Soc. méd. des hôpitaux*, séances des 2, 9 et 16 juin 1905, et
9 février 1906.

(2) Sevestre, *Soc. méd. des hôpitaux*, séance du 23 février 1906.

tement 300 malades d'âges divers, mais surtout avoisinant 3 à 6 ans. Sur ce chiffre, on a compté seulement 4 morts : le premier concerne un enfant de 4 ans 1/2 entré dans un état particulièrement grave, avec angine intense, d'aspect nécrotique, et albuminurie et qui mourut au bout de 8 jours ; le 2e cas mortel fut celui d'un enfant de 4 ans passé du service de la diphtérie où il avait séjourné 4 jours, et qui atteint d'angine grave, avec albuminurie et rhumatisme infectieux, mourut au bout d'une semaine. Les deux autres cas concernent des nourrissons l'un de 16, l'autre de 18 mois, tous deux morts dans des circonstances très particulières ; l'un en effet venait du pavillon de la coqueluche où il était hospitalisé depuis 6 semaines et où il contracta la scarlatine ; atteint de bronchopneumonie, il succomba le jour même de son passage dans le pavillon des scarlatins ; le second nourrisson enfin reçu à la scarlatine pour une éruption peut être douteuse tant elle fut légère et peu entourée des signes habituels de la maladie, succomba à une bronchopneumonie dont il était porteur à l'entrée et dont l'autopsie démontra la nature tuberculeuse.

En somme le pourcentage de mortalité donne le chiffre de 1,33 0/0, chiffre inférieur à tous ceux publiés en ces derniers temps. Nous rappellerons en effet que les auteurs cités par M. Dufour donnent les chiffres de 2,53 à 2,84 0/0 (Roger), de 2,17 0/0 (Martin), de 10,6 0/0 (Léon de St-Paul), que M. Dufour lui-même constate sur 375 malades observés en 1 an et demi 6 décès seulement, soit une mortalité de 1,60 0/0, et qu'enfin M. Sevestre à l'hôpital Bretonneau n'a eu que 4 morts sur 234 malades, soit un chiffre de 1,68 0/0, voisin du précédent. Notre résultat est étroitement superposable à ces derniers ; il est même un peu plus favorable encore, puisque les 4 cas de mort constatés parmi nos 300 malades ne donnent qu'une mortalité de 1,33 0/0.

Encore, convient-il de remarquer que nous serions autorisé à éliminer peut-être le dernier de nos quatre décès, puisque le diagnostic de scarlatine extrêmement douteux chez ce malade qui ne desquama à aucun moment peut facilement être réfuté.

A ce brillant résultat nous ne voulons donner comme interpré-

tation que le fait d'une bénignité particulière de la maladie durant
cette année, puisque les statistiques faites en divers établissements
hospitaliers par M. Dufour, M. Sevestre et par nous, et concernant soit des enfants, soit des adultes, sont toutes trois exceptionnellement favorables parce qu'elles se rapportent au même
laps de temps.

Nous signalerons seulement quelques particularités qui nous
semblent dignes de remarque. Tout d'abord, nous avons eu
une quinzaine d'angines graves, dont beaucoup furent nécrotiques, et nous avons toujours présente devant les yeux une fillette qui entrée dans le service dans un état des plus précaires
guérit pourtant, mais perdit une bonne partie de son tissu
amygdalien et présenta à sa sortie une large perte de substance
siégeant en deux points de son voile du palais. Comme M. Sevestre
nous pensons que les nettoyages fréquents et soigneux de la gorge,
effectués d'ailleurs avec le plus grand dévouement et la plus scru-
puleuse exactitude par la surveillante du pavillon, Mme Udfon.
qui a droit à toute notre reconnaissance, jouent le plus grand rôle
dans le traitement de la maladie et, à la fois curateurs et préser-
vateurs, évitent l'apparition des complications les plus graves. De
plus, ainsi que M. Guinon l'a déjà fait remarquer à plusieurs
reprises, tous les enfants atteints d'angines nécrotiques se sont
trouvés très bien de l'administration d'une petite quantité de
viande crue qui nous a toujours paru hâter et favoriser les phénomènes de réparation locale et de cicatrisation en même temps
qu'elle soutenait l'état général.

Un deuxième point concerne l'alimentation : nous avons pu.
guidés par les intéressantes tentatives de M. Dufour et de M. Dopter (1), étudier l'action du régime achloruré au cours de la scarlatine. Nos résultats extrêmement satisfaisants ont été récemment
publiés (2) et nous pensons qu'une telle méthode peut rendre
dans l'alimentation des scarlatins de réels services. Elle permet
en effet d'alimenter d'une façon variée les malades, elle empêche

(1) DOPTER, Soc. méd. des hôpitaux, 16 juin 1905.
(2) PATER, Soc. méd. des hôpitaux, 8 février 1906.

l'amaigrissement, elle donne plus de résistance au sujet vis-à-vis
des infections secondaires et des complications diverses ; enfin
loin d'être un danger pour le rein des scarlatineux, elle prévient
sans doute la néphrite albumineuse, et permet d'ailleurs de la
guérir comme nous avons eu deux fois l'occasion de le constater
chez des scarlatins entrés dans le pavillon en pleine néphrite
hématurique et anasarque, et qui mis au régime achloruré sorti-
rent de l'hôpital en excellent état.

Un cas de collapsus grave au cours de l'eczéma chez un nourrisson,

par MM. P. Boulloche et Henri Grenet.

Le rapport entre l'apparition d'accidents généraux graves et le
brusque affaissement d'une éruption eczémateuse chez le nourrisson, est connu depuis fort longtemps. Mais, à l'étranger, quelques auteurs, suivant en cela l'enseignement de l'école de Vienne,
continuent à nier toute relation de cause à effet entre les deux
ordres de phénomènes, et prétendent que les faits observés résultent de coïncidences fortuites : telle est l'opinion soutenue récemment encore par Strauss (1). Or, peut-on parler de simple coïncidence, lorsque, chez un enfant bien portant, la disparition de
l'eczéma précède immédiatement l'éclosion des accidents, et que,
ceux-ci s'amendant, l'éruption reparaît aussitôt, — et surtout lorsque les phénomènes graves, succédant à un traitement local trop
efficace des lésions cutanées, sont guéris précisément par les
moyens mis en œuvre pour provoquer le retour de l'éruption (2) ?

Voici l'histoire d'un cas qui a pu être suivi de très près, et où
semble évidente la relation entre l'affaissement de l'eczéma et
l'apparition de signes de collapsus grave.

(1) Strauss, *Archiv f. Kinderheilk.*, 1902.
(2) On trouvera cette question plus amplement discutée dans la thèse
recente de notre ami le Dr Hudelot, à qui nous avions communiqué notre
observation (*Accidents généraux de l'eczéma, en particulier chez le nourrisson*,
Paris, 1906).

B... Georges, âgé de 14 mois, est né de parents bien portants et n'ayant jamais été atteints d'eczéma ni d'autres manifestations arthritiques. Il a une sœur aînée, âgée de quatre ans et demi, qui a toujours joui d'une santé parfaite.

Il appartient à une famille aisée, et a toujours été surveillé sous le rapport de l'alimentation et de la propreté.

Il a été nourri au sein jusqu'à neuf mois et ses tétées étaient très bien réglées. Le sevrage s'est passé sans incidents. Lorsque nous sommes appelés auprès de lui, il a cinq dents, marche, commence à parler. Il est nourri avec du lait, des bouillies, de la phosphatine ; il n'a jamais présenté aucun trouble digestif.

Il est atteint d'eczéma de la face depuis le premier mois de sa vie. Cet eczéma est prurigineux et habituellement suintant ; mais l'enfant est bien tenu ; on l'empêche de se gratter, et il ne présente aucune excoriation, ni aucune lésion impétigineuse.

Dans les quelques jours qui ont précédé les accidents, l'eczéma avait subi une recrudescence et était devenu très floride. Aucune faute alimentaire n'avait été commise.

Le 17 janvier 1906, dans l'après-midi, en quelques heures, l'eczéma cesse de suinter, se flétrit, disparaît complètement A 4 heures du soir, l'enfant a deux vomissements alimentaires, sa température monte à 38°4.

Il dort mal pendant la nuit suivante et le lendemain il est abattu Cependant il n'a pas eu de nouveaux vomissements, mais il est constipé et ne va pas à la selle. Le foie et la rate ne sont pas augmentés de volume. La température est à 38°6. Les bruits du cœur sont bien frappés ; le pouls bat à 100 à la minute. Le malade est mis a la diète hydrique, et on lui fait prendre 3 centigrammes de calomel.

Le soir l'état général est satisfaisant, il n'y a plus de fièvre ; l'enfant est gai et joue ; cependant le calomel et un lavement donné dans la journée, n'ont produit aucun effet.

Le 19 janvier au matin, la température est normale. Une cuillerée à café d'huile de ricin a provoqué une selle peu abondante, non fétide. L'enfant a bien uriné, et est très gai. Mais l'*eczéma n'a pas reparu.*

A deux heures du soir, l'enfant dont l'état général semble parfait, accompagne en riant, jusqu'à la porte, sa mère qui se prépare à sortir. *A trois heures*, tout d'un coup, *en quelques secondes*, il pâlit, cesse de jouer ; sa bonne le prend dans ses bras : il reste inerte, sans se plaindre, ne répondant pas quand on lui parle : ses yeux se creusent, son regard est perdu dans le vague et ne se fixe sur aucun objet.

Nous l'examinons à 3 h. 1/2 : il est plongé dans un état de torpeur dont on ne peut le tirer ni par les questions à haute voix, ni par les excitations cutanées ; il a le teint blafard et les yeux excavés et cernés, le nez pincé, les lèvres serrées ; de temps à autre, il ébauche un mouvement de mâchonnement. On ne constate aucun symptôme méningé : les pupilles sont en état de dilatation moyenne, réagissent bien à la lumière ; il n'existe pas de strabisme ; la fontanelle antérieure n'est pas tendue; il n'y a pas de signe de Kernig ; le pouls est régulier, bien frappé, bat à 110 à la minute. L'examen de l'abdomen reste, lui aussi, presque complètement négatif ; le ventre n'est pas ballonné, mais au contraire est mou et flasque ; les plis faits en pinçant la paroi qui a perdu sa tonicité, ne s'effacent que lentement, et l'on éprouve un peu, à la palpation, la sensation du ventre de cadavre, cette palpation n'est nullement douloureuse, le foie et la rate ne sont pas augmentés de volume. La respiration est régulière ; aucun symptôme anormal n'est relevé à l'examen du poumon ; pas d'angine.

L'enfant n'a pas eu de nouvelle selle depuis le matin. *Il n'urine pas.* L'eczéma reste complètement effacé. La température est à 38°2.

Devant ces phénomènes de collapsus général, que n'explique aucune localisation organique, et qui paraissent si nettement en rapport avec la disparition de l'éruption, on s'efforce de faire de la révulsion cutanée et intestinale. Voici le traitement mis en œuvre : on donne immédiatement un bain sinapisé à 38 degrés, puis un lavement purgatif (un verre à Bordeaux d'eau de Rubinat). On prescrit de plus une portion de 60 grammes contenant 2 grammes d'acétate d'ammoniaque (une cuillerée à café toutes les deux heures). L'enfant est maintenu à la diète hydrique et prend en outre un peu de thé léger.

Il a un peu crié dans son bain, mais sa peau a à peine rougi.

A 6 heures du soir, l'état est le même ; les bruits du cœur restent bien frappés.

A 9 heures, l'enfant a repris un nouveau bain dans lequel il s'est un peu débattu. Il reste toujours aussi pâle, ses yeux sont aussi excavés, mais le nez paraît un peu moins pincé. Il boit avidement, mais n'urine pas (on s'est assuré par la palpation et la percussion que la vessie n'est pas distendue, et qu'il ne s'agit pas de rétention d'urine). L'état du cœur et du pouls reste satisfaisant. La température est de 38°1.

A 11 heures du soir, on fait une injection de 50 grammes de sérum artificiel ; le malade crie un peu pendant cette injection qui est d'ailleurs bien supportée.

A minuit, nouveau bain sinapisé à 38 degrés ; et au sortir du bain. l'enfant devient absolument blafard, tombe inerte sur les genoux de sa bonne ; son pouls devient rapide et filiforme et cesse même d'être perceptible pendant quelques secondes. On fait immédiatement une injection sous-cutanée de 2 centigrammes de caféine, et des frictions alcooliques sur tout le corps. Très rapidement le pouls se relève. l'enfant s'agite un peu ; puis, pendant une heure, paraît très excité par la caféine et ne cesse de pousser des cris violents.

Vers 1 heure du matin, à la suite d'un nouveau lavement à l'eau de Rubinat, se produit une selle assez abondante, pâteuse, grisâtre, non fétide. Les urines sont toujours supprimées. L'eczéma n'a aucune tendance à reparaître. A 1 heure 1/2 on donne un nouveau bain sinapisé à 30 degrés qui est bien supporté.

Le 20 janvier, à 8 heures du matin, l'état est un peu moins alarmant : l'enfant commence à s'intéresser à ce qui se passe autour de lui, dirige son regard vers les personnes qui l'appellent ; *il a urné abondamment* ; *un peu de rougeur reparaît au niveau des anciens placards eczémateux.* Le pouls est bien frappé ; la température est normale (37° 1).

L'examen des divers organes demeure négatif : aucun signe méningé, aucun symptôme anormal du côté de l'appareil respiratoire : pas d'angine ; la paroi abdominale, toujours très souple, est un peu moins flasque ; le foie et la rate ne sont pas augmentés de volume.

On continue le traitement institué la veille ; trois bains sinapisés à 30 degrés dans la journée ; continuation de la diète hydrique et de l'acétate d'ammoniaque. Un lavement purgatif est donné le matin ; le soir, 3 centigrammes de calomel. Dans le but de rappeler l'éruption, on fait en outre sur les joues quelques frictions, d'abord à l'eau savonneuse, puis à l'eau de Cologne.

Nouvelle émission abondante d'urines dans l'après-midi.

A partir de ce jour, l'amélioration est rapide. L'eczéma reparaît progressivement.

Le 21 janvier, un seul bain sinapisé dans la journée. On donne à l'enfant du bouillon de légumes.

Le 22, suppression complète des bains et de l'acétate d'ammoniaque. L'alimentation est reprise très légèrement (bouillon de légumes, une phosphatine à l'eau).

L'eczéma est manifeste, bien rouge, un peu suintant à partir du 23 janvier.

On alimente l'enfant avec beaucoup de prudence ; une bouillie au lait et à la crème d'orge est donnée pour la première fois le 26 janvier. Dans la suite, le lait est remplacé en partie par du babeurre.

Chez ce malade, aucun incident nouveau ne se produit jusqu'au 1er avril. Ce jour là, à 6 heures du soir, sans cause appréciable, sans qu'aucune erreur de régime ait été commise, l'enfant est pris de deux vomissements. La température est normale ; le ventre est souple, le foie et la rate ne sont pas augmentés de volume ; rien à signaler du côté de l'appareil respiratoire ; pas d'angine ; les bruits du cœur sont réguliers et bien frappés, le pouls est plein. L'eczéma n'est pas effacé. On met le malade à la diète hydrique.

Le soir à 9 heures, un nouveau vomissement se produit ; l'enfant paraît un peu abattu. Bien que l'éruption ne disparaisse pas, dans la crainte d'accidents de collapsus semblables à ceux qui se sont produits au mois de janvier, on donne un bain sinapisé à 30 degrés, un lavement purgatif avec de l'eau de Rubinat, et l'on prescrit une potion avec de l'acétate d'ammoniaque.

Le lendemain matin, l'état du malade est très satisfaisant ; il ne

s'est plus produit de vomissements ; l'enfant a eu spontanément une
selle, et a émis des urines abondantes ; l'eczéma reste floride.

L'amélioration est très rapide.

En résumé, la maladie a évolué de la manière suivante : 1° disparition soudaine de l'eczéma ; 2° troubles digestifs légers, améliorés par la diète hydrique ; 3° collapsus et anurie ; 4° guérison, retour de l'eczéma.

Il s'agissait d'un enfant placé dans de bonnes conditions hygiéniques, ne présentant ni excoriations cutanées, ni lésions impétigineuses ; et il est bien difficile d'attribuer ici les accidents à une infection d'origine cutanée. Les auteurs allemands, étudiant la mort subite dans l'eczéma, font jouer un grand rôle à l'état lymphatique de Paltauf. caractérisé surtout par l'hypertrophie du thymus et des divers organes lymphatiques : mais cette explication un peu vague ne rend aucun compte de la fréquence particulière des accidents chez les eczémateux, et d'ailleurs elle ne semble pas pouvoir s'appliquer à notre cas. Bernheim Karrer(1, dans un travail récent, attribue une grande importance, dans la pathogénie de la mort subite au cours de l'eczéma, à la défaillance du myocarde : cette défaillance ne s'est pas produite chez notre malade, qui a guéri ; et d'ailleurs, il resterait à expliquer pourquoi elle survient spécialement chez les eczémateux dont l'éruption disparaît brusquement : sur ce point, les expériences contradictoires de Bernheim Karrer, cherchant à intoxiquer des cobayes en leur injectant de l'extrait de peau brûlée avec de l'huile de croton, n'apportent aucun éclaircissement.

On est ainsi conduit à revenir à la vieille doctrine des métastases, rajeunie par la connaissance des auto-intoxications. On peut admettre (et telle est l'opinion généralement adoptée en France) que des substances toxiques, auxquelles la peau eczémateuse sert habituellement d'émonctoire, sont brusquement retenues dans l organisme lorsque l'éruption disparaît. Les effets nocifs de cette rétention seront manifestes surtout lorsqu'il y aura diminution du

(1) Bernheim Karrer, *Archiv f. Kinderheilk.*, décembre 1903.

pouvoir antitoxique du foie, ou insuffisance de l'élimination rénale ; or l'albuminurie est souvent signalée en pareil cas. Nous regrettons de n'avoir pu examiner les urines de notre malade ; mais du moins, nous avons noté une assez longue période d'anurie.

Quoi qu'il en soit des interprétations pathogéniques, les faits cliniques sont indéniables ; et leur connaissance conduit à des règles pratiques importantes : l'histoire de notre malade montre une fois de plus qu'on doit toujours redouter la disparition brusque de l'eczéma ; qu'en pareil cas il faut chercher à rappeler l'éruption par la révulsion cutanée, et que, comme le recommandent d'ailleurs les auteurs classiques, on doit éviter d'appliquer un traitement local trop actif à l'eczéma des nourrissons et de chercher à le guérir trop rapidement, si l'on ne veut courir le risque de provoquer des accidents redoutables.

M. Zuber, communique un cas *d'œdème segmentaire chronique* chez un enfant de 9 ans.

Élections.

M. Carpentier, de Londres ; est élu Membre correspondant étranger.

La prochaine séance aura lieu le mardi 16 octobre 1906 à 4 heures 1/2 à l'hôpital des Enfants-Malades.

Présidence de M. Comby.

Nystagmus essentiel familial,

par MM. E. Apert et Dubosc.

Nous présentons à la Société cinq sujets, la mère et ses quatre
enfants, tous atteints de nystagmus très accentué chez certains
sujets, atténué chez quelques autres, le plus souvent isolé, chez
quelques sujets associé à de légers mouvements myocloniques, et
à l'exagération des réflexes rotuliens. Un autre enfant, mort à
11 mois, aurait été, au dire de la mère, atteint également de nystagmus très marqué. Cinq autres enfants, dont trois morts en bas-
âge et deux vivants encore n'ont pas présenté le symptôme.
Il est à remarquer que parmi les cinq enfants indemnes quatre
sont d'un premier lit ; un seul du second lit n'a pas de nystagmus ; il est à remarquer aussi que le symptôme est beaucoup plus
accentué chez les filles qui sont toutes fortement atteintes, que
chez les garçons qui sont ou indemnes, ou atteints d'une façon
atténuée. La mère elle-même ne présente qu'une ébauche de
l'affection. Voici un mot d'observation sur chacun des sujets.

Mère : Trente-six ans, née à Dinan dans les Côtes-du-Nord ; ses père
et mère ne présentaient rien de particulier ; elle a eu quinze frères
et sœurs qui ont eu pour la plupart de nombreux enfants ; aucun ne
présente de mouvements des yeux.

Elle-même est et a toujours été bien portante ; elle présente, de

naissance, du strabisme interne de l'œil droit, son iris droit est un
peu plus foncé que son iris gauche ; au repos elle n'a pas de nystagmus ; mais si on lui fait fixer un objet dans la position de déviation
externe maxima de l'axe visuel, on obtient une ébauche de nystagmus.

Elle s'est mariée deux fois. De son premier mari elle a eu quatre
enfants.

1° Lucien. Mort à quatre ans et demi de méningite. Il n'avait pas
de nystagmus.

2° Robert. Mort à deux mois. Pas de nystagmus.

3° Marcel. Mort à trois semaines. Pas de nystagmus.

4° Robert, actuellement âgé de 13 ans ; bien constitué ; pas de
nystagmus ; réflexes tendineux et cutanés normaux ; petites *trémulations fibrillaires* dans les muscles des lèvres se reproduisant toutes
les 2 à 3 minutes, tantôt à droite, tantôt à gauche, surtout à la lèvre
supérieure.

Les enfants du second lit sont d'un homme actuellement âgé de 38
ans, que nous avons examiné. Il a toujours été dyspeptique sans avoir
jamais fait d'excès d'alcool ; il a toujours été sujet à des migraines
violentes, à des névralgies, à des douleurs ; ses migraines s'atténuent
depuis qu'il prend de l'âge. Il ne présente rien de particulier du côté
des yeux, sinon de la presbytie commençante. Son père était normal ; sa mère a dû être enfermée pour des troubles psychiques avec
hallucinations auditives, qui ont du reste été passagers.

De ce second lit sont nés six autres enfants ;

5° Camille, morte à 11 mois ; elle était atteinte de *nystagmus* qui
n'a pas été remarqué à la naissance, mais seulement quand elle avait
quelques mois, à l'occasion d'une attaque de gastro-entérite. Les attaques se sont répétées, et à chaque attaque le nystagmus augmentait
Quand elle est morte à 11 mois des suites de la gastro-entérite, le
nystagmus était des plus accusés.

6° Georges, 6 ans ; nous n'avons pu voir cet enfant, actuellement à
la Roche-Guyon ; il n'a, paraît-il, pas de nystagmus (1).

(1) Depuis lors, nous avons pu examiner cet enfant ; il a un *léger nystagmus* quand on lui fait fixer un objet dans la position de déviation externe

7⁰ Camille, 5 ans, elle est atteinte de *nystagmus* très marqué ; les oscillations sont très rapides, horizontales ou un peu obliques ; les mouvements du globe de l'œil entraînent des mouvements des paupières ; mais celles-ci ne paraissent présenter que des mouvements communiqués ; pas de mouvements dans les muscles de la face ; pas de myœdème ; réflexes rotuliens normaux ; pas de troubles vaso-moteurs, ni sécrétoires ; peu de raie méningitique. L'enfant est malingre, pâle et décharnée, mais sans aucun stigmate de dégénérescence. Le nystagmus n'a été remarqué qu'à l'âge de deux ans et demi à la suite d'une rougeole, puis d'une scarlatine.

8⁰ Marcel, 3 ans 1/2 ; il n'est atteint de *nystagmus* que légèrement et par intermittences ; l'enfant a été hospitalisé longtemps dans le service, nous avons pu suivre les intermittences du symptôme ; on le constate parfois un matin ; puis on reste plusieurs jours sans le retrouver. Pas de tremblements fibrillaires : pas de mouvements anormaux ; *exagération très marquée du réflexe rotulien* à droite, légère à gauche. Stries transversales multiples sur les ongles des gros orteils ; aucun autre trouble dystrophique ; aucun trouble vaso-moteur.

9⁰ Andrée, 28 mois. *Nystagmus* horizontal très marqué ; *réflexes rotuliens exagérés* des deux côtés, mais plus à droite. Pas de tremblements fibrillaires, peu de myoclonie, peu de troubles vaso-moteurs. Elle a eu dans le service une broncho-pneumonie. C'est à la suite de cette maladie que les mouvements nystagmiques ont pris l'intensité qu'ils ont actuellement.

10⁰ Gaston, 7 mois. Il est actuellement atteint de gastro-entérite pour laquelle il est soigné dans le service depuis le 10 d'août. A son entrée dans le service, il n'avait pas de nystagmus. Le *nystagmus* est apparu le 16 août, au cours de la période aiguë de sa gastro-entérite ; il persiste maintenant très intense bien que l'état de l'enfant se soit bien amélioré. *Réflexe rotulien très exagéré* à droite, Pas de troubles de développement, ni de stigmates dystrophiques.

du regard ; mais il n'a pas de nystagmus au repos, ni dans les mouvements spontanés des yeux ; il n'a pas d'exagération des réflexes ; il a plus encore que son aîné Robert des *trémulations fibrillaires* presque constantes dans les muscles de la face.

En résumé, sur 10 frères et sœurs, les 3 filles sont atteintes de nystagmus très marqué ; un frère est également atteint ; un autre frère ne l'est que légèrement et par intervalles ; la mère offre également une ébauche du symptôme. Ce nystagmus n'est pas symptomatique d'une affection du système nerveux dont on ne retrouve aucun autre symptôme. Toutefois, trois sujets ont de l'exagération bien marquée du réflexe rotulien. Aucun n'a de troubles myocloniques. Seul le frère aîné, qui n'a pas de nystagmus, présente de la trémulation fibrillaire de la lèvre supérieure.

L'examen ophtalmoscopique de ces sujets était intéressant. M. le Dr Antonelli a bien voulu s'en charger. Voici la note qu'il nous a remise :

La mère présente du *strabisme* convergent depuis l'âge de 13 ans, à la suite d'une fièvre typhoïde, affirme-t-elle. Les deux yeux sont légèrement hypermétropes, sans astigmatisme. Les pupilles réagissent normalement. *Aucune lésion ophtalmoscopique.*

Camille (5 ans). Loucherait depuis l'âge de 2 ans 1/2, à la suite de rougeole. *Strabisme* convergent peu prononcé, périodique, alternant. Nystagmus binoculaire à petites oscillations, presque rotatoires, assez rapides et fréquentes. Ce nystagmus est intermittent, n'augmente pas lors des excursions latérales forcées des yeux, ne cesse pas ni ne se modifie sensiblement lors de la fixation d'un objet plus ou moins rapproché. Pas d'oscillations de la tête. Aucune lésion externe de l'appareil oculaire. Réaction pupillaire normale. Aucune lésion classique du fond de l'œil, mais *stigmates ophtalmoscopiques de dystrophie,* car les papilles optiques sont pâles, grisâtres, aplaties et la pigmentation chorio-rétinienne est très irrégulière, parfois grenue.

Marcel (3 ans 1/2). Au moment de l'observation ne présente ni strabisme ni nystagmus, mais la mère affirme le voir loucher de temps à autre, depuis une bronchite dont il a souffert dernièrement. Aucune lésion externe de l'appareil oculaire, *aucune lésion ophtalmoscopique.*

Andrée (28 mois). *Strabisme* convergent, assez prononcé, de l'œil gauche. Nystagmus périodique, à oscillations de latéralité, assez larges et assez rapides. Un certain blépharospasme rend difficile l'observation externe, de même que l'ophtalmoscopie. En tout cas, il n'y a pas de lésions externes de l'appareil oculaire, la réfraction est légèrement hypermétropique comme chez les autres frères et sœurs (examen à la skiascopie) et l'ophtalmoscope ne laisse constater aucune altération caractérisée du fond de l'œil.

Gaston (7 mois). Mobilité extrême et désordonnée des globes oculaires : parfois déviation nette de l'œil droit en strabisme convergent, parfois déviation conjuguée de latéralité (surtout vers la gauche), parfois nystagmus. Aucune lésion extérieure de l'appareil oculaire. Examen ophtalmoscopique très difficile, mais aucune altération apparente du fond de l'œil.

Des faits de nystagmus familial ou de nystagmus héréditaire ont déjà été publiés. Owen a publié sous cette dernière dénomination une série de cas de nystagmus idiopathique frappant quatre générations d'une même famille ; les mâles étaient seuls frappés ; le nystagmus existait à la naissance dans les deux dernières générations. Mac Gillivray (de Dundee) signale un cas de nystagmus congénital héréditaire associé à des mouvements de la tête. Audéoud apporte le tableau généalogique d'une famille comptant 7 cas de nystagmus horizontal repartis sur trois générations comprenant 19 sujets. Jacqueau a étudié deux cas de nystagmus, avec mouvements associés de la tête et des yeux chez la mère et chez la fille.

Mais les auteurs qui ont fait de l'affection l'étude la plus complète sont MM. Lenoble et Aubineau, auxquels nous avons emprunté les indications précédentes.

Lenoble et Aubineau dans une série de mémoires parus de 1902 à 1906 (1), ont rapporté une soixantaine d'observations de nystagmus, souvent associé à des mouvements myocloniques, à du tremblement de la tête, et parfois du corps entier, à des tressau-

---

(1) LENOBLE et AUBINEAU, *Archives de Neurologie*, 1902 ; *Société neurologique*, 1905 ; *Académie de médecine*, 1905 ; *Société de Biologie*, 1906 ; *Revue de médecine*, 1906.

tements des muscles des membres, à de l'exagération des réflexes
rotuliens, à des troubles vaso-moteurs, à des dystrophies congénitales. La majorité de leurs observations concerne des nystagmus
familiaux (42 sujets appartenant à 14 familles). MM. Lenoble et
Aubineau, conformément à l'avis du professeur Raymond, et du
professeur Mirallié (de Nantes), se basant sur la coexistence fréquente de troubles myocloniques dans les muscles du reste du
corps, considèrent ces cas comme une variété de myoclonie localisée d'une façon prédominante ou parfois d'une façon exclusive
à la musculature oculaire La notion familiale milite fortement
en faveur de cette opinion puisque plusieurs variétés de myoclo-
nies sont des affections familiales. Aussi Lenoble et Aubineau ont-
ils donné à l'affection le nom de *nystagmus myoclonie*.

Il me paraît indiscutable que les sujets que je vous présente sont
atteints de la maladie de Lenoble et Aubineau, *nystagmus-myoclonie*, variété hérédo-familiale. MM. Lenoble et Aubineau pensent que s'ils ont pu recueillir en quelques années un aussi grand
nombre d'observations de nystagmus-myoclonie, c'est qu'ils observent en pleine Bretagne, et que la vieille race bretonne est particulièrement sujette aux maladies nerveuses. Il est intéressant à ce
point de vue de remarquer que la femme que nous vous présentons est originaire de Dinan dans les Côtes-du-Nord, ce qui confirme entièrement le fait signalé par MM. Lenoble et Aubineau.
Il est à remarquer aussi que, dans notre observation, les filles sont
frappées beaucoup plus que les garçons. C'est en général l'inverse.
et dans le cas d'Owen seuls les garçons étaient frappés. Il n'y a
dans cette exception rien qui doive nous surprendre. Les excep
tions de ce genre sont la règle dans les maladies familiales. Chaque famille fait sa maladie familiale à sa manière, et la transmis
sion se fait souvent selon des règles particulières à la famille
observée. En fait de maladies familiales, on peut seulement décrire
des types généraux comprenant les cas les plus communs. Mais
bien des familles font leur maladie familiale avec des caractères
qui la différencient du type commun. La famille que nous étu-
dions est caractérisée à ce point de vue par *l'apparition du nystag-*

*mus à l'occasion d'une maladie fébrile, l'absence de tremblement
de la tête et des membres, l'absence de myœdème, de chorée, de secousses musculaires, la fréquence de l'exagération des réflexes surtout à droite, la prédominance sur le sexe féminin.*

Sur un cas de maladie de Little,

par le Dr E. Ausset,

professeur-agrégé.

Qu'est-ce que la *maladie de Little* ? S'agit-il, comme le veulent
certains auteurs, d'une affection spasmo-paralytique bien distincte des autres types morbides présentant, comme elle, cette
rigidité particulière des membres ? Peut-on, avec Marie, réserver cette dénomination exclusivement aux états spasmodiques de
l'enfance qui ne s'accompagnent pas de troubles cérébraux et
ayant une marche régressive habituelle ? Doit-on, avec Brissaud,
l'opposer aux autres types de paraplégie spasmodique de l'enfance ? ou bien ne s'agit-il ici, d'après Raymond surtout, que
d'un syndrome plutôt que d'une entité morbide, que d'un syndrome dont les caractères peuvent aussi bien s'observer dans toutes les diplégies cérébrales ?

Malgré les travaux remarquables publiés sur cette question, le
débat reste encore ouvert, et il nous a semblé intéressant de rapporter ici une observation de diplégie spasmodique, pouvant, à
la vérité, mériter d'être cataloguée « maladie de Little », mais
présentant des particularités telles qu'elle pourrait bien aussi être
adoptée par les autres diplégies cérébrales.

Voyons d'abord l'histoire de notre malade. Nous essaierons
ensuite d'en dégager quelques données intéressantes concernant
la classification des diplégies spasmodiques de l'enfance.

Benoît Van..., habitant les environs de Douai, nous est conduit
par sa mère, le 22 septembre 1906.

C'est un enfant de 7 ans, né avant terme (à 7 mois) nous dit la
mère. Il est le premier enfant issu du mariage. Il convient d'ajouter
qu'il est venu au monde un mois après le mariage, la mère étant

enceinte de 6 mois au moment de se marier avec le père de l'enfant.

L'accouchement fut très facile et relativement rapide ; c'est tout au plus s'il dura 8 heures depuis l'apparition des premières douleurs jusqu'à la délivrance : pas d'état asphyxique à la naissance.

Depuis cette époque la mère a eu 3 grossesses :

1° Fausse couche à 3 mois ;

2° Enfant né avant terme (à 8 mois). Décédé à l'âge de 6 mois, cachectique (cause mal déterminée) ;

3° Enfant né à terme. Mort à 10 mois, de méningite (?).

En résumé 4 grossesses. Une seule, la dernière a accompli son évolution normale. Sur les quatre produits de ces grossesses, un seul vivant : notre malade actuel.

Aucun des accouchements ne fut, paraît-il, pénible.

Nous n'avons pas vu le père. Il a 32 ans, et n'aurait jamais eu qu'un rhumatisme articulaire aigu.

La mère a 24 ans 1/2. Elle s'est mariée à 17 ans. Elle est extrêmement nerveuse et présente très nettement le phénomène de la « boule hystérique » allant de l'épigastre au cou. Nous ne retrouvons chez elle aucun stigmate de syphilis. Pas de tuberculose.

Rien à noter au point de vue nerveux chez les ascendants et les collatéraux.

Notre petit malade a été nourri au sein par sa mère. Cette dernière s'est aperçue que depuis sa naissance il avait les jambes raides, mais elle n'y prit pas garde. Il n'a jamais marché (si ce n'est de la façon dont nous parlerons tout à l'heure), il a eu sa première dent à 19 mois. A 2 ans 1/2, sans aucune raison apparente, sans maladie aiguë concomitante, il aurait eu des crises convulsives qui se seraient reproduites durant trois heures. Jamais à aucun autre moment, il n'a eu de convulsions. Il n'aurait fait aucune maladie.

Si on examine cet enfant on se rend compte qu'il est de taille ordinaire et de développement musculaire moyen. Ce qui frappe tout d'abord c'est la rigidité de tout son corps. Du côté des membres inférieurs qui nous paraissent les plus atteints nous constatons, l'enfant étant assis sur les genoux de sa mère, que les deux membres sont dans leur ensemble en rotation interne ; les cuisses, en adduction, peuvent difficilement être écartées l'une de l'autre ; les genoux se rejoignent presque complètement. le membre gauche a subi une rotation interne plus accentuée que le droit ; les deux pieds, même dans cette posi-tion assise, sont en équinisme très accentué, surtout le gauche. Dans cette position assise, les jambes ne peuvent arriver ni à se fléchir, ni à s'étendre complètement sur les cuisses ; les tendons du creux poplité sont saillants et très durs et c'est avec peine qu'on peut vaincre leur rigidité et mouvoir les articulations du genou. Les articulations tibio-tarsiennes et des deux hanches sont aussi péniblement mobilisables. Pas d'ensellure lombaire.

Quand il est assis, l'enfant a toujours la tête inclinée en avant ainsi que la partie supérieure du tronc. Il ne peut rester assis sur une chaise sans être attaché, car il tend toujours à tomber en avant.

Du côté des membres supérieurs, la rigidité est bien moindre qu'aux inférieurs, mais elle est encore très notable. Le malade porte cons-tamment les avant-bras fléchis sur le bras, et les mains en pronation avec légère inclinaison sur le bord cubital. Dans les figures ci-jointes, l'attitude ordinaire de ses membres supérieurs est un peu déformée, parce que la mère lui a écarté les bras pour le soutenir sous les ais-selles pendant l'opération photographique. La préhension des objets est assez facile, mais l'enfant est maladroit, il est long à exécuter les mouvements qu'on lui commande, il renverse souvent son verre en buvant. Au reste chaque mouvement s'accompagne d'un tremble-ment à grandes oscillations, qui accentue encore la maladresse. Au repos, nous n'avons pas noté dans les masses musculaires de con-tractions fibrillaires.

Du côté du pharynx, de l'œsophage, rien de particulier à noter, au-cun trouble de déglutition. La parole est un peu lente, mais elle n'est pas scandée.

Du côté des muscles du cou, de la nuque, des pectoraux, il y a simplement un certain degré d'hypertonicité, mais on ne peut dire qu'il y ait vraiment contracture. A la face, tout semble normal, sauf aux yeux, où l'on note du strabisme surtout marqué à droite.La mimique semble normale ; le rire et les pleurs s'exécutent normale-ment, sans inégalité d'un côté ou de l'autre.

L'enfant n'a pas un facies stupide ; mais malgré cela son aspect ne dénote qu'une intelligence médiocre. Il n'y a pas de difficultés de caractère, ni irritabilité, ni colères exagérées ; les rires ou les pleur ne se produisent pas hors de propos ; mais il y a un certain degré de débilité mentale dont la mère se rend compte elle-même. C'est en

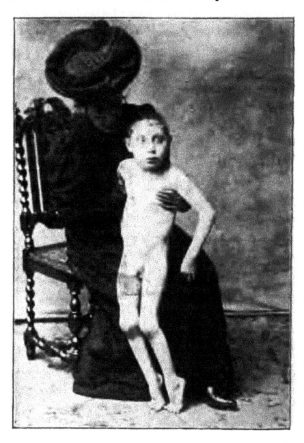

Fig. 1.

vain que depuis un an on a cherché à lui apprendre à lire ; quand on lui parle un peu longuement ou quand on lui commande quelque chose, on sent que son attention se fixe avec beaucoup de difficulté ; il oublie avec la plus grande aisance tout ce qu'on vient de lui dire et paraît assez indifférent à ce qui l'entoure. Mais il comprend tout ce qu'on lui dit, sait exprimer tous ses désirs et toutes ses sensations, et ne néglige pas de jouer quand l'occasion lui en est offerte. Il s'agit bien de faiblesse intellectuelle.

Si l'on veut bien examiner les photographies de ce malade, on se

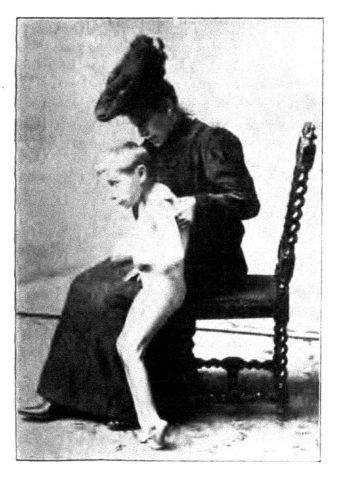

Fig 2.

rendra compte que s'il n'était soutenu, il s'effondrerait immédiatement. En effet, livré à lui-même, il se met à osciller et tombe alors fatalement si on ne le soutient. On serait ainsi porté à croire qu'il y a paralysie des membres inférieurs. Mais il n'en est rien ; et si le malade ne peut se tenir debout ni marcher sans être soutenu, cela tient à l'extrême rigidité de ses muscles, à la déformation de ses pieds dont l'équinisme très accentué fait porter tout le poids du corps exclusivement sur les doigts. En effet, si l'on soutient l'enfant, il lui devient possible de marcher, et il progresse alors d'une façon tout à fait caractéristique : il frotte, en marchant, ses cuisses et ses genoux l'un sur l'autre, entrecroise fréquemment ses pieds l'un sur l'autre, et imprime à son tronc un balancement très marqué, le corps s'inclinant fortement du côté opposé à celui dont la jambe se lève.

Dans la vie courante, cet enfant est le plus souvent assis ou étendu à terre, et il marche et joue en se traînant sur les genoux et les mains.

Sur les photographies on se rend aisément compte du degré de contracture des muscles jumeaux, par l'exagération de l'équinisme double. Il nous paraît inutile d'insister sur cette description.

Pas d'atrophie musculaire.

La sensibilité est intacte dans tous ses modes.

Les réflexes tendineux sont très notablement exagérés ; les réflexes cutanés semblent normaux.

Il n'existe aucun trouble trophique, aucun trouble vaso-moteur. L'examen électrique n'a pas été pratiqué.

Les sphincters paraissent normaux. Toutefois il convient de signaler un spasme du col vésical. Quand l'enfant se présente pour uriner il est assez long avant de voir le jet se produire, malgré ses efforts de volonté.

. Le sens musculaire paraît intact, autant qu'il nous a été possible de nous en rendre compte avec un enfant répondant assez mal à des questions précises.

A part la déformation des deux pieds, qui est définitive aussi bien au repos que pendant la marche et que l'on ne peut corriger avec la main, il n'existe aucune autre déformation des membres.

Enfin nous ferons remarquer que l'état de cet enfant est toujours resté le même, sans aggravation ni amélioration ; il est vrai d'ajouter que jusqu'à maintenant aucune thérapeutique n'avait été appliquée.

Le diagnostic clinique est, il nous semble, assez facile à porter ;

ce malade réalise, non pas dans sa pureté absolue, mais dans ses grandes lignes importantes le syndrome de Little. Mais si l'on veut interpréter ces symptômes et conclure, d'après eux, à une lésion anatomique bien déterminée ; si l'on veut également suivant la description classique de Little, baser son diagnostic complet sur la nature des causes et sur l'évolution des accidents, on se trouve immédiatement arrêté, et reporté vers les autres variétés de diplégies spasmodiques que certains auteurs ont voulu nettement séparer de la maladie de Little.

D'autre part, le diagnostic clinique que nous venons de faire ne signifie pas grand'chose, si nous nous arrêtons à lui, car beaucoup d'autres affections spasmo-paralytiques de. l'enfance sont suceptibles d'évoluer sous les traits du syndrome de Little. Le affections familiales elles-mêmes, pour lesquelles certains partisans de la théorie uniciste des diplégies spasmodiques veulent cependant créer une classe à part, les familiales même, disons-nous, peuvent prendre l'aspect clinique caractéristique du syndrome de Little. Nous pourrions en citer de nombreux exemples pris dans la littérature ; nous nous contenterons de rappeler les deux cas récents publiés par Luis Morquio dans la *Revue Médicale de l'Uruguay* (octobre 1903), intitulés par cet auteur : *Deux cas de paraplégie spasmodique familiale*, et qui sont la copie *fidèle* du syndrome de Little, à part le caractère familial. Mais ce caractère familial est lui-même parfois absent dans d'autres circonstances ; nous avons publié il y a deux ans (*Pédiatrie Pratique*, 15 novembre 1904), un cas typique de maladie de Friedreich où manquait précisément ce caractère familial.

Et d'ailleurs, si l'on prenait pour base de classification les définitions des auteurs partisans de la *maladie de Little* comme entité morbide, comment pourrions-nous arriver à cataloguer notre cas ? D'après Marie, Brissaud, Van Gehuchten, pour qu'il y ait *maladie de Little*, il faut une paralysie spasmodique congénitale des quatre membres, surtout marquée aux membres inférieurs, apparaissant chez des enfants nés avant terme, ne se compliquant ni de convulsions, ni de troubles intellectuels, et ayant une ten-

dance manifestement régressive. Or, chez notre enfant, pas de
naissance asphyxique ; naissance avant terme, mais d'un ordre
particulier, reproduite à deux grossesses, et dont nous reparlerons
plus loin ; troubles intellectuels, débilité mentale ; tremblement
intentionnel ; état stationnaire des accidents. Voilà bien des caractères qui devraient nous éloigner du syndrome de Little, si les
cloisons qui le délimitent étaient aussi étanches que le veulent
ces précédents auteurs.

Au reste, les lésions les plus diverses peuvent donner naissance
au syndrome de Little, on a pu l'observer chez des sujets atteints
de myélite transverse, chez d'autres où les faisceaux pyramidaux
étaient intacts, alors que chez les enfants atteints de cette forme
de rigidité spastique familiale que les plus unicistes ont cependant voulu isoler, on a rencontré des altérations de ce faisceau
pyramidal, des anomalies congénitales des fibres pyramidales,
semblant pourtant devoir être réservées, en tant que substratum anatomique, au syndrome de Little, comme le voudraient
du moins certains auteurs.

La vérité est que tous ces syndromes spasmodiques qu'il s'a-
gisse de la variété familiale, ou de la forme classique de Little,
correspondent à des processus anatomiques très variables comme
siège et comme nature.

Avons-nous besoin de rejeter ici le diagnostic de sclérose en plaques ; c'est vraiment de la discussion superflue. On sait bien que
la sclérose en plaques peut pendant un certain temps présenter
l'aspect du tabes spasmodique ; mais on ne doit pas oublier que notre enfant est né avec ces accidents, et qu'ils ne sont en rien modifiés depuis 7 ans. Or dans les cas où la sclérose en plaques débute
avec un aspect de tabes spasmodique elle ne tarde pas à reprendre ses caractères distinctifs qui font rapidement faire le diagnostic.

Dans un très remarquable mémoire (*Arch. de Méd. des Enfants*,
1899), Oddo a présenté une intéressante classification des diplégies
pasmodiques basée sur l'étude clinique, étiologique et anatomique.
Il propose : 1° des diplégies d'origine cérébrale ; 2° des diplégies

d'origine médullaire ; 3° des diplégies familiales. Mais l'auteur lui-même fait des réserves sur sa classification et ne la considère que comme une proposition d'attente.

Et, de fait, il est facile de se rendre compte que les caractères assignés à l'une ou l'autre de ces catégories peuvent se rencontrer dans les catégories voisines.

Les diplégies d'origine cérébrale auraient comme caractères communs : la coexistence de troubles intellectuels, de convulsions, de mouvements athétosiques, et la marche stationnaire, l'incurabilité ; la rigidité serait surtout prédominante au niveau des membres supérieurs et on noterait des troubles trophiques ; l'origine serait le plus souvent infectieuse, hérédo-syphilitique entr'autres,

Pour les diplégies d'origine médullaire, et ici se rangerait la *maladie de Little* classique, la caractéristique serait l'origine congénitale liée à la naissance avant terme, le syndrome spastique, l'absence de troubles cérébraux, la marche régressive.

Or il n'y a qu'à feuilleter les observations déjà publiées pour se rendre compte que tels ou tels symptômes catalogués dans l'une ou l'autre classe n'appartiennent pas en propre à ladite classe, puisque, par exemple, on retrouve des symptômes de diplégie cérébrale chez des malades dont l'ensemble clinique se rapprocherait plutôt d'une diplégie médullaire. Dans des cas comme chez notre petit malade à côté de troubles cérébraux, d'un état stationnaire, d'un tremblement intentionnel, signes atttibués par Oddo aux diplégies cérébrales, on trouve un tableau clinique semblant plutôt se rapporter à une diplégie médullaire.

La notion étiologique, elle-même, cette naissance avant terme et cet état asphyxique du nouveau-né, ne peuvent pas non plus permettre de distinguer ces formes cliniques les unes des autres.

Comme l'a très bien démontré dans sa thèse (Paris, 1902), le docteur Bacaresse, à l'aide d'observations très judicieusement suivies par Jeanselme, la maladie de Little peut avoir à son origine une naissance avant terme ou asphyxique ; mais ces incidents n'ont joué là que le rôle de *cause seconde*, la cause première doit être recherchée plus haut, le plus habituellement dans une infec-

tion, une intoxication de la mère, dans la syphilis le plus souvent.
On s'explique dès lors la fréquence de ces naissances avant terme.
Chez notre petit malade, sa naissance avant terme nous paraît
très suspecte ; car n'oublions pas que sur 4 grossesses de la mère, 3
n'ont pu évoluer complètement, et dans ces conditions, bien que
nous n'en ayons retrouvé aucun stigmate, nous sommes autorisé à songer à la syphilis héréditaire.

Quant à la catégorie des diplégies familiales, adoptée par Oddo,
et qui trouve grâce devant les plus ardents unicistes, elle ne peut
subsister non plus devant l'examen des faits publiés par divers
auteurs. Nous avons rapporté il y a deux ans, et présenté à la
Société de Médecine du Nord (*Pédiatrie Pratique*, novembre 1904),
un cas de maladie de Friedreich tout à fait typique, et auquel
manquait justement le caractère familial.

Nous avons cité d'autre part ces deux faits de Morquio, ressemblant cliniquement à la *maladie de Little* et possédant en revanche ce caractère familial.

En somme, il ne nous paraît pas justifié de vouloir *absolument*
catégoriser les différentes variétés de diplégies spasmodiques de
l'enfance ; que pour la commodité des descriptions on distingue
des formes familiales, qu'on conserve la maladie de Little, il n'y
aura pas un grand inconvénient à ces classifications artificielles, si
l'on veut bien se souvenir qu'elles ont entre elles d'étroits liens de
parenté, qu'elles n'ont pas de substratum anatomique propre à
chacune d'elles, mais qu'au contraire on peut rencontrer dans les
unes les lésions qu'on aurait plutôt attribuées aux autres.

Comme conclusion, nous dirons que notre petit malade est atteint d'une affection spasmo-paralytique congénitale, de nature
vraisemblablement hérédo-syphilitique, que le syndrome clinique
qu'il présente se rapproche beaucoup de celui décrit par Little,
mais nous ne saurions affirmer que si nous étions amené à autop-
sier ce malade nous ne trouverions pas chez lui des lésions qui
nous le feraient classer parmi les autres variétés de diplégies
spasmodiques.

M. COMBY. — Dans son intéressante communication, M. Ausset se prononce contre l'autonomie de la *Maladie de Little* et il ne voit dans la rigidité spasmodique congénitale qu'un syndrome pouvant relever de lésions très diverses. Je partage son opinion. J'ai vu un grand nombre de cas de rigidité spasmodique chez les nouveau-nés et les enfants plus âgés. Les uns répondaient au type de Little : naissance avant terme, asphyxie, etc. On pouvait invoquer alors l'agénésie du faisceau pyramidal. Les autres étaient nés à terme, mais avaient souffert au passage ; accouchement laborieux, forceps, version, etc. Chez ces enfants, il y avait eu lésion quelconque des centres nerveux (compression, contusion, hémorragie, etc.), et il en était résulté une lésion descendante du faisceau pyramidal. La rigidité spasmodique, tantôt limitée aux membres inférieures (paraplégie), tantôt étendue aux membres supérieurs (diplégie), pouvait aussi prendre la forme hémiplégique ou monoplégique. Elle n'était pas *congénitale*, mais *obstétricale*.

Complications rénales au cours de l'impétigo et de l'eczéma impétigineux,

Par MM. L. GUINON et PATER.

Il n'est pas chez l'enfant de dermatoses plus fréquentes que l'impétigo et l'eczéma, séparées ou réunies sous la forme de l'eczéma impétigineux, ou mieux impétiginé. Il est étonnant, au premier abord, qu'une affection qui détruit les couches protectrices de la peau, et met à nu, parfois sur une grande surface, les voies de l'absorption de l'épiderme et du derme, ouvrant les voies lymphatiques et parfois les capillaires sanguins, entraîne aussi rarement des complications viscérales et des infections générales. Cela s'explique peut-être par le suintement continu et abondant que présente l'eczéma impétigineux du nourrisson ; cet écoulement permanent a certainement une action mécanique et expulsive à l'égard des microorganismes d'infection secondaire, et probablement une action bactéricide qui a sa valeur.

Mais il est un autre mécanisme de défense, dont le rôle est certainement prédominant, c'est le rôle que jouent les ganglions et les adénopathies « d'arrêt » ; celles-ci ne manquent jamais dans le tableau de l'eczéma impétigineux du nourrisson, entourant d'un rempart continu toute la région malade ; et l'efficacité de cette défense ressort avec évidence de la rareté même des suppurations dans ces adénopathies, et, de ce fait, que, quand un ganglion suppure, les phénomènes infectieux généraux font presque toujours défaut.

Il est pourtant une infection qui pénètre quelquefois par les fissures de l'eczéma impétigineux, c'est la tuberculose ; mais là encore, l'envahissement se limite presque toujours, et nous avons vu dans la plupart des cas cette tuberculose se limiter aux ganglions lymphatiques régionaux.

Dans certains cas, cependant, les moyens de défense deviennent insuffisants, soit qu'une thérapeutique intempestive ait modifié et troublé la sécrétion protectrice, ou bien ouvert davantage les fissures d'absorption, soit qu'une infection locale et violente ait pénétré à la faveur d'un pansement occlusif mal fait ou d'un topique irritant.

La plupart des accidents généraux ou viscéraux, observés au cours de l'eczéma du nourrisson, ont été rapportés à la suppression de l'éruption du flux cutané, considéré comme exutoire c'est ainsi que nos devanciers ont expliqué par la métastase. avec tout le vague qu'a cette conception, des broncho-pneumonies, des bronchites capillaires et surtout des accidents intestinaux et cholériformes qui surviennent après ou avec la diminution rapide ou même l'effacement de la dermatose. Ce n'est pas le lieu de reprendre toute la discussion de la théorie métastatique : nous n'avons pas de nouveaux arguments à apporter dans un sens ou dans l'autre, mais à tout prendre, il y a beaucoup de réserves à faire sur la succession des accidents viscéraux et cutanés, et si l'on y regarde bien, on voit que la complication était déjà commencée quand se manifesta la régression de la dermatose. Il est même des cas où elle s'aggrave et se complique avant l'apparition des accidents généraux : c'est ainsi que, chez un vigoureux enfant de 10 mois, un eczéma impétigineux de la tête s'aggrava subitement et se couvrit de miliaire pustuleuse avant l'explosion d'une septicémie formidable avec hyperthermie, tétanie, convulsions, méningisme et accidents septiques, qui enlevèrent l'enfant en huit jours. Dans les cas, cependant, où la régression de l'eczéma est rapide et sur une grande surface, on ne peut nier qu'elle ne puisse engendrer des accidents graves, tel le cas de collapsus récemment publié par MM. Boulloche et Grenet (1).

Nous ne voulons pas faire ici l'histoire de ces septicémies ni des accidents digestifs plus connus, voulant nous attacher seulement à l'histoire des néphrites qui peuvent compliquer l'eczéma du nourrisson. Cette complication est probablement plus fréquente qu'on ne le croit ; elle est vraisemblablement à la base d'un certain nombre des accidents ci-dessus : nous avons souvenir d'avoir entrevu, aux consultations d'hôpitaux d'enfants, des sujets eczémateux et œdématiés que nous n'avons pu suivre. Nous allons rapporter ici quelques cas, observés dans notre service ; l'un d'eux a déjà été publié dans la thèse de Fontanié (2).

Obs. I (Th. de Fontanié). — *Impétigo. Néphrite hémorragique.* — G... Louise, âgée de 7 ans.

Antécédents héréditaires. — Père bien portant. Mère atteinte de gastralgie. A eu 5 enfants bien portants.

Antécédents personnels. — Née à terme, élevée au sein. A 2 ans, rougeole.

Depuis le 19 août, plaques croûteuses d'impétigo sur tout le cuir chevelu ; lésions eczémateuses et parasitaires sur le tronc.

L'enfant entre pour cela le 19 octobre à l'hôpital Trousseau salle Archambault.

On coupe les cheveux et on fait tomber les croûtes qui recouvrent

(1) *Soc. de l'édiatrie,* juin 1906.
(2) *De l'hématurie rénale dans les néphrites chez les enfants.* Thèse de Paris, 1903.

le cuir chevelu par des applications de cataplasmes de fécule de pomme de terre. On met ensuite des compresses d'eau d'Alibour coupée de 2 volumes d'eau, mais laissées en permanence et recouvertes de taffetas imperméable.

21 octobre. — L'enfant rend environ 800 grammes d'urine rougeâtre avec un dépôt abondant de flocons rougeâtres.

On trouve par AzO³H une grande quantité d'albumine.

L'examen microscopique du sédiment montre en abondance des globules rouges, quelques cylindres granuleux et quelques cylindres épithéliaux.

Diagnostic. — On fait le diagnostic de néphrite hémorragique, qu'on hésite à attribuer à l'impétigo, ou à l'application des compresses d'eau d'Alibour. On remplace ces dernières par des compresses d'eau boriquée.

L'enfant ne paraît pas autrement incommodée par l'existence de la néphrite. La température oscille aux environs de 37°. Pas de céphalée, pas d'œdème.

25 octobre. — L'urine contient encore de l'albumine, et reste légèrement hématurique.

L'enfant sort le 3 novembre sur la demande de ses parents. Elle est actuellement améliorée, l'hématurie a cessé, mais il persiste un peu d'albumine.

OBS. II. — C. G..., 4 ans, entrée dans le service du docteur Guinon le 9 février 1904.

Antécédents héréditaires. — Parents bien portants. 4 enfants morts en bas âge de cause inconnue.

Antécédents personnels. — La petite malade, venue à terme, élevée au biberon, n'a jamais été malade. Depuis 15 jours est apparu de l'impétigo du cuir chevelu et de la face. Il y a 8 jours, la mère s'est aperçue que l'enfant devenait bouffie et qu'il existait de l'enflure des mains et des pieds. En même temps, perte de l'appétit, sans vomissements ni diarrhée, toux. Pas de fièvre.

L'enfant est conduite à l'hôpital le 9 février parce qu'elle est enflée

A l'entrée, on constate de la bouffissure de la face, du gonflement des paupières, un léger œdème blanc occupe le dos des pieds et des mains. Impétigo en pleine évolution au niveau de la tête et de la face. Ganglions cervicaux durs et gros. Toux légère avec quelques râles de bronchite dans les deux poumons. Langue légèrement rouge, non saburrale. Gorge saine. Un peu de constipation. Rien au cœur. Foie et rate normaux. Pas de fièvre. Etat général bon en apparence. Les urines, plutôt rares, contiennent 0 gr. 50 d'albumine. Pas d'hématurie.

Diagnostic. — Néphrite au cours d'un impétigo.

Traitement. — Régime lacté absolu, pansement humide des lésions impétigineuses.

12 février. — La bouffissure de la face a beaucoup diminué.

14. — La température s'élève à 38·6 ; l'œdème reste stationnaire.

16. — La pression est douloureuse au niveau du tragus, une otite apparaît bientôt, qui explique l'ascension de température.

Peu à peu, les signes s'amendent, l'œdème se résorbe, l'albumine disparaît. L'impétigo est vite guéri, et l'enfant sort en bon état le 13 mars.

Obs. III. — S. E..., 18 mois, entrée dans le service le 2 novembre 1905.

Antécédents héréditaires. — Père bien portant, mère délicate. Il y a eu 4 enfants, tous morts, l'un à 3 ans, deux à 3 mois, le quatrième mort-né ; on ne peut savoir pourquoi ces enfants ont succombé.

Antécédents personnels. — La petite malade, venue à terme, élevée au biberon, n'a jamais été malade. Elle a depuis plusieurs mois de l'impétigo dont l'intensité varie de temps à autre, mais qui n'a jamais été soigné.

La maladie actuelle a débuté il y a 6 jours par de la fièvre, des vomissements et une diarrhée abondante verdâtre ; en même temps l'enfant a commencé à tousser. Les parents ont remarqué de la bouffissure du visage, de l'œdème des pieds et du gonflement du ventre.

Examen à l'entrée. — Enfant bouffi, œdématié, présentant de la cyanose des extrémités et une certaine gêne respiratoire. La face, le cuir chevelu, le cou, présentent des lésions d'impétigo en voie de dessèchement. Sur les deux bras jusqu'au niveau du coude existent également des placards impétigineux et çà et là quelques ecchymoses de petite taille.

Le visage est bouffi, les paupières gonflées ; la peau du tronc, du ventre, des cuisses est tremblotante ; il existe de l'œdème des jambes et des pieds. Les extrémités sont refroidies, la peau, sur tout le corps est marbrée de taches violacées. Le ventre est ballonné, tendu, sonore ; il ne paraît pas y avoir d'ascite.

Langue saburrale, un peu rouge à la pointe. Rhinite purulente accentuée.

La toux est fréquente, la dyspnée assez vive ; respiration expiratoire de Bouchut, et léger battement des ailes du nez. A l'examen des poumons, on trouve au sommet droit en avant de la résistance au doigt avec submatité, en arrière au sommet gauche une respiration soufflante, des râles sous-crépitants, et presque partout de l'obscurité respiratoire et des râles de bronchite disséminés.

La rate est volumineuse, débordant les fausses côtes ; le foie paraît normal.

On obtient à grand'peine quelques gouttes d'une urine épaisse, foncée, qui renferme environ un gramme d'albumine. Il n'y a pas d'hématurie.

L'état général est altéré, avec tendance à l'asphyxie. La fièvre s'élève à 40° 4.

Diagnostic. — Néphrite aiguë et bronchopneumonie au cours d'un impétigo.

L'évolution de la maladie est rapide. La température tombe à 37 1 le 4 novembre, sans que l'enfant soit en meilleur état. Les signes physiques pulmonaires augmentent d'intensité, des râles humides bruyants apparaissent du haut en bas des poumons, prédominant à droite ; il s'y adjoint des râles fins aux deux bases, à droite surtout.

Il n'y a pas de vomissements, mais un peu de diarrhée liquide. Les urines sont presque nulles.

Malgré la diète hydrique, les inhalations d'oxygène, les ventouses scarifiées, les bains chauds, l'aggravation s'accentue et la température remonte au-dessus de 39° ; les urines se suppriment presque complètement, la cyanose et le refroidissement périphérique augmentent, et l'enfant succombe le 7 novembre en pleine asphyxie.

Autopsie le 9 (37 heures après la mort.) Pas d'adhérences pleurales, pas de liquide dans les plèvres. Congestion intense des deux poumons ; un peu d'œdème ; un peu de bronchopneumonie à la base droite. Pas de tuberculose. Ganglions du hile peu développés, inflammatoires, non tuberculeux.

Cœur d'aspect normal, rempli de caillots mous ; poids, 85 grammes.

Foie volumineux pesant 640 grammes, de coloration violacée : périhépatite légère ; à la coupe, congestion intense, le foie est gorgé de sang ; par endroits, dans les deux lobes, aspect de foie muscade, et cela surtout au voisinage de la périphérie de l'organe. Quelques taches pâles comme cela se voit dans les foies infectieux.

Reins pesant 110 grammes pour les deux, extrêmement pâles. La capsule se décortique très bien, et laisse voir au-dessous d'elle un tissu blanchâtre sur lequel tranchent vivement de belles étoiles de Verheyen. La zone corticale paraît extrêmement mince, mais il est réellement impossible de distinguer les deux zones corticale et médullaire, tant est uniforme la pâleur du tissu rénal. Sur ce fond incolore de toute la région labyrinthique tranchent en rose violacé les pyramides de Malpighi.

La rate pèse 75 grammes. Elle est volumineuse, très ferme, de coloration lie de vin, parsemée de taches blanchâtres irrégulières, de toutes tailles. A la coupe, aspect bigarré, avec zones violet foncé presque noires, surtout abondantes à la périphérie.

Capsules surrénales d'aspect normal.

En aucun organe il n'y a de tuberculose.

Examen histologique. — *Poumons.* — Lésions de bronchopneumonie : noyaux hépatisés, peu de fibrine, infiltration leucocytaire énorme des conduits bronchiques. Pas de tuberculose. Pas de sclérose. Pas d'œdème appréciable.

Foie. — Dilatation des capillaires hépatiques, infiltration des espaces portes par les cellules embryonnaires, avec ébauche de sclérose annulaire, début d'épaississement et des veines portes et branches de l'artère hépatique. Quelques cellules en dégénérescence graisseuse : quelques cellules à plusieurs noyaux. Çà et là, en plein tissu, amas embryonnaires formant une ébauche de petits abcès miliaires. Légères lésions de sclérose capillaire trabéculaire et, par places, capillaires distendus par des cellules embryonnaires et à parois épaissies.

Rate. — Congestion notable, pas de lésions notables.

Capsules surrénales congestionnées, nombreux vaisseaux gorgés de sang dans la substance centrale. Pas de lésions de l'écorce.

Reins. — Lésions de néphrite subaiguë, semblant évoluer vers la chronicité. Très légère atteinte des glomérules : quelques-uns sont un peu infiltrés de cellules rondes et on y note une multiplication des noyaux de la capsule de Bowman. Tubes à épithélium un peu bas, la plupart dilatés. Elargissement notable du tissu interstitiel, et par places, grosse infiltration de cellulles embryonnaires. Çà et là l'épithélium des tubes est desquamé, la lumière est obstruée par les cellules tombées venues de l'épithélium et des masses d'albumine coagulée ; beaucoup de ces cellules ont perdu leur noyau. Sclérose interstitielle soit intertubulaire, soit périglomérulaire, quelques capsules ayant 3 et 4 rangées de cellules à noyaux fusiformes.

Il a été impossible de déceler sur ces corps la présence de microbes soit par coloration simple, soit par la méthode de Gram.

Des cas analogues ont été observés en divers pays, mais il convient de remarquer qu'ils concernent surtout des adultes ou des enfants du second âge, rares sont les cas où il s'agit vraiment de nourrissons.

En 1890, Müller (1) publie sous la rubrique : « un cas de néphrite dans l'impétigo contagiosa », l'observation d'une fillette du du second âge atteinte d'impétigo étendu, et qui eut des épistaxis, de la fièvre, des accidents de néphrite aiguë durant 8 jours, mais d'ailleurs suivis de guérison.

Des médecins italiens, Guaita, Concetti, Rigoli, Canali (2)

(1) Sur un cas de néphrite dans l'impetigo contagiosa. *Jahr. für Kinderheilk.*, t. XXXI, f. et 2.

(2) *R. mens. des mal. de l'enfance,* avril 1892.

Felici (1) publient des cas de néphrite au cours de l'eczéma et ce dernier auteur én particulier rapport l'histoire de deux enfants, le frère et la sœur, tous deux porteurs d'eczéma impétiginé, ancien et négligé, envahissant la tête et le cou et auprès desquels il fut appelé pour des accidents graves, œdème de la face et des extrémités, dyspnée, bronchite, oligurie, etc... ; l'urine contenait de l'albumine et des cylindres ; le garçon âgé de 6 ans guérit, mais la sœur âgée de 12 ans succomba dans les convulsions et le coma et l'autopsie décela des lésions de néphrite parenchymateuse.

A signaler aussi un cas de Roussel (2) et l'étude de Marfan, qui rapporte deux cas personnels et attribue la néphrite des nourrissons eczémateux aux infections secondaires de cette dermatose, à l'impétigination (3).

De ces deux cas, l'un concerne un enfant de 4 mois, dyspeptique, porteur d'eczéma sec à petits placards disséminés, qui eut de l'albuminurie et mourut subitement dans le coma ; l'autre concerne un enfant de 6 mois qui eut consécutivement à de l'eczéma séborrhéique de la bronchite, de l'albuminurie, des œdèmes, et guérit pourtant en quelques jours.

Wyss, dans la thèse de Saurain (4), cite le cas d'un enfant de 18 mois, porteur d'un eczéma croûteux très étendu, dont l'urine contenait du sang et des cylindres, et qui guérit. Lesné (5), chez un nourrisson, âgé de 6 mois, atteint de furoncles et d'abcès multiples à staphylocoques, affection se rapprochant de la dermatose impétigineuse, constata de l'albuminurie, et à l'autopsie des lésions de néphrite prédominant dans le labyrinthe et atteignant surtout les tubes contournés et la branche descendante de Henle.

---

(1) *Arch. italiano de Pediatria*, mars 1892, et *R. mens. des mal. de l'enfance*. avril 1892.

(2) *Loire médicale*, 15 février 1895.

(3) Les eczémas des nourrissons. *Semaine médicale*, 1894, p. 138.

(4, *Complic. internes de quelques dermatoses*, thèse de Paris, 1897.

(5) Cité par d'ASTROS.

Tout récemment, Cazal (1) rapporte l'histoire d'un enfant de 4 ans et 3 mois atteint depuis 6 mois d'impétigo du cuir chevelu rapidement aggravé par la phtiriase, le grattage et les infections secondaires, et qui lui fut amené avec des phénomènes de néphrite, anasarque, bouffissure, douleurs lombaires, vomissements, etc.; les urines, rares, contenaient une forte proportion d'albumine, des cylindres hyalins et granuleux ; le traitement de l'impétigo améliora vite les accidents rénaux et l'enfant guérit, lentement il est vrai, puisque pendant six semaines encore l'urine resta albumineuse.

Le mémoire de d'Astros (2) sur les *Infections cutanées chez le nourrisson* consacre un petit chapitre aux complications rénales de ces infections et, sans apporter d'ailleurs d'observations nouvelles, rappelle un certain nombre de cas observés jusque-là. Nous joindrons enfin à cette liste, entre nos trois observations ci-jointes, celle qui porte le nº 1 dans la thèse Fontanié, et qui, croyons-nous, peut rentrer dans notre cadre.

Elle concerne un enfant de 3 ans et demi, chez qui se déclarèrent des phénomènes de néphrite hématurique sans qu'il fût possible d'incriminer dans leur genèse autre chose que la présence d'un impétigo du cuir chevelu ; un traitement approprié guérit d'ailleurs à la fois et l'impétigo et la néphrite.

D'autres cas ont pu nous échapper, mais il nous semble dès à présent possible de tirer des faits énoncés dans cette courte étude quelques conclusions cliniques ou pathogéniques.

Les accidents sur lesquels nous venons d'insister semblent peu fréquents si on n'envisage que les cas publiés. Pourtant, cette rareté relative nous semble plus apparente que réelle ; en effet, s'il est évident que des complications graves comme anasarque, hématurie, urémie, ne peuvent passer inaperçues, du moins bien souvent des signes légers de néphrite sont restés insoupçonnés, soit en ville, soit à l'hôpital où l'examen de l'urine des nouveau-

(1) *Arch. de méd. des enfants*, 1905, p. 148.
(2) *Arch. de méd. des enfants*, mars 1905, p. 146.

nés est généralement négligé ; en sorte que, à côté des troubles
graves et typiques qui ne manquent pas d'attirer l'attention, il
doit en exister d'autres, bénins et fugaces, qu'un examen plus
attentif des urines décèlerait sans doute.

La symptomalogie de ces complications rénales est relativement simple, et dans les divers cas observés, c'est presque toujours un signe physique qui attire l'attention des parents ou du
médecin, c'est l'œdème, tantôt simple bouffissure de paupières ou
des malléoles, tantôt œdème généralisé, anasarque, à début
rapide ; d'autres fois la maladie se révèle par un vrai syndrome
urémique avec anasarque, oligurie, signes pulmonaires, dyspnée,
épistaxis, vomissements, etc. ; il en fut ainsi dans le cas de Muller
et surtout dans notre cas personnel où l'enfant, amené en plein
syndrome urémique succomba en quelques jours malgré un traitement énergique. L'examen des urines a toujours décelé une
diminution de la quantité excrétée et la présence d'albumine rare
ou abondante ; dans quelques observations enfin, l'urine était
sanglante et on observait une véritable néphrite hémorragique
(cas de Fontanié). Comme toute néphrite, la marche de celle-ci
est variable, mais elle se conforme à cette loi générale en pathologie infantile que l'avenir de la néphrite est sans rapport avec
la gravité du début ; on voit guérir des néphrites hématuriques
dont le début a été vraiment inquiétant. La guérison est parfois
même très rapide quand la dermatose a été soignée aseptiquement et vite.

Quand la terminaison est mortelle, elle est précédée d'accidents
plus complexes comme dans notre cas. Il est parfois difficile de
dégager le syndrome rénal, des accidents septicémiques qui quelquefois précèdent la mort, mais il y joue certainement un rôle
important.

Que dire du diagnostic, si ce n'est que dans la plupart des
cas il est simple ? Seuls peuvent être embarrassants des faits
où à la dermatose viennent s'ajouter comme facteurs étiologiques possibles d'autres lésions ou d'autres affections récentes,
telles que rhino-pharyngite, ou anciennes, telles que maladie

infectieuse, fièvre éruptive, etc., capables d'engendrer, elles aussi, des accidents rénaux. En pareil cas, il devient délicat, impossible même, de discerner ce qui appartient à l'un ou à l'autre de ces deux facteurs.

Dans quelques cas plus rares, on a même pu se demander si l'agent thérapeutique, antiseptique quelconque, employé au pansement des manifestations cutanées (croûtes de l'impétigo, lésions secondaires de grattage, etc.), n'était pas la cause de la néphrite ; dans l'une des observations que nous avons fait publier par M. Fontanié, le pansement à l'eau d'Alibour (sulfate de cuivre et de zinc) trop peu diluée ou trop prolongée, a dû jouer un rôle fâcheux.

Nous ne discuterons pas longtemps la pathogénie de la néphrite impétigineuse ou eczémateuse. Nous avons dit ce que nous pensions de la métastase, et il ne nous semble pas douteux que l'infection joue dans cette pathogénie le premier rôle. Dans tous ces cas, sous l'influence d'une mauvaise alimentation, de troubles digestifs qui ont affaibli l'enfant, parfois d'une affection qui a diminué la résistance générale et la défense locale en particulier, la barrière lymphatique ne suffit plus à arrêter l'infection ; il se fait une pénétration en masse des agents microbiens, et probablement une véritable septicémie dont les manifestations d'ordre rénal peuvent constituer le syndrome dominant, en apparence unique.

Nous ne pouvons dire quel est le microorganisme pathogène, malgré le rôle bien connu du streptocoque dans l'impétigo. Nous n'avons pu dans notre cas mortel déceler de microorganismes dans les coupes des reins. D'autres observateurs ont été plus heureux : Wyss a cultivé dans le sang de son malade un streptocoque virulent, et Lesné a décelé un staphylocoque dans le sang et le liquide céphalo-rachidien. Le rôle des agents pyogènes est encore plus évident dans les cas où les reins présentent des abcès miliaires témoignant d'une véritable pyohémie, et il faut rapprocher de ce fait l'existence sur nos coupes du rein d'amas leucocytaires témoignant d'une vive réaction diapédétique.

L'infection est-elle le seul élément pathogénique de ces néphrites ? Il est difficile de dire jusqu'à quel point peuvent agir la diminution ou la suppression des fonctions de la peau et l'intoxication qui en résulte. Les grandes lésions cutanées suffisent à produire des troubles profonds du rein et de véritables néphrites ; mais il faut pour cela qu'un vaste territoire de la peau soit atteint. C'est le cas des grandes brûlures ; peut-être aussi est-ce vrai de certains eczémas généralisés. Dans ce cas c'est l'étendue de la lésion et non sa profondeur qui préparent les altérations viscérales et la néphrite. Mais ce mécanisme ne peut s'appliquer à la plupart de nos cas dans lesquels la dermatose n'occupait guère que la tête, quelquefois même le crâne seul, ou une faible partie de la face ; peut-être peut-on faire intervenir ici des résorptions toxiques permanentes et anciennes, car il s'agit souvent de dermatoses déjà invétérées.

Il y a donc utilité à surveiller l'état des urines chez les enfants atteints d'eczéma impétigineux étendu et prolongé. Quand l'albuminurie est reconnue, quand l'aspect trouble ou sanguinolent des urines signale la néphrite, il importe de tenir l'enfant au repos complet, et comme toujours, si l'enfant a une alimentation au-dessus de son âge, le ramener au régime lacté pur, mais en coupant le lait d'eau ou d'une décoction farineuse fraîchement préparée. Il est impossible le plus souvent, à cause de l'état de la peau, de donner les bains chauds dont l'utilité est manifesté dans le traitement des néphrites ordinaires. Il faut veiller activement à rétablir les fonctions digestives qui, chez les nourrissons eczémateux, sont presque toujours altérées.

Quant aux lésions cutanées, n'hésitons jamais à les traiter activement aussi, puisqu'à n'en pas douter c'est par elles qu'a pénétré l'agent infectieux ; mais traitons-les avec prudence, n'employons aucun antiseptique, utilisons seulement l'eau bouillie ou stérilisée à l'autoclave et des tissus soigneusement stérilisés, le pansement étant fait avec toutes les précautions d'un pansement chirurgical.

Mme Nageotte Wilbouchewitch. — Chez les enfants dont parle
M. Guinon l'albuminurie se rattache dans sa pensée non à l'eczéma,
mais à l'impetigo qui est venu le compliquer.

L'impetigo semble aussi avoir été chez deux enfants que je
viens d'observer la porte d'entrée d'une légère néphrite avec albuminurie. Un garçon de 8 ans commence par avoir quelques boutons d'impetigo autour des narines et cette éruption s'accompagne
d'un peu de fièvre et de courbature ; les boutons se sont ensuite
disséminés sur les mains et sur les jambes où il apparaissait un
bouton suppuré à chaque égratignure ; cet état a duré une quinzaine, jusqu'à ce que des pansements mieux faits aient mis fin à
l'infection de la peau.

La sœur de cet enfant, âgée de 9 ans, eut les mêmes boutons
quelques jours après son frère à la face et aux mains ; au bout de
huit jours elle eut une vulvite violente et de l'impetigo aux lèvres.
Trois semaines plus tard, lorsque tout fut guéri, la mère s'aperçut que l'urine de la fillette moussait fortement, elle l'examina à
l'aide du réactif d'Esbach et trouva 1 gr. d'albumine par litre ; la
proportion d'albumine alla diminuant et elle est à peine dosable
actuellement, six semaines après le début

L'urine du garçon vient d'être examinée maintenant seulement :
elle est albumineuse nettement, mais la proportion est inférieure
à 0 gr. 25.

Le diagnostic d'impetigo a été porté par le médecin du village
suisse où la famille habitait en été ; cette infection cutanée n'y
est pas rare.

Les enfants n'étaient pas albuminuriques il y a un an, ce dont
on s'était assuré au cours et à la suite de maladies fébriles qu'ils
avaient eues (rougeole, otite, mastoïdite trépanée, etc.).

Deux autres enfants de la même famille n'ont pas été infectés.

J'ajoute enfin que le père de ces enfants est gravement albuminurique depuis sa jeunesse.

Autopsie et examen histologique des muscles et du système nerveux dans un cas d'amyotrophie spinale diffuse chez un nourrisson,

par MM.

P. Armand-Delille,   G. Boudet,
Chef de Clinique de la Faculté.   Interne des hôpitaux.

M. Comby a relaté dans les *Archives de médecine des enfants*, en septembre 1905, l'observation d'un enfant de 5 mois, qu'il avait suivi pendant quelque temps, et qui présentait tous les caractères de l'affection décrite par Werdnig et Hoffmann sous le nom *d'amyotrophie précoce, d'origine spinale et de caractère familial.* Cet enfant est venu mourir à la grande crèche, alors dépendante du service de la clinique, et nous avons pu en faire l'autopsie.

Nous présentons aujourd'hui des coupes histologiques de muscles, de nerfs et de moelle prélevés à l'autopsie. Leur étude devant paraître en détail dans le prochain numéro de l'*Iconographie de la Salpêtrière*, nous nous contentons d'en résumer ici les principaux caractères.

Les muscles présentent des lésions d'atrophie simple, les fibres sont très diminuées de volume, elles conservent cependant pour la plupart leur striation, les noyaux sont proliférés et il semble qu'il existe aussi en dehors des fibres de nombreux éléments mono-nucléaires ; de plus, on note une prolifération conjonctive interstitielle importante, quelques fibres paraissent de volume normal, mais parmi celles-ci, un certain nombre sont atteintes de dégénérescence hyaline. Fait intéressant à noter, et qui correspond à l'observation clinique, tandis que les muscles des membres sont très dégénérés, le diaphragme présente une intégrité complète de presque toutes ses fibres.

Les nerfs intra-musculaires sont dégénérés et présentent de nombreuses gaines vides ; au contraire, les nerfs sensitifs cutanés sont intacts.

Sur toute la hauteur de la moelle, les racines antérieures sont très atrophiées, les racines postérieures sont intactes.

Sur les coupes de la moelle, qui ont été faites en série à tous les segments, on relève une atrophie à différents stades, mais généralisée, des cellules radiculaires antérieures ; sur chaque coupe, on voit encore cinq à six grandes cellules qui ont conservé un volume a peu près normal, mais la méthode de Nissl montre que même celles-ci sont déjà très altérées et présentent des lésions de chromatolyse très nettes.

Il existe de plus un certain degré de sclérose névroglique dans les cornes antérieures ; par contre, les cornes postérieures et les cordons blancs sont intacts, il n'existe aucune lésion vasculaire appréciable.

La lésion initiale paraît donc bien être ici une atrophie primitive des cellules radiculaires des cornes antérieures, ayant déterminé secondairement l'atrophie des racines antérieures, des nerfs moteurs et des muscles qu'ils commandent.

Quelle est la cause de cette atrophie cellulaire, nous n'en savons rien, pas plus que pour la polyomyélite antérieure subaiguë ou chronique de l'adulte auxquelles cette affection fait penser par son évolution et ses caractères anatomiques, mais avec une diffusion beaucoup plus considérable de l'atrophie.

Cette autopsie est la première qui ait été faite, à notre connaissance, sur un aussi jeune enfant; les 3 autopsies faites avant celle-ci, par Werdmig, Hoffmann et Bruce, se rapportent à des enfants plus âgés, mais les lésions sont absolument les mêmes que dans notre cas.

M. Comby. — La communication de M. Armand-Delille est extrêmement intéressante. Car elle confirme pleinement le diagnostic porté pendant la vie et les inductions de la clinique pure. Dans le cas d'amyotrophie spinale diffuse que M. Sevestre nous a présenté il y a quelques années, comme dans les deux cas qui me sont personnels, on se trouvait en présence d'enfants paralysés dès la naissance ou peu après ; les quatre membres étaient

pris, les muscles de la nuque et du tronc étaient également paralysés ; seul le diaphragme semblait indemne et assurait la vie des
malades. D'après l'étude des symptômes, nous avions conclu à
une amyotrophie spinale comparable à la paralysie infantile,
mais en différant par sa diffusion et par son incurabilité, sans
parler du caractère familial. Or l'étude histologique de M. Armand-Delille vient confirmer cette hypothèse. Les nerfs moteurs,
les racines antérieures, les cornes antérieures présentent la dégénérescence et l'atrophie habituelles. Les nerfs sensitifs, racines
postérieures, cornes postérieures sont intacts. La maladie est donc
complètement connue, sauf dans son étiologie.

M. Hallé.— Il est remarquable que dans cette anatomie pathologique on ne rencontre pas de lésion des vaisseaux.

M. Armand-Delille. — En effet ; mais je rappellerai qu'il en
est de même dans la paralysie spinale subaiguë de l'adulte.

Sur deux cas de dysenterie,
par MM. Ribadeau-Dumas et Burnier.

Nous avons eu l'occasion d'observer à l'hôpital Trousseau, dans
le service de notre maître M. Guinon, deux cas de dysenterie survenue chez des enfants Russes récemment immigrés en France.
En raison de la gravité des symptômes observés, nous avons fait
aux petits malades de nombreuses injections d'un sérum spécifique qui avait été mis très obligeamment à notre disposition par
M. Dopter. Ce sont les résultats de ce mode de traitement que nous
désirons exposer ici.

Il s'agit de deux frères âgés l'un de cinq ans, l'autre de trois ans,
venant du gouvernement de Minsk et arrivés à Paris le 6 juillet 1906.
Le père raconte qu'ils étaient bien portants au départ. Pendant le
voyage, la famille mangea peu, mais but de l'eau à tous les arrêts du
train. A Paris, les enfants commencèrent à se plaindre de violentes
coliques, le 8 juillet ils étaient admis à l'hôpital.

Les deux frères sont maigres, assez misérables d'aspect.

Obs. I. — Le plus jeune, Ch... Bernard, paraît le moins atteint. Il n'est pas trop absorbé et s'intéresse à ce qui se fait autour de lui. Ses selles sont nettement dysentériques. Elles sont incessantes, composées d'une sérosité rosée et de mucosités sanglantes, non fétides. Le jour de son entrée, l'enfant est changé trente fois environ.

On ne peut guère se rendre compte des douleurs qu'il peut éprouver en raison de son ignorance de la langue, cependant, ses gestes, son attitude indiquent de temps en temps d'assez vives sensations douloureuses.

Le foie dépasse le rebord des fausses côtes d'un travers de doigt. Le pôle inférieur de la rate est accessible à la palpation.

Langue saburrale. La température est de 38°2, le pouls assez fort bat à 130.

On prescrit du sulfate de soude et du kbo-sam qui d'ailleurs est immédiatement rejeté.

11 juillet. — Pas d'amélioration. L'anus béant admet facilement trois doigts. Eversion de la muqueuse rectale. Il est fait 40 centimètres cubes de sérum anti-dysentérique.

12. — Le nombre des selles tombe à 20. Elles deviennent nettement fécaloïdes. Expulsion d'un ascaris. L'état général est bon. Nouvelle injection de sérum.

13. — Les selles sont encore moins nombreuses, quelques-unes moulées, la température oscille entre 37°4 et 37°8. Sérum.

14. — Dix selles fécaloïdes. Rejet de quatorze ascaris. Sérum.

15. — Sept selles.

17. — Une selle normale. La température ne dépasse pas 37°6, le pouls 120 pulsations.

L'enfant est emmené complètement guéri le 21.

Obs. II. — Le frère aîné, Ch. Gaston, est dans un état beaucoup plus grave. Il semble profondément intoxiqué, le teint est jaune terreux, les conjonctives sont bleutées, les yeux cerclés de noir. Le petit malade abattu, somnolent, indique, par de vives contractions du visage, les douleurs qu'il éprouve par instants.

Les selles sont très nombreuses, le linge de l'enfant est changé sou xante cinq fois dans les vingt-quatre heures. Les matières sont représentées exclusivement par un mucus sanglant.

Le ventre excavé est très flasque. Rate grosse. La température atteint 39° le soir, 37·8 le matin ; le pouls est petit et mou.

On prescrit des compresses chaudes sur le ventre, une injection de 100 grammes de sérum artificiel et des lavages intestinaux.

10 *juillet.* — Etat encore plus grave, la température baisse, mais le pouls toujours mal frappé bat à 140 pulsations, les extrémités se refroidissent. On essaie le kho sam qui est immédiatement rejeté.

11. — Algidité très marquée. La température tombe au-dessous de 37°. Quelques selles sont teintées par la bile. Injection de 40 centimètres cubes de sérum antidysentérique.

12. — Selles moins fréquentes On n'en compte plus que 40. Elles paraissent contenir moins de sang ; mais l état général est mauvais. La température remonte à 38·4 ; 40 centimètres cubes de sérum.

13. — Vingt selles. Elles ont cessé d'être mucoso-sanglantes pour devenir fécaloïdes. L'anus est largement béant. La muqueuse rectale prolabe et présente à sa surface quelques taches sphacéliques grisâtres. L'enfant est très abattu. Dans les poumons, on entend des râles humides surtout aux bases. Nouvelle injection de sérum.

14. — Selles encore moins nombreuses. Mais l'état général s'aggrave : le pouls est petit. Matité et râles humides aux bases des poumons. Injection de sérum.

15. — Les selles deviennent consistantes. Toux fréquente.

16. — Neuf selles jaunes d'or, partiellement solides. Respiration courte, fréquente, température 37°6 le matin, 39° le soir.

17. — L'enfant meurt.

Autopsie. — L'autopsie montre l existence, aux bases des poumons, d'une broncho-pneumonie pseudo-lobaire avec hépatisation grise due au pneumocoque.

Des lésions importantes siègent dans le foie, les reins, la rate, mais la présence de la broncho-pneumonie ne permettant pas de les rapporter uniquement à la dysenterie, nous nous occuperons surtout des altérations intestinales.

L'intestin grêle paraît normal dans toute son étendue. Sur le cæ-

cum, on trouve quelques érosions rougeàtres. A l'S iliaque et au rectum siègent les ulcérations caractéristiques. Ces segments du gros
intestin sont dilatés et épaissis. Après section de la paroi, on voit sur
la muqueuse de nombreuses pertes de substance, peu profondes, à
bords taillés à pic, à contours irréguliers, donnant à l'organe, suivant
la comparaison classique, l'aspect du vieux bois vermoulu. Notons
cependant qu'en aucun point n'existent de décollements de la muqueuse, de plaques sphacéliques, ni de clapiers purulents.

L'examen microscopique révèle, comme dans toute dysenterie,
des lésions de la celluleuse et de la muqueuse, surtout de celle-ci.
Au point où l'épithélium a persisté, on ne constate que l'hypersécrétion des tubes glandulaires, et, dans l'intervalle des glandes, une légère infiltration leucocytaire. Ailleurs, la celluleuse est à nu dans la
lumière de l'intestin ; quelques vaisseaux affleurent la surface, mais
on trouve partout un tissu de granulation de bonne apparence au milieu duquel émergent des follicules lymphatiques congestionnés et
des culs-de-sac glandulaires dans lesquels on distingue de nombreux
éléments en caryokinèse. Dans sa profondeur, la celluleuse n'est pas
très altérée : pas d'œdème, pas d'abcès.

Seuls, les vaisseaux entourés d'un manchon de mononucléaires sont
dilatés et remplis de sang. Les autres tuniques sont normales.

En résumé, le côlon, dans ses dernières portions présente bien
les lésions typiques de la dysenterie, mais celles-ci sont en voie de
réparation : à la période aiguë a succédé la phase cicatricielle.

Dans les deux cas, la dysenterie était de nature bacillaire. L'examen des selles a permis de voir à côté d'hématies et de cellule:
épithéliales desquamées, des bacilles fins, assez pâles, libres ou
intra-cellulaires ; pas d'éosinophiles. La séro-réaction faite au
huitième ou neuvième jour de la maladie a été positive vis-à-vis
du bacille type Shiga, au 1/30 pour l'aîné et au 1/20 pour le plus
jeune au bout d'une heure.

Sur les indications de M. Dopter nous avons injecté une grande
quantité de sérum et cela sans aucun inconvénient pour les petits
malades. L'aîné, qui dès le début présentait des signes d'intoxica-

tion grave, faiblesse du pouls, anéantissement, algidité, a reçu en sept jours, 280 centimètres cubes de sérum. Les deux enfants, qui prenaient concurremment du chlorure de calcium, préconisé par notre maître M. Netter contre les accidents du sérum, n'ont pas eu d'éruptions sériques. Celles-ci ne sont d'ailleurs qu'assez rarement signalées chez les malades soumis à la sérothérapie antidysentérique.

Jusqu'à présent, les auteurs qui ont employé cette méthode thérapeutique ont obtenu des résultats très satisfaisants. Chez l'adulte, Vaillard et Dopter signalent une mort sur 96 malades traités. Auché et Campana ont eu également un résultat défavorable sur 19 enfants de trois semaines à 12 ans, encore dans ce cas s'agissait-il d'un nourrisson de trois mois ayant présenté au cours d'une coqueluche un gros foyer de broncho-pneumonie. Les dysenteries ainsi traitées ne sont pas toutes d'égale gravité, mais toujours on voit se produire à la suite de l'injection d'heureuses modifications du côté des selles et de l'état général.

Le plus jeune de nos malades a été complètement guéri sept jours après avoir commencé le traitement sérothérapique. La maladie ne s'est pas aussi heureusement terminée chez l'aîné. Cependant dès la première injection le nombre des selles était tombé de 65 à 40. On n'en comptait plus que 9 nettement fécaloïdes la la veille de sa mort. Il faut reconnaître que celle-ci était imputable plus à la broncho-pneumonie qu'à la dysenterie que la clinique et l'étude histo-anatomique nous a montré en voie de guérison.

M. Lesné. — Je viens d'observer dans le service de M. Moizard que je remplaçais un cas de dysenterie aiguë bacillaire guérie par la sérothérapie. Il s'agit d'un garçon de 14 ans qui entre à l'hôpital le 25 septembre 1906 pour une diarrhée intense existant depuis huit jours, accompagnée de fièvre et de douleurs abdominales.

Le jour de son entrée il a 19 selles dysentériques typiques (sang, frai de grenouille) ; ces selles ensemencées sur les milieux appropriés contiennent du bacille de Shiga dont tous les carac-

tères biologiques ont été déterminés, y compris l'agglutination
avec le sérum de l'enfant.

Le malade est mis au bouillon de légumes et n'est soumis à
aucun autre traitement que des injections de sérum antidysentérique de Dopter (10 cc. les deux premiers jours et 20 cc. le troisième jour) ; les selles diminuent progressivement ; 16 le second
jour, 15 le troisième, 3 le quatrième et une le cinquième ; pendant
cette période d'amélioration, les fèces perdent leurs caractères et
deviennent moulées, la teinture disparaît et la température qui
était de 38°5 le premier jour est au-dessous de 37° le cinquième
jour. L'enfant est complètement guéri le huitième jour.

M. MARFAN. — Quels rapports M. Ribadeau-Dumas établit-il
entre la dysenterie et la broncho-pneumonie qui a emporté un
de ses malades ? N'a-t-il trouvé dans le tissu pulmonaire malade
que le pneumocoque ?

M. RIBADEAU-DUMAS. — Il n'y avait que du pneumocoque.

M. MARFAN. — Malgré ce résultat, je me demande s'il n'y a pas
une relation entre la lésion intestinale et la lésion pulmonaire,
j'entends une relation de cause à effet.

Le microbe de la dysenterie, ou mieux sa toxine, peut avoir
déterminé des lésions pulmonaires sur lesquelles le pneumocoque
s'est développé secondairement.

Si je fais cette remarque, c'est que je suis porté de plus en plus
à regarder le pneumocope et le streptocoque comme incapables
de créer la broncho-pneumonie si un microbe spécifique ne leur
a pas ouvert les voies ; je crois qu'ils n'interviennent que si le
microbe inconnu de la rougeole, ou de la coqueluche, ou de la
grippe, ou le bacille de la diphtérie, ont déjà altéré le tissu broncho-pulmonaire. Si cette manière de voir était enfin démontrée, il nous faudrait changer un peu nos idées sur la contagion
directe de la broncho-pneumonie et sur la nécessité d'isoler rigoureusement les cas de cette complication.

M. Victor Veau fait une communication sur le *spasme intesti-*
nal dans l'invagination intestinale du nourrisson.

CANDIDATURE.

M. Victor Veau pose sa candidature au titre de Membre
titulaire de la Société.
Rapporteur : M. Villemin.

CORRESPONDANCE.

M. le Président fait part à la Société de la mort de M. Josias,
médecin de l'hôpital Bretonneau, Membre de la Société.

La prochaine séance aura lieu le mardi 20 novembre à 4 h. 1/2
à l'hôpital des Enfants Malades.

SÉANCE DU 20 NOVEMBRE 1906

Présidence de M. Comby.

Le pouls jambier dans l'insuffisance aortique
des jeunes enfants,

par M. G. VARIOT.

J'ai l'honneur d'appeler l'attention de la Société sur une modalité du pouls dans l'insuffisance aortique qui m'a paru spéciale à l'enfance et que je n'ai pas retrouvée chez l'adulte. Je propose de donner le nom de pouls jambier à ce battement artériel spécial, à cause de la région dans laquelle il est perceptible.

À l'état physiologique, lorsqu'on saisit à pleine main la jambe d'un enfant, au-dessus des malléoles, et qu'on serre modérément, le pouce recouvrant le bord antérieur du tibia, on ne perçoit pas de battements artériels sensibles. Il en est de même dans les affections de la valvule mitrale et dans toutes les malformations congénitales du cœur.

Au contraire chez les enfants atteints d'insuffisance aortique, si l'on pratique la même manœuvre on ressent un choc vibratoire assez fort correspondant à la diastole artérielle. Ces battements qui parfois ont une intensité telle qu'ils donnent un peu la sensation du marteau d'eau, paraissent se passer surtout dans l'artère tibiale postérieure. Lorsque les enfants sont plus jeunes et que le diamètre de la jambe est réduit, en serrant la région du mollet la paume de la main enregistre encore la sensation de choc brusque et vibratoire. Vers l'âge de 13 à 14 ans, le phénomène devient déjà plus malaisé à constater, probablement à cause du volume de la jambe qui ne peut plus être embrassée par la main.

En pressant l'avant bras ou le bras à pleine main chez les jeunes enfants on ressent aussi des battements très forts, mais ils n'ont pas cependant le caractère de choc brusque que l'on trouve à la jambe.

Ces battements artériels jambiers nettement perçus par la manœuvre que j'ai indiquée pourraient échapper dans quelques circonstances rares, notamment dans les anomalies du système artériel chez les enfants déjà grands.

Voici un garçon de 14 ans qui est atteint d'une insuffisance typique et dont on lira plus loin l'observation clinique (obs. II rédigée par mon interne M. Marc Leconte.

Le pouls jambier nous avait paru d'abord manquer, en réalité il est manifeste, mais dans la tibiale antérieure au lieu d'être comme à l'ordinaire prédominant dans la tibiale postérieure.

Si l'on fait coucher ce garçon sur le ventre et qu'on saisisse ses deux jambes en plaçant la partie métacarpienne de la paume des mains en avant du tibia, on sent parfaitement les chocs artériels ondulatoires, isochrones aux battements du cœur.

On rechercherait vainement, je le répète, chez d'autres enfants non atteints d'insuffisance aortique un pouls jambier perceptible en se plaçant dans les mêmes conditions.

Dans les cas douteux, lorsqu'on est obligé de recourir aux signes accessoires tels que le double souffle intermittent crural de Duroziez, lorsque des bruits péricardiques plus ou moins diastoliques peuvent donner le change pour le diagnostic, comme le disait jadis Trousseau, il me paraît vraiment utile de rechercher le pouls jambier que l'on peut considérer comme ayant une valeur pathognomonique, à côté des autres signes bien connus de la maladie de Corrigan.

Obs. I (1). — *Insuffisance aortique et mitrale.* — *Pouls jambier.* — Madeleine R..., âgée de 12 ans, entre à l'hôpital des Enfants, salle Gilette, pour fièvre typhoïde.

Evolution absolument normale, signes habituels, aucune complication ; apyrexie au bout de 21 jours. La maladie n'a donc été nullement influencée par la triple lésion cardiaque que présente l'enfant.

L'examen physique décèle, en effet :

1° Examen du cœur. — Insuffisance et rétrécissement aortiques. Insuffisance mitrale.

Inspection. — Battements très nets de la pointe au niveau du bord supérieur de la 6° côte, à un travers de doigt en dehors de la ligne mamelonnaire.

Palpation — Impulsion énergique de la pointe qui semble s'étaler sous la main (*choc en dôme*).

Pas de frémissement cataire, au niveau du foyer aortique ou pulmonaire.

Percussion. — Augmentation de la matité précordiale.

Auscultation — 1° Double souffle aortique :

a) Souffle systolique, intense, rude, râpeux. Se propage vers clavicule droite. Maximum au niveau du 2° espace intercostal droit, le long du bord sternal.

b) Souffle diastolique, doux, moelleux, maximum au niveau du 3° espace droit ; se propage le long du bord droit sternal, et se perçoit jusque dans la région xiphoïdienne. A ce niveau, on commence à percevoir le souffle suivant.

2° Souffle systolique apexien :

---

1 Observation recueillie par M. Marc Leconte, interne du service.

Doux, peu intense, maximum au niveau de la pointe ; se propage jusque vers le milieu de l'aisselle gauche, mais non jusque dans le dos.

2° EXAMEN DES VAISSEAUX PÉRIPHÉRIQUES. — Battements du grand sinus aortique visibles et palpables au-dessus de la fourchette sternale.

Battements énergiques des carotides visibles à la seule inspection Rien au niveau des temporales. Pas de thrill à la palpation.

Pas de pouls de la luette : pas de battements des amygdales Pas de signe de Musset.

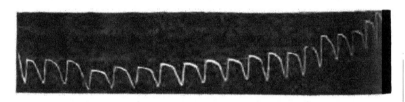

OBS. I. — Pouls radial (Sphygmographe de Marey)

OBS. I. — Pouls jambier (enregistré au sphygmographe de Marey)

Au niveau de la radiale, pouls de Corrigan des plus nets (détente brusque mais prolongée, puis fuit sous le doigt).

Pouls capillaire très net (au niveau du front et des ongles).

Tension artérielle : 16 1/2.

Pouls jambier : en empoignant le mollet de manière à l'étreindre entièrement dans la main, on sent à la face postérieure, au niveau de la tibiale postérieure les battements de l'artère sous forme d'une impulsion brusque, saccadée, rythmique, énergique, donnant la sensation d'un marteau d'eau.

En appliquant simplement la pulpe de l'index sur le trajet de l'artère, on retrouve très nettement ce battement exagéré de la tibiale postérieure, comme aussi celui de la poplitée, celui de la fémorale et même celui de la pédieuse jusqu'à sa terminaison, si bien qu'on peut suivre, par une palpation insignifiante, les pulsations du tronc artériel principal du membre inférieur depuis le pli de l'aine jusqu'aux orteils.

Au stéthoscope :

Pas de double souffle crural. Mais, en revanche, on perçoit un double ton très net (systole et diastole artérielles) le long de la fémorale, de la tibiale postérieure et même de la pédieuse.

Au niveau des carotides, propagation très nette du double souffle aortique, surtout du souffle systolique rude.

Troubles fonctionnels. — Absolument nuls.

L'enfant a toujours pu jouer, courir, monter les escaliers sans aucune dyspnée ni douleur précordiale. Ni palpitations ni crises douloureuses.

Origine des lésions inconnue.

L'enfant n'aurait jamais fait aucune maladie.

Obs. II (1). — Garçon de 14 ans, entre pour rhumatisme subaigu avec insuffisance aortique paraissant de date ancienne.

Antécédents héréditaires. — Parents bien portants. Pas de rhumatisme. Pas de tousseurs.

Antécédents personnels. — Rougeole. *Scarlatine.*

1re *Crise de rhumatisme* à 11 ans qui dure 2 mois.

Maladie actuelle. — Est apprenti chez un pâtissier. Travaille souvent dans des sous-sols, à l'humidité. Travail fatigant.

Commence à souffrir au niveau des jambes le jeudi 1er novembre. Les douleurs vont en s'accentuant jusqu'au lundi suivant et envahissent le cou-de-pied et les articulations du pied gauche, le genou gauche et l'épaule gauche. Légère douleur au genou droit.

Examen. — A l'entrée, le *genou gauche* est un peu tuméfié, globuleux et empâté. Les *culs-de-sac* sont un peut distendus et la recherche du choc rotulien montre la présence de liquide dans l'articulation.

_____

(1) Observation recueillie par M. Marc Leconte, interne du service.

Le *dos du pied* est également empâté, les téguments lisses, comme cireux.

L'épaule gauche est peu tuméfiée.

Toute tentative de mobilisation du membre inférieur et surtout du membre supérieur arrache des plaintes au malade.

La palpation des jointures atteintes est également fort douloureuse, y compris le genou droit.

Urines : pas d'albumine.

Cœur : *souffle diastolique* léger, doux, moelleux au niveau du foyer aortique (2e, 3e espace intercostal, le long du bord droit du sternum) Se propage le long de ce bord. Rien à la pointe.

Cœur un peu gros. Pointe dans le 4e espace, un peu en dedans de la ligne mamelonnaire. Le choc n'a rien de spécialement énergique.

Vaisseaux périphériques. — Pas de danse des artères. Pas de battement des amygdales. Pouls capillaire peu net.

Pouls radial : un peu brusque et bondissant.

Pouls jambier : offre ceci de remarquable qu'on le sent non au niveau de la tibiale postérieure mais de la tibiale antérieure.

En étreignant la jambe droite (le symptôme y est plus net qu'à gauche) au-dessus du cou-de-pied on sent le battement caractéristique de l'artère contre la paume de la main, battement qui devient plus énergique si l'on fait mettre l'enfant sur le ventre.

Au stéthoscope on entend le bruit de la pulsation artérielle jusque dans la pédieuse.

Au niveau des carotides, propagation du souffle aortique. Pas de souffle crural.

Facies pâle. Pas de troubles dyspeptiques. Pas de troubles visuels ni de céphalée.

Ce malade est celui que je présente à la Société de Pédiatrie. A cet âge, 14 ans, le phénomène du pouls jambier est déjà atténué à cause du volume de la jambe.

Rhumatisme scarlatin et aspirine,

par MM. Hallé Jean et Weill-Hallé.

Nous désirons, M. Weil-Hallé et moi, faire part à la Société de Pédiatrie de quelques faits relatifs à 14 cas de rhumatisme scarlatin, observés par nous à l'hôpital des Enfants dans le service du Pʳ Grancher, suppléé par M. Méry.

Pendant l'année 1903, le pseudo-rhumatisme scarlatin paraît avoir été d'une fréquence assez considérable, puisque le relevé total des scarlatines, soit 436 cas, nous donne une proportion de plus de 3 cas de rhumatisme scarlatin sur 100 cas de scarlatine. Cette proportion dépasse notablement la moyenne habituelle des épidémies.

La plupart des cas se rapportent à des enfants au-dessus de 10 ans.

Cette complication douloureuse s'est montrée parfois assez près du début de la scarlatine. Nous relevons 2 cas au 3ᵉ jour ; 2 au 5ᵉ : le plus habituellement les douleurs et les gonflements se montrent du 8ᵉ au 13ᵉ jour ; mais nous les avons vus survenir le 17ᵉ, le 27ᵉ et même le 32ᵉ jour.

Il ne nous a pas semblé que les scarlatines malignes présentassent cette complication plus souvent que les cas moyens. Sur 14 cas, il n'y avait que 3 scarlatines graves ; deux fois, il s'agissait de forme légère ; neuf fois, la maladie était d'intensité moyenne.

Le siège des arthralgies a été très variable ; quatre fois il s'est agi d'une polyarthrite généralisée ; nous avons vu se prendre la colonne vertébrale, le cou, la nuque, une fois l'épaule, cinq fois le genou.

Toujours la fièvre se montrait ou augmentait avec le début des accidents. Elle fut souvent très élevée.

Si on compare ces données à celles rapportées par les auteurs anciens et les plus modernes tels que Valay (1), Jullemier (2),

(1) Valay, Thèse Montpellier, 1807.
(2) Jullemier, Thèse Paris, 1902.

on voit que les cas par nous observés ne mériteraient pas de
mention bien spéciale, si nous n'avions pas observé un fait remarquable relatif au traitement du rhumatisme scarlatin.

Les auteurs sont très brefs sur ce point de thérapeutique. Jullemier qui rapporte les 18 observations du service de M. Variot
nous dit bien que le salicylate de soude a donné quelques soula-
gements ; mais nous croyons refléter l'opinion générale en disant
que ce médicament est loin d'avoir sur le rhumatisme scarlatin l'action spécifique qu'il exerce sur le rhumatisme articulaire
aigu. Les faits que nous avons observés nous permettent, croyons-
nous, de dire qu'une médication, cependant voisine du salicylate
de soude, l'*Aspirine*, paraît jouer ce rôle quasi-spécifique.

Les observations suivantes ne nous paraissent guère laisser de
doute sur ce point de thérapeutique.

Dans les premiers mois de l'année, trois cas de rhumatisme
scarlatin se présentèrent à nous. Deux de ces cas furent d'une
intensité au-dessus de la moyenne. Dans l'un, poignets et genoux
furent pris dès le 3e jour de la maladie ; dans l'autre, la colonne
vertébrale et la nuque furent surtout atteintes. Il s'agissait cependant d'une forme légère de scarlatine. Les deux cas furent
soumis dès le début au traitement par le salicylate de soude à forte
dose. Il n'y eut aucune diminution des phénomènes douloureux
et aucune baisse de la température, qui se maintint dans un cas
à près de 40°. Malgré le salicylate, les accidents aigus douloureux
durèrent plus de huit jours. Notre troisième cas de rhumatisme scarlatin traité par le salicylate de soude fut un échec encore plus net de cette médication. L'enfant auquel nous faisons
allusion, présenta une forme généralisée atrocement douloureuse
et pendant plusieurs semaines son état lamentable fut celui des
grands rhumatismes articulaires aigus non soignés. Le salicylate
de soude fut essayé à haute dose, longtemps et sans aucun succès.
Ces échecs thérapeutiques nous firent tenter l'emploi de l'aspirine.
Le résultat a été surprenant dès le premier cas. 11 fois l'aspirine
nous a donné un plein succès et a paru enrayer la complication
avec une surprenante rapidité. Sauf un cas où les douleurs ne

cédèrent que le 7ᵉ jour, toutes les autres fois, le rhumatisme
scarlatin parut terminé le 3ᵉ jour. Au bout de 24 heures,
36 heures au plus,la fièvre tombait et les douleurs cessaient. La
dose d'aspirine employée a toujours été très faible. Nous avons
donné 1 gramme, souvent 0,50 centigrammes, parfois 0,25
centigrammes seulement.

En présence de si beaux résultats thérapeutiques, nous de-
vions nous demander si nous n'étions pas en présence d'une série
heureuse de rhumatismes scarlatins particulièrement bénins ;
l'étude des épidémies antérieures ne laisse guère de prise à cette
hypothèse. Nous y relevons que les cas moyens durent toujours
plusieurs jours, souvent une semaine. Jullemier, relevant les cas
du service du Dʳ Variot, cite des durées moyennes de 10 jours, de
15 jours, et des faits plus longs encore.Il serait bien étonnant que
nous soyons tombés sur une aussi favorable série. De plus, comment expliquer que les trois cas traités par nous dans cette même
épidémie avec le salicylate de soude aient été justement les trois
seuls cas où les accidents aient persisté longtemps. Cela devient
tout à fait improbable.

Nous croyons donc pouvoir conclure à l'action bienfaisante de
l'aspirine dans le rhumatisme scarlatin et nous n'hésitons pas à
dire que son action nous a paru dans 11 cas aussi spécifique que
celle du salicylate de soude dans le rhumatisme articulaire aigu.

Nous serions heureux d'avoir sur ce point de thérapeutique
l'avis de nos confrères de la Société de Pédiatrie.

M. GUINON. — Je n'ai pas d'expérience relative à l'emploi
de l'aspirine dans le rhumatisme scarlatin, mais j'ai constaté
l'efficacité de ce médicament dans les arthropathies infectieuses, les pseudo-rhumatismes, les myalgies des fièvres, et
enfin les *angines douloureuses*, grippales ou rhumatismales.
Toutes ces affections sont de même ordre que le rhumatisme
scarlatin.

M. RICHARDIÈRE. — Pendant que j'étais chargé du service de la
scarlatine, à l'hôpital des Enfants-Malades, j'ai eu l'occasion

d'essayer l'aspirine dans le traitement du rhumatisme scarlatineux.

Les résultats obtenus m'ont paru assez bons pour me permettre
de comparer l'action de l'aspirine dans le rhumatisme scarlatineux à l'action du salicylate de soude dans le rhumatisme articulaire aigu.

J'ai donné le médicament à la dose de 2 à 3 grammes par jour
chez les enfants de 10 ans.

J'ai également employé l'aspirine dans les arthropathies consécutives aux injections de sérum antidiphtérique. Dans ce cas
également, l'aspirine m'a paru également avoir une action sur
les phénomènes douloureux.

Les vomissements périodiques de l'enfance ; leur parenté avec l'entéro-colite muco-membraneuse. — Etude étiologique et pathogénique,

par le docteur E. Ausset, professeur agrégé.

Au début de l'année 1905, une très intéressante communication de M. Richardière, à la Société de Pédiatrie de Paris, met-
tait en discussion la nature des vomissements périodiques de
l'enfance. A propos de faits parfaitement observés et analysés,
cet auteur estimait que le foie est en cause dans la production
de ce curieux syndrome.

Cette communication ne pouvait manquer d'attirer l'argumentation des deux pédiatres français qui se sont le plus occupé
de cette question, et, en effet MM. Comby et Marfan vinrent apporter le résultat de leurs observations et soutenir leur opinion
quant à la nature de ces vomissements.

C'est surtout la pathogénie de l'affection qui reste en discussion,
la description clinique paraissant très nette et avoir mis tout le
monde d'accord. C'est donc la pathogénie de ces vomissements
que nous avons l'intention d'examiner ici, basant notre argumentation sur 17 cas que nous avons observés depuis l'année
1902.

Avant d'aborder cette étude pathogénique, nous nous efforcerons toutefois de préciser quelques particularités cliniques.

Les points cliniques sur lesquels nous désirons insister ont non seulement une importance séméiologique, mais encore et surtout une importance pour l'interprétation de la nature des accidents.

Nous trouvons dans la plupart des descriptions cliniques, que la crise de vomissements se produit au milieu de la santé la plus parfaite, sans que l'enfant ait eu la moindre apparence de malaise.

Or, dans tous les cas que nous avons observés, il n'en a pas été de même. Si l'on interroge la famille d'une façon superficielle, si on se contente de demander si l'enfant se portait bien avant l'éclatement de la crise, le plus habituellement on ne nous relatera rien de particulier. Mais précisons un peu, serrons notre interrogatoire et nous apprenons que depuis quelques jours l'enfant a un sommeil plus agité, rêve, se réveille en pleurant, qu'il est encore plus constipé qu'à l'ordinaire, que les selles ont pris une odeur plus nauséabonde que les jours précédents, que l'appétit a diminué, que l'haleine commençait à être mauvaise ; et si nous insistons encore, nous apprenons que le teint est devenu plus jaune, souvent même nous retrouverons sur le corps de petites éruptions de strophulus ou autres toxidermies datant de quelques jours. En un mot, le malade couvait sa crise, et cela est si vrai que des mamans bien averties, peuvent les prévoir, les annoncer et même les prévenir.

Voici trois observations à l'appui de cette opinion :

OBS. I. — W... Jean, âgé de 5 ans, teint jaune, presque cireux, muqueuses décolorées ; aspect d'anémie intense. A depuis dix-huit mois, des crises de vomissements, qui durent plusieurs jours et qui le laissent dans un état d'extrême affaiblissement. Entéro-colite muco-membraneuse concomitante datant de la seconde année de la vie ; constipation intense, l'enfant depuis plusieurs années ne va que par lavages ou laxatifs ; matières dures, ovillées, entourées de muco-

membranes ; de temps à autre, débâcles glaireuses. Eruptions urti-
cariennes fréquentes. Légère teinte subictérique des conjonctives.
Langue géographique, très sale. Le foie déborde très légèrement les
fausses côtes.

Le sérum du malade donne très nettement la réaction de Gmelin,
odeur d'acétone de l'haleine ; pas de bile dans les urines ; réaction
de Lieben positive. — La région de l'appendice est tout à fait normale. Les crises se produisent sans fièvre. Les vomissements sont très
fréquemment teintés en jaune. La mère se rend compte que l'enfant
va être pris d'une crise, quand elle le voit rêver et crier la nuit : deux
ou trois jours avant, sa langue se charge beaucoup, les yeux s'excavent, les traits se tirent, et la gaieté disparaît.

Sur notre conseil, la mère dès qu'elle verra poindre ces symptômes
donnera une grande irrigation intestinale de 2 litres, et en même
temps, 15 centigrammes de calomel. Elle supprimera de l'alimentation toute matière azotée.

Depuis qu'elle agit ainsi, l'enfant va très bien. Nous l'avons vu
pour la première fois en mars 1903 ; jusqu'en octobre 1903 il n'eut
qu'une crise et encore bien moins forte que les précédentes qui se
reproduisaient toutes les cinq à six semaines. En 1904, il n'eut aussi
qu'une seule crise, assez forte ; la mère était à Paris pour plusieurs
jours et l'enfant livré à des mains mercenaires on la laissa éclater.

En l'été de 1904, j'envoyai l'enfant à Châtel-Guyon. Depuis il n'y a
plus eu de crises. On est encore obligé de veiller à la régularité des
garde-robes ; la constipation s'installerait facilement ; mais l'état
général est excellent, la mine rosée, l'embonpoint très satisfaisant.

Antécédents héréditaires de cet enfant : père goutteux, grand-père
paternel asthmatique.

Obs. II. — De... R..., trois ans et demi. Eczéma pendant sa première année Nourri au sein, mais suralimenté. Vers l'âge de 17
mois, crise aiguë d'entéro-colite ; était très constipé. La colite s'installe ; la constipation persiste. Plusieurs poussées d'urticaire ; épistaxis
assez fréquentes. Teint un peu jaune ; langue très saburrale, n'est
jamais nette, malgré de fréquents laxatifs. Foie normal à la percus-

sion et à la palpation. Le sérum n'a pas été examiné. Enfant très
nerveux.

Mère très nerveuse, atteinte de névralgie sciatique. Père diabétique.
Un frère aîné a eu aussi de la colite muco-membraneuse, et une
crise d'ictère aigu à l'âge de 5 ans.

La première crise de vomissements cycliques se manifesta à l'âge
de 34 mois , on crut à une indigestion. Fièvre intense oscillant entre 39° et 40°. Vomissements bilieux.

Deuxième crise deux mois après. Puis une autre sept semaines après
cette seconde. La mère, très observatrice, se rendit bien compte de
la période de malaises prodromiques.C'est alors qu'elle me le conduit.

Par un traitement approprié, régime sévère et désinfection intestinale, les crises ne réapparurent qu'au mois d'avril dernier, l'enfant
avait 6 ans : il en eut deux presque successivement à trois semaines
d'intervalle. Les parents tranquillisés par une accalmie si prolongée
s'étaient relâchés de toute surveillance intestinale. Depuis, la mère a
repris toute son attention et rien n'est revenu.

La région de l'appendice a été explorée et n'a présenté rien
d'anormal.

Obs. III. — Ce troisième cas, en tant que période prodromique, est
encore plus typique, car nous pûmes, vingt-quatre heures avant,
prédire à la mère que la crise allait se produire. Il s'agit d'une fillette
de 5 ans que nous voyons depuis le mois de février dernier et qui
présente depuis longtemps des crises de vomissements périodiques
qui l'affaiblissent beaucoup. Elle en avait une tous les mois, nous
dit la mère.

Teint très jaune, cireux, yeux très cernés, encavés ; foie débordant
les fausses côtes. Urticaire assez fréquemment. Constipation extrême.
Selles glaireuses ; coliques et douleurs à la pression le long du côlon
transverse et dans la région du cæcum. Sommeil agité. Enfant très
nerveuse.

Mère très nerveuse, très constipée également. Père rhumatisant.
Les autres renseignements nous manquent sur la famille.

De février à fin mai, grâce au traitement approprié, état parfait. A cette date, très grosse crise avec fièvre élevée, vomissements bilieux, odeur d'acétone de l haleine et de l'urine ; acétone dans l'urine. Le sérum ne fut pas examiné. Durée : 6 jours. Enfant très affaiblie à la suite. L'enfant n'a jamais présenté aucune réaction du côté de l'appendice.

Jusqu'à ces jours-ci parfaite santé. Le vendredi 26 octobre on nous la ramène. Elle dort moins bien depuis deux jours ; l'appétit est diminué et elle est grognon. Nous trouvons l'haleine légèrement acétonique, la langue très chargée et nous disons à la mère de rentrer immédiatement chez elle, de faire de grandes irrigations intestinales et de donner de suite du calomel, en même temps qu'on imposait presque la diète. Malgré cela la crise éclatait le 27 au soir ; mais elle fut très bénigne, esquissée pour ainsi dire.

Ainsi donc, le début des crises de vomissements cycliques ne nous paraît pas pouvoir être qualifié de début *brusque*. Chez tous nos malades nous avons pu retrouver de petits prodromes en interrogeant minutieusement l'entourage et si nous n'avons rapporté, à cet égard, que ces 3 observations, c'est parce que chez les deux premiers les prodromes étaient marqués au point de faire prévoir la crise aux mamans et que dans l'autre cas nous pûmes avertir la mère de son apparition. Cette période prodromique est importante à connaître, car par une thérapeutique appropriée on pourra enrayer la crise ou en diminuer la violence. Elle a aussi son importance au point de vue pathogénique, car la nature des symptômes prémonitoires indique bien l'intoxication préalable de l'organisme. Nous verrons ultérieurement comment se produit cette intoxication.

Il n'est pas juste non plus de dire que la crise terminée l'enfant revient immédiatement à la santé. Dans les cas bénins ou même de moyenne intensité, quand les vomissements n'ont duré qu'un jour ou deux, et n'ont pas été très fréquents, l'état général souffre peu et tout rentre rapidement dans l'ordre. Mais il est des cas où la longue durée des accidents, 5 à 6 jours par exemple, la fréquence des vomissements épuisent le petit malade, le font considérablement maigrir et par suite, la convalescence est relativement longue.

Est-il possible, également, d'affirmer que le tube digestif est intact chez ces petits malades. De la lecture d'un certain nombre d'observations des auteurs, de l'examen de nos 17 cas personnels, il résulte, à notre avis, que le plus souvent le tube digestif n'est pas indemne ; du moins dans nos 17 observations, nous avons toujours eu à noter un incident gastro-intestinal. Et d'abord chez tous nos malades il existait une constipation très marquée, parfois extrêmement intense chez quelques-uns, mais toujours très accentuée. Il s'ensuivait que nos petits malades présentaient tous une langue plus ou moins sale. N'y aurait-il eu que ces signes que l'on n'aurait pu dire que ces malades avaient un tube digestif intact. Mais d'autre part dans 12 cas sur 17, nous avons noté de la colite muco-membraneuse. Chez un de nos malades nous avons même vu naître l'entéro-colite qui n'existait pas alors que les vomissements périodiques se manifestaient depuis deux ans ; et chez un autre nous avons assisté à une crise de vomissements s'accompagnant d'une crise aiguë Les deux observations valent la peine d'être relatées.

Obs. IV. — Il s'agit ici d'une fillette de 8 ans que je vois pour la première fois en février 1901.

Très nerveuse. Mal nourrie, au biberon ; troubles gastro-intestinaux graves pendant la première enfance. Puis tout s'est remis dans l'ordre de ce côté, sauf de la constipation.

Père obèse, goutteux ; grand-père rhumatisant ; un oncle également rhumatisant ; mère très nerveuse, très constipée, dyspeptique ; sœur aînée (22 ans) migraineuse.

En 1903, la mère remarque que l'enfant maigrit ; elle mange moins bien et est moins gaie ; la constipation s'accentue ; le teint devient jaune. Toutefois rien de bien saillant ne se produit jusqu'au mois de juillet 1903 où apparaissent des vomissements incoercibles, avec fièvre très élevée, constipation opiniâtre (l'enfant resta 3 jours sans garde-robes). On redouta alors une méningite.

Nouvelles crises, toujours avec fièvre et exacerbation de la constipation, en septembre, octobre 1903, janvier et février 1904. C'est à la crise de février 1904 que je vois la malade pour la première fois. Outre les renseignements que je viens de dire plus haut, on me signale une poussée d'urticaire ayant précédé de deux jours la crise d'octobre 1903.

Je note : température 39° 1, vomissements bilieux datant de 48 heures. Odeur d'acétone très nette. Sérum : réaction de Gmelin. Urines : réaction de Lieben positive. Langue horriblement sale. Constipation intense, selles dures, d'odeur infecte. Pas de glaires, la mère est très affirmative, l'enfant n'a jamais rendu de glaires. Teinte subictérique très nette des conjonctives, cependant pas de bile dans les urines, et le foie n'est pas augmenté. Durée de la crise : 4 jours.

Nouvelle crise peu intense en juin 1904. Je ne revois ensuite la malade qu'en mars 1905 ; elle n'a plus de crises ; il reste seulement une tendance à la constipation. J'insiste pour qu'on veille à obtenir des selles quotidiennes et abondantes

La famille, en octobre 1905, commet la faute de mettre l'enfant en pension. Le résultat n'est pas long à se produire : personne n'étant là pour y veiller, la constipation se réinstalle et fin novembre éclate une crise non plus de vomissements acétonémiques, mais bien d'*entero-colite muco-membraneuse* classique.

L'enfant, sortie de pension, se remet de sa crise ; mais il persiste de la colite chronique pour laquelle j'institue un régime approprié.

En mars 1906 petite crise de vomissements. Je conseille Châtel-Guyon. Vers le milieu de juin on se préparait à y partir, au milieu des préparatifs la mère négligea un peu sa fille, et au bout de 48 heures sans garde-robes, éclata une grosse crise de vomissements. L'enfant se remit assez vite, conservant toujours, cependant, des selles glaireuses et devant employer des moyens factices pour aller à la selle. Elle partit en août pour Châtel-Guyon.

Depuis elle n'a pas eu de crises et l'état de son intestin semble s'être considérablement amélioré.

Nous n'avons jamais noté rien d'anormal du côté de l'appendice.

Obs. V. — Garçon de 4 ans, présente de l'entéro-colite depuis l'âge
de 3 ans. Il est jaune terreux, très anémique, très triste, ne joue
qu'avec répugnance ; tout lui déplaît ; volontaire, tyrannique pour
son entourage. Appétit presque nul, il faut employer mille artifices
pour le faire manger. Constipation permanente, mais plus ou moins
intense suivant les cas. Selles toujours glaireuses ; de temps à autre
débâcles diarrhéiques avec paquets de glaires. Foie débordant les
fausses côtes de plus d'un travers de doigt ; la rate est perceptible
à la palpation, elle affleure le rebord costal. Poly-micro-adénopathie.
Langue toujours très sale ; sommeil très agité avec réveils fréquents.
Démangeaisons, avec de temps à autres des poussées de strophulus.
Le sérum n'a pas été examiné ; les parents sont très pusillanimes,
véritablement esclaves de leur enfant.

Mère très nerveuse ; a eu des crises d'hystérie dans son adolescence ; céphalées fréquentes ; très constipée. Père gros mangeur, de
teint très coloré ; a eu des coliques hépatiques.

Nous sommes appelé pour la première fois auprès de cet enfant
pour une crise aiguë de colite, en février 1905, s'accompagnant de
vomissements d'abord alimentaires, puis bilieux, incoercibles, durant
depuis deux jours et demi.

Ce qui nous frappa ce fut la forte odeur d'acétone de l'urine et de
l'haleine. Evidemment je ne pouvais affirmer qu'on se trouvait en
face de vomissements, dits vomissements cycliques ; c'était une première crise : l'acétonémie est un symptôme assez banal chez l'enfant,
et enfin une crise de colite peut parfaitement s'accompagner de vomissements fréquents. Je fis cependant des réserves auprès de la famille sur la répétition possible des accidents.

Or, en juin 1905, il y eut une nouvelle crise de vomissements, cette
fois sans poussée de colite. Jusqu'en avril 1906, tout alla bien, sauf les
selles qui restaient encore glaireuses ; l'état général était bien remonté.
Mais à ce moment éclata une nouvelle crise de vomissements acétonémiques, la colite membraneuse restant, elle, stationnaire.

L'appendice est toujours resté silencieux chez cet enfant.

Voilà 2 cas qui sont tout à fait typiques et qui nous serviront

pour montrer l'étroite parenté qui existe entre ce curieux syndrome et la colite muco-membraneuse.

Si nous parvenons à établir que vomissements et colite ont un
très grand nombre de signes communs, accompagnant les symptômes qui les caractérisent en propre (vomissements d'une part,
muco-membranes de l'autre), si nous établissons aussi que ces
deux affections évoluent sur des terrains identiques entachés
d'une même hérédité, des mêmes antécédents arthritiques, de
mêmes tares pathologiques qu'on rattache ordinairement à l'arthritisme ou au neuro-arthritisme ; si nous retrouvons dans ces
deux syndromes le même mécanisme de production des crises ;
si d'autre part nous montrons qu'une même thérapeutique
« d'intercrises » ou du moins un traitement et un régime tout à
fait analogues sont efficaces également dans les deux cas, nous
serons bien autorisé à dire que ces deux affections ne sont bien
que les manifestations, variables suivant les cas, d'une même
diathèse.

Nous avons dit plus haut que nous avions observé depuis 1902
17 cas de *vomissements cycliques*. Depuis cette même époque,
nous avons eu à soigner 114 enfants atteints d'entéro-colite muco-
membraneuse ; nous avons déjà dit que, sur ces 17 cas de vomissements, 12 présentaient de la colite, ces 12 enfants sont compris
dans nos 114 malades de colite. Par conséquent sur 114 entéro-
colites, 12 ont eu, en outre, des *vomissements cycliques*, soit un
peu plus de 10 0/0. On pourrait nous objecter dès lors que peu
d'enfants atteints de colite ont des *vomissements cycliques*, ce qui
pourrait paraître étonnant pour des affections de parenté
étroite ; l'objection nous semble n'avoir aucune valeur, car, par
exemple, on ne saurait nier la parenté étiologique de la migraine,
de la sciatique, des coliques hépatiques, de la goutte, etc... et
cependant on observe certaines de ces manifestations de l'arthritisme bien plus souvent les unes que les autres.

*L'entéro-colite et les vomissements cycliques ont un très grand
nombre de signes communs.* — L'aspect général des enfants
atteints d'entéro-colite ou qui ont eu déjà un certain nombre de

crises de vomissements cycliques présente des analogies vraiment
frappantes. Bien entendu, il ne s'agit pas de considérer des malades atteints de colite légère ou peu ancienne, ou n'ayant eu
qu'une crise ou deux de vomissements cycliques ; nous parlons
ici de malades profondément touchés par l'une ou l'autre affection, de malades sur l'organisme desquels elles ont pu imprimer
nettement leur cachet. Eh bien, dans ces cas qu'observe-t-on ?

Il s'agit d'enfants présentant un teint jaune, une couleur plus
ou moins cireuse de la peau, une anémie plus ou moins accentuée
suivant le degré d'auto-intoxication. Cet aspect si caractéristique
ne se retrouve que dans les cas anciens et accentués, mais même
dans les cas de moyenne intensité ou bénins, ce qu'on retrouve
ce sont des yeux cernés, des traits habituellement tirés et fatigués,
un caractère nerveux et irritable, parfois à l'excès, un sommeil
plus ou moins agité, souvent entrecoupé de terreurs nocturnes.

Chez tous nos petits malades atteints de colite muco-membraneuse, chez ceux aussi présentant des *vomissements cycliques*,
nous avons noté, en plus ou en moins, bien entendu, cet aspect
général, ce teint plus ou moins jaune, en un mot ce *facies d'intoxication gastro-intestinale chronique*, qu'on nous passe l'expression qui dépeint bien notre pensée. Nous pourrions décrire ici en
détail les observations des cas que nous avons observés ; nous ne
le faisons pas, le tableau étant banal, nous nous sommes contenté de relater seulement ceux présentant quelques particularités
au milieu de leurs vomissements cycliques, mais, nous le répétons,
pas un seul de nos malades n'a manqué de présenter ce teint
jaune, plus ou moins marqué évidemment, que l'on a l'habitude
d'observer au cours des accidents chroniques d'origine gastro-
intestinale.

Dans le mémoire de MM. Gilbert et Lereboullet (*Société
médic. des hôpitaux*, 26 juillet 1902), nous trouvons au sujet
d'enfants ayant présenté des vomissements périodiques, noté ce
teint jaune caractéristique.

Vomissements cycliques et entéro-colite sont aussi bien remarquables par leur évolution paroxystique ; un des caractères pro-

près à l'entéro colite muco-membraneuse, est bien d'être une affection essentiellement *à rechutes* ; or, c'est aussi le caractère primordial, distinctif, des vomissements qui nous occupent, puisqu'on les a dénommés « vomissements à répétition ».

Nous verrons plus tard s'il n'est pas possible de trouver un mécanisme commun pour la production de la crise dans l'un et l'autre cas. Mais, au point de vue clinique, nous avons déjà dit plus haut qu'il n'est pas juste d'affirmer que les enfants étaient pris au milieu d'une parfaite santé, de vomissements cycliques. Dans nos 17 observations, nous avons toujours noté, *en interrogeant minutieusement l'entourage*, que depuis plusieurs jours certains malaises s'étaient manifestés ; nous avons relaté plus haut des cas plus typiques que les autres, où les mères elles-mêmes sentaient venir la crise ; mais, nous le répétons, avec de la précision et de l'attention, on découvre que l'enfant *couve sa crise* avant de la voir éclater. D'ailleurs M. Lamacq-Dormoy (*Société de médecine de Bordeaux*, 23 janvier 1903), a, lui aussi, noté que ce début n'était qu'*apparemment* brusque ; il a observé les mêmes malaises, perte d'appétit, teint plus jaunâtre qu'à l'ordinaire, enfant mal en train, triste, etc...

A plusieurs reprises, nous avons pu chez certains de nos malades sentir l'odeur d'acétone de l'haleine avant l'apparition des vomissements, nouvelle preuve qu'une intoxication existait déjà avant l'éclatement de la crise, et cette dernière ne se manifestait que lorsque l'organisme était saturé de poison. Nous reviendrons d'ailleurs plus loin sur ce point.

Or, dans tous nos cas d'entéro-colite, il en a été de même. A part les cas où la crise aiguë s'est manifestée à la suite d'un écart de régime, d'une imprudence alimentaire quelconque, nous avons toujours vu la crise précédée de malaises spéciaux, coliques, troubles du sommeil, perte de l'appétit, amaigrissement, teint devenant plus jaune ; en même temps, comme pour les vomissements cycliques, la langue se charge, l'haleine prend une odeur aigrelette, les selles deviennent plus fétides qu'à l'ordinaire. En un mot tous les signes d'une profonde intoxication se manifestent et lorsque l'organisme est saturé, la crise éclate.

Sur nos 114 cas d'entéro-colite, nous avons pu 87 fois éliminer toute imprudence alimentaire comme cause de rechute ; chez ces 87 malades où la crise a semblé se produire de par la nature même de la maladie, et aussi par un mécanisme que nous expliquerons plus loin, et où intervient en première ligne l'exagération de la constipation, chez ces 87 malades, disons-nous, les rechutes n'ont jamais été brusques, ou pour mieux dire elles furent toujours précédées de prodromes se rapprochant beaucoup de ceux précédant les vomissements cycliques.

Pendant longtemps on a voulu faire de l'acétonémie le signe distinctif, pathognomonique de ces vomissements à répétition. Mais aujourd'hui tout le monde est à peu près d'accord pour reconnaître que la présence de l'acétone est ici chose banale puisqu'on la retrouve dans beaucoup d'autres états infectieux, ainsi que l'ont démontré Guinon et son élève Nicolas.

Chez tous nos 17 malades, nous avons noté l'odeur de l'acétone dans l'urine et de l'haleine et chez 11 de nos malades où l'urine fut examinée, la réaction de Lieben fut positive. Bien mieux, chez 7 malades l'odeur de l'acétone fut perçue dans l'haleine la veille de l'apparition d'une crise, et 4 fois l'urine qui ne sentait que très faiblement, nous donna dès ce moment une réaction de Lieben positive.

Dans l'entéro-colite les auteurs n'insistent pas sur l'odeur particulière au moment des crises, pas plus que sur la présence d'acétone dans les urines. Et cependant il est fréquent de constater cette odeur si spéciale de l'haleine chez les petits malades, atteints d'entéro-colite, pourvu, bien entendu, qu'il existe déjà un certain degré d'auto-intoxication. Là aussi, c'est un peu avant l'apparition d'une crise aiguë, d'une rechute quelle qu'en soit l'intensité, qu'on note surtout l'apparition ou l'exagération de cette odeur.

Sur nos 114 cas d'entéro-colite, nous trouvons dans nos notes que l'odeur d'acétone de l'haleine a été constatée 64 fois, au moment de crises ou d'exacerbations. Sur ces 64 cas, l'urine a été examinée 41 fois et la réaction de Lieben fut positive chez 37 malades.

Il est bien évident que les *vomissements cycliques* ne peu-

vent pas être mis sur le compte d'une affection *primitive* de
l'estomac ou de l'intestin, et nous sommes bien sur ce point de
l'avis de M. Marfan ; mais nous ne pensons pas comme lui qu'il
y ait absence habituelle de tout autre trouble digestif que le vo
missement, nous ne pensons pas non plus que le régime alimentaire soit *absolument* impuissant à prévenir le retour des crises.

Et, tout d'abord, la constipation est la règle pour ainsi dire
absolue ; elle est signalée par tous les auteurs qui ont décrit les
vomissements cycliques. De même dans la colite muco-membraneuse la constipation est la règle, à tel point que certains avaient
voulu voir dans ce symptôme la cause même de la maladie.

Mais il est un point sur lequel nous tenons à attirer l'attention, c'est l'apparition des crises au moment où la constipation
s'est accrue, à la suite de grosses réserves fécales, à la suite de
plusieurs journées sans garde-robes. Chez nos 17 malades atteints de *vomissements cycliques*, il nous a toujours été possible
de constater qu'au moment où éclatait une crise on s'était ou bien
relâché de la surveillance de la régularité des garde-robes, ou bien
la mère avait laissé s'accumuler des réserves.

Dans l'entéro-colite il en est de même, et nous avons pu constater dans un certain nombre de cas que la rechute, l'exacerbation s'était produite alors que l'enfant était plus constipé qu'à
l'ordinaire

Non seulement nous avons noté cette augmentation de constipation, mais encore les parents suffisamment observateurs nous
ont dit, aussi bien pour les vomissements cycliques que dans la
colite, que plusieurs jours avant les crises, ils ont constaté que
les selles devenaient plus rares, plus denses, et aussi plus fétides.
Cette extrême fétidité des selles est également une particularité à
noter et de signification importante.

Cette constipation n'est pas la seule manifestation intestinale
qu'on puisse rencontrer chez les enfants présentant des vomissements cycliques A côté d'auteurs qui nient la participation du
tractus gastro-intestinal, on en voit qui, comme M. Comby, affir-
ment que dans les cas qu'ils ont observés « le tube digestif a été

presque toujours atteint » (*Société de Pédiatrie*, 21 février 1905).
Il est vrai que M. Comby estime les troubles hépatiques comme
étant très rares, alors que MM. Gilbert et Lereboullet, Richardière,Lamacq et d'autres pensent au contraire que le foie joue un
rôle important dans la production du syndrome. En réalité, de
même que pour les manifestations d'hépatisme que nous avons
trouvées très fréquentes,comme nous le dirons plus loin,les troubles gastro-intestinaux ont besoin d'être *cherchés* ; ils ne sont pas
toujours très marqués et si l'on n'a pas le soin d'être très précis
dans son interrogatoire, d'être minutieux et prolixe dans ses
questions répétées sous toutes les formes, si,en outre, l'entourage
n'est pas très observateur un grand nombre de petits signes passent inaperçus.

Nous n'en voulons pour exemple que la coexistence de l'entéro-colite avec les vomissements cycliques. Elle est signalée par
beaucoup d'auteurs. Sur nos 17 cas nous en avons 12 qui présentaient de la colite muco-membraneuse. Or sur ces 12 colites,
4 seulement nous furent immédiatement accusées par la mère ;
pour les 8 autres, nous dûmes interroger, faire décrire les garde-
robes ; et sur ces 8 d'ailleurs, il y en avait 3 qui présentaient
simplement des selles glaireuses et de la constipation, et encore
souvent les glaires étaient-elles peu abondantes, au point que
les mères n'en prenaient pas ombrage, et ne nous auraient pas
signalé le fait si nous ne les y avions pas amenées.

Donc la colite est fréquente au cours des vomissements cycliques. Inversement, les vomissements sont loin d'être rares chez
les enfants atteints de colite membraneuse, vomissements n'ayant
pas le même caractère que les vomissements cycliques, mais qui
n'en témoignent pas moins de la participation de tout le tube
digestif. Sur nos 114 cas d'entéro-colite nous avons trouvé 61 fois
les vomissements au moment des exacerbations douloureuses, au
moment des crises aiguës.

L'appendicite est une complication assez fréquente de la colite
muco-membraneuse ; nous ne l'avons observée que 5 fois sur nos
114 malades, mais c'est là une proportion bien dépassée par la
statistique d'autres auteurs.

En revanche, chez nos 17 malades présentant le *vomissement cyclique* nous n'avons pas rencontré une seule fois l'appendicite ; et il convient d'ajouter que chez tous la région de l'appendice fut minutieusement explorée et qu'il n'est pas possible, par suite, de soupçonner que cette localisation morbide aurait pu nous échapper, puisque systématiquement nous l'avons toujours cherchée chez tous nos malades (1).

Il est incontestable, cependant, que l'on trouve relatées par d'autres auteurs des observations d'appendicite accompagnant une crise de vomissements cycliques, et même certains ont prétendu que ces vomissements ne sont pas autre chose qu'une manifestation spéciale, anormale, de l'appendicite. M. Comby lui-même, qui fut un des premiers à décrire et à isoler le syndrome, a publié un article dans les *Archives de Médecine des Enfants* (décembre 1905, p. 741), où il se déclare résolu à rechercher toujours l'appendicite derrière le vomissement cyclique, ce qui est tout naturel, et ce que nous avons toujours fait, mais où, également, semble percer son opinion que le vomissement cyclique n'est qu'une forme larvée d'appendicite.

Nombreux sont les médecins qui repoussent absolument toute relation de cause à effet entre l'appendicite et les vomissements cycliques, MM. Marfan, Richardière, Crandall, etc., estiment que les deux affections sont indépendantes l'une de l'autre.

D'autres, en revanche, et M. Comby s'est récemment rangé de leur côté, pensent que c'est l'appendicite qui est la cause des vo-

(1) Ce travail a été présenté à la *Société de Pédiatrie* de Paris, a la séance du 20 novembre, et par conséquent écrit dans les jours précédents. Or la veille, le 19 novembre, j'ai reçu dans mon cabinet un enfant de cinq ans, de Cambrai. C'est un enfant que je soigne depuis sa seconde année pour des vomissements cycliques et de l'entéro-colite. Je l'ai vu en crise et entre les crises ; à chaque fois son appendice fut minutieusement exploré et je ne trouvai jamais rien. Or, en octobre, il eut une crise, puis vers le 12 novembre une seconde. Lors de ces deux crises auxquelles je n'ai pas assisté, il fut obligé de tenir son membre inférieur droit fléchi sur le bassin ; l'extension amenait une vive douleur dans le côté droit de l'abdomen. Mon examen du 19 novembre m'a démontré qu'il y avait de l'appendicite en train de se refroidir, que je vais faire opérer aussitôt le refroidissement complet.

missements périodiques et ils étayent leur opinion sur la constatation nette d'appendices malades au cours des crises de vomissements. Mais, à ce compte, on pourrait affirmer que l'entéro-colite est causée aussi par l'appendicite, sous prétexte que l'on observe assez souvent de l'appendicite au cours de cette affection et que même des manifestations coliques ont pu paraître guéries après ablation de l'appendicite.

Avec la compréhension que nous avons de la nature de l'entéro-colite et des vomissements cycliques, que nous considérons comme des manifestations variées d'une même diathèse, comme nous le dirons plus loin, il ne nous paraît nullement surprenant qu'à un moment donné un colique muco-membraneux fasse des vomissements cycliques, ou, inversement, qu'un enfant présentant ce dernier syndrome soit atteint ultérieurement de colite ; quoi d'étonnant à ce que ce même malade, ultra-constipé toujours, fasse aussi de l'appendicite ; est-ce une raison de dire pour cela que les autres crises de colite membraneuse ou de vomissements acétoniques qu'il a présentées, n'étaient que des crises larvées de l'appendicite qui éclate aujourd'hui dans toute son ampleur ? La chose pourrait être discutée pour les malades chez lesquels l'appendice n'a pas été examiné avec soin, mais lorsque, comme chez nos 17 malades, on a palpé le ventre avec minutie, exploré la fosse iliaque droite très soigneusement, constaté sa grande souplesse, son indolence absolue, on est bien en droit d'affirmer que l'appendicite est absente. Est-ce à dire pour cela qu'un jour un de ces 17 enfants ne pourra pas présenter de l'appendicite ? devrons-nous si cela arrive prétendre que jusqu'alors l'appendicite avait été méconnue ?

D'ailleurs, avec sa sagacité habituelle, M. Comby s'empresse d'ajouter qu'il convient de ne pas oublier « les cas de vomissements cycliques ayant persisté malgré l'ablation de l'appendice sain ou malade ».

Si nous résumons les analogies cliniques que nous venons de passer en revue, nous voyons que dans l'entéro-colite mucomembraneuse, comme dans les vomissements cycliques :

1° L'aspect général de l'enfant est très caractéristique et se montre sous la forme d'un malade à teint jaune, à traits tirés, à caractère morose, nerveux, fantasque ;

2° Les prodromes des crises, dans les deux cas, peuvent être facilement décelés par un examen et un interrogatoire minutieux ; ils témoignent d'une auto-intoxication qui arrive à son maximum, ce maximum est atteint au moment de la crise. L'enfant devient plus triste, dort moins bien, le teint se plombe, les yeux se cernent, la langue se charge, la constipation augmente, les selles deviennent très fétides, l'appétit diminue, l'haleine prend déjà une odeur typique ;

3° L'odeur d'acétone de l'urine et de l'haleine presque constante dans les vomissements cycliques se rencontre assez fréquemment au cours de l'entéro-colite, lors des exacerbations surtout ;

4° Enfin, du côté du tube digestif lui-même, la constipation, les vomissements, les muco-membranes, les complications d'appendicite sont aussi des symptômes communs.

Le terrain. — Les antécédents héréditaires et personnels. — Si nous examinons maintenant les antécédents personnels et héréditaires de nos petits malades, nous constatons immédiatement que les rapprochements entre les vomissements cycliques et l'entéro-colite sont encore plus frappants qu'au point de vue clinique.

Nous n'avons pas besoin d'insister longuement sur l'hérédité spéciale des enfants atteints de colite muco-membraneuse, ou de vomissements cycliques. Tout le monde est bien d'accord pour retrouver chez les parents de ces petits malades des tares d'arthritisme, à manifestations diverses, mais toujours multiples et importantes, chez le père ou la mère, chez les grands-parents, chez des oncles ou tantes, etc. On note du rhumatisme, la goutte, des migraines, des névralgies, de l'eczéma, du diabète, de la lithiase rénale ou biliaire, de la dyspepsie chronique, un nervosisme plus ou moins accentué. Chez tous nos enfants nous avons retrouvé cette hérédité, et elle fut toujours de même ordre qn'il se soit agi de coliques muco-membraneux ou de malades présentant des vomissements périodiques.

M. Marfan dans son remarquable mémoire des *Archives de Médecine des Enfants* (1901, p. 645) expose qu'il fut très frappé de voir plusieurs enfants de la même famille atteints en même temps de vomissements avec acétonémie. Nous n'avons jamais observé de crises *simultanées* dans la même famille, mais nous avons vu les vomissements cycliques atteindre des enfants d'une même famille.

Dans une famille nous avons observé en 1904 une fillette de 5 ans 1/2 au milieu d'une crise de vomissements ; elle avait eu auparavant deux crises semblables. Son frère aîné âgé de 11 ans aurait présenté 4 à 5 ans auparavant des vomissements analogues, pour lesquels, évidemment, le diagnostic exact ne fut pas fait, mais à la description qu'on nous en fait il est aisé de reconnaître ce curieux syndrome. Depuis un an et demi, ce fils aîné, n'a plus jamais eu de crises ; il lui reste encore une entéro-colite légère.

Il y a une fille plus jeune. 17 mois, à peine convalescente d'un eczéma de la face. Cette enfant est très constipée, comme d'ailleurs son frère et sa sœur aînés, mais il ne semble pas y avoir encore d'autres troubles gastro-intestinaux'.

Père atteint de coliques hépatiques ; mère nerveuse et migraineuse ; sœur de la mère rhumatisante ; un grand-père goutteux.

En décembre 1905, cette dernière fillette avait alors tout près de 3 ans ; on me la ramène dans mon cabinet ; je ne l'avais pas revue depuis 18 mois. Elle a le teint jaune ; la mère nous dit qu'elle a eu plusieurs fois de l'urticaire ; nous trouvons des boutons de strophulus sur les mains, les avant-bras et la face. Depuis quelques semaines l'enfant rejette des glaires en grande quantité par les selles ; elle a beaucoup maigri, mange difficilement et a des terreurs nocturnes. Le foie déborde très largement les fausses côtes, de plus d'un travers de doigt. La langue est très sale, l'odeur de l'haleine fétide, mais non pas acétonique. Les urines ne contiennent ni bile ni acétone. Le sérum présente très nettement la réaction de Gmelin. La région de l'appendice est normale. Il s'agit évidemment d'une entéro-colite, évoluant sur un terrain des plus propices de par l'hérédité exposée plus haut. Nous prescrivons un traitement et un régime appropriés.

Or, 48 heures après, nous sommes appelé d'urgence chez la malade. Elle est prise de vomissements bilieux très fréquents ; d'abord alimentaires, ces vomissements consistent en de petites gorgées d'un liquide jaunâtre, filant, qui est de la bile. L'odeur de l'haleine est frappante, de l'urine également, l'acétone se révèle et la réaction de Lieben est positive. Les parents ne sont pas loin d incriminer le traitement que j'avais prescrit et commencé depuis la veille. Nous sentons leur méfiance. Toutefois, nous leur fîmes toucher du doigt l'analogie de cette crise et de celles de leur fillette plus âgée.

Ils furent convaincus, mais encore plus par la suite des événements, car en mai 1906, il y eut une nouvelle crise de vomissements caractéristiques. Les deux crises furent apyrétiques.

Dans ces deux crises, et depuis, la région de l'appendice fut explorée avec grand soin ; elle fut toujours trouvee normale.

En ce qui concerne la colite muco-membraneuse, il est banal de dire qu'elle s'observe couramment et concomitamment chez des frères et des sœurs. Sur mes 114 cas, j'ai une famille avec 3 cas, une seconde famille également avec 3 cas, une troisième avec 4 cas et enfin une quatrième avec 2 cas.

Ce caractère familial s'explique aisément si l'on admet que le tempérament des enfants, leur constitution, leur hérédité jouent un rôle important dans la pathogénie de ces manifestations morbides, vomissements cycliques ou entéro-colite.

Ce qui démontre encore l'identité d'origine de ces deux syndromes c'est qu'il est possible, les relations des divers auteurs en font foi, d'observer des enfants qui, présentant à un moment donné des vomissements cycliques ou de l'entéro-colite, voient cette dernière ou les premiers disparaître pour faire place à des accès de rhumatisme, à de la lithiase rénale ou hépatique, à de l'eczéma, etc...

Nous n'avons nous-même jamais observé cette transformation, mais elle est nettement signalée par divers auteurs. Ce que

nous avons pu constater, en revanche, c'est une entéro-colite
semblant guérir, pour faire place à des accès de vomissements
acétonémiques, ou inversement ces derniers disparaître et l'entéro-
colite s'installer.

« J'ai recherché l'état du foie dans tous les cas, dit M. Comby
(Société de Pédiatrie, 21 février 1905). Sur 34 cas, je n'ai rencontré de manifestations hépatiques notables que dans 2 cas... ».
M. Marfan, à la même séance, dit qu'il est possible que les vomissements aient une origine hépatique, mais il ne trouve pas la
chose démontrée. En revanche, pour M. Richardière, le foie est
souvent intéressé, ainsi que pour MM. Gilbert et Lereboullet qui
retrouvent chez la plupart de ces enfants des signes d'hépatisme,
des symptômes de cholémie. Lamacq va plus loin encore, puisqu'il affirme que dans tous les cas qu'il a observés il a trouvé le
foie gros, et souvent il était douloureux.

Nous n'avons pas trouvé le foie gros chez 17 malades, bien loin
de là, puisque nous ne l'avons vu débordant les fausses côtes,
décelable à la palpation, que dans 5 cas ; et cependant nous affir-
mons que chez ces 17 malades, il y avait un trouble fonctionnel
de la glande hépatique. Comment expliquer toutes ces contradic-
tions *apparentes* ?

Si l'on veut ne considérer le foie comme atteint que lorsqu'on
le trouve gros, incontestablement on se trouvera le plus souvent
du côté des partisans de l'intégrité habituelle de cet organe. Mais
il y a toute une série de petits signes d'hépatisme qu'il faut rechercher et dont quelques-uns passeraient facilement inaperçus.

Le teint des enfants plus ou moins jaune est une indication de
participation du foie. D'autres fois on trouvera de l'urticaire, du
strophulus, des démangeaisons anormales, une ou plusieurs
épistaxis, des selles plus ou moins décolorées pendant quelques
jours, une légère teinte subictérique des conjonctives, un ictère.

Chez nos 17 malades, nous n'avons, nous le répétons, constaté
un foie gros que 5 fois ; mais dans tous les cas il nous fut possible de retrouver toute une série de signes dont on considère

actuellement la présence comme signifiant qu'il existe un trouble
fonctionnel du foie, des petits signes d'hépatisme.

Nos petits malades, surtout au moment des crises, avaient le
teint plus ou moins jaune, à peu près d'une façon générale ; 4 fois,
nous avons noté de l'urticaire ; 11 fois d'autres éruptions cutanées
prurigineuses ; 2 fois les selles étaient presque complètement décolorées et cependant il n'y avait pas franchement de l'ictère ; on
notait seulement de la teinte subictérique des conjonctives. Chez
5 enfants nous avons pu obtenir la réaction de Gmelin dans les
urines, pas très accentuée, certes, mais suffisamment nette.

Il serait très intéressant de rechercher chez tous les enfants
atteints de vomissements cycliques, et aussi chez ceux atteints
de colite muco-membraneuse, la présence de la bile dans le sang.
Malheureusement en clientèle, il est très difficile d'obtenir des
parents des prélèvements sanguins même minimes quand ils n'ont
pas un intérêt *direct* pour le traitement ; beaucoup de mamans
sont assez pusillanimes ; il en résulte qu'on ne peut aussi souvent
qu'on le voudrait faire cette recherche si intéressante. Sur 9 de
mes petits malades, dont le teint particulièrement jaune cireux
(sans ictère) me faisait plus spécialement désirer de faire cette
constatation, j'ai pu être autorisé, en insistant beaucoup. Sur 5
de ces malades j'ai obtenu la réaction de Gmelin avec leur sérum :
chez l'un dont les selles étaient blanchâtres mais sans teinte
ictérique des téguments le sérum avait une teinte verdâtre assez
accentuée.

Ainsi donc chez les enfants atteints de vomissements cycliques,
on note, surtout au moment des crises, des signes indéniables
de cholémie familiale, des symptômes d'hépatisme des plus nets,
en dehors bien entendu, des cas où le foie est trouvé gros.

Or, dans le syndrome colite muco-membraneuse, n'observe-
t-on pas tout à fait les mêmes signes de troubles fonctionnels hépatiques ? Le volume du foie peut être augmenté et en relisant
les observations publiées, on le trouve assez souvent débordant
les fausses côtes.

L'acholie ou l'hypocholie ont été signalées depuis longtemps :

les matières fécales sont assez souvent blanches, plus ou moins
décolorées, et cela, bien entendu, sans qu'il y ait d'ictère. Avec
cela, on note, dans les cas tant soit peu anciens et accentués, le
même facies jaunâtre « qui dénote l'intensité de l'auto-intoxication et le fonctionnement défectueux du foie » (G. Lyon). On note
aussi, inversement, des flux bilieux, comme ceux relatés par Gilbert et Lereboullet. En un mot, il y a un véritable trouble dans
la fonction biliaire.

L'urticaire, les éruptions cutanées diverses s'observent également au cours de la colite membraneuse ; elles sont surtout fréquentes au moment des crises.

L'ictère a été signalé ; on a trouvé de la bile dans les urines,
et enfin dans certains cas on note dans le sérum la réaction de
Gmelin. Nous n'avons malheureusement pas pu rechercher cette
réaction du sérum aussi souvent que nous l'aurions voulu ; mais
nous l'avons trouvé 13 fois chez 29 coliques muco-membraneux
très jaunes, très anémiés par l'auto-intoxication, et ne présentant
pas d'ictère.

*Mécanisme de production des crises de vomissements cycliques
et des crises de colite muco-membraneuse.* — Si l'on veut bien se
rappeler l'aspect de nos petits malades, leur facies caractéristique, qui témoigne, à n'en pas douter, qu'ils sont en proie à une
intoxication lente, chronique ; si l'on se représente d'autre part
qu'au moment où éclate la crise, soit de vomissements, soit de
colite, tous les symptômes d'intoxication s'exagèrent et se sont
exagérés progressivement quelques jours auparavant, il semble
bien qu'on puisse s'imaginer avec raison que le poison s'accumu-
lant peu à peu dans l'organisme, une fois ce dernier saturé, une
fois les dernières barrières défensives forcées, les grands accidents
aigus se manifestent, la crise est constituée

Mais il ne suffit pas de dire que l'enfant vomit ou a de la colite
parce qu'il est intoxiqué ; il faut savoir d'où vient cette intoxication. D'où vient le poison, où s'élabore-t-il, pourquoi n'est-il pas
éliminé et arrive-t-il ainsi à inonder l'organisme.

Examinons d'abord ce qui concerne les vomissements cycli-

ques. Rachford, Whitney pensent qu'il s'agit d'une auto-intoxication, mais qu'il existe en outre un terrain nerveux qui crée
la prédisposition. Cette auto-intoxication ne peut venir de l'acétone, on est aujourd'hui d'accord pour reconnaître que l'acétone
est peu toxique.

En revanche, on ne peut pas ne pas être frappé par certains
symptômes que l'on retrouve dans la grande majorité des cas,
si l'on veut mener son examen et son interrogatoire avec précision et minutie. La constipation existe dans tous les cas ; elle
est installée depuis longtemps ; elle est chronique, et si l'on ne
dirige contre elle aucun traitement, on voit les petits malades
présenter des crises très fréquentes, tous les mois parfois. Si, au
contraire, on veille à l'absolue liberté du ventre, on voit les crises
s'espacer de plus en plus, et lorsqu'il y a rechute elle est moins
intense et moins longue. En outre, il est à remarquer que les
crises se produisent fréquemment chez des enfants qui font des
réserves intestinales ; il y a des mamans qui se figurent que
parce qu'elles ont obtenu une selle quotidienne leur enfant est
suffisamment débarrassé et que la constipation n'existe plus.
Erreur ! Il y a des constipés qui vont tous les jours à la selle On
est surpris de constater combien sont abondantes les garde-robes
d'un enfant qui se vide bien. Au reste nous avons vu bien des
mères se rendre compte que la réapparition des crises coïncide
toujours avec une exacerbation de constipation ou des accumula-
tions de matières. Voici l'extrait d'une lettre qu'une maman m'é-
crivait de Carvin à la date du 11 octobre dernier :

Il s'agit d'un garçon de 9 ans que je soigne depuis quatre ans pour
des vomissements cycliques avec entéro-colite. Il avait, il y a 4 ans,
des crises toutes les 5 à 6 semaines. Actuellement, grâce au traitement
et à la surveillance des selles, les crises sont très rares.

La mère m'écrit : « Mon petit a été repris d'une crise, les vomissements ont été moins fréquents. *Ce sont toujours les réserves qu'il fait
sans qu'on s'en doute qui amènent ces accrocs ; le matin même du jour
où les vomissements* ont commencé il avait eu *une très belle selle* et.

malgré cela, deux lavages intestinaux faits dans cette même journée
ont donné des résultats surprenants comme quantité ; le docteur n'en
revenait pas... ».

Voilà donc une mère qui vient d'elle-même corroborer ce
que nous disons : à savoir que les crises se produisent au moment
où la constipation est à son *summum.*

Dans l'entéro-colite muco-membraneuse on note également la
même constipation ; elle domine la scène clinique pendant la
période *d'inter-crises,* et lorsque l'on voit se produire des exacerbations, des crises aiguës, en dehors de celles amenées par des
écarts de régime ou des imprudences, il est bien rare qu'on ne
note pas, absolument comme pour les vomissements cycliques,
des réserves fécales, une exagération de la constipation, un appétit moindre, des yeux cernés, un sommeil plus agité.

A ce moment donc, chez ces deux catégories de malades, une
quantité considérable de poisons est résorbée par la muqueuse
intestinale distendue et congestionnée. Le rôle du foie est d'arrêter ces poisons, d'empêcher précisément leur déversement dans
le torrent circulatoire.

Or, nous espérons l'avoir démontré, le foie de ces petits malades
est insuffisant ; les signes d'hépatisme sont multiples chez eux ;
nous avons dit qu'il nous paraissait impossible de nier la participation du foie dans les vomissements cycliques ainsi que dans
la colite membraneuse ; le teint, l'aspect général, la décoloration des selles, la bile dans le sérum sanguin, dans les urines,
l'ictère, le foie gros, l'urticaire et autres éruptions cutanées, les
démangeaisons, etc., tous ces signes que l'on rencontre, séparément ou réunis, chez ces petits malades, témoignent que le foie
est fonctionnellement atteint ; les vomissements bilieux, quelquefois les diarrhées bilieuses comme dans la colite, témoignent
qu'il existe aussi un trouble de la fonction biliaire. Tant que les
poisons stercoraux, tant que les produits de fermentation ne
sont pas trop abondants, le foie remplit encore son rôle, il peut
les retenir ; mais à un moment donné ils arrivent en trop grand

nombre, l'organe est débordé, il devient insuffisant, il laisse passer d'abord le surplus, d'où les petits signes d'intoxication prémonitoires de la crise, et enfin, succombant sous le nombre et la quantité, il laisse tout passer et la crise éclate.

N'oublions pas, d'autre part, que tous nos malades sont des arthritiques, personnellement et héréditairement, et, comme tels, ils ont un foie constitutionnellement insuffisant ; ils ont des échanges ralentis ; ils éliminent par leur muqueuse intestinale une quantité considérable d'urates et d'oxalates, irritants pour cette dernière, autre cause prédisposante pour les toxi-infections et pour la résorption des poisons microbiens et des produits de fermentation organique.

Au reste, l'examen des urines vient encore nous montrer qu'au moment des crises, il se produit une quantité anormale de fermentations intestinales. Chez un certain nombre d'enfants, malheureusement trop rares, nous avons pu suivre les urines au moment des crises et entre les crises, nous avons toujours trouvé à l'époque des crises une augmentation considérable de substances aromatiques dans l'urine, indols, scatols, dont la quantité était bien au-dessus de celle que nous constations dans les périodes d'inter-crises. Chez 3 enfants atteints de vomissements cycliques et chez 5 atteints d'entéro-colite, il nous a été donné de faire ces constatations dont l'importance n'échappera à personne.

Mais, nous dira-t-on, pourquoi certains enfants font-ils des vomissements dits périodiques alors que d'autres présentent simplement de l'entéro-colite sans accidents gastriques ? C'est qu'il convient de ne pas négliger l'élément nerveux qui entre pour une large part dans la production de ces dernières manifestations. S'il est vrai que certains coliques muco-membraneux sont très nerveux, il n'en existe pas moins qu'on en observe d'autres dont l'équilibre nerveux est parfait ; au contraire, tous les enfants que nous avons vu présenter le vomissement cyclique étaient des nerveux à l'excès. Or, il est incontestable que les enfants nerveux ont une tendance spéciale à vomir à propos de n'importe quelle infection, de n'importe quelle intoxication, pour une circonstance même banale. Le nervosisme crée le terrain *pour le vomissement*, si l'on peut s'exprimer ainsi. Nous venons de voir, tout récemment, le mois dernier, un cas très remarquable où le rôle du système nerveux pour l'apparition de la crise de vomissement se montre d'une façon éclatante.

Il s'agit d'une fillette de Roubaix, âgée de 8 ans, que l'on me conduisit pour la première fois au mois de février dernier. Elle venait d'avoir une crise de *vomissements cycliques*. Sa mère était très désolée, car cette enfant présentait des crises analogues au moins tous les deux mois, quelquefois toutes les 6 semaines et cela depuis près de deux ans. Vomissements nettement bilieux.

La malade est maigre, jaune, anémiée ; la peau est sèche ; on note des traces récentes d'urticaire. Il existe une entéro-colite légère. Constipation très opiniâtre ; l'enfant reste quelquefois trois jours sans aller à la selle. Les selles sont dures, sèches, en boules.

Ventre souple. Rien à l'appendice. Le foie n'est ni gros, ni sensible. Langue très sale ; haleine fétide. La mère a constaté lors des crises l'odeur spéciale qu'elle compare d'elle-même à du chloroforme.

Enfant horriblement nerveuse ; convulsions dans l'enfance. — Mère migraineuse et très nerveuse. Oncle lithiasique biliaire.

Grâce à un traitement approprié, l'enfant est restée jusqu'en octobre, soit près de 8 mois sans avoir de crise. Or, en octobre, elle se trouvait à Lille avec sa mère, chez des parents, se préparant à prendre le tramway pour retourner le soir à Roubaix, elle fut tout d'un coup entourée dans une foule compacte de manifestants devant un ancien couvent où venait de se tenir une réunion d'hommes politiques. Elle fut très effrayée, prise de tremblement et, *dès le lendemain*, la crise de vomissements éclatait et durait deux jours avec son aspect classique, comme dans les crises précédentes. Nous ajouterons que la mère se préparait à lui donner la dose de calomel bi-mensuelle que nous lui avions prescrite, car depuis 2 à 3 jours il paraît qu'elle mangeait avec moins d'appétit et était moins gaie et plus fatiguée.

En somme, l'ébranlement nerveux a précipité l'apparition d'accidents qui n'auraient sans doute pas paru, le traitement étant très minutieusement suivi.

La même thérapeutique « d'inter-crises » enraie les accidents. —
Que nos malades aient été atteints de vomissements cycliques ou
d'entéro-colite nous leur avons appliqué la même thérapeutique,
bien entendu entre les périodes de calme. Il est certain qu'au
moment des crises aiguës de colite ou de vomissement des indications *symptomatiques* spéciales se présentent. Mais entre les
crises la même thérapeutique *étiologique* et *pathogénique* nous
a donné les meilleurs résultats. Certes, il peut se présenter des
indications *symptomatiques* particulières à chaque cas, comme
les douleurs dans la colite, mais il ne s'agit pas ici de cette thérapeutique, nous ne voulons parler que des grandes lignes du traitement d'inter-crises, celui qui est basé sur les notions étiologiques et pathogéniques que nous avons passées en revue, et qui,
par suite, doit empêcher le retour des accidents. .

Il faut d'abord lutter contre la constipation. — Il ne faut pas
longtemps pour se rendre compte que la constipation est loin
d'avoir toujours l'origine spasmodique que certains auteurs, et
surtout M. Lyon veulent lui assigner. Le caractère aplati, effilé,
rubané des selles se rencontre très rarement chez les enfants ; et
le plus habituellement, nous avons observé de l'atonie intestinale.
D'ailleurs cette atonie, cette constipation sont un des signes habituels de l'arthritisme.

Quoi qu'il en soit, il faut combattre cette constipation et les
laxatifs quotidiens nous semblent ici tout indiqués. Nous nous
sommes toujours très bien trouvé de faire administrer, tous les
soirs, au coucher, une dose de laxatif doux, léger. C'est à la mère
à le doser de façon à ne pas amener la diarrhée, mais aussi de
façon à obtenir une selle *très* copieuse, ou deux selles de bonne
quantité. Nous le répétons, les enfants font des réserves intestinales avec une extrême facilité, quoiqu'allant tous les jours à la
garde-robe ; on est surpris de voir quelle énorme quantité élimine
quotidiennement un enfant qui se vide bien.

Nous n'avons *jamais* vu que ces laxatifs quotidiens aient donné
le *moindre* accident irritatif à nos malades ; il faut tâtonner un
peu pour trouver la dose convenable au début, et tout ensuite va

pour le mieux. Nous pourrions citer nombre d'enfants, atteints
de colite par exemple, qui ont pris ainsi des laxatifs quotidiens
pendant de nombreuses semaines, puis, en *tâtonnant également*,
on diminuait les doses, on les espaçait et enfin on les supprimait ;
la régularisation intestinale était obtenue.

Nous ne voulons pas examiner ici ce qui se passe chez les femmes hystériques ou neurasthéniques, utérines ou ptosées d'un
organe quelconque ; chez elles, les accidents intestinaux ont une
toute autre pathogénie, et, la thérapeutique devant toujours être
pathogénique, il ne peut s'agir d'appliquer celle que nous préco-
nisons ici. Mais, chez les enfants, nous en sommes encore à attendre notre premier échec. Certes, c'est un traitement de longue
durée, mais cette durée est bien explicable vu la nature des accidents.

Lutter contre les fermentations et les putréfactions intestinales.
— La constipation n'est pas tout, et, si elle contribue pour une
large part à la production des accidents d'auto intoxication, ces
derniers sont aussi sous la dépendance d'une insuffisance fonctionnelle du foie, insuffisance constitutionnelle et héréditaire le
plus ordinairement. Il convient donc de stimuler les fonctions de
cet organe, en même temps qu'on cherchera à réaliser, dans
la mesure du possible, l'antisepsie gastro-intestinale.

Il est très utile de purger périodiquement les malades. Dans les
cas intenses, chez les enfants qui ont des crises fréquentes de
vomissements, tous les mois par exemple, chez ceux, vomissant
ou coliques, qui sont profondément intoxiqués, nous prescrivons
le calomel (dosé suivant l'âge, mais généralement à petites doses),
administré périodiquement, à dates fixes, tous les 8 à 10 jours
dans les cas graves, tous les 15 jours habituellement.

L'action de ces purgatifs est frappante. Chez ce petit malade
dont les yeux se cernaient, dont le teint devenait plus jaune, qui
mangeait moins bien, etc..., on voit, après le calomel, la gaieté
revenir, l'appétit renaître, le sommeil parfait ; en un mot, les signes d'auto intoxication s'atténuer puis disparaître.

Évidemment, à mesure que l'état s'améliorera, on espacera les
prises.

Les grands lavages intestinaux procurent aussi d'excellents effets ; ils servent *accessoirement* à la déconstipation, mais ils servent surtout pour l'antisepsie intestinale : l'eau de Châtel-Guyon, l'eau bouillie simple avec addition d'hyposulfite de soude (1 0 00), l'eau Goménolée seront employées avec succès.

Les dits lavages faits quotidiennement au début, quand l'enfant est très intoxiqué, seront ensuite espacés ; pendant très longtemps, ensuite, je les fais continuer une fois par semaine ou par quinzaine.

Il est évident que le régime alimentaire a une *très grande* importance pour restreindre dans la mesure du possible les fermentations gastro-intestinales. Les pâtes alimentaires, les féculents en purée, les farines de céréales en bouillie formeront une grosse part de l'alimentation ; mais il ne nous paraît pas utile, en dehors *des poussées aiguës ou subaiguës bien entendu*, de supprimer *absolument* les aliments azotés. Nous permettons toujours les œufs à la coque, la volaille, le poisson maigre, un peu de viande blanche. On pourra d'ailleurs, si l'on veut trouver l'exposé détaillé de ces régimes, se reporter à l'article que nous avons écrit sur le traitement de l'entéro-colite membraneuse (*Pédiatrie pratique*, 1er avril 1906). Nous appliquons le même régime chez les enfants atteints de vomissements cycliques et nous en avons toujours obtenu les meilleurs résultats.

Traiter l'état général et le système nerveux. — Il faut activer par tous les moyens les échanges organiques ralentis. L'hydrothérapie rend ici les plus grands services, sous forme de « tub » ou de drap mouillé tiède, suivi d'une friction cutanée à l'eau de Cologne, l'eau-de-vie camphrée, etc.

La vie au grand air, les exercices physiques modérés sans fatigue, sont particulièrement indiqués. La mer est habituellement mauvaise ; toutefois on pourra adopter certaines plages très abritées du Midi et du Sud-Ouest ; d'une façon générale nous préférons la campagne et la demi-altitude.

Une cure par les eaux de Châtel-Guyon nous a toujours fourni d'excellents résultats. D'abord, à domicile, nous nous servi-

souvent de la source Gubler comme eau des lavages intestinaux, et en outre, nous en prescrivons fréquemment un verre tous les matins à jeûn. Puis, en été, une saison à la station vient compléter la cure. Nous avons dit aussi dans l'article cité plus haut (*Pédiatrie pratique*) les précautions à prendre pour l'emploi de cette station, nous n'y reviendrons pas aujourd'hui, nous ajouterons simplement que Châtel-Guyon nous paraît tout indiqué chez les enfants atteints de *vomissements cycliques* parce que ces vomissements sont sous la dépendance de l'état général, de la constipation et de l'insuffisance du foie.

Conclusions. — Il résulte de cette étude que nous appliquons la même pathogénie et la même thérapeutique dans ses grandes lignes, aux vomissements cycliques et à l'entéro-colite muco-membraneuse qui sont pourtant *en apparence* très différents.

C'est que nous estimons que ce ne sont que deux syndromes et non pas deux entités morbides distinctes et, bien mieux, deux syndromes émanant d'un même état pathologique, du neuro-arthritisme dont ils ne sont que des manifestations variées.

A bien considérer, ces vomissements, cette acétonémie, ces sécrétions glaireuses intestinales sont des symptômes absolument banals qui, *pris isolément*, n'ont aucune signification et ne peuvent fournir aucune indication utile. L'acétonémie, on la retrouve dans les états les plus divers et qui n'ont absolument rien de commun avec la question qui nous occupe : les vomissements sont symptômes si communs chez l'enfant suivant l'intensité de son nervosisme que l'on voit des petits malades nerveux présenter des vomissements fréquents, répétés à l'occasion de n'importe quelle infection ; les sécrétions glaireuses, dont on a voulu faire le signe *pathognomonique constitutif* de la colite muco-membraneuse, sont aussi symptômes d'ordre banal ; elles veulent dire : irritation de l'intestin et pas autre chose, à tel point qu'on peut les obtenir sans colite préalable par des purgatifs drastiques, par le calomel trop abondant ; nous en avons vu se produire avec de la phénacétine. Ces sécrétions ne sont pas autre chose qu'une réaction de défense de l'intestin.

Que l'irritation provienne de poisons fabriqués par l'organisme et non éliminés, d'acides sulfo-conjugués, résultats des putréfactions gastro-intestinales et d'une alimentation trop azotée, d'élimination abondante d'urates et d'oxalates, comme cela se voit chez les arthritiques ; qu'à cette irritation d'origine toxique vienne se joindre celle mécanique produite par la constipation ; que l'on retrouve à l'origine une lésion utéro-annexielle, ou des ptoses viscérales chez des adultes, peu importe ; l'aboutissant est le même : c'est la production de glaires.

Mais on comprend dès lors combien ces syndromes vomissements cycliques ou colite membraneuse doivent être étudiés tout autrement que dans leurs manifestations frappantes, vomissements ou glaires, et combien au contraire acquiert d'importance tout le tableau clinique d'auto-intoxication dont nous avons fait ressortir l'analogie dans les deux cas.

On comprend également, dans ces conditions, qu'une seule origine ne peut être attribuée à tous les cas de colite membraneuse, et que, pour prendre un exemple, cette femme atteinte d'une affection utérine avec manifestations du côté du côlon, ne peut pas être soignée de la même façon que ce petit arthritique constipé qui s'intoxique lentement par son intestin, grâce à son foie héréditairement insuffisant.

Certes, le sympathique abdominal doit bien être atteint, pour le moins fonctionnellement, dans tous ces cas ; mais peut-on dire qu'il est atteint primitivement, que son irritation est le *primum movens* de tout le tableau clinique ? Nous ne le croyons pas.

Nous avons aussi donné comme preuve de leur origine commune, la facilité avec laquelle les deux syndromes se succédaient l'un à l'autre ou se transformaient en une autre manifestation d'arthritisme.

Enfin, les excellents résultats que nous avons obtenus par la même médication d'*inter-crises* sont encore bien faits, pensons-nous, pour nous affermir dans cette idée que vomissements et colite ne sont que des modalités diverses du neuro-arthritisme.

Note sur les variations de la composition des laits de femme et quelques influences qui peuvent les provoquer,

par MM. H. Barbier, médecin de l'hôpital Hérold et M. G. Boinot, interne en pharmacie du service.

I. — Les laits de différentes femmes ne sont pas comparables entre eux.

La composition moyenne du lait de femme est loin d'avoir une valeur absolue. Lorsqu'on a intérêt à être fixé à cet égard et que l'on consulte les tableaux publiés à ce sujet dans différents ouvrages de biologie, on trouve des chiffres discordants qui ne sont pas de nature à faire cesser l'indécision dans laquelle on se trouve (Notons, en passant, qu'on n'y donne que des notions vagues sur les conditions, pourtant capitales, de l'expérience, telles que genre de vie, ration alimentaire du sujet et mode de prélèvement des échantillons de lait destinés à l'analyse).

On sait cependant que la composition du lait de femme varie du début à la fin d'une même tétée, aux diverses heures de la journée et varie également en même temps qu'augmente l'âge du lait ; mais ces variations n'ont rien d'absolu et les *conditions* dans lesquelles elles se produisent ont été insuffisamment décrites ; de plus — et il importe de le mettre en évidence —, ce sont *des variations individuelles* qui ne permettent pas, étant donné un lait d'un âge connu, de lui attribuer une composition déterminée correspondant à une moyenne fixe, établie une fois pour toutes, à un lait étalon quelconque. Ces laits étalons peuvent néanmoins rendre des services comme points de repère, mais ne peuvent être considérés comme des indications physiologiques fixes.

C'est ce qu'ont mis récemment en lumière MM. Patein et Deval (1), qui montrent la divergence considérable que l'on constate

(1) Voir : 1° Patein et Deval, Recherches sur le dosage et les variations de la caséine dans le lait de femme, *Journal de Pharmacie et de Chimie*, 6ᵉ série, t. XXII, p. 193.
2° Deval, Sur les variations de la composition du lait de femme, *Presse médicale*, 1905, p. 747.

entre les moyennes indiquées par différents auteurs, et qui établissent nettement que les moyennes individuelles de différents laits de femme ne sont pas comparables entre elles.

Préoccupés d'établir la ration alimentaire des nourrissons en tenant compte des calories dont ils ont besoin et surtout de la quantité d'albumine qui leur est indispensable (par exemple, pour fixer exactement une ration théorique en lait de vache), nous avons fait de nouvelles recherches dans ce sens. Nous avons constaté entre les moyennes individuelles des différences considérables et nous en avons conclu — comme ceux qui nous ont précédés dans ces recherches — que deux laits de même âge, provenant de deux femmes différentes, n'étaient pas comparables entre eux. Or, il n'est pas sans intérêt, en face d'un enfant, soumis à une alimentation en apparence parfaite et présentant des troubles dyspeptiques, d'être fixé sur la valeur qualitative du lait de la mère et il arrive fréquemment d'en trouver la raison dans la composition du lait, souvent trop riche en beurre ou en caséine. Ajoutons à cela qu'il n'est pas indifférent d'établir une ration théorique en lait en se basant sur une proportion de caséine susceptible de varier de 8 à 20 grammes par litre.

C'est pourquoi il est nécessaire, dans la pratique, de ne pas se contenter des caractères organoleptiques ou de l'âge du lait et de ne pas se fier à l'apparence de santé de la mère ; mais, *lorsqu'un enfant nourri au sein présente des troubles dyspeptiques, il est indispensable*, comme Abrand l'avait dit dans sa thèse (1) :

1° *D'effectuer une analyse du lait maternel* ;

2° *De pratiquer cette analyse dans des conditions définies*, réalisées en plaçant les nourrices dans des conditions de régime bien connues (ou tout au moins en tenant compte du régime qu'elles ont subi) et de prélever d'une façon spéciale et rigoureuse les échantillons destinés à l'analyse.

En effet, comme cela a déjà été signalé et comme nous le

(1) Abrand, *Ration alimentaire du nourrisson élevé au sein*. Thèse Paris. 1900.

montrons plus loin, la composition du lait est sujette à des variations importantes se manifestant :

1° *Du début à la fin d'une même tétée* ;

2° *Aux différentes heures de la journée* ;

3° En outre, *la modification de l'alimentation* entraîne une
modification consécutive dans la composition du lait.

En dehors de ces faits, du domaine de l'expérience, il est
certain qu'une foule de contingences, telles que fatigue physique, surmenage intellectuel, émotions, préoccupations, repos,
doivent influer sur la composition du lait.

*Toutes ces causes de variations dans la composition du lait de
femme pouvant devenir des causes d'erreurs grossières dans le résultat d'une analyse et, par suite, dans la fixation d'une ration alimentaire, il importe de ne pas les négliger.*

La comparaison des résultats des analyses des laits prélevés au
cours d'une même tétée et aux différentes heures du jour permet
à la rigueur d'établir ce qu'on peut appeler un *lait moyen*, dont la
composition représentera la *moyenne individuelle dans les conditions de l'expérience*, mais qu'il vaudrait mieux établir d'une autre
façon comme nous le verrons plus loin.

Nous obtenons ce lait moyen par un procédé voisin de celui indiqué par Ch. Michel : au début de la première tétée du matin, à
6 heures, la mère étant à jeun, nous faisons recueillir 10 centimètres cubes de lait ; il est fait de même au cours de la tétée de
3 heures du soir et à la fin de la tétée de 9 heures du soir. C'est
dans ce lait moyen, résultant du mélange de ces trois échantillons, que nous effectuons les dosages du beurre, de la caséine et
de la lactose.

Signalons en passant ce fait que le mode de prélèvement des
échantillons choisi par M. Deval et qui consiste, dans la plupart des cas, à faire trois prélèvements de 10 centimètres cubes
au début, au milieu et à la fin de la seconde tétée du matin, ne
nous paraît pas donner une idée exacte de la moyenne individuelle que nous cherchons à établir, les laits prélevés aux différentes heures du jour donnant, comme nous le montrerons plus
loin, des divergences considérables.

Faisons encore une remarque relative à ce fait que nous avons
rencontré des laits de douze mois plus riches en caséine que d'autres de trois ; ces faits ne prouvent pas que ce fait admis déjà, et
en particulier par MM. Patein et Deval, qu'avec l'âge du lait la
caséine diminue soit inexact, et cela parce que *le lait a une composition propre à chaque femme* ; en effet, pour démontrer qu'il
n'en est pas ainsi, il faudrait suivre le phénomène chez une même
femme, aux différents âges de la lactation et dans les mêmes conditions d'existence.

CONDITIONS D'EXISTENCE ET D'ALIMENTATION. — Les nourrices dont
nous analysons les laits sont des femmes non suspectes de tuberculose ou de syphilis, qui sont placées dans des conditions d'existence et d'alimentation aussi semblables que possible.

Toutes les femmes hospitalisées salle Trousseau ne sont soumises à aucun travail en dehors des soins qu'elles donnent à leur
enfant. Elles reçoivent une alimentation uniforme comprenant
sensiblement par jour :

Pain	500 grammes.
Viande rôtie.	200 »
Légumes	400 »
Œufs	n° 2
Fruits cuits.	50 grammes.
Lait.	200 »
Bière	1 litre.

Une surveillance spéciale pendant les deux ou trois jours précédant l'analyse, nous donne l'assurance que nos nourrices n'ont
pas reçu d'autre alimentation que celle que nous avons prescrite
et qu'elles en ont absorbé sensiblement la totalité.

Les laits destinés à l'analyse sont prélevés peu après l'entrée
dans le service, généralement après un temps variant de trois à
cinq jours et dans les conditions définies plus haut.

TECHNIQUE. — La technique que nous avons suivie est celle
d'Adam dont nous rappellerons le principe :

10 centimètres cubes de lait sont agités dans un galactimètre
avec 22 centimètres cubes de liqueur d'Adam. Après repos, on

sépare la couche aqueuse ; la solution éthérée de beurre, lavée à
l'eau distillée, est recueillie dans une capsule de Bohême tarée et
évaporée au bain-marie ; puis, après refroidissement dans un
dessiccateur à acide sulfurique, le beurre est pesé. Le résultat
multiplié par 100 donne le poids de matière grasse par litre de
lait. La couche aqueuse, séparée par décantation, ainsi que les eaux
de lavage, sont recueillies dans une éprouvette de 100 centimètres
cubes ; on y ajoute 2 centimètres cubes d'acide acétique à 15 0/0.
On complète alors au volume de 100 centimètres cubes avec de l'eau
distillée ; on agite et on laisse reposer plusieurs heures : le précipité de caséine est recueilli sur un filtre taré en recueillant avec
soin le filtrat dans un matras jaugé de 100 centimètres cubes.
La caséine, lavée à l'eau distillée, puis séchée à l'étuve à 100° est
pesée. Le produit par 100 du chiffre trouvé donne le poids de
caséine par litre. Le filtratum ci-dessus est porté à 100 centimètres cubes avec les eaux de lavage ; c'est dans ce liquide, mélangé
par agitation, que nous dosons volumétriquement la lactose par
la liqueur de Fehling.

Telle est la technique que nous avons utilisée jusqu'en mars
1906 ; à partir de cette date, nous avons adopté le procédé indiqué par MM. Patein et Deval (1) pour le dosage de la caséine,
procédé qui est d'une exécution aisée et réduit les causes d'erreur
à leur minimum. Nous en rappellerons brièvement le principe :
après séparation de la solution butyrique dans le dosage du
beurre par le procédé Adam, le sérum et les eaux de lavage sont
reçus dans une éprouvette graduée de 100 centimètres cubes Le
volume est ainsi porté à 50 centimètres cubes ; on y ajoute alors,
goutte à goutte, de l'acide acétique à 15 0/0 jusqu à ce que
le trouble produit, devenu persistant, cesse d'augmenter. On
y ajoute encore une à deux gouttes d'acide à 15 0/0 et on
s'assure que le liquide est franchement acide au tournesol. On
ajoute alors 30 centimètres cubes d'alcool à 90° et on complète le
volume de 100 centimètres cubes avec l'eau distillée. On agite et

(1) Patein et Deval, loc. cit ·

on laisse reposer ; la caséine se dépose lentement ; mais, la partie
supérieure s'éclaircissant vite, on vérifie qu'une goutte d'acide acé-
- tique dilué ne produit plus aucun trouble. On laisse reposer 12
heures. On recueille la caséine sur un filtre taré ; on la lave avec
un mélange à P. E. d'alcool à 90° et d'eau distillée. Le filtre est
essoré ; puis, après dessiccation à l'étuve à 100° et refroidissement
en présence d'acide sulfurique, on pèse Le produit par 100 du
poids trouvé donne le poids de caséine par litre.

Le tableau suivant montre les résultats des analyses de laits,
classés par âge, provenant de 47 femmes hospitalisées salle Trousseau. Les chiffres représentent la teneur en grammes et par litre
de ces laits en beurre, caséine et lactose anhydre.

Laits de moins d'un mois :

			Beurre	Caséine	Lactose
Femmes B . .	. . . . .	17 jours	39.50	17.45	66.72
— G .	. . . .	19 —	41.35	17.80	60.64
— M .	. . . .	20 —	42.50	13.70	68.00
— B .	. . . .	20 —	46.40	11.65	72.07
— P .	. . . .	21 —	45.60	16.90	59.80

Lait d'un mois :

	Beurre	Caséine	Lactose
Femme G.	60.78	22.00	56.00

Laits d'un mois et demi :

	Beurre	Caséine	Lactose
Femmes V.	36.25	16.40	58.00
— D.	34.00	9.69	63.00
— R.	31.00	12.80	48.50

Laits de deux mois :

	Beurre	Caséine	Lactose
Femmes B.	30.00	10.25	68.50
— R.	30.00	13.72	61.20
— F.	43.00	9.80	71.15
— A.	35.20	10.60	65.13
— O.	49.30	9.35	57.00
— C.	39.40	13.10	69.33

Laits de deux mois et demi :

	Beurre	Caséine	Lactose
Femmes D.	47.50	15.60	65.07
— H.	49.20	12.30	59.00

Laits de trois mois :

	Beurre	Caséine	Lactose
Femmes P.	55.00	10.40	56.10
— V.	49.00	16.58	68.40
— D	54.00	11.20	61.50

	Beurre	Caséine	Lactose
Femmes H.	46.50	19.33	58.87
— J.	52.25	8.25	59.00
Lait de trois mois et demi :			
Femme D	55.00	10.15	62.85
Lait de quatre mois :			
Femme L	51.265	12.67	57.38
Lait de cinq mois :			
Femme D	28 93	9.46	76.13
Laits de cinq mois et demi :			
Femmes D.	25.03	15.30	62.00
— B	45.40	14.83	68.25
Laits de six mois :			
Femmes K.	50.00	8.30	57.60
— P.	52.65	7.75	58.00
— T.	31.40	17.60	64.25
Laits de sept mois :			
Femmes D.	32.40	14.70	73.50
— B	41.16	20.05	57.75
— T	49.40	7.25	61.20
— L	12.50	12.20	47.40
Laits de huit mois :			
Femmes B	39.40	12 30	58.40
— M	41.63	9.08	66.80
Laits de neuf mois :			
Femmes M.	47.50	7.90	65.00
— F	49.50	11.38	74.65
Laits de dix mois :			
Femmes S	34.50	9.05	60.00
— B	49.00	11.25	78.00
— G	33.37	14.25	57.65
— S	40.30	12.75	·62.00
Laits de onze mois :			
Femmes C.	56.40	11.70	67.30
— B	57.35	8.25	59.00
Laits de plus d'une année :			
Lait de seize mois :			
Femme P	80.73	8.90	68.09
Lait de dix-sept mois :			
Femme H	49.00	8.90	72.00
Lait de dix-huit mois :			
Femme V	40 85	15.60	60.70

Si l'on cherche, en étudiant les chiffres du tableau ci-dessus, à se faire une idée de l'évaluation qualitative du lait aux différentes époques de la lactation, on voit bien une diminution générale de la graisse et de la caséine à mesure que le lait devient plus âgé, mais il y a d'autre part beaucoup d'exceptions, celles-ci suffisent pour qu'on ne puisse pas établir une règle générale applicable à tous les cas ; et devant aboutir à une moyenne propre à chaque âge du lait.

La simple inspection de ces résultats en fait ressortir en effet les différences considérables et confirme pleinement ce que plusieurs auteurs avaient déjà signalé, à savoir que les *moyennes individuelles des laits de femmes, comparées entre elles, fournissent de grandes divergences.*

Des *laits du même âge peuvent donc présenter des différences paraissant énormes,* surtout si l'on tient compte des conditions identiques dans lesquelles nous avons faits des analyses.

Ces différences ne permettent pas, comme nous l'avons dit plus haut, d'établir de lait moyen, de lait étalon sur lequel on puisse se fier, même d'une façon relativement exacte, pour établir la composition inconnue d'un lait de même âge chez une nourrice.

D'autre part, ces moyennes individuelles, représentées par nos résultats, n'ont de valeur qu'en tant que *les conditions d'existence et d'alimentation que nous avons décrites seront réalisées* ; et, il est bien évident que, dans les classes pauvres, où la nourrice est appelée à subir des privations répétées, souvent à exercer hors de chez elle un métier pénible, *les moyennes individuelles que nous avons déterminées à l'hôpital, avec le repos et une bonne alimentation, ne donneront plus une idée exacte de la composition du lait de la mère peu après sa sortie de l'hôpital où ces conditions d'existence seront changées.*

II. — Variations du lait chez une même femme a différents
moments de la journée et au cours d'une même tétée.

I. — Variations du lait à différents moments de la journée.

Nous avons pu étudier ces variations chez trois femmes hospitalisées salle Trousseau et placées dans les conditions d'existence
et d'alimentation déterminées plus haut. Ici, nous avons prélevé
les échantillons destinés à l'analyse sensiblement au milieu de la
tétée et de la façon suivante :

Nos nourrissons étant pesés quotidiennement avant et après
chaque tétée, nous connaissons la quantité relative de lait émis à
chacune des sept tétées de la journée. Supposons qu'une tétée
donnée soit d'environ 80 grammes, nous mettons l'enfant alternativement aux deux seins jusqu'à ce que son poids ait augmenté
de 35 grammes ; à ce moment nous prélevons 7 centimètres cubes de lait à chaque sein, et c'est sur le mélange que nous effectuons l'analyse, c'est-à-dire sur un lait pris *au milieu* de la tétée.

Obs. 1. — Femme B.. , âge du lait : 16 jours.

Nous avons opéré nos trois prélèvements, à 6 heures du matin, à
midi et à 6 heures du soir. Voici les résultats que nous avons obtenus :

	Beurre	Caséine	Lactose
Tétée de 6 heures du matin	28.50	9.00	72.01
— midi.	49.10	13.20	69.35
— 6 heures du soir	61.60	12.70	74.90

Obs. II. — Femme M..., âge du lait : 8 mois.

Nous avons opéré nos prélèvements à 6 heures du matin, 3 heures
de l'après-midi et 9 heures du soir.

Nous avons obtenu les résultats suivants :

	Beurre	Caséine	Lactose
Tétée de 6 heures du matin	12.30	8.70	67.05
— 3 — soir	72.20	11.14	64.01
— 9 — soir	38.40	7.40	69.35

Obs. III. — Femme D..., âge du lait : 5 mois.

Nous avons également prélevé nos échantillons à 6 heures du matin, 3 heures et 9 heures du soir.

Voici les résultats que nous avons obtenus :

	Beurre	Caseine	Lactose
Tétée de 6 heures du matin	17.80	7.40	77.21
— 3 — soir	39.40	13.00	73.07
— 9 — soir	29.60	8.00	78.02

La courbe ci-dessous met en lumière ces variations aux différentes heures du jour.

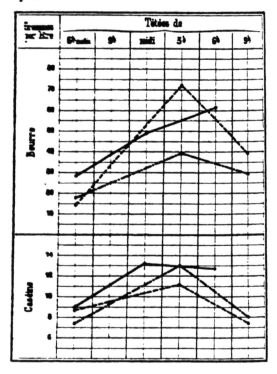

Fig. 1.

Variations du beurre. — Elles sont énormes ; les laits du matin sont très pauvres ; le repas de midi paraît avoir une influence prépondérante sur la sécrétion butyreuse, car la *tétée de 3 heures* témoigne toujours d'une augmentation considérable — d'ailleurs maxima — de la proportion de cet élément. Les différences trouvées peuvent varier dans la proportion de 1 à 2 et même jusqu'à 5 (femme M.).

Variations de la caséine. — La teneur, par litre de lait, en caséine varie dans des proportions moindres, mais non négligeables puisqu'elles atteignent une augmentation de 100 à 150. Comme pour le beurre, la teneur des laits en caséine est maxima à la tétée de 3 heures ; ici encore, l'influence du repas de midi se fait sentir d'une façon d'autant plus remarquable que le repas de 6 heures du soir est suivi d'une sécrétion de beurre et de caséine beaucoup moins importante. Ces faits nous portent à croire qu'en dehors des causes bien connues influant directement sur la sécrétion lactée, il doit y en avoir d'autres, d'ordre physique, telles que les radiations lumineuses, qui influent d'une façon occulte, quoique non négligeable, sur l'élaboration du lait, comme sur toutes les manifestations biologiques. Il est donc probable — et cela serait intéressant à vérifier — que des laits pauvres, fournis par des femmes vivant dans des logements habituellement obscurs, verraient s'élever leur teneur en beurre et en caséine, si la nourrice venait à habiter dans un logement plus clair, par suite mieux exposé aux radiations lumineuses.

Variations de la lactose. — La proportion, assez forte, de la lactose dans les laits du matin, paraît fléchir à la tétée de 3 heures pour atteindre son maximum à la tétée de 9 heures du soir ; mais ces variations sont à peu près négligeables et on peut dire que cet élément est sensiblement en quantité constante dans le lait aux différentes heures de la journée.

II. — *Variations du lait au cours d'une même tétée.*

Cette étude n'est pas aisée à faire dans la pratique, car les femmes hospitalisées salle Trousseau sont rares qui peuvent donner des tétées suffisantes pour permettre le prélèvement de trois échantillons en vue de l'analyse. Nous avons pu étudier ces variations chez deux femmes :

I. — **Femme M...** La tétée du matin étant la seule que les pesées

quotidiennes montrent suffisante, nous avons prélevé trois échantillons de la façon suivante, pour une tétée d'environ 70 grammes :

a) 15 centimètres cubes de lait sont recueillis au début de la tétée.

b) L'enfant est mis au sein ; quand il a pris sensiblement 10 grammes de lait, en prélève à nouveau 15 centimètres cubes.

c) L'enfant est remis au sein ; après une tétée d'environ 10 grammes, la mère vide complètement son sein dans plusieurs verres en
recueillant dans chacun 5 centimètres cubes.

Trois verres suffisent en général ; en tout cas, les 15 derniers centimètres cubes sont mélangés et forment le troisième échantillon.

L'analyse donne pour chaque échantillon prélevé les résultats suivants :

	Beurre	Caséine	Lactose
Début de la tétée	31.80	8.00	70.63
Milieu	37.80	9.20	71.33
Fin	43.00	8.68 .	71.67

II. — Femme D... Nous avons effectué trois prélèvements dans des
conditions identiques, la première tétée du matin étant également la
seule suffisante.

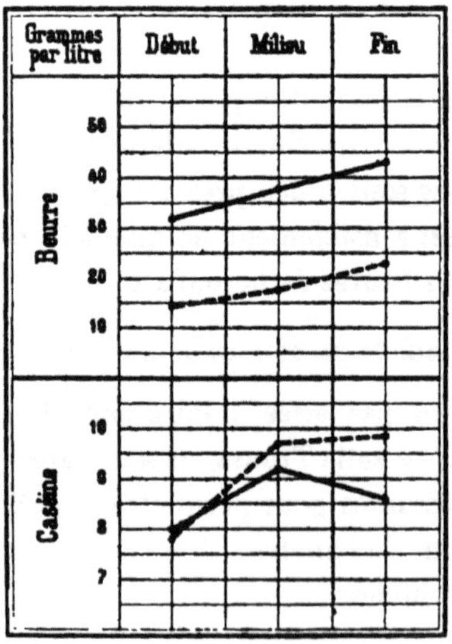

FIG. 2.

Nous avons obtenu les résultats suivants :

	Beurre	Caséine	Lactose
Début de la tétée	14.30	7.80	72.25
Milieu —	17.50	9.70	72.90
Fin —	22.80	9.85	73.30

Comme on le voit par ces deux expériences et par la courbe 2 ci-dessus, les variations du beurre au cours d'une même tétée sont notables : cet élément augmente graduellement du début à la fin de la tétée et dans des proportions assez considérables variant de 100 à 150.

La caséine est sujette à des variations de moindre importance ne dépassant pas le rapport de 100 à 125, et semble ne pas suivre l'augmentation du beurre à partir du milieu.

Pour ce qui est de la lactose, la constance des résultats de l'analyse est remarquable, puisqu'au cours d'une même tétée ses variations ne dépassent pas 1.50 0/0.

Les variations si importantes que la composition du lait maternel peut subir au cours d'une même tétée et aux différentes heures d'une même journée, ont pour conséquence naturelle d'exiger des précautions toutes spéciales dans le prélèvement des échantillons des laits destinés à l'analyse, en vue de l'établissement de la composition moyenne d'un lait maternel.

III. — VARIATIONS DU LAIT CHEZ UNE MÊME FEMME SOUS L'INFLUENCE DE L'ALIMENTATION.

C'est un fait depuis longtemps signalé, que lorsqu'on introduit une modification dans le régime alimentaire d'une nourrice, ce changement de régime, augmentation ou diminution, retentit, immédiatement sur la teneur du lait en ses composants dont les quantités augmentent ou diminuent.

Ces faits, bien connus, nous paraissent avoir été observés en dehors de certaines contingences d'une importance considérable ; il ne nous est pas dit à quel régime alimentaire étaient soumises les femmes dont le lait était ensuite analysé, quelles modifications *qualitatives* on a fait subir à ce régime initial, enfin comment et dans quelles proportions la composition du lait a varié après l'ingestion de ce nouveau régime.

Nous avons déterminé, comme suit, les conditions de nos recherches :

.. I. — *Variations du lait sous l'influence d'une alimentation riche en hydrates de carbone.* — Chez deux nourrices, les femmes B... et M..., nous avons cherché à déterminer les variations produites dans la composition du lait par l'ingestion d'une nourriture *riche en hydrates de carbone et pauvre en albumine.* Une première analyse a donc été effectuée sur un échantillon moyen, prélevé dans les conditions déterminées plus haut, du lait de chaque femme, en leur donnant la ration alimentaire indiquée au début. Puis, pendant trois jours, nous avons fait prendre à chacune des nourrices une alimentation modifiée comme suit : la viande était complètement supprimée et remplacée par des féculents. Leur ration alimentaire totale se composait par jour de :

Pain. . . . . 500 grammes
Légumes. . . . . 400 »
Œufs . . . . n° 2
Fruits cuits . . . . 100 »

2 bouillies contenant chacune :

Farine . . . . 30 grammes
Lait. . . . . 100 »
Sucre . . . . 50 »
Eau. . . . . q. s. environ 80 gr.
En outre, lait . . . . 200 grammes
. Bière . . . . 1 litre

Le troisième jour, le lait était recueilli comme ci-dessus, puis soumis à l'analyse.

Voici les résultats que nous avons trouvés :

	Beurre	Caséine	Lactose
Femme B.			
Régime normal	46.40	11.63	72.57
Régime modifié.	48.20	8.00	80.53

Femme M.

Régime normal.	41.63	9.08	66.80
Régime modifié.	61.30	7.90	74.90

Ces résultats nous paraissent très démonstratifs ; l'augmentation des hydrocarbonés dans l'alimentation a augmenté d'une façon sensible la teneur des laits en lactose ainsi que la proportion du beurre, assez peu chez la femme B, très notablement, de 100 à 150 chez la femme M.

La diminution de la caséine est également très marquée et prouve d'une manière très nette *qu'on peut diminuer artificiellement la teneur en caséine d'un lait maternel*; nous y sommes arrivés rapidement en supprimant à la nourrice la majeure partie de son azote alimentaire ; nul doute que nous n'ayons obtenu le même résultat avec un régime draconien, mais appliqué d'une façon prolongée, sinon définitive. Nos nourrices ne restent généralement pas à l'hôpital assez longtemps pour que nous puissions achever de vérifier cette donnée.

II. — *Variations du lait sous l'influence d'une alimentation riche en albumine.* — Chez deux nourrices, les femmes M... et D..., nous avons cherché à déterminer les variations produites dans la composition du lait par l'ingestion d'une *alimentation plus riche en viande*. Une première analyse, effectuée dans les conditions de régime définies au début de ce travail, a donné la moyenne individuelle.

Puis, pendant trois jours, nous leur avons donné cette alimentation type augmentée de 120 grammes de viande crue par jour. Le troisième jour, le lait était recueilli comme il est indiqué plus haut ; voici les résultats que nous avons obtenus :

Femme M.

	Beurre	Caséine	Lactose
Régime normal	41.63	9.08	66.80
Régime modifié.	44.80	11.60	70.38

Femme D.

Régime normal	28.93	9 46	76.13
Régime modifié	37.80	10.60	75.80

Ces résultats montrent que l'addition de viande crue à l'alimentation quotidienne, provoque une augmentation notable de la caséine. Le beurre est également augmenté. Le sucre de lait, peu susceptible de variations, reste sensiblement constant.

. L'exemple de la femme M... est particulièrement intéressant : la substitution d'un régime fortement azoté à un régime riche en hydrates de carbone, montre l'écart considérable qui peut se produire entre les proportions de caséine contenue dans le lait sécrété dans ces conditions. Chez cette même femme, la caséine a pu varier de 7 gr. 90 à 11 gr. 60, soit environ de 100 à 150 sous la seule influence de l'alimentation.

La proportion de beurre, un peu augmentée par une ration alimentaire riche en albumine, l'est fortement de 41 63 à 61 30, soit environ de 100 à 150 sous l'influence d'une alimentation presque uniquement hydrocarbonée. Le tableau ci-dessous met en évidence ces variations si importantes :

Femme M.

	Beurre	Caséine	Lactose
Régime hydrocarboné	61.30	7.90	74.90
— normal (mixte)	41.63	9.08	66.80
— azoté	44.80	11.60	70.38

Ces faits, observés d'ailleurs sur les animaux domestiques et bien connus des biologistes et des nourrisseurs, n'ont pas assez attiré l'attention des médecins au point de vue pratique.

Qu'une bonne alimentation, le repos augmentent et améliorent le lait d'une femme, cela est d'observation courante et banale ; mais comment et dans quelles proportions cette variation se fait, quelle *modification qualitative en est la conséquence*, voilà qui est moins connu et qui doit attirer l'attention.

Il n'est pas rare d'observer des troubles digestifs chez des nourrissons élevés au sein par une mère en apparence saine (nous laissons de côté les tares organiques, les lésions stomacales ou hépatiques, etc...) ; souvent, alors, si on fait l'analyse du lait, on y constate une proportion élevée de caséine ou de beurre

Nous avons observé fréquemment des cas de ce genre ; des

enfants uniquement nourris au sein, présentaient des troubles dyspeptiques avec ou sans vomissements, accompagnant une croissance médiocre ou nulle depuis leur naissance et l'analyse du lait maternel témoignait d'une proportion considérable de caséine ou de beurre. Dans ces cas, les inconvénients de la suralimentation se font sentir de bonne heure et d'une façon très sévère. C'est ainsi que nous avons observé en 1905 une femme ayant un nourrisson dyspeptique chez lequel aucune faute grossière d'allaitement n'avait été commise (1905, L. René, 4 mois, obs. 42). L'enfant entre dans le service avec des selles nombreuses, abondantes et diarrhéiques, des vomissements et de l'érythème fessier ; il est au-dessous de son poids (4 kil. 500). On le règle dans le service à 115 grammes de lait maternel par kilogramme, sa ration est donc d'environ 500 grammes. L'enfant augmente de poids, avec de bonnes selles, tant que la dose théorique de lait n'est pas dépassée. Au contraire, quand l'enfant prend sensiblement plus que sa ration théorique, il perd du poids, a de nouveau des troubles dyspeptiques, de l'érythème fessier, des selles vertes ou épaisses, mal digérées, souvent d'aspect et d'odeur butyreuses ; l'analyse du lait maternel indique la composition suivante :

Beurre 51.26
Caséine 12.65
Lactose 57.38

Ces exemples pourraient se multiplier ; ils comportent un enseignement :

Lorsqu'un enfant exclusivement nourri au sein présente des troubles dyspeptiques, il faut chercher à déterminer si une quantité de lait trop forte ou un réglage défectueux ne suffiraient pas à les provoquer. Si on ne peut incriminer la quantité du lait, *il faut s'assurer de sa qualité en le faisant analyser dans les conditions déterminées plus haut.*

Si le résultat de l'analyse témoigne d'un excès de beurre ou de caséine, c'est un lait indigeste qui, donné en grande quantité exposera le nourrisson à tous les inconvénients de la suralimentation ;

il faut donc ou bien en diminuer la quantité à faire prendre à l'enfant, ou bien, si cela n'est pas possible, il faut établir un régime convenable de la nourrice, non plus au hasard ou empiriquement, mais en diminuant l'apport de l'azote alimentaire, ou de la matière grasse ingérée.

Nombre d'accidents dyspeptiques, constatés chez des enfants confiés à des nourrices mercenaires qui, habituées à la nourriture de la campagne, se gavent de viande à leur arrivée en ville, n'ont pas d'autre cause (abstraction faite des fâcheux inconvénients de la dyspepsie possible contractée par la nourrice en raison d'une alimentation à laquelle elle n'est pas habituée).

Ces faits nous permettent de nous rendre mieux compte de certains cas, quelquefois signalés, d'intolérance du nourrisson pour le lait de femme et d'y porter remède en toute connaissance de cause (toujours chez des femmes saines et non atteintes de dyspepsie ou de maladies organiques).

Les faits que nous venons d'exposer nous paraissent justifier quelques conclusions pratiques, que nous résumons brièvement.

I. — On ne *peut établir de composition moyenne des laits de femmes aux différents âges.* Il n'y a que des *moyennes individuelles* et encore ces moyennes individuelles, ne valent qu'en raison des conditions d'existence strictes où elles ont été établies.

II. — *L'analyse du lait des nourrices est toujours particulièrement recommandable,* car elle peut dénoncer une cause de suralimentation due à une proportion trop forte de beurre et surtout de caséine, comme elle peut témoigner d'une insuffisance possible du lait en ses constituants normaux.

III. — *Les conditions de prélèvement des échantillons destinés à l'analyse doivent être strictement observées* ; en effet,

a) Des analyses faites sur des laits prélevés sur une même femme aux différentes heures d'une même journée montrent que le beurre peut varier de 100 à 500 et la caséine de 100 à 150, le maximum se trouvant atteint à la tétée de 3 heures. La lactose est sensiblement constante ;

b) Des analyses faites sur des échantillons pris au cours d'une même tétée, montrent que la proportion de beurre augmente graduellement, environ de 100 à 150 et dans des proportions assez considérables du début à la fin de la tétée. La caséine varie moins, de 100 à 130, le maximum paraissant atteint au milieu de la tétée et le sucre de lait donne des variations presque nulles.

On doit donc pour prélever des échantillons de lait à faire analyser tenir compte des variations ci-dessus, et suivre le procédé de Michel qui consiste à prélever :

1° Un échantillon *au début* de la tétée du matin ;

2° Un échantillon au *milieu* de la tétée du soir ;

3° Un échantillon *à la fin* de la tétée du soir ;

On peut ainsi obtenir un *lait moyen*, dont la valeur représente assez près les qualités nutritives du lait examiné.

Quelque valeur qu'ait ce procédé, nous pensons cependant qu'on pourrait, en tenant compte des faits ci-dessus, lui en substituer un autre, qui serait, à notre avis, plus exact encore.

Une *première prise* de lait, recueillie *au début de la tétée du matin* donnera, ce qu'on peut appeler le LAIT MINIMUM.

Une *deuxième prise*, recueillie dans *la seconde moitié de la tétée* de 4 à 5 heures donnera ce qu'on peut appeler le LAIT MAXIMUM.

Ce sont là deux points fixes et précis, entre lesquels se meut la sécrétion lactée d'une femme déterminée, et dont on peut représenter le plus approximativement possible la lactation par une courbe.

IV. — *On peut modifier la composition des laits des nourrices :* une diminution dans la ration en viande de la mère et son remplacement par des hydrates de carbone, provoque dans le lait une diminution de la caséine dont la teneur peut baisser de 1/3 et une augmentation de la lactose et du beurre.

Inversement, l'augmentation de l'alimentation carnée provoque l'apparition dans le lait d'une proportion plus considérable de caséine, pouvant atteindre la moitié en plus.

Cliniquement ces données analytiques nous paraissent avoir une certaine valeur, que confirment les faits que nous avons pu observer. Lorsqu'un enfant nourri au sein, présente des troubles dyspeptiques, et parallèlement des troubles trophiques qui sont inévitables : on doit d'abord examiner sans doute le réglage, le nombre, la durée des tétées, et déterminer la *quantité* de lait ingurgité à chacune d'elles : — la nourrice supposée saine et *l'enfant exempt d'hérédité syphilitique, tuberculeuse alcoolique ou organique, etc, et ne présentant aucune autre tare toxique, infectieuse ou héréditaire* (1). — Si toutes ces conditions d'un bon allaitement sont remplies, on doit faire l'analyse *qualitative* du lait de la mère ou de la nourrice. Cette analyse donnera des indications précises pour diminuer la *quantité* de lait, si celui-ci est trop riche en beurre et en caséine ; ou pour modifier dans un sens convenable le régime de la nourrice, et cela d'une façon précise.

Nous avons ainsi observé de nombreux cas, dans lesquels le lait de la mère étant trop riche en caséine ou en graisse, les *enfants présentaient des troubles dyspeptiques*, selles vertes avec ou sans vomissements, érythème fessier, perte de poids, *toutes les fois que la mère dépassait la dose théorique* de lait qui avait été prescrite à son enfant. *Ces symptômes disparaissaient dès que cette dose n'était pas dépassée ou même, dans le cas de certains laits très riches,* N'ÉTAIT PAS MÊME ATTEINTE.

A cet égard donc, l'analyse des laits maternels mal tolérés par les enfants, permet de rendre les plus grands services : elle donne une règle exacte pour le réglage des tétées, elle permet ainsi d'éviter les troubles gastro-intestinaux entretenus par une alimentation qu'on ne soupçonnait pas excessive jusque là, et d'éviter les atrophies qui en sont la conséquence.

M. MÉRY. — Le travail de MM. Barbier et Boinot est fort intéressant ; je m'associe tout à fait à l'idée qu'il faut tâcher d'arriver à établir une ration-type pour les nourrices, comme les vétérinaires ont été amenés à le faire pour les vaches.

(1) Bien que les accidents dyspeptiques dont nous parlons soient particulièrement fréquents et graves dans ces cas, que nous éliminons un peu arbitrairement ici pour mieux faire connaître notre pensée.

Dans la seconde partie de leur travail, ces Messieurs arrivent à une conclusion voisine de celle de MM. Michel et Perret dans leur communication au Congrès d'hygiène alimentaire de cette année. Peut-être, la *dyspepsie par le beurre est-elle plus fréquente qu'on ne le croit, plus fréquente que la dyspepsie par la caséine*, mais ce n'est là qu'une première affirmation qui demande à être contrôlée ; nous étions en plein empirisme : des travaux consciencieux comme celui-ci contribueront à nous en faire sortir.

M. Variot. — Les recherches de M. Barbier offrent un très réel intérêt ; surtout parce qu'elles viennent confirmer les données déjà anciennes de Becquerel et Rodier sur les variations dans la composition du lait de la femme à l'état physiologique.

Mais c'est surtout à Morgan Rotch (1) que nous devons un grand nombre d'analyses de lait de femmes, pratiquées dans les circonstances les plus variées et démontrant qu'on peut faire varier presqu'à volonté la proportion de la caséine et de la graisse, suivant le régime hygiénique et alimentaire qui est prescrit. Rotch considère l'élévation du taux de la caséine comme préjudiciable aux nourrissons. Cette assertion est au moins discutable, car les enfants ont une souplesse d'adaptation gastrique qui leur permet de tolérer et d'utiliser un lait d'une composition chimique différente.

Je ne puis donc accepter l'opinion de M. Barbier, lorsqu'il veut faire jouer un rôle capital aux variations dans les proportions des principes fixes du lait, pour expliquer la dyspepsie et l'intolérance gastrique des nourrissons.

Pour ce qui est des vomissements incoercibles que j'ai étudiés de près ces temps derniers (2), jamais je n'ai pu trouver leur cause dans une anormalité du lait au point de vue chimique d'après les analyses très nombreuses que j'ai fait faire. Tantôt ces

(1) *Hygien and Medical Treatment of Children*, par Morgan Rotch. Boston.
(2) Voir *Bulletin de la Société des hôpitaux*, 1906. Deux communications « sur le mécanisme physiologique et le traitement des vomissements incoercibles des nourrissons ».

vomissements paraissent tenir à une irritabilité gastrique, qui
cède à l'action anesthésiante du citrate de soude ; tantôt chez
certains enfants qui prennent le sein, le lait de la mère paraît
être toxique, car ces vomissements ne s'arrêtent pas par l'inges
tion du citrate de soude avant les tétées et il est nécessaire de recourir à un autre lait, soit celui d'une autre femme, soit simplement du lait stérilisé. L'analyse chimique ne nous a pas donné
jusqu'à . présent la clef de cette action toxi-spasmodique sur l'estomac de certains laits de femme. M. Schlœsing (de l'Institut)
à qui je soumettais ce problème obscur s'est contenté de répondre qu'il nous reste bien des choses à découvrir dans la composition du lait. De même je ne partage pas l'opinion des accoucheurs qui ont cru pouvoir incriminer l'excès de beurre dans
le lait des femmes dont les enfants sont eczémateux.

Plusieurs fois, j'ait fait faire des analyses qui m'ont montré
que le lait des femmes était normal ; une fois il était plus riche
en beurre, 6 au lieu de 4 ; mais j'ai vu aussi une jeune mère qui
avait 7 grammes de beurre et dont l'enfant était magnifique,
sans le moindre eczéma.

Les substances eczématigènes du lait sont encore à trouver et
les enfants eczémateux avec gastro-entérite chronique ne sont
pas toujours des suralimentés ; j'en ai rencontré plusieurs qui
étaient de vrais atrophiques.

La seule ressource que nous ayons pour guérir les eczémas
tenaces des nourrissons, sans les exposer à des répercussions mortelles, est de les changer de lait et de leur imposer l'allaitement
artificiel si les parents ne veulent pas recourir à une nourrice.

M. MÉRY. — Il est certain qu'à côté des dyspepsies chimiques,
il y a tout un chapitre de dyspepsies nerveuses, dont le spasme
du pylore, par exemple, constitue une certaine partie ; nous
avons, avec M. Guillemot, apporté notre contribution à cette
étude, et nous aurons l'occasion d'apporter bientôt de nouveaux
documents.

M. H. BARBIER. — Je tiens à préciser ce que j'ai dit et voulu dire. Je n'ai pas dit que la composition anormale en excès d'un lait maternel donnait la clef de tous les vomissements de l'enfance, j'ai dit et je veux dire que cette particularité provoque et entretient certains troubles dyspeptiques qui conduisent les enfants à l'atrophie ; et j'en donne des exemples.

Quant à ne pas tenir compte de la valeur *qualitative* d'une ration alimentaire, en albumine, graisse, substance hydrocarbonées ; c'est une opinion surprenante, voilà tout ; ou alors, la physiologie et la diététique ne sont qu'un mot.

M. VARIOT. — M. Barbier s'est mépris sur le sens de mes paroles ; je n'ai pas dit que la composition chimique du lait n'avait aucune importance au point de vue nutritif et alimentaire, j'ai simplement spécifié que, d'après mon expérience déjà longue et d'après de très nombreuses analyses, il ne fallait pas chercher la cause des dyspepsies avec intolérance gastrique dans une modification des proportions réciproques des substances protéiques ou graisseuses du lait, et que l'eczéma des nourrissons ne me paraît pas dû à des laits trop gras, comme le croient à tort les accoucheurs.

Observation d'invagination intestinale chez un enfant de 7 mois, guérie au moment où on se préparait à intervenir chirurgicalement,

par le D' ELIE DECHERF (de Tourcoing).

Le 25 octobre 1906, je suis appelé vers 11 heures du matin à voir l'enfant Paul Gé..., âgé de 7 mois, nourri au sein par sa mère et qui a eu deux selles sanguinolentes dans la matinée, l'une à 7 heures et l'autre à 10 heures ; ces deux selles ne contiennent pas de matières fécales, mais du sang pur et quelques glaires.

La mère m'apprend que, le 23 au soir, l'enfant était chagrin, refusait le sein et avait eu deux vomissements ; pendant la journée du 23, il avait eu deux belles selles comme d'habitude.

Le 24 octobre, l'enfant a passé une bonne nuit, il vomit dès qu'il est mis au sein, les vomissements continuent toute la journée, l'enfant est très chagrin, il ne laisse ni selles, ni gaz, il n'urine presque pas. Les vomissements continuent dans la nuit du 24 au 25. L'enfant a eu des vomissements continuels pendant toute la matinée du 25 octobre ; il vomit environ 5 minutes après avoir pris le sein ou l'eau sucrée que sa mère a essayé de lui donner, il n'a pas laissé de gaz et n'a pas uriné.

Je trouve un enfant d'apparence superbe, n'ayant jamais pris que le sein et n'ayant jamais été malade. Cet enfant est en ce moment très abattu, il ne crie plus comme la veille, il n'a pas le facies péritonéal. Il n'a cessé de vomir depuis le 23 octobre au soir et n'a pas eu d'autres selles que les deux selles sanguinolentes de ce matin. En lui examinant le ventre, je constate une contraction musculaire un peu plus accusée dans l'hypochondre gauche, mais je n'arrive pas à sentir de boudin à ce niveau. — Température : 36° 8. Pouls : 116.

Je diagnostique une invagination intestinale et je préviens les parents qu'il sera nécessaire d'opérer l'enfant le jour même s'il n'y a pas une amélioration dans 2 ou 3 heures avec le traitement médical. — Je fais, en effet, donner un lavage d'intestin toutes les heures avec un litre d'eau bouillie tiède, en ayant soin de maintenir le récipient à 1 m. 25 environ au-dessus du corps de l'enfant.

Je revois l'enfant à 3 heures la situation n'a pas changé, l'enfant est toujours très abattu, il ne crie pas, il n'a pas eu de selles, mais la mère lui a donné le sein une fois depuis ma première visite et il n'a pas vomi, c'est la première fois depuis le soir du 23 octobre. Il est alors décidé que l'enfant sera opéré le soir même ; mais on continue les lavages d'intestin toutes les heures.

Je le revois à 6 heures avec le Dr Autefage de Roubaix, l'enfant est toujours dans le même état d'abattement ; mais à 6 heures, il a eu une selle contenant de grosses glaires, des filets de sang et quelques matières verdâtres, il n'a plus vomi le sein ; Pouls : 124. T. 37°2.

M. Autefage constate aussi une résistance musculaire plus accentuée à gauche de la ligne blanche, au-dessus de l'ombilic ; il est décidé que l'enfant sera opéré à 8 heures. A 8 heures, nous trouvons l'enfant moins abattu, il crie et s'agite ; il a eu une nouvelle selle jaune-verdâtre a 7 heures et ne contenant ni sang, ni glaires. Devant ce changement brusque, l'opération n'a pas lieu et on continue les lavages d'intestin.

Le 26 octobre, l'enfant a bien dormi, il prend le sein et ne vomit plus ; il a deux selles jaune-verdâtre, redevient gai et s'agite.

Le 27 octobre, il a passé une nuit excellente. Quatre belles selles jaunes, molles, pas de vomissements ; depuis lors, cet enfant est très bien portant.

Il m'a semblé intéressant de communiquer cette observation d'invagination intestinale au lendemain des récentes discussions de la Société de Chirurgie, sur le même sujet, dans les séances des 16, 23 et 30 octobre 1906.

Je n'oserais pas tirer de conclusions de la terminaison heureuse et tout à fait exceptionnelle que j'ai observée dans ce cas. Pourtant, chaque fois qu'il me sera donné de diagnostiquer une invagination intestinale récente, je continuerai, comme par le passé, à préconiser l'intervention chirurgicale immédiate, mais je donnerai des lavages d'intestin répétés toutes les heures en attendant l'arrivée du chirurgien.

Un cas de tétanos consécutif à des engelures ulcérées,

par M. P. Armand-Delille, chef de chirurgie de la Faculté, et Génévrier, ancien interne des hôpitaux.

Nous avons eu l'occasion d'observer avec notre maître M. Méry, dans le service de la clinique, à l'hôpital des Enfants-Malades, un cas de tétanos qui s'est développé chez une jeune fillette qui présentait des engelures ulcérées des orteils.

La maladie n'ayant pas offert de particularité dans son évolution, nous nous contentons de rapporter un résumé de l'observation.

Obs. — Lucienne G...., âgée de 12 ans et demi, entre, le 21 novembre 1904, salle Parrot, lit n° 24 bis .

Elle est amenée par une maîtresse de pension, sous prétexte qu'elle est vicieuse et que ce sont des habitudes d'onanisme qui l'ont réduite à l'état de maigreur profonde où elle est.

Nous ne pouvons avoir aucun renseignement sur les antécédents héréditaires ou personnels ; elle est orpheline et a été placée dans cette pension par une personne charitable, mais nous apprenons qu'elle y a subi de mauvais traitements depuis longtemps et y était insuffisamment nourrie.

C'est une enfant très amaigrie et pâle, dans un état de cachexie profonde. Elle ne présente, cependant, aucune affection organique, pas de fièvre ; ses différents appareils sont intacts, mais ses orteils sont le siège d'engelures ulcérées assez profondes, au point que le cinquième orteil droit est presque sphacélé.

On ordonne une alimentation abondante, que l'enfant prend avec avidité. Les orteils sont lavés à l'eau oxygénée étendue et pansés à la poudre de sous carbonate de fer.

Le 26 novembre, l'enfant se plaint de douleurs du cou ; le 27, on constate du trismus et de la raideur de la nuque ; le lendemain, ces symptômes sont plus marqués, le trismus s'exagère à l'occasion de la mastication et on prescrit l'alimentation liquide.

Le tétanos se confirme et, dès le 28, l'enfant est placée dans une pièce obscure. On lui donne 2 grammes de chloral et on injecte sous la peau 40 centimètres cubes de sérum antitétanique.

Les jours suivants, apparaissent la contracture du dos, celle des membres supérieurs et inférieurs, avec les crises spasmodiques caractéristiques produisant l'opisthotonos.

On continue le chloral et l'injection de 40 centimètres cubes de sérum par jour, mais les symptômes vont en augmentant et la mort survient, le 7 décembre, par asphyxie au cours d'un spasme prolongé.

L'intérêt de cette observation nous paraît résulter des conditions étiologiques spéciales de l'infection tétanique. Nous avons pu, en effet, cultiver le bacille tétanique, en ensemençant directement en tubes de gélose profonde Liborius-Veillon, des parcelles du tissu sphacélé des engelures ulcérées. Les nombreuses colonies isolées présentaient, d'ailleurs, une grande virulence, comme l'ont montré les recherches faites avec ces échantillons par notre ami le docteur Maurice Girard, à l'Institut Pasteur.

De la possibilité de ce mode d'infection doit découler, croyons-nous, une conclusion pratique : c'est qu'en cas d'engelures ulcérées des pieds, il est prudent de faire une injection de sérum antitétanique, comme on le fait pour toute plaie infectée siégeant à ce niveau.

M. NETTER. — Dans quel quartier vivait cette enfant?

M. ARMAND-DELILLE. — C'est à la campagne qu'elle vivait.

M. L. GUINON. — J'ai actuellement dans mon service une enfant qui est en voie de guérison d'un tétanos, traité par le sérum de l'Institut Pasteur. Voici son observation:

C'est une enfant de 10 ans, dont le père est probablement tuberculeux et qui aurait elle-même craché du sang à la suite d'une bronchite.

15 jours avant son entrée, elle se blesse au pied d'un clou qui pénètre à quelques millimètres à la base du cinquième métacarpien gauche ; 8 jours après environ (18 oct.), elle éprouve des secousses dans l'œil et des douleurs dans le cou. Le 23, commencement de contracture de la mâchoire, elle va cependant à l'école, mais elle ne peut y rester. Le 24, à l'école où elle est allée malgré son malaise, elle est prise d' « étouffement » et a comme une syncope. Le 25 et le 26, elle a des spasmes que l'on prend pour des convulsions.

Et voici son état le 27 : intelligence parfaite, répond à toutes les questions avec précision. Elle est couchée sur le dos, immobile ; le visage contracté, l'ouverture palpébrale rétrécie, les yeux expriment l'angoisse et la douleur. Aspect sardonique ; trismus, permettant un écartement de 1 centimètre entre les deux mâchoires. Raideur générale du dos et de la nuque qui devient un opisthotonos violent si on essaye de soulever l'enfant, et qui lui arrache des cris de douleur. Les membres supérieurs sont contractés en flexion. Les membres inférieurs sont en extension forcée. Le ventre est dur comme du bois.

L'enfant est très émotive, sensible au moindre bruit ; l'apparition des médecins dans la chambre qu'elle occupe provoque un redoublement des contrac ures ; le visage rougit, l'enfant se plaint, pleure et les contractures arrivent au paroxysme.

Les réflexes rotuliens sont très exagérés. La sensibilité cutanée est normale ; la déglutition et la miction se font bien, mais elle ne va pas à la garde-robe. Température un peu au-dessus de la normale : 37°6. Respiration : 28 ; pouls : 96, régulier. La plaie qui paraît être la cause de ce tétanos est insignifiante en apparence et en voie de guérison. Pas d'albumine ni de sucre dans les urines.

Traitement : chloral 5 grammes, K Br. 2 grammes. Sérum antitétanique, 20 centimètres cubes.

Du 29 au 31, même état ; toutefois le sommeil s'améliore. On note une fois des irrégularités du pouls.

2 *novembre*. — Les paroxysmes sont moins fréquents, bien que le trismus et la contracture des membres soient aussi accentués ; on obtient une garde-robe par lavement après cinq jours de constipation

3. — Le pouls s'accélère 148) et la température s'élève légèrement (37°6, 37°7), probablement sous l'influence des injections de sérum On cesse le chloral que l'enfant refuse.

5. — L'enfant est plus calme, elle a moins de douleurs, les paroxysmes s'atténuent ; le visage est moins contracté ; les membres sont encore raides et la contracture des mâchoires et du ventre reste très accentuée. Elle supporte bien une injection épidurale de sérum.

6. — L'amélioration s'accentue, l'enfant peut soulever les bras assez pour regarder des images, elle est moins effrayée par notre approche, elle sourit parfois.

10. — L'enfant commence à s'asseoir, elle peut mouvoir ses membres sans contractures, elle s'assied sur son lit, rit, parle ; le trismus est moindre et permet un écartement de 2 centimètres entre les mâchoires.

13. — L'enfant s'assied beaucoup plus facilement, mange bien mais elle pleure facilement ; les fonctions intestinales sont régulières.

19. — La contracture n'existe plus à l'état de repos que pour le ventre ; mais aussitôt qu'on la touche, la raideur reparaît dans les

membres ; on n'obtient pas de résolution suffisante pour chercher les réflexes ; cependant on peut provoquer à droite de l'épilepsie spinale. L'enfant est gaie et souriante, mais d'une grande mobilité d'humeur, car quand on prolonge l'examen elle pleure abondamment.

1ᵉʳ *décembre*. — L'enfant se lève depuis quelques jours et cependant elle a encore beaucoup de raideur des muscles abdominaux, les jambes se raidissent quand on veut provoquer les réflexes, en sorte qu'on ne peut plus obtenir le clonus du pied qui a duré quelques jours.

Elle reste très émotive et pleure à chaque visite.

L'enfant a reçu du 27 novembre au 5 décembre, 130 centimètres cubes de sérum antitétanique, dont 10 en injection épidurale. Presque toutes les injections ont provoqué un érythème purpurique œdémateux autour de la piqûre, au point que nous avons dû les cesser pendant deux jours.

Elle a quitté le service conservant encore de la raideur mais marchant bien.

Ce cas n'a ainsi rien de bien intéressant, si ce n'est la durée des contractures. Mais je veux le rapprocher d'un cas que j'ai publié récemment dans la *Revue des maladies de l'enfance* (sept. 1906) sous le nom de tétanie et qui au premier abord m'avait apparu comme un cas de tétanos. J'avoue que le diagnostic est épineux ; d'autant que dans mon cas ancien, il existait aussi une exagération des réflexes patellaires, du clonus du pied, le signe de Babinski du côté opposé à la blessure. Mais il n'y avait pas de raideur de la nuque, la raideur du tronc était minime ; le visage était comme allongé.

Glossite scléro-gommeuse d'origine hérédo-syphilitique chez un garçon de 9 ans,

par MM. H. Méry et P. Armand-Delille.

L'enfant que nous avons l'honneur de présenter à la Société de Pédiatrie est un garçon de 9 ans, qui est atteint de lésions sclérogommeuses de la langue absolument semblables à celles qu'on observe dans la glossite tertiaire de l'adulte.

Il s'agit dans ce cas, de syphilis héréditaire incontestable, et comme cette manifestation est tout à fait exceptionnelle nous rapportons ici un résumé de l'observation que nous publierons avec plus de détails et avec photographie dans un travail plus complet.

Observation résumée :

Le nommé D... Charles, âgé de 9 ans, entre dans le service de la clinique des maladies des enfants, à l'hôpital des Enfants Malades, le 12 novembre 1906. Il est amené par sa mère qui a constaté depuis un an l'apparition de « gerçures » sur la langue, provoquant de la salivation, de la difficulté de la mastication, de la déglutition et de la parole.

Depuis un mois, les phénomènes ont augmenté, et l'alimentation est devenue très difficile parce que certains aliments solides, les liquides froids ou trop chauds provoquent de vives douleurs.

A l'examen, on constate une langue fissurée et parquetée, avec une gomme profonde du volume d'un gros pois faisant saillie à la partie moyenne de la face dorsale.

Dans la partie antérieure de la face dorsale on constate 3 fissures longitudinales longues de 1 centimètre environ, profondes de 2 à 4 millimètres ; l'une est médiane, les deux autres latérales.

A la partie moyenne, une autre fissure profonde disposée en X, enfin sur les bords existent d'autres fissures longitudinales mais d'un tracé irrégulier. Entre ces fissures, la muqueuse présente l'aspect parqueté, dépapillé, lisse par places, avec plaques de leucoplasie. A la partie moyenne on constate à gauche de la ligne médiane une saillie arrondie, et la palpation montre qu'il s'agit d'une tumeur sphérique, résistante, profondément infiltrée, qui présente tous les caractères d'une gomme. — Entre les sillons, la palpation montre également l'infiltration profonde et l'induration scléreuse du chorion. — A part cette manifestation, la santé de l'enfant est bonne et il ne présente aucun des stigmates classiques d'hérédo-syphilis, ni les malformations dentaires et crâniennes.

ni les lésions de la cornée, ni les déformations des tibias ; mais la recherche des antécédents montre bien qu'il s'agit de syphilis héréditaire.

La mère, mariée à 20, ans a en effet été contaminée après sa première grossesse par le père, qui avait contracté la syphilis pendant une séparation de quelques semaines et qui était alors en pleine roséole. Il se traita ainsi que sa femme et une deuxième grossesse survenue quelques mois après aboutit à terme, mais l'enfant mourut quelques jours après la naissance.

Notre malade est le troisième enfant, né un an après le second — à terme, et pesant 4 kil. 250 à la naissance — Mais quinze jours après il commença à dépérir et présenta une roséole accompagnée de psoriasis palmaire et plantaire, de syphilides péri-oculaires et péri-anales. ainsi que de coryza.

Il fut examiné à ce moment par un médecin qui reconnut la syphilis et lui fit suivre un traitement pendant 8 mois.

Depuis cette époque, l'enfant n'a plus été traité, il s'est développé normalement et n'a présenté aucune manifestation jusqu'au début des lésions linguales.

Présentation d'un cas de malformations du cœur,

par M. VIELLIARD, interne des hôpitaux.

Nous avons l'honneur de présenter à la Société le cœur d'un enfant mort subitement dans le service de notre maître, M. Guinon.

Malheureusement l'observation clinique est des plus incomplètes, car cet enfant fut pris presqu'aussitôt son entrée à l'hôpital d'une hémoptysie foudroyante qui amena sa mort en quelques minutes. L'enfant rend un flot de sang rutilant, pâlit de plus en plus ; le pouls devient misérable, les mouvements respiratoires cessent. Les tractions rythmées de la langue et la respiration artificielle amènent encore quelques inspirations. Enfin la respiration et le pouls s'arrêtent définitivement.

On put seulement savoir que cet enfant *âgé de deux ans et demi,* avait une teinte cyanotique depuis sa naissance, qu'il était dyspnéique au moindre effort et qu'il avait craché un peu de sang rouge depuis trois ou quatre jours Malgré son âge, il était encore en partie nourri au sein de sa mère. Jamais les parents n'avaient consulté de médecin.

Les extrémités des doigts présentaient une hypertrophie qui rappelle l'hippocratisme des tuberculeux, disposition en baguettes de tambour notée fréquemment dans les cas de cyanose congénitale (3/4 des cas, Moussous).

A l'autopsie, on remarque de suite la disposition anormale de l'aorte qui va passer au dessus de la bronche droite, laissant une profonde empreinte sur le flanc droit de la trachée.

Les poumons paraissent à peu près normaux, néanmoins ils sont congestionnés surtout au sommet droit où le parenchyme présente en un point l'aspect noirâtre d'un infarctus. Mais il ne s'agit pas réellement d'infarctus, car la région ainsi teintée crépite sous les doigts et ne plonge pas dans l'eau. En aucun point, il n'y a trace de tubercules. La trachée et les bronches sont pleines de sang.

Tous les autres organes sont normaux ; cependant le foie est congestionné ; ses veines sont gorgées de sang.

Le cœur paraît globuleux ; sa pointe est arrondie. Sa face antérieure est divisée exactement en deux par l'artère coronaire, de sorte que la pointe semble appartenir également aux deux ventricules.

La transposition des artères est évidente ; l'aorte part du ventricule droit ; elle est plutôt dilatée et l'artère pulmonaire qui part du ventricule gauche est presque cachée par elle. Par comparaison, elle paraît minuscule.

Le ventricule droit est épais, aussi charnu que le ventricule gauche. On s'en rend bien compte à la palpation ainsi qu'à la coupe qui montre une épaisseur inusitée. De ce ventricule droit, part toute entière l'aorte. A part ce fait, son orifice est normal, ainsi que l'appareil valvulaire. Elle donne naissance aux gros troncs artériels sans anomalies. Il n'y a pas de persistance du canal artériel.

Du ventricule gauche part l'artère pulmonaire sous la grande valve de la mitrale. Elle est rétrécie non seulement au niveau de son orifice (7 mm.), mais aussi au niveau de son tronc. Elle donne naissance normalement aux deux artères pulmonaires. Son orifice présente un appareil valvulaire des plus rudimentaires. Celui-ci n'existe pour ainsi dire pas et est remplacé par des brides allant d'un côté à l'autre. L'une d'elles traverse comme un cordage l'orifice. Une autre tendue à la partie postérieure et reliée à la paroi par une sorte de membrane esquisse une espèce de valvule. Enfin il y a ça et là des granulations rougeâtres et même en un point une sorte d'excroissance polypoïde et arrondie, de 2 millimètres de large.

La cloison interventriculaire est normale dans sa partie inférieure ; mais dans son tiers supérieur, elle est largement perforée et présente deux orifices séparés par une colonne charnue. L'orifice postérieur ovale a un centimètre de diamètre ; il est situé au dessous de la partie postérieure de la grande valve de la mitrale.

L'orifice antéro-supérieur surtout bien visible du côté du ventricule gauche est arrondi et présente un peu plus d'un demi-centimètre de diamètre. A cet endroit une partie des cordages de la valve mitrale plonge dans l'orifice pour aller s'insérer à son intérieur vers le ventricule droit.

Dans l'oreillette droite débouchent la veine cave supérieure et la veine cave inférieure ainsi que la grande veine coronaire, avec leurs valvules normales. L'auricule droite est très dilatée et communique largement avec la cavité de l'oreillette. Dans l'oreillette gauche arrivent les veines pulmonaires comme d'habitude. L'auricule gauche est normale.

La cloison inter auriculaire montre une persistance du trou de Botal. Il y a un orifice d'un demi-centimètre, mais le trou de Botal est cependant oblitéré à sa partie inférieure par un repli membraneux.

A propos de ce cas nous ferons quelques remarques Ce cœur présente des malformations assez fréquentes dans la cyanose

congénitale pour que Fallot (1) ait pu en former une sorte de
type à quatre caractères :

1° Rétrécissement de l'artère pulmonaire ;
2° Communication inter-ventriculaire ;
3° Hypertrophie du ventricule droit ;
4° Une déviation de l'aorte à droite.

Mais c'est sur ce dernier point que ce cœur diffère de la tétra-
logie de Fallot. Il ne s agit pas en effet d une simple déviation de
l'aorte, mais d'une transposition complète des artères. Ceci est
beaucoup plus rare que la communication inter-ventriculaire et
surtout la persistance du trou de Botal. En effet, Rauchfuss cité
par Moussous (2), n'a pu en réunir que 25 observations.

C'est une malformation très grave, car sur ces 25 cas 2 seulement dépassèrent l'âge de deux ans La survie de notre malade
qui vécut deux ans et demi est donc exceptionnelle. Pour que
cette transposition de l'aorte et de l'artère pulmonaire soit com-
patible avec la vie, il faut qu'il y ait une communication suffisante entre les deux cœurs droit et gauche. Sans cela la petite et
la grande circulation seraient indépendantes,puisque les veines à
sang noir débouchent du côté de l'aorte et les veines à sang rouge
du côté de l'artère pulmonaire : l'hématose serait impossible.
D'ailleurs une seule communication soit interauriculaire, soit
interventriculaire peut suffire. Ainsi dans le cas de Coyon (3), la
persistance du trou de Botal seule permit une survie de quelques
mois. Dans le cas de Gambert (4), la perforation de la cloison interventriculaire existait seule. Le canal artériel persistant peut aussi
permettre le mélange des deux sangs.

En tout cas, on comprend que le sang destiné aux tissus est
toujours mal oxygéné et que la survie soit exceptionnelle.

On remarquera aussi combien l'apparence de l'appareil valvu-

(1 Fallot, *Marseille Médical,* 1888.
2) Moussous, in art. « Maladies congénit. du cœur » dans le *Traité des
Maladies de l'Enfance* de Grancher-Comby.
3) Coyon, *Société anatomique,* 1897.
(4) Gambert, *Société anatomique,* 1889.

laire si rudimentaire de l'artère pulmonaire fait penser à une endocardite ancienne très probablement fœtale Il est fréquent de
rencontrer cet aspect dans les malformations du cœur. Aussi
beaucoup d'auteurs, et en particulier M. Lancereaux (1), voient
dans cette endocardite fœtale de l'artère pulmonaire la cause des
malformations des cloisons interventriculaire et interauriculaire,
au contraire des auteurs qui, avec Rokitansky (2), expliquent
toutes les malformations par un arrêt de développement. En
tout cas, il y a des malformations comme la transposition des
artères qui ne peuvent être interprétées que comme des vices de
développement.

Oblitération congénitale de l'œsophage,

par MM. Vielliard et Le Mée, internes des hôpitaux.

Nous avons l'honneur de présenter à la Société l'observation
et la pièce d'un cas d'oblitération congénitale de l'œsophage.

Il s'agit d'un nouveau-né qui fut amené à l'hôpital Trousseau trois
jours après sa naissance et reçu dans le service de M Guinon. Cet
enfant, né à terme, sans antécédents héréditaires intéressants, ne pouvait avaler de lait, ni à la cuiller ni au sein. Les parents racontaient
que chaque fois qu'on essayait de le faire téter ou de lui faire absorber une cuillerée d'eau ou de lait, il rejetait, quelques secondes après,
le liquide, non sans avoir donné les signes de la plus violente gène
respiratoire. Tout d'abord, les parents ne s'étaient pas inquiétés, sachant que le nouveau-né boit peu de lait les deux premiers jours. Mais
le troisième jour, voyant qu'il se jette avidement sur le sein et que,
cependant, il ne peut avaler la plus petite quantité de lait, que les
quelques gorgées qu'il prend sont bientôt rejetées, ils l'amènent à
l'hôpital.

---

(1) Lancereaux, *Des anomalies cardiaques*, 1890.

(2) Rokitansky. *Die Defecte der Scheiderwande des Herzens*, Wien, 1876.

Nous nous trouvons en présence d'un nouveau-né paraissant bien constitué. Il pèse 2 kil. 590. Il ne présente aucune malformation visible. Mais il a de l'hypothermie (36° dans le rectum) et on est frappé par une coloration ictérique assez intense des téguments.

Nous essayons de faire prendre au petit malade une ou deux cuillerées à café de lait. Il semble tout d'abord les avaler, mais bientôt il fait quelques efforts de régurgitation et le liquide passe évidemment en partie dans les voies respiratoires, car le petit malade asphyxie. Il se cyanose d'une façon intense ; on entend quelques gargouillements ; finalement, grâce à quelques efforts d'expiration, il rejette tout le liquide par la bouche et le nez.

A chaque nouvelle tentative, les mêmes phénomènes se reproduisent.

Le doigt porté dans le pharynx ne rencontre aucun obstacle : l'orifice de la glotte est normal et on sent facilement l'ouverture de l'œsophage. Nous soupçonnons alors une oblitération congénitale de ce dernier conduit et nous tentons le cathétérisme à l'aide de la sonde œsophagienne destinée au nouveau-né. Le tube pénètre d'abord facilement, le doigt s'assure qu'il est bien dans l'œsophage, mais il s'arrête avant que le trait noir indicateur soit au niveau des gencives. A chaque tentative il en est de même. Une fois, cependant, il semble pénétrer, mais nous nous apercevons bien vite qu'il s'est recourbé, car nous sentons dans le pharynx l'extrémité de la sonde qui est ressortie et qui est à côté de la partie du tube qui plonge dans l'œsophage. Evidemment le tube a fait le tour d'une ampoule œsophagienne et, en se recourbant, est venu vers le pharynx. Dès lors nous portons le diagnostic ferme d'oblitération congénitale de l œsophage.

Nous mesurons la longueur du tube qui pénètre : elle est de 10 centimètres. Comme chez le nouveau-né (Morosow) il y a 7 centimètres entre le rebord gingival et l'ouverture de l'œsophage, nous en concluons que le bout supérieur oblitéré a 3 centimètres de long.

Nous examinons alors l'enfant plus en détail en nous demandant s'il n'y a pas d'autres malformations. Nous n'en trouvons pas ; nous pensons un moment, vu l'ictère, à une imperforation des voies biliaires, mais nous écartons cette hypothèse, car le nouveau-né a rendu ormalement son méconium teinté comme d'ordinaire par la bile.

Devant ce diagnostic, on pense qu'il n'y a qu'une chance de salut,
'est la **gastrostomie** et, en attendant l'opération, on prescrit comme
palliatif des lavements de lait et de sérum artificiel.   '

L'enfant est transporté en chirurgie et l'intervention est pratiquée

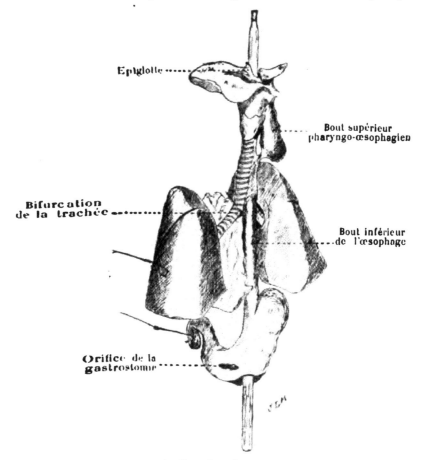

par l'un **de** nous, sous la direction de son maître M. Rieffel.

Naturellement on ne donne pas de chloroforme.

Une incision oblique est. pratiquée suivant le rebord gauche des
fausses côtes, Le péritoine est ouvert après traversée des fibres du
grand droit. On aperçoit, en haut de l'incision, le foie qui est facilement **récliné.** Une portion du tractus digestif se présente dilatée à

travers la plaie, tendant à faire saillie au dehors. S agissait-il de l'estomac ? Au premier abord, vu notre diagnostic d'oblitération de l'œsophage, on aurait pu croire que l'estomac d'un enfant qui n'avait pris
aucun aliment devait être rétracté. Mais instruits par un cas antérieur observé par l'un de nous, nous pensons qu'il s'agit bien de
l'estomac. Cette saillie se gonfle rythmiquement suivant les mouvements respiratoires et la réduction amène un certain degré de suffocation, phénomène qui nous sera expliqué tout à l'heure. Pour plus
de sûreté, on va à la recherche du côlon transverse que l'on trouve
en bas et en arrière, aplati et avec ses trois bandes caractéristiques.

On s'efforce de faire la bouche gastrique au niveau du vestibule du
pylore. La musculeuse est fixée par quatre points aux bords de l'incision cutanée. L'estomac est ouvert dans la région ainsi délimitée et la
muqueuse est suturée de même par quatre points à la peau. A ce moment la sortie de l'air se fait entendre et à chaque mouvement expiratoire le même phénomène se reproduit.

Immédiatement on tente d'introduire, à l'aide d'une sonde, 40 centimètres cubes de lait bouilli coupé par moitié d'eau bouillie. Toujours
à cause du cas antérieur, l'enfant est tenu pendant l'injection dans
la position verticale et la sonde est, autant que possible, portée vers le
pylore. Malgré ces précautions, dès les premiers centimètres cubes
l'enfant est pris d'une quinte de toux et paraît un peu gêné pour
respirer. Une petite quantité de lait revient par la bouche. Loin de
nous étonner et de croire à une imperforation incomplète, nous achè-
vons le diagnostic en affirmant que le bout stomacal de l'œsophage
communique plus ou moins largement avec les voies aériennes. La
gêne respiratoire terminée, on parvient, en allant très lentement,
l'enfant toujours dans la position verticale, à injecter le reste des 40
centimètres cubes sans voir réapparaître de lait par la bouche.

Deux autres fois dans la journée, une fois dans la nuit, on parvient
à faire absorber à l'enfant par la bouche gastrique 40 centimètres
cubes de lait stérilisé coupé.

Malgré cela, l'enfant meurt le lendemain matin, ayant vécu six
jours pleins.

L'autopsie vérifie de point en point notre diagnostic.

Le bout supérieur de l'œsophage se termine en cul-de-sac, à 3 centimètres au-dessus de l'orifice du larynx. La partie inférieure de ce cul-desac est un peu plus large que la partie supérieure ; elle mesure 1 centimètre et forme ainsi une sorte d'ampoule que l'on détache facilement de la face postérieure de la trachée. Seul, un petit tractus formé de quelques fibres réunit les deux organes. Il est long de 3 millimètres, large de 2 millimètres.

Du cardia part le bout inférieur de l'œsophage. En remontant il se rétrécit un peu et va finalement sans aucune connexion avec le bout supérieur, s'aboucher à plein canal dans la trachée qu'il aborde par sa face postérieure, à 1 centimètre au dessous de l'angle de bifurcation des bronches Une baguette de verre du diamètre de 5 millimètres, introduite par l'estomac, passe facilement dans cette partie de l'œsophage, de là dans la trachée et finalement vient ressortir par la glotte. Les parois épaissies du bout supérieur contrastent avec la minceur des parois du bout inférieur.

La bouche gastrique est bien placée, sur la face antérieure de l'estomac, non loin du pylore.

Il n'y a aucune autre malformation. Les organes sont tous normaux. Le cœur, en particulier, ne présente aucune anomalie. Les voies biliaires sont perméables. Il n'y a pas trace de broncho-pneumonie.

Sans être très rares, les oblitérations congénitales de l'œsophage ne sont pas fréquentes (1). Dès 1670, Durston en produisait un cas. Au commencement du siècle dernier, Cruveilhier (2) en déposa un exemple au Musée Dupuytren. Michel, dans le *Dictionnaire Dechambre*, Luton dans le *Dictionnaire Jaccoud* donnent la bibliographie de plusieurs cas. Reynier fit, en 1883, sa thèse d'agrégation sur ce sujet.

Plus récemment, Legrand (3) cite de nombreuses observations

---

(1) Nous laissons de côté les observations rarissimes d'absence complète de l'œsophage.

2. CRUVEILHIER, *Anat. pathologique*, t. II, p. 232.

(3) LEGRAND, Thèse Paris, 1896.

dans sa thèse. Enfin il y a deux ans, MM. Renault et Sebileau (1)
publiaient un article avec une observation personnelle et ou il·
relataient 25 cas avec leur origine. Parmi les cas les plus récents,
outre celui de ces derniers auteurs, nous citerons les observations
d'auteurs anglais données par M. Kirmisson (2), le cas de M. Villemin présenté à la Société de Pédiatrie à la séance du 21 juin
1904 et celui de M. Baudet observé par l'un de nous dans le service de M. Rieffel pendant le mois de septembre dernier (3).

Ce qu'il y a de vraiment particulier dans les observations rapportées, c'est que dans l'immense majorité des cas existe une disposition analogue à celle de notre pièce. Ils sont pour ainsi dire
calqués les uns sur les autres. Presque toujours le bout supérieur
est terminé en ampoule et le bout inférieur communique avec la
trachée.

Ainsi M. Hartmann dans son article du *Traité de chirurgie* dit
que sur 50 cas, il y a 44 abouchements du bout inférieur dans la
trachée, 2 dans la bronche droite.

Morell Mackenzie (4) sur 55 observations donne 40 communications avec la trachée, 3 avec les bronches, 9 terminaisons du
bout inférieur en cul-de sac, 2 diaphragmes complets.

Dans les 25 observations de MM. Renault et Sebileau, il n'y a
que 4 cas d'imperforation de l'œsophage, seule, sans communication avec la trachée (5), 1 cas où c'était le bout supérieur qui s'a-
bouchait avec la trachée (Baltus), 1 cas où le bout inférieur n'existait pas, le cardia étant oblitéré (Mellor).

On pourrait donc presque dire que quand on a diagnostiqué

---

(1) RENAULT et SEBILEAU, Oblitération congénitale de l'œsophage. *Bulletin médical* du 25 mai 1904.

(2) KIRMISSON, *Maladies chirurgicales d'origine congénitale*, p. 196.

(3) Dans ce cas, il n'y eut pas d'autopsie ; mais il s'agit certainement,
d'après les symptômes et d'après les phénomènes qui se passèrent après
la gastrostomie, d'un cas analogue à celui que nous rapportons aujour-
d'hui.

(4) MORELL MACKENZIE, *Diseases of the throat and nose*, 1881.

(5) Encore le cas d'Ayres est-il douteux, car d'après Holmes (*Mal. chirurgicales des Enfants*, traduit par LARCHER), ce cas était analogue au nôtre

l'oblitération congénitale de l'œsophage, on a les plus grandes chances d'être dans le vrai en diagnostiquant la communication du bout inférieur avec les voies aériennes.

Le diagnostic de l'oblitération œsophagienne est facile. Il suffit d'y penser et de tenter le cathétérisme, toujours inoffensif avec une sonde molle, quand on vous présente un nouveau-né qui rejette le lait qu'il vient de téter. Le cathétérisme permettra de différencier l'oblitération de la fistule œsophago-trachéale (d'ailleurs fort rare) (1) où il y a aussi des phénomènes asphyxiques après la déglutition, mais où on peut facilement passer la sonde dans l'estomac.

Au point de vue embryologique, l'explication de ces malformations est loin d'être élucidée. On comprend, par suite des rapports intimes de la trachée et de l'œsophage pendant le développement de l'embryon, que ces deux organes communiquent en un point de leur parcours. Mais pourquoi est-ce presque toujours le bout inférieur qui communique avec la trachée ? Le problème n'est pas encore résolu.

Quel doit être le traitement de ces malformations ? Déjà en 1856 (Académie de médecine, séance du 17 juillet), Tarnier disait que deux opérations seules lui paraissaient possibles : l'œsophagotomie et la gastrostomie. De l'œsophagotomie, il ne faut pas parler : le siège de l'oblitération est intrathoracique ; on ne sait ni où, ni ce qu'est le bout inférieur. Reste la seule opération rationnelle : la gastrostomie ; nous n'en connaissons que fort peu d'exemples : 6 cas :

1° Celui de de Steel (*Lancet*, 20 octobre 1888) ;

2° Celui de M. Renault opéré par M. Robineau (*loc. cit.*) ;

3° Celui de M. Villemin (*loc. cit.*) ;

4° Un cas anglais sans détails cités par ce dernier auteur ;

5° Un cas de M. Baudet, observé par l'un de nous ;

6° Notre cas.

La mort a toujours suivi ces différentes interventions.

(1) TARNIER, *Bull. Soc. Chirurgie*, 1873, et *Bull. Acad. Méd.*, 1866.

Pourquoi l'opération ne réussit-elle même pas à donner une survie plus considérable que dans les cas non opérés ?

Est-ce la gravité d'une laparotomie chez le nouveau-né ? L'opération a pourtant généralement été facile, comme dans notre cas, et la grosseur du foie chez le nourrisson, la grande objection de Tarnier, ne gêne que fort peu l'opération. L'estomac n'est pas très difficile à trouver ; cependant, ordinairement, il est plutôt rétracté et non dilaté comme dans notre observation.

En somme, l'opération est rapide, l'anesthésie n'est pas nécessaire et il s'agit en général de nouveau-nés bien constitués, ne portant pas d'autres malformations dans les deux tiers des cas (Legrand, *loc. cit.*), ne demandant pour ainsi dire qu'à vivre.

Est-ce la communication si fréquente entre l'estomac et les voies aériennes qui est la cause de mort ? Evidemment dans plusieurs cas (cas de M. Renault, où l'enfant expulsait par la trachée tout ce qu'on introduisait dans son estomac ; cas de M. Villemin, dans lequel le lait était « expulsé en grande partie à travers la bouche gastrique par l'air que l'enfant faisait pénétrer dans l'estomac, presque à chaque aspiration (1) ; cas de M. Baudet, où le nourrisson faillit périr d'asphyxie subite au moment où on injectait le liquide), ce fut bien là la cause de l'insuccès.

Mais pourtant dans le cas que nous rapportons, grâce à la position verticale sans doute, il revint très peu de lait par la trachée et à la première injection seulement. Les trois autres fois, le lait pénétra complètement dans l'estomac sans être ni rejeté par les voies aériennes, ni par la bouche gastrique. A l'autopsie il n'en restait plus traces dans cet organe.

Notons aussi que les poumons étaient normaux et ne présentaient pas de broncho-pneumonie, complication en somme très possible chez un sujet où le lait passe et peut séjourner dans les voies aériennes.

En somme, la cause de la mort paraît sujette à discussion puis-

---

(1) A ce propos, M. Villemin pensa à la possibilité de fermer le cardia du côté œsophagien et de l'aboucher à la peau du côté gastrique. Mais cet auteur se demandait si l'opération était possible (*loc. cit.*, p. 230 .

qu'on se trouve en présence d'un estomac ne demandant qu'à fonctionner, ainsi que l'a prouvé notre autopsie.

M. VILLEMIN. — J'ai eu l'occasion, il y a deux ans, de communiquer à la Société un cas d'imperforation congénitale de l'œsophage, presque identique à celui de M. Vielliard.

D'ailleurs tous ces cas se ressemblent : sur les 50 environ qui ont été publiés jusqu'alors, 44 fois il y avait communication du bout inférieur avec les voies aériennes, d'où conflit dans l'estomac de l'air et du lait introduit par la bouche gastrique, accès de suffocation, impossibilité d'alimenter suffisamment : l'enfant est mort au bout de quelques jours. Aussi, devant l'échec de la gastrostomie, ai-je proposé lors de cette communication non plus de faire un orifice à l'estomac, mais de pratiquer la ligature du bout œsophagien au-dessus du cardia pour supprimer la communication avec la trachée et aboucher ce cardia à la peau. L'enfant pourrait-il supporter une opération aussi complexe, pourrait-il s'alimenter plus régulièrement par la suite ? C'est ce qu'il est impossible de préjuger.

Convulsions chez des enfants causées par l'ingestion de larves d'insectes. — Action de certains parasites intestinaux. — Observations. — Réflexions. — Présentation de pièces,

par M. D. DUFOUR (de Fécamp).

Les manifestations nerveuses, de gravité plus ou moins grande, que l'on observe chez les enfants, de par la présence des parasites intestinaux, sont, pour les uns, des troubles réflexes mécaniques, pour d'autres, des phénomènes toxiques.

Cette dernière théorie semble à l'heure actuelle, celle qui rallie le plus de suffrages, tandis que la théorie mécanique paraît perdre du terrain.

Certes, dans le plus grand nombre de cas, il semble bien que c'est par leur sécrétion que les parasites produisent les accidents, parfois si graves, qu'on observe, de temps à autre, chez les enfants, mais chez ceux qui ont une prédisposition spéciale.

Une des observations qui figurent dans cette note, paraît bien corroborer cette idée de nécessité d'un terrain spécial, pour qu'on soit appelé à voir éclore des phénomènes morbides.

Dans d'autres circonstances, il ne paraît pas possible d'invoquer la présence de toxines pour expliquer les troubles constatés. Force est donc de ne pas complètement abandonner la théorie mécanique : c'est au moins ce qui s'est produit dans les deux observations suivantes :

1900. — Enfant D..., 6 ans 1/2. Elevée au sein, sevrée à la fin de sa deuxième année, toujours très bien portante, belle et forte fillette, un peu lymphatique.

Père et mère normaux ; frère très robuste, quoique lymphatique.

Bonne hygiène familiale.

Au cours d'une promenade à la campagne, avec d'autres enfants, elle fit une collation sur l'herbe, avec ses compagnes. A un moment donné, elle aperçut un petit fragment de son chocolat tombé dans l'herbe, elle s'en saisit vivement, le jeta brusquement dans le fond de sa bouche, l'avala et dit en riant : « J'ai avalé une bête avec mon chocolat » !

On ne prêta aucune attention à cette remarque, qu'on considéra comme n'offrant guère de consistance de la part de la fillette.

La soirée de ce jour, la nuit, se passèrent sans incidents.

Le lendemain, au matin, la fillette fut prise brusquement de violentes convulsions. Appelé aussitôt, j'assistai à la scène :

L'enfant était en proie à des mouvements convulsifs intenses avec grincements de dents ; ces crises alternaient avec des périodes de contracture des membres supérieurs et inférieurs : roideur de la nuque, strabisme divergent.

A d'autres moments, il se produisait un état semi-comateux, stertoreux, perte de la sensibilité, pas de fièvre.

La scène était des plus troublantes et le pronostic se montrait particulièrement sombre.

Avant que de prescrire aucune autre médication, pour gagner du temps, j'eus recours à un moyen qui, bien souvent, m'a donné d'heureux résultats : j'administrai un lavement composé de deux verres d'eau bouillie additionnés de deux cuillerées à soupe de gros sel, et je l'introduisis dans l'intestin avec une sonde de Nélaton, de fort calibre.

Un 1/4 d'heure après, la fillette rendit une chenille *vivante*.

Il n'y eut plus aucune crise, la journée se termina très tranquillement.

Par précaution, je fis donner à l'enfant, le lendemain matin, du calomel et de la santonine. Rien d'anormal ne parut dans les garderobes.

Depuis, la jeune D... n'a jamais eu le moindre malaise.

La chenille rendue était blanche, avait environ 4 centimètres de long. Elle s'agita encore quelques instants dans l'alcool où elle fut placée : elle ressemblait à un ver à soie d'âge moyen.

1902. — Enfant F..., 5 ans. Toujours bien portante. Dans le courant d'une nuit, elle fut prise d'une série de convulsions, dont je n'ai pas été témoin, mais qui ont profondément ému les parents qui y ont assisté.

A mon arrivée, au matin, l'enfant est semi-comateuse ; pas de fièvre. Administration de calomel et de santonine.

Dans les selles, on trouve une chenille morte, un peu moins longue que celle de l'observation précédente, avec une tête brune. (En plus grand, elle peut être comparée à ces chenilles que l'on trouve dans les noisettes.)

Depuis, l'enfant n'a plus eu d'accidents.

Invoquer ici la théorie toxique semble plutôt hors de propos. Il paraît bien plus logique d'expliquer les crises par des réflexes dus à la présence des chenilles, chez ces deux enfants, douées, sans aucun doute, de dispositions spéciales, nécessaires, dans l'espèce.

En effet, des enfants rendent fréquemment, des helminthes, en nombre assez élevé, sans avoir pour cela des troubles nerveux. Il en est même qui sont porteurs de colonies parfois excessives, sans manifestations ; témoin le jeune D..., 4 ans 1/2, qui n'a jamais éprouvé le moindre malaise, alors que du 15 janvier au 20 février 1904, nous avons pu recueillir chez lui 480 ascarides, et encore, la mère nous a affirmé n'avoir pas gardé tous ceux qu'elle a vus.

L'enfant rendait ces parasites par paquets de 20 à 30 à la fois. La santonine longtemps administrée a eu raison de cette helminthiase exorbitante.

Il serait oiseux de relater maintes autres observations qui sont monnaie courante pour les pédiâtres ; nous voulions, en relatant ces trois observations, n'apporter qu'une preuve de plus à l'appui de l'explication de certaines convulsions de cause parasitaire, par le seul effet de troubles mécaniques, et indiquer que si la théorie toxique est le plus souvent, et à bon droit, plausible, il en est d'autres, où la première est la seule qui puisse être invoquée.

Il est bien vraisemblable, en effet, que dans la première de nos observations, la chenille n'a pas dû produire des toxines capables d'expliquer les désordres graves, observés. Au contraire, tout porte à croire que la présence de cette larve vivante a dû causer, par ses mouvements, ses titillements insolites, des réflexes qui, de médullaires sont devenus cérébraux et ont si fort éprouvé la fillette dont la vie paraissait en danger tant ils étaient intenses

Rapport sur un mémoire de M. Veau : le spasme intestinal comme cause d'invagination,

par M. HALLÉ.

M. Veau vient de rapporter à la Société de Pédiatrie une très curieuse observation qui nous paraît devoir éclairer d'une lumière vive l'étiologie de l'invagination intestinale du nourrisson.

Opérant à nouveau un enfant de 5 mois à qui on avait fait 36 heures avant une résection intestinale pour invagination. M. Veau eut l'occasion de voir, en dehors de toute péritonite, que

sur une longueur de 50 centimètres environ l'intestin de cet enfant était atteint d'une contracture permanente qui faisait ressembler l'intestin à un cordon dur et résistant, de la taille d'une
plume d'oie. L'autopsie qui suivit de près cette constatation anatomique faite sur le vivant, montra qu'il s'agissait bien d'un spasme
et non d'un rétrécissement congénital.

Tel est le fait dans sa simplicité ; mais il est d'un grand intérêt et à des titres différents.

En premier lieu, il n'est pas douteux que notre collègue n'ait
été en présence d'un spasme intestinal persistant, et tout porte à
croire que ce spasme a été l'origine des vomissements qui déci-
dèrent à tenter une nouvelle intervention. Comme le Dr Marfan
l'a judicieusement fait remarquer, c'est peut-être la première fois
qu'un spasme de ce genre a été constaté *de visu* sur l'intestin.

Ce fait précis, observé par un chirurgien de la valeur de M. Veau
est gros de conséquence. Il prouve, d'une part, l'existence du
spasme et, d'autre part il est facile de se rendre compte que ce
spasme, au moment où il cesse ou quand il se produit, peut être
capable de constituer des invaginations intestinales. Dès lors le
mécanisme de cette affection se trouverait éclairé.

Ne peut-on pas aller même au delà des faits énoncés par M. Veau ?
Ne faut-il pas dès lors comparer le spasme pylorique au spasme
intestinal aboutissant parfois à l'invagination ? L'analogie paraît certaine et il n'est pas impossible que dans les premiers mois
de la vie, sous l'influence de troubles variés de l'appareil gastro-
intestinal, on puisse voir se produire suivant le siège du spasme,
le spasme pylorique, le spasme intestinal aux symptômes encore
obscurs et comme conséquence l'invagination.

Je demande à la Société de vouloir bien publier l'intéressant
mémoire de M. Veau, en le remerciant de nous avoir fait connaître un fait nouveau bien observé.

Le spasme intestinal comme cause d'invagination,

par le Dr Victor Veau, chirurgien des hôpitaux.

Dans le service de mon excellent maître M. Félizet que je suppléais pendant les vacances, j'ai eu l'occasion d'observer un cas d'invagination intestinale. Ce fait est curieux non au point de vue chirurgical, car l'enfant fut opéré comme il devait et mourut, mais par les constatations que je fis. Voici les faits :

Raymond D .., âgé de 5 mois, est admis à l'hôpital Bretonneau avec sa mère le 26 septembre 1906, à 3 heures de l'après-midi.

Depuis l'avant-veille il vomissait tout ce qu'il prenait. Le diagnostic d'invagination était évident par la tuméfaction de la fosse iliaque droite, par le mélœna observé la veille et l'avant-veille.

Le chirurgien de garde appelé aussitôt fit une laparotomie médiane, alla droit au cæcum et ne pouvant désinvaginer, fit une résection de l'anse invaginée à travers une incision cæcale. Fermeture sans drainage.

Tout alla bien pendant 36 heures, l'enfant eut des selles, reprit le sein et le lendemain son facies était excellent.

Le lendemain soir, à 8 heures (27 sept.), il recommença à vomir : ce fut d'abord du lait, puis du liquide verdâtre. Ces vomissements furent abondants, quoique l'enfant ne prit rien.

Le surlendemain (28 sept.) à 8 heures du matin, je le trouve avec un facies tiré ; les vomissements sont continuels. L'abdomen n'est pas ballonné, les flancs se laissent très facilement déprimer, je n'y sens pas de boudin. J'élimine l'hypothèse de péritonite en raison de l'absence de pus, du peu de rapidité du pouls (96 pulsations) : je pense à une récidive de l'invagination et je pratique aussitôt une laparotomie avec l'aide de nos internes Guyader et d'Hencville.

Je coupe les fils qui fermaient la paroi et je tombe immédiatement sur un intestin complètement ratatiné qui contrastait avec des anses moyennement distendues, placées au voisinage. Je pensai d'abord qu'il y avait une occlusion et que l'intestin ratatiné était le segment placé en aval de l'obstacle ; pour m'en rendre compte, je dévidai tout l'intestin. Cette manœuvre fut très facile, car, je le répète, l'abdomen n'était nullement ballonné ; les anses furent facilement extraites et examinées, et voici ce que je constatai :

A 30 centimètres environ de l'angle duodéno-jéjunal, brusquement et sur une étendue de 50 centimètres environ, l'intestin perdait son calibre ; il était évident que cette disposition était due à une contracture totale de toute la musculature. La partie ainsi ratatinée avait extérieurement le volume d'une plume d'oie, elle était de consistance ferme. Je cherchai à faire cheminer dans son intérieur de l'air et des matières que je transportai par pression sur l'intestin normal : ce fut absolument impossible. J'avais affaire à une contracture durable qui ne cédait pas aux malaxations.

Notre attention fut attirée immédiatement par deux ébauches d'invagination ; comme si, sur une étendue de 1 millimètre, la musculature intestinale ne s'était pas contracturée. Là encore la disposition était permanente, nous n'avons pas assisté à sa disparition.

Devant ces faits, le seul moyen chirurgical d'empêcher les accidents était de faire un anus dans le segment normal. C'est ce que je fis en rebouchant l'anse à l'angle supérieur de l'incision.

Cette intervention fut parfaitement inutile ; l'enfant continua de vomir et à 6 heures il mourait.

En réfléchissant à ce que j'avais vu au cours de l'intervention, je fis trois hypothèses insoutenables pour m'arrêter à une quatrième conception.

Rétrécissement congénital ; *spasme agonique* : *spasme dû à l'intervention.*

La première hypothèse fut réfutée par l'autopsie. Le lendemain, 24 heures après la mort, je trouvai un péritoine intact ; je dévidai l'intestin qui était normal ; je n'aurais pu dire où siège le spasme. Je remplis d'eau l'intestin désinséré ; je ne trouvai pas trace de rétrécissement.

Je pensai à un spasme agonique comme on en observe souvent, en particulier dans la méningite. Je ne sais pas ce que sont ces spasmes, je ne sais pas s'ils n'existent qu'au moment de la mort

pour disparaître quelques heures après, comme dans mon cas,
mais je trouve dans l'histoire clinique des raisons de penser que
ce spasme a été la cause de la mort et non la conséquence de mo
difications musculaires pouvant se produire pendant l'agonie ;
mon nourisson a commencé à vomir, alors qu'il avait déjà repris,
48 heures après l'intervention, près de 24 heures avant la mort.
Quand je suis intervenu 12 heures après le début des vomissements, j'ai constaté ce spasme ; je crois donc pouvoir affirmer que
ce spasme est la cause et non la conséquence de la mort.

Est-ce que le spasme ne serait pas dû à l'intervention ? On sait
avec quelle facilité les muscles se mettent en contracture quand
leur condition normale est modifiée. Peut-être, l'intestin au contact de l'air se serait-il contracturé par le froid en ouvrant l'abdomen.

Je le nie, car on devrait trouver cette contracture intestinale
chaque fois qu'on ouvre un abdomen ; nous savons combien elle
est rare. Je n'ai observé cette contracture que dans un autre cas,
une contusion de l'abdomen (1) ; et cela suffit pour bien montrer
que cette contracture n'est pas un fait banal.

Je crois donc pouvoir affirmer que je me trouvai en présence
d'un état de contracture spéciale de l'intestin. Il me semble que
cet état correspond à ce que M. Lesage a décrit sous le nom de
spasme intestinal du nourrisson.

Cette hypothèse du spasme explique admirablement la pathogénie de l'invagination ainsi qu'un grand nombre de détails anatomiques et cliniques.

Je n'ai pas besoin de m'étendre pour faire comprendre l'invagination descendante.

Après un spasme généralisé (A), le relâchement descendant de
ce spasme (B) il peut se produire une invagination du segment
d'amont dans la poche dilatée qui est en aval.

(1) Il s'agissait d'un adulte que j'opérai d'urgence à Beaujon le 12 octobre 1906. Je trouvai comme seule lésion une contracture très étendue de
l'intestin grêle. Mais cette contracture différait de celle que j'observai chez
mon nourrisson en ce qu'elle était moins étendue ; l'intestin était comme
gauffré, tandis que chez l'enfant, l'intestin était tétanisé dans sa totalité

On peut même dire que là où le spasme s'arrête il y a une
amorce d'invagination directe ; or nous savons que le spasme
s'arrête généralement à la terminaison de l'iléon.

Les invaginations rétrogrades s'expliquent admirablement par
l'évolution ascendante rétrograde du relâchement musculaire.

L'hypothèse du spasme explique aussi l'invagination rétrograde
qui est un objet de curiosité pour nos classiques.

Que le spasme se relâche suivant une direction ascendante (A),
il se constitue une poche (B) qui tend à descendre aussitôt formée.
L'invagination rétrograde est constituée.

Enfin comme tout à l'heure, là où le spasme commence, il y a
une amorce d'invagination.

Ce spasme total de l'intestin permet de comprendre la coexistence d'invagination ascendante et descendante sur le même malade.

Si on sent le boudin invaginé, c'est parce que l'intestin est en
spasme sur une plus ou moins grande étendue. Dans mon cas il
n'y avait pas de ballonnement ; j'ai pu extraire et rentrer facilement les anses parce qu'il n'y avait pas le spasme (1).

Il est bien inutile de rechercher dans de vagues conditions
anatomiques l'explication de cette fréquence chez le nourrisson :
adhérence moindre du cæcum (Rilhet), faible musculature du gros
intestin (Rafniesque), disposition congénitale (d'Arcy Power).

Le spasme explique encore ce fait remarquable de la fréquence
de l'invagination chez le nourrisson. M. Lesage m'a appris que
cette entité n'existait que chez le nourrisson. Or l'invagination
que j'étudie s'observe uniquement dans les premiers mois de la
vie. Les statistiques globales donnent le chiffre de 66 0/0 (Grisel).
Les invaginations de l'enfant et de l'adulte sont symptomatiques
de polypes, de tumeurs, d'appendicite.

(1) Dans un article tout récent (août 1906, *The Scottish medical and surgical
Journal*, Dunbar rapporte 7 observations personnelles d'invagination avec
intervention. Dans un seul cas (le 6ᵉ) le ballonnement était très marqué,
mais c'était l'estomac surtout qui était distendu. Il dut faire une ponction
de ce viscère. Dans toutes les autres observations je trouve : « *The small in-
estine too very little distended* »

Le nombre des invaginations s'explique. Dans mon cas, j'ai vu deux invaginations pendant la vie. Cela se comprend ; que deux points contracturés se relâchent, nous avons l'invagination en miniature. On pourrait dire que le spasme est une invagination en miniature, un invagino si je ne craignais d'employer un néologisme ridicule.

Il explique la fréquence des diarrhées qui précèdent et même accompagnent le spasme, mais c'est là une question obscure qui touche à la pathogénie même de la contracture intestinale (1).

Il explique ce fait bien extraordinaire qui nous avait tous frappés quand nous étudiions la question ; il y a peu ou pas de ballonnement du ventre dans l'invagination, le diagnostic en est facile parce qu'on sent un boudin fécal Or l'invagination siège généralement dans la région iléo-cæcale ; donc tout l intestin devrait être distendu, il devrait y avoir un ballonnement considérable, il devrait être impossible de sentir le cæcum : on le sent dans une crise d'occlusion aiguë au cours du cancer du cæcum (2).

En voilà assez pour montrer que le spasme est une des fonctions de l'invagination.

Qu'est-ce exactement que ce spasme ? Quelle en est la cause ? A vous médecins de nous le dire. J'ai voulu montrer que cette affection éminemment chirurgicale qu'est l'invagination, était une complication de l'état médical de l'intestin du nourrisson.

(1) Henry Dunbar insiste beaucoup sur la diarrhée « qui s'observe dans la plupart des cas et précède la constipation produite par l'obstruction : l'intestin en aval se ride et il y a probablement aussi une grande quantité de matière qui passe à travers l'anse invaginée ».

(2) Dans le numéro d'août 1906 du *Scottisch medical and surgical Journal* (p. 197), je trouve une observation de David Greig qui me semble très intéressante par les constatations qui ont été faites. Je la transcris en partie :

Ligne d'occlusion datant de 3 jours. L'abdomen est rétracté. Laparotomie. Invagination du côlon transverse dans le côlon descendant, réduction facile. Les vomissements persistent ; mort 6 jours après. « A l'autopsie : pas de péritonite. Le côlon ascendant était distendu et renfermait des matières fécales au-dessous du point de l'invagination. Outre cela, environ 10 pouces d'intestin étaient contractés et vides et le rectum contenait un peu de liquide. Il était apparent que le péristaltisme paralysé par l'invagination n'avait jamais été rétabli ».

M. Variot offre à la Société de la part de M. Martinez-Vargas, professeur à l'Université de Barcelone, diverses brochures : *Medicamentos inconvenientes en les pulmonias* ; *El Hedonal en el tratamiento de la corea* ; *Zur Pathologie des Malum Pottii* ; *Masernkrupp* ; *Ueber Schulhygiene in Spanien* ; *Semiotecnia en la infancia* ; *Oesteogenesis imperfecta* ; *Nutzlosigkeit und Gefahren der Züchtigung in der Schule.*

Le Dr Ducroquet, chargé du service d'orthopédie à la polyclinique H. de Rothschild, offre à la Société le premier volume de son *Traité de thérapeutique orthopédique,* consacré aux *Tuberculoses osseuses.*

M. Dufour (de Fécamp) pose sa candidature au titre de membre correspondant.

La prochaine séance aura lieu le mardi 18 décembre, à 4 h. 1/2 à l'hôpital des Enfants-Malades.

Présidence de M. Comby.

Sur les vomissements cycliques.

M. Comby. — A propos de la communication de M. Ausset sur les relations des vomissements cycliques avec l'entéro-colite, je demande la permission de signaler les principales particularités cliniques des 72 cas que j'ai relevés jusqu'à ce jour.

Parmi ces 72 malades, je compte 32 garçons et 40 filles : 37 entre 3 et 6 ans, 17 entre 6 et 9 ans, 10 entre 9 et 12 ans. 8 entre 12 et 15 ans. Le début des accidents a pu être établi 2 fois dans la première année, 6 fois dans la seconde, 12 fois dans la troisième, 27 fois entre 3 et 6 ans, 16 fois après 6 ans, etc.

J'ai relevé trois séries de cas familiaux. Dans une famille, trois frères de 10, 7 et 5 ans ont eu des vomissements cycliques très violents. Dans la seconde famille, il s'agit d'une fille de 12 ans 1/2 et de son frère âgé de 9 ans, atteints successivement. Enfin, dans la troisième famille, j'ai pu observer 2 sœurs jumelles de 3 ans 2 mois ayant des vomissements cycliques depuis l'âge de 14 mois, en même temps, tous les 2 ou 3 mois.

Les antécédents neuro-arthritiques dans ces familles comme dans les autres, n'ont pas manqué : migraine, asthme, goutte, diabète, gravelle, névropathies des ascendants.

Quant aux rapports de l'entéro-colite avec les vomissements cycliques, voici ce que j'ai observé. Sur 72 cas, j'ai noté 24 fois l'entéro-colite muco-membraneuse ayant précédé, accompagné ou suivi les crises de vomissements, soit plus de 30 fois sur 100. Quant à la constipation habituelle et opiniâtre, qu'on pourrait considérer comme un diminutif de l'entéro-colite, elle a existé au moins 58 fois sur 72 cas, soit 80 fois sur 100. A ces troubles intestinaux, il convient d'ajouter la dyspepsie atonique et la dilatation de l'estomac que j'ai relevées 22 fois, les odeurs acides, alliacées, acétoniques de l'haleine observées 34 fois, etc. Tous ces troubles, isolés ou réunis, indiquent une participation à peu près constante du tube digestif dans la pathogénie des vomissements cycliques. Sans doute le foie peut être pris quelquefois (ictère, coloration jaune du teint, hypertrophie de l'organe). Mais ces troubles m'ont semblé secondaires aux toxi-infections digestives qui marquent l'entrée en scène des vomissements cycliques J'ai relevé 12 fois la présence de végétations adénoïdes assez volumineuses pour indiquer l'opération. Dans quatre autres cas, les crises de vomissements ont été précédées par une angine pultacée manifeste, tantôt fébrile, tantôt apyrétique.

Enfin je dois insister encore une fois sur les relations des vomissements cycliques avec l'appendicite.

Dans 18 cas sur 72, soit près de 26 fois sur 100, les vomissements cycliques ont été suivis à courte ou longue échéance de symptômes appendiculaires ; de telle sorte qu'on est porté à se demander si, bien souvent, les vomissements cycliques ne sont pas l'expression d'une appendicite latente qui se démasquera plus tard.

Je dois ajouter que, dans 2 cas suivis d'appendicectomie, les vomissements cycliques ont réapparu. Ces faits prouvent bien, après ceux qui ont été rapportés ici même, que les vomissements cycliques ont leur autonomie, et qu'ils peuvent être indépendants de toute appendicite. Cependant la fréquence de plus en plus grande des relations de l'appendicite avec les vomissements cycliques, quand on veut bien chercher avec soin ces relations, doit nous

inspirer des doutes sur la nature intime des vomissements cycliques. Après tout il n'y a là qu'un syndrome, non une maladie, et
ce syndrome peut être l'expression d'infections, d'intoxications
diverses, peut-être même de simples réactions nerveuses. Suivant
les cas, les vomissements cycliques devront être attribués à l'hystérie ou à la diathèse neuro-arthritique, à la migraine,à l'appendicite, à la constipation, aux végétations adénoïdes, à l'amygdalite aiguë, etc.

Les erreurs de diagnostic auxquelles les vomissements cycliques
exposent semblent nous orienter vers l'étiologie complexe que je
viens d'indiquer : méningite, hernie étranglée, occlusion intestinale, péritonite, appendicite, etc.

La conclusion pratique qui se dégage de ces quelques considérations est la suivante. Réserves faites de la pathogénie et de la
nature intime des vomissements cycliques, nous devons toujours
en présence d'une de ces crises si violentes et si dramatiques, penser à l'appendicite et en rechercher les signes. Cette recherche
devra être faite non seulement pendant les crises, mais pendant
leur intervalle. Un examen négatif, plusieurs examens négatifs
ne devront pas faire exclure absolument et définitivement l'appendicite ; car cette maladie peut rester latente indéfiniment ou
ne se démasquer qu'après une série de crises. Le dépistage de
l'appendicite chronique est des plus difficiles ; c'est pourquoi nous
devons toujours, en pareil cas, avoir l'esprit prévenu contre cette
maladie.

M. MARFAN. — Les causes les plus variées ont été attribuées à
l'affection désignée sous les noms de vomissements périodiques
ou cycliques, de vomissements avec acétonémie. On les a regardés comme la manifestation, soit de l'hérédité goutteuse, soit
d'une névrose spéciale, soit de l'hystérie, soit d'un trouble hépatique, soit d'une appendicite méconnue, soit d'une intoxication
intestinale.

Dans la discussion qui a eu lieu ici même au mois de février
1905, j'ai indiqué pour quelles raisons il ne me paraissait pas

possible de considérer l'un quelconque de ces facteurs comme représentant la cause réelle, essentielle, des vomissements périodiques. Ces raisons me paraissent avoir gardé toute leur valeur. Je persiste à croire que nous ne connaissons pas la vraie cause de cette affection. La diversité des opinions qui continuent à être émises à ce sujet n'est pas pour me faire changer d'avis.

Pour m'en tenir aux questions soulevées par le travail de M. Ausset et l'exposé de M. Comby, je remarquerai d'abord que, si on veut discuter avec fruit, il faut se mettre d'accord sur les définitions, et en premier lieu sur la définition de l'état morbide que l'on désigne sous les noms de vomissements périodiques ou cycliques, de vomissements à répétition, de vomissements avec acétonémie. Si on ne le définit pas par une description clinique détaillée, on risque de faire rentrer dans ce syndrome, pourtant si spécial, tous les vomissements habituels de l'enfance, ce qui est une erreur et une cause de confusion inextricable. D'après tout ce que nous avons entendu, je crains que nous ne soyons pas pleinement d'accord sur ce point. Pour ma part, je me suis expliqué assez longuement sur les caractères cliniques de ces vomissements à répétition pour qu'il me semble hors de propos de les retracer encore ici.

Il faut se mettre aussi d'accord sur l'expression « entéro-colite muco·membraneuse ». Mais y a-t-il une expression plus mal définie que celle-là ? Pour ma part, je connais au moins trois affections distinctes qu'on étiquette entéro-colite muco-membraneuse.

D'abord, les *colites dysentériformes*, celles qu'à l'étranger on appelle entéro-colites folliculaires ; elles ne sont que des dysenteries vraies méconnues, dues au bacille de Shiga ou à celui de Flexner.

Puis cette affection qu'on ne rencontre guère que chez des adultes, et qui est caractérisée par des accès de *colalgie spasmodique avec hypersécrétion muqueuse*. Il s'agit de névropathes, ou de ptosiques, ou de femmes ayant une affection utéro-ovarienne, qui sont pris de temps en temps de douleurs violentes du côlon lequel est contracturé et en forme de corde ; ces douleurs du côlon s'accompagnent d'une émission plus ou moins abondante de mucus, soit gélatiniforme, soit solide et membraniforme. Cette affection ne mérite à aucun titre le nom d'entérite.

Enfin, on entend souvent désigner sous le nom d'entérite muco-membraneuse des cas qu'on devrait appeler *constipation chronique avec colosuccorrhée intermittente*. Dans ces faits, très communs chez l'enfant de tout âge, ce qui est essentiel, c'est la constipation habituelle ; l'hypersécrétion muqueuse, plus ou moins abondante, plus ou moins durable, est un symptôme qui lui est associé d'une manière intermittente, accidentelle ; elle ne s'accompagne pas de phénonèmes douloureux ou fébriles bien appréciables. L'hypersécrétion muqueuse est la conséquence de la constipation ; elle est probablement engendrée par le contact prolongé de matières durcies avec la muqueuse du côlon et par l'irritation qui en résulte. Mais, dans ces cas, la colosuccorrhée est exagérée et entretenue par une cause que j'ai déjà signalée et dont l'importance est par trop méconnue ; je veux dire *l'abus des lavages et des lavements*. Ces irrigations intestinales sont une cause certaine d'hypersécrétion muqueuse du côlon. Que de mères j'ai entendu dire : « Mon enfant rend toujours des glaires ou des peaux ; je lui fais des lavages de l'intestin au moins une fois par jour ; mais c'est sans résultat ; au contraire, les glaires semblent augmenter. » Or, dans nombre de cas, il suffit de supprimer les lavages ou les lavements, pour que les « glaires ou les peaux » disparaissent des matières. Je ne crois pas non plus qu'on ait le droit de désigner les faits que je viens d'indiquer par le nom d'entéro-colite muco-membraneuse.

En lisant le travail de M. Ausset, il m'a semblé que c'était bien de cette troisième sorte de faits, c'est-à-dire de cette constipation habituelle avec colosuccorrhée intermittente qu'il s'agissait dans ses observations. Qu'a donc voulu dire M. Ausset ? Que les sujets atteints de vomissements périodiques sont en général des constipés habituels ? Dans ce cas, je suis d'accord avec lui ; mais j'ajoute que certains enfants atteints de vomissements périodiques ne sont nullement constipés et ont des évacuations spontanées, régulières et suffisantes.

M. Ausset soutient en outre que l'accès de vomissements est provoqué par une auto-intoxication intestinale, et ses arguments sont les suivants : 1° avant l'accès, il y a une augmentation évidente de la rétention stercorale ; 2° en empêchant la rétention stercorale on peut éviter les accès de vomissements. Pour que ces faits puissent servir de fondement à une théorie, il faudrait qu'ils fussent constants. Or ils ne le sont pas. Les vomissements périodiques peuvent se voir chez des enfants qui ne souffrent pas de constipation habituelle. Quand les sujets qui en sont atteints sont des constipés habituels, on peut voir l'accès éclater durant des périodes où, grâce au régime et aux évacuants pharmaceutiques ou mécaniques, la constipation est vaincue et où il n'y a certainement pas d'accumulation stercorale. Chez les malades de M. Ausset, la rétention stercorale a peut-être joué un rôle dans la production de l'accès. Mais il n'est pas prouvé que ce soit en déterminant une intoxication intestinale ; et il est possible qu'elle ait agi par un autre mécanisme que je vais indiquer.

Ainsi que je l'ai montré antérieurement, chez les sujets prédisposés aux vomissements à répétition, l'accès peut éclater sans cause appréciable, ou bien il peut être déterminé par des causes occasionnelles très variées. Chez des enfants sujets à ces vomissements, j'ai vu l'accès être provoqué par *le début d'une rougeole, d'une varicelle, d'une dysenterie, d'une méningite* ; j'ai rapporté ici même une observation où ils compliquèrent des crises d'*appendicite*. M. Apert a rapporté un cas où les accès étaient provoqués par l'*éruption dentaire*. N'est-il pas possible que la *rétention stercorale* agisse à la manière de toutes les causes précédentes, c'est-à-dire d'une manière banale, en irritant l'intestin ou en troublant la digestion ?

Mais aucun de ces facteurs variés ne représente la cause essentielle de la maladie ; ils sont seulement des occasions qui ont mis en activité une disposition du sujet, disposition dont nous ne connaissons pas la nature, mais que nous pouvons essayer de nous représenter. Le sujet qui la possède est toujours prêt à un trouble spécial du chimisme cellulaire, lequel trouble aboutit à la formation, d'une part d'acide oxybutyrique B, d'acide diacétique et d'acétone (acidose), et d'autre part, de poisons de nature inconnue dont l'un détermine le vomissement en agissant sur le centre nauséeux du bulbe. Chez les sujets prédisposés, des causes très variées peuvent provoquer ce trouble des mutations chimiques de l'organisme et faire éclater l'accès de vomissements.

Une conséquence clinique importante se dégage de cette manière de concevoir les vomissements avec acétonémie. Lorsque nous donnons des soins à un enfant que nous savons sujet à cette affection et qui en présente un accès, nous ne devons pas nous borner au diagnostic de vomissements à répétition avec acétonémie ; nous devons rechercher quelle est la cause occasionnelle qui a pu provoquer cet accès. Ainsi nous éviterons des erreurs de diagnostic et nous contribuerons peut-être à éclaircir l'histoire de cette affection.

M. Méry. — J'ai vu, chez une fillette atteinte de vomissements paroxystiques, les crises prendre deux fois une violence terrible à l'occasion de maladies aiguës. Une première fois, le début d'une pneumonie fut marqué par des vomissements incoercibles avec algidité absolument cholériforme ; une seconde fois la malade eut une crise formidable avec collapsus, pouls très fréquent, mort en cinq jours ; étant donné ce qui s'était passé une première fois, je pensais bien qu'il s'agissait du début d'une maladie aiguë interrompue par la mort ; mais j'ignorais quelle maladie. Le jour même où l'on enterrait la petite malade, sa sœur fut prise de fièvre typhoïde ; il est à supposer que c'est le début d'une fièvre typhoïde qui avait provoqué cette crise de vomissements mortels.

M. H. Barbier. — Je me rallie volontiers à l'avis de M. Richardière, et je crois volontiers que les vomissements périodiques ou paroxystiques des enfants sont dus à des causes variées.

J'ai vu de ces vomissements certainement d'origine névropathique, puisque les enfants séparés de leur famille cessaient leur crise. J'en ai observé dans des milieux d'arthritiques et de névropathes, chez des enfants suralimentés, dont les urines renfermaient des excès d'urate, comme dans les cas signalés par M. Comby.

Enfin je suis certain qu'ils sont un des aspects des auto-intoxications digestives, peut-être un des signes d'insuffisance hépatique transitoires. J'ai observé un fait de ce genre chez un enfant d'une douzaine d'années chez qui l'évacuation de selles d'une *fétidité inouïe* fit cesser les accidents. J'ajoute que pendant sa crise l'enfant était à la fois glycosurique et acétonurique. A propos de l'acétone, je rappelle la discussion qui eut lieu il y a quelques années à la Société médicale des hôpitaux, et je continue à penser que les accidents ne sont pas imputables à une intoxication par l'acétone. Ce corps, peu toxique d'ailleurs, est vraisemblablement, à mon avis, un *résidu de réaction*, un corps produit en même temps qu'un autre, que nous ignorons, mais très toxique. Or dans ces cas où, comme dans mon observation, l'intestin renfermait des produits albumineux en pleine putréfaction, il se forme en pareille circonstance des ptomaïnes très toxiques, au premier rang desquelles on doit ranger, la *choline*, la *névérine* et la *muscarine*, dont la toxicité est énorme, et dont les effets expérimentaux se rapprochent de ceux que j'avais observés chez cet enfant.

A propos de la variation dans la composition du lait de femme,

par MM. H. BARBIER et BOINOT.

Pour compléter notre communication faite à la séance dernière (Soc. de Pédiatrie, novembre 1906), voici de nouvelles analyses, faites dans les conditions habituelles que nous avons précisées dans notre travail.

I. — *Variations du lait aux différentes heures de la journée.*

1. *Femme B :*

	Beurre	Caséine
Tétée de 6 heures du matin	28.50	9

Tétée de midi. 49:10   13.20
—   6 heures du soir. 61.60   12.70

2. *Femme C* :

Tétée de 6 heures du matin. 24.30   11.30
—   3   —   de l'après-midi . . 57.10   15.60
—   9   —   du soir. 36.80   12.40

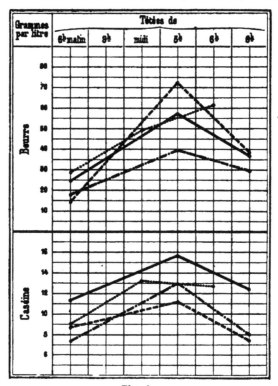

Fig. 1.

3. *Femme M* :

Tétée de 6 heures du matin.   . . . 14.30   8.70
—   3   —   après-midi 72.20   11 14
—   9   —   du soir. 38.40   7.40

4. *Femme D* :

Tétée de 6 heures du matin. 17.80   7.40

Tétée de 3 heures après-midi 39.40   13
        —   9   —   .du soir. 29.60   8

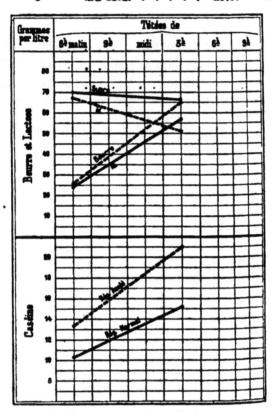

Fig. 2.

II. — *Courbe du lait* MINIMUM (*6 heures du matin*) *et du lait* MAXIMUM
        (*3 heures de l'après-midi*) *sous différents régimes.*

On peut voir sur les courbes ci dessous, les différences énormes
dans la composition du lait chez une même femme sous l'influence
de l'alimentation.

Modification de la composition du lait sous l'influence de l'alimentation.

Femme C... Age du lait : 2 mois.

		PAR LITRE		
		Beurre	Caséine	Lactose auh.
Lait minimum (début de la tétée de 6 heures du matin)	*Régime mixte*........	24.30	11.30	70.80
	Régime fortement azoté	25.50	12.60	68.61
Lait maximum (milieu de la tétée de 3 heures du soir)	*Régime mixte*........	57.10	15.60	67.20
	Régime fortement azoté	65.00	21 00	53.12

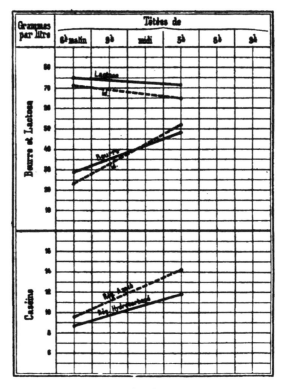

Fig. 3.

Femme Z...

| | | COMPOSITION PAR LITRE | | |
		Beurre	Caséine	Lactose anh.
Lait minimum (début de la tétée de 6 heures du matin)	*Régime hydrocarboné*.	28.70	8.70	74.90
	Régime fortement azoté	23.50	9.55	71.32
Lait maximum (milieu de la tétée de 3 heures du soir)	*Régime hydrocarboné*.	49.00	11.80	73.10
	Régime fortement azoté	52.00	14.20	66.80

On voit que sous l'influence du régime azoté, la courbe du beurre et de la caséine est plus élevée chez la femme C, que sous l'influence du régime mixte. La lactose au contraire a une valeur moins grande. Le lait a donc une valeur azotée plus élevée. Inversement chez la femme Z le régime hydrocarboné donne un lait moins riche en caséine et plus riche en lactose. Il ressort également de ces tracés que ces variations sous l'influence de l'alimentation ne représentent pas non plus de moyennes fixes en quantité, mais qu'il y a encore là des variations individuelles.

M. GILLET. — Avant de se baser sur une analyse de lait pour prendre une détermination, il est nécessaire de savoir comment a été exécutée l'analyse.

Ainsi, dans un cas observé, une analyse du laboratoire munici pal portait 19.8 de beure. On n'avait prélevé que les premières parties de la tétée. Le chimiste se crut en droit de conseiller l'interruption de l'allaitement au sein.

Par contre, le même lait analysé par un pharmacien, presque au même moment, mais sur une fin de tétée, décelait 48 de beurre. Ces deux données contradictoires eurent l'heureux effet de faire hésiter la mère, qui continua à donner le sein au grand bénéfice de l'enfant.

Comme conclusion, pour les analyses de lait, comme pour toutes les autres du reste, urines, etc., pour les recherches de microbes, le médecin doit lui-même diriger ses collaborateurs.

M. Variot. — A l'appui de l'opinion de M. Gillet je rappellerai le fait publié par M. Carel qui reçut du laboratoire municipal de Paris une analyse de lait de femme avec la mention *mauvais*, parce qu'il était pauvre en beurre. Le chimiste avait considéré ce lait comme un lait de vache à classer suivant sa richesse en beurre. Il y a un réel danger à vouloir faire donner à la chimie autre chose qu'elle ne doit donner. La valeur nutritive du lait de femme n'est pas uniquement subordonnée à sa teneur fixe en beurre, lactose et caséine. Les proportions de ces substances peuvent varier dans de larges proportions et les nourrissons s'en accommoder. Déjà Becquerel et Rodier, ainsi que je l'ai rappelé souvent, notent l'instabilité de la composition du lait des femmes suivant les circonstances, au commencement, à la fin des tétées, etc., sans que les nourrissons en pâtissent en aucune manière.

M. Marfan. — L'observation que vient de citer M. Variot est celle que le Dr Carel a publiée dans la *Presse Médicale*. On sait depuis longtemps, par des analyses de chimistes, se servant, il est vrai, de méthodes moins sûres que ceux de maintenant, que la teneur du lait peut varier dans d'assez larges limites sans que la santé de l'enfant en soit atteinte. Cela n'empêche pas que des analyses précises, comme celles de MM. Barbier et Boinot, ne soient fort utiles pour diriger un allaitement et éclaircir certaines questions.

Deux cas d'ulcérations du pharynx d'origine hérédo-syphilitique.

Par MM.

H. Méry,   P. Armand-Delille,
Professeur agrégé à la Faculté.   Chef de clinique à la Faculté.

Nous avons l'honneur de présenter à la Société deux enfants atteints d'ulcération du pharynx d'origine hérédo-syphilitique.

OBS. I. — Le ROZ..., 14 ans, entre le 22 octobre à l'hôpital des Enfants-Malades, dans le service de la Clinique, salle Bouchut, lit nᵒ 6, parce qu'il a depuis six semaines des douleurs de gorge qui rendent la déglutition très pénible, et parce qu'il tousse et crache abondamment de la salive mélangée de pus verdâtre.

Les parents sont bien portants et n'accusent aucune maladie, mais il y a eu six enfants qui sont tous morts en bas âge. Il reste un jeune enfant âgé de vingt mois et qui est bien portant.

Antécédents personnels : Né à terme, élevé au sein jusqu'à 18 mois, a marché à un an et n'aurait eu jusqu'à présent aucune maladie sérieuse sauf la rougeole.

Six semaines avant son entrée, il a commencé à avoir la voix couverte, à souffrir en avalant, à tousser et à cracher abondamment des crachats gris verdâtre ; de plus, il a notablement maigri depuis trois semaines, mais n'aurait jamais eu de véritable fièvre.

A l'examen de la gorge on constate une ulcération siégeant sur la paroi postérieure du pharynx à gauche de la ligne médiane.

Cette ulcération ovalaire a un grand diamètre vertical de deux centimètres et demi, un petit diamètre transversal de un centimètre et demi. Elle se confond sans limite très nette avec la muqueuse avoisinante qui est bourgeonnante et tuméfiée. Elle présente un fond rosé, non saignant, recouvert d'un enduit gris verdâtre qu'on ne peut que partiellement déterger par un courant d'eau. On constate alors des amas de tissu rosé ou grisâtre et sphacélé.

Il n'y a qu'une légère adénopathie cervicale du côté correspondant ; pas de lésions des autres organes sauf quelques râles de bronchite dans les grosses bronches et un peu d'affaiblissement de l'inspiration dans la fosse sous-claviculaire droite.

Il n'existe aucun stigmate ni de syphilis héréditaire, ni d'affection tuberculeuse antérieure. L'enfant présente chaque soir une élévation légère de température à 37ᵒ8.

A l'examen le pus qui est craché en abondance (le malade remplit un à deux crachoirs par jour) ne présente pas de bacilles tuberculeux.

L'épreuve de a tuberculine faite le 26 novembre (injection de 1/10ᵉ de milligramme) ne donne pas de résultat positif.

Il n'y a qu'une élévation de deux dixièmes de degrés au-dessus de la température prise toutes les deux heures les jours précédents.

. L'enfant est mis au traitement spécifique dès son entrée (frictions mercurielles). Au bout d'un mois l'ulcération est nettement améliorée, le fond se comble de bourgeons, l'enduit purulent est moins abondant et les crachats sont diminués de quantité.

A l'heure actuelle, l'enfant a subi une nouvelle série de frictions mais l'ulcération bien que très améliorée n'est pas encore guérie.

La perte de substance n'est pas encore comblée et il existe un léger suintement purulent entre les bourgeons.

Dans cette observation, malgré l'absence d'antécédents hérédi-taires et personnels de syphilis, malgré l'absence complète d'aucun stigmate, la nature hérédo-syphilitique de la lésion a été démontrée de la façon la plus évidente par le succès complet du traitement.

Obs. II. — Couvr... Renée, âgée de onze ans, entre à l'hôpital des Enfants-Malades, service de la Clinique, salle Parrot, le 24 mars 1906.

Elle est amenée à l'hôpital, parce que depuis une adénopathie cervicale suppurée datant de l'année précédente, elle souffre de la gorge et crache constamment et abondamment de la salive mélangée de muco-pus.

Les antécédents héréditaires nous fournissent peu de renseignements. Cette fillette est le seul enfant d'un premier mariage de la mère. Le père aurait eu des tuméfactions ganglionnaires.....

La mère est bien portante ; elle dit n'avoir jamais eu de maladies importantes, ni de manifestations syphilitiques. Elle a eu d'un second mariage deux enfants nés à terme et bien portants.

Antécédents personnels : L'enfant serait née 15 jours avant terme mais bien constituée, elle ne paraît pas avoir eu de manifestations spécifiques dans les premiers mois de la vie. Elevée au sein jusqu'à cinq mois, puis au biberon, elle a eu une bronchite à six mois, la rougeole à quinze mois, suivie de conjonctivite persistante.

Il y a trois ans, elle aurait eu un volumineux abcès dentaire (?) incisé à Hérold : c'est à la suite que seraient apparues les tuméfactions ganglionnaires du cou.

L'affection actuelle aurait débuté il y a un an, par une tuméfaction volumineuse de tous les ganglions cervicaux. En même temps, l'enfant aurait commencé à se plaindre de la gorge avec des douleurs provoquées par la déglutition et à cracher du pus en abondance.

Elle présentait également de fréquentes épistaxis survenant le plus souvent la nuit.

A l'examen de la gorge, l'enfant présente en effet une vaste ulcération siégeant sur la paroi postérieure du pharynx, dont elle occupe la moitié gauche en empiétant un peu sur la ligne médiane. Elle est ovalaire, à grand diamètre vertical, d'une hauteur d'environ trois centimètres, à petit diamètre horizontal d'une largeur de deux centimètres.

Elle se confond sans limites précises avec la muqueuse qui est infiltrée et tuméfiée ; elle est creusée, d'environ 1/2 centimètre, d'aspect sanieux, recouverte d'un enduit grisâtre et très fétide.

Si l'on cherche à déterger son fond par un courant d'eau, on constate qu'il est irrégulier, constitué de bourgeons et de débris gangréneux, se détachant incomplètement par le lavage et se recouvrant rapidement de pus.

De plus, on constate sur le pilier antérieur gauche et sur la partie gauche du voile du palais, deux petites ulcérations de 2 millimètres de diamètre, à orifice ponctiforme central, à bords décollés, et deux points jaunes non ulcérés, siégeant à côté de l'ulcération du voile.

Cette ulcération pharyngée n'est pas la seule manifestation pathologique.

Le facies de l'enfant présente un aspect particulier. Le visage est bouffi, le teint pâle et terreux, les paupières sont rouges ; enfin le front olympien et la bouche constamment ouverte donnent à l'enfant une expression spéciale, qu'augmente encore l'existence de kératite interstitielle aux deux yeux et le cou proconsulaire.

On constate une cicatrice déprimée à l'angle du maxillaire gauche au point où a porté l'incision de l'abcès dit dentaire, mais il existe en plus une autre cicatrice au niveau de la région carotidienne du même côté.

A la palpation du cou, on constate dans les régions carotidienne, sous-maxillaire et sus-hyoïdienne, l'existence de chaînes ganglionnaires importantes composées de petites masses dures du volume d'un pois à celui d'une petite noix. Elles sont indolores, mobiles sous la peau et sur les plans profonds. Le groupe le plus volumineux correspond à l'angle gauche de la mâchoire.

Il existe de plus de petits ganglions durs et mobiles dans les deux aisselles, surtout à gauche, ainsi qu'aux aines.

L'examen du thorax montre l'existence d'une adénopathie trachéobronchique caractérisée par de la submatité et du souffle de la région interscapulo-vertébrale droite De plus l'inspiration est affaiblie dans la région sous-claviculaire droite.

L'abdomen est volumineux avec dilatation légère du réseau veineux sous-cutané. On constate que le foie est très volumineux, dépassant le rebord costal de cinq travers de doigt. Sur la ligne mamelonnaire, sa hauteur est de 22 centimètres Il est dur, légèrement mamelonné et peut-être silonné entre les mamelons ; son bord antérieur est épaissi et dur.

La rate est très volumineuse, lisse et dure ; elle descend jusqu'à l'ombilic et présente une hauteur de 18 centimètres.

L'examen du reste du corps présente encore à signaler la disposition des tibias, légèrement arquée, et dont le bord antérieur est épaissi.

L'examen de la bouche montre également une mauvaise implantation dentaire. Les dents ont l'aspect crénelé ; il existe un léger sillon sur les incisives médianes supérieures, surtout sur la gauche.

Enfin il existe un peu d'opalescence des cornées indiquant des lésions de kératite interstitielle.

De ces différents symptômes, il résulte qu'il s'agit évidemment d'une enfant présentant des stigmates d'hérédo-syphilis, mais ses manifestations pharyngées, ganglionnaires et hépato-spléniques peuvent également faire penser à la tuberculose et à la leucémie, car nous écartons d'emblée l'idée d'actinomycose.

Mais l'examen du sang montre que sa composition est à peu près normale.

Leucocytes 11.000

Erytrocytes 4.300.000

Un deuxième examen le 30 mars donne :

Erytrocytes 4.100.000

Leucocytes 7.800

ainsi répartis :

Polynucléaires 61 0/0

Lymphocytes . . . .   30 »

Grands mononucléaires et forme de transition .   8,4

Eosinophiles   0,6

L'examen direct du pus pharyngé ne montre pas de bacille de
Koch. L'inoculation de ce pus faite dans le tissu cellulaire à deux cobayes, le 3 avril, reste négative. Il en a été de même d'une seconde
inoculation faite le 25 mai. Les deux cobayes sacrifiés un mois après
ne présentaient aucune lésion tuberculeuse.

L'épreuve de la tuberculine n'a pu être faite à aucun moment,
parce que l'enfant a toujours présenté des élévations de température
supérieures à 38°.

Dès le 10 avril, l'enfant est mise au traitement spécifique au moyen
de frictions d'onguent mercuriel ; à partir du 13 avril, on fait des
injections de biiodure, qui sont continuées jusqu'au 23 avril (10 injections).

Au mois de mai, l'ulcération pharyngée est très nettement améliorée ; elle est moins étendue, se déterge bien par les lavages et son
fond est occupé par de petites masses bourgeonnantes rouges qui
n'ont cependant pas comblé les pertes de substances.

Les petites ulcérations du voile et du pilier se sont également net-
toyées, mais ont laissé des dépressions en forme d'entonnoir non
comblées de 1 millième de diamètre.

Le foie reste volumineux, dur, à bords tranchants. Sa surface parait irrégulière, bosselée et sillonnée. La rate reste également dure et
volumineuse.

La circulation collatérale parait s'être un peu développée.

A la fin de juin les signes sont à peu près les mêmes. Le foie paraît un peu diminué, il ne mesure plus que 20 centimètres sur la ligne mamelonnaire et la rate 17 centimètres.

L'enfant est alors emmenée à la campagne par sa famille et y passe deux mois ; elle rentre dans le service en septembre.

L'état général. est bon, le teint plus coloré ; l'enfant paraît avoir engraissé, mais l'ulcération persiste, bien que l'abondance des crachats purulents ait beaucoup diminué.

Le ventre reste volumineux avec une circulation collatérale très marquée.

Le foie et la rate ont conservé le même volume et de plus il existe un très léger degré d'ascite.

Un examen complet de l'enfant fait à la fin de novembre montre que bien que les lésions pharyngées gardent un aspect stationnaire et que l'amélioration constatée persiste, il semble s'être fait toute une série de lésions nouvelles, en particulier du côté du squelette.

On trouve sur la face antérieure des deux tibias, alors qu'au début la chose n'était très nette que du côté gauche, des épaississements ayant le caractère de productions osseuses nouvelles.

En outre, sont apparues du côté des deux genoux, en particulier du côté gauche, des lésions d'hydarthrose énormes. Il y a là une quantité considérable de liquide.

On remarque en même temps, au niveau de ces articulations, une circulation veineuse collatérale très marquée.

Cette hydarthrose paraît s'être développée sans grande douleur, presque sans aucune réaction. Il semble exister cependant une exagération de température locale.

Nous nous proposons d'étudier le liquide épanché au point de vue cytologique et de faire des inoculations au cobaye de façon à nous assurer encore qu'il n'y a pas là quelque lésion tuberculeuse associée aux manifestations d'hérédo-syphilis indubitables.

Les lésions des autres organes sont toujours dans le même état.

L'ulcération pharyngée bien qu'améliorée, bourgeonnante, persiste cependant encore déterminant toujours des crachats un peu purulents et l'enfant continue à avoir de la fièvre avec une température qui monte à 37° 8 ou 38° le soir.

On réinstitue le traitement spécifique au moyen d'injections biiodurées.

Il s'est fait à n'en pas douter, dans cette dernière période, malgré le traitement institué à diverses reprises, une nouvelle floraison d'accidents spécifiques, non douteuse, en ce qui concerne les diverses exostoses, très probablement en ce qui concerne les manifestations articulaires des genoux. Il y a cependant à cet égard une réserve à faire.

En résumé, cet enfant présente une série de manifestations de syphilis héréditaire non douteuses, portant sur le squelette, sur le foie et la rate et sur les cornées. En outre et enfin, une lésion ulcéreuse du voile du palais qui paraît bien être de la même origine.

Mais on peut se demander si, à ces lésions spécifiques non douteuses, ne se sont pas associées des lésions d'une autre nature, d'origine bacillaire. Nous y avons songé au début en raison de l'existence d'adénopathies cervicales multiples dont quelques-unes avaient suppuré, en raison de l'existence d'une adénopathie trachéo-bronchique nette.

L'examen des crachats, du pus recueilli directement sur l'ulcération pharyngée, l'inoculation aux cobayes ont été absolument négatives.

Nous n'avons pu, en raison de l'état fébrile habituel de l'enfant, procéder à la réaction de la tuberculine.

Néanmoins faut-il tirer de l'insuccès relatif du traitement un argument en faveur de la symbiose de la coexistence des deux infections, syphilis et tuberculose ? On ne le peut pas d'une façon absolue car, avec des manifestations aussi graves de syphilis héréditaire, il n'est pas étonnant que le traitement reste relativement inefficace. Il n'est pas douteux d'ailleurs que ce traitement ait produit un résultat car les lésions palatines et pharyngées se sont sous son influence, améliorées d'une façon remarquable, mais la guérison complète n'a pu être obtenue. Nous avons même assisté, malgré le traitement, à l'apparition de nouvelles manifestations

dont les unes étaient à n'en pas douter (exostoses) d'origine spécifique, ce qui prouve en passant que l'inefficacité du traitement
tient certainement à la virulence, à l'intensité de l'infection spécifique.

Je crois pouvoir conclure que l'hypothèse à laquelle nous
aurions volontiers songé, d'association des deux infections pour
cette seconde observation, n'est point démontrée jusqu'à présent
par l'analyse des caractères cliniques, de même que par les épreuves
de laboratoire que nous avons entreprises pour élucider ce point
intéressant.

Il nous reste, comme nous l'avons dit, à faire l'examen complet
et l'inoculation du liquide épanché dans les genoux.

Nous avons présenté ces deux observations qui nous ont paru
intéressantes en raison, de la rareté relative d'ulcérations pharyngées par la syphilis héréditaire tardive, de la nécessité de
songer à ce diagnostic, même en l'absence d'antécédents ou de
stigmates précis, d'éviter ainsi les confusions avec les lésions
tuberculeuses ulcéreuses du pharynx, comme cela a eu lieu dans
plusieurs cas au début.

D'autre part, nous avons voulu attirer l'attention de la Société
sur la fréquence plus considérable qu'on ne le pense, de l'association de lésions syphilitiques et tuberculeuses chez le même
sujet.

Nous n'avons pu en faire la démonstration pour la seconde
observation que nous avons présentée, mais l'hypothèse devait
être soulevée et l'enquête à cet égard devait être extrêmement
approfondie, car dans un cas analogue nous avons pu démontrer
la réalité de cette symbiose.

L'un de nous a présenté, il y a deux ans environ, avec le docteur Terrien, une observation de lésion ulcéreuse du pharynx
analogue à celle que nous présentons aujourd'hui, survenue chez
un petit garçon présentant des stigmates de syphilis héréditaire.

Néanmoins nous résolûmes de soumettre l'enfant à l'épreuve de
la tuberculine qui au premier abord d'ailleurs parut confirmer

le diagnostic porté, puisqu'il n'y eut qu'une réaction tout à fait insuffisante pour qu'on pût la regarder comme caractéristique.

Mais à la suite de cet essai de tuberculine, les ganglions sous-maxillaires engorgés se mirent à augmenter de volume, à devenir douloureux, et finirent par aboutir à la suppuration. Deux cobayes inoculés avec le pus retiré de ces ganglions succombèrent en présentant des lésions tuberculeuses évidentes, démonstration expérimentale des plus nettes de la symbiose possible de ces deux infections.

Nous aurons l'occasion d'ailleurs de revenir sur cette question, à notre avis fort importante, de la part à faire à la syphilis héréditaire et à son association possible avec la tuberculose, dans un certain nombre de manifestations dites scrofuleuses de l'enfance. Cette part est à notre avis beaucoup plus considérable qu'on ne le pense et le scrofulate de vérole de Ricord mérite d'être jusqu'à un certain point remis en honneur.

M. MARFAN. — L'inefficacité du traitement syphilitique dans des affections complexes comme celle qui nous est présentée ne permet pas toujours d'affirmer qu'on a affaire à la tuberculose. J'ai toujours présent à l'esprit un cas de mon service que M. Apert présenta en 1895 à la Société anatomique : nous avions constaté des gommes de plusieurs organes (crâne, coude, foie, etc.). Le traitement mercuriel intensif fut employé et resta pourtant inefficace. Voyant les gommes du crâne reparaître à plusieurs reprises et perforer la paroi, nous avions finalement pensé à la tuberculose. Or, à l'autopsie, nous ne trouvâmes pas trace de cette dernière affection. Je crois que, lorsqu'on a affaire à des lésions multiples de syphilis viscérale, le traitement mercuriel et ioduré peut être inefficace et il faut se garder de conclure, à cause de cela, à l'existence de la tuberculose.

M. H. BARBIER. — L'intéressante communication de M. Mery soulève une question de symbiose de la syphilis héréditaire avec la tuberculose. Je pense avec lui que cette symbiose n'est pas exceptionnélle et qu'on peut observer ce que les anciens avaient appelé le scrofulate de vérole. J'ai en ce moment dans mon service un enfant qui est atteint depuis six mois d'une hydarthrose récidivante du genou droit. Mais en même temps il présente des stigmates osseux de syphilis héréditaire et une kératite interstitielle qu'on soigne sans succès d'ailleurs, dans une clinique par des collyres. Comme cet enfant a en même temps des symptômes pulmonaires du sommet j'étais assez embarrassé pour déterminer la nature tuberculeuse ou syphilitique de son hydarthrose. Or *il est à la fois syphilitique et tuberculeux*. Soumis aux frictions mercurielles, il a guéri en quelques jours sa kératite et une injection de 1 dixième de milligramme de tuberculine a donné une réaction très nette avec 38°8 et fièvre persistante pendant quelques jours. Le liquide de l'arthrite examiné au point de vue cytologique, a été inoculé à un cobaye, j'y reviendrai plus tard.

Dans ces cas il se pose une question de traitement. Le traitement anti-syphilitique n'agit-il pas d'une façon peu favorable sur la tuberculose ?

M. MÉRY. — Je répondrai à M. Marfan que je suis d'accord avec lui pour ne pas tirer de l'efficacité du traitement un argument plausible en faveur de l'association de la tuberculose avec la syphilis chez la petite malade que je présente.

Dans un cas à manifestations si multiples et si graves, il n'est pas étonnant que le traitement soit, jusqu'à un certain point, inefficace.

M. Barbier se demande si le traitement spécifique dans ces cas d'association de bacillose et de syphilis ne peut pas avoir des effets nocifs ; les documents que je possède me permettent de répondre hardiment « non » ; il y a au contraire en pareil cas souvent des améliorations surprenantes.

D'ailleurs dans un ordre de faits analogues, j'ai remarqué souvent une évolution favorable de la tuberculose chez les syphilitiques adultes et favorablement influencés par le traitement. Contrairement à ce que l'on pouvait penser, il n'a pas semblé que ce fût une cause d'aggravation de la maladie tout au contraire. En pareil cas je me suis toujours borné au traitement mercuriel et aux injections de biiodure.

Crises choréiformes chez un jeune garçon, calmées par l'usage du café et de la caféine,

par M. G. Variot.

J'ai l'honneur de présenter à la Société un jeune garçon de cinq ans qui, depuis le premier âge est sujet à des crises choréiformes fréquentes, courtes et soudaines ; dans l'intervalle des crises, aucun trouble appréciable dans les fonctions nerveuses ni dans l'appareil musculaire.

A deux reprises, j'ai été témoin de ces crises ; elles rappellent ce que l'on observe dans la grande chorée de Sydenham : mouvements incoordonnés, brusques des membres, de la tête et du tronc, perte de l'équilibre, menace de chute, etc.

Aucune apparence de perte de connaissance pendant ce temps, jamais de morsure de la langue ni d'émission d'urine. Ces troubles nerveux, depuis des années, sont calmés par l'usage du café.

Si l'on supprime le café, les crises se multiplient dans la journée au point d'empêcher l'enfant de sortir, car il risque d'être pris dans la rue, en tramway, etc.

Nous avons tenté, sans aucun succès, de substituer le bromure et la valériane au café pour obtenir une sédation dans les accès. La caféine seule nous a donné des résultats très satisfaisants. La mère prétend que les crises sont encore moins fréquentes et moins fortes qu'avec le café ordinaire. Par contre, la théobromine, à la dose de 1 gramme par jour, est mal supportée, provoque des vomissements et n'exerce aucune action sédative.

D'accord avec le Dʳ Bonniot qui a pratiqué l'exploration électrique du système nerveux et a noté une hyperexcitabilité musculaire notable, je suis disposé à penser que ce garçon est atteint d'une myoclonie singulière dont je n'ai jamais rencontré d'exemple et je demanderai aux membres de la Société de vouloir bien me donner leur opinion à ce sujet.

Le jeune M.... Armand, âgé de 5 ans, est un enfant un peu pâle d'un développement moyen (1).

Antécédents héréditaires. — Père (38 ans) et mère nerveux : tous deux, parfois, se réveillaient la nuit, se levaient et se promenaient sans s'en rendre compte. Pas de fausse couche. Grand-tante (maternelle) crises d'épilepsie.

Antécédents personnels. — Né à terme. Accouchement normal. Au sein jusqu'à 22 mois. Première dent à 3 mois 1/2 ; 20 dents à 18 mois. A marché vers 14-15 mois. A commencé à parler à la même époque, difficilement d'ailleurs. A uriné au lit jusqu'à cette année. Bronchopneumonie à 7 mois. Congestion pulmonaire à 15 mois. Coqueluche à 20 mois. S'enrhume facilement. Végétations adénoïdes. Amygdales enlevées. Rougeole à 5 ans. Pas de rachitisme. A été à Berck pendant 5 mois. A commencé à apprendre à lire en octobre dernier : a su ses lettres en 8 jours. Intelligent et affectueux.

Crises choréiformes. — A commencé à avoir des crises à 7 mois, 8 jours après, une piqûre de sérum antidiphtérique, d'après les renseignements formels de la mère. D'emblée elles furent très fréquentes, subintrantes (20-30 par jour), survenant le jour comme la nuit. Depuis lors, elles ont toujours continué, toujours aussi fréquentes, durant en moyenne une minute, parfois moins. La nuit, notamment, l'enfant a toujours une crise quand sa mère le lève pour uriner.

Durant ces crises, l'enfant s'agite, se débat, chancelle, tomberait s'il ne se retenait à ce qui l'entoure. La tête est secouée par des mouvements de salutation, les bras s'agitent, les membres inférieurs fléchissent brusquement, mais les yeux demeurent immobiles, la langue n'est jamais projetée au dehors ni mordue ; enfin jamais d'écume aux lèvres, jamais d'incontinence d'urine, jamais de perte de connaissance. Réflexes normaux (pharyngien compris).

(1) Observation recueillie par M. Marc Leconte, interne du service.

Au contraire, l'enfant sent quand la crise va venir (il se sent fatigué) ; il sent de même quand elle se termine et dit : « C'est fini ».

Traitement. — La mère avait été plusieurs fois consulter à l'hôpital Trousseau. On lui avait dit que ces accidents se passeraient et on n'avait ordonné que des douches froides.

Au moment de la coqueluche de l'enfant, le médecin ayant prescrit pour chaque jour du jaune d'œuf dans *du café*, la mère remarqua que les crises diminuaient un peu de nombre. Aussi, même après la guérison, continua-t-elle de donner à son fils un peu de café noir le matin et à midi. Cependant, les crises bien qu'atténuées persistaient encore, surtout le soir.

Elle vient donc consulter aux Enfants-Malades en septembre 1906. On supprime le café.

Le bromure de potassium essayé pendant la première semaine ne donne aucun résultat.

De même, la semaine suivante, la teinture de valériane est inefficace.

Le 16 octobre, on prescrit alors :

Caféine . . . . 4 gr.
Benzoate de soude . . . . Q.S. pour dissoudre
Eau distillée. . . . . 200 cc.

(2 cuillerées à dessert par jour).

Dès le lendemain, l'enfant n'a plus de crises le jour. Si on suspend la caféine un matin, les crises reprennent aussitôt et plusieurs fois la mère n'ayant pas donné la cuillerée habituelle du matin avant d'amener l'enfant à l'hôpital, il a eu une ou deux crises dans le service et plusieurs autres en chemin pour venir à l'hôpital. Au contraire, cessation à peu près complète si l'enfant prend sa caféine. De temps en temps simplement, une petite crise le matin et une très courte la nuit quand on lève l'enfant pour ses besoins.

M. MARFAN. — L'apparence de ce jeune malade donne un peu l'impression de l'hystérie infantile. Avec les idées qu'on a maintenant sur l'hystérie, on serait tenté de conseiller la séparation de l'enfant d'avec la mère ; si l'isolement arrêtait ces crises, le diagnostic serait fait.

M. Nageotte-Wilbouchewitch. — Un autre diagnostic est, je crois, plus vraisemblable chez cet enfant, c'est celui d'épilepsie ; ces manifestations sont très diverses, surtout chez les jeunes enfants. L'accès d'épilepsie peut parfaitement revêtir la forme d'un simple accès de colère, c'est dire que la perte de connaissance n'est pas apparente ; ou d'un accès clonique ou, pour employer l'expression de M. Variot, choréiforme, sans être précédé d'une phase tonique ; la morsure de la langue fait souvent défaut, la miction involontaire de même. Avec l'âge, les crises changent généralement de caractère et revêtent la forme classique.

M. Variot. — Je ne serais pas éloigné de penser que ces grands accès choréiformes ne soient une manifestation singulière d'hystérie infantile, comme le suggère M. Marfan. Je tâcherai d'obtenir de la mère qu'elle nous confie pour quelques jours son enfant à l'hôpital, afin de l'isoler et de l'observer de plus près. Mais je doute qu'elle y consente.

Il est bien difficile de s'arrêter à l'interprétation proposée par Mme Nageotte. Pendant les crises, l'enfant reste parfaitement conscient (j'y ai assisté à deux des crises et j'ai pu m'en assurer). Le stigmate essentiel des accidents de nature épileptique est la perte de connaissance qui a toujours fait défaut dans ce cas.

Six cas intérieurs de fièvre typhoïde observés dans une salle de l'hôpital des Enfants-Malades, en six mois,

par M. Jules Lemaire, interne des hôpitaux.

Longtemps on a discuté sur ce que l'on a dénommé les « cas intérieurs » de fièvre typhoïde. La notion de contamination par contact paraissait se dresser en face de la notion d'origine hydrique. Aujourd'hui, l'accord est fait, c'est une notion admise encore que l'on discute sur le mécanisme exact qui préside à cette contamination.

Nous voulons, pour faire suite à une communication faite par d'autres dans une autre société, rapporter 6 observations de cas intérieurs observés à la salle Blache.

Obs. I. — Le 1er mai 1906, en prenant possession de la salle Blache, nous trouvons l'enfant Henri C..., âgé de 10 ans, atteint de fièvre typhoïde en évolution. Cet enfant était entré dans la salle le 27 février. Il présentait des accidents méningés qui s'amendèrent rapidement. Un mois après son entrée, élévation de température, puis apparition d'une fièvre continue qui évolue normalement sans complication.

Il sort le 21 mai.

Le séro-diagnostic avait été positif.

Le frère de cet enfant avait ·d'ailleurs, dans des conditions analogues, contracté la fièvre typhoïde à la salle Blache. 40 jours après son entrée (Voir Richardière, *Société de Pédiatrie*, décembre 1904).

Obs. II. — F... Edouard, 12 ans.

Entré salle Blache le 4 avril 1906, pour amygdalite et végétations adénoïdes.

Il sort le 29 avril et rentre chez lui.

Quatre jours après sa sortie, le 3 mai, 28 jours après sa première entrée, il se met au lit : insomnie, épistaxis et revient dans le service le 9 mai.

Il s'agit d'une fièvre typhoïde grave à forme ataxo-adynamique.

L'enfant, trois jours avant sa mort, présente une plaque de sphacèle sur la peau de l'abdomen et à la face interne de la cuisse.

Puis ce furent les bourses et la verge qui furent atteintes.

L'enfant mourut le 16 mai.

Le séro-diagnostic n'avait pas été fait ; mais l'autopsie révèle sur l'intestin les lésions caractéristiques de la fièvre typhoïde.

Obs. III. — R... Charles, 14 ans.

Entré le 27 février pour un rhumatisme osseux ancien, consécutif, semble-t-il, à une scarlatine.

Le 15 mai, soit 76 jours après son arrivée, il présente une élévation de température. On pense d'abord à une poussée congestive du côté des sommets qui sont douteux ; mais l'évolution de la courbe thermique, la présence d'une grosse rate, d'un pouls dicrote font faire le diagnostic de fièvre typhoïde, diagnostic confirmé le 1er juin par un séro-diagnostic positif à 1/30.

Evolution sans complication.

L'enfant sort guéri le 25 juillet.

OBS. IV. — Cl... Eugénie, 12 ans 1/2.

Entrée une première fois salle Blache, le 25 avril, pour une poussée rhumatismale localisée au genou. Elle se plaint également de palpitations. Celles-ci relèvent d'une insuffisance mitrale.

L'enfant sort améliorée le 2 mai.

Quatre jours après sa sortie, c'est-à-dire 12 jours après sa première entrée, elle est prise chez elle de fièvre, de diarrhée, de délire.

Elle se met au lit et revient à la salle Blache le 30 mai. Température : 40° ; agitation extrême, délire, taches rosées lenticulaires, diarrhée ocreuse, séro-diagnostic positif à 1/50.

Meurt dans des accidents ataxo-adynamiques, le 15 juin.

L'autopsie confirme le diagnostic. .

OBS. V. — M... Eugénie, 5 ans.

Entrée le 6 juin pour pneumonie.

Guérie, elle part le 25 juin en convalescence à Garches.

Le 7 juillet, c'est-à-dire 13 jours après sa sortie et 31 jours après sa première entrée, elle revient dans le service avec le diagnostic de nouvelle pneumonie ; mais l'évolution de la courbe thermique et les symptômes de diarrhée, abattement, pouls dicrote, font penser à une fièvre typhoïde confirmée par un séro-diagnostic positif à 1/30 et 1/50 le 10 juillet.

L'évolution est bénigne. La malade sort le 1er septembre et retourne en convalescence à Garches.

OBS. VI. — A... Henriette, 13 ans.

Entrée le 7 septembre pour tuberculose pulmonaire à la première période, avec hémoptysies.

Le 26 septembre, 18 jours après son entrée, elle présente de l'élévation de température .

Le 10 octobre un séro-diagnostic est positif à 1/50 et confirme le diagnostic clinique de fièvre typhoïde qui avait été posé grâce à la marche de la température, à l'hypertrophie de la rate, aux taches rosées très nombreuses, au pouls dicrote.

Evolution bénigne sans complication.

L'enfant est actuellement convalescente depuis plus d'un mois.

Telles sont les 6 observations que nous voulions rapporter.

En somme, il s'agit de 6 cas de fièvre typhoïde, survenue chez des enfants entrés à la salle Blache pour des affections diverses. Le séro-diagnostic a été fait dans 5 cas et chaque fois il fut positif à 1/30 ou 1/50.

S'il avait été pratiqué, il eût été certainement positif dans l'observation II. Aussi bien les lésions de l'autopsie le remplacent surabondamment. Le plus jeune malade était âgé de 5 ans le plus vieux avait 14 ans.

La fièvre typhoïde a débuté suivant les cas un mois (obs I), 28 jours (obs. II), 70 jours (obs. III), 12 jours (obs. IV), 13 jours (obs. V), 18 jours (obs. VI). Après l'entrée ou après une première entrée dans la salle.

Nous avons eu à déplorer deux morts, soit 1/3 des cas de mortalité.

Les filles ont été atteintes dans les mêmes proportions que les garçons, encore qu'à la salle Blache il y ait 30 lits de garçons sur 16 lits de filles, sans compter les 5 lits d'isolement.

Il y aurait lieu — étant donné l'intérêt qui s'attache à cette question d'hygiène intérieure — de rechercher quel fut le mécanisme de cette contamination.

Cela nous paraît difficile à cause même du polymorphisme de ce mécanisme.

Selon nous, un mécanisme spécial doit présider pour chaque cas ou au moins pour chaque série de quelques cas.

Dans certaines occasions on a pu incriminer le contact de lit à lit, comme l'a rapporté M Richardière en décembre 1904 ici même, ou les linges servant à la toilette intime des malades (Thèse de Bloch) ou encore des jouets (Moizard).

En ce qui concerne ces 6 cas, l'enquête la plus minutieuse n'a révélé rien de net.

Un point reste acquis : il y a, depuis le 1er janvier 1906 toujours eu des typhiques à la salle Blache, sauf du 25 mars au 4 avril. Les thermomètres, au nombre de 15, servent à tous les malades indistinctement, sauf aux filles atteintes de vulvite qui ont leur thermomètre spécial. Immédiatement après usage, ces instruments sont nettoyés et passés dans une solution d'oxycyanure. Faut-il incriminer les baignoires ? Il y en a 5 à la salle Blache qui servent à tout le monde, sauf certaines qui restent en permanence auprès des malades quand ce sont de grands enfants ; mais les enfants qui se lèvent peuvent s'en approcher et y tremper les mains.

Il n'y a pas de bassins réservés aux typhiques ; après usage on les lave à l'eau chaude. Nous pensons que si ces thermomètres, ces bassins et ces baignoires étaient des agents de transport les cas de fièvre typhoïde seraient plus nombreux et surtout plus réguliers dans leur éclosion.

Personnellement, nous croyons beaucoup plus à l'influence du contact : contact des mains du personnel médical ou du personnel soignant qui porte l'agent infectieux d'un sujet malade à un sujet sain ou plus exactement à un sujet atteint d'une autre affection ; contact par les mains des autres malades de la salle qui pouvant se lever s'approchent des typhiques ou jouent avec eux.

Pendant le jour une infirmière est spécialement chargée du service des typhiques. L'an dernier même, l'infirmière Françoise S..., commise au soin de ces malades, a contracté la fièvre typhoïde vers la fin de l'été. Ce serait donc un 7e cas de contagion.

Dans la journée, la possibilité du contage par le personnel est donc réduite à son minimum ; mais, pendant la nuit, le service est fait par deux veilleuses qui se partagent la salle dans le sens de la longueur. L'une prend la moitié des typhiques et la moitié des malades ordinaires, l'autre se charge de la seconde partie : donc possibilité de transport.

De plus, pendant la période des vacances les infirmières de jour comme de nuit changent à tout moment, restant, au gré des remplacements, 8, 10, 15 jours dans la salle. C'est là un danger, car, si certaines sont pleines de bonne volonté mais peu au courant de leur service, d'autres apportent moins de minutie dans l'exercice de leurs fonctions puisqu'elles n'appartiennent pas à la salle. Donc insuffisance de matériel, insuffisance de personnel tant au point de vue numérique qu'au point de vue de l'instruction professionnelle ; tels sont les critiques et les regrets que l'on peut formuler et porter aux oreilles administratives. La publication de ces 6 cas a, en effet, surtout pour but d'attirer l'attention des pouvoirs sur ce point. Chaque enfant, typhique ou non, devrait avoir sa canule et son thermomètre individuels. Chaque typhique devrait avoir son bassin spécial. Certaines baignoires devraient être réservées aux malades atteints de dothiénentérie ; même pendant les périodes où il n'en existe pas dans les services. En outre, il serait à souhaiter que dans chaque salle on puisse constituer un isolement plus rigoureux des typhiques au moyen de cloisons. Cela a été réclamé depuis longtemps.

L'isolement absolu dans des pavillons spéciaux tel qu'on le pratique pour la diphtérie, la rougeole, la scarlatine ne nous paraît pas possible, étant donnée l'incertitude si fréquente du diagnostic pendant les premiers jours ; mais on devrait exiger la présence pendant la nuit d'une infirmière spéciale comme cela se fait pendant le courant de la journée.

Le personnel médical, recommandant au personnel soignant de se passer les mains dans un liquide antiseptique et prêchant d'exemple, diminuerait de ce fait les chances de contamination.

L'isolement est surtout à réclamer chez les enfants qui jouent avec leurs camarades, ignorent le danger et se conforment moins docilement que les adultes aux instructions qu'on leur donne.

L'isolement partiel que nous réclamons devrait être plus rigoureux et surtout de plus longue durée. Nous voulons ici attirer l'attention sur le danger que font courir les convalescents aux autres malades. Que se passe-t-il le plus souvent ? On manque de lit à l'isolement, on fait rentrer dans la salle commune des typhiques convalescents ou qui se levaient depuis quelque temps.

Certainement il se passe pour eux ce qui se passe pour les enfants atteints de diphtérie Ils sont, bien que guéris porteurs

encore d'agents infectieux dangereux pour leur entourage et
d'autant plus dangereux que cet entourage est composé d'enfants
c'est-à-dire de sujets ayant, en très petit nombre, eu la fièvre
typhoïde et d'enfants malades, c'est-à-dire d'enfants en état de
moindre résistance à cause d'affections diverses.

A l'appui de ce dire, nous rappelons l'observation publiée par
M. Richardière en 1904. L'enfant de l'observation III semble bien
avoir été contaminé par son voisin de lit qui depuis trois semaines
avait fait sa défervescence.

En somme, que ce soit la canule ou le mirliton, l'éponge, le
bassin ou la baignoire, les mains des enfants typhiques ou non
typhiques, des infirmières ou du personnel médical, c'est le plus
souvent par contact direct ou indirect que le bacille s'introduit
dans le tube digestif à la faveur de l'orifice supérieur ou de l'orifice inférieur. Mais nous incriminons surtout les mains à cause
du grand nombre de bacilles contenus dans les urines et les selles ;
c'est de ce côté que la prophylaxie pourra surtout être utile et
efficace.

M. NETTER. — La communication de M. Lemaire fournit un
nouvel exemple de la contagiosité de la fièvre typhoïde dont les
services d'enfants fournissent des preuves incontestables.

Faut-il en arriver à réclamer l'isolement des typhiques dans des
hôpitaux spéciaux ? Je pense que cela n'est pas indispensable et
mon avis est conforme à celui de la plupart de mes collègues.

Mais, si l'on veut conserver les malades dans les services généraux, des précautions s'imposent et, pour les obtenir, les chefs
de services doivent donner l'exemple. Je ne quitte jamais, par
exemple, un typhoïsant sans me passer de l'oxycyanure sur les
mains et le visage et j'obtiens ainsi qu'élèves et personnel prennent ces précautions indispensables.

Essais de sérumthérapie antidysentérique dans les diarrhées de la première enfance,

par MM.

Ed. Weill,
Professeur de clinique infantile
à l'Université de Lyon.

L. Dauvergne,
Chef de clinique.

Les recherches relativement récentes, de Shiga, Krüse, Flexner, Vaillard et Dopter, sur les formes microbiennes de la dysenterie non amibienne, ont chez l'adulte, éclairé d'un jour nouveau les différentes épidémies de dysenterie qui sévissent parfois dans nos pays ; ces heureux effets du sérum de Vaillard dans ces formes nettement microbiennes sont venus par leurs résultats confirmer en quelque sorte la spécificité de certaines de ces dysenteries. Chez l'enfant, dont on connaît la gravité des diarrhées estivales, quelques essais furent faits dans ce sens en Allemagne, puis en Amérique, et récemment en France par Auché de Bordeaux, dont les résultats sont mentionnés dans la thèse de son élève, Mlle Campana. Encouragés par M. Vaillard, l'éminent directeur de l'école de santé militaire, nous avons à notre tour tenté l'application de cette méthode thérapeutique sur un certain nombre de diarrhées infantiles du service de la clinique et nous apportons précisément ici les résultats de ces recherches. Grâce à l'obligeance de MM. Vaillard et Braun, médecin-major, nous pûmes nous procurer à la fois du sérum anti-dysentérique en certaine quantité, et des cultures fraîches sur gélose des quatre variétés principales de bacilles dysentériques, du type Shiga, Vaillard, Flexner et Krüse.

Nos résultats, pour le dire de suite, n'ont pas été couronnés de succès, et si nous avons tenu à les présenter, ce n'est point pour infirmer en quoi que ce soit la valeur curative du sérum qui n'est plus à démontrer dans certaines dysenteries de l'adulte, mais uniquement pour prouver que les diarrhées infantiles du premier âge sont très vraisemblablement de toute autre nature que la dysenterie authentique.

Voici en quelques mots quelle fut notre technique : avec des cultures fraîches sur bouillon réensemencées tous les 10 jours, nous fîmes successivement les quatre séro-réactions pour chaque malade ; nous avons pratiqué ces séro-réactions autant que possible le jour de l'entrée, et 8 jours après, quand l'état du malade le permettait.

Les séro-réactions des 12 cas que nous présentons ici ont toujours été négatives, à la fois pour les quatre variétés de bacilles. Nous n'avons pas jugé à propos de faire la culture des selles dans ces conditions, ayant toujours eu des séro-réactions négatives. Néanmoins dans un cas, où la séro-réaction du type Shiga nous avait paru douteuse comme résultat, nous fîmes un ensemencement des selles sur milieu spécial de Drigalsky, le résultat en fut négatif. Malgré les séro-réactions négatives nous avons employé systématiquement dans ces 12 cas de diarrhée, le sérum de Vaillard, à l'exclusion bien entendu de toute autre thérapeutique, c'est-à-dire : diète hydrique, gélatine, lavages de l'intestin, etc., de manière à pouvoir juger l'efficacité du sérum ; les enfants étaient simplement nourris de lait stérilisé avec les différents coupages convenant à leur âge. Nos injections ont été de 5 centigrammes de sérum à la fois, plus ou moins répétées suivant les cas, dose qui nous a paru proportionnée à l'âge des enfants, dont la plupart avaient moins d'un an. Les injections furent pratiquées sous la peau de l'abdomen nous n'avons observé aucun accident consécutif, ni rougeur locale, ni abcès, ni élévation sensible de la température, la plupart étant déjà fébricitants il est vrai. Les injections ont été répétées, dans certains cas tous les jours, tous les deux jours ou plus suivant la gravité des formes.

Dans nos 12 observations, figurent 3 cas du type cholériforme, le sérum n'a pas été, non plus, efficace. Les 9 autres cas sont des gastro-entérites simples avec diarrhée et température plus ou moins élevée ; de ces 9 cas, 2 nous avaient paru donner des résultats, mais ils ne durèrent pas et les deux enfants sont morts quelque temps après, malgré de nouvelles injections.

Les résultats sont donc loin d'être encourageants dans les diar rhées du premier âge. Auché, dans son travail paru dans la *Revue des maladies de l'enfance* cette année, semble citer quelques cas heureux sans affirmer non plus l'efficacité absolue du sérum anti-dysentérique ; nous remarquons qu'il s'agit, dans ses observations, de grands enfants et non de nourrissons, il n'est donc pas étonnant que des enfants soumis à l'alimentation commune des parents et vivant comme eux de la vie extérieure, soient exposés aux mêmes causes d'infection que ces derniers. Nous n'avons pas eu à traiter dans le service, des cas de dysenterie chez de grands enfants, qui nous aient permis de vérifier le fait.

En somme, chez le nourrisson l'échec de la sérumthérapie s'explique très naturellement par ce fait, que les diarrhées que nous avons observées chez lui, en été, n'étaient pas imputables aux bacilles dysentériques.

En sera-t il toujours ainsi, nous n'oserions le soutenir, en nous rappelant que certaines formes de gastro-entérites infantiles, qui se rapprochent du type banal, ne sont que des fièvres typhoïdes modifiées. Il est vraisemblable que la dysenterie peut affecter aussi chez le nourrisson l'apparence de la diarrhée estivale, et . ainsi s'expliqueraient les cas heureux publiés par quelques auteurs. Il nous paraît, malgré l'échec de notre tentative, qu'il serait injuste de renoncer complètement au sérum antidysentérique dans le traitement de la diarrhée estivale des nourrissons. L'injection de ce sérum est complètement inoffensive, et d'ailleurs on peut la faire précéder de la recherche de la séro-réaction dans chaque cas. La présente note a pour but de montrer que, en dehors de la dysenterie bacillaire vraie, et nos diarrhées infantiles étaient dans ce cas, le sérum antidysentérique devient complètement inutile. C'est d'ailleurs l'opinion que nous a exprimée M. Vaillard lui-même, à qui nous adressons nos remerciements pour le concours obligeant qu'il nous a prêté dans nos recherches.

ELECTIONS.

MM. GUILLEMOT, PAPILLON et VICTOR VEAU sont élus membres titulaires de la Société.

Le bureau de la Société est ainsi constitué pour l'année 1907 :

Président : M. Netter.
Vice-président : M. Villemin.
Secrétaire général : M. Guinon.
Secrétaires : MM. Paul Bezançon et Tollemer.
Trésorier : M. Hallé.

La prochaine séance aura lieu le mardi 15 janvier 1907, à 4 h. 1/2, à l'hôpital des Enfants-Malades.

TABLE ALPHABÉTIQUE DES MATIÈRES

TABLE ALPHABÉTIQUE DES AUTEURS

Imp. J. Thevenot Saint-Dizier (Haute-Marne).